Heike Rodekamp 9/'01

FROBÖSE · NELLESSEN (HRSG.)

Training in der Therapie

Weitere Bücher zu Sport und Medizin bei Ullstein Medical

Fucci/Benigni/Fornasari
Sportanatomie des Bewegungsapparates
Atlas und erläuternder Text
1997. 112 Seiten, 249 Abb., 43 Tab., 50 Farbtafeln
Format 36.5 cm x 28.0 cm. Softcover
DM 98.00, SFr 89.00, öS 715.00
ISBN 3-86126-140-5

Deutsche Ausgabe herausgegeben von Horst Michna, Deutsche Sporthochschule Köln

Melvin Williams
Ernährung, Fitness und Sport
1997. 512 Seiten, 101 teils farbige Abb., 110 Tab.
Format 17.0 cm x 24.0 cm, Hardcover
DM 98.00, SFr 89.00, öS 715.00
ISBN 3-86126-150-2

Deutsche Ausgabe herausgegeben von Richard Rost, Deutsche Sporthochschule Köln

Pollard/Murdoch
Praktische Berg- und Trekkingmedizin
Two-in-one-edition
06/1998. ca. 200 Seiten, ca. 20 Abb.
Format 17 cm x 24 cm + Format 10 cm x 14 cm. Softcover
ca. DM 48.00, SFr 44.50, öS 350.00
ISBN 3-86126-170-7

Deutsche Übersetzung bearbeitet und herausgegeben von Richard Rost und Christine Graf,
Deutsche Sporthochschule Köln.

Knauth/Reiners/Huhn
Physiotherapeutisches Rezeptierbuch
Vorschläge für physiotherapeutische Verordnungen
7., vollständig überarbeitete Auflage
1996. 500 Seiten, 30 zweifarbige Abb.
Format 12.0 cm x 19.0 cm. Hardcover
DM 64.00, SFr 58.00, öS 467.00
ISBN 3-86126-533-8

Informationen über unsere Neuerscheinungen finden Sie im Internet unter:
http://www.ullsteinmedical.de

FROBÖSE · NELLESSEN (HRSG.)

Training in der Therapie

Grundlagen und Praxis

Mit 21 anatomischen Zeichnungen
von HEIKE MALITZ,
43 biomechanischen Zeichnungen
und einem Übungskatalog,
bestehend aus 109 Einzeldarstellungen,
von DARIAH KORNYCHEWA

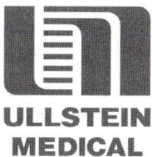

ULLSTEIN
MEDICAL

Herausgeber
Univ.-Prof. Dr. Sportwiss. Ingo Froböse
Dipl.-Sportlehrerin Gisela Nellessen
Institut für Rehabilitation und Behindertensport
Deutsche Sporthochschule Köln

Die Deutsche Bibliothek – CIP-Einheitsaufnahme
Training in der Therapie : Grundlagen und Praxis ;
mit einem Übungskatalog / Froböse/Nellessen (Hrsg.). –
Wiesbaden : Ullstein Medical, 1998
ISBN 3-86126-168-5

© Ullstein Medical Verlagsgesellschaft mbH & Co.,
Wiesbaden 1998

Lektorat: Susanne Nickel, Christiane Stötzner
Redaktion: Ulrike Hafner, Heidelberg
Herstellung: Detlef Mädje
Anatomische Zeichnungen: Heike Malitz
Biomechanische Zeichnungen und Übungen:
Dariah Kornychewa
Satz: Mitterweger Werksatz GmbH, Plankstadt
Druck und buchbinderische Verarbeitung:

Printed in Germany

ISBN 3-86126-168-5

Herausgeber und Autoren haben größte Mühe darauf verwandt, daß medizinische Angaben, insbesondere zu Medikamenten, ihren Dosierungen und Applikationen, dem jeweiligen Wissensstand bei Fertigstellung des Werkes entsprechen.

Da jedoch die Medizin als Wissenschaft ständig im Fluß ist, da menschliche Irrtümer und Druckfehler nie völlig auszuschließen sind, übernimmt der Verlag für derartige Angaben keine Gewähr. Jeder Anwender ist daher dringend aufgefordert, alle Angaben in eigener Verantwortung auf ihre Richtigkeit zu prüfen. Die Wiedergabe von Gebrauchsnamen, Handelsnamen oder Warenbezeichnungen in diesem Werk berechtigt auch ohne besondere Kennzeichnung nicht zu der Annahme, daß solche Namen im Sinne der Warenzeichen-Markenschutz-Gesetzgebung als frei zu betrachten wären und daher von jedermann benutzt werden dürfen.

Autoren

Dr. med. BURKHART ADLER, Facharzt für Chirurgie und Unfallchirurgie, Köln

HEIKE CREMERIUS, Dipl.-Sportlehrerin, Köln

Dr. Sportwiss. ULRIKE ECKEY, Dipl.-Sportlehrerin, Soest

Dr. Sportwiss. RÜDIGER FIEHN, Dipl.-Sportlehrer, Köln

Univ.-Prof. Dr. Sportwiss. INGO FROBÖSE, Köln

DETLEF GROEBERT, Krankengymnast und Sportphysiotherapeut, Köln

Dr. med. FRANK HORST, Assistenzarzt Orthopädie, Köln

HEINZ MÜNKER, Masseur, Med. Bademeister, Dinslaken

GISELA NELLESSEN, Dipl.-Sportlehrerin, Köln

PETER SCHRÖDER, Physiotherapeut und Dipl.-Sportlehrer, Köln

BIRGIT SCHULTE-FREI, Physiotherapeutin und Dipl.-Sportlehrerin, Köln

MARZELLA STRATTHAUS, Physiotherapeutin, Köln

ELMAR TRUNZ, Dipl.-Sportlehrer, Köln

ALEXANDER VERDONCK, Physiotherapeut Lic. Mo. Re. Ki. (Lizenziat in der Motorischen Rehabilitation und Kinesiotherapie), Lüdenscheid

MICHAEL WIEK, Dipl.-Ing. Elektrotechnik, Lüdenscheid

CHRISTIANE WILKE, Dipl.-Sportlehrerin, Köln

HEIKE WOLFF, Dipl.-Sportlehrerin und Physiotherapeutin, Köln

Vorwort

In den letzten Jahren haben sich relativ gravierende Modifikationen und Weiterentwicklungen in dem gesamten Feld der Rehabilitation ergeben. Dabei wird deutlich, daß speziell die Einbindung „aktiver" Maßnahmen – und hier im besonderen die trainingstherapeutischen Inhalte – den Genesungsprozeß beeinflussen können. Eine wesentliche Grundlage für diese Entwicklung waren die Kenntnisse und positiven Erfahrungen derartiger Maßnahmen im Rahmen der Therapie von Hochleistungs-sportlern, die effektiv und schnell wieder ihrem Training nachgehen wollten. So finden sich besonders im orthopädischen bzw. traumatologischen Feld seit einigen Jahren entsprechende Ansätze, diese Therapieform auch in den normalen Rehabilitationsprozeß einzubinden. Dabei wird das Training in der Rehabilitation derzeit häufig mit dem Begriff der „medizinischen Trainingstherapie" gleichgesetzt. Unter diesem Begriff versteht man im wesentlichen ein defizitorientiertes muskuläres Aufbautraining. Der heutige Stand der Wissenschaft geht jedoch davon aus, daß bei einem Training in der Therapie sehr viel mehr Aspekte zu berücksichtigen und einzubeziehen sind. Ebenso kann eine Trainingstherapie nicht ausschließlich „medizinisch" besetzt sein, weil sie ganzheitlich angewandt werden muß. Aus diesen Gründen werden wir uns in den folgenden Ausführungen nicht diesem eingeschränkten Begriff zuwenden, sondern den „offenen" Begriff „Training in der Therapie" verwenden. Darunter verstehen wir eine ganzheitliche, multimodale Vorgehensweise, die bereits in der Befunderhebung bzw. Diagnostik beginnt und sich in allen Abschnitten der Therapie wiederfindet. Alle motorischen Eigenschaften (Kraft, Flexibilität, Ausdauer, Koordination) sowie die psychosozialen Komponenten und Aspekte finden Berücksichtigung und sind zusammen auf einen erfolgreichen Therapieverlauf ausgerichtet.

Das Training in der Therapie ist somit die gezielte Förderung des Gesamtorganismus und der Persönlichkeit des Patienten, die von Medizinern und Sporttherapeuten geplant, vom Sporttherapeuten, Masseuren und Physiotherapeuten durchgeführt und kontrolliert wird. Die Forderung nach den unterschiedlichen Berufsgruppen, die an der Therapie beteiligt sind, resultiert aus den unterschiedlichen Schwerpunkten im Verlauf der Behandlung sowie aus der Einbeziehung der Gesamtpersönlichkeit und des Gesamtorganismus in den Prozeß. Der Sportpädagoge richtet sein Augenmerk dabei zu Beginn der Behandlung auf die Belastung der nichtbetroffenen Körperareale, während sich der Physiotherapeut in erster Linie dem geschädigten Abschnitt des Körpers zuwendet. Im weiteren Verlauf des Rehabilitationsprozesses nähern sich die Arbeitsbereiche der Berufsgruppen immer mehr an und überschneiden sich. In der Endphase des rehabilitativen Prozesses obliegt dem Sporttherapeuten die Hinführung zur Vorbereitung der endgültigen Belastbarkeit mit dem Ziel, den Patienten wieder eine optimale

Lebensqualität zu ermöglichen. Ihm fällt dabei auch die gezielte pädagogische Betreuung zu.

Das Buch wendet sich an alle in der Therapie tätigen Berufsgruppen
und soll dazu beitragen, daß ganzheitliche, multimodale Ansätze vermehrt Anwendung finden. Das Team der Therapeuten soll auf dieser
Grundlage gemeinsam den Prozeß der Therapie zum Wohle der
Patienten planen, durchführen und evaluieren. Die Komplexität des
Patienten und des darauf abgestimmten therapeutischen Handelns ist
so vielschichtig, daß es uns nicht möglich erschien, alle Aspekte in einem Werk zu vereinigen. Wir wissen über die uneingeschränkte
Bedeutung des psychosozialen Kontextes, haben uns aber häufig auf
eine inhaltliche Auseinandersetzung mit der physischen Ebene begrenzt. Teils aufgrund der limitierten Möglichkeiten im Rahmen dieses
Buches, teils aufgrund mangelnder oder unzureichender Erkenntnisse,
die den Anspruch erheben könnten, eindeutige Empfehlungen vorzu-
legen.
    Einige Aspekte werden zwar aufgegriffen, sie zeigen jedoch nur einen
kleinen Ausschnitt, aufgrund dessen die anschließenden trainingstherapeutischen Hinweise zu verstehen sind.
    Die in den folgenden Abschnitten und Kapiteln vorgestellten Grund-
lagen und praktischen Hinweise fungieren somit als Gerüst für die
Therapie, auf dem aufbauend das Training individuell gestaltet werden
kann.
    Soweit in diesem Buch konkrete Hinweise zur Durchführung und
Anwendung therapeutischer Maßnahmen beschrieben werden, darf der
Leser zwar darauf vertrauen, daß Autoren, Herausgeber und Verlag
große Sorgfalt darauf verwandt haben, daß diese Angaben dem aktuellen Wissensstand entsprechen. Dennoch ist jeder Anwender angehalten, diese Angaben zu prüfen und den individuellen Anforderungen
der Patienten nach Rücksprache mit dem verantwortlichen Arzt anzupassen.
    Für die ausdauernde Untersützung bei der Erstellung dieses Buches
danken wir Ruth Vollmers, Katja Wittmann und Christian Güttge.

Köln, Juni 1998   INGO FROBÖSE UND GISELA NELLESSEN

Inhaltsverzeichnis

KAPITEL I

Die Bedeutung der Mehrdimensionalität in der Therapie

GISELA NELLESSEN UND INGO FROBÖSE [1]

Die Therapie versteht sich als ein Prozeß, der die Genesung des Patienten und die Wiederherstellung oder Verbesserung seiner Wahrnehmungs-, Handlungs- und Leistungsfähigkeit in Alltag, Beruf und Freizeit bezweckt.

Am Anfang jeder therapeutischen Maßnahme steht eine Indikation, und im Mittelpunkt jeder Maßnahme muß der Patient stehen, der weit mehr ist als eine verletzte/erkrankte Struktur. Das heißt, die Therapie muß neben den physischen und indikationsspezifischen auch die psychischen und psychosozialen Aspekte des Patienten einbeziehen, um über die lokale Defizitbehebung hinaus umfassend und langfristig positive Veränderungen in Alltag, Beruf und Freizeit zu erreichen.

Die Therapiekonzepte müssen die Patienten in ihrer „Mehrdimensionalität" behandeln und auf den Ergebnissen/Erfahrungen des medizinischen, sportwissenschaftlichen, psychologischen, soziologischen und physiotherapeutischen Handelns und Forschens aufbauen (s. Abb. 1.1). Hieraus leitet sich unmittelbar eine Zusammenarbeit der unterschiedlichen Berufsfelder und -gruppen (Mediziner, Sportwissenschaftler bzw. -therapeuten, Krankengymnasten/Physiotherapeuten, Masseure, Psychologen, Psychotherapeuten und Sozialpädagogen) in Theorie und Praxis ab.

Eine Zusammenarbeit bedeutet, daß der Patient und dessen Probleme „nicht wie ein Kuchen gerecht" unter den Therapeuten aufgeteilt wird, sondern den Bezugspunkt aller therapeutischen Maßnahmen darstellt (s. Abb. 1.2). Die Schwerpunktsetzung der einzelnen Disziplinen impliziert zwar eine Konzentration auf spezielle Aspekte, jedoch muß immer

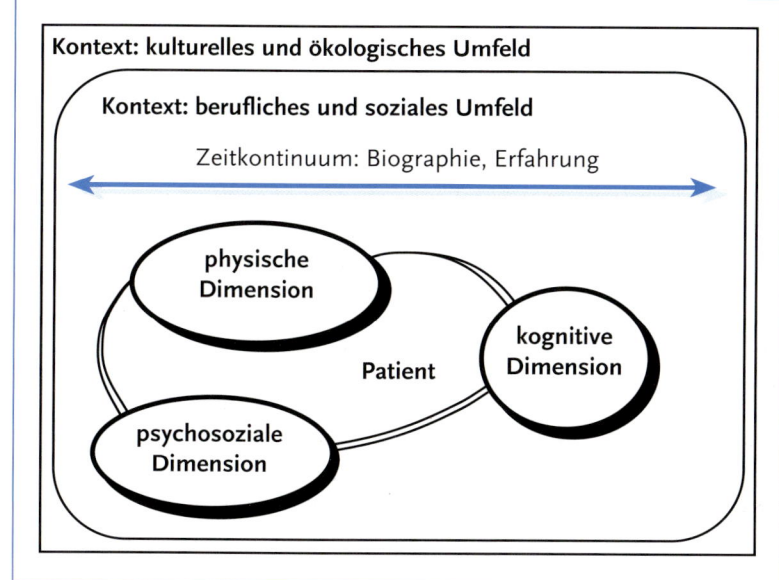

Abbildung 1.1
Der Patient in seiner Mehrdimensionalität sowie verschiedenen Kontextbezügen

[1] Mit fachlicher Unterstützung von Helma Drefke-Polzin

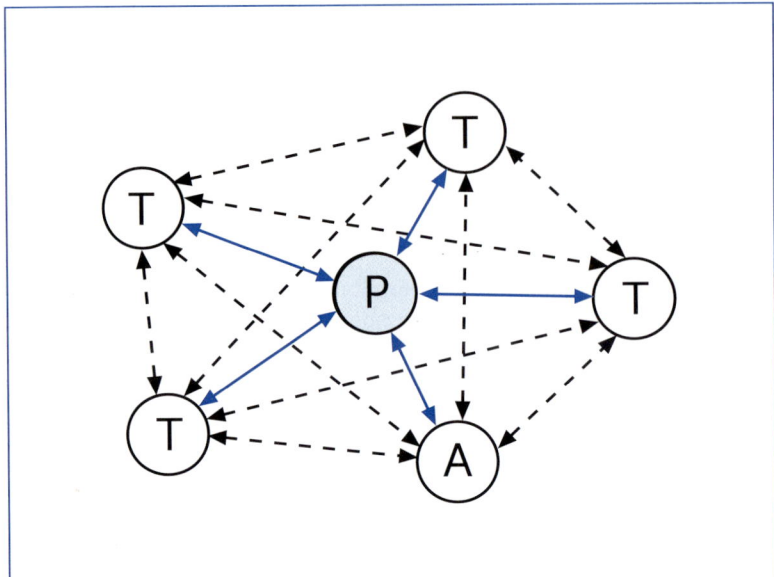

Abbildung 1.2
Wechselseitige Bezüge im Team und zwischen Therapeut (T), Arzt (A) und Patient (P)

der Gesamtkontext im Auge behalten werden. Nur durch entsprechende Korrespondenz im Team kann die Mehrperspektivität des Gesamtkonzeptes realisiert und der Patient vielseitig, „ganzheitlich" und letztendlich erfolgreich behandelt werden. Dies gilt insbesondere auch für die Bewegungs- und Sporttherapeuten, die funktional-übungszentriert und erlebniszentriert-aktivierend auf der Gegenstandsebene arbeiten (vgl. Drefke/Petzold 1988).

Wichtig ist weiterhin, daß die Therapeuten nicht nur an den Funktions- und Fähigkeitsstörungen des Patienten ansetzen, sondern an dessen verbliebenen Möglichkeiten und Ressourcen. Eine ressourcen- und nicht ausschließlich defizitorientierte Therapie ist auch für den Patienten motivierender und stützender („von der Fremd- zur Selbstunterstützung").

1.1
Die Steuerung und Regelung der Therapie

Da die Therapie grundsätzlich einen Wachstums-, Lern- und Trainingsprozeß darstellt,

ergeben sich somit für alle therapeutischen Maßnahmen Steuerungs- und Regelungsmechanismen, die es zusammenhängend zu berücksichtigen gilt (s. Abb 1.3).

Vorraussetzung für das trainingstherapeutische Handeln ist die Bestimmung des Istwertes, d.h. der (augenblicklichen) körperlichen und psychischen Leistungs- und Belastungsfähigkeit/Beanspruchbarkeit sowie des situativen und psychosozialen Umfeldes. Hierbei ist insbesondere auch auf die systematischen Zusammenhänge der verschiedenen Fähigkeiten sowie auf kognitive, motivationale, emotionale und soziale (Beziehungs-)Faktoren zu achten. Die umfassende „Befunderhebung" stellt die Grundlage für die Planung des Therapieprozesses und die individuell festzulegenden Zielsetzungen dar.

Die therapeutischen Maßnahmen bauen auf dem erhobenen Istwert auf und richten sich nach dem von Therapeut und Patient definierten Sollwert. Bei der Durchführung selbst müssen indikationsspezifische sowie pädagogische, psychologische und kontextorientierte Prinzipien beachtet werden.

Über eine Effektivitätskontrolle und Auswertung bzw. Vergleich der gesetzten Normen

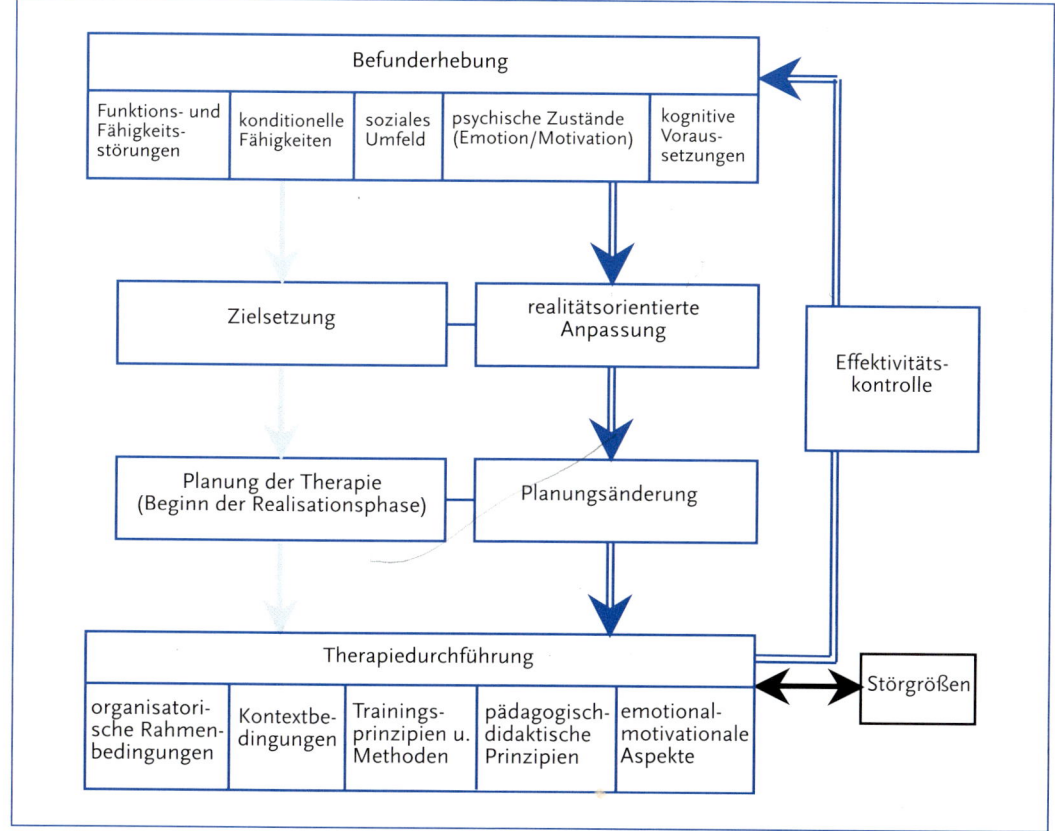

Abbildung 1.3 Modell der Steuerung und Regelung des Trainings in der Rehabilitation

und Zielsetzungen kann eine Änderung/Anpassung der ursprünglichen Planung erforderlich werden. Sensibilität und Flexibilität des Therapeuten sind notwendig, um mögliche Einflüsse und Störgrößen, die mittelbar oder unmittelbar (direkt oder indirekt) auf die Schädigung und den Patienten einwirken sowohl bei der Planung als auch bei der unmittelbaren Durchführung der Therapie erkennen und berücksichtigen zu können.

1.2
Der Patient im Training

Der letztendlich entscheidende Faktor für den Therapieerfolg ist der Patient selber, von dem abhängt, ob und in welchem Maße die Therapie greift bzw. „anschlägt". Der Patient muß motiviert und engagiert mit dem Therapeuten zusammenarbeiten, damit die Therapie nach dem oben beschriebenen Modell ablaufen kann. Sein persönlicher Einsatz hängt dabei sowohl von externen (z. B. Therapieangebot, -durchführung, Therapeutbeziehung) als auch internen Faktoren (z. B. Persönlichkeit, Zielvorstellungen, Motive) ab. Auf einige Aspekte hat der Therapeut direkt Einfluß. Den Zugang zu den internen vom psychosozialen Kontext beeinflußten Faktoren muß er sich in Zusammenarbeit mit seinen Teamkollegen verschaffen, denn die psychosozialen Bedingungen sind für die Entstehung von Erkrankungen/ Verletzungen sowie insbesondere bei der Behandlung dieser sehr bedeutsam. Sie stellen einen entscheidenden Einflußfaktor auf die Einstellung, Motivation sowie Mitarbeit des Patienten dar.

Einstellung/Kontrollüberzeugung des Patienten

Bei der Einstellung des Patienten kann zwischen einer *internen* bzw. *externen Kontrollüberzeugung* unterschieden werden. Patienten mit einer internen Kontrollüberzeugung gehen in der Regel davon aus, daß sie „selbst verantwortlich" für ihre Genesung und Gesundheit sind. Bei einer externen Kontrollüberzeugung hingegen schreiben Patienten Umweltfaktoren und anderen Personen (z. B. Ärzten und Therapeuten) die Verantwortung zu. Im Fall einer fatalistischen Anschauung wird die Erkrankung bzw. Gesundheit als „von Gott gegeben" oder durch Zufall/Schicksal bestimmt gesehen.

Bei Patienten mit externer Kontrollüberzeugung muß der Therapeut „Überzeugungsarbeit" leisten, und er bewegt sich dabei auf einem sehr schwierigen Aufgabenfeld, denn Einstellungen sind häufig allein aufgrund ihrer Existenzdauer (Jahre/Jahrzehnte) sehr stabil und starr und gründen in der biographischen Entwicklung des Patienten. Der Bewegungstherapeut verfügt sicher über wenig Kompetenzen und Möglichkeiten, die Einstellungen zu beeinflussen, insbesondere da er auf der Gegenstandsebene und nicht konfliktzentriert-aufdeckend (vgl. Drefke/Petzold 1988) arbeitet.

Erschwerend kann hinzukommen, daß die Einstellung des Patienten durch das Verhalten anderer an der Rehabilitation beteiligter Personen (z. B. Ärzte, Therapeuten) verstärkt bzw. bestätigt wird. Ein möglicher Ansatz des Therapeuten kann die Vermittlung von Informationen über die Erkrankungs- bzw. Verletzungsursachen sowie die Aussichten auf den Therapieerfolg sein. Die kognitive Arbeit sollte von Maßnahmen begleitet werden, durch die auch auf emotionaler Ebene dem Patienten deutlich wird, wie er den Therapieerfolg (mit-) bestimmen kann.

Patienten mit interner Kontrollüberzeugung haben einen leichteren Zugang zu Anstößen und Veränderungen. Daß die interne Kontrollüberzeugung sich positiv auf die Zusammenarbeit auswirkt, bestätigen verschiedene Studien. Härkäpää et al. (1991) stellten beispielsweise fest, daß unter ihren Rückenpatienten diejenigen mit interner Kontrollüberzeugung mehr von der Behandlung profitierten und sich bei den Übungen mehr engagierten.

Die Einstellung alleine garantiert jedoch nicht eine positive Realisierung in Form engagierter Mitarbeit des Patienten. Dem Handeln vorausgehen muß eine entsprechende Motivation zur Genesung.

Motivation des Patienten

In der Motivationsforschung ist „Motivation" mehr als „...die Beweggründe, die das Handeln eines Menschen bestimmen", und „motivieren" ist kein Synonym für „anregen", „anspornen" und „begründen"; obwohl diese Begriffe häufig so im alltäglichen Sprachgebrauch verwendet und verstanden werden (vgl. Duden 1996).

Zwischen der ersten Wunschregung bis zur Bildung einer konkreten Handlungsabsicht läuft ein Prozeß ab, der nach dem Rubikon-Modell (vgl. Heckhausen 1988) in eine motivationale und volitionale Phase unterteilt wird.

Am Anfang motivationspsychischer Prozesse stehen Wünsche und Befürchtungen, die dazu anregen, zu überprüfen, inwieweit diese eintreten können und ob es lohnenswert ist, sich darum zu bemühen. Es wird die Anreizstärke der Motive und deren Eintrittswahrscheinlichkeiten bestimmt.

Ein Beispiel: Für den schulterverletzten Handballtorwart kann die Teilnahme am Pokalspiel, das seine Mannschaft in fünf Wochen bestreitet, sich positiv oder negativ auf seine Mitarbeit in der Therapie auswirken. Das Spiel stellt objektiv betrachtet ein Motiv dar, das erst durch das Abwägen der subjektiven Wahrscheinlichkeit und subjektiven Wichtigkeit für die Teilnahme an dem Pokalspiel einen entsprechenden Anreiz für engagierte Mitarbeit in der Therapie gewinnt. Kann der Torwart beispielsweise davon ausgehen, daß er, wenn er fit ist, sicher zum Mannschaftsaufgebot gehören wird, so wird er wahrscheinlich große Erwartungen in die Rehabilitationsmaßnahme setzen und engagiert mitarbeiten. Glaubt er aber, daß er seinen Trainingsrückstand in den folgenden Wochen nicht aufholen kann, und fürchtet er, eine Nichtteilnahme am Pokalspiel sowie die guten Leistungen des Ersatztorhüters würden ihn langfristig den Stammplatz im Team kosten, so wird er vielleicht eher pessimistisch und mit geringerem Interesse an der Therapie teilnehmen. Natürlich ist das Pokalspiel nicht das einzige Motiv, das im Prozeß der Motivationsbildung berücksichtigt wird, weitere Wünsche (z. B. Rückkehr zum Arbeitsplatz, Wiederaufnahme alltäglicher Bewegungen) beeinflussen diesen Vorgang ebenfalls.

Die Inhalte motivationaler Gedanken bestehen einerseits aus anreizbetonter Vergegenwärtigung der möglichen Folgen des eigenen Handelns und andererseits aus dem Abwägen der Eintrittswahrscheinlichkeit verschiedener Ereignisse. Hierbei können mehrere Erwartungstypen unterschieden werden: die *Situations-Ergebnis-Erwartung* (wohin würde eine Situation, ohne daß man handelnd eingreift, führen) und die *Handlungs-Ergebnis-Erwartung* (wie könnte man selber den Gang der Ereignisse beeinflussen, vgl. Heckhausen 1988). In der frühen Phase der Rehabilitation nach akuten Verletzungen ist es häufig so, daß die Patienten ohne viel Eigenengagement große Fortschritte machen, so daß einige Patienten keine großen Unterschiede zwischen Situation-Ergebnis-Erwartung und Handlungs-Ergebnis-Erwartung sehen. Sie glauben nicht, daß sich ihr Handeln sehr auf das Ergebnis auswirkt. Dasselbe kann für chronisch erkrankte Patienten gelten, die während ihrer Rehabilitation bereits feststellen müssen, daß ihr engagiertes Handeln nur wenig positiven oder gar keinen Einfluß auf den Krankheitsverlauf nimmt.

Der Patient wird alle (ihm bekannten) Motive bzgl. ihres Anreizwertes (die Bilanz aus der Summe aller negativen und positiven Aspekte) sowie der Eintrittswahrscheinlichkeit überprüfen. Entscheidend für Motivationsprozesse ist deren *Realitätsorientierung*. Die mit dem eigenen Handeln ausgelösten und verketteten Ereignisse sind also so realistisch wie möglich zu prognostizieren. Hierbei soll und muß der Therapeut dem Patienten helfen, unrealistische Ziele oder eine unberechtigte skeptische Haltung des Patienten aufzugeben. Er kann den Patienten ebenfalls bei der Auswahl motivationaler Gedanken unterstützen. Denn es kommt darauf an, alle wahrscheinlichen Möglichkeiten zu bedenken, selbst anfänglich wenig relevant erscheinende Informationen sollten einbezogen werden. Die Bearbeitung anreiz- und erwartungsbezogener Aspekte sollte möglichst realitätsorientiert, d.h. frei von wunschgeleiteten Voreingenommenheiten, sein (vgl. Heckhausen 1988). Zweifellos ist es für den Therapeuten hierbei notwendig, sich sehr intensiv mit dem Patienten, seinen Wünschen, Zielen und Bedürfnissen sowie seinem sozialen Kontext zu beschäftigen – und dies sowohl gegenwarts- als auch zukunftsorientiert.

Der Modus einer motivationalen Handlungsphase umschreibt die Inhalte, Auswahl und Bearbeitung von Informationen. Deutlich von dieser Phase getrennt, ist die *volitionale Phase* zu sehen, die im Vergleich zur (realitätsorientierten) motivationalen Phase *realisierungsorientiert* ist. Sobald die Intention, ein bestimmtes Ziel zu erreichen, gefaßt ist, liegt die Konzentration der Gedankeninhalte auf der Realisierung der Zielintentionen. Die Planung bezieht sich im allgemeinen auf zwei Punkte, die günstige Gelegenheit bzw. den günstigen Zeitpunkt und die besondere Art und Weise der Durchführung der Handlung. Dies impliziert, daß der Patient in die Planung der Therapiedurchführung integriert werden muß.

Die *Bedeutung des sozialen Umfeldes* soll an weiteren Beispielen verdeutlicht werden. Eigentlich gehen wir davon aus, daß jeder Patient gesund werden will. Wahrscheinlich würde auch jeder Patient dem zustimmen, aber es gibt eine Reihe von Nebeneffekten einer Erkrankung/Verletzung, die genau das Gegenteil bewirken können. Auf dieses Phänomen treffen wir beispielsweise, verstärkt durch die unsichere Lage auf dem Arbeitsmarkt, bei den sog. „Rentenjägern", die darauf hoffen, ihre andauernde Erwerbsunfähigkeit würde mit einer Frühberentung abschließen. Die Schwierigkeiten bei der Zusammenarbeit mit Angehörigen dieser Patientengruppe kennen die meisten Therapeuten. Ob die Durchführung von Therapiemaßnahmen bei einer solchen Motivation sinnvoll und effektiv ist, muß bezweifelt werden. Notwendig wären eher Maßnahmen, die Einstellung der Patienten zu verändern.

Weitere Nebeneffekte, die mit einer Erkrankung/Verletzung einhergehen können, sind beispielsweise erhöhte Anerkennung, soziale Aufmerksamkeit, Entlastung, Zuwendung und Unterstützung.

Ein Beispiel: Die 40jährige Kniepatientin, die über ein Instabilitätsgefühl und starke Belastungsschmerzen klagt, scheint „therapieresistent" zu sein. Bei Einblick in ihr Umfeld und ihre persönliche Situation wird deutlich, daß ihre Erkrankung sehr viele positive Effekte auf die Beziehungsebene der Ehefrau und Mutter zeigt. Seit ihrer Erkrankung kann sie Kinder und Ehemann für mehr Aufgaben im Haushalt verpflichten, und diese nehmen generell mehr Rücksicht auf sie. Im Freundeskreis und in der Nachbarschaft erkundigen sich alle regelmäßig nach ihrem Wohlbefinden, und sie darf viel von den zahlreichen Arztbesuchen und Therapiemaßnahmen berichten. Offensichtlich gibt es für die Patientin mehr Motive, ihren Krankheitszustand aufrechtzuerhalten als an einer Genesung mitzuwirken. Im Sinne eines *operanten Modells* wird die Schmerzerfahrung durch die damit verbundenen Konsequenzen verstärkt (vgl. Fordyce 1976). Und dies geschieht um so wahrscheinlicher, je weniger der Patient über Kompetenzen verfügt, die positiven Verstärker auf andere, soziale Weise zu erlangen (vgl. Pfingsten et al. 1988). Für die Arbeit des Therapeuten bedeutet dies: Die Wirkungsweise der positiven Verstärker auf den Krankheitsverlauf muß ins Bewußtsein des Patienten gerückt werden, und es müssen Hilfestellungen gegeben und Handlungskompetenz vermittelt werden, so daß der Patient die positiven Erfahrungen (Anerkennung, Zuwendung etc.) mittels anderer sozialer Strategien erleben kann.

Wahrscheinlich werden viele Bewegungstherapeuten an dieser Stelle sagen, daß sie sich weder kompetent noch zuständig für diesen Aufgabenbereich fühlen. Eine Ergänzung des Therapeutenteams durch Personen mit psychologischer Berufsqualifikation ist daher sicher sinnvoll und notwendig. Es sei jedoch angemerkt, daß erstens im Sinne eines ganzheitlichen Ansatzes auch der eher auf der physischen Ebene des Patienten arbeitende Therapeut für diese Aspekte sensibel sein muß und daß zweitens entsprechende Kompetenzen in hohem Maße über Erfahrungen gewonnen werden, und diese kann und muß auch der Bewegungstherapeut machen. Das Wissen, die Entwicklung von Verständnis sowie die Sensibilität sind notwendig, um den anderen Therapeuten im Team auch als wichtiger Informant zu dienen.

Einfluß des Therapeuten auf die Motivation und Compliance des Patienten

Die Motivation des Patienten sowie deren Umsetzung in Form aktiver Mitarbeit in der Therapie und am Rehabilitationsverlauf allgemein kann vom Therapeuten unterstützt und gefördert werden.

Die Arbeit der Therapeuten ist jedoch häufig zu sehr bzw. zu lange defizitorientiert. Dies ist auf das weitgehend noch schulmedizinisch geprägte Vorgehen in der Rehabilitation zurückzuführen und wirkt sich entsprechend negativ auf die Compliance des Patienten aus. Unterstützt werden die negativen Einflüsse durch eine „eindimensionale" Vorgehensweise, d.h. der Patient in seiner *Mehrdimensionalität* wird im Gesamtkonzept nicht oder zuwenig berücksichtigt (s. Abb. 1.1). Der Therapeut soll sich nicht wie ein Animateur verhalten und seine Maßnahmen präsentieren, aber ihm muß bewußt sein, daß Maßnahmen attraktiv gestaltet werden müssen. In einer reiz- und konsumüberfluteten Gesellschaft ist bei der Bewertung von Produkten und Maßnahmen nicht ausschließlich entscheidend, ob sie Ziel und Zweck erfüllen, vielmehr konzentrieren sich die Abnehmer (hier: die Patienten) auf die Art und Weise des zielorientierten und zweckmäßigen Handelns. Hierbei – und diesen Effekt kennen wir insbesondere aus der Werbung – ist insbesondere bedeutsam, wie sie auf der emotionalaffektiven Ebene ansprechen. Dies gilt auch für „funktionelle" Dinge, beispielsweise werden Mahlzeiten nicht ausschließlich unter dem Aspekt der ausreichenden Sättigung bewertet, wichtig sind auch Geschmack und Atmosphäre.

Ein Restaurant beispielsweise, das alle Aspekte erfüllt, wird auch gerne wieder besucht werden.

Auch in Therapieprogrammen muß dieser *sozioökologische Aspekt* bedacht werden. Die Therapie gewinnt an Effektivität, wenn sie den Patienten auf allen Ebenen anspricht und versucht, die vielseitigen Aspekte „unter ein Dach" zu bringen. Diese Forderung wird nicht an jede einzelne Maßnahme, aber an das Gesamtkonzept gestellt (s.o.).

In der Praxis werden die beschriebenen Zusammenhänge an verschiedener Stelle deutlich. Die Gruppentherapie beispielsweise ist bei vielen Patienten sehr beliebt, weil sie z. B. Kommunikation, Austausch, Erlebnis, Spaß usw. bietet und somit die vielseitigen Patienteninteressen und -belange berücksichtigt und befriedigt.

Die unter der Bezeichnung „*Hausaufgabenprogramme*" bekannten Anleitungen und Übungsprogramme für zuhause und den Alltag hingegen finden meist wenig positive Resonanz, weil sie häufig ausschließlich funktionsorientiert angelegt werden. Mit der Idee der Hausaufgabenprogramme sind verschiedene Ziele verbunden, sie sollen z. B. einen weiteren Trainingsreiz setzen, den *Alltagstransfer* schaffen und das selbständige Trainieren des Patienten fördern sowie dazu anleiten, auch nach Abschluß der Rehabilitationsmaßnahme eigenständig zur Aufrechterhaltung oder Verbesserung des Leistungszustandes zu trainieren. Die Effektivität der Programme ist aber im allgemeinen sehr gering, weil sie nicht regelmäßig oder gar nicht durchgeführt werden. Selbst Patienten, die sonst sehr engagiert sind, zeigen bei den „Hausaufgabenprogrammen" wenig Compliance. Das Scheitern der Programme ist auf verschiedene Gründe zurückzuführen: Zum einen sollte das Therapeut-Patienten-Verhältnis nicht einer Lehrer-Schüler-Beziehung ähneln, bei dem Erteilen von „Hausaufgaben" entsteht jedoch häufig dieser Eindruck. Diese Beziehungsform alleine kann schon negative Emotionen hervorrufen, da möglicherweise Schulerinnerungen Widerstände verursachen, so daß ein Scheitern der Idee vorprogrammiert ist. Außerdem muß hier (wie in der Schule) gelten: Hausaufgaben werden nur gemacht, wenn sie auch kontrolliert werden. Dies bedeutet, daß erstens der Therapeut immer wieder auf die Übungen eingehen muß – er sollte den Patienten nach Problemen bei der Durchführung fragen – sowie vielleicht den Trainingseffekt dieser Maßnahmen überprüfen und dokumentieren. (Er kann bei statischen Halteübungen beispielsweise die maximale Kontraktionsdauer messen und notieren.) Die *Dokumentation* ist für Patient und Therapeut wichtig, denn während der eine stark an der Effektivität der Übungen zweifelt, ist der andere vielleicht zu sehr davon überzeugt – der Realitätsbezug fehlt vielleicht beiden. Der Therapeut muß auch berücksichtigen, daß Patienten häufig die Erfahrung machen, daß sich ihr Trainingszustand auch ohne Durchführung der Übungsprogramme verbessert bzw. auch trotz der Übungsprogramme nicht wesentlich verbessert, d.h. die Sinnhaftigkeit solcher Aktionen berechtigterweise in Frage stellen.

Ein weiteres Problem tritt für Patienten bei der Integration der Übungsprogramme in den Alltag auf. Es fällt ihnen schwer, sich auf diese einzustimmen bzw. zu konzentrieren. Beim Training in der Rehabilitationseinrichtung existiert hingegen, z. B. durch die Fahrt bzw. den Gang dorthin oder das einführende Gespräch mit den Therapeuten oder mit anderen Patienten, eine Art Vorbereitungsphase, und diese fehlt den Heimprogrammen. Zusätzlich erschwert das „Alleinetrainieren" die Durchführung des selbständigen Trainings.

Insgesamt gilt auch für die Heimtrainingsprogramme, daß sie attraktiv und motivierend gestaltet werden sollten. Der *Erlebniswert* könnte beispielsweise gesteigert werden, indem die Übungen mit Musik begleitet oder anstatt gymnastischer Übungen Radtouren (mit Naturerlebnis) durchgeführt werden. Vielleicht gelingt es den Patienten, in diesen Fällen auch Familienangehörige oder Freunde für die Teilnahme an den Programmen zu gewinnen. Weiterhin kann die Rehabilitationseinrichtung regionale Kurse (evtl. mit finanzieller Eigenbeteiligung), Lauf- bzw. Radfahrtreffs o. ä. organisieren; dies kann auch in Zusammenarbeit mit Vereinen und Gesundheitssportorganisationen erfolgen. Eine Auswahl sollte entsprechend der Interessen und Ressourcen erfolgen. Hierbei ist grundsätzlich wichtig, daß die Teilnahme freiwillig erfolgt und der Therapeut bzw. die Einrichtung nur Angebote schafft bzw. vermittelt und nicht „auferlegt". Dieser Ansatz scheint evtl. auf funktioneller Ebene nicht so effektiv zu sein, aber etwas provokant formuliert, viele gängige Hausaufgabenprogramme „scheinen" nur effektiv. In der realistischen Gesamtbilanz und Bewertung werden die ganzheitlichen und ressourcenorientierten Programme besser abschneiden.

1.3
Hinweise für die Therapie

Ziel ist es, insgesamt motorische und psychosoziale situationsgerechte Belastungsreize über einen meist mehrere Monate dauernden Prozeß zu setzen. Erst die Auslösung spezifischer morphologischer Adaptationen unter Berücksichtigung aller psychosozialen Faktoren über einen längeren Zeitraum in bestimmter Abfolge ermöglicht das Erreichen eines optimalen Trainingseffektes und somit die Gewährleistung einer erfolgreichen Behandlung. Die pädagogische Führung erstreckt sich dabei auf alle Maßnahmen und hat zum Ziel, eine möglichst optimale Selbstverantwortung und Handlungskompetenz zu fördern. Alle in der Therapie umgesetzten Maßnahmen werden immer nur so erfolgreich sein, wie sie vom Patienten realisiert und erlebt werden können.

Zusammenfassend können somit folgende Hinweise für die Therapeuten aufgestellt werden, die es zu beachten und zu berücksichtigen gilt:

- Die Therapieinhalte müssen sich an den individuellen Beanspruchungsformen, denen der Patient in Alltag, Beruf und Freizeit entsprechen muß, orientieren; es muß ein Alltagstransfer geschaffen werden. Ein mögliches Verbindungsstück ist die Einbindung berufsspezifischer Beanspruchungsformen in den Rehabilitationsprozeß.
- Die Therapie muß den Patienten auf seiner kognitiven, emotionalaffektiven und biophysischen Ebene ansprechen und zufriedenstellen.
- Die Therapie muß sowohl defizit- als auch ressourcenorientiert gestaltet werden. Letzteres sollte im Verlauf der Maßnahmen an Bedeutung gewinnen.
- Der Patient sollte bei der Therapieplanung integriert werden.
- Zur Verbesserung der Handlungskompetenz des Patienten ist es notwendig, daß die Therapie mit der Schulung der Wahrnehmung (Selbstwahrnehmung) beginnt, um nach der Verbesserung der motorischen Fertigkeiten die Basis für die selbständige Alltags- und Berufsfähigkeit zu schaffen. Im Therapieprozeß sollte der Therapeut sich mehr und mehr zurücknehmen und dem Patienten die Verantwortung übertragen („von der Fremd- zur Selbstunterstützung"). Passive Maßnahmen sollten zum Ende der Therapie immer mehr reduziert werden und – wenn möglich – sollte der Patient sein Training selbständig durchführen.
- Die Tagesform muß berücksichtigt werden und bei der Festsetzung der Ziele und Durchführung einer Therapieeinheit einfließen.
- Wichtig ist es, regelmäßig die Maßnahmen von Therapeuten- und Patientenseite zu reflektieren.
- „Hausaufgabenprogramme" sollten dosiert und kontrolliert Anwendung finden, müssen sich nach den Kompetenzen des Patienten richten und dürfen nicht nur funktionelle Ziele verfolgen.
- Der Therapieerfolg sollte nicht nur für Kostenträger dokumentiert werden, sondern insbesondere auch zur Motivation des Patienten (evtl. Daten, mit denen der Patient direkt etwas anfangen kann).

1.4
Literatur

Drefke, H./Petzold, H. (1988): Die Integrative Bewegungstherapie und ihre Bedeutung in der Ausbildung von Sportlehrern und Bewegungswissenschaftlern. In: Hölter, G.

(Hrsg.): Bewegung und Therapie. Dortmund: Verlag modernes Lernen, 106–125.

Fordyce, W. E. (1976): Behavioral methods for chronic pain and illness. St. Louis: Mosby.

Härkäpää, K./Järvikoski, A./Mellin, G./Hurri, H./Luoma, J. (1991): Health locus of control beliefs and psychological distress as predictors for treatment outcome in low-back pain patients: results of a 3-month follow-up of a controlled intervention study. Pain, 46: 35–41.

Heckhausen, H. (1988): Motivation und Handeln. Berlin, Heidelberg, New York, London, Paris, Tokyo, Hong Kong: Springer-Verlag.

Pfingsten, M./Bautz, M./Eggebrecht, D./Hildebrandt, J. (1996): Soziale Interaktion bei Patienten mit chronischen Rückenschmerzen. Psychother. Psychosom. Med Psychol., 38: 328–332.

KAPITEL 2

Das Training in der Therapie – Grundlagen

INGO FROBÖSE UND RÜDIGER FIEHN

2.1
Üben und Trainieren – begriffliche Abklärung

Die Begriffe Üben und Trainieren werden in der Rehabilitation/Therapie nahezu synonym verwandt. Grundlegendes Unterscheidungskriterium ist das exakt systematische und planmäßige Vorgehen im Trainingsprozeß, während das Üben gleichfalls planmäßig und zielgerichtet, aber in der Durchführung freier gestaltbar ist. (Ausnahme: Im Bereich der Herzsportgruppen werden zwischen beiden Begriffen qualitative Unterschiede gemacht.)

Mit beiden Bereichen wird das Ziel sowohl einer allgemeinen als auch einer funktionsorientierten Einflußnahme auf Leistung und Gesundheit angestrebt. Alle Prozesse sind deswegen darauf ausgerichtet, angemessene Wirkungen, egal ob leistungserhaltend oder -verbessernd, zu erzielen.

Es wird dabei immer vom aktuellen Niveau des Leistungsstandes, welches durch Anamnese und spezielle Testverfahren ermittelt wird, ausgegangen und so, nach entsprechender Zielformulierung, ein individueller Trainingsplan erstellt. Der Patient wird dort „abgeholt", wo er zu Beginn der Therapie steht! Übergeordnetes Ziel bleibt dabei immer das Erreichen einer optimalen Handlungskompetenz des Patienten.

2.2
Allgemeine Ziele von Training

Die Ziele des Trainings in der Rehabilitation richten sich immer nach den individuellen indikationsspezifischen Voraussetzungen des Patienten, seinen Neigungen und der Motivation. Darüber hinaus können einige allgemeingültige Ziele formuliert werden:

- Erhalt bzw. Wiedererlangung der körperlichen und psychischen Leistungsfähigkeit für die Aufgaben des täglichen Lebens, der Freizeit und des Sportes
- Beschleunigung des Heilungsprozesses
- Prophylaxe eines akuten Entlastungssyndroms und anderer Folgeschäden
- Kompensation irreversibler Schäden
- Training spezieller Fertigkeiten (Einsatz von Hilfsmitteln, z. B. von Gehhilfen etc.)
- Vergrößerung der individuellen Handlungskompetenz
- Entwicklung und Verbesserung der Körper- und Sinneswahrnehmung
- Verlangsamung der Reduktion körperlicher/psychischer Leistungsfähigkeit

2.3
Anpassungserscheinungen durch Training

Ein Training kann, dem biologischen Ansatz folgend, die systematische Wiederholung von Bewegungsabläufen zum Zwecke der Leistungssteigerung mit morphologisch faßbaren Anpassungserscheinungen sein. Dabei wird die Struktur und die Leistungsfähigkeit eines Organs vom Erbgut sowie von der Qualität und Quantität seiner Beanspruchung bestimmt (vgl. Hollmann/Hettinger 1990). Diese Beanspruchung im Training vollzieht sich immer in Richtung des Trainingsreizes, wobei nach der Schultz-Arndt-Regel:

- Unterschwellige Reize wirkungslos bleiben
- Schwache Reize die Funktion erhalten
- Überschwellige Reize fordern
- Zu starke Reize überfordern

Ein Training sollte deswegen immer so strukturiert sein, daß Reize gesetzt werden, die groß genug sind, um den Organismus zu fordern, ohne ihn jedoch zu überfordern. Diese trainingswirksamen Reize führen biologisch betrachtet zu allererst zu einer Störung des biologischen Gleichgewichtes (Homöostase) im Sinne eines Abbauprozesses energetischer Substanzen, wodurch eine Verringerung der körperlichen Leistungsfähigkeit eingeleitet wird (katabole Phase). Erst nach dem Training, in der Regenerationsphase, vollziehen sich dann die Prozesse, die die verlorengegangenen Substanzen ersetzen (anabole Phase) und dabei soviel mehr an Struktur aufbauen, daß der Organismus vor einer erneuten Auslastung besser geschützt ist (Superkompensation, s. Abb. 2.1).

Da die Gesamtbelastung des Körpers sich mindestens aus der Summe der einzelnen Trainingsreize zusammensetzt, ist es unter Berücksichtigung der Belastbarkeit der einzelnen Strukturen selbstverständlich, sich bei einem Training an dem schwächsten Glied in der Kette zu orientieren und dessen Anpassung an den Trainingsprozeß einzubeziehen. Die Anpassungsgeschwindigkeit verschiedener Organe kann, wie es Abb. 2.2 zeigt, zeitlich sehr unterschiedlich ablaufen.

Beim rehabilitativen Training ist es deshalb besonders wichtig, sich auf die verzögerte Anpassung des passiven Bewegungsapparates einzustellen, um ein optimales Behandlungsergebnis ohne Überlastung der Gelenke bzw. Bandstrukturen zu erreichen.

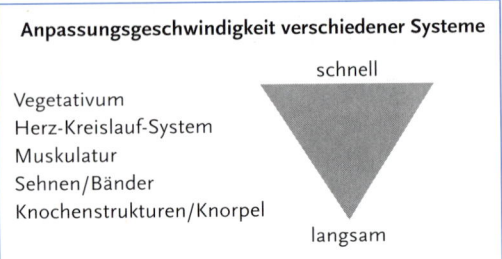

Abbildung 2.2 Anpassungsgeschwindigkeit verschiedener Organsysteme

Für die Praxis des Muskeltrainings bedeutet dies, daß bevor neue und intensivere Belastungen beispielsweise durch eine Steigerung des Gewichtes auf das betroffene System einwirken, eine Steigerung des Trainingsumfanges erfolgen sollte, um bei einem vielleicht schwachen Reiz für das Muskelsystem den passiven Strukturen jedoch ausreichend lange Zeit zu geben, sich auf diese Belastungsintensität einzustellen.

Darüber hinaus kann das Training in der Therapie auch durchaus ohne morphologische Anpassungen geschehen, wenn man beispielsweise eine Erhaltung/Stabilisierung körperlicher Funktionen bzw. eine Verlangsamung degenerativer Prozesse in den Mittelpunkt der Maßnahmen stellt. Training ist somit auch ohne deutliche Veränderungen sinnvoll und angebracht. Ebenso lassen sich natürlich im Rahmen eines ganzheitlichen Trainings die psychosozialen Effekte nicht morphologisch fassen, so daß wir ein Training in der Therapie

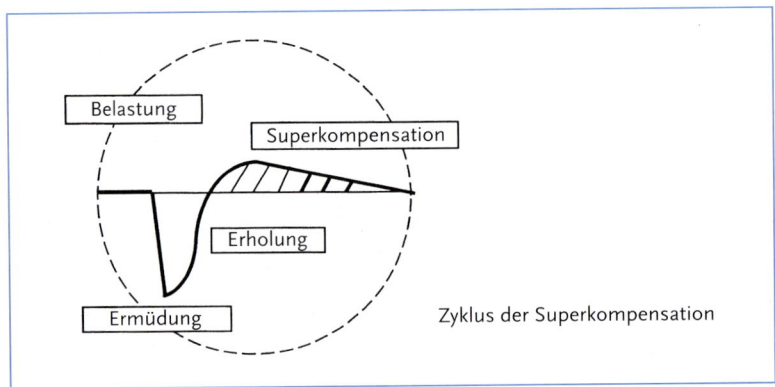

Abbildung 2.1 Prinzip der Superkompensation

nicht eingeschränkt ausschließlich an der herkömmlichen Definition orientiert wissen dürfen, sondern als grundsätzlichen Prozeß zur Förderung der Lebensqualität sehen müssen.

2.4 Therapieplanung und -steuerung

Mit einer detaillierten Trainingsplanung nach einer individuellen Befundung wird bereits der Grundstein für eine erfolgreiche Therapie in der Rehabilitation gelegt (s. Abb. 2.3). Die Basis der Therapieplanung stellt dabei das gemeinsam mit dem Patienten erarbeitete Therapieziel dar. Wünsche und Erwartungen des Patienten sollten dabei ebenso Berücksichtigung finden, wie seine individuellen Voraussetzungen (z. B. Motivation oder sportliche Vorerfahrungen). Der Therapeut kann aufgrund seiner eigenen Erfahrungen, dem individuellen Befund und der räumlichen/personellen Voraussetzung gezielt auf die Wünsche und Erwartungen des Patienten eingehen, um dann ein konkretes Therapieziel zu formulieren. Mit der Planung der Therapie sollte versucht werden, dieses Ziel, welches evtl. in geeignete Zwischenziele untergliedert wird, ganz konkret in entsprechenden Trainingszyklen umzusetzen. Während der Durchführung kann es jedoch jederzeit zu Störungen der Therapie kommen (z. B. durch einen grippalen Infekt oder eine Verschlechterung der Symptome). Diese sind entweder leicht zu erkennen oder werden in fest terminierten Therapieverlaufskontrollen aufgedeckt und nehmen entsprechend auf die

weitere Planung Einfluß. Diese muß dann gegebenenfalls umgestellt werden, und vielleicht muß sogar das Therapieziel neu formuliert werden.

Den Abschluß einer Therapie sollte immer eine gemeinsame Bewertung der Therapie bilden. Die Ausgangsbefundung unterstützt dieses Gespräch durch objektive Meßergebnisse.

2.5 Therapiezyklisierung

Die gesamte Therapiezeit (Gesamtzyklus/Makrozyklus) kann sinnvoll in verschiedene Untereinheiten aufgeteilt werden. Dabei beschreibt der Gesamtzyklus die allgemeine zeitliche Veränderung der Inhalte und das jeweilige Verhältnis der Maßnahmen zueinander. Darüber hinaus ist hier eine grundsätzliche Belastungsdynamik des ganzen (voraussichtlichen) Therapiezeitraumes zu erarbeiten sowie der Zeitpunkt der jeweiligen Therapieverlaufskontrolle festzulegen. In der nächst kleineren Einteilung, dem Monats- bzw. Wochenzyklus, sind in Anlehnung an die jeweilige Belastungsdynamik des Gesamtzyklus die genauen (Teil-)Ziele und Inhalte mit entsprechenden Umfängen und Intensitäten festzulegen. Die kleinste Untergliederung der Therapie, die einzelne Therapieeinheit, legt unter Berücksichtigung der aktuellen Situation den genauen zeitlichen und organisatorischen Ablauf der Therapie fest (Mikrozyklus). Dabei ist jedoch trotz aller Planungsformen die individuelle Tagesform der Patienten zu berücksichtigen, die es häufig notwendig macht, die Zyklen zu verändern bzw. anzupassen.

2.6 Belastungsnormative

Die Belastungsnormative beschreiben die Größe der Trainingsbelastung, die der Therapeut durch äußere Kriterien ermitteln und festlegen kann:
- Die *Trainingsinhalte* beschreiben dabei die gewählte Übung mit dem entsprechenden Schwierigkeitsgrad

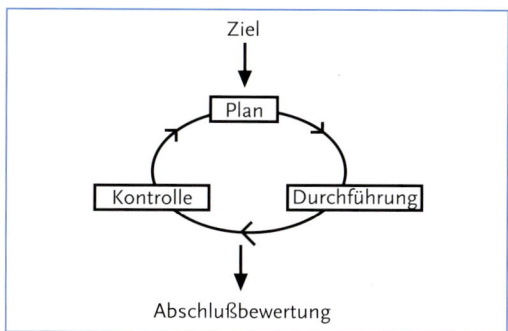

Abbildung 2.3 Modell zur Therapieplanung und -steuerung in der Rehabilitation

- Die *Trainingsfrequenz* gibt die Häufigkeit des Trainings pro Woche wieder
- Der *Trainingsumfang* beschreibt die Menge des Trainings (gemessen in gelaufenen Kilometern bzw. bewegtem Gewicht in Kilogramm)
- Die *Trainingsdichte* gibt das Verhältnis von Belastungs- zu Pausenzeiten wieder
- Die *Trainingsintensität* die prozentuale Intensität der Belastung in bezug auf das Maximum
- Die *Trainingsdauer* gibt die gesamte zeitliche Dauer entweder der Trainingseinheit oder des Trainings in der Woche an.

Bei Veränderung einzelner oder mehrerer Größen bedarf es deswegen einer Prüfung, ob die Gesamtbelastung den gewählten Vorgaben und Zielen entspricht.

2.7 Belastungssteuerung

Bei jeder Therapieplanung und -durchführung wird der Frage nach Steuerung der Belastungsintensität eine entscheidende Bedeutung beigemessen, wobei in der Rehabilitation ein optimaler Therapieverlauf in der Regel durch eine ständige Verbesserung der Belastungs- und Leistungsfähigkeit gekennzeichnet ist. Allerdings kann es zu jedem Zeitpunkt der Therapie auch zu Störungen oder Komplikationen kommen, so daß die Belastungsfähigkeit und dementsprechend auch die Trainingsintensität wieder etwas eingeschränkt werden muß.

Als Belastungen verstehen wir dabei all jene Aktivitäten/aktive Bewegungen, die für den individuellen Organismus adäquat sind und keine negativen Auswirkungen nach sich ziehen. Sie dienen dazu, das Bewegungssystem optimalen Reizen auszusetzen, die dieses System kontinuierlich benötigt, um langfristig funktionstüchtig zu bleiben. Im Gegensatz dazu sind alle Formen der Überbelastung (d. h. nicht auf die Belastungsfähigkeit abgestimmte Maßnahmen) und der Unterbelastung (d. h. zu niedrige bzw. gar keine Reize) zu sehen. Beide führen langfristig zu degenerativen Verände-

rungen des Systems, das ausschließlich auf korrekt ausgewählte Reize positiv reagiert.

In der Therapie finden wir häufig die Tendenz, bestimmte Bewegungs- oder Belastungsformen aufgrund einer Erkrankung grundsätzlich zu vermeiden. Dies kann aber aufgrund des dynamischen Organismus in der Regel nicht korrekt sein, da sich auch daraus negative Konsequenzen ergeben. Hier gilt der Grundsatz: „Was nicht gebraucht wird, verkümmert!" Dementsprechend sind bestimmte Hinweise auf die Ausführung von Bewegungen bzw. zur Lösung von Aufgaben zwar sicherlich temporär angebracht, aber mittelfristig muß eine Wiederherstellung der normalen Funktionen angestrebt werden. So ist beispielsweise die Bewegungsempfehlung/Schonhaltung von Wirbelsäulenpatienten in der Anfangsphase der Therapie richtig, dennoch sollten diese sog. „rückengerechten" Übungen nach Verbesserung der Grundfunktionen wieder abgebaut und zu normalen Reizsetzungen übergegangen werden, damit sich daraus nicht vermehrt degressive Anpassungen ergeben. Ansonsten würde zwar ein Defizit umgangen, woraus sich allerdings dann auch neue entwickeln, die alleine auf der Basis einer Schonung des Systems entstehen. Sogenannte „...gerechte" Übungen sind jedoch jene, die den Organismus bei bestehender Problematik adäquat belasten. Dabei ist es nur bedingt wichtig, „was" man macht, sondern vor allem, „wie" man es macht.

Zur Festlegung der richtigen Belastungssteuerung lassen sich eine Reihe externer und interner Faktoren heranziehen.

Externe Faktoren In der Trainingspraxis werden neben einer ausführlichen Anamnese auch Befunde über den Zustand des betroffenen Gelenkes und seiner umgebenden Muskulatur erhoben (z. B. durch Inspektion, Palpation, Umfangsmessungen, Flexibilitätstests, Muskel- und Gelenkfunktionsprüfungen, Gangbildanalysen) sowie Leistungsanalysen mittels sportwissenschaftlicher Tests (Ganganalysen, Krafttests, Elektromyographie (EMG)-Beobachtungen, Koordinationsanalysen) durchgeführt. Darüber hinaus gibt die Dokumentation des Trainingsverlaufes Aufschluß über Besonderheiten, Veränderungen, Schmerzen, subjektives Belastungsempfinden und sonstige allgemeine Anmerkungen zum Therapieverlauf.

Interne Faktoren Der Trainingsprozeß kann jedoch nicht nur anhand externer Faktoren gesteuert werden, sondern unabhängig von technischen Hilfsmitteln und Testverfahren muß das jeweilige Belastungsgefühl des Patienten zur Einschätzung der Belastung Beachtung finden. Denn nur er selbst kann seine aktuelle Motivations- und Schmerzlage sowie die erkrankungsbedingte Situation genau erfassen. Zudem ist es im Sinne des übergeordneten Zieles – eine optimale Handlungskompetenz des Patienten zu ermöglichen – notwendig, die Selbst- und Körperwahrnehmung zu schulen, so daß er auch in der Lage ist, bei veränderten Bedingungen seine Belastungsfähigkeit selbst richtig einzuschätzen und entsprechend reagieren zu können.

Hierzu kann beispielsweise die Rate of perceived exertion (RPE)-Skala nach Borg/Noble (1974) entweder in ihrer ursprünglichen Form – oder wie in Tab. 2.1 dargestellt – modifiziert als Hilfestellung angewandt werden.

Mit Hilfe der Tabelle soll der Patient die augenblickliche Belastung in einer Trainingssituation einem entsprechenden Punktwert zuordnen, anhand dessen das subjektive Empfinden abgelesen oder aber auch als Steuerungselement für den Therapeuten herangezogen werden kann.

Tabelle 2.1 Subjektive Einschätzung der Kraftbelastung mittels der modifizierten RPE-Skala (nach Fiehn/Schulte-Frei 1995)

Wert	Einschätzung	Intensitätsbereich
1	sehr leicht	0–10%
2	leicht	10–30%
3	etwas anstrengend	30–50%
4	anstrengend	50–70%
5	schwer	70–90%
6	sehr schwer	90–100%

2.8 Trainingsprinzipien

Das Training in der Rehabilitation, welches an individuellen verletzungs- bzw. erkrankungsbezogenen Zielen ausgerichtet ist, unterscheidet sich grundsätzlich nicht von den Trainingsprinzipien anderer Bereiche. Allerdings ist bei der Trainingsplanung in der Rehabilitation die besondere körperliche und psychische Situation der Patienten zu berücksichtigen und deswegen mit größter Umsicht vorzugehen. Die Prinzipien sind so anzuwenden, daß nach Möglichkeit der Heilungsprozeß optimiert wird.

Entsprechend der Wirkungen im Trainingsprozeß werden die Prozesse unterschieden:
- Die Anpassung auslösen
- Die Anpassungserscheinungen aufrechterhalten
- Die Anpassung in spezifische Richtungen lenken

Prinzipien, die eine Anpassung auslösen Zu ihnen zählen das Prinzip des wirksamen Belastungsreizes, das Prinzip der progressiven Belastungssteigerung, welches allmählich oder sprunghaft sein kann, und das Prinzip der Variation der Trainingsbelastungen. In der Therapie wird insbesondere das Prinzip der progressiven, allmählichen Belastungssteigerung angewandt, um den biologischen Bedingungen des Genesungsprozeeses zu entsprechen. Sprunghafte Belastungssteigerungen sind in der Regel kontraindiziert.

Prinzipien, die Anpassungserscheinungen aufrechterhalten Zu ihnen zählen das Prinzip der optimalen Gestaltung von Belastung und Erholung, das Prinzip der Wiederholung und Kontinuität und das Prinzip der Periodisierung und Zyklisierung mit einem entsprechenden Phasencharakter im Adaptationsverlauf. Da wir in der Therapie in der Regel meist veränderte/verlangsamte Regenerationsprozesse zu erwarten haben, ist eine exakte Abstimmung der aufeinanderfolgenden Reize besonders wichtig.

Prinzipien, die die Anpassung in spezifische Richtungen lenken Zu ihnen zählen das Prinzip der Indikationsspezifität, der Individualität und der altersgemäßen Trainingswahl, das Prinzip der zunehmenden Spezialisierung und das Prinzip der regulierenden Wirkung einzelner Trainingsreize mit ihrer Wechselwirkung von spezifischen und unspezifischen Adaptationen. Insbesondere das Prinzip der Indikationsspezifität und Individualität setzt umfassende Kenntnisse der momentanen Belastungstoleranz voraus und ist daher in der Therapie von besonderer Bedeutung.

Neben diesen rein belastungsspezifisch orientierten Prinzipien sollten bei einer Therapieplanung auch didaktische Prinzipien, wie die der Anschaulichkeit, Bewußtheit, Selbsttätigkeit, Vielseitigkeit, Planmäßigkeit und Ganzheitlichkeit, Anwendung finden.

2.9
Regeneration

Während der Trainingseinheit wird der Organismus nicht leistungsfähiger, sondern er ermüdet (katabole Phase). Das Training setzt einen Reiz auf alle beanspruchten Organe, wie Gehirn, Nervensystem, Muskulatur, und den ganzen passiven Bewegungsapparat. Als Reaktion auf diesen Reiz versucht der Körper, ein höheres Leistungsniveau in den beanspruchten Systemen aufzubauen, um vor eventuell erneuten beanspruchenden Reizen besser geschützt zu sein (Superkompensation).

Diese positive und erwünschte Wirkung einer Trainingsanpassung kann jedoch nur erfolgen, wenn der Organismus dazu auch die entsprechend zeitliche Gelegenheit erhält. Bedingung für das schnelle Einleiten dieser anabolen Phase ist, daß schon am Ende der Trainingseinheit das gesamte System (Psyche, Nerven, Muskulatur usw.) auf die kommende Erholungsphase eingestellt bzw. vorbereitet wird. Dies wird durch erste Regenerationsmaßnahmen direkt im Anschluß an die Belastungseinheit, wie z. B. mit geringer Intensität durchgeführte Ausdauerbelastung oder Maßnahmen wie Dehnen, Lockern, Entspannungsübungen, Massagen bzw. ein Saunagang, erreicht. Dabei unterliegen die Regenerations-

prozesse und -zeiten einer unmittelbaren Abhängigkeit von der vorausgegangenen Belastungsform bzw. dem Trainingsinhalt (s. Tab. 2.2).

Positiv auf die Regeneration kann auch eine korrekte Ernährung wirken. Deswegen sollte schon während des Trainings in kleinen Mengen Mineralwasser (evtl. angereichert mit etwas Fruchtsaft) mit einem hohen Magnesiumgehalt und geringem Kochsalzanteil getrunken werden. Etwa ein bis zwei Stunden im Anschluß an das Training, wenn der erste Hunger einsetzt, empfiehlt es sich, kohlenhydratreiche und vollwertige Nahrung zu sich zu nehmen.

Die Wirkung der Anpassung an das Training erfolgt neben einem verbesserten Zusammenspiel von Nerv und Muskel im wesentlichen durch eine Mehrbildung spezifischer Eiweiße. Für diese Mehrbildung von Strukturen benötigt der Körper hochwertige Aminosäuren sowie Vitamine, Mineralien und Spurenelemente. Eine – wie aus dem Leistungssport bekannte – zusätzliche Versorgung mit synthetischen Eiweißprodukten oder sonstigen Nahrungszusätzen erscheint bei gesunden Menschen und ausgewogener Ernährung nicht notwendig zu sein und ist in der Therapie auch nur in Ausnahmefällen sinnvoll.

Die Größe der Ermüdung und damit die benötigte Zeit für die Erholung ist abhängig von der Gesamtbelastung des Trainings, von den Inhalten, den Umfängen und Intensitäten. Dies berücksichtigend sind die Empfehlungen für Regenerationszeiten bei einem lokalen Muskelausdauertraining mit gemischt aerobanaerober Energiebereitstellung kürzer (ca. 24–36 Stunden) als die Zeiten nach einem Training mit anaboler Wirkung oder mit Wirkung auf das neuromuskuläre System (ca. 72–84 Stunden). Gerade letzteres ist aber für einen optimalen Therapieverlauf bei nahezu allen Indikationen von entscheidender Bedeutung, so daß der Erfolg auch von exakt geplanten Regenerationszeiten abhängt. Besonders in der therapeutischen Behandlung (stationär oder ambulant) ist diesem Aspekt vermehrt Aufmerksamkeit zu schenken und die nahezu tägliche Belastungssituation entsprechend abzustimmen.

Tabelle 2.2 Regenerationsprozesse und -zeiten bei verschiedenen Trainingsbelastungen (nach Keul 1978, Kindermann 1978, Martin 1980, Grosser et al. 1986)

Regenerations- prozesse	mit aerober Energiebereit- stellung (Schwimmen, Laufen, Rad)	mit gemischt aerob- anaerober Energiebereit- stellung (Laufen u.a.)	mit aerob- alaktaziter u. laktaziter Energie- bereitstellung	mit anaboler Wirkung (Maximalkraft)	mit Wirkung auf das neuromus- kuläre System (Koordinations- training)
laufende Regeneration	bei einer Intensität von 60–70% findet eine laufende Regeneration statt	geringe Regeneration bei niedrigen Belastungen	unbedeutsam	bei kurzen Belastungen mit großen Pausen	bei kurzen Belastungen nach der Wieder- holungsmethode mit großen Pausen
Schnellregenera- tion (sehr unvollständig)	unbedeutsam	nach ca. $1\frac{1}{2}$ h	nach 2–3 h	nach 2–3 h	nach 2–3 h
90–95%ige Regeneration (un- vollständig mit guter Leistungs- fähigkeit)	bei einer Intensität von 75–90% nach ca. 12 h	nach ca. 12 h	nach ca. 12–18 h	nach ca. 18 h	nach ca. 18 h
vollständige Regeneration des Gleichgewichtes der Stoffwechsel- prozesse (er- höhte Leistungs- fähigkeit)	bei einer Intensität von 75–90% nach ca. 24–36 h	nach 24–28 h	nach 48–72 h	nach 72–84 h	nach 72 h

2.10
Allgemeine Zielsetzungen des Trainings in der Therapie

Die allgemeine Zielsetzung nach Verletzungen und Erkrankungen des Stütz- und Bewegungs- apparates ist die Wiederherstellung der „funk- tionellen Stabilität" bei physiologischer Beweg- lichkeit und das Wiedererlangen und Stabili- sieren von vielfältigen Fähigkeiten sowie die Entwicklung einer individuellen Handlungs- kompetenz.

Das oben genannte Ziel unterteilt sich in fol- gende Teilziele:
- Kognitive Ziele
- Motorische Ziele
- Affektive Ziele

Kognitive Ziele Hierunter sind all jene Infor- mationen zu verstehen, die den Patienten über seine Verletzung/Erkrankung aufklären und den Verlauf der Therapie beschreiben. Darüber hinaus zählen dazu auch alle verhaltensmodifi- zierenden Maßnahmen sowie konkrete Hand- lungshinweise zur Vermeidung/Prophylaxe erneuter Beeinträchtigungen sowie zum Um- gang mit verbliebenen Störungen/Funktions- einschränkungen. Hierbei ist es wichtig, daß dem Patienten Verständnis zu den meist kom- plizierten Vorgängen vermittelt und ermög- licht wird, was am besten über das „Erleben" erreicht werden kann, damit später eine Um- setzung selbstverantwortlich gelingt. Die In- halte bestehen aus Informationen und Auf- klärung über die Verletzung/Erkrankung, die Zielsetzungen, Methoden und Inhalte der Trai- ningstherapie. Es gilt, Verständnis/Einsicht zu wecken, so daß die Vermittlung präventiver Strategien, z. B. Streßbewältigungsstrategien, sowie die Wahrnehmungsförderung sowie die Entwicklung von Selbstverantwortung und Handlungskompetenz gelingt.

Motorische Ziele Die motorischen Ziele untergliedern sich in drei aufeinanderfolgende Teilbereiche: Erstens die Behandlung degenerativer, posttraumatischer bzw. postoperativer Störungen, worunter u. a. schmerzlindernde Maßnahmen und die Beseitigung von Schwellzuständen zu verstehen ist. Zweitens die Wiederherstellung der physiologischen Gelenkfunktion, worunter Maßnahmen zur Verbesserung der Gelenkstabilität genauso fallen wie eine Wiederherstellung des physiologischen Gangbildes. Drittens die Wiedererlangung der allgemeinen motorischen Alltags-, Arbeits- bzw. Sportfähigkeit, worunter all jene Therapiemaßnahmen zu verstehen sind, die es dem Patienten ermöglichen, wieder möglichst gut seiner Arbeits- und Freizeittätigkeit nachzugehen. Eine Orientierung der Ziele sollte daher weniger an der speziellen Indikation, sondern an den Funktions- und Fähigkeitsstörungen erfolgen.

Affektive Ziele Die affektive Zielsetzung im Training beinhaltet, daß ein möglichst gutes Vertrauensverhältnis zum Patienten aufgebaut wird, so daß eine optimale Kooperation und Motivation erreicht wird. Affektive Ziele sind beispielsweise Vertrauensbildung, Motivation, Kooperation mit dem Patienten sowie psychische Entspannung.

Die Ziele können in folgende drei Unterpunkte eingeordnet werden:

- Behandlung posttraumatisch bzw. postoperativ bedingter Störungen
  - Schmerzlinderung
  - Beseitigung posttraumatischer Schwellzustände
  - Verbesserung der Durchblutung
  - Vorbeugung eines Entlastungssyndroms
- Wiederherstellung der physiologischen Funktionen
  - Aktive und passive Gelenkbeweglichkeit
  - Stabilität (statische und dynamische Balance)
  - Beseitigung der Inaktivitätsatrophie sowie muskulärer Dysbalancen
  - Verbesserung der neuromuskulären Steuerung und Regelung

- Kraftfähigkeit der betroffenen Extremität bzw. Region
- Wiedereingliederung des betroffenen Gelenkes in physiologische Bewegungsmuster
- Wahrnehmungsförderung
- Wiederherstellung/Verbesserung und Stabilisierung der allgemeinen und speziellen Leistungs- und Belastungsfähigkeit sowie der speziellen Fähigkeiten
  - Koordinations- und Gleichgewichtsfähigkeit, Haltungskontrolle
  - Allgemeine und spezielle Ausdauerleistungsfähigkeit
  - Flexibilität
  - Kraftfähigkeit der Muskulatur der nichtbetroffenen Extremität und Kraftfähigkeit des Rumpfes
  - Schnelligkeit
  - Alltags- und Freizeitbelastbarkeit
  - Berufsfähigkeit
  - Entspannung
  - Verhaltensmodifikation/Handlungskompetenz

2.11
Vorgehensweise in der Therapie

Grundsätzlich kann der Rehabilitationsprozeß in vier aufeinander aufbauende Abschnitte gegliedert werden:
Phase 1: Mobilisation
Phase 2: Defizitbehebung
Phase 3: Funktionsschulung
Phase 4: Belastungstraining

Phase 1: Mobilisation

Ziele dieses Abschnittes sind, Verbesserung von Wahrnehmungsprozessen, Beweglichkeit, Muskelkraft und Innervation/Koordination zu erreichen sowie eine Anpassung des Kreislaufsystems vorzunehmen und die Informationsweiterleitung aus der Peripherie aufzubauen bzw. zu verbessern.

Inhalte sind vorwiegend physikalische Therapien, Physiotherapie und ein angepaßtes Muskel-, Ausdauer- und Koordinationstraining sowie Übungen zur Wahrnehmung inklusive Propriozeption und die Vermittlung von Kenntnissen zur Verletzung/Erkrankung und die Motivationsförderung.

Phase 2: Defizitbehebung

In diesem Abschnitt werden aufbauend auf die Therapie in der ersten Phase die Beweglichkeit, die lokale Muskelkraftausdauer, die allgemeine aerobe Ausdauer, die Koordination und die Wahrnehmung weiter verbessert sowie eine optimale Haltung und Stabilität erarbeitet.

Inhalte sind physikalische Therapien, Physiotherapie und ein Muskel-, Ausdauer-, Beweglichkeits- und Koordinationstraining sowie Übungen zur Wahrnehmungs- und Bewegungsschulung. Desweiteren wird über eine pädagogische Einflußnahme Vertrauen in die eigene Leistungsfähigkeit aufgebaut.

Phase 3: Funktionsschulung

Ziele dieses Abschnittes sind der Abbau von Funktionsdefiziten, ein allgemeines Ausdauertraining, Beweglichkeits-, Koordinations- und Reaktionsverbesserungen, um dadurch den Bewegungsablauf zu ökonomisieren und das Erlernen alltags- bzw. sportartspezifischer Teilbewegungen.

Inhalte sind komplexe Koordinationsübungen, ein angepaßtes Muskeltraining, eine umfassende Bewegungsschulung sowie ein Ausdauertraining.

Phase 4: Belastungstraining

Ziele dieses Abschnittes sind die Umsetzung der erlernten/trainierten Grundeigenschaften in spezifische Fertigkeiten sowie Schulung in vielfältigen Bewegungsanforderungen, ein neuromuskulärer Qualitätsumbau und die Entwicklung einer Handlungskompetenz.

Inhalte sind Koordinations-, Schnelligkeits-, Ausdauer- und Kraftverbesserungen mit exzentrischen und reaktiven Belastungsformen

sowie die Ausbildung spezifischer und vielfältiger Fertigkeiten in alltags- bzw. sportmotorische Bewegungsschulungen und in weiteren ungewohnten Belastungssituationen.

Bei einem derart gestalteten Training in der Rehabilitation sollten einige wichtige Trainingsgrund- bzw. Trainingsleitsätze befolgt werden, um den Trainingsprozeß optimal zu gestalten und zu planen:

- Aufbautraining ist immer ein Ganzkörpertraining unter Einbeziehung aller wichtigen motorischen Funktionen (Koordination, Kraft, Ausdauer, Flexibilität)
- Wenig, gezielt eingesetzt, ist besser als unspezifisch viel
- Erst Anbahnung und Innervationsschulung physiologischer Halte- und Bewegungsmuster, dann Koordinationsschulung
- Für den Rumpf gilt: Zuerst wird die Fähigkeit zur Rotation, dann zur Extension, später zur Flexion verloren. Deswegen ist das Training in umgekehrter Richtung (entsprechend der frühkindlichen Reifung) durchzuführen – beachte: Kapselmuster s. Kap. 7.3.5.
- Frühzeitiger Beginn mit dem Training der gesunden Extremität
- Die verletzte Struktur kann zwar in den Bewegungsablauf integriert werden, indem in Muskelschlingen, -ketten trainiert wird, jedoch muß die verletzte Struktur auch spezifisch und individuell aufgebaut werden
- Auch wenn nur eine Extremität trainiert wird, gehören alle anderen Körperteile im Sinne einer Haltungsschulung hinzu
- Stabile Ausgangsstellung bei allen Übungen
- Umfangsteigerungen vor Intensitätssteigerungen
- Von langsamen hin zu zügigen Bewegungen, aber immer kontrolliert ausgeführt
- Aufwärmung/Cool down/Regenerationszeiten beachten
- Psychische Hilfestellung ist im Sinne einer Stärkung der Verhaltenskompetenz bzw. deren Veränderung notwendig

2.12
Literatur

Borg,G./Noble B. J. (1974): The perception of physical exertion. In: Wilmore, J. (Hrsg.): Exercise and sports science review. New York: Academic Press.

Fiehn,R./Schulte-Frei, B. (1995): TherapieMaster-System – ein neues und ganzheitliches Trainings- und Therapiekonzept. Z. Gesundheitssport u. Sporttherapie, 5 (11): 15–17.

Grosser, M./Brüggemann, P./Zintl, F. (1986): Leistungssteuerung in Training und Wettkampf. München, Wien, Zürich: BLV Verlag.

Hollmann, W./Hettinger, T. (1990): Sportmedizin – Arbeits- und Trainingsgrundlagen. Stuttgart, New York: Schattauer Verlag.

Keul, J. (1978): Die aerobe und anaerobe Kapazität als Grundlage für die Leistungsdiagnostik. Z. Leistungssport, 8 (1): 22–32.

Kindermann, W. (1978): Regeneration und Trainingsprozeß in den Ausdauersportarten aus medizinischer Sicht. Z. Leistungssport, 8 (4): 348–357.

Martin, D. (1980): Grundlagen der Trainingslehre, Teil 2. Schorndorf: Verlag Karl Hofmann.

KAPITEL 3

Biomechanische Aspekte in der Rehabilitation

INGO FROBÖSE, RÜDIGER FIEHN UND GISELA NELLESSEN

Das Ziel der Biomechanik ist die Beschreibung und Analyse von Bewegungsabläufen auf der Grundlage mechanischer und biologischer Erkenntnisse.

Dabei beschäftigt sich die „Mechanik" mit den Bewegungen, den sie verursachenden Kräften und mit der Zusammensetzung sowie dem Gleichgewicht von Kräften. Sie unterteilt sich in die Teilgebiete: *Kinematik* (die sich auf die bloße Beschreibung von Bewegungsvorgängen beschränkt), *Dynamik* (die dagegen die Kräfte als Ursache der Bewegungen berücksichtigt und u.a. aus der Kenntnis der Bewegung eines Körpers auf die den Körper zu dieser Bewegung veranlassenden Kräfte schließt) sowie *Statik* (diese betrachtet ruhende Körper).

Das Wissen über den aktiven und passiven Bewegungsapparat (z.B. die Gelenkformen, die unterschiedlichen Kontraktionsformen der Skelettmuskulatur) bilden die biologischen Grundlage. Der Bewegungsapparat ist ständig äußeren und inneren Kräften ausgesetzt. Die Wirkungen dieser Kräfte bzw. Belastungen werden in der Biomechanik als Beanspruchungen bezeichnet. Verschiedene Beanspruchungsformen können sowohl physiologisch korrekte Reize auslösen als auch pathogenetische Wirkungen haben, weshalb die grundlegende Kenntnis der Beanspruchungsformen auch für den Therapeuten enorm wichtig sind, s. Tab. 3.1.

3.1 Grundlagen der Mechanik

Die drei Grundgesetze (Axiome) der klassischen Mechanik formulierte Isaac Newton (1643–1727). Es sind dies:

Das Trägheitsgesetz Ein Körper bleibt dann im Zustand der Ruhe oder der gleichförmig geradlinigen Bewegung, wenn er nicht durch einwirkende Kräfte gezwungen wird, seinen Zustand zu ändern.

Das dynamische Grundgesetz Die Beschleunigung eines Körpers mit der Masse m ist der einwirkenden Kraft F proportional und folgt in Richtung der Kraft, d.h. Kraft gleich Masse mal Beschleunigung ($F = m \cdot a$).

Das Reaktionsprinzip (Wechselwirkungsgesetz: actio – reactio) Es gibt keine Kraft ohne Gegenkraft, denn Kräfte treten immer paarweise auf. Zu jeder „actio" gehört eine „reactio", d.h. eine

Tabelle 3.1 Pathogenetische Wirkung mechanischer Beanspruchung auf unterschiedliche Strukturen des Stütz- und Bewegungsapparates (nach Debrunner 1985)

Teilsystem	Beanspruchung	pathogenetische Wirkung
Knochen	Biege-, Scherbeanspruchung	Fraktur, Ermüdungsbruch
Gelenkknorpel	Scher-, Druckbeanspruchung	Verschleiß, Degeneration, Arthrose
Sehnen	Zugbeanspruchung	Tendinose, Riß, Überdehnung, Entzündungen
Bänder	Zugbeanspruchung	Überdehnung, Riß
Muskulatur	Zugbeanspruchung	Spannungen, Verkrampfungen, Zerrungen, Teilriß, Komplettriß, Schmerzen, Myogelosen, Kontrakturen

einwirkende Kraft löst immer eine gleich große in entgegengesetzter Richtung wirkende Kraft aus. Kraft und Gegenkraft bilden gewissermaßen eine Tateinheit. Man hätte deshalb das Phänomen, das man Kraft nennt, auch als das Auftreten von zwei Kräften definieren können.

Ausgehend von der Größe „Kraft" werden die Begriffe Arbeit/Energie, Leistung und Druck definiert, die in Tab. 3.2 beschrieben werden.

Im Gegensatz zu *translatorischen* Bewegungen, bei denen alle Punkte des bewegten Körpers gleiche, parallel zueinander verschobene Bahnen beschreiben, bewegen sich bei *Rotationen* alle Punkte des Körpers auf konzentrischen Bahnen um einen Drehpunkt.

Bei rotatorischen Bewegungen reicht im Vergleich zu translatorischen Bewegungen eine Betrachtung der ansetzenden Kraft daher nicht aus. Hier wird das Drehmoment berechnet, das wie folgt definiert ist: Bei drehbaren starren Körpern ist die Drehwirkung, die eine angreifende Kraft F ausüben kann, abhängig von dem senkrechten Abstand ihrer sogenannten Wirkungslinie vom Drehpunkt (s. Abb. 3.1). Als Maß für die Drehwirkung dient das *Drehmoment*. Der Betrag M des Drehmomentes ist dabei gleich dem Produkt aus dem Betrag F der angreifenden Kraft und dem senkrechten Abstand d ihrer Wirkungslinie vom Drehpunkt, kurz:

M = F · d

Die SI-Einheit des Drehmomentes ist Newtonmeter [Nm]. Obwohl das *Drehmoment* die gleiche Einheit wie die Arbeit hat, sind beide Größen voneinander verschieden. (Mathematisch betrachtet ist die Arbeit ein Skalar, d. h. es

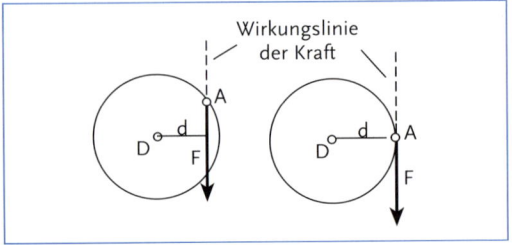

Abbildung 3.1 Drehwirkung einer angreifenden Kraft F in Abhängigkeit vom senkrechten Abstand d ihrer Wirkungslinie vom Drehpunkt D (A = Angriffspunkt)

interessiert nur der Betrag. Das Drehmoment ist ein Vektor, dieser wird bestimmt durch den Betrag, die Richtung und die Orientierung.)

Die Bestimmung eines Drehmomentes ist speziell bei der Anwendung eingelenkiger Trainingsübungen um eine Drehachse (z. B. bei der Übung Kniecurl, Bizepscurl) wichtig, da sich daraus die Belastungsintensität ableiten läßt (s. Kap. 3.3.3).

3.2 Einschätzung von Belastungen

Eine wichtige Funktion haben biomechanische Berechnungen bei der Einschätzung von Belastungen spezieller therapeutischer Übungen sowie verschiedener Haltungen übernommen. *Generell gilt: Alle Berechnungen in der Biomechanik beruhen auf Annahmen und Vereinfachungen und beschreiben trotz objektiver Zahlen nur annähernd die Wirklichkeit. Ferner bleiben individuelle Voraussetzungen des Patienten unberücksichtigt.*

Tabelle 3.2 Definitionen, SI-Einheiten (SI = internationales Einheitensystem) und Abkürzungen wichtiger physikalischer Größen in der (Bio-)Mechanik

Größe	Definition	SI-Einheit	Abkürzung
Kraft	Masse mal Beschleunigung	$\dfrac{kg \cdot m}{s^2}$	Newton (N)
Arbeit, Energie	Kraft mal Weg	$\dfrac{kg \cdot m^2}{s^2} = Nm$	Joule (J)
Leistung	Arbeit pro Zeit	$\dfrac{kg \cdot m^2}{s^3} = \dfrac{J}{s}$	Watt (W)
Druck	Kraft pro Fläche	$\dfrac{kg}{m \cdot s^2} = \dfrac{N}{m^2}$	Pascal (Pa)

Hierzu sei auf Abb. 3.2 hingewiesen: Eine Aussage hinsichtlich der potentiellen Belastbarkeit einer Struktur ist nicht exakt möglich, selbst wenn sich punktuell große und beeindruckende Drucklasten, z. B. bei unterschiedlicher Hebetechnik, ergeben. Problematisch ist dies besonders bei der Definition von Belastungen der Bandscheiben. Dies zeigen unter anderem Untersuchungen über die Reißgrenze von Bandscheiben und den im Sport berechneten tolerierten Belastungen. Bei Sportlern können teilweise ähnlich hohe Belastungen an der Lendenwirbelsäule auftreten, wie sie bei „In-vitro"-Messungen bereits zu Zerreißungen führen (vgl. Hoster 1993). Organisches lebendes Material verfügt offenbar über andere Eigenschaften als totes Material. Letztlich kann bisher die bei Flexion und Torsion entstehende Zugbeanspruchung der Bandscheibe rechnerisch nicht ermittelt werden, obwohl gerade diese Art der Belastung bei vorgeschädigten Bandscheiben befürchtet wird (Hoster 1993). Unumstritten ist, daß die Hebetechnik, die bei Anheben einer Last verwendet wird, das Ausmaß der Belastungen im Bereich der Lendenwirbelsäule beeinflußt. Abb. 3.2 zeigt drei verschiedene Hebesituationen (a–c), in denen aufgrund unterschiedlicher Hebetechniken die Hebelarme h_L und h_O, die durch die Gewichtskraft des Objektes L bzw. durch die des vorgebeugten Oberkörpers O entstehen, verändert sind. Das im Lendenwirbelbereich wirkende Gesamtdrehmoment

berechnet sich aus: $[L \cdot h_L] + [O \cdot h_O]$. Je kleiner die Hebelarme sind, desto geringer ist das Gesamtdrehmoment. Vergleicht man die drei Hebetechniken, so zeigt sich, daß in Abb. 3.2b, in der das Objekt nahe am Körper und mit gebeugten Knien angehoben wird, das geringste Gesamtdrehmoment entsteht (denn die Hebelarme sind im Vergleich zu Abb. 3.2a und Abb. 3.2c relativ kurz). Für die Beurteilung der Belastung im Lendenwirbelbereich reicht jedoch eine Aussage über die Drehmomente nicht aus, denn hierfür ist ebenso die Kraftfähigkeit der im Lendenwirbelbereich aufrichtend arbeitenden Muskeln verantwortlich, und diese ist individuell und bleibt unbekannt.

Um beispielsweise Aussagen hinsichtlich der Belastung des Hüftgelenkes machen zu können, ist die Kenntnis der Stellung des Hüftkopfes in der Pfanne sowie das Maß des Kollodiaphysenwinkels von entscheidender Bedeutung (s. Abb. 3.3). Es ist klar, daß die individuellen anatomischen Gegebenheiten bei der Betrachtung wirkender Kräfte und der Einschätzung von Belastungen berücksichtigt werden müssen.

Daher kann hierzu insgesamt gesagt werden, daß alle Modelle auf theoretischen Annahmen basieren und nur eine Annäherung an die tatsächlichen biologischen Bedingungen darstellen. Dennoch können sie sehr hilfreich bei der Auswahl von Trainingsübungen sein, wenn es darum geht, zu große Belastungen auf den Organismus auszuschalten.

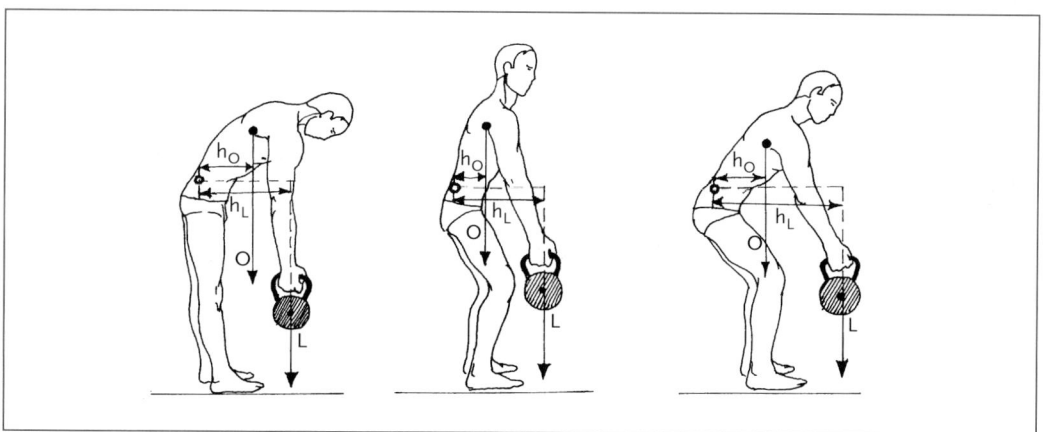

Abbildung 3.2 Belastungsgestaltung mit Hilfe der Bewegungstechnik. Erläuterung siehe Text (vgl. Nordin/Frankel 1980)

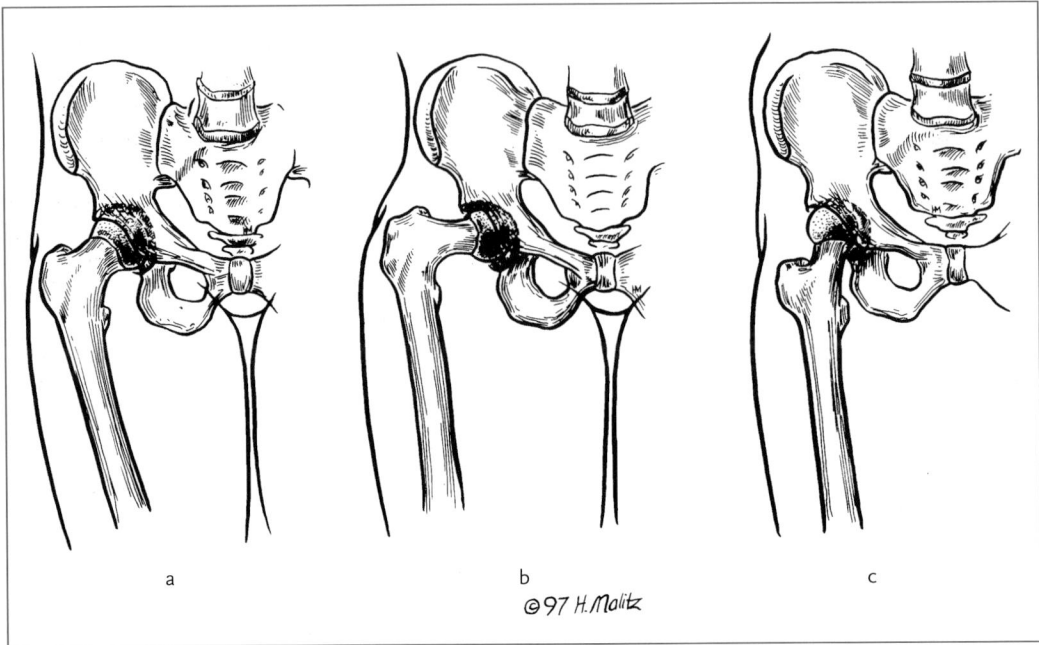

Abbildung 3.3 Hüftgelenk: a) normal, b) und c) Schenkelhalsanomalien

In der Rehabilitation ist es daher notwendig, Belastungen exakt an den individuellen Bedingungen orientiert zu dosieren. Im folgenden werden grundlegende Leitsätze und Aussagen vorgestellt, die bei der Abschätzung der Belastung berücksichtigt werden müssen. Dies sind die Hebelgesetze, die Muskelmechanik, die Wirkungslinie der Last und die Zerlegung der Kraftvektoren.

Hebelgesetz

Das Skelett, welches aus beweglich verbundenen Knochen besteht, stellt die Grundlage biokinetischer Ketten dar. Die einzelnen Kettenglieder mit den angreifenden Kräften (Muskelkraft u. a.) werden in der Biomechanik als System zusammengesetzter Hebel verstanden. Ein Hebel ist dabei ein fester Körper, der sich unter Einwirkung angreifender Kräfte um die Stützachse dreht, in zwei entgegengesetzte Richtungen rotiert oder auch seine Lage beibehalten kann. Man unterscheidet einarmige Hebel (Stützpunkt befindet sich am Hebelende) oder zweiarmige Hebel (Stützpunkt befindet

sich zwischen den Hebelenden). Zweiarmige Hebel nutzt man beispielsweise bei der Erhaltung des aufrechten Standes, einarmige bei Bewegungen der Extremitäten (s. Abb. 3.4).

Für die Abschätzung der Größe einer Kraft muß man wissen, daß Kraft mal Kraftarm gleich Last mal Lastarm ist. So wird deutlich, daß eine Last, die über einen langen Hebel wirkt, große Kräfte erzeugt, besonders wenn zudem der Kraftarm kurz ist (z. B. einseitiges Tragen eines Gegenstandes).

Zu beachten ist, daß beispielsweise bei apparativen Trainingsübungen die Hebel (Körperglieder, Gerätearm) ein eigenes Gewicht sowie eine gewisse Trägheit aufweisen, die zur Belastung hinzugerechnet werden müssen.

Muskelmechanik

Die Muskulatur kann in einem Gelenk Bewegung erzeugen oder es stabilisieren. Entscheidend dafür, wie der Muskel wirkt, ist sein Ansatzpunkt. Liegt er proximal von dem zu bewegenden Gelenk, so wird er auch als „Spurtmuskel" bezeichnet und ermöglicht die

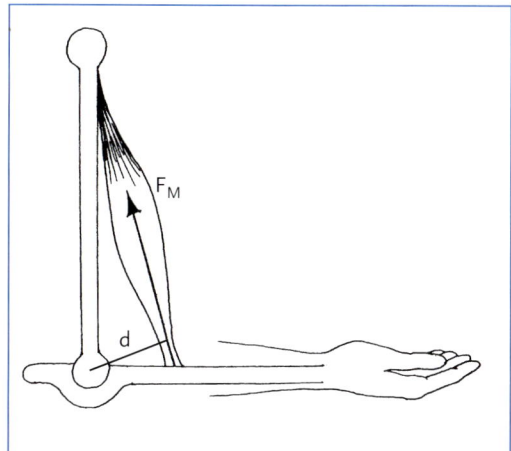

Abbildung 3.4 Hebelarm des Muskels; F_M = Muskelkraft, d = Hebelarm (vgl. Tusker 1989)

Mobilität eines Gelenkes; liegt er distal („Shuntmuskel"), so übt er einen stabilisierenden Effekt aus. Ausschlaggebend für diese Differenzierung ist dabei die Größe des Ansatzwinkels. Je mehr er sich 90° annähert, desto geringer wird seine Gelenkkraftkomponente zugunsten der Bewegungskomponente. Allerdings ändert sich dieser Winkel während der Bewegung, so daß die Wirkung eines Muskels immer in Abhängigkeit seiner Stellung betrachtet werden muß.

Gleichzeitig mit einer Änderung der Gelenkstellung verändert sich auch die Größe des möglichen Drehmomentes, weil der virtuelle

Hebel „d" sich verändert (M = d · F). Der virtuelle Hebel eines Muskels ist dabei die senkrechte Verbindung zwischen Wirkungslinie und dem Drehpunkt des Gelenkes. Seine Größe hängt von der Gelenkstellung ab (vgl. Nordin/Frankel 1989).

Daraus leitet sich unmittelbar ab, daß sich in Abhängigkeit von der Gelenkwinkelstellung auch unterschiedliche Drehmomente entwickeln lassen. So können bei einer Armbeugebewegung in nahezu voller Streckung deutlich geringere Drehmomente aufgebracht werden als in der Mittelposition (90° Flexion Ellbogengelenk). Diese reduzieren sich mit zunehmender Beugung erneut und lassen erkennen, daß der virtuelle Hebel eines Muskels entscheidend ist für die jeweilige Drehmomententwicklung.

Wirkungslinie der Last beziehungsweise Kraft

Ein weiteres wichtiges Instrument, um Kräfte abschätzen zu können, ist die Wirkungslinie der Last, die in Abhängigkeit verschiedener Ausgangsstellungen Strukturen unterschiedlich belastet. So muß berücksichtigt werden, daß, wenn die Wirkungslinie der Last unmittelbar durch ein Gelenk läuft, dort kein Hebelarm auftritt und somit auch kein Drehmoment zu verzeichnen ist. Hält man beispielsweise

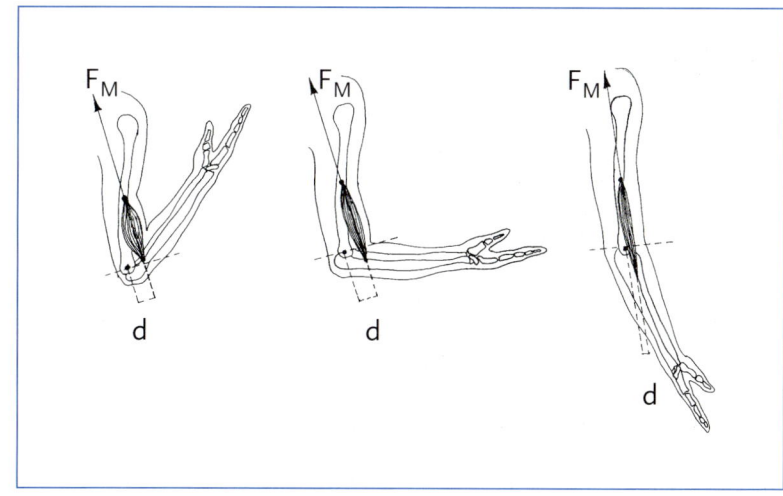

Abbildung 3.5
Abhängigkeit des Muskeldrehmomentes von der Gelenkstellung; F_M = Muskelkraft; d = Hebelarm (vgl. Kassat 1993)

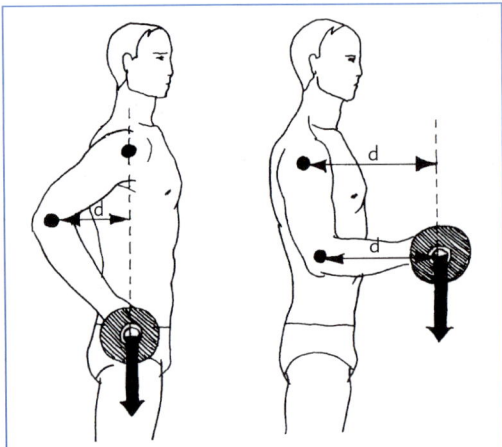

Abbildung 3.6 Unterschiedliche Beanspruchung des Schultergelenkes bei Armcurls in verschiedenen Ausgangspositionen; d = Abstand der Wirkungslinie der Last vom Mittelpunkt des Schulter- bzw. Ellbogengelenkes (vgl. Wirhed 1988)

beim Bizepscurl die Hantel in gedachter vertikaler Linie zum Schultergelenk, so wird dieses nur gering belastet; wenn die Hantel vor dem Körper gehalten wird, dann entsteht auch im Schultergelenk ein Drehmoment (s. Abb. 3.6). Eine Entlastung des Schultergelenkes kann bei der Übung mit vor dem Körper gehaltener Hantel erfolgen, indem man den Oberarm auf eine Auflage legt.

Somit ist also allgemein bei der Auswahl von Übungen in der Therapie bedeutsam, daß man die Wirkungslinie der Last, die je nach Ausgangsstellung variiert, berücksichtigt, um unnötige oder nicht beabsichtigte Belastungen von Gelenkstrukturen zu vermeiden.

Es muß auch berücksichtigt werden, daß der Verlauf des sehnigen Ansatzes eines Muskels, der Ansatzwinkel sowie der senkrechte Abstand der Zugrichtung des Muskels und der Drehachse dessen Wirkung bestimmen und sich somit bei sich verändernder Winkelstellung und Ausgangsposition unterschiedliche Gelenkkraft- und/oder Bewegungskomponenten ergeben. Besonders deutlich wird dies bei der Betrachtung mehrgelenkiger Bewegungen.

3.3
Biomechanische Grundsätze beim apparativen Training in der Rehabilitation

Neben den einleitend genannten biomechanischen Grundsätzen sind aufgrund pathologisch veränderter Strukturen besonders beim apparativen Training einige Grundbedingungen zu beachten, um eine korrekte Belastung der geschädigten Areale zu gewährleisten. Wichtig sind der Ansatzpunkt für die Widerstände, die Bewegungsbahnen bzw. -umfänge, die Ausgangsstellungen, die erwünschten oder unerwünschten Ausgleichs- und Begleitbewegungen, besonders beim isokinetischen Training die Bewegungsgeschwindigkeiten und die Gewichtsvorgabe.

3.3.1
Ansatzpunkt des Widerstandes

Der Ansatzpunkt des Widerstandes beim apparativen oder manuell gesteuerten Training kann in Abhängigkeit von der Mechanik des Gelenkes den Rehabilitationsprozeß begünstigen oder sogar den einmal erzielten Operationserfolg behindern. Bedeutsam ist beispielsweise nach Kreuzbandoperationen oder chronischen Bandinstabilitäten im postoperativen Aufbautraining an einem Beincurler bzw. bei einem Extensions-/Flexionstraining des Knies, wo der Widerstand an der Tibia anzubringen ist, um eine Fehlbelastung der geschädigten Strukturen zu vermeiden. Bei einem Widerstand, der am distalen Ende der Tibia fixiert ist, resultiert im Zusammenspiel mit der Kraft des Ligamentum patellae bei einer Extension im Kniegelenk ein ventralisierender Zug, der eine Transposition des proximalen Tibiaanteiles nach vorn provoziert. Dies impliziert für das vordere Kreuzband eine Belastung, die den Genesungsprozeß behindern könnte (vgl. Jurist/Otis 1985). Wird der Widerstand dahingegen proximal angebracht, erfolgt daraus eine dorsalierende Wirkung der resultierenden Kraft auf das proximale Tibiaende, wodurch das vordere Kreuzband entlastet wird (s. Abb. 3.7). Bei Schädigungen des hinteren Kreuzbandes muß man dementsprechend umgekehrt verfahren. Dies muß natürlich in einem unmittelbaren Zusammenhang mit der gewählten Belastungsintensität (Größe des Widerstandes) gesehen werden. Große Belastungsintensitäten/Widerstände forcieren diese Mechanismen, während geringe Widerstände kaum entsprechende Reaktionen auslösen. So kann selbst der manuell gesetzte Widerstand durch einen Therapeuten bei einer entsprechenden Größe zu vergleichbaren Phänomenen führen, weshalb der Ansatzpunkt immer nur unter Berücksichtigung des Widerstandes beurteilt werden kann.

Zur Vermeidung dieser beschriebenen Belastungen an isokinetischen Geräten behilft man sich beispielsweise mit einem am Hebelarm angebrachten Zubehörteil, dem Antischubzubehör (Anti shear pad; Dual shin pad), was eben diese Transposition der Tibia durch ein Umlenken der Kräfte über eine zweite, frei bewegliche Drehachse und durch variierbare Hebelverhältnisse verhindern soll. Der Nachteil des Systems besteht jedoch darin, daß bei einer Beugebelastung, bedingt durch die Konstruktion, dieser Effekt in umgekehrter Richtung provoziert werden kann. Dies kann über einen Verzicht auf die Fixierung des oberen

Pads zum Großteil vermieden werden (vgl. Duesberg/Verdonck 1989). Insgesamt sollten speziell in den ersten postoperativen Wochen provozierende Streßbelastungen für die Bandstrukturen vermieden werden, woraus sich für die Therapie ergibt, daß die Widerstände in der Regel möglichst proximal ansetzen sollten (d. h. kurze Hebelarme), und die Bewegungen sollten ausschließlich mit geringen Belastungsintensitäten durchgeführt werden.

3.3.2
Bewegungsbahnen
beziehungsweise -umfänge

Unerwünschte Belastungen auf Bandstrukturen können ebenfalls durch ein zu großes Bewegungsausmaß hervorgerufen werden. Speziell in den Endpositionen einer Gelenkbewegung können Zugbelastungen auftreten, die es vor allem zu Beginn der Rehabilitationsphase zu verhindern gilt. Beispielsweise finden sich nach Verletzungen der fibulotarsalen Bänder durchaus gewünschte Zugbelastungen zwischen 10° Dorsal- und 20° Plantarflexion,

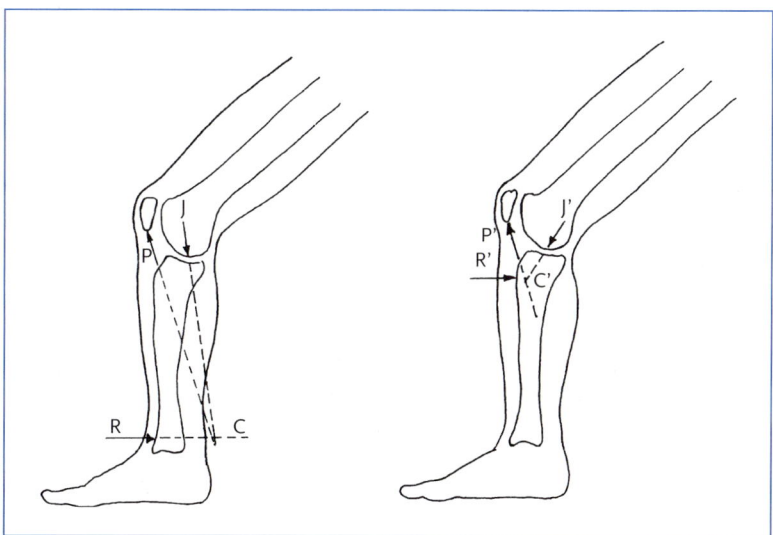

Abbildung 3.7 Transposition der Tibia in Abhängigkeit vom Ansatzpunkt des Widerstandes: Die Wirkungslinien des distal angebrachten Widerstandes R und der Kraft des Ligamentum patellae P schneiden sich in dem Punkt C, und die resultierende Kraft J bewirkt einen ventralisierenden Zug und somit eine Transposition des proximalen Tibiaanteiles nach vorne. Bei einem proximalen Widerstand R' hingegen hat die reaktive Kraft J' eine dorsalierende Wirkung auf das proximale Tibiaende, das vordere Kreuzband wird entlastet (vgl. Biedert 1987)

wodurch die für die Heilung notwendigen, mäßigen Spannungsreize auf die Gelenktrophik und den fibularen Bandapparat wirken können. Denn parallelfasriges Bindegewebe kann nur unter Belastung eine entsprechende Festigkeit und Funktionsfähigkeit erlangen. Deswegen verwundert es nicht, daß gute Therapieergebnisse besonders dann zu verzeichnen sind, wenn dem verletzten Sprunggelenk keine starke Bewegungseinschränkung (10°/0°/20°) – wie es früher der Fall war (vgl. Segesser et al. 1983, Biedert 1987) – zugemutet wird, sondern es durch flexible Orthesen so geschützt wird, daß einerseits eine Bewegungsfreiheit im knöchern stabilen Bereich, bis zu 30° Inversion, zugelassen wird, andererseits es jedoch vor Extrembewegungen geschützt ist.

Auch bei Meniskusoperationen müssen die speziellen biomechanischen Bedingungen Beachtung finden. Bei einer Flexion im Kniegelenk werden die Menisken durch die Kondylenrolle des Femurs nach hinten verlagert. Ebenso wird durch die automatische Schlußrotation bei der Extensionsbewegung des Kniegelenkes speziell das mediale Meniskushinterhorn nach dorsal verschoben. Für das Training bedeutet dies, daß das Kniegelenk zu Beginn ausschließlich zwischen 20°–60° Beugung mobilisiert werden sollte, um aus oben genannten Gründen in der frühen postoperativen Phase extreme Bewegungen der Menisken zu vermeiden.

Um weiterhin das vordere Kreuzband zu Therapiebeginn nicht unnötigen Belastungen auszusetzen, wird ein Bewegungsbereich von 30°–60° empfohlen (vgl. Hamacher 1989).

Tabelle 3.3 Empfohlene Bewegungsbereiche/-amplituden bei ausgewählten Verletzungen in der Anfangsphase einer Therapie

geschädigte Struktur	empfohlener Bewegungsbereich in der Anfangsphase
vorderes Kreuzband	30°–60° Flexion Kniegelenk
hinteres Kreuzband	20°–60° Flexion Kniegelenk
Außenband Knie	20°–60° Flexion Kniegelenk
Innenband Knie	30°–90° Flexion Kniegelenk
Menisken	20°–60° Flexion Kniegelenk
fibulotarsale Bänder Sprunggelenk	20°–10° Plantar-/Dorsalflexion

Folgende Bewegungsbereiche sind für ausgewählte Strukturen nur gering belastbar und somit in der Anfangsphase des Trainings zu empfehlen:

Ebenso können Schmerzen eine notwendige Bewegungslimitierung bedingen. Bei nicht eingeschränktem Bewegungsbereich kommt es meist aufgrund einer reflektorischen Hemmung vor Erreichen der schmerzhaften Region zu einem bewußten Abbremsen der Bewegung. Die auftretenden Bremskräfte können unerwünschte Belastungsspitzen verursachen. Grundsätzlich sollte daher die Bewegungsamplitude auf einen (absolut bzw. relativ) schmerzfreien Bereich reduziert werden. Im Verlauf des Trainings sowie einer Trainingseinheit wird sich die Bewegungsamplitude alleine durch eine Reduzierung des Muskeltonus und ein Absinken der Viskosität der Synovia passiv kontinuierlich vergrößern.

Die richtige Wahl der Bewegungsbahn ist unter biomechanischen Aspekten von Bedeutung, da man darüber Belastungen minimieren bzw. ausschalten kann, wenn die Strukturen noch Belastungsgrenzen, die sich unmittelbar vom Bewegungsumfang/von der Bewegungsamplitude ableiten lassen (Gustavsen 1991) aufweisen. Dabei teilt man die Amplituden in die Bereiche:

- Innere Bewegungsbahn
- Mittlere Bewegungsbahn
- Äußere Bewegungsbahn

Innere Bewegungsbahn   Von einer inneren Bewegungsbahn sprechen wir, wenn die Kontraktion des Muskels (auxotonisch) in unmittelbarer Nähe des Ansatzes bzw. des Ursprunges liegt. D. h. es werden nur relativ kleinräumige aktive dynamische Bewegungen am Bewegungsumkehrpunkt ausgeführt. Innerhalb des Therapieprozesses wird sie gewählt, wenn ein Muskel oder mehrere Muskeln einer Synergie bzw. andere Strukturen schmerzhaft reagieren.

Mittlere Bewegungsbahn   Bei einer aktiven Bewegung aus der Neutral-Null-Stellung heraus sprechen wir von einer mittleren Bewegungsbahn. Diese wird dann bevorzugt, wenn ein Muskel in gedehnter Stellung schmerzhaft reagiert oder Gelenkstrukturen bei bestimmten Schäden (z. B. Luxation des Schultergelenkes) hypermobil sind. Somit erfolgt die aktive Bewegung nur bis zu jenem Punkt auf der Amplitude, wo entsprechende Einschränkungen auftreten.

Äußere Bewegungsbahn Die äußere Bewegungsbahn ist mit einer Muskelkontraktion aus maximaler Dehnstellung gleichzusetzen. Bewegungen erfolgen dabei durch die gesamte Bewegungsbahn und repräsentieren das eigentliche Ziel einer Therapie.

Die jeweilige Auswahl im Rahmen der Therapie richtet sich nach den individuellen Zielsetzungen/Voraussetzungen des Patienten und dient dazu, einen optimalen Therapieerfolg bei noch bestehenden Defiziten zu erreichen. Inhibitorische Mechanismen (z. B. durch Schmerzen) würden andernfalls die aktive Kontraktionsfähigkeit der arbeitenden Muskulatur beeinflussen und könnten – bei einer nicht entsprechend korrekt gewählten Bewegungsbahn – zu reduzierten Trainingsergebnissen führen.

Bei der Einschränkung von Bewegungsumfängen ist aber zu beachten, daß auch verletzte Strukturen dringend Reize benötigen, um entsprechende Heilungsprozesse aufkommen zu lassen. Dieser Reiz ist für die genannten Bandstrukturen eine Zugbelastung bzw. Spannung, die für das belastungsgerechte Wachstum von körpereigenem Bindegewebe notwendig sind. Deshalb sollte unmittelbar nach Sicherung des operativen Ergebnisses dazu übergegangen werden, entsprechende moderate Zugbelastung zu setzen.

Hinweis für das isokinetische Training

Wird der Bewegungsbereich limitiert, dann fällt der Auswahl der Bewegungsgeschwindigkeit eine besondere Bedeutung zu. Um hohe Beschleunigungs- oder Bremskräfte zu vermeiden, die im Bereich der isokinetischen Arbeitsweise und hier insbesondere bei den schnellen Geschwindigkeiten (z. B. >180°/s) auftreten, ist es ratsam, eine niedrige bis mittlere Geschwindigkeit auszuwählen. Aufgrund der verkürzten Bewegungsamplitude hat der Patient, wie auch die Elektronik oder Mechanik der Geräte, weniger Zeit, den adäquaten Widerstand in einem bestimmten Geschwindigkeitsbereich aufzubauen, so daß es meist nur in der Mitte der Bewegungsbahn (kurzfristig) zu einer reinen isokinetischen Arbeitsweise kommt, was dazu führen kann, daß davor und danach das geschädigte Arthron Belastungsspitzen ausgesetzt wird. Die meisten Geräte realisieren bei Geschwindigkeiten oberhalb von 180°/s innerhalb einer Bewegungsamplitude nur noch ca. 50–60% reine isokinetische Arbeitsweise. Aus diesem Anlaß ist die Auswahl einer möglichst geringen Bewegungsgeschwindigkeit bei reduziertem Bewegungsspielraum zu empfehlen.

3.3.3
Ausgleichs- und Begleitbewegungen

Sollte es während der Übungsausführung zu unerwünschten Ausgleichs- oder Begleitbewegungen kommen, dann sollten diese ausgeschaltet werden. So sind besonders Rotationsbewegungen häufig nicht gewünscht, da sie zusätzliche Belastungen implizieren. Bei Bewegungen im Kniegelenk mit Außenrotation findet sich beispielsweise eine relativ große Spannung der Seitenbänder, was durch die topographische Lage dieser Bandstrukturen hervorgerufen wird. Ist eine Belastung dieser Strukturen noch nicht erwünscht, so sind besonders derartige Begleitbewegungen zu vermeiden, und daher ist eine entsprechend andere Ausgangsstellung oder eine andere Bewegungsbahn zu wählen. Erst später kann auf eine Integration derartiger Bewegungen übergegangen werden, um den Muskel in seiner Gesamtfunktion optimal zu belasten.

Die Kreuzbänder werden ebenfalls speziell bei begleitenden Rotationsbewegungen (Außen- und Innenrotation) des Kniegelenkes zusätzlich beansprucht, was die Fixation des Unterschenkels im Training an Bedeutung gewinnen läßt (vgl. Biedert 1987). Über eine richtige Fixierung können die Rotationsbewegungen auch bei anderen Gelenken nahezu ausgeschlossen werden.

3.3.4
Ausgangsstellungen und die Funktions-spezifität der Bewegungen

Die auf dem Trainingsgerät eingenommene *Körperhaltung* spielt eine besondere Rolle für die Kraftentfaltung der einzelnen Muskelgruppen. Für jede Position treten spezifische Hebel- und Muskellängenverhältnisse sowie Schwerkrafteinflüsse auf. Ein Training der Knieextensoren und -flexoren wird an Geräten in der Regel in aufrecht sitzender Position durchgeführt. Diese Ausgangsstellung verhindert aber speziell für die Gruppe der Flexoren bei den Geräten eine optimale Entfaltung der Kraftmöglichkeiten, an denen beide Muskelgruppen trainiert werden können, da man auf der Muskelgruppe sitzt. Besser wäre hier ein Training in der Bauchlage, um die Muskelanteile besser ansprechen zu können. Ist dies nicht möglich, wäre im aufrechten Sitz eine Neigung der Rückenlehne um etwa 45° aus der Vertikalen zu empfehlen, um bei einer Flexion im Hüftgelenk von ca. 135° auf diese Weise die Arbeit der ischiokruralen Muskelgruppe zu erleichtern.

Soll für die Extensoren des Kniegelenkes ebenfalls eine optimale Auslastung erreicht werden, ist es ratsam, die Stellung des Oberkörpers innerhalb der Trainingseinheiten zu variieren. Dabei kann die aufrecht sitzende Position derart modifiziert werden, daß beispielsweise der Oberkörper nach vorn geneigt wird oder aber daß man aus der Rückenlage heraus diese Muskelgruppe trainiert, was jeweils unterschiedliche Wirkmechanismen des Trainings bedingt und somit eine Belastung der Muskelgruppe unter verschiedenartigen muskulären Bedingungen ermöglicht. Dies ist für all jene Muskeln bedeutsam, die sich aus unterschiedlichen Anteilen zusammensetzen (z. B. M. deltoideus, M. trapezius, ischiokrurale Muskeln etc.).

In einer späteren Phase des Aufbautrainings ist es bedeutsam, die Übungsauswahl *aufgaben- und funktionsorientiert* auszurichten, um den Belastungen und Bewegungsabläufen des Alltages oder der sportlichen Aktivität Rechnung zu tragen. Diese spezifische Auswahl der Inhalte, insbesondere die Berücksichtigung spezifischer Ausgangsstellungen und Bewe-

gungsbahnen, erfolgt in der Regel zu einem Zeitpunkt, wenn keine aktive (muskuläre) Belastungsinsuffizienz mehr vorliegt. Dies bedeutet, daß demnach die verletzten Strukturen selbst kein Trainingshindernis mehr darstellen, sondern ausschließlich die daraus resultierenden Sekundäreinschränkungen.

Ein Training der Quadrizepsmuskulatur wird, wie oben beschrieben, meist im Liegen oder Sitzen ausgeführt. Jedoch hat der M. quadriceps gemeinsam mit anderen Oberschenkel- und Hüftmuskeln im täglichen Leben und im Sport die Funktion, daß man aufrecht im Raum den Anforderungen und Belastungen gerecht werden kann. Wird demnach ein Training nur im Sitzen oder im Liegen durchgeführt, beinhaltet dies zwangsläufig keine Garantie der Umsetzung des Trainingsergebnisses auf alltägliche Bewegungsabläufe, wie z. B. auf das Gehen oder Laufen.

Weiterhin ist die *Arthrokinematik* des Kniegelenkes bei Bewegungen im Liegen und Sitzen eine andere als beim Gehen oder Laufen. Beim Training im Sitzen verlaufen bei der Extensionsbewegung der Tibia gegen den fixierten Femur die Roll- und Gleitbewegungen nach anterior. Bei einem Training im Stehen jedoch extendiert der Femur auf der fixierten Tibia, und das Rollen der Femurkondylen verläuft nach anterior, das Gleiten aber nach posterior, d. h. Rollen und Gleiten verhalten sich gegenläufig („Konvex-konkav-Regel"), (s. Kap. 7). Nach Mühlemann (1987) und anderen findet sich im Sitzen vorwiegend ein Gleiten zwischen Femur und Tibia, und am Ende der Extension wird die Tibia bei der Schlußrotation nach außen rotiert. Im Stehen dagegen findet zum Ende der Bewegung vorwiegend ein Rollen sowie eine Innenrotation des Femurs auf der Tibia statt (vgl. Schumpe 1984).

Sollen Funktionsabläufe aus dem Alltag oder dem Sport vorbereitet werden, müssen Ausgangsstellungen mit einem „funktionellen" Bezug in den Trainingsprozeß integriert werden. Für ein Training der Oberschenkelmuskulatur ist das Üben in der „Leg-press"-Situation empfehlenswert. Diese Geräte ermöglichen ein Training im sogenannten *geschlossenen System"*, wobei Muskelschlingen der gesamten unteren Extremität einbezogen sind, und der

Widerstand unterhalb der Fußsohle am äußeren Ende der Bewegungskette positioniert ist. Allerdings kann von einer derartigen Trainingssituation nicht eine ähnliche Wirkungsweise erwartet werden, wie bei einem gezielten selektiven Aufbautraining einer einzelnen Muskelgruppe im „offenen System", wie es beispielsweise die gängigen rotatorischen Systeme ermöglichen. Wichtig ist, in diesem Zusammenhang zu bemerken, daß eine sogenannte Funktionsstellung bei bestehenden muskulären Defiziten zu einer Veränderung der Innervationsmuster führt und somit Funktionen verändert werden. Bestehende Defizite wirken sich dementsprechend negativ beeinflussend auf das neuromuskuläre System – und hier besonders auf die Bewegungsprogrammgestaltung – aus. Dieses Phänomen zeigt sich beispielsweise beim „stabilen" Schonhinken, d. h. trotz vollständig intakter Strukturen wird das Schonhinken beibehalten. Daher ist die Anwendung sog. funktionsorientierter Trainingsübungen (z. B. im „geschlossenen" System) erst nach nahezu vollständiger Ausschaltung eines bestehenden muskulären Defizits unter diesem Aspekt zu empfehlen. Erst wenn dieses Defizit behoben ist, lassen sich die neuromukulären Muster begleitend funktionsgerecht entwickeln. Dementsprechend sind diese alltäglichen/sportartspezifischen Trainingsbewegungen erst in der vierten und/oder fünften Stufe eines Muskeltrainingskonzeptes zu integrieren (s. Kap. 4).

Ein Training in der „Leg-press"-Situation kann teilweise aber auch früher in das Therapiekonzept integriert werden, wenn die Belastungen innerhalb einer Bewegung im „offenen System" noch kontraindiziert sind. Beispielsweise müssen bei Bandverletzungen im Kniegelenk besonders in den ersten Wochen Scherkräfte oder andere unerwünschte Belastungen vermieden werden. Vergleichbares gilt auch für eine konservative Behandlung der Chondropathia patellae. Ein Training im „geschlossenen System" und einer Bewegungsausführung entlang der Achse der Extremität erlaubt in diesem Fall eine erste, relativ frühzeitige Reizgebung, ohne eine inadäquate Belastung der geschädigten Strukturen zu provozieren.

Grundsätzlich sollte bei einem Training von Gelenken mit größeren Bewegungsfreiheiten (z. B. Schultergelenk) frühzeitig auf komplexere Bewegungsmuster übergegangen werden, da die Bewegungen und auch Bewegungsabstufungen differenzierter sein müssen, zumal mehrere Gelenkachsen zu berücksichtigen sind, um der „Funktionalität" des Gelenkes gerecht zu werden. Geräte, die Bewegungen in ein Schema (vorgegebene Bewegungsbahn) pressen, sind in solchen Fällen nur zum gezielten Aufbau einzelner muskulärer Anteile geeignet oder zur selektiven Dokumentation von Trainingserfolgen einzusetzen. Hierbei empfehlen sich dann besonders Trainingsübungen am Kabelzug-Apparat oder mit isoelastischen Bändern bzw. „freien" Gewichten.

3.3.5
Bedeutung der Bewegungsgeschwindigkeit

Im Rahmen des therapeutischen Trainings fällt unter biomechanischen Gesichtspunkten der Beachtung der Bewegungsgeschwindigkeit eine besondere Bedeutung zu. Grundsätzlich kann man davon ausgehen, daß bei einem bestimmten Widerstand eine schnelle Bewegungsausführung niedrigere Kompressionskräfte für die Gelenkflächen bedeutet. Dies basiert auf dem Gesetz des Schweizer Physikers Bernoulli, welches besagt, daß je rascher die Verschiebung zweier Körper (hier: Gelenkkörper) ist, die durch eine Flüssigkeit (hier: Gelenkflüssigkeit) getrennt sind, desto geringer ist der Druck zwischen beiden Oberflächen (hier: Gelenkflächen). Langsame Bewegungen mit hohen Lasten sind demnach speziell für die passiven Gelenkstrukturen weitaus belastender. Dies zeigt sich manchmal in einer Zunahme der Beschwerden bei einem Training in langsamen Geschwindigkeitsbereichen, während es bei dem Einsatz schneller Geschwindigkeiten in der Regel weitaus seltener zu einer Verstärkung der Symptome kommt. In der Anfangsphase des Trainings sind aus diesem Grund die schnelleren Bewegungsgeschwindigkeiten den langsameren vorzuziehen. Weiterhin können für den Einsatz höherer Bewegungsgeschwindigkeiten folgende Gründe angeführt werden:

- Sie ermöglichen eine funktionsorientierte Arbeitsweise im Hinblick auf vielfältige Alltagsaktivitäten. So werden von Wyatt/-Edwards (1981) für das Gehen Geschwindigkeiten im Kniegelenk von bis zu 233°/s angegeben, was ein Training in diesem Bereich für sinnvoll erscheinen läßt.
- Steigerung des chondrosynovialen Stoffwechsels aufgrund starker Beeinflussung mit zunehmender Geschwindigkeit (vgl. Davies 1992)

Die Begründung zur funktionsorientierten Arbeitsweise für zahlreiche Aktivitäten in höheren Geschwindigkeiten beschränkt sich im wesentlichen allerdings auf das Gehen und speziell auf die oben genannte Studie von Wyatt/Edwards (1981). Andere Studien konnten in Ganguntersuchungen zum Teil Winkelgeschwindigkeiten von deutlich über 300°/s aufzeigen, was in deutlichem Widerspruch zu den eingangs angeführten Werten steht. Vor allem in bezug auf andere, noch schnellere Alltagsaktivitäten und auf die Schulung von sportlichen Bewegungen läßt sich eine sogenannte funktionelle Arbeitsweise mit den augenblicklich zur Verfügung stehenden Geräten nur bedingt realisieren. Beim Dauerlauf etwa wurden diesbezüglich von einigen Autoren (Parker 1981) im Kniegelenk Werte von 1100°/s und im Fußgelenk von 500°/s ermittelt. In typischen schnellkräftigen Sportarten (Sprint, Sprung) dürften die Winkelgeschwindigkeiten demnach noch weitaus höher liegen, wie Gainor (1980) beispielsweise mit 5730°/s im Schultergelenk für den geraden Wurf feststellte. Betrachtet man die exemplarisch aufgeführten Ergebnisse, so wird deutlich, daß ein spezifisches Training von Gelenkbewegungen sich ausschließlich auf den Bereich langsamer Alltagsaktivitäten beziehen kann. Zur Schulung sportartspezifischer Aktivitäten kann daher der Einsatz der schnellen Geschwindigkeiten als äußerst begrenzt angesehen werden und ist kaum im apparativen Training zu realisieren.

Die besondere Bedeutung der Wahl der Bewegungsgeschwindigkeit im Rahmen eines isokinetischen Trainings ist im Kap. 13 nachzulesen.

3.3.6
Bestimmung der Belastungsintensität über Gewichtsvorgabe

Die wohl bedeutendste Frage bei der Gestaltung eines Therapie- oder Trainingsprogrammes kommt der Wahl der Gewichtsvorgabe (Bestimmung der Belastungsintensität) zu. Von dieser lassen sich nahezu alle bisher genannten mechanischen Faktoren unmittelbar beeinflussen. Dennoch lassen sich hier auch gegenseitige Einflüsse definieren, die für den Erfolg einer Therapie mehr als bedeutsam sind.

Abb. 3.8 zeigt, daß die Hebelarmlänge sowie der Gelenkwinkel sich gravierend auf die tatsächliche Belastung auswirken. In Abhängigkeit von der Länge des Hebelarmes [cm] und der Stellung des Gelenkes [°] variiert die vorgegebene Zehn-Kilogramm-Belastung in einem Bereich von 3–17 kg. Nur relativ selten entspricht die tatsächliche Belastung der Vorgabe, so daß sich eine nicht zu kalkulierende Belastungssituation ergibt. Daher sollte den Trainingsgeräten eine Drehmomenttabelle beigelegt werden, aus der vom Therapeuten die tatsächliche Belastung exakt abgelesen werden kann, um eine korrekte Trainingsplanung vornehmen zu können.

Darüber hinaus ist die Wahl der Belastungsintensität unmittelbar abhängig von der Fähigkeit des Patienten, während der Übung aktiv zu stabilisieren. Mit zunehmender Belastung erhöht sich die Notwendigkeit einer aktiven muskulären Stabilisation. Dabei ist die muskuläre Fixation einer korrekten Trainingsposition bzw. Haltung in der Regel beim Stehen am schwierigsten und beim Liegen am leichtesten. Neben dem eigentlich zu bewegenden Gelenk muß immer das nächste proximale Gelenk und allgemein der Rumpf bzw. die Wirbelsäule aktiv stabilisiert werden. Gelingt dies nicht, so ist die Wahl der Belastungsintensität nicht korrekt und ist meist nach unten zu korrigieren. Daraus folgt insgesamt, daß die Gewichtsvorgabe nicht nur von der Belastbarkeit betroffener Strukturen oder der Leistungsfähigkeit der direkt zu trainierenden Muskulatur abhängt, sondern insbesondere auch von der Fähigkeit zur aktiven Stabilisation (z. B. durch die Rumpfmuskulatur) beeinflußt wird.

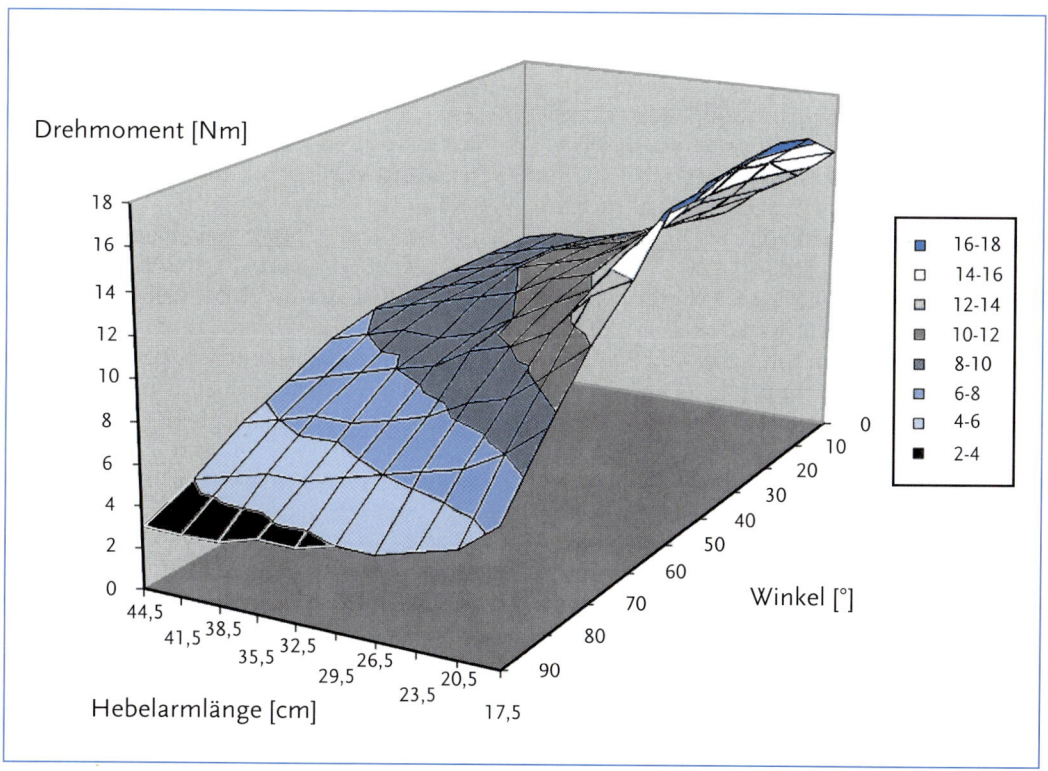

Abbildung 3.8 Kraftmessung am Hebelarm mit einer Vorgabe von zehn Kilogramm bei unterschiedlichen Gelenkwinkelstellungen und variierender Hebelarmlänge

3.4 Literatur

Biedert, R. (1987): Postoperative Belastbarkeit des Bewegungsapparates. In: Ow, D. von/ Hüni, G.: Muskuläre Rehabilitation. Erlangen: Perimed, 18-27.

Davies, G. J. (1992): A compendium of isokinetics in clinical usage. La Crosse: S&S Publishers.

Debrunner, H. (1985): Orthopädie. Bern, Stuttgart, Toronto: Enke Verlag.

Duesberg, F./Verdonck, A. (1989): Muskeltraining in der postoperativen Rehabilitation. In: Puhl, W. (Hrsg.): Der Muskel. Uelzen: ML-Verlag, 103-109.

Gainor, B. J. (1980): The throw: biomechanics and acute injury. Am J. Sports Med., 8 (2): 116-117.

Gustavsen, R. (1991): Trainingstherapie im Rahmen der manuellen Medizin. Stuttgart: Thieme Verlag.

Hamacher, D. (1989): Funktionelle Aspekte beim Muskeltraining mit Kraftgeräten. In: Binkowski,H./Huber, G.: Muskeltraining in der Sporttherapie. Köln: Echo Verlag, 74-92.

Hoster, M.. (1993): Biomechanische Grundlagen zum Verständnis funktionsgymnastischer Inhalte. In: Binkowski, H./Huber, G. (Hrsg.): Gymnastik in der Therapie. Waldenburg: Kleine Schriftenreihe des DVGS e. V., 104-116.

Jurist, K. A./ Otis, J. C. (1985): Anteroposterior tibiofemoral displacements during isometric extension efforts. The role of external load and knee flexion angle. Am. J. Sports Med., 13 (4): 254-258.

Kassat, G. (1993): Biomechanik für Nicht-Biomechaniker. Bünde: Fitness-Contur.

Mühlemann, D. (1987): Diagnostik der Gelenkbeweglichkeit: Voraussetzungen und Methodik. In: Ow, D. von/Hüni, G.: Muskuläre Rehabilitation. Erlangen: Perimed, 30-41.

Nordin, M./Frankel, V. H. (1980): Basic biomechanics of the skeletal system. Philadelphia: Lea & Febiger.

Nordin, M./Frankel, V. H. (1989): Basic biomechanics of the muscleoskeletal system. Philadelphia, London: Lea & Febiger.

Parker, M. G. (1981): Characteristics of skeletal muscle during rehabilitation: Quadriceps femoris. Athl. Train., 18: 122–124.

Tusker, F (1989): Allgemeine Grundlagen des Muskeltrainings. In: Binkowski, H./Huber, G. (Hrsg.): Muskeltraining in der Sporttherapie. Köln: Echo Verlag, 5–30.

Schumpe, K. G. (1984): Biomechanische Aspekte am Kniegelenk. Bonn: Habilitationsschrift der Universität Bonn.

Segesser, B./Stacoff, A./Nigg, B. M. (1983): Die Belastbarkeit der Sprunggelenke aus biomechanisch-klinischer Sicht. Medizin und Sport, 1 (3): 57–58.

Wirhed, R. (1988): Sport-Anatomie und Bewegungslehre. Stuttgart: Schattauer Verlag.

Wyatt, M. P./Edwards, A. M. (1981): Comparison of quadriceps and hamstring torque values during isokinetic exercise. J. Orthop. Sports Phys. Ther., 3 (2): 48–56.

Kapitel 4

Muskeltraining in der Therapie

Ingo Froböse und Rüdiger Fiehn

4.1
Ziele eines Muskeltrainings in der Therapie

Aufgrund meist ausgeprägter muskulärer Defizite nach orthopädisch-traumatologischen Verletzungen/Erkrankungen ist in der Regel das Training der Muskulatur der wesentlichste Bestandteil aller therapeutischen Maßnahmen.

Im Vordergrund eines rehabilitativen Muskeltrainings steht dabei nicht das Erreichen der maximal möglichen Muskelkraft, sondern die möglichst ungehinderte und optimal vorbereitete Ausführung von Alltags- und Freizeitbewegungen. Dies setzt im einzelnen voraus, daß die Muskulatur ihre normale Länge hat, also nicht verkürzt ist, daß die Muskulatur gegen große und kleine Widerstände langsam, schnell, statisch und dynamisch arbeiten kann, daß die Ausdauer ausreichend entwickelt ist, daß das Zusammenspiel von Nerv und Muskel im Sinne einer guten Koordination reibungslos funktioniert und daß die afferenten Systeme ausgebildet sind und entsprechende Informationen verarbeitet und umgesetzt werden können.

Darüber hinaus können noch weitere allgemeine Ziele eines Krafttrainings in der Rehabilitation beschrieben werden:
- Verbesserung/Erhaltung der Muskelkraft
- Verbesserung/Erhaltung von lokaler Muskelkraftausdauer
- Veränderung der Muskelstruktur
- Verminderung der Muskelatrophie
- Anpassungen am passiven Bewegungsapparat
- Prophylaxe von Verletzungen
- Aufbau/Verbesserung der Körperhaltung
- Ganzkörpertraining zur Stabilisation des Rumpfes und der Extremitäten

Bei der Durchführung eines Muskeltrainings ist zu beachten, daß richtige therapeutische Inhalte und Übungen ausgewählt werden, daß das Training nur nach vorangegangener exakter Eingangstestung beginnen darf und daß bei der Übungsauswahl die Kontraindikationen einer Verletzung/Erkrankung beachtet werden müssen. Weiterhin sollten die Übungen immer auch unter dem Gesichtspunkt eines Ganzkörpertrainings zusammengestellt werden, und bei der Übungsdurchführung sollte auf eine korrekte und saubere Ausführung geachtet werden. Außerdem gilt: Erst den Trainingsumfang und dann die Intensität steigern.

4.2
Neuromuskuläre Grundlagen

4.2.1
Kraftabstufung

Die Maximalkraft eines Muskels ist von der Motivation des Patienten, von der Rekrutierungs- bzw. Frequenzierungsfähigkeit sowie der Faserzusammensetzung der Muskulatur und von der Gelenkstellung abhängig.

Motivation Die Motivation stellt einen wesentlichen Faktor bei der Testung und dem Training der Kraft dar, denn die Höhe der maximalen Kraft ist von der Motivation des Patienten sehr stark abhängig.

Gelenkstellung Die Größe der zu entwickelnden Kraft ist sowohl von den Gesetzen der Mechanik als auch von denen der Muskelphysiologie abhängig. Dabei bewirken die unterschiedlichen Gelenkstellungen erstens eine unterschiedliche Überlappung des Aktin-Myosin-Komplexes und damit eine unterschiedliche

Möglichkeit, Kraft zu entwickeln, zweitens eine andere Ausprägung der Muskelvordehnung und drittens – aufgrund der unterschiedlichen Muskellänge – einen differenten Arbeitswinkel (s. Kap. 3.2). Der Gelenkwinkel zur optimalen Kraftentwicklung (bei optimaler Muskellänge und optimalem Arbeitswinkel) schwankt von Gelenk zu Gelenk und ist muskelphysiologisch durch die Ruhelänge charakterisiert.

Rekrutierungsfähigkeit Unter Rekrutierung wird die Fähigkeit des Muskelsystems verstanden, unterschiedlich viele Muskelfasern und damit auch unterschiedlich viele motorische Einheiten eines Muskels gleichzeitig zu nutzen. Dabei werden die motorischen Einheiten nach dem Größenprinzip rekrutiert. Bei geringer Kontraktionsstärke werden pro Krafteinheit wesentlich mehr Motoneurone aktiviert als bei hohen Kraftstufen, wo der relative Zuwachs an zusätzlich rekrutierten motorischen Einheiten zunehmend geringer wird. Diese auf höheren Kraftstufen aktivierten motorischen Einheiten sind jedoch größer, d. h. sie innervieren mehr Muskelfasern gleichzeitig und tragen deshalb relativ mehr zur Gesamtkraft bei als die zuerst rekrutierten kleineren Einheiten (s. Faserzusammensetzung).

Frequenzierungsfähigkeit Frequenzierung ist die Fähigkeit des Muskelsystems, aufgrund unterschiedlich hoher Impulsraten aus dem Nervensystem unterschiedlich große Kräfte zu ent-wickeln. Dabei gilt: Je mehr Nervenimpulse (Aktionspotentiale) pro Zeiteinheit die Muskelfaser erreichen, desto höhere Kräfte können entwickelt werden.

Mit Zunahme der Reizfrequenz kommt es so zu einem allmählichen Kraftanstieg über eine Zunahme der Fusion von Einzelkontraktionen. Die Fusionsfrequenz (etwa 10–60 Hz) variiert in geringem Maße zwischen verschiedenen Muskeln.

Bei wachsender Kontraktionskraft nimmt die Entladungsfrequenz der zuvor rekrutierten niederschwelligen Einheiten (8–25 Hz) zu, so daß auch deren Kraftbeitrag noch weiter ansteigt.

Faserzusammensetzung Ein Gesamtmuskel setzt sich aus verschiedenen Muskelfasertypen zusammen, die sich bezüglich ihrer spezifischen Aufgaben (Stütz-/Zielmotorik) unterscheiden. Die klassische Zweiteilung der Muskelfasern in tonische/langsame/rote sowie phasische/schnelle/weiße ist einer Differenzierung in drei Kategorien gewichen:
- *Slow-Twitch-*/Typ-I-Fasern
- *Fast-Twitch-*/Typ-IIa/*Fast-Twitch-*Oxidativ/Intermediär-Fasern
- *Fast-Twitch-*/Typ-IIb/*Fast-Twitch-*Glykolytische Fasern

Die verschiedenen Fasern unterscheiden sich vor allem bezüglich der Leitungsgeschwindigkeit, des Entladungstyps, der tetanischen Frequenz, der Kontraktions- und Erschlaffungs-

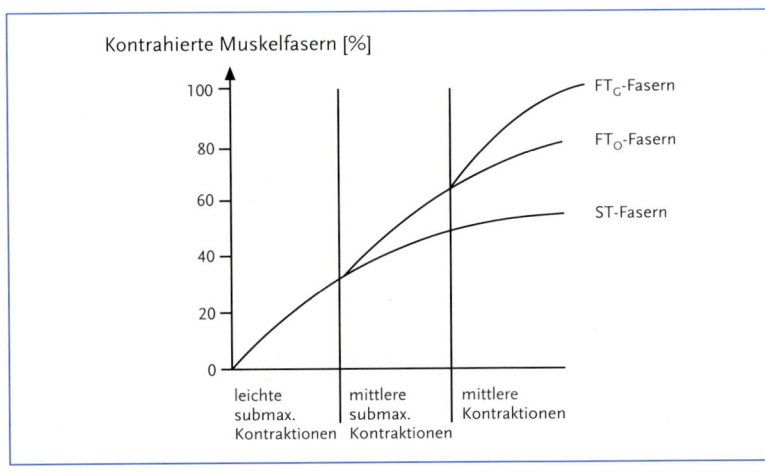

Abbildung 4.1
Intensität der Muskelkontraktion und daraus resultierende Rekrutierung der Muskelfasertypen (nach Davies 1987 und Eggli 1987); FT$_G$-Fasern – glykolytisch versorgte Fast-Twitch-Fasern, FT$_O$-Fasern – zum Teil oxidativ arbeitende Fast-Twitch-Fasern, ST-Fasern – Slow-Twitch-Fasern

zeit, der Ermüdbarkeit, der Funktion und des Stoffwechsels.

Die ST-Fasern enthalten in großer Menge Enzyme für den oxidativen Nährstoffaufbau und ermüden daher kaum, wobei sie allerdings nur langsam arbeiten können. Die FT_O- und FT_G-Fasern enthalten dagegen Enzyme, die vorwiegend für die anaerobe Glykolyse verantwortlich sind. Sie sind deswegen nur für kurzzeitige, schnelle Bewegungen und hohe Belastungsintensitäten geeignet, da sie relativ frühzeitig ermüden. Dabei arbeiten die FT_O-Fasern noch zum Teil oxidativ, während die FT_G-Fasern ausschließlich glykolytisch versorgt werden.

4.2.2
Kraftentwicklung

Leichte bzw. submaximale Kontraktionen erlauben Bewegungen, welche aufgrund des Rekrutierungsprinzips (zuerst werden die kleinen motorischen Einheiten rekrutiert) auch fein dosiert und koordiniert werden können. Erst bei größeren Kraftleistungen werden höherschwellige motorische Einheiten rekrutiert. Die ST-Fasern sind deswegen (über den gesamten Tag gesehen) häufiger im Einsatz als die FT-Fasern.

Aus Abb. 4.1 ist zu entnehmen, daß eine Einteilung der motorischen Einheiten in unterschiedliche Populationen (z. B. tonisch/phasisch) dem wirklichen Sachverhalt nicht unbedingt nahe kommt, da es mit zunehmender Muskelkontraktion fortlaufend zur zusätzlichen Aktivierung motorischer Einheiten unabhängig von der Aufgabe kommt.

Aus Abb. 4.2 folgt des weiteren, daß „tonische" motorische Einheiten auch bei raschen dynamischen Änderungen aktiviert werden. Außerdem sind sie nur bei schnellsten Bewegungen nicht zu Beginn beteiligt. Dagegen sind bei maximaler Haltearbeit alle willkürlich zu innervierenden Fasern aktiv, so daß letztlich die Muskelfaserrekrutierung sich primär durch die Belastungsintensität bestimmt.

4.2.3
Immobilisation

Der Satz des Philosophen Hippokrates aus dem Jahre 460 v. Chr. hat heute nach wie vor eine uneingeschränkte Bedeutung: *„Was genutzt wird, entwickelt sich, was ungenutzt bleibt, verkümmert."*

Bezieht man diesen Ausspruch auf den menschlichen Bewegungsapparat, werden die Auswirkungen einer Immobilisation sowohl für den aktiven als auch den passiven Bewegungsapparat verständlich. So fördert eine Immobilisation wahrscheinlich eine Vielzahl degenerativer Prozesse und äußert sich für den Knorpel in einer Verschlechterung der Nährstoffaufnahme, einem ungenügenden Abtransport von Stoffwechselprodukten, einer Abnahme des Wassergehaltes, dem Absterben von Chondrozyten und der Abnahme der Knorpeldicke.

Im Kapsel-Band- und Sehnen-Apparat kommt es zu einer verminderten Kapseldurchblutung, einer Schwächung der ligamentären Insertion am Knochen, zur Behinderung einer Einsprossung von Kapillaren, zur Verzögerung einer Zunahme der Zugfestigkeit, der Erschlaffung des Bandapparates, der Schrumpfung der Gelenkkapsel, der Zunahme ödematöser Schwellungen und zu einer ungenügenden Ausrichtung der Kollagen- und Faserstrukturen.

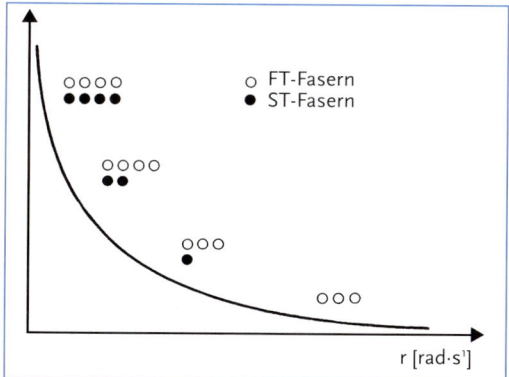

Abbildung 4.2 Zusammenhang zwischen Krafteinsatz, Bewegungsgeschwindigkeit und Muskelfasereinsatz bei abnehmenden Widerständen (nach Hollmann/Hettinger 1990)

Für das neuromuskuläre System bedeutet die Immobilisation Muskelatrophie, Verschlechterung der inter- und intramuskulären Koordination, Verklebung von Verschiebeschichten, Verschlechterung der muskulären Relaxationszeit und Verschlechterung der sensorischen Informationsaufnahme, -weiterleitung und -weiterverarbeitung.

Um im Sinne einer funktionsorientierten Therapie diesen negativen Erscheinungen entgegenzuwirken, gilt: Es sollte eine möglichst frühzeitige vollständige Bewegung bei anfänglich totaler Entlastung erfolgen sowie passive Mobilisation und aktive Bewegungstherapie angewandt werden. Die Mobilisation verhindert auch die Bildung von Adhäsionen und wirkt somit einer Bewegungseinschränkung entgegen, wobei teilweise ein limitiertes Bewegungsausmaß gefordert wird, um unerwünschte Zugbelastungen auf vorgeschädigte Bandstrukturen zu verhindern. Da die Belastbarkeit direkt proportional vom Allgemeinzustand der Muskulatur abhängt und eine durch verbesserte Kraft erworbene dynamische Kontrolle dem verletzten Bandapparat hilft, den Streßbelastungen besser standzuhalten, ist ein muskuläres Aufbautraining zwingend notwendig.

In der Rehabilitation sollte zudem beachtet werden, daß selbst kurze Immobilisationszeiten zu enormen Kraftverlusten führen. Es zeigt sich, daß nach nur sieben Tagen Gipsimmobilisation eine Abnahme der Kraft von mehr als 20% registriert werden kann (Hollmann/ Hettinger 1990) und diese, zwar zunehmend langsamer, mit längerer Dauer weiter fortschreitet. Nachgewiesen ist auch, daß ein Wiedererlangen des durch Immobilisation erreichten Kraftverlustes erheblich länger dauert als die reine Immobilisationszeit selbst.

Für die tägliche Praxis ist darüber hinaus noch von Bedeutung, daß wahrscheinlich die ST-Fasern zuerst immobilisieren, da die notwendigen ganztägigen Reize fehlen, so daß ein Rückgang in der Kraftentfaltung zu beobachten ist, jedoch Bewegungen noch recht schnell ausgeführt werden können und sich eine Störung in der Feinmotorik offenbart. Mit zunehmender Zeit oder auch bei den chronischen Symptomen liegt eine verstärkte und

fast selektive FT-Faseratrophie vor, was so unmittelbar im muskulären Training berücksichtigt werden muß, da nun auch primär die die absolute Maximalkraft bedingenden neuromuskulären Prozesse beeinflußt sind.

In diesem Zusammenhang sei erwähnt, daß bei chronischen Verletzungen/Erkrankungen ein präoperatives Training durchaus geeignet ist, derartige immobilisationsbedingte Defizite zu minimieren. Dabei werden sowohl für die Muskulatur des gesamten Körpers als auch für das Herz-Kreislauf-System spezielle Programme angewandt, die den Organismus auf ein höheres Leistungsniveau einstellen. Somit fallen die Auswirkungen postoperativ nicht mehr so massiv aus. Hierzu gehört ebenso ein Hilfsmitteltraining (z. B. Gehhilfen), um – besonders bei älteren Patienten – möglichen Überlastungserscheinungen durch die ungewohnten Bewegungen entgegenzuwirken sowie ein Verhaltenstraining, damit die Patienten sich nach der Operation sofort entsprechend auf die veränderten Bewegungsbedingungen einstellen können.

4.3
Ermittlung der Muskelkraft

Die Ermittlung der Beanspruchungs- und Belastungsfähigkeit bildet die Grundlage für die Planung des Trainingsprozesses. Die Bestimmung der Muskelkraft ist dabei notwendige Voraussetzung, um entsprechende individuelle Ziele festlegen zu können. Verschiedene Methoden werden dazu in der Praxis angewandt, z. B. Muskelfunktionsprüfungen, vergleichende Muskelkraftprüfung und Bestimmung der Maximalkraft (s. hierzu auch Kap. 9).

Muskelfunktionsprüfungen werden meist manuell an Patienten durchgeführt, die am Beginn einer Therapie stehen und daher oft nur gering belastbar sind. Diese Methoden sind abhängig von der Fähigkeit und Erfahrung des Untersuchenden, die Ergebnisse in Kategorien einordnen zu können. Ein Beispiel für eine solche Muskelfunktionsprüfung stellt die nach Daniels et al. (1962) dar. Sie unterteilen die mögliche Muskelkraft des Patienten in fünf aufeinanderfolgende Abstufungen:

- Keine Anzeichen von Kontraktilität
- Fühlbare Muskelspannung ohne Bewegung im Gelenk
- Aktive Bewegung nur, wenn die Schwerkraft aufgehoben ist
- Voller Bewegungsumfang gegen die Schwerkraft
- Voller Bewegungsumfang gegen die Schwerkraft und zusätzlichen Widerstand

Bei Patienten, die nur eine eingeschränkte Belastung der betroffenen Extremität aufweisen, werden oft vergleichende Muskeltests mit der nicht betroffenen Extremität herangezogen, um indirekt Aussagen über das Ziel (Maximalkraft) zu erhalten. Diese „Gesunde-Seiten-Tests" werden als praxisnahe Möglichkeit gesehen, Intensitätsvorgaben, die sich immer auf das Maximum (100%) beziehen, im Trainingsprozeß auch anzuwenden. Ein Therapieerfolg wird dementsprechend dann postuliert, wenn beide Extremitäten eine identische Kraftfähigkeit aufweisen. Bei einer solchen Vorgehensweise kann allerdings nie auf die wirkliche Leistungsfähigkeit der betroffenen Struktur geschlossen werden, so daß es selbst bei noch so guter Planung immer zu einer Über- oder Unterforderung kommen kann. Zudem wird nicht berücksichtigt, daß auch die nichtbetroffene Seite aufgrund der Verletzung oft einen Kraftverlust aufweist und daß die betroffene Seite eine größere oder auch eine kleinere Kraft vor der Verletzung gehabt haben könnte.

Ebenso kritisch sind Umfangsmessungen der Extremitäten zu beurteilen. Diese Methode läßt zwar eine Aussage über den Umfang der Extremität zu, jedoch können keine über das Ausmaß einer Atrophie/Hypertrophie oder die Kraftentwicklungen bzw. Bewegungsabläufe getroffen werden.

Maximalkrafttests geben exakte Auskunft über ein erreichtes Kraftmaximum woraufhin Trainingsintensitäten in Prozent von diesem Maximum abgeleitet gegeben werden können. Bei noch nicht voll belastbaren Strukturen empfiehlt es sich, diesen Maximaltest isometrisch in einer neutralen Gelenkstellung durchzuführen, um eine eventuelle Streßbelastung auf heilende passive Strukturen minimal zu halten.

Für die Durchführung von dynamisch-progressiven Maximalkrafttests müssen alle Strukturen voll belastbar sein. Eine Sonderstellung nehmen dabei isokinetische Tests ein, denn aufgrund der Möglichkeit einer Geschwindigkeitsvorgabe und Anpassung des Gerätewiderstandes an die aufgewendete Kraft können diese Tests wesentlich individueller gestaltet werden, wobei sich hierbei nur die „relative" Maximalkraft in Abhängigkeit zur Bewegungsgeschwindigkeit ermitteln läßt.

Sollte kein Maximalkrafttest (isometrisch = absolut bzw. isokinetisch = relativ) möglich sein, so ist zur Planung eines apparativen Trainings in der Anfangsphase der Therapie ein Test nach der Wiederholungsmethode zu empfehlen. Hierzu belastet man den Patienten am jeweiligen Gerät zu Beginn relativ niedrig und steigert zwischen den Wiederholungen langsam, bis man etwa bei der zwölften bis fünfzehnten Wiederholung eine Gewichtsbelastung gefunden hat, die der Patient ohne äußere Belastungszeichen (z. B. Preßatmung, Ausgleichsbewegungen etc.) bewältigen kann. Danach läßt man den Patienten die Trainingsbewegung mit dem gewählten Gewicht erneut 12- bis 15 mal unter Kontrolle ausführen, um die Belastungswahl zu überprüfen. Auf diesem Wege erhält man zwar keine Auskunft über die Maximalkraft, man ist aber in der Lage, die Trainingsbelastung für den beginnenden Therapieabschnitt relativ exakt zu definieren, so daß ein Trainingsreiz gesichert ist, ohne daß negative Begleiterscheinungen zu erwarten sind.

Im Zusammenhang mit Muskeltests werden die Begriffe Kraftdifferenz und Kraftdefizit oftmals synonym verwandt. In der Trainingswissenschaft bezeichnet jedoch die Kraftdifferenz einen möglichen Vergleich mit der anderen Seite, wohingegen das Kraftdefizit als die Differenz zwischen der Absolutkraft (gesamtes Kraftpotential eines Muskels oder Muskelgruppe) und der willkürlich realisierbaren Maximalkraft (die am ehesten durch eine standardisierte isometrische Kraftmessung ermittelt wird) definiert wird. Somit liefert der Vergleich zwischen isometrisch und exzentrisch ermittelter Maximalkraft das Kraftdefizit (Voraussetzung ist allerdings die relative Konstanz der exzentrischen Kraft).

4.4 Muskeltraining (Fünf-Stufen-Modell)

In dem von Froböse und Lagerstrøm 1991 vorgestellten „Fünf-Stufen-Modell zum Muskeltraining" (s. Abb. 4.3) werden die trainingswissenschaftlichen Grundsätze zusammengefaßt und an die besonderen Anforderungen in der Rehabilitation angeglichen.

Dabei wird die *intermuskuläre Koordination* definiert als das Zusammenwirken verschiedener Muskeln bei einem gezielten Bewegungsablauf und das *intramuskuläre Koordinationstraining* als die Fähigkeit, willkürlich eine möglichst große Anzahl motorischer Einheiten eines Muskels synchron zu aktivieren.

Die Hauptziele eines rehabilitativen Muskeltrainings lassen sich in fünf Phasen einteilen. Diese Gliederung stellt sowohl eine hierarchische als auch eine zeitliche Ordnung dar. Hieraus muß jedoch nicht zwangsläufig abgeleitet werden, daß jede Stufe im Trainingsprozeß erst vollständig beendet werden muß, ehe mit der nächsten Stufe begonnen werden kann. Die einzelnen Stufen sind flexibel je nach individuellem Befund einzusetzen, so daß es in der praktischen Arbeit durchaus vorkommen kann, daß mit einem Patienten gleichzeitig in verschiedenen Stufen gearbeitet wird, allerdings sollte die Abfolge der einzelnen Abschnitte nicht verändert werden, da sie dem Prinzip der progressiven Belastungssteigerung folgen, welches für die Therapie eine unabdingbare Grundvoraussetzung darstellt.

Im folgenden werden die einzelnen Ziele und Inhalte jeder Stufe beschrieben.

Stufe 1 (Vortraining): Aktivierung/Innervationsschulung

Ziele sind die Bahnung, der Wiederaufbau des afferenten Sets, eine Stimulierung verlorengegangener Bewegungsmuster, die Verbesserung der intermuskulären Koordination (zielgerichteter und dynamisch-ökonomischer Krafteinsatz), eine verbesserte Informationsweiterleitung aus der Peripherie, die Wahrnehmungsschulung und das Koordinationstraining.

Inhalte: Training unterhalb der regulären Anpassungsschwelle für biologische Reize, die Trainingsintensität liegt bei < 30% der Maximalkraft.

Stufe 2 (Vortraining): Lokales Muskelkraftausdauertraining

Ziele sind die Verbesserung des intrazellulären Sauerstoffangebotes pro Zeiteinheit sowie die Erhöhung der Kapazität des mitochondrialen Stoffwechsels, Vergrößerung des lokalen Kohlenhydratdepots, Verbesserung der Qualität der Stoffwechselvorgänge und der Koordination. Dadurch tritt ein Ökonomisierungseffekt und eine vergrößerte Ermüdungswiderstandsfähigkeit ein.

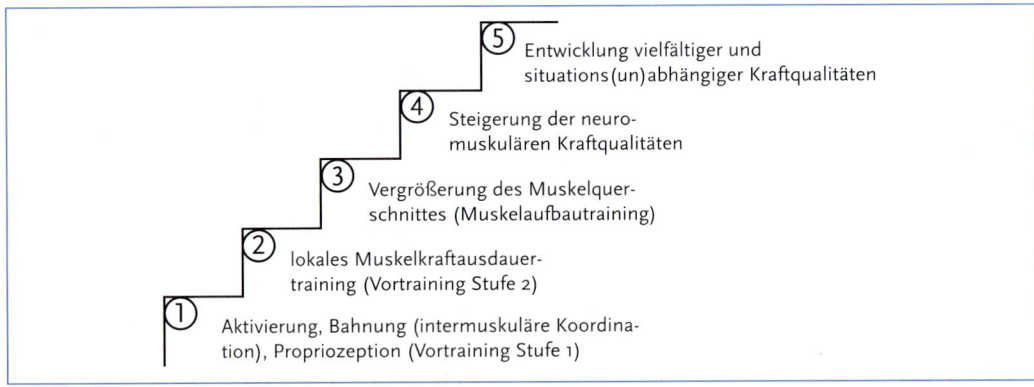

Abbildung 4.3 Stufenmodell zum Muskeltraining (nach Froböse/Lagerstrøm 1991)

Inhalte: Intensitäten etwa 30–40% der Maximalkraft bei 12–25 Wiederholungen und ein bis sechs Serien.

Stufe 3: Muskelaufbautraining

Ziele sind das Erreichen einer Hypertrophie (Erhöhung der Muskelmasse und des Muskelquerschnittes) und die Beseitigung der durch verminderte Reizwirkung entstandenen Atrophie.

Inhalte: Intensitäten etwa 40–70% der Maximalkraft bei 8–15 Wiederholungen und zwei bis sechs Serien.

Stufe 4: Steigerung der neuromuskulären Kraftqualitäten

Voll belastbare Strukturen sind Vorraussetzung.

Ziel: Die in Stufe 3 erhöhte Muskelmasse wird in den aktiven Prozeß der Kraftentwicklung eingefügt, so daß eine auf erhöhtem Niveau angepaßte, gute koordinative und damit ökonomische Leistung möglich wird.

Trainingsinhalte sind die des intramuskulären Koordinationstrainings und des Reaktivkrafttrainings. Intensitäten 70–100% der Maximalkraft bei ein bis sechs Wiederholungen und drei bis acht Serien.

Stufe 5: Entwicklung vielfältiger und situations(un)abhängiger Kraftqualitäten

Ziel: In dieser Stufe wird das klassische Muskelaufbautrainingsprogramm erweitert und ein auf spezifische Bedürfnisse abgestimmtes Training durchgeführt. Die erworbenen Kraftfähigkeiten werden in Freizeit- oder Alltagssituationen eingesetzt, so daß die leistungsfähige Muskulatur die Gelenke durch aktive Stabilisation in jeder Situation schützen kann.

Inhalte: Intensität: > 30% der Maximalkraft, vielfältigste Bewegungen mit Widerstands- und Geschwindigkeitsvariation (s. hierzu auch Kap. 15).

Die ersten beiden Stufen werden dabei als sog. Vortrainingsabschnitte bezeichnet, da sie ausschließlich dazu dienen, die Patienten auf die folgenden Trainingsphasen vorzubereiten und überhaupt „trainierbar" zu machen. Diese Prozesse sind um so bedeutsamer, wenn man bedenkt, wie schwer den Patienten nach einem Trauma selbst die einfachsten Kontraktionen fallen. Um entsprechende Trainingsreize wirksam werden zu lassen, ist darüber hinaus eine bestimmte Anzahl an muskulären Kontraktionen notwendig, um den Reiz „überschwellig" werden zu lassen, weshalb die zweite Vortrainingsstufe sich speziell der lokalen Ermüdungswiderstandsfähigkeit widmet.

Erst wenn diese beiden grundlegenden Fähigkeiten des Patienten im Rahmen des Vortrainings entwickelt worden sind, kann mit dem eigentlichen Muskelaufbautraining (Hypertrophie, Verbesserung der intramuskulären Koordination) begonnen werden. Das Muskeltraining sollte jedoch immer auch mit einer Entwicklung vielfältiger Kraftqualitäten (Stufe 5) beendet bzw. abgerundet werden. Auf der Grundlage eines quantitativ erhöhten muskulären Potentials ist es notwendig, die Muskulatur qualitativ unter den verschiedensten Aufgabenstellungen zu fordern, weil sie nur dadurch lernt, auf äußere Belastungen adäquat zu reagieren. Selbst wenn die Quantitäten der Muskulatur, z. B. eine überdauernde Atrophie, noch nicht voll entwickelt worden sind, erhält die Muskulatur ihre volle Leistungsfähigkeit zurück, wenn sie hinsichtlich ihrer neuromuskulären Qualitäten gefördert worden ist. Dies gilt so nicht nur für den therapeutischen Prozeß, sondern sollte vor allem auch im präventiven Bereich und besonders im Alterssport beachtet werden. Nicht wenige Verletzungen im Alter ergeben sich alleine daraus, daß die Muskulatur qualitativ nicht optimal gestaltet ist.

Aus der trainingswissenschaftlichen Praxis weiß man, daß zur Anpassung eines Muskels an spezifische Bedingungen ein zum Teil erheblicher zeitlicher Aufwand notwendig ist. Erste quantifizierbare Ergebnisse -und dies ist insbesondere für ein rehabilitativ orientiertes Training relevant – lassen sich bereits nach einigen wenigen Trainingseinheiten nachweisen. So treten etwa biochemische Veränderungen nach wenigen Stunden und überdauernde Anpassungen der Maximal- und Schnellkraft nach etwa zwei Wochen auf (vgl. Schmidtbleicher 1987 und 1989).

Dabei steht zu Beginn der Verbesserung ein koordinativer Lerneffekt, bei dem der Trainierende gelernt hat, seine an der Übung beteiligten Muskelgruppen in ihrem zeitlichen Einsatz besser aufeinander abzustimmen (intermuskulär-koordinativer Effekt). Ebenfalls relativ kurzfristig kommt es zu neuronalen Veränderungen, die eine verbesserte zeitliche Abfolge der Rekrutierung motorischer Einheiten sowie eine erhöhte Innervationsfrequenz bedingen (intramuskulär-koordinativer Effekt). Mittel- bis langfristig resultiert eine Zunahme des muskulären Kraftpotentials aus einer Vermehrung des kontraktionsfähigen Materials im Muskel, d. h. aus einer Vergrößerung des Muskelquerschnittes, was zu einer Dickenzunahme des Muskels führt.

Anpassungserscheinungen im Krafttraining vollziehen sich demnach zuerst intermuskulär-koordinativ. Dieser Effekt ist bei vier Trainingseinheiten pro Woche bereits nach zwei Wochen ausgereizt. Eine intramuskuläre Verbesserung gelangt bei viermaligem Training pro Woche nach sechs bis acht Wochen zu einer weitgehend ausgeschöpften neuromuskulären Adaptation, wobei mindestens drei Wochen angesetzt werden sollten. Der Muskelaufbau kann sich über Monate bis Jahre fortsetzen, jedoch sollten entsprechende Maßnahmen mindestens vier bis maximal acht Wochen ununterbrochen durchgeführt werden. Bei längeren Zeiträumen würden die Zuwachsraten nur noch sehr gering ausfallen, so daß der Aufwand in keinem Verhältnis zum Ergebnis stehen würde. Aus diesem Grund muß in einem langandauernden Trainingsprozeß innerhalb der einzelnen Trainingsmethoden eine ständige Variation erfolgen.

Ist so etwa nach acht Wochen Muskelaufbautraining das Potential weitestgehend ausgeschöpft, sollte auf ein intramuskuläres Koordinationstraining umgeschaltet werden, bevor mit einem weiteren Muskelaufbau sinnvoll fortgefahren werden kann. Für das darauf aufbauende qualitative Krafttraining wird ein An-

wendungszeitraum von mindestens drei bis vier Wochen angenommen. Letztlich stellt diese Ausführung einen Zeitraum von 16–20 Wochen für ein umfassendes Krafttraining dar. Es repräsentiert einen Idealvorgang, der meist weder im Leistungssport und schon gar nicht im Rehabilitationstraining, allenfalls im ambulanten Aufbautraining, eingehalten werden kann. In der Therapie greift man daher entweder zu einer spezifischen Verkürzung der Zeitabschnitte in Abhängigkeit von der jeweiligen Zielsetzung oder zu kombinierten Trainingsmethoden, d. h. mehrere Faktoren (z. B. muskuläre Querschnittsvergrößerung und intramuskuläre Koordination) werden gleichzeitig geschult.

4.5
Hinweise zur Trainingsdurchführung

Neben den bisher genannten Grundsätzen zum Muskeltraining gibt es eine ganze Reihe an Besonderheiten, die es in diesem Rahmen zu berücksichtigen gilt und die im folgenden beschrieben werden.

4.5.1
Training im geschlossenen und offenen System

Bei der Auswahl von Übungen und Inhalten für die konkrete Trainingsdurchführung wird zwischen Übungen im geschlossenen und solchen im offenen System unterschieden. Als Übungen im geschlossenen System werden dabei jene bezeichnet, bei denen mit distal gesetztem Widerstand mehrere Gelenke in die Bewegung einbezogen werden und deswegen Agonist und Antagonist gleichzeitig trainieren. Als Übungen im offenen System werden dagegen eingelenkige Bewegungen, also solche bei denen nur der Agonist trainiert, bezeichnet. Aus diesem Grund werden von einigen Therapeuten Übungen im geschlossenen System auch als „funktional" und die im offenen System als künstlich bzw. unnormal bezeichnet. In einer Studie von Froböse (1993) zeigte sich jedoch, daß bei verletzten Personen mit eingeschränkt leistungsfähigen Extensoren des Kniegelenkes und einem ausschließlichen Training im geschlossenen System nicht die insuffiziente Muskulatur in ihrer Leistungsfähigkeit verbessert wurde, sondern daß deren Funktion von anderen Muskeln (Hüftmuskeln) übernommen wurde und diese hypertrophierten. Aus diesem Grund ist es notwendig, das offene System einzusetzen, um zunächst isolierte und spezifische Defizite ausgleichen zu können. Erst wenn diese weitgehend behoben sind, ist ein Training in kinetischen Ketten sinnvoll, um die Wirkungsweisen der Muskelgruppen untereinander nicht zu verschieben bzw. Innervations- und Bewegungsmuster nicht zu verändern.

Darüber hinaus erscheint die Frage nach offenen bzw. geschlossenen Systemen grundsätzlich für nicht angebracht, da sich der Mensch im Alltag und in der Freizeit in beiden Systemen bewegt. So bewegen wir uns beim Gehen mit dem Standbein zwar im geschlossenen System, das Vorschwingen des anderen Beines beim Gehen verläuft jedoch im offenen System. Nahezu alle Bewegungen mit den oberen Extremitäten werden im sog. offenen System ausgeführt, so daß letztlich in die Therapie beide Trainingsbewegungen/-formen Anwendung finden sollten, wobei sich der Einsatz jeweilig nach dem Ziel und dem Zeitpunkt der Rehabilitation sowie den Voraussetzungen des Patienten orientieren muß.

4.5.2
Exzentrisches Training und reaktives Training

Exzentrische (nachgebende) Beanspruchungsformen finden bei sehr vielen alltäglichen Bewegungen (z. B. beim Treppabgehen) statt. Deswegen sollten diese nachgebenden Kontraktionsformen grundsätzlich auch in jedes Training integriert werden. Die Vorbehalte gegenüber dem exzentrischen Training liegen sicherlich darin begründet, daß oftmals von supramaximalen Beanspruchungen ausgegangen wird. Jedoch ist es beispielsweise seit Ein-

führung der isokinetischen Systeme auch möglich, relativ niedrig dosierte submaximale exzentrische Kontraktionen selbst apparativ auszuführen und dabei günstige Anpassungserscheinungen auszulösen, denn man weiß heute, daß die besonderen neuronalen Mechanismen der exzentrischen Kontraktion bereits bei niedrigen Belastungen zum Tragen kommen. Bei dieser Trainingsform werden allerdings hohe koordinative Anforderungen an den Trainierenden gestellt und die passiven Systeme verstärkt mit in den Trainingsprozeß einbezogen, so daß diese Art der Belastung meist erst mit fortgeschrittener Rehabilitationszeit günstig eingesetzt werden sollte.

Liegt die Ursache der Behandlung in einer nur wenig leistungsfähigen Muskulatur, so kann die exzentrische Trainingsform bereits zu dem Zeitpunkt eingesetzt werden, an dem weder isometrisch noch dynamisch-konzentrisch ausreichend Muskelspannung aufgebaut werden kann. Denn aufgrund der reflektorischen, erhöhten neuronalen Aktivität und dem Einbinden passiver Strukturen ist es der Muskulatur möglich, eine größere Innervation als bei willkürlicher Kontraktion aufzubauen. Dies führt insgesamt zu höherer Kontraktionskraft bereits zu diesem frühen Zeitpunkt. Deswegen kann mit dem exzentrischen Training auch eine maximale Ausschöpfung des Muskelpotentials erreicht werden.

Ist eine Behandlung jedoch auch aufgrund defekter passiver Strukturen notwendig, so ist diese Methode bei noch nicht voll belastbaren Bandstrukturen nur unter größter Vorsicht einzusetzen. Ebenfalls sollten Bewegungsformen auch ohne apparative Hilfsmittel mit exzentrischer Kontraktionsform erst nach ausreichender muskulärer Stabilisierung in die Therapie (z. B. Absteigen von Kästen, Stufen etc.) integriert werden.

Als „reaktive" Bewegungsformen werden all solche Aktivitäten bezeichnet, die einen kontinuierlichen Wechsel von konzentrischen und exzentrischen Muskelkontraktionen beinhalten (z. B. Gehen, Kniebeugen etc.). Dabei ist es bedeutsam, daß der über die exzentrische Kontraktion erreichte Zugewinn an muskulärer

Innervation sowie die gespeicherte kinetische Energie in den bindegewebigen Strukturen auch für die anschließende konzentrische (willkürliche) Muskelarbeit nutzbar wird, weshalb die konzentrische unmittelbar auf die exzentrische Kontraktion (< 0,2 s) folgen muß. Diesen Mechanismus gilt es, im Rahmen des sog. „reaktiven" Trainings zu fördern. Er sollte jedoch in der Therapie erst im fortgeschrittenen Genesungsstadium sowie zum Ende hin Anwendung finden, da voll belastbare bindegewebige Strukturen unmittelbare Voraussetzung sind.

4.6
Grundlagen des Flexibilitätstrainings

Neben der Entwicklung der Kraft zählt die Verbesserung der Flexibilität der Muskulatur zu einem Schwerpunkt des Muskeltrainings. Flexibilität (oder synonym: Beweglichkeit, Gelenkigkeit) bezeichnet die Fähigkeit, Bewegungen mit einem möglichst großen Bewegungsausmaß in einem oder mehreren Gelenken auszuführen.

Unterschieden werden:

- *Aktive Flexibilität:* Diese kennzeichnet den Bewegungsumfang, der willkürlich und aus eigener Kraft ausgeführt werden kann. Die aktive Flexibilität ist im allgemeinen geringer als die passive Flexibilität.
- *Passive Flexibilität:* Diese bezeichnet das mögliche Bewegungsausmaß, das mit Hilfe äußerer Kräfte erreicht werden kann (z. B. Bewegungsführung durch den Therapeuten)
- Zusätzlich kann zwischen allgemeiner und spezieller Flexibilität unterschieden werden (bezogen auf die wichtigsten Gelenksysteme bzw. auf ein bestimmtes Gelenk)

Begrenzend auf die Flexibilität wirken zum einen mechanische Faktoren wie die Struktur der Gelenke, der Umfang der Muskelmasse, die Dehnfähigkeit der Muskeln (und Faszien), Sehnen und Bänder sowie der Gelenkkapseln und der Haut und spezifische postoperative bzw. posttraumatische Zustände. Zum anderen sind Faktoren wie psychophysische Hemmungs- und Aktivierungsprozesse (ängstlich, ge-

hemmt, fröhlich, locker), Umweltbedingungen (Kälte), Tageszeit, Ermüdungs- und Aufwärmzustand, inhibitorische Mechanismen (z. B. Schmerz), biochemische Prozesse, aber auch das Alter etc. als Einflußfaktoren zu nennen.

Die Beweglichkeit ist bei Kleinkindern aufgrund des noch nicht gefestigten Bewegungs- und Stützapparates am größten und nimmt ab einem Alter von etwa acht bis neun Jahren ab. Regelmäßiges Training verlangsamt diesen Prozeß erheblich.

Flexibilität wird von vielen Faktoren (s. Abb. 4.4) sowie von der intermuskulären Koordination beeinflußt. Je besser die Qualität der Koordination in einem Bewegungsablauf ist, desto geringer ist die unerwünschte (Mit-)Innervation der antagonistischen Muskulatur, d. h. sie ist dehnfähiger und setzt der Bewegung keine Widerstände entgegen. Hierdurch wird ein größeres Bewegungsausmaß und eine höhere Kraftentfaltung möglich. Die Muskulatur verkürzt sich bei normaler Anspannung etwa um die Hälfte ihrer Länge in Ruhe. Durch Immobilisation, Inaktivität oder Einschränkung der Bewegungsfreiheit (Gelenke) erfolgt auf Dauer eine Verkürzung der Muskeln. Da die Kontraktionsmöglichkeit der Muskulatur aber gleich bleibt, sinkt das willkürlich mögliche Bewegungsausmaß.

Insgesamt ergibt sich der Widerstand gegen eine Dehnung aus den folgenden Gründen:

- *Neurogene Hemmung,* d. h. willkürliche und/oder reflektorische neurale Kontrolle und Inhibition im Verlaufe einer muskulären Dehnung
- *Myogene Hemmung,* d. h. der aktive und passive Dehnungswiderstand des gesamten Muskels. Häufig kommt es zu einer Interaktion der neurogenen und myogenen Hemmung
- *Gelenkfaktoren,* d. h. daß der Gelenkwiderstand von den anatomischen Strukturen (Knochen, Knorpel, Bänder) bestimmt wird
- *Widerstände der Haut,* des subkutanen Bindegewebes und der Reibung

Zu beachten ist dabei, daß es nicht nur eine eingeschränkte Flexibilität gibt, sondern daß es insbesondere bei instabilen Gelenken häufig auch eine sog. Hypermobilität zu verzeichnen

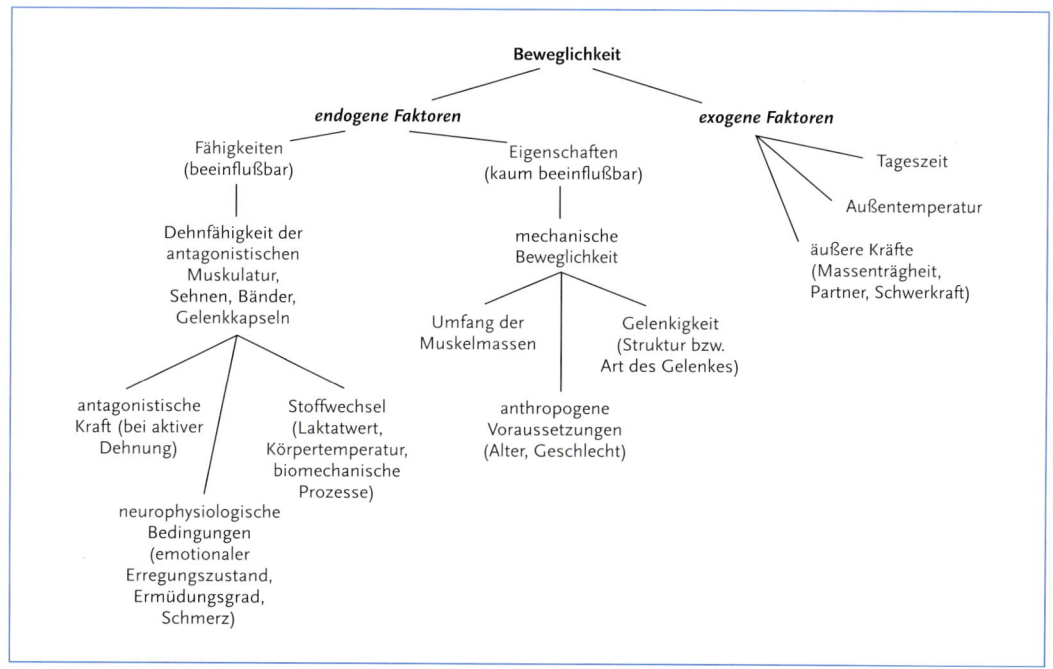

Abbildung 4.4 Determinanten der Flexibilität (modifiziert nach Maehl 1986)

gibt. Diese kann ursächlich in veränderten anatomischen Bedingungen (z. B. Laxität von Bändern etc.) begründet sein oder sich aber auch aufgrund einer bestehenden Hypomobilität kompensatorisch in angrenzenden Gelenkstrukturen entwickeln.

4.6.1
Ziele des Flexibilitätstrainings in der Therapie

Das Training der Flexibilität dient nach Fröböse/Geist (1990) der Optimierung der Gelenkbeweglichkeit, der Verbesserung der Kontraktilität und Plastizität der Muskulatur, der muskulären Lockerung und Entspannung, der Vorbeugung von Fehlhaltungen/-stellungen, zur Kontrakturprophylaxe in der Rehabilitation, der Verletzungsprophylaxe, als aktive Pausengestaltung im Intervalltraining und bei der Wiederholungsmethode, der Reduzierung von Schmerzen, zur Verbesserung der Kraftentfaltung im Muskel und Ökonomisierung von Be-

wegungen. Es wirkt auf das psychophysische Befinden sowie im Seniorensport über allgemeine gymnastische Übungen dem Alterungsprozeß entgegen, indem es aktiviert, zur Mobilität beiträgt, anregend auf die Durchblutung der Muskulatur und den Stoffwechsel wirkt und dosiert zur Kräftigung und Ausdauerschulung einsetzbar ist.

Im speziellen wird über das Training der Flexibilität erreicht, daß sich eine Längenzunahme der Muskulatur entwickelt. Diese basiert im wesentlichen auf einer Dehnung der kontraktilen Elemente innerhalb des Sarkomers, wobei mit zunehmender Dehnung der Überlappungsgrad von Aktin und Myosin abnimmt. Die elastischen Elemente (Sarkolemm, Bindegewebe etc.) tragen hierzu nur geringfügig bei. Da der Muskel aber stets bestrebt ist, einen optimalen Aktin-Myosin-Überlappungsgrad zu gewährleisten, wird sich innerhalb eines Trainings- bzw. Therapieprozesses die Anzahl der Sarkomere in Längsrichtung vergrößern, woraus sich eine dauerhafte Längenzunahme des Muskels ergibt.

4.6.2
Methoden des Flexibilitätstrainings

Eine Verbesserung der Beweglichkeit/Flexibilität kann sich sowohl auf die Mobilisation von Gelenkstrukturen als auch auf die Dehnfähigkeit der bindegewebigen Strukturen beziehen. Somit sind bei der Gestaltung eines Flexibilitätstrainings in der Therapie grundsätzlich die mechanische Funktion und Belastbarkeit der Gelenkstrukturen und der gelenkumgebenden Muskulatur sowie die Regelungs- und Steuerungsmechanismen des neuromuskulären Systems zu berücksichtigen.

Mechanische Funktion und Belastbarkeit der Gelenkstrukturen

Die mechanische Funktion und Belastbarkeit der Gelenkstrukturen wird durch orthopädische/traumatologische Schäden unmittelbar beeinflußt. Daher kommt der Auswahl entsprechender belastender Ausgangs- oder Endstellungen eine besondere Bedeutung zu. Werden Strukturen in diesen Positionen zunehmend belastet, so sind diese zu modifizieren. Wird beispielsweise der M. quadriceps femoris durch eine maximale Flexion des Kniegelenkes in der Endstellung gedehnt, bedeutet dies gleichzeitig eine relativ große Belastung für die Patella durch einen zunehmenden Anpreßdruck (vgl. Wagner/Schabus 1982). Liegen beispielsweise retropatelläre Schäden vor, ist von einer derartigen Position abzuraten. Ebenso ist zu bedenken, daß bei einer Dehnung einer Muskelgruppe die das Gelenk sichernden/umgebenden bindegewebigen Strukturen ebenfalls gereizt werden, was natürlich bei entsprechender Schädigung problematisch ist.

Mechanische Funktion und Belastbarkeit der gelenkumgebenden Muskulatur

Aus dem anatomischen Verlauf einzelner Muskelgruppen läßt sich deren Funktion und Arbeitsweg ableiten. Dabei ist neben der Lage des Ansatzes und des Ursprunges auch die Anzahl der Gelenke, über die der Muskel verläuft, für

die mechanische Wirkung wichtig. Dementsprechend müssen zunächst eine korrekte Ausgangsposition sowie die anschließende Bewegung und die Endposition auf die mechanische Funktion abgestimmt werden. Dies ist besonders dann wichtig, wenn die Muskelgruppe aus verschiedenen Anteilen mit unterschiedlichen Funktionen besteht (z. B. M. quadriceps femoris, ischiokrurale Muskulatur, M. deltoideus etc.). Daraus läßt sich unmittelbar auch die Anwendung mehrgelenkiger Übungen ableiten, die allerdings häufig das Problem von Ausweichbewegungen mit sich bringen.

Regelungs- und Steuerungsmechanismen des neuromuskulären Systems

Die Kenntnisse neuromuskulärer Steuerungs- und Regelungsmechanismen sind besonders im Flexibilitätstraining von Bedeutung. Rezeptoren können diese sowohl positiv als auch negativ beeinflussen, wie auch die intermuskuläre Koordination, inhibitorische Mechanismen sowie die Bewegungsprogramme den Erfolg/Mißerfolg in der Therapie direkt bestimmen.

In diesem Zusammenhang ist besonders der Einfluß der Dehnungsspannungsrezeptoren der Muskeln (Muskelspindeln) sowie der Sehnen (Sehnenspindeln) zu nennen. Die Muskelspindeln sind spezielle, parallel zu den Muskelfasern angeordnete Meßfühler, die über einen Reflexbogen mit dem Rückenmark verbunden sind und bei einer Reizung (Dehnung) die Arbeitsmuskulatur zu einer Gegenkontraktion veranlassen (Aufbau und Arbeitsweise der Muskelspindeln s. Kap. 5). Die Sehnenspindeln (Golgi-Organe) sind Rezeptoren, die den Muskel vor zu großer Spannung schützen sollen. Sie sprechen zwar auch auf Dehnreize an, jedoch liegt ihre Reizschwelle über jener der Muskelspindeln. Überschreitet die Muskeldehnung eine „kritische" Grenze, kommt es unter Einwirkung der Sehnenspindeln zu einer Reduzierung der Muskelanspannung und somit zu einer Entspannung der Muskulatur (Eigenhemmung, autogene Inhibition). Nähere Angaben zum Aufbau und zur Arbeitsweise der Sehnenspindeln finden sich in Kap. 5. Man kann in diesem Zusammenhang somit auch von „neuromuskulären" Dehnübungen sprechen.

Insgesamt ist bei der Auswahl der Methoden wichtig, daß das Gelenk, die Gelenkstrukturen, die Muskulatur und das neuromuskuläre System eine Einheit bilden, die sich gegenseitig beeinflussen. Nur bei Funktionstüchtigkeit aller Teilsysteme können entsprechende Trainingsreize effektiv gesetzt werden. Im anderen Fall kommt es sogar häufig dazu, daß sich aufgrund arthromuskulärer Ungleichgewichte Sekundärprobleme entwickeln (z. B. Tendinosen, Knorpelschäden, Dysbalancen etc.).

Insgesamt unterscheiden wir aktive Dehnmethoden (statisch/dynamisch) von passiven Dehnmethoden (statisch/dynamisch), s. Abb. 4.5.

Aktive Dehnmethode

Die aktive Dehnmethode ist durch eine aktive Kontraktion des Antagonisten des zu dehnenden Muskels gekennzeichnet. Die Effektivität dieser Methode hängt somit direkt von der Kraft des Antagonisten ab, der eine aktiv-statische und/oder aktiv-dynamische Dehnung provozieren kann und somit die Intensität und Dauer des Reizes bestimmt.

Bei der aktiv-dynamischen Form (intermittierende Dehnung) wird aus einer Ausgangsstellung begonnen, in der sich der zu dehnende Muskel in einer leichten Vordehnung befindet. Durch kleine, sich steigernde rhythmische Bewegungen – unter Kontrolle des subjektiven Empfindens – wird die Schwingungsbreite des Gelenkes vergrößert (Hoster 1989). Ein schwunghaftes, ruckartiges, explosives oder gar zerrendes Dehnen sollte hierbei vollständig ausgeschlossen sein.

Bei der aktiv-statischen Form kontrahiert der Antagonist in der finalen Dehnstellung (aktives Halten).

Vorteile:
- Dehnung durch eine aktive Kontraktion
- Reziproke Innervation (Antagonistenhemmung)
- Fazilitation
- Bessere Durchblutungssituation bei den aktiv-dynamischen Formen
- Neuromuskuläre Regelung und Steuerung notwendig, Koordinationsverbesserung
- Geringere Übersäuerung der Muskulatur
- Aktives Dehnen baut ein besseres subjektives „Muskelgefühl" auf und ist daher in der Therapie häufig vorzuziehen

Nachteile:
- Möglicherweise erhöhte Aktivierung der Muskelspindeln bei unkorrekter Ausführung
- Bei orthopädischen/traumatologischen Schädigungen sind eine Reihe von Kontraindikationen zu beachten

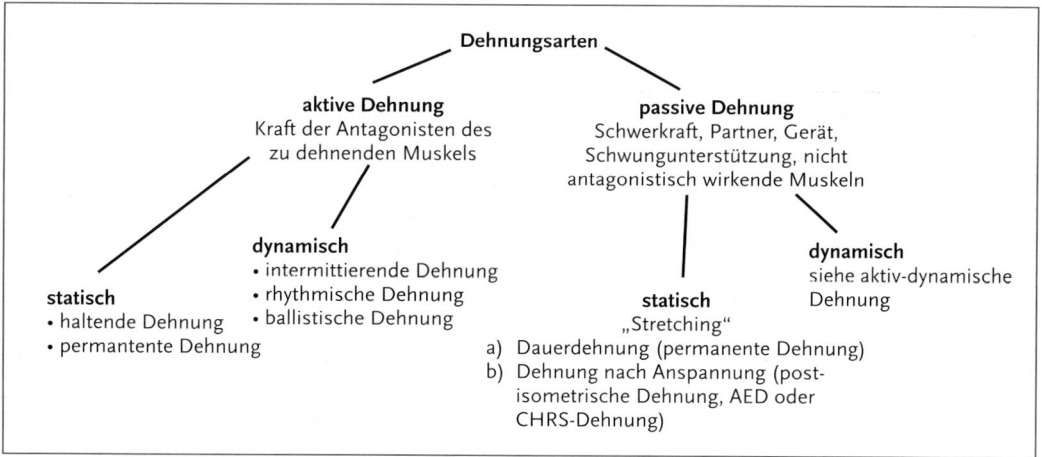

Abbildung 4.5 Einteilung der Dehnmethoden in aktive und passive bzw. statische und dynamische Formen

- Möglicherweise lassen sich Trainingserfolge nur recht langsam erzielen

Die empfohlene Wiederholungszahl bei intermittierender Dehnung liegt bei 15–20 pro Muskelgruppe pro Serie. Von diesen Serien sollten in jeder Einheit zwei bei drei durchgeführt werden.

Passive Dehnmethode

Bei der passiven Dehnung unterscheidet man ebenfalls zwischen statischen und dynamischen Formen. Während sich die passiv-dynamischen Formen kaum von den aktiv-dynamischen Formen unterscheiden, außer daß die Dehnung dabei beispielsweise intermittierend von einem Partner durchgeführt wird, läßt sich die passiv-statische Form deutlich von ihrem Pendant abgrenzen.

Die passiv-statische Dehnung wird in der Literatur meist mit dem Begriff „Stretching" belegt. Dabei kann der Dehnreiz passiv vom Patienten selbst gesteuert werden (der Übende verstärkt die Dehnung, indem er selbst mit den Händen leicht zieht) oder aber passiv fremd gesteuert (z. B. Partnerhilfe) werden.

Die passiv-statische Dehnmethode ist gekennzeichnet durch das langsame Einnehmen einer Dehnposition (ca. 5 s) mit nachfolgendem statischen Halten (ca. 10–60 s). Die Begründung für die Mindestdauer von zehn Sekunden geht zurück auf die theoretischen Grundlagen, daß sich z. B. die Plastizität der kollagenen Fasern in den Sehnen erst nach mindestens sechs Sekunden permanenter Belastung ändert und erst dann ausgenutzt werden kann. Insgesamt wird beim Stretching eine Reduktion des Muskeldehnungsreflexes sowie eine Ausnutzung des inversen Dehnungsreflexes angestrebt, der den gedehnten Muskel weiter entspannen soll, woraus sich eine noch größere Amplitude ergibt. Diese neuronalen Reaktionen sind bisher aber nur bedingt exakt wissenschaftlich bewiesen.

Vorteile:
- Möglicherweise effektivere Methode
- Größere Entspannung der Muskulatur
- Tonussenkung der gedehnten Muskulatur
- Bei einigen Formen Kräftigung des Agonisten (z. B. bei der CHRS-Methode, s. u.)

Nachteile:
- Keine aktive Einbeziehung des Antagonisten
- Intensität nur über subjektiven Dehnschmerz regelbar (in der Therapie relativ schwierig)
- (Hohe) lokale Belastungen bindegewebiger, knöcherner Strukturen über langen Zeitraum (problematisch besonders bei Knorpeldefekten)

Die Einwirkung des Dehnreizes sollte mindestens zehn Sekunden beibehalten werden. Davon sind pro Trainingseinheit vier bis acht Wiederholungen auszuführen.

Sonderformen der passiven Dehnung

Neben dieser klassischen Form des Stretchings („passives Anziehen", „zähes Dehnen") unterscheiden wir einige Sonderformen, von denen hier noch die passiv-statische Dehnung nach vorausgegangener isometrischen Muskelanspannung vorgestellt wird.

Bei dieser „postisometrischen" Dehnung, die auch unter den Begriffen „CHRS-Methode" (Contract-Hold-Relax-Stretch) oder „AED-Methode" (Anspannen-Entspannen-Dehnen) bekannt sind, werden Kraft- und Dehnbeanspruchungen eines Muskels ausgeführt. Unmittelbar vor der Dehnung wird der Muskel intensiv isometrisch für sieben bis zehn Sekunden angespannt („harte Form"), um die serienelastischen Komponenten des Muskels (z. B. Sehnen, Myosinhälse etc.) vorzudehnen, woraus sich bei der nachfolgenden Dehnung (10–30 s) ein geringerer Widerstand ergeben soll. Im Rahmen der „sanfteren Form" (AED-Methode) wird durch einen regelmäßigen Wechsel von leichter (reizarmer) Anspannung und Dehnung darüber hinaus das Muskelgefühl verbessert und die Entspannungsfähigkeit erhöht (Hoster 1989).

Des weiteren sollen hier noch einige andere passive Methoden angeführt werden, die ebenfalls zu den Stretchingformen gezählt werden

Tabelle 4.1 Methoden zur Verbesserung der Beweglichkeit/Flexibilität im Rahmen der Therapie

Einsatzfelder	Ziele	Methoden
Regeneration	Muskelentspannung, Durchblutungs-förderung und Ausschwemmung der Stoffwechselabbauprodukte	aktiv-dynamische Dehnübungen mit geringer bis mittlerer Intensität
Erhaltung/ Stabilisierung	Erhaltung der Muskelelastizität und Gelenkbeweglichkeit, Vorbereitung für Trainings- und Wettkampfbelastungen	statische Dehnübungen mit mittlerer Intensität, aktiv-dynamische Dehnübungen in Kombination mit Koordinationsübungen
Therapie/Training	Verbesserung der Muskelelastizität und Gelenkbeweglichkeit bei myogenen Beweglichkeitsdefiziten, Behandlung von Muskelkontrakturen/-verkürzungen	aktiv-dynamische und/oder passiv-statische Dehnübungen mit mittlerer bis hoher Intensität und langer Dehndauer, CHRS-Methode/AED-Methode mit guter Fixation der benachbarten Gelenke
Mobilisation	Behandlung von Kontrakturen im Bereich der passiven, bindegewebigen Strukturen	translatorische Gleitbewegungen in Verbindung mit Längstraktionen des zu bewegenden Gelenkpartners (Manuelle Therapie)

können: Relaxationsmethode, Passive lift and hold, Ballistic and hold, aktive propiozeptive neuromuskuläre Fazilitation (PNF) u. a.

Einsatzfelder der verschiedenen Dehnmethoden

In Abhängigkeit von der Art der Durchführung der Dehnung sowie dem speziellen Ziel im Verlauf einer Therapie läßt sich eine Zuordnung der unterschiedlichen Formen vornehmen, die aus der Tab. 4.1 zu entnehmen ist (s. hierzu auch Einsingbach et al. 1989).

Welche Methode jedoch letztlich zur Anwendung gelangt und dabei optimale Erfolge erzielt, ist bisher zum Großteil noch weitgehend ungeklärt. So weiß man heute, daß auch ein Krafttrainingsprogramm unter Ausnutzung der vollständigen Bewegungsamplitude zu ähnlichen Adaptationen führt. Daher sollte die Bedeutung des Flexibilitätstrainings zwar nicht abgewertet, aber seine Wertigkeit auch nicht überschätzt werden.

4.7 Literatur

Davies, G. J. (1987): A compendium of iso-kinetics in clinical usage. La Crosse: S&S Publishers.

Eggli, D. (1987): Maßstab für Kräfte. In: Ow, D. von/ Hüni, G. (1987): Muskuläre Rehabilitation. Erlangen: Perimed, 86–98.

Einsingbach, T./Klümper, A/Biedermann, L. (1989): Sportphysiotherapie und Rehabilitation. Stuttgart: Thieme Verlag.

Fiehn, R./Schulte-Frei, B. (1995): Therapie-Master-System – ein neues und ganzheitliches Trainings- und Therapiekonzept. Gesundheitssport und Sporttherapie, 5 (11): 15–17.

Froböse, I. (1993): Isokinetisches Training in Sport und Therapie. Sankt Augustin: Schriften der Deutschen Sporthochschule Köln.

Froböse, I./Geist, A. (1990): Methoden zur Verbesserung der energetisch-konditionellen Fähigkeiten. In: Bewegung, Spiel und Sport mit Behinderten und von Behinderung Bedrohten, Indikationskatalog und Methodenmanual, Bd. 1. Bonn: Bundesminister für Arbeit und Sozialordnung, 97–126.

Froböse, I./Lagerstrøm, D. (1991): Muskeltraining in Prävention und Rehabilitation nach modernen trainingswissenschaftlichen Prinzipien Teil 1 und 2. Gesundheitssport und Sporttherapie, 1 (7): 12–13 und 2 (7): 9–11.

Hollmann, W./Hettinger, T. (1990): Sportmedizin – Arbeits- und Trainingsgrundlagen. Stuttgart: Schattauer Verlag.

Hoster, M. (1989): Die Bedeutung der Muskeldehnung für vorausgegangene bzw. nachfolgende Kraftbelastungen. In: Binkowski, H./Huber, G. (Hrsg.): Muskeltraining in der Sporttherapie. Köln: Echo Verlag, 129–130.

Maehl, O. (1986): Beweglichkeitstraining. Ahrensburg: Czwalina-Verlag.

Schmidtbleicher, D. (1987): Motorische Beanspruchungsform Kraft. Dt. Zeitschrift f. Sportmedizin, 38 (9): 356–377.

Schmidtbleicher, D. (1989): Trainingsmethoden des Muskeltrainings (1. Teil). Sporttherapie in Theorie und Praxis, (3): 3–4.

Wagner, M./Schabus, R. (1982): Funktionelle Anatomie des Kniegelenks. Berlin, Heidelberg: Springer Verlag.

KAPITEL 5

Grundlagen der Bewegungssteuerung und des koordinativen Trainings in der Therapie

CHRISTIANE WILKE UND INGO FROBÖSE

Verletzungen und Erkrankungen des Bewegungsapparates führen zu einem mehr oder weniger großen Verlust der Fähigkeit, zielgerichtete, zweckmäßige, kontrollierte, ökonomische und effektive Bewegungen auszuüben. Dieses Defizit erschwert oder verhindert die Ausführung alltäglicher und sportlicher Tätigkeiten. Ziel des Trainings in der Therapie ist es, dem Patienten die individuell optimale Wiederaufnahme dieser Tätigkeiten zu ermöglichen. Dieses Ziel kann nur über die Schulung neuromuskulärer Fähigkeiten und über einen Wiederaufbau bzw. eine Verbesserung motorischer und sensorischer Leistungen erreicht werden.

Die Ursachen für Defizite in der Bewegungsausführung werden kontrovers diskutiert. Fest steht allerdings, daß eine Aufhebung des Kraftdefizits und eine Verbesserung der Beweglichkeit nicht ausreichen, um alltägliche Bewegungsfunktionen nach Verletzungen wieder optimal herzustellen. Neben den meßbaren Komponenten Kraft, Beweglichkeit und Ausdauer sind die koordinativen Fähigkeiten entscheidend. Eine Quantifizierung der Ursachen für die reduzierten koordinativen Leistungen ist nur über das Ergebnis, d. h. die durchgeführte Bewegung, möglich.

Voraussetzung für eine fehlerfreie Bewegung ist ein intaktes motorisches (afferentes und efferentes) System. Defizite können in beiden Bereichen des Systems liegen. Infolge traumatischer Ereignisse, degenerativer Prozesse und immobilisationsbedingter Schäden kommt es zu Veränderungen am Bewegungsapparat, die eine Störung der Sensibilität/ Wahrnehmung zur Folge haben. Diese entwickelt sich zu einer Hypersensibilität oder einer eingeschränkten Wahrnehmungsfähigkeit (Hyposensibilität). Grundlage für eine Verbesserung der Bewegungsausführung nach einer Schädigung am Bewegungsapparat ist dennoch eine Optimierung der Wahrnehmung bei Aufrechterhaltung einer optimalen Bewegungssicherheit, entweder durch die Wiederherstellung verlorengegangener Funktionen und Fähigkeiten oder durch die Entwicklung von Kompensations- bzw. Modifikationsmöglichkeiten. Hierzu ist insbesondere der Wiederaufbau des afferenten Sets, der Tiefensensibilität, von besonderer Bedeutung. Erst eine verbesserte Sensorik, die adäquate Informationen an das Zentralnervensystem liefert, ermöglicht die korrekte Ausführung, Modifikation und Verbesserung von Bewegungen. Informationen aus der Afferenz sind für das Auslösen einer Bewegung und als Rückmeldungen während einer Bewegung bzw. Bewegungsfolge entscheidend. Aus diesem Grund verstehen wir in der Rehabilitation unter koordinativen Prozessen eine Optimierung der Steuerungs- und Regelungsprozesse, der kinästhetischen und sensomotorischen Vorgänge. Ein wesentlicher Bestandteil der Therapie ist ein koordinatives Training, welches unter Berücksichtigung neuromuskulärer Defizite, die infolge orthopädisch/traumatologischer Schäden auftreten können, aufgebaut ist.

Zur Verdeutlichung dieses Sachverhaltes werden zunächst die neurophysiologischen Grundlagen der Bewegungssteuerung dargestellt, die Basis für die folgenden Hinweise sowie für die Praxis sind. Sie ermöglichen es darüber hinaus jedem Therapeuten, eigene Überlegungen hinsichtlich der Ursachen für eingeschränkte koordinative Leistungen anzustellen.

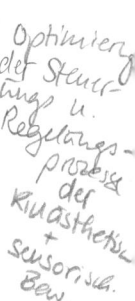

5.1
Neurophysiologische Grundlagen

5.1.1
Zentralnervensystem – Funktion und Aufbau

Die Grundstruktur des Nervensystems wird durch die *Nervenzelle* (Neuron, Ganglienzelle) präsentiert. Sie ist von einer sog. Gliazelle umgeben, einem speziellen Stützgewebe, welches auch der Ernährung der Zelle dient. Eine Nervenzelle besteht aus dem Zellkörper (Soma) und den Fortsätzen. Man unterscheidet kurze Fortsätze, sogenannte *Dendriten*, von längeren, den *Axonen* oder *Neuriten*. Sie können eine Länge von über einem Meter haben. Die Dendriten sind für den Erregungsempfang, die Neuriten für die Erregungsleitung zuständig. Die Verzweigungen der Neuriten sind die *Kollateralen*.

Die Neuriten werden außerhalb des Gehirns zu „Kabeln" zusammengefaßt, von Bindegewebe umgeben und bilden so den peripheren Nerv bzw. die Nervenfaser. Eine Nervenfaser besteht aus einem Neurit und der ihn umgebenden Schwann-Zelle. Man unterscheidet zwei Arten von Nervenfasern: Zum einen myelinisierte Nerven, die eine Hülle auseinem Lipoid-Protein-Gemisch besitzen, die sog. „Myelin"- oder „Markscheide". Sie wird gebildet aus Schwann-Zellen, die mehrfach um das Axon gewickelt sind und in regelmäßigen Abständen von Ranvier-Schnürringen unterbrochen werden. Zum anderen gibt es die unmyelinisierten Nervenfasern ohne Markscheiden. Der funktionelle Unterschied liegt in der Leitungsgeschwindigkeit, die markhaltigen Nervenfasern leiten schneller. Die Leitungsgeschwindigkeit ist außerdem abhängig vom Faserdurchmesser. Je größer dieser ist, desto schneller leitet die Faser.

Der Übergang zwischen zwei Neuronen wird als Synapse bezeichnet. Eine Synapse bildet auch den Übergang zwischen Nerv und Erfolgsorgan. Eine Form der Synapse ist die *motorische Endplatte*, das Bindeglied zwischen motorischer Nerven- und Muskelfaser. Eine weitere anatomische Struktur, die Muskelkontraktionen reguliert, wird als *motorische*

Einheit bezeichnet. Sie besteht aus einer motorischen Nervenzelle (Motoneuron), den efferenten Nervenfasern und den zugehörigen Muskelfasern. Die von einer Nervenzelle versorgten Muskelfasern treten gemeinsam in Aktion (vgl. De Marées 1989, Schmidt 1995).

Funktionell lassen sich *afferente Nervenfasern*, die aufsteigend Informationen von Rezeptoren, Sinnesorganen, Haut und Gelenken an das Zentralnervensystem (ZNS) übermitteln, und *efferente Nervenfasern*, die absteigend Informationen vom ZNS an die Peripherie weiterleiten, unterscheiden.

Das *Nervensystem* wird in das somatische (animalisches, willkürliches) Nervensystem und das autonome (vegetatives, unwillkürliches) Nervensystem unterteilt, s. Abb. 5.1. Das somatische Nervensystem ist für die Bewegungssteuerung und -koordination zuständig. Das somatische Nervensystem unterteilt sich in das zentrale und das periphere Nervensystem. Zum zentralen Nervensystem werden Gehirn, Hirnnerven und Rückenmark gezählt zum peripheren Nervensystem, alle anderen Nerven, u. a. auch die Motoneurone.

Das *ZNS* setzt sich aus Endhirn (Großhirn), Zwischenhirn, Mittelhirn, Brückenhirn mit Kleinhirn, verlängertem Rückenmark und Rückenmark zusammen. Trotz der anatomisch hierarchischen Gliederung werden Entscheidungen nicht „von oben" getroffen, sondern die höheren Strukturen greifen ergänzend und helfend in Prozesse innerhalb niederer Strukturen, denen ein hohes Maß an Selbständigkeit gelassen ist, ein.

Die Funktionen der Strukturen

Das *Rückenmark*, der Rückenmarksstrang, das Hauptleitungskabel, führt einige Millionen Nervenfasern von nur einigen tausendstel Millimetern Durchmesser. Seine Aufgabe besteht in der Leitung sensorisch afferenter und motorisch efferenter Impulse sowie hauptsächlich in der Ausführung einfacher Haltungs- und Bewegungsmuster (in dieser Spinalmotorik liefern die propriozeptiven Reflexe, wie z. B. der Muskeldehnungsreflex, einen wichtigen Beitrag zur aufrechten Körperhaltung).

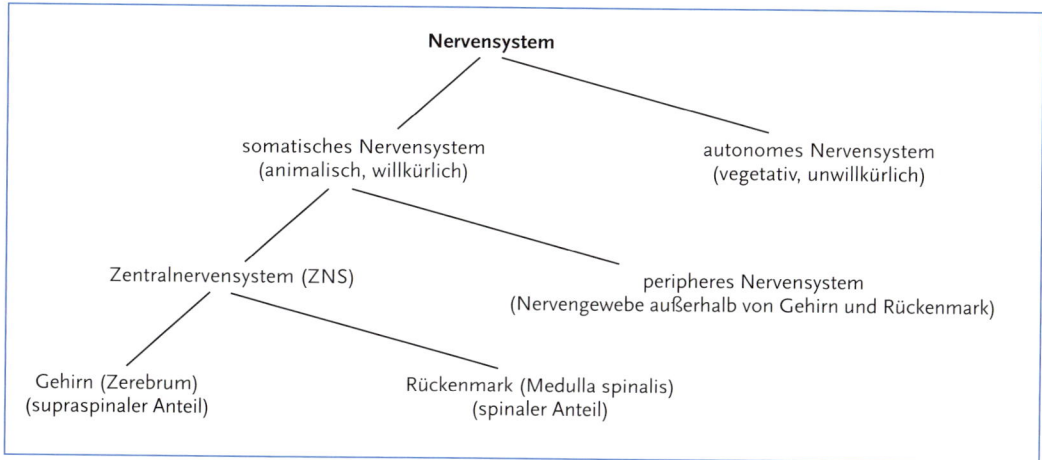

Abbildung 5.1 Aufbau des Nervensystems

Der *Hirnstamm* setzt sich zusammen aus verlängertem Rückenmark, Brücke und Mittelhirn. Seine wichtigen Zentren sind die *Formatio reticularis* (erstreckt sich vom verlängerten Rückenmark bis ins Mittelhirn, stellt ein Neuronennetz dar), der *rote Kern* (im Mittelhirn) und der *Deiters-Kern* (im verlängerten Rückenmark). Insgesamt sorgen sie für eine den Bedürfnissen der Zielmotorik angepaßte Stützmotorik.

Das *Kleinhirn* und die *Basalganglien* bestehen aus dem *Striatum* (Kernstruktur im Endhirn) und dem *Pallidum* (Kernstruktur im Zwischenhirn) und *„stellen spezielle Funktionsgeneratoren dar, welche die grobmotorischen Bewegungsmuster der Assoziationszentren räumlich und zeitlich gliedern. Das Kleinhirn ist dabei für die Programmierung schneller, diskontinuierlicher Bewegungen, die Basalganglien sind hingegen für langsame, kontinuierliche Bewegungen zuständig."* (Hotz/Weineck 1988).

Das *Endhirn* nimmt über 80% des Gesamthirnes ein. Über die motorischen Rindenfelder, die Assoziationszentren sowie die Motivations- und Antriebsareale ist es besonders wichtig für die Durchführung von Bewegungshandlungen (Befehlsausgabe), die Bereitstellung von Programmentwürfen und die Regulierung des Handlungsantriebes (vgl. Hotz/Weineck 1988).

Anpassungen des ZNS im Rahmen des Trainings in der Therapie erfolgen über die Anwendung komplexer Bewegungsmuster als Reaktion auf entsprechende Bewegungsaufgaben und Herausforderungen.

5.1.2
Grundlagen der Haltungs- und Bewegungssteuerung, Definitionen

Die menschliche Motorik stellt ein sich selbst regulierendes Rückkopplungssystem in Form eines Regelkreises dar. Afferente sensorische Nervenbahnen leiten Informationen aus der Umgebung und aus dem Organismus in das ZNS (Input). Diese werden dort verarbeitet, gespeichert und zu einem gegebenen Zeitpunkt über efferente Bahnen in eine motorische Aktion umgesetzt, um eine Bewegungshandlung zu vollziehen (Output), s. Abb. 5.2.

Aus der Darstellung wird deutlich, daß sich die menschliche Bewegungssteuerung aus einem afferenten und einem efferenten System zusammensetzt.

Nach Verletzungen oder degenerativen Prozessen im Bereich des Bewegungsapparates findet man häufig Störungen in der Informationsaufnahme, der Wahrnehmung (*Afferenz*, a[d]ferre = heran tragen), und in Folge dessen auch in der Ausführung der Bewegungsprogramme (*Efferenz*, e[d]ferre = heraus tragen). Ein funktionierendes afferentes System ist die Voraussetzung für eine optimale Bewegungs-

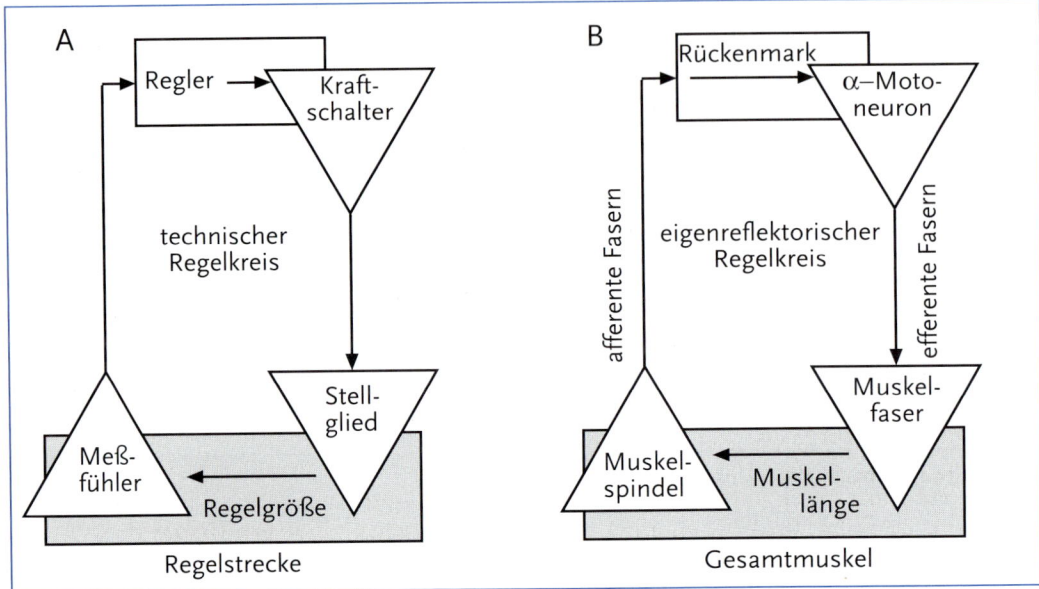

Abbildung 5.2 Darstellung eines technischen (A) und biologischen (B) Regelkreises (Beispiel des Muskeldehnungsreflexes), (modifiziert nach Hotz/Weineck 1988)

ausführung. Erst die adäquate Aufnahme und Weiterleitung von Reizen an die motorischen Zentren ermöglicht eine zielgerichtete und sichere Bewegung..

Reflexe

Ein *Reflex* ist die unbewußt und gesetzmäßig ablaufende Reaktion des Nervensystems auf einen Reiz bzw. ein unwillkürlich und regelhaft ablaufender Vorgang als physiologische Reaktion eines Erfolgsorgans auf einen adäquaten Reiz.

Ein Reflex setzt sich aus einer Aufeinanderfolge von drei Funktionen zusammen:
1. Reizaufnahme durch Rezeptoren
2. Erregungsleitungen in Afferenzen und Efferenzen (Nervenfasern)
3. Reizbeantwortung durch Effektoren

Er stellt somit die rasch erfolgende motorische Antwort auf einen sensorischen Reiz dar. Die Definition des Reflexes ist, da auch hemmend wirkende Reflexe bekannt sind, noch erweiterungsbedürftig:

„Allgemein definiert ist ein Reflex eine durch sensorische Afferenzen veranlaßte Aktivitätsänderung

von motorischen Nervenzellen, die muskuläre Aktivität fördern oder hemmen." (De Marèes 1989).

Rezeptoren

Die für die Reiz- bzw. Informationsaufnahme verantwortlichen Organe innerhalb eines Reflexbogens (s. Kap. 5.1.3) sind die *Rezeptoren*.

Rezeptoren sind *„Zellen, Zellteile oder [...] auch Sinnesorgane, die Reize in nervöse Erregungen umwandeln. Rezeptoren werden unterteilt nach der in Erregung umgewandelten Energieform (Mechano-, Chemo-, Thermo-, Photorezeptor), nach der Empfindungsmodalität (Schmerz-, Berührungsrezeptor), nach der Herkunft des Reizes (Extero-, Intero-, Propriozeptor) oder in der regeltechnischen Betrachtung nach der Kodierungsweise (Proportionalfühler, P.-Differentialfühler). Rezeptoren sind im physiologischen Bereich meist energiespezifisch (Rezeptorenspezifität) und können einer efferenten Kontrolle unterliegen."* (ten Bruggencate 1974).

Rezeptoren transformieren Reize in Nervenimpulsfolgen, die über afferente Nerven das ZNS erreichen. In neuronalen Verschaltungen mit erregenden und hemmenden Synapsen werden die Impulsfolgen in vielfältiger Weise verändert, es findet die sog. *Verarbeitung* oder *Integration* sensorischer Informationen statt, die größtenteils unbewußt abläuft. Die Verarbeitung des afferenten Einstromes aus Gelenk- und Muskelafferenzen nennt sich *Propriozeption* oder *Tiefensensibilität*.

Propriozeption, Tiefensensibilität, Propriozeptoren

Die Propriozeption bzw. Tiefensensibilität ist die „innere" Wahrnehmung der Gliederstellung und der Muskelspannung. Sie setzt sich zusammen aus dem *Stellungssinn*, welcher die Orientierung über die Winkelstellung der Gelenke ermöglicht, d. h. die Stellung unserer Gelenke zueinander (auch *Kinästhetik*), dem *Bewegungssinn*, der Aufschluß über Richtung und Geschwindigkeit der Bewegung gibt und dem *Kraftsinn* oder *Widerstandssinn,* der das Ausmaß an Muskelkraft abschätzt, das notwendig ist, um Bewegungen durchzuführen oder Gelenkstellungen einzuhalten.

Aufgenommen werden die entsprechenden Reize durch Rezeptoren, die in den Muskeln, Sehnen und Gelenken liegen. Diese empfangen keine Reize aus der Umwelt, sondern aus dem Körper und werden deshalb als *Propriozeptoren* (proprio = eigen) bezeichnet.

Propriozeptoren – als Rezeptoren der Tiefensensibilität – sind weniger Hautrezeptoren, sondern müssen in extrakutanen Strukturen gesucht werden: in Muskeln, Sehnen und Gelenkkapseln. So gehören zu den Propriozeptoren die Muskelspindeln, Sehnenorgane und Gelenkrezeptoren.

Neben den Propriozeptoren als elementare Komponenten der Tiefensensibilität spielen auch die *Sinnesorgane* eine wichtige Rolle für die Körpersensibiliät. Ihre Aufgabe ist es, die für den Organismus wichtigen Informationen aus der Umwelt und seine eigene Situation in einer für ihn zu verarbeitenden Form darzustellen. Deswegen sind die Rezeptoren der Sinnesorgane so ausgebildet, daß sie Reize und Signale der Umwelt aufnehmen und in körpereigene Signale umformen können. Bei diesen Rezeptoren wird zwischen *Exterozeptoren,* die für Situationen außerhalb des Körpers ver-

antwortlich sind, und *Interozeptoren,* die Zustände im Körper registrieren, unterschieden. Innerhalb der Exterozeptoren bilden die Telezeptoren (Auge, Ohr) eine besondere Gruppe, da sie auch über Ereignisse informieren, die sich nicht nur in unmittelbarer Nähe des Körpers abspielen. Von diesen Ereignissen ausgehende elektromagnetische Wellen und Schallwellen werden von ihnen analysiert. Über Ereignisse direkt am Körper informieren Mund und Haut. Das Vestibularsystem gibt Auskunft über die Lage des Körpers im Raum und Gelenk-, Sehnen- und Muskelrezeptoren über die mechanischen Bedingungen innerhalb des Körpers.

Afferente Informationen setzen sich demnach aus proprizeptiven und exterozeptiven Signalen zusammen. Bewegungen, die sich auf körperexterne Objekte beziehen sind auf der Basis von zahlreichen sensorischen Signalen organisiert. Entscheidend ist die Korrelation zwischen proprizeptiven und exterozeptiven Signalen. Patienten mit herabgesetztem proprizeptiven Feedback haben Schwierigkeiten, sich auf unerwartete Belastungen einzustellen und können beispielsweise zielgerichtete Bewegungen nicht ohne visuelle Kontrolle ausführen. Gesunde Menschen besitzen die Fähigkeit, Positionen der Extremitäten und Bewegungen im Raum ohne visuelle Kontrolle durch ein ständiges Input der sensorischen Elemente in den Gelenkstrukturen zu regeln.

Die Integration der afferenten und efferenten Einflüsse zur Tiefensensibilität (Stellungs-, Bewegungs- und Kraftsinn) und zur Wahrnehmung des Körpers im Raum sind in Abb. 5.3 dargestellt.

5.1.3
Reflexbögen und Reflexarten

Die funktionelle und anatomische Verbindung von Rezeptor, Leiter und Erfolgsorgan bezeichnet man als Reflexbogen. Auf allen Ebenen des ZNS finden rückgekoppelte Informationsflüsse nach dem Prinzip des Regelkreises statt (s. Abb. 5.2).
Ein Reflexbogen ist „*ein geschlossenes, geregeltes System von aufeinanderfolgenden lokalen und*

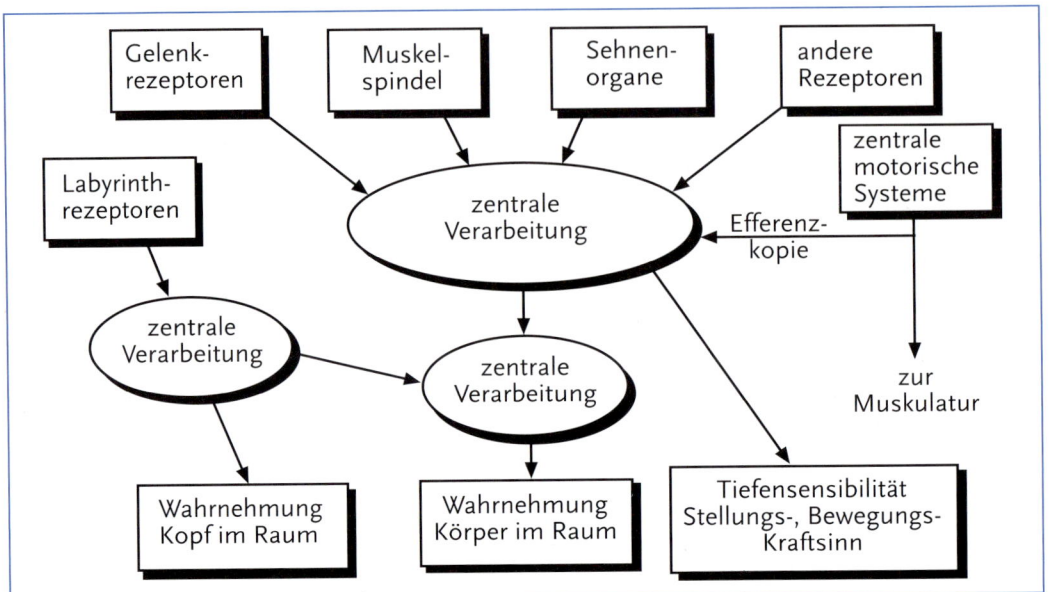

Abbildung 5.3 Wahrnehmung der Tiefensensibilität (grau unterlegt) über Propriosensoren, deren afferente Zuflüsse mit den motorischen Efferenzkopien im sensorischen Nervensystem zum Stellungs-, zum Bewegungs- und zum Kraftsinn verarbeitet (integriert) werden. Die von den Sensoren des Gleichgewichtsorgans kommende Information dient zusammen mit der Tiefensensibilität zur Wahrnehmung des Körpers im Raum (nach Birbaumer/Schmidt 1991)

fortgeleiteten Erregungen, die auf die Funktionen der Reizaufnahme, der Erregungsleitung und der Reizbeantwortung zurückwirken (Regelkreis)." (Haase 1976).

Diese Leitungsbahn läuft vom Rezeptor (Sensor) über ein afferentes, sensibles Neuron (Afferenz) zu einem Reflexzentrum (zentrale(s) Neuron(en)) und von dort über ein efferentes Neuron (Efferenz) zum Effektor (vgl. Schewe 1988). Als *Reflexzeit* bezeichnet man die Zeit zwischen Beginn des Reizes und Aktion des Effektors.

Man unterscheidet in der Reflexologie zwischen sog. *polysynaptischen* bzw. *Fremdreflexen* und *monosynaptischen* oder auch *Eigenreflexen* (vgl. Schmidt 1995). Bei einem *Fremdreflex* sind Reizorgan und Erfolgsorgan nicht identisch (Reizorgan ≠ Erfolgsorgan). Berührt man beispielsweise die Fußsohle eines Menschen (Haut = Reizorgan), zieht er den ganzen Fuß zurück (Muskel = Erfolgsorgan). An einem Reflexablauf dieser Art sind mindestens zwei, meistens aber mehr Synapsen (Synapse: Kontakt- bzw. Umschaltstelle zwischen den Zellen des Nervensystems) beteiligt, daher spricht

man auch von einem polysynaptischen Reflex. Ein weiterer Unterschied zu den Eigenreflexen liegt darin, daß Fremdreflexe auch durch eine Summe von unterschwelligen schnell aufeinanderfolgenden Reizen auslösbar sind.

Eigenreflexe sind dadurch charakterisiert, daß der Sinnesrezeptor im Erfolgsorgan (z. B. Muskel) selbst liegt (Reizorgan = Erfolgsorgan). Einer der bekanntesten Eigenreflexe ist der Patellarsehnenreflex, bei dem ein Schlag auf die Sehne des M. quadriceps femoris unterhalb der Patella eine Streckung im Kniegelenk bewirkt. Bei einem Eigenreflex ist nur eine Synapse beteiligt, daher spricht man auch vom monosynaptischen bzw. vom propriozeptiven Reflex (proprius = eigen).

Die für die Regulierung der Haltung und Bewegung wichtigsten Reflexarten werden im folgenden vorgestellt.

Dehnungsreflex

Ein *monosynaptischer Dehnungsreflex* ist das einfachste Beispiel eines kompletten Reflexbogens. Hier dient die Muskelspindel als Dehnungsrezeptor (siehe Kap. 5.1.4.2). Über eine rasch leitende Ia-Nervenfaser ist dieser Dehnungsrezeptor der Muskelspindel mit den Hinterhörnern des Rückenmarks verbunden. Unter einer *Ia-* oder *primär afferenten Faser* versteht man „*Eine dicke Nervenfaser, die einen Teil der afferenten nervalen Versorgung aus der Muskelspindel darstellt. [...] Ia-Rezeptoren registrieren Veränderungen der Bewegungsrichtung wie auch der Geschwindigkeit.*" (Sullivan et al. 1985). Im Rückenmark werden die eintreffenden Impulse der Muskelspindel ohne Umschaltung einer motorischen Vorderhornzelle zugeführt. Dieses homonyme Motoneuron (motorische Neuron) ist über schnell leitende α-Nervenfasern mit quergestreiften Fasern der Arbeitsmuskulatur (motorische Einheit) verbunden. Bei Zunahme der Erregungen der Muskelspindel werden diese über den Reflexweg zur Kontraktion gebracht und verkürzen somit den Muskel gegen die dehnende Kraft (s. Abb. 5.4).

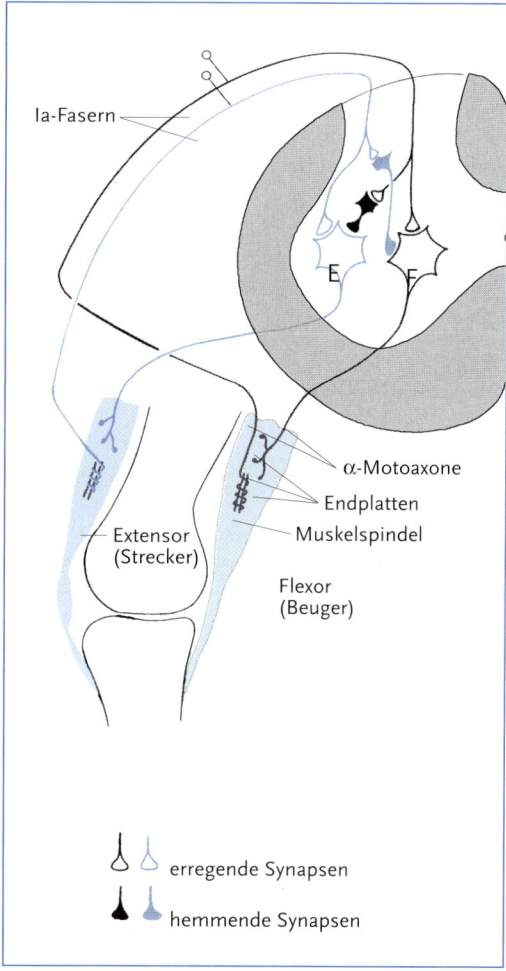

Reziproke antagonistische Hemmung

Zusätzlich zu den monosynaptisch erregenden Verbindungen mit homonymen Motoneuronen bilden Ia-Fasern auch dissynaptisch hemmende Verbindungen zu den antagonistischen Motoneuronen (siehe Abb. 5.4). Dieser hemmende Reflexbogen enthält ein zentrales Interneuron. Da er der kürzeste bekannte Reflexbogen ist, wird diese Hemmung als direkte Hemmung oder auch *reziproke antagonistische Hemmung* bezeichnet. Letztere Bezeichnung beinhaltet, daß die Motoneurone antagonistischer Muskeln (z. B. Beuge- und Streckmuskeln desselben Gelenkes) wechselseitig über den Reflexbogen gehemmt werden können (vgl. Birbaumer/Schmidt 1991).

Neben dieser Antagonistenhemmung bestehen zwei Mechanismen der Hemmung des sich verkürzenden agonistischen Muskels, die im Rahmen des Trainings eine Rolle spielen:

- Die *rekurrente Hemmung,* bei der Kollaterale der α-Motoneurone über kleine Zwischenneurone (Renshaw-Zellen) auf dasselbe Motoneuron hemmend und auf die antagonistische Muskulatur fördernd wirken (Theorie: ein Aufschaukeln der Aktivität der Motoneurone soll verhindert werden)
- Die *autogene Hemmung,* bei der die Aktivität aus den Golgi-Sehnenorganen über langsamer leitende Nervenfasern und über mehrere Zwischenneurone hemmend auf den sich kontrahierenden Muskel und fördernd auf den Gegenspieler wirkt

Abbildung 5.4 Reflexwege des Dehnungsreflexes und der reziproken antagonistischen Hemmung. *F* – Flexormotoneuron, *E* – Extensormotoneuron des Kniegelenks. Die Beugemuskeln *(Flexoren, Beuger)* und die Streckmuskeln *(Extensoren, Strecker)* dieses Gelenkes und die erregenden bzw. hemmenden – Wirkungen der Synapsen sind in der Abbildung angegeben. Die hemmenden Reflexe enthalten je ein spinales Interneuron (nach Birbaumer/Schmidt 1991)

Flexorreflex und gekreuzter Extensorreflex

Der *Flexorreflex* (Beugereflex) ist ein typischer Schutzreflex, dessen Eigenschaften zeigen, daß er einen spinalen, polysynaptischen Reflexbogen besitzt (Fremdreflex), s. Abb. 5.5, (Zuständige Rezeptoren: Haut- und Gelenkrezeptoren).

„Der Flexorreflex einer Extremität ist immer von einer Streckung (Extension) der gegenüberliegenden (kontralateralen) Extremität begleitet. [...] Der

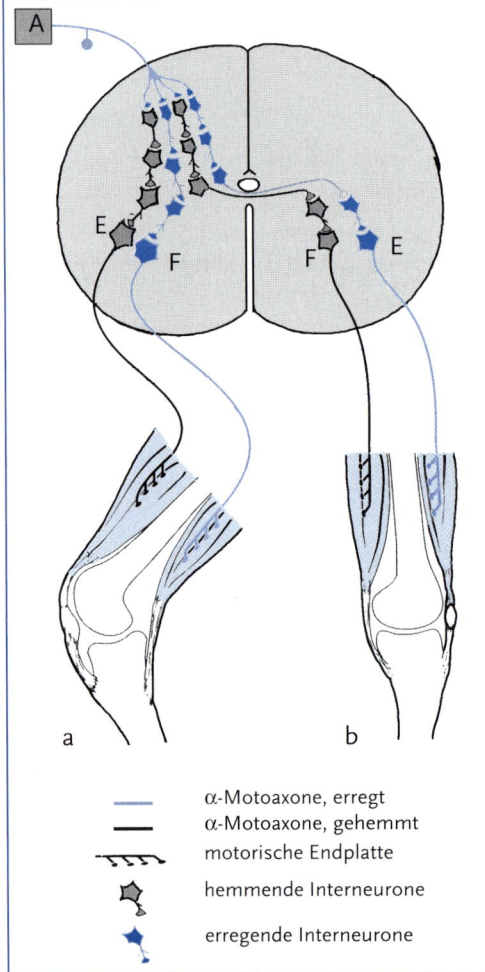

Abbildung 5.5 Spinale intrasegmentale Verschaltung einer afferenten Faser von einem Nozizeptor der Haut bei a) einem ipsilateralen Beuge-(Flexor-)Reflex, b) einem kontralateralen Streck-(Extensor-)Reflex
A – Afferenz
E – Extensor
F – Flexor (nach Birbaumer/Schmidt 1991)

kontralaterale Streckreflex wird auch als gekreuzter Streckreflex bezeichnet." (Birbaumer/Schmidt 1991), (ähnlich einer Laufbewegung).

Die Eigenschaften dieses Reflexes werden in der Rehabilitation beispielsweise nach Verletzungen der unteren Extremitäten ausgenutzt. Kann die verletzte Seite noch keiner adäquaten Belastung ausgesetzt werden, erhofft man sich durch ein gezieltes Training der gesunden unteren Extremität eine positive Auswirkung über den sog. kontralateralen Transfereffekt auf die verletzte Seite (vgl. Freiwald 1989).

Intersegmentale Reflexverbindungen

Die *intersegmentalen Reflexe* mit ihren Interneuronen, die als propriospinale Neurone bezeichnet werden, in der grauen Substanz des Rückenmarkes liegen und deren Axone sich als propriospinale Bahnen in der weißen Substanz befinden, dienen der Koordination von Bewegungen („integrative Funktion des Rückenmarkes", das Rückenmark verfügt über lokomotorische Zentren).

Die Aufgabe der propriospinalen Bahnen ist die Verbindung der einzelnen Segmente untereinander (vgl. Birbaumer/Schmidt 1991).

5.1.4 Strukturen der Bewegungssteuerung (efferentes und afferentes System)

Bei Gelenkverletzungen und Erkrankungen sind immer die sensorischen Systeme (Afferenzen) mit betroffen, was wiederum direkte Auswirkungen auf das motorische System (Efferenzen) hat. Zusätzlich zu dem gestörten sensorischen Feedback der verletzten Gelenkstrukturen sowie durch die peripheren neurologischen Fehlfunktionen kommt es zu einer Störung der Bewegungsroutine, d. h. auch zu veränderten Signalmeldungen innerhalb des ZNS. Ein verändertes sensorisches Feedback von Gelenkmechanorezeptoren resultiert in Funktionsdefiziten, die sich durch Änderungen in Timing, Reihenfolge und Dauer der Bewegungsparameter und Muskelinnervationen äußern. Um die Gefahr chronischer Folgeschäden, Gelenkinstabilität und rezidivierender Verletzungen zu vermeiden, müssen diese neurologischen Dysfunktionen in der Therapie behandelt werden.

Fehlende oder fehlerhafte Informationen aus der Peripherie sind bei orthopädischen Erkrankungen mit intakten supraspinalen Zentren oft die Ursache für fehlerhaft ablaufende Bewegungsprogramme. Diese werden nach außen durch zunächst bewußte, schließlich unbewußte Kompensationsmechanismen des Patienten (z. B. „Humpeln") sichtbar, die mittelfristig eine Abspeicherung von „falschen" Bewegungsprogrammen zur Folge haben können (s. Abb. 5.6).

Die Funktion geschädigter sensorischer und motorischer Strukturen im Körper läßt sich nur bedingt wiederherstellen. Zerstörte Mechanorezeptoren können keine Reize mehr aufnehmen und stehen somit nicht mehr als Organe der Tiefensensibilität zur Verfügung. Amputierte

Gliedmaßen und versteifte Gelenke lassen den gespeicherten Ablauf eines bestimmten Bewegungsprogrammes (z. B. „Gehen") nicht zu. Ein Üben des ursprünglichen Bewegungsverhaltens ist daher oft uneffektiv bzw. unnötig. Dem Patienten müssen vielmehr Kompensationsmöglichkeiten gegeben/geboten werden. Diese kompensatorischen Mechanismen werden über ein großes Angebot an Bewegungserfahrungen zur Verfügung gestellt. Der Patient baut ein solches Repertoire über Bewegungsaufgaben auf, wenn diese ständig steigende Herausforderungen an das motorische und sensorische System stellen.

Lage und Funktion motorischer Zentren (efferentes System)

Für die nervöse Kontrolle von Haltung und Bewegung sind jene Strukturen verantwort-

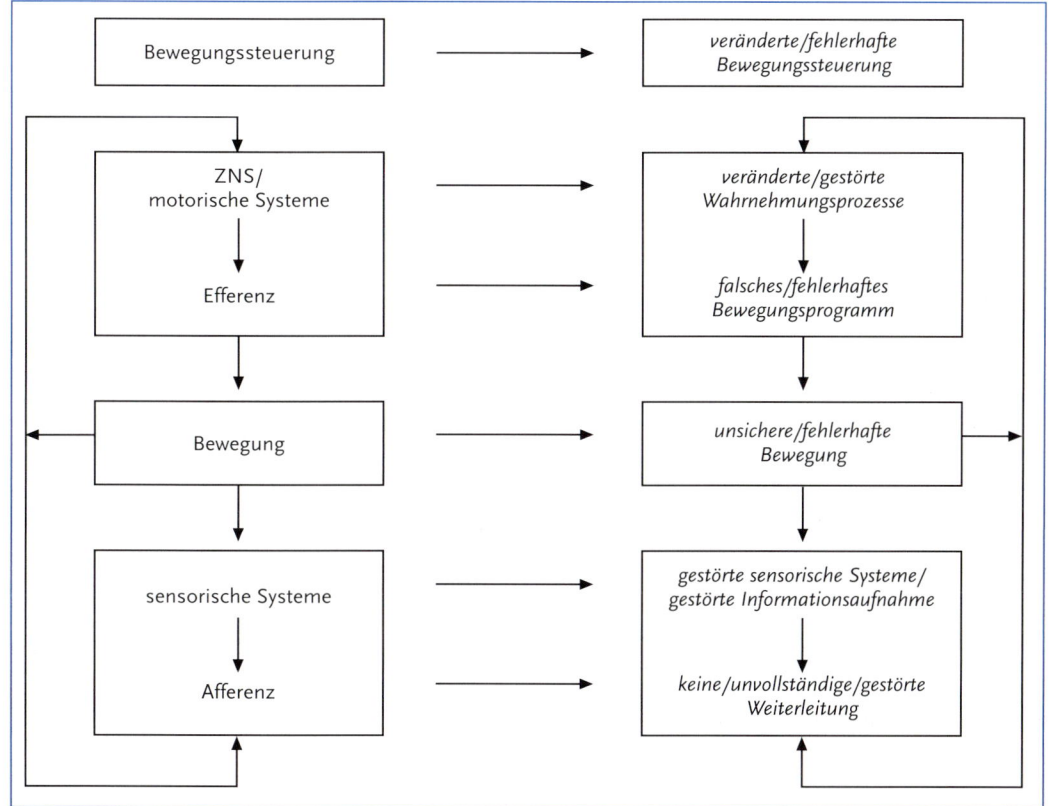

Abbildung 5.6 Mögliche Störungen im Prozeß der Bewegungssteuerung

lich, die man als motorische Zentren bezeichnet. Sie erstrecken sich über die verschiedensten Abschnitte des ZNS – von der Hirnrinde bis zum Rückenmark. Abb. 5.7 gibt einen Überblick über das motorische System mit seinen motorischen Zentren (linke Spalte) und deren motorische Leistungen (mittlere Spalte) sowie über die ablaufenden zentralnervösen Vorgänge bei einer geplanten Bewegung (rechte Spalte). Es handelt sich um eine hierarchisch geordnete Darstellung der motorischen Zentren, allerdings werden motorische Aufgaben nicht nur hierarchisch, sondern zunehmend in partnerschaftlicher Zusammenarbeit gelöst.

Das periphere System in diesem Komplex setzt sich aus dem Muskel zusammen, der nicht nur Effektor im Lokomationssystem ist, sondern auch mit rezeptiven Strukturen ausgerüstet ist: Muskelspindeln, Golgi-Sehnen-Organen und Gelenkrezeptoren. Exterorezeptoren ergänzen den propriozeptiven Informationsfluß aus der Peripherie (siehe Kap. 5.1.2).

Auf den zentralen Ebenen durchlaufen die propriozeptiven Signale verschiedene, eng miteinander verknüpfte Steuerungsinstanzen: Kleinhirn, Thalamus und Kortex. In diesen Systemen werden die eingetroffenen Daten analysiert und mit gespeicherten und ererbten Signalmustern verarbeitet und koordiniert. Durch den neuralen Antrieb wird der Muskel in Gang gesetzt, dessen Spannungsänderungen Reaktionen in Sehnen, Bändern

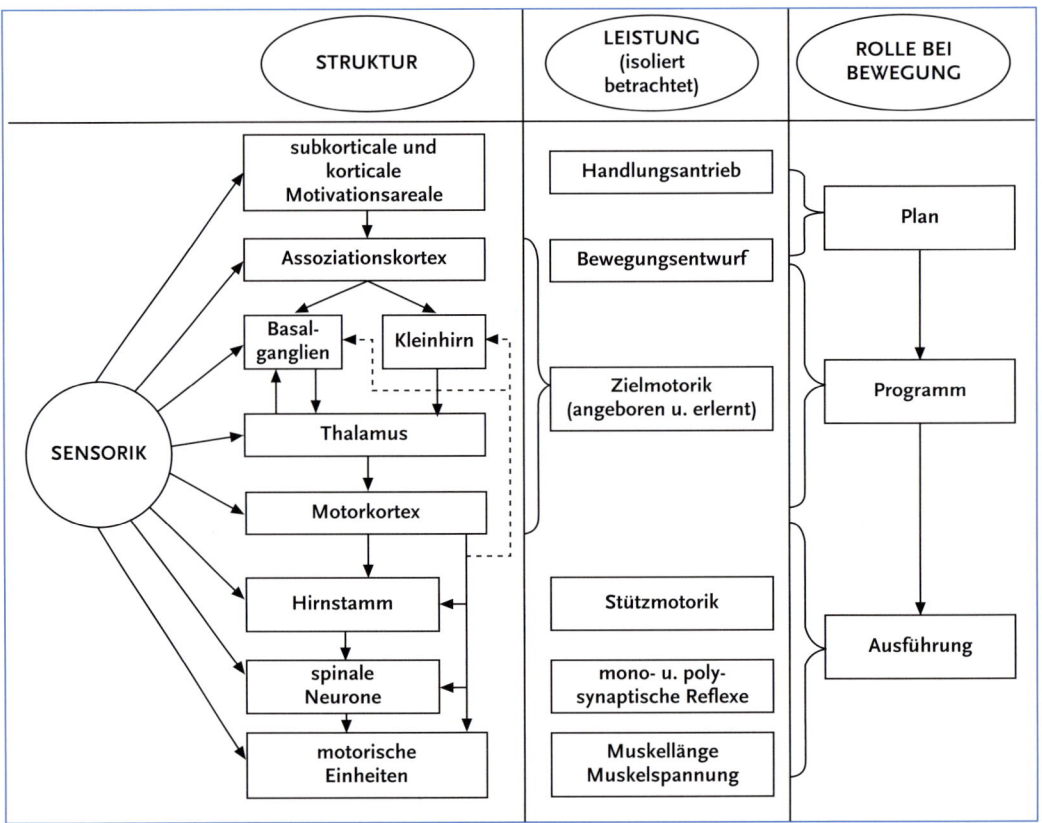

Abbildung 5.7 Motorisches System im Überblick. Die wichtigsten Strukturen und ihre Hauptverbindungen sind in der *linken Säule* angeordnet. Der Einfachheit halber wurden alle sensorischen Zuflüsse (Afferenz) *ganz links* zusammengefaßt. Die *mittlere Säule* betont die bei isolierter Betrachtungsweise herausragenden Leistungen der einzelnen Abschnitte des motorischen Systems (Efferenz), die *rechte* gibt die Rolle bei der Initiierung und Durchführung einer Bewegung wider (nach Birbaumer/Schmidt 1991).

und Kapseln auslösen. Gelenkrezeptoren nehmen diese Reaktionen wahr, registriert werden sie in spinalen und zentralen „Informationsspeichern der Bewegung". Demnach ist ein Gelenk kein rein mechanisches System, sondern verfügt über einen „Empfänger-Kalibreur", der Stellung und Bewegung ständig überwacht. Afferenzen aus diesen Systemen modulieren den motorischen Antrieb, sensorischer und motorischer Kortex kooperieren auf dieser spinalen Ebene miteinander. Erlernt man eine (neue) Bewegung, folgt der zunächst bewußten Steuerung die unbewußte Ausführung, die durch vorherige Programmierungen reguliert wird („Bewegungsspeicher", Prozeß der Automatisierung).

Alle Afferenzen gewährleisten Kontrolle und Korrektur der motorischen Aktivität, schon der partielle Ausfall einer Rezeptorengruppe stört die Bewegung. Der Ausfall hat in der Regel Störungen und Ungenauigkeiten in der Kinästhetik zur Folge. Es ist somit verständlich, warum Patienten mit Läsionen trotz der wiederhergestellten strukturellen Integrität durch ständige Störungen in der Motorik des betroffenen Gelenkes behindert werden. Automatisierte Bewegungsprogramme bleiben allerdings häufig auch nach dem kompletten Ausfall von Rezeptoren noch stabil und sind nur durch bewußte Handlungsausführungen zu beeinflussen.

Die Stützmotorik und ihre Koordination mit der Zielmotorik wird hauptsächlich über die Strukturen des Hirnstammes kontrolliert. Zielgerichtete Bewegungen erfordern hingegen eine Beteiligung höherer Zentren. Handlungsantriebe und Bewegungsentwürfe entstehen in den subkortikalen Motivationsarealen und im assoziativen Kortex und werden in Bewegungsprogramme umgesetzt. Hierbei sind die Basalganglien und das Kleinhirn beteiligt, die über beide thalamische Kerne auf den motorischen Kortex einwirken.

Auch im Rahmen einer bewußten, willkürlichen Bewegungshandlung findet die Regelung der posturalen Balance (Haltung, s. Kap. 5.2.1) über Reflexe statt, die auf der Ebene des Rückenmarkes ablaufen.

Mechanorezeptoren und Mechanorezeption (afferentes System im Rahmen der Bewegungssteuerung)

Mechanorezeptoren sind in allen Körperregionen und -segmenten lokalisiert. Ihre afferenten Fasern verlaufen in zahlreichen Nerven des Körpers und in vielen zentralen Bahnen. Mechanorezeptoren kommen in der Haut vor, diejenigen, die für die Propriozeption bzw. die Tiefensensibilität verantwortlich sind, mehr in Muskeln, Sehnen und Gelenken.

Mechanorezeptoren sind spezialisierte afferente Endorgane, die physiologische Charakteristika haben, welche ihre Funktion lenken. Ein Mechanorezeptor fungiert als Transducer. Ein Transducer wird von der Energie eines Systems aktiviert und wandelt diese Energie in eine andere Form für ein zweites System um. Also können Mechanorezeptoren die physikalischen Reize der Spannung in ein spezifisches neurales Signal umwandeln. Dieses Signal ist nicht einfach ein einzelnes Aktionspotential, sondern eine wiederholte Entladung, wenn der Rezeptor durch einen adäquaten Reiz erregt wurde. Je größer der Reiz ist, desto schneller ist die Aussendungsfrequenz des Mechanorezeptors, d. h., die Impulsrate des Rezeptors bildet einen Frequenz-Modulations-Kode. Dieser dient dem ZNS zur Analyse der Kinästhetik des Gelenkes, die sich aus Position, Geschwindigkeit und Beschleunigung (des Gelenkes) zusammensetzt.

Die *schnell adaptierenden Mechanorezeptoren* produzieren einen „An-Aus-Typ" von Antwort und sind die empfindlichsten Anzeiger von Veränderungen in der Spannung des Bandes. Diese schnell reagierenden Mechanorezeptoren identifizieren Beschleunigungen am Anfang und Ende der Bewegung.

Langsam adaptierende Mechanorezeptoren sind fähig, anhaltende Aktivitäten auszuüben, die sich in Antwort auf verschiedene Spannungen des Bandes quantitativ verändern können. Diese Mechanorezeptoren identifizieren Bewegung, Position und Winkel von Rotationen. Der adäquate Reiz für Mechanorezeptoren, der Aktionspotentiale auslöst, ist eine mechanische, örtliche Deformation. Man unterscheidet innerhalb der Gruppe der Mechanorezeptoren zwischen den *Druckrezeptoren* (sog. P- oder PD-Rezeptoren), den *Geschwindigkeitsrezeptoren* (D-Rezeptoren) und den *Beschleunigungsrezeptoren*.

Darüber hinaus ist für Kraftempfindungen (Kraftsinn, Muskelsinn) die Erregung von Sehnenrezeptoren (Sehnenorganen) verantwortlich, z. B. durch aktive Anspannung oder passive Dehnung der Muskulatur. Die Stärke der Kraft oder Spannungsempfindung ist abhängig von der Größe der Spannung und der Geschwindigkeit der Spannungsänderung. Informationen über die Gelenkstellung liefern die PD-Rezeptoren in den Gelenkkapseln und Bändern. Die Funktionsbereiche der Rezeptoren gehen über einen bestimmten Winkelbereich. Sie haben teilweise eine hohe Proportionalempfindlichkeit und können kleinste Unterschiede in der statischen Winkelstellung der Gelenke signalisieren.

Für den Stellungssinn, der Informationen über die Körperstellung liefert, welche durch die Stellung der Gelenke bedingt ist, sind spezielle Mechanorezeptoren in und um die Gelenke verantwortlich. Zu diesen Mechanorezeptoren gehören die sog. Pacini-Körperchen, die Rezeptoren vom Ruffini-Typ und die Golgi-Rezeptoren sowie freie Nervenendigungen, die teilweise als reine Mechanorezeptoren oder als Nozizeptoren (Schmerzrezeptoren) dienen.

Jede dieser Rezeptorenarten erfüllt eine bestimmte Wahrnehmungsfunktion. Um eine mögliche Auswirkung auf die Bewegungsausführung beim Ausfall einer dieser Rezeptoren beurteilen zu können, werden im folgenden die spezifischen Aufgaben der Rezeptoren der Tiefensensibilität dargestellt.

Pacini-Körperchen

Diese auch Vater-Pacini-Lamellenkörperchen genannten Rezeptoren (s. Tab. 5.1), findet man unmittelbar unter der Lederhaut, im Unterhautfett- und Bindegewebe, der Haut sowie in den Gelenken. Somit spielen sie nicht nur eine wichtige Rolle bei der Oberflächensensibilität, sondern auch bei der Tiefensensibilität des Körpers.

Pacini-Körperchen sind bis zu vier Millimeter lang und bestehen aus einer großen Zahl konzentrisch geschichteter Lamellen, die man in drei Schichten unterteilen kann. Sie werden von Axonen mit einem Durchmesser von etwa 8–12 µm versorgt.

Diese hochempfindlichen Rezeptoren haben eine sehr niedrige Reizschwelle. Ihr adäquater Reiz ist die Druckänderung, insbesondere der schnelle Wechsel des Druckes, Deformierung und Entlastung. Sie weisen ein phasisches Rezeptorverhalten auf. Das bei Beginn des Reizes entstehende Rezeptorpotential, das die Erregungsimpulse auslöst, kehrt schon nach wenigen Millisekunden auf den Ausgangswert zurück. Das heißt, es sendet keine Impulse mehr, auch wenn der Druckreiz in der gleichen Größe bestehen bleibt. Der Rezeptor hat sich an das Signal angepaßt.

Pacini-Körperchen zählen zu den schnell adaptierenden Mechanorezeptoren. Ihre Funktion ist die schnelle Weiterleitung von Informationen. Bei einem immobilen Gelenk sowie bei gleichmäßigen, langsamen Bewegungen sind sie inaktiv. Erst bei Beschleunigungen und Verzögerungen werden sie sensorisch aktiv. Sie wirken als dynamische Mechanorezeptoren. Histologische Untersuchungen haben ergeben, daß eine Häufung dieser Rezeptoren in ihrer Funktion als Gelenkrezeptoren sich im äußeren, randständigen, kapselnahen Bereich sowie am Übergang der Bandstrukturen in den knöchernen Bereichen findet (vgl. Birbaumer/Schmidt 1991, Johansson/Sjöländer/Sojka 1991, Kahle et al. 1979, Schewe 1988). Nach traumatischen Ereignissen oder operativer Versorgung eines Gelenkes kann mit einem Ausfall der Rezeptoren in diesen Strukturen gerechnet werden, d. h. Patienten mit entsprechenden Läsionen haben möglicherweise Wahrnehmungsdefizite bei schnellkräftigen Bewegungen, unerwarteten Richtungswechseln usw. Dieser Aspekt sollte in der Therapie Berücksichtigung finden.

Ruffini-Endorgan

Ruffini-Organellen (s. Tab. 5.1) befinden sich, neben ihrem Vorkommen in der Haut, der

Schleimhaut, den Hüllen der inneren Organe und der Adventitia großer Arterien, ebenfalls in den Gelenkstrukturen (Kapsel und Bänder).

Ruffini-Mechanorezeptoren sind dünner als die Pacini-Körperchen. Der „Kern" der Ruffini-Endorgane besteht aus einem Knäuel markloser Nervenendigungen und ist umgeben von einer Bindegewebskapsel. Sie kommen in „Clustern" von drei bis sechs Körperchen vor und werden von 5–10 μm dicken Nervenfasern versorgt.

Die Ruffini-Organellen sind langsam adaptierende Mechanorezeptoren und besitzen wie die Pacini-Körperchen eine niedrige Reizschwelle. Sie geben Informationen über Gelenkwinkelstellungen, da sie in bestimmten Winkelstellungen definierte Entladungsraten haben. Die Endorgane entladen besonders stark in mittleren Gelenkwinkelpositionen. Eine Schädigung dieser Rezeptoren hat einen unmittelbaren Einfluß auf die Kinästhetik des Gelenkes. Ruffini-Organe melden auch Amplitude und Geschwindigkeit von dynamischen Gelenkbewegungen und statischen Stellungen. Adäquate Reize für diese Rezeptoren sind Druck und Zug (vgl. Kahle et al. 1979, Schewe 1988).

Golgi-Sehnenorgane

Die Golgi-Sehnenorgane (s. Tab. 5.1) liegen am Übergang zwischen Sehne und Muskel, in der Gelenkkapsel und in den Gelenkbändern. Sie sind spindelförmig und bestehen aus einer Gruppe kollagener Fasern, die von einer dünnen Bindegewebshülle umgeben sind, der Durchmesser eines Sehnenorgans beträgt ca. 600 · 100 μm. Sie werden von ein bis zwei markhaltigen Nervenfasern von 10–20 μm Durchmesser versorgt. Diese Faser verliert nach Durchtritt durch die Kapsel die Markhülle und zweigt sich in zahlreiche Äste auf. Es besteht die Vermutung, daß die lokal angeordneten Kollagenfasern bei Spannung gestrafft werden und einen Druck auf die Nervenfasern ausüben. Der dabei entstehende Impuls gelangt von der Nervenfaser über die Hinterwurzel in das Rückenmark und wirkt hemmend auf die Motoneuronen. Dies führt dazu, daß

eine übermäßige Dehnung oder Kontraktion des Muskels abgebremst wird.

„Der adäquate Reiz für die Golgi-Rezeptoren [...] ist die mechanische Spannungsentwicklung in der Sehne. Die Impulsraten sind proportional zu der Intensität der Spannung in den Sehnenspindeln, unabhängig von der Schnelligkeit der Spannungsentwicklung. Da die Sehnenspindeln in Reihe mit dem Muskel liegen, werden sie sowohl bei der Dehnung des gesamten Muskels (und der Sehne) gereizt als auch bei der Kontraktion des Muskels, wenn sich die Spannung des Muskels nicht verändert. Die Adaption der Sehnenspindeln an einen Reiz erfolgt relativ langsam." (Schewe 1988, 58). Damit reagieren die Golgi-Sehnenorgane auf Druck und Zug. Ihre Aufgabe ist die Kontrolle der Kontraktionskraft der Muskulatur, sie fungieren als Spannungssensoren. Darüber hinaus liefern sie Informationen über Gelenkwinkelstellungen und Bewegungsrichtungen der Extremitäten, die bei einem Ausfall der Rezeptoren im sensorischen Informationsfluß fehlen und somit Gelenkinstabilitäten oder Bewegungsunsicherheiten und -störungen hervorrufen können.

Muskelspindeln

Muskelspindeln (s. Tab. 5.1) sind bis zu zehn Millimeter lang und bestehen aus fünf bis zehn dünnen, quergestreiften Muskelfasern, den sog. intrafusalen Fasern, welche von einer flüssigkeitsgefüllten, bindegewebigen Kapsel umgeben sind und parallel zu den übrigen Fasern des Muskels, den extrafusalen Fasern, liegen. Die intrafusalen Fasern setzen entweder an den Sehnen des Muskels oder an den bindegewebigen Polen der Kapsel an.

Der mittlere Teil der intrafusalen Faser enthält einige Zellkerne. Da dort keine Myofibrillen vorhanden sind, ist er nicht kontraktil, im Gegensatz zu den Abschnitten, die Myofibrillen enthalten. Am Mittelteil endet die starke sensible, afferente Nervenfaser, deren Enden sich spiralig um die Muskelfaser wickeln und die anulospiraligen Endungen bilden. In jede Muskelspindel zieht eine Ia-Faser, diese ist markhaltig und hat einen Durchmesser von ca. 13 μm (siehe Abb. 5.8). Die anulospiraligen

Endigungen werden wegen ihrer Versorgung durch die Ia-Fasern auch als primäre sensible Endigungen bezeichnet. Viele Muskelspindeln besitzen an einer oder beiden anulospiraligen Endigungen noch eine zweite dehnungssensible Innervation, die von den dünnen Gruppe-II-Fasern (Durchmesser 9 µm, pro Muskelspindel 1–5 möglich) innerviert werden und daher als sekundäre Muskelspindelendigungen bezeichnet werden. Sie enden blütendotterartig („Flower-spray-Endigung") verzweigt an den intrafusalen Fasern. Muskelspindeln enthalten zwei verschiedene Arten von intrafusalen Fasern: Kernkettenfasern und Kernhaufenfasern (Synonym: Kernsackfasern). Beide werden von anulospiraligen Endigungen versorgt. Die Kernhaufenfasern reagieren auf die aktuelle Dehnung des Muskels, Kernkettenfasern registrieren den anhaltenden Dehnungszustand eines Muskels. Muskelspindeln sind demnach *Dehnungssensoren,* sie messen die Länge der Muskulatur. Zusätzlich wird über efferente γ-Neurone die Vorspannung der intrafusalen Fasern geregelt, so daß diese für Muskellängenänderungen nach erfolgtem Dehnreiz (wieder) sensibel sind (siehe Abb. 5.8).

Im Gegensatz zu den Golgi-Organen, die in Serie zur Arbeitsmuskulatur liegen, verlaufen die Muskelspindeln parallel zu dieser. Die afferenten Nervenfasern von primären Muskelspindelendigungen (Ia-Fasern) sind die einzigen Afferenzen, die sich in ihren segmentalen Reflexwirkungen in der Regel auf den Agonisten (den eigenen Muskel) erregend und auf den entsprechenden Antagonisten hemmend auswirken. Von anderen Rezeptoren ausgelöste Afferenzen lösen immer multisegmentale Efferenzen aus bzw. beeinflussen ganze Muskelgruppen.

Muskelspindeln sind wichtig für die gesamte Bewegungsregelung. Sie vermitteln Informationen über den Spannungszustand, Länge, Längenänderung und Geschwindigkeit der Längenänderung der Muskeln und sind im Rahmen dieser Ausführung besonders als Rezeptoren der Tiefensensibilität von Bedeutung. Da sie auch efferent innerviert werden, können auch Sollwerte für die Muskellänge, die z. B. als Schwelle der Erregung dienen, angegeben

werden. Muskelspindeln erfüllen dadurch die Aufgabe eines wichtigen Kontrollorgans für die Motorik. Der Verlust dieser Rezeptoren kann zu Gelenkinstabilitäten führen. Vermutet wird, daß sie zum Teil Funktionen anderer (Mechano-)Rezeptoren übernehmen können, wenn sie in der Therapie entsprechend geschult werden. Eine reduzierte Anzahl von Muskelspindeln würde also die Möglichkeit verringern, sie über ein entsprechendes Training als kompensatorische Elemente für den Ausfall anderer sensorischer Strukturen einzusetzen (vgl. Kahle et al. 1979, Schewe 1988, Schmidt 1979, Schmidt 1995).

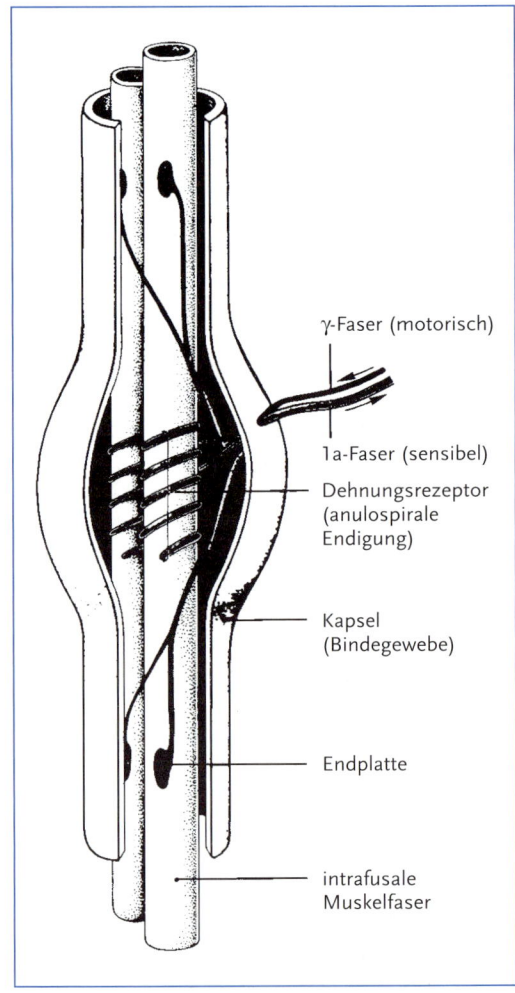

γ-Faser (motorisch)

Ia-Faser (sensibel)

Dehnungsrezeptor (anulospirale Endigung)

Kapsel (Bindegewebe)

Endplatte

intrafusale Muskelfaser

Abbildung 5.8 Muskelspindel (stark vereinfachte, schematische Darstellung, Schmidt 1979)

**Freie Nervenendigungen,
Nozizeptoren/Schmerzrezeptoren**

Eine weitere Gruppe von Rezeptoren, die im Bereich der Gelenkstrukturen (Sehnen, Kapsel und Bänder) zu finden sind, wird als freie Nervenendigungen (s. Tab. 5.1) bezeichnet. Sie nehmen Informationen über die Bewegungsgeschwindigkeit und Richtung auf und registrieren beschleunigende und abbremsende Kräfte. Diese Rezeptoren, deren Enden nur noch von der Basalmembran umgeben und nicht kapsulär ummantelt sind, haben eine sehr hohe Reizschwelle. Neben ihrem Vorkommen in den Gelenkstrukturen sind sie in fast allen Geweben des Körpers vorhanden.

Nozizeptoren sind spezifische Schmerzrezeptoren (nocere = schaden) und zählen zu den freien Nervenendigungen. Sie sprechen nicht auf Reize im physiologischen Bereich an, sondern reagieren erst, wenn die Reizintensität exzessive Ausmaße angenommen hat. D. h., sie werden nur durch gewebsschädigende oder überschwellige gewebsbelastende Reize erregt. Im Bereich des Bewegungsapparates sind das beispielsweise Gelenktorsionen. Eine Folge der Reizung dieser Rezeptoren sind Schmerz oder eine abweichende Haltung bzw. nichtphysiologische Bewegungsabläufe.

Ein Beispiel für eine reflexhafte Verschaltung infolge einer Reizung von freien Nervenendigungen ist das „Giving-way-Phänomen", welches charakteristisch für ein instabiles Kniegelenk ist (s. Kap. 17.2).

5.1.5
Gleichgewichtssystem

Gleichgewicht ist die Voraussetzung für alle koordinativen Bewegungsmuster im Raum. Die Erhaltung des Körpergleichgewichtes ist eine motorische und sensorische Leistung, die sowohl in der Alltags- als auch in der Sportmotorik eine bedeutende Rolle spielt. Allein die aufrechte Körperhaltung ist eine Gleichgewichtsleistung des Körpers, in der die einwirkenden äußeren Kräfte, die Schwerkraft sowie Kräfte der Fort- und Drehbewegung, reguliert werden. Alle aktiven Bewegungen stellen in der Summe Veränderungen von Gleichgewichtszuständen dar.

Fünf verschiedene Analysatoren erfüllen unterschiedliche Aufgaben und haben Einwirkung auf die Gleichgewichtssicherung: der *statikodynamische* bzw. *vestibuläre Analysator*, der *kinästhetische Analysator*, der *optische Analysator*, der *taktile Analysator* sowie der *akustische Analysator*.

Das Organ für den *statikodynamischen Analysator* ist der Vestibularapparat im Innenohr. Er reguliert die richtige Raumlage des Körpers bei motorischen Handlungen und informiert über Richtungs- und Beschleunigungsveränderungen des Kopfes. Zusammen mit Augen und Stützmotorik, auf die er einen speziellen Einfluß hat, bildet er die Grundlage des statikodynamischen Analysators für die Erhaltung des Gleichgewichtes des menschlichen Körpers.

Die Rezeptoren des *kinästhetischen Analysators*, die Mechanorezeptoren, befinden sich in den Muskelspindeln, Sehnen, Bändern und Gelenken. Sie vermitteln Raum-, Zeit- und Spannungsverhältnisse des Körpers. Der kinästhetische Analysator reguliert die Eigenbewegungen des Körpers sowie die Entwicklung der Bewegungsvorstellung und des Bewegungsgedächtnisses.

Der *optische Analysator* leistet einen ausschlaggebenden Beitrag zur Gleichgewichtsregulation. Seine Rezeptoren arbeiten als Distanz- oder Telezeptoren und geben Auskunft über Eigen- und Fremdbewegungen sowie Umweltbedingungen. Er ist für die Sicherung des Bewegungsvollzuges verantwortlich. Seine Bedeutung wird besonders deutlich, wenn das Sehen ausgeschaltet wird, da es zu Gleichgewichtsunsicherheiten kommt.

Der *taktile Analysator* hat seine Rezeptoren über die gesamte Körperoberfläche verteilt. Sie geben Informationen zur Form und Oberfläche berührter Gegenstände. Es wird besonders die Stützmotorik angesprochen.
Der *akustische Analysator* spielt bei der Erhaltung des Körpergleichgewichtes eine untergeordnete Rolle. Akustische Signale können Bewegungsausführungen bei dynamischen Gleichgewichtsleistungen unterstützen (vgl. Hotz/Weineck 1988, Meinel/Schnabel 1986, Zimmer/Circus 1987).

Tabelle 5.1 Zusammenfassung der wichtigsten Rezeptoren der Tiefensensibilität

Rezeptor	Größe	Lokalisation	(adäquater) Reiz/Reizschwelle	Reaktion	Funktion
Pacini-Körperchen	bestehen aus einer großen Zahl konzentrisch geschichteter Lamellen, an denen man drei Schichten unterscheiden kann: Kapsel, äußere Lamellenschicht und Innenkolben, bis zu vier Millimeter lang	Unterhautfett und Bindegewebe der Haut, Periost, Oberfläche von Sehnen und Faszien, in Gelenken: besonders in Gelenkkapsel, Gelenkbändern; gehäuft in den „Randbereichen" der Strukturen (an knöchernen Übergängen sowie Übergängen zum Muskel)	Druckänderung (schneller Wechsel des Druckes, Deformierung, Entlastung), niedrige Reizschwelle	phasisches Rezeptorverhalten, schnell adaptierend, schnell weiterleitend	dynamische Kontrolle, geben Beschleunigungen und Verzögerungen an
Ruffini-Endorgan	der „Kern" besteht aus einem Knäuel markloser Nervenendigungen, die von Bindegewebe umgeben sind, kommen in „Clustern" von bis sechs Körperchen vor	Haut, Schleimhaut, Hüllen der inneren Organe, in Adventitia großer Arterien, in Gelenken: Gelenkkapsel, Gelenkbänder; gleichmäßige Verteilung	Druck, Zug, niedrige Reizschwelle	ständige Impulse, langsam adaptierend	statische und dynamische Kontrolle, geben Informationen über Gelenkwinkelstellungen (haben bei bestimmten Gelenkwinkelstellungen bestimmte Entladungsraten)
Golgi-Apparat	spindelförmig, bestehen aus einer Gruppe kollagener Fasern, die von dünnen Bindegewebshüllen umgeben sind, Durchmesser: 600 · 100 µm, Faser verliert nach Durchtritt durch Kapsel die Markhülle und zweigt sich in zahlreiche Äste auf	Übergang zwischen Sehne und Muskel, Gelenkkapsel und Gelenkbänder	mechanische Spannungsentwicklung (mechanische Belastungen, Druck und Zug), niedrige/variable Reizschwelle	Impulsraten proportional zur Intensität der Spannung (unabhängig von der Schnelligkeit der Spannungsentwicklung), relativ langsame Anpassung an den Reiz	Kontrolle der Kontraktionskraft, Informationen über Gelenkwinkelstellungen und Bewegungsrichtung (Spannungssensoren)
Muskelspindeln	bestehen aus fünf bis zehn dünnen, quergestreiften Muskelfasern („intrafusale Fasern"), die von einer flüssigkeitsgefüllten, bindegewebigen Kapsel umgeben sind, liegen parallel zu den übrigen Fasern des Muskels („extrafusale Fasern"), bis zu 10 mm lang	intrafusale Fasern setzen an Sehnen des Muskels oder an bindegewebigen Polen der Kapsel an, in allen quergestreiften Skelettmuskeln	Dehnung der extrafusalen Muskulatur, Kontraktion der intrafusalen Fasern, niedrige/variable Reizschwelle	ständige Impulse, variabel adaptierend	messen die Länge der Muskulatur (Dehnungssensoren)
Freie Nervenendigungen	erscheinen häufig in „Netzwerken", sind nicht kapsulär ummantelt, Durchmesser: 0,5-1,5 µm	in fast allen Geweben des Körpers, Gelenkkapsel, Gelenkbändern	variable Reize (mechanisch, chemisch, thermisch), sehr hohe Reizschwelle	nicht spezifizierbare Reaktion und Adaptation (führen zu reflexhaften Verschaltungen)	Informationen über: Bewegungsgeschwindigkeit, beschleunigende und abbremsende Kräfte, Bewegungsrichtung, Gelenkposition

Das ständige Ausbalancieren des Körpergleichgewichts ist demnach ein komplexer Vorgang hinsichtlich Wahrnehmung und Koordination.

Das vestibuläre System („Gleichgewichtssystem") dominiert bei aufrechten Bewegungen nahezu alle anderen Systeme. Besonders in unsicheren Situationen, z. B. auf instabilen Untergründen, übernimmt dieses System die Führung und Kontrolle. Dabei überwiegt dessen Einfluß deutlich gegenüber den afferenten Impulsen der anderen Rezeptoren. Eine differenzierte Gestaltung entsprechender Trainingsprogramme zur Schulung der Propriozeption muß an diese Grundbedingung angepaßt werden. Das geläufige „propriozeptive Training" ist daher in der Regel eine Schulung des vestibulären Systems. Der Wiederaufbau des afferenten Sets nach traumatischen Läsionen gelingt somit nahezu ausschließlich unter Reduktion der Dominanz des Gleichgewichtssystems. Die Bereiche Koordination und Gleichgewicht sollten aus diesem Grund immer einer getrennten Betrachtung unterzogen werden.

5.2
Koordinatives Training

5.2.1
Ziele des koordinativen Trainings

Koordination und Gleichgewicht sind die Ergebnisse einer optimalen Haltungs- und Bewegungssteuerung und Voraussetzung für ein individuell abgestimmtes Bewegungsverhalten in allen Situationen. Voraussetzung für zielgerichtete, koordinierte Bewegung ist eine kontrollierte Haltung. Demnach ist funktionell ein „Motor-hold-system" und ein „Motor-move-system" zu unterscheiden. Man spricht auch von *posturaler Balance* (stabil) und *dynamischer Balance* (sich außerhalb der Körperachse bewegend), die in enger Wechselwirkung zueinander stehen.

Das Ziel des neuromuskulären Trainings in der Therapie ist die Verbesserung der Informationsaufnahme und -verarbeitung und deren Umsetzung in Bewegungshandlungen auf einer stabilen Basis und unter ständiger Kontrolle.

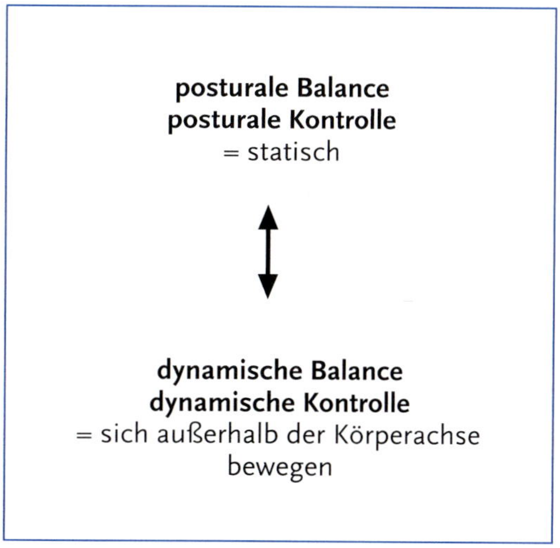

posturale Balance
posturale Kontrolle
= statisch

↕

dynamische Balance
dynamische Kontrolle
= sich außerhalb der Körperachse bewegen

Abbildung 5.9 Die zwei Ebenen der menschlichen Bewegungshandlungen im Raum

Bei vielen Krankheitsbildern im Bereich der Rehabilitation treten infolge von traumatischen Ereignissen oder degenerativen Prozessen Abweichungen in der Haltungssteuerung (posturales System) eines Patienten auf, was wiederum direkten Einfluß auf dessen Bewegungsausführung hat, die nicht mehr korrekt erfolgen kann. Umgekehrt beeinflußt ein geändertes dynamisches System auch unmittelbar die Haltung.

Durch ein gezieltes neuromuskuläres Training muß zunächst die Tiefensensibilität des Patienten verbessert bzw. neu entwickelt werden. Ausfälle von Rezeptoren in zerstörten Strukturen und die dadurch fehlende Aktivierung motorischer Regelkreise, bewirken eine „Atrophie" der Propriozeption, der Afferenz und als Folge davon auch des efferenten Systems.

Es ist wichtig, zunächst diese sensorischen Fähigkeiten zu fördern und übergreifend die zeitlich räumliche Wahrnehmung und das Gleichgewichts- und Reaktionsvermögen zu trainieren, um dem Patienten so über das Training der statischen und dynamischen Balance wieder eine sichere Haltung, Stabilität und die Ausübung fließender, ökonomischer Bewegungsabläufe zu ermöglichen (s. hierzu auch Kap. 15).

5.2.2
Grundsätze des koordinativen Trainings

In allgemeinen Definitionen wird Koordination als die Organisation von Bewegungsvollzügen in Abhängigkeit von einem antizipierten Ziel definiert (vgl. Meinel/Schnabel 1987) bzw. als das *„Zusammenwirken von ZNS und Skelettmuskulatur innerhalb eines gezielten Bewegungsablaufes"* (Hollmann/Hettinger 1990) beschrieben.

In einer groben Unterteilung unterscheiden wir zwischen intramuskulärer Koordination, die das Zusammenwirken von Nerven und Muskulatur innerhalb eines gezielten Bewegungsablaufes beschreibt und intermuskulärer Koordination, welche das Zusammenspiel verschiedener Muskelgruppen innerhalb eines gezielten Bewegungsablaufes bezeichnet.

Man unterscheidet zwei grundlegende koordinative Fähigkeiten (vgl. Roth 1987): die *Bewegungsschnelligkeit* und die *-präzision*. Darüber hinaus beeinflußen die Umweltbedingungen die koordinative Leistungsfähigkeit, eine situationsangepaßte Ausführung von Bewegungsfertigkeiten ist notwendig. Die motorische *Steuerungsfähigkeit* dominiert bei konstanten Umweltbedingungen, die motorische *Anpassungs-* und *Umstellungsfähigkeit* bei variablen Umweltbedingungen.

Generell werden sieben allgemeine koordinative Fähigkeiten formuliert (vgl. Meinel/Schnabel 1987):
- Differenzierungsfähigkeit
- Orientierungsfähigkeit
- Kopplungsfähigkeit
- Umstellungsfähigkeit
- Rhythmisierungsfähigkeit
- Gleichgewichtsfähigkeit
- Reaktionsfähigkeit

Die Bewegungskoordination gilt als qualitative Komponente der Motorik, die sich durch hohe Ökonomie, angemessene Bewegungsstärke, entsprechendes Bewegungstempo und -umfang und damit einer hohen Bewegungskonstanz und Präzision der Bewegung sowie einer optimalen Bewegungskopplung auszeichnet.

Teilkomponenten der Bewegungskoordination sind die koordinativen Fähigkeiten, die sich in erster Linie durch Prozesse der Bewegungssteuerung und -regulation bestimmen. Diese Prozesse sind abhängig von Qualität und Schnelligkeit der aufgabenrelevanten Informationsaufnahme und -verarbeitung sowie deren neuromuskuläre Umsetzung in Bewegungshandlungen. Das neuromuskuläre System hat demnach zwei Möglichkeiten zu reagieren: über die Weiterleitungsgeschwindigkeit und die Ausdifferenzierung der Reizsignale.

Verbesserungsmöglichkeiten der Bewegungsqualitäten sind möglich hinsichtlich *Präzision/Genauigkeit* und *Schnelligkeit*. Die Schulung der Bewegungsqualitäten erfolgt somit, nachdem die Propriozeption/Wahrnehmung entwickelt wurde, über *zielgenaue, exakte Anforderungen* und *Anforderungen unter Zeitdruck*.

In der Regel sind koordinative Fähigkeiten verfestigte und generalisierte Abläufe in den Steuerungs- und Regelungsprozessen motorischer Handlungen. Sie sind Voraussetzungen für die adäquate Ausführung von Bewegungen. Eine gute Koordination ist damit an ein intaktes Nervensystem, eine funktionstüchtige Wahrnehmung und eine leistungsfähige Skelettmuskulatur gebunden.

Über eine Verbesserung der sensorischen Differenzierungsfähigkeit, der zeitlichen und räumlichen Wahrnehmung sowie des Gleichgewichts- und Reaktionsvermögens sollen mittelfristig folgende Ziele erreicht werden:
- Eine Ökonomisierung der Bewegungsabläufe
- Eine Verbesserung der motorischen Lernfähigkeit
- Eine erhöhte motorische Anpassungsfähigkeit an nicht standardisierte Situationen
- Eine verbesserte Reaktions- und Gleichgewichtsfähigkeit (Unfallprophylaxe)

Endziel ist eine „gute Koordination". Sie ist definiert als Fähigkeit des Einzelnen, schnelle und unbewußte Bewegungsänderungen ohne Verlust der Gelenkstabilität oder Körperbalance zielgerichtet und sicher auszuführen.

5.2.3
Struktur des koordinativen Trainings

Entscheidend für das koordinative Training ist die Qualität der bewußten Bewegungsausführung während des Übens, um eine verbesserte (unbewußte, automatisierte) Bewegungsqualität im Alltag zu erreichen. Die Qualität im Training wird bestimmt durch die korrekte Ausrichtung der Körperteile, den bewußten Einsatz der Muskulatur bei Bewegungen, die in physiologischen Achsen und Ebenen erfolgen sollte, sowie die Kontrolle von Bewegungskopplung, Geschwindigkeit und Rhythmus. Ziel des koordinativen Trainings ist die Verbesserung der Balance und Bewegungskontrolle – sowohl auf bewußter als auch auf reflektorischer Ebene – als Voraussetzung für Alltag und Freizeit. Die Balancefähigkeit setzt sich aus der statischen und der dynamischen Balance zusammen (s. Abb.5.9). Bezogen auf die Aktivität des neuromuskulären Systems vollzieht sich die Balance immer in einem aktiven/dynamischen Prozeß. Die Bezeichnungen der statischen und dynamischen Balance beziehen sich hier auf die Bewegung des Körpers im Raum. Alltägliche Bewegungshandlungen sind dynamische Balanceakte, daher ist die Balance ein Schlüsselpunkt in der Therapie.

Voraussetzung für eine optimale Balance ist eine ausgereifte Propriozeption. Diese wird trainiert, bevor die Balance geschult werden kann. Ein neuromuskuläres koordinatives Training beginnt daher immer mit einer Wahrnehmungsschulung. Die Wahrnehmung ist die Voraussetzung, um eine optimal abgestimmte Steuerung und Regelung des Bewegungsvollzuges entwickeln zu können. Eine Schulung der Gleichgewichtsregulation ohne vorheriges, fast abgeschlossenes Training der Propriozeption und Aufbau der Afferenzen führt zu mehr oder weniger ausgeprägten Veränderungen von Bewegungsprogrammen. Daher ist eine zeitliche Abstimmung von propriozeptivem Training und Balancetraining unbedingt notwendig.

Der Ausfall einer der Analysatoren, die das Gleichgewicht und damit die Koordination bestimmen, hat einen vermehrten Einsatz der übrigen Analysatoren zur Folge. Ist der kinästhetische Analysator betroffen, wird i.d.R. hauptsächlich über den optischen Analysator kompensiert. Bewegungen bzw. die Stellung der Extremitäten im Raum werden vom Patienten optisch kontrolliert und sind oft unsicher. Darüber hinaus ist der Einsatz dieses Analysators für andere Bereiche eingeschränkt, was die Unsicherheit des Patienten noch verstärkt und die Verletzungsgefahr erhöht. Um eine Automatisierung der physiologischen Bewegung (und damit die volle Verfügung der übrigen Analysatoren für ihre eigentlichen Aufgaben) zu erreichen, ist die Entwicklung der Tiefensensibilität essentiell. Das gilt sowohl für alltägliche Bewegungen als auch für den Sport. Ohne kinästhetische bzw. propriozeptive Fähigkeiten sind keine sicheren physiologischen Bewegungen möglich. Propriozeption ist der Schlüssel, der die Balance bestimmt. Balance integriert propriozeptive Signale mit dem visuellen, vestibulären, kinästhetischen und motorischen System und zeigt sich damit verantwortlich für alle Bewegungshandlungen.

5.2.4
Aufbau des neuromuskulären/koordinativen Trainings

Über Wahrnehmungs-, Balance- und Gleichgewichtsschulung soll durch das neuromuskuläre Training eine Verbesserung bzw. der Erhalt der Bewegungsqualität bereits vorhandener motorischer Programme sowie eine Verbesserung der Bewegungsvielfalt, d. h. die Anwendung bekannter Programme in variablen Situationen, und das Erlernen neuer Programme und Modifikationen erreicht werden. Bewegungen sollen also präzise, schnell und unter verschiedenen Voraussetzungen mit gleicher Qualität ausgeführt werden können. Insgesamt ergibt sich aus diesen Überlegungen eine Trainingshierarchie für die Therapie (s. Abb. 5.10), (s. hierzu auch Kap. 15):

- *1. Schulung der Propriozeption* in horizontaler Ebene (Reduktion des Einflusses des vestibulären Systems)
- *2. Schulung der statischen Balance* (in horizontaler und vertikaler Ebene, progredient verlaufend)

- *3. Schulung der dynamischen Balance* (Bewegungen des Körpers/der Extremitäten im Raum)
- 4. Zeitgleich verlaufende *Schulung der Gleichgewichtsreaktionen*
- 5. *Schulung von Bewegungsvielfalt* und *-qualität*

Erst wenn alle Stufen durchlaufen worden sind, kann der rehabilitative Prozeß abgeschlossen werden.

Wahrnehmungsschulung im Rahmen des koordinativen Trainings erfolgt in der Form des propriozeptiven Trainings. Propriozeptives Training ist aber nur dann effektiv, wenn das vestibuläre System weitgehend ausgeschaltet wird. Daher wird die Propriozeption zunächst in der Horizontalen geschult. Das System weist eine afferente Hierarchie auf. Da unsere

Bewegungsprogramme fast ausschließlich über aufrechte Körperhaltung bei Führung durch das vestibuläre System (Schutzfunktion) entwickelt worden sind, ist auch die Afferenzsynthese Prioritäten unterworfen, die wir zum Teil erlernt haben.

Ist die Körpersensibiltät entwickelt, kommt man über die *Schulung der statischen Balance* zur *Schulung der dynamischen Balance*. Das Training der statischen Balance muß progredient verlaufen. Diese Progredienz erfolgt vom bipedalen zum monopedalen Stand, von Übungen mit offenen Augen zu Übungen mit geschlossenen Augen, von ausgestreckten Armen zur Unterstützung der Gleichgewichtskontrolle zu am Körper anliegenden Armen und von Übungen auf stabilem Untergrund zu Übungen auf instabilem Untergrund (s. Abb. 5.10, Tab. 5.2). Hat der Patient die stati-

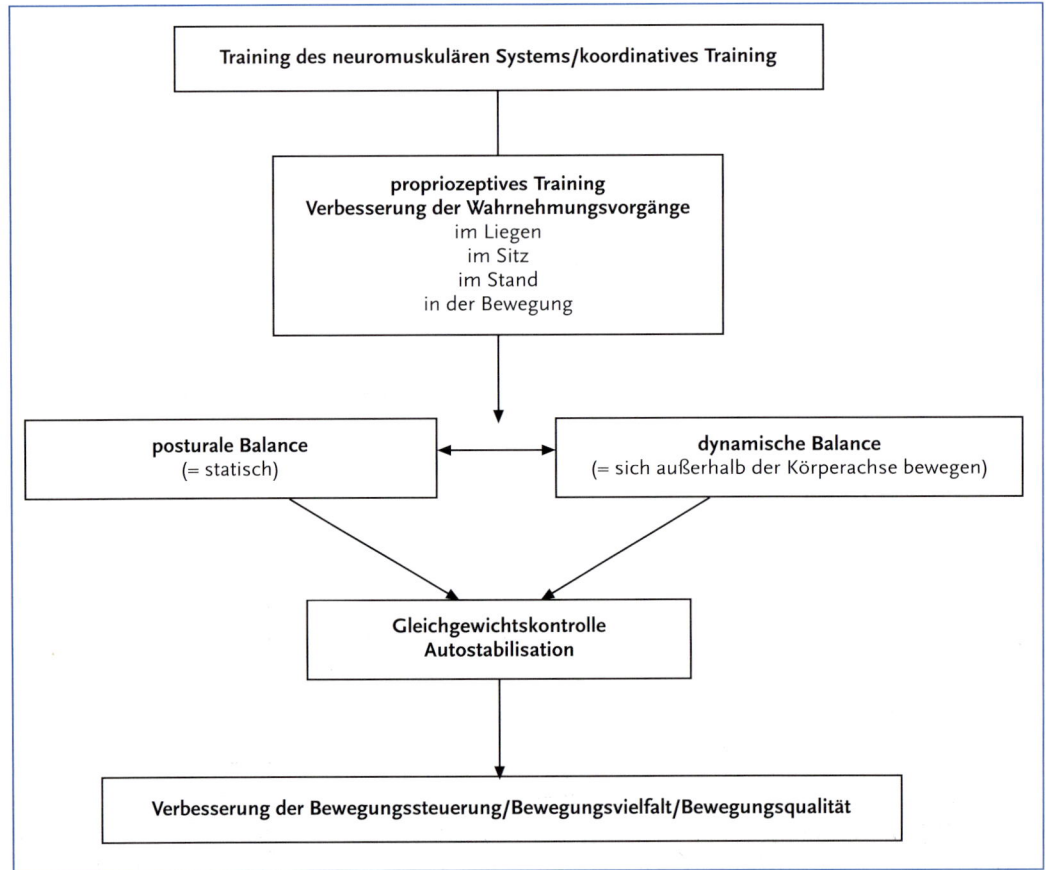

Abbildung 5.10 Methodischer Aufbau des koordinativen Trainings

sche Balancefähigkeit (Stabilisation und Kontrolle) (wieder) erreicht, wird zum Training der dynamischen Balance übergegangen. Diese erfolgt über Bewegungen des Körpers bzw. der Extremitäten im Raum.

Übungen auf instabilen Untergründen (z. B. Wackelbretter, Therapiekreisel etc.) können hinsichtlich des Alltagsbezuges in Frage gestellt werden. Dennoch ist das Training mit derartigen Kleingeräten indiziert, und zwar unter dem Stichwort der „Herausforderung des Systems". Anpassungsvorgänge im Körper erfolgen nur nach qualitativ und quantitativ überschwelligen Reizen, also Belastungssituationen, die dem Körper unbekannt sind und/oder mit denen er sich intensiv auseinandersetzen muß. Nur die Herausforderung bewirkt eine Verbesserung im Bewegungsverhalten und Anpassungsvorgänge im System, sie vermittelt Bewegungserfahrung und bietet so Kompensationsmöglichkeiten, die dem Patienten die Fähigkeit geben, unerwartete Bewegungssituationen und -anforderungen im Alltag zu meistern. Jedoch sollte zunächst in weniger anspruchsvollen Situationen trainiert werden, bevor man das System derart herausfordert.

Parallel zu bzw. nach der Entwicklung der statischen und dynamischen Balancefähigkeit müssen *Gleichgewichtsreaktionen* geschult werden (s. Tab. 5.2). Alle aktiven, willkürliche wie unwillkürliche, Bewegungen stellen in der Summe Veränderungen von Gleichgewichtszuständen dar. Daher muß der Körper jederzeit in der Lage sein, reaktiv auf Situationen, die ihn aus der Balance bringen, zu antworten. Diese Situationen werden zum einen durch das Balancetraining in seinen verschiedenen Ausführungen an sich hervorgerufen, darüber hinaus muß der Erhalt des Gleichgewichtes auch bei Störfaktoren von außen (Stöße, Schübe etc.) gesichert sein und entsprechend trainiert werden.

Ist der Patient nach Durchlaufen der einzelnen Therapiestufen in der Lage, seine Bewegungen physiologisch und sicher auszuführen, wird eine *Verbesserung der Bewegungsqualität* und *-vielfalt* über methodische Variationen erreicht (s. Tab. 5.2). Einfache Bewegungen werden unter erschwerten Bedingungen ausge-

führt bzw. werden durch komplexere Bewegungen ersetzt, die schließlich auch unter erschwerten Bedingungen durchgeführt werden. Variationsmöglichkeiten bestehen in:

- Ausgangsstellung
- Bewegungsausführung
- Beidseitigem Üben
- Rhythmus
- Rotationen in Bewegungen integrieren
- Zusätzlichen Aufgaben
- Übungskombinationen
- Reizung des Gleichgewichtssinnes (vestibuläres System)
- Einschränkung der optischen/akustischen Wahrnehmung
- Veränderten Übungsbedingungen
- Veränderten äußeren Bedingungen
- Zeitvorgaben

Die fundamentalen koordinativen Fähigkeiten – *kinästhetische Differenzierungsfähigkeit, räumliche Orientierungsfähigkeit, motorische Reaktionsfähigkeit, Gleichgewichtsfähigkeit* und *Rhythmusfähigkeit* – werden demnach über die Grundsätze: *Vielfältigkeit, Variation, Steigerung der Anforderungen* und *Berücksichtigung der individuellen Voraussetzungen* geschult (s. hierzu auch Kap. 15).

Tabelle 5.2 Übungsbedingungen und -methoden im Rahmen des koordinativen Trainings

Ziele	Methoden
posturale Balance/ statische Balance, Gleichgewichts- kontrolle, Autostabilisation	• bipedal • monopedal • stabiler Untergrund • instabiler Untergrund (Veränderungen auf horizontaler und vertikaler Ebene) mit/ohne visuelle Kontrolle externe Störfaktoren
Verbesserung der Bewegungssteuerung/ Bewegungsvielfalt/ Bewegungsqualität	• Präzision und Zeitdruck • vertikale und horizontale Bewegungen • eingelenkige und mehr- gelenkige Bewegungen • lineare und rotatorische Komponenten • Ausschaltung anderer Analysatoren • Einbeziehung verschiedener Körpersegmente Zeitvorgaben verändern

5.2.5
Belastungsdosierung und praktische Inhalte des koordinativen Trainings

Das neuromuskuläre/koordinative Training sollte zu Beginn jeder Therapieeinheit (TE) stattfinden und variabel gestaltet sein, um verschiedene Systeme anzusprechen. Koordinative Prozesse bzw. motorisches (Um)Lernen erfordern eine bewußte Auseinandersetzung mit der Bewegungsaufgabe sowie intensive Reize. Daher ist es wichtig, auf eine ausreichende Regenerationszeit in einer Therapieeinheit (abhängig von der Aufgabe) und zwischen verschiedenen Therapieeinheiten zu achten. Kriterium für die Übungshäufigkeit ist immer eine hohe/stabile Bewegungsqualität und die Fähigkeit zur bewußten Auseinandersetzung mit der Übung bzw. eine Reflexion der Übung. Als Richtwert gelten zwanzig bis vierzig Wiederholungen pro Aufgabe/TE bei 90% bis 100% Regeneration. Bewegungsqualität und -präzision werden mit geringer Wiederholungszahl (1–10) geschult, Schulung der Konstanz von Bewegungsqualität erfordert eine Übungsfrequenz von zehn bis etwa vierzig Wiederholungen. Gleichbleibende Bewegungsqualität bei erhöhter Geschwindigkeit wird im Bereich von einer bis zehn Wiederholungen trainiert.

Im Rahmen des neuromuskulären, koordinativen Trainings in der Rehabilitation setzt man in der Praxis meist Kleingeräte, häufig kombiniert mit Sprossenwand, Seilzügen oder Sequenztrainingsgeräten, ein.

In der Therapie der unteren Extremitäten sind der Therapiekreisel in verschiedenen Schwierigkeitsstufen, Schaukel- und Wackelbrett, Weichboden, Matte, Minitrampolin, Step, Kästen, Sprossenwand, Stäbe, Reifen, Pezzibälle, Gymnastik-, Fußbälle, Seilchen etc. als die klassischen (Klein-)Geräte zu nennen. Für die oberen Extremitäten kommen einige der oben genannten sowie (Soft-)Tennisbälle, Therapieknete und andere spezielle Handtrainingsgeräte in Frage.

Nach Verletzungen und Erkrankungen der unteren Extremitäten und der Wirbelsäule sind die Folgen der (kinästhetischen) Wahrnehmungsstörungen meist gravierend und haben Auswirkungen auf den gesamten Körper/das gesamte System (Haltung, Gangbild etc.).

Die folgende exemplarische Übungs- und Geräteauswahl bezieht sich schwerpunktmäßig auf die Rehabilitation der unteren Extremitäten und der Wirbelsäule.

Verletzungen und Erkrankungen im Bereich der oberen Extremitäten bewirken lokale Haltungsänderungen, die gegebenenfalls den gesamten Rumpf/Oberkörper mit einbeziehen. Bei Hand- und Fingerverletzungen ist es erstes Ziel, die für den Alltag notwendige Feinmotorik wieder herzustellen. Dazu werden die oben genannten Kleingeräte sowie alltägliche Utensilien (Stift, Schere, Messer, Gabel etc.) eingesetzt und Geschicklichkeitsübungen durchgeführt.

In der Praxis hat sich herauskristallisiert, daß nach einer Verletzung der unteren Extremität oft der „simple" Stand bzw. der Einbeinstand mit leicht flektiertem Knie vielen Patienten schon größte Schwierigkeiten bereitet oder gar nicht möglich ist. Der (Einbein-)Stand gibt Aufschluß über die Gleichgewichts- und Stabilisationsfähigkeit des Patienten.

In individuell methodisch gestalteten Übungsreihen für koordinatives- und Stabilisationstraining sind Stand und Einbeinstand wichtige Elemente. Sie lassen sich methodisch in „Schwierigkeitsgrade" unterteilen, indem man zunächst den Patienten beidbeinig, dann einbeinig mit Festhalten, mit offenen und geschlossenen Augen usw. üben läßt (s. Kap. 5.2.4). Generell ist es wichtig, auf eine gelenkachsengerechte Ausführung der Übung zu achten. Eine fehlende Tiefensensibilität und Unsicherheit eines Patienten zeigt sich häufig durch eine Valgusstellung der verletzten Extremität im Kniegelenk und/oder der Hüfte. Der Therapeut muß also auf eine achsengerechte Hüft- und Kniestellung hinweisen, die auch für die physiologische Gelenkbewegung und -belastung wichtig ist. Die Beine sollten sich nicht in kompletter Extensionsstellung, sondern in leicht flektierter Stellung befinden (Beuge- und Streckdefizite berücksichtigen!). Es ist auf die Position des Oberkörpers zu achten, da der Körper über Ausweichbewegungen kompensiert (z. B. über Hüftflexion).

Auch bei Krankheitsbildern der Wirbelsäule kommt es zu Abweichungen der Position im Stand. Es gelten hier die gleichen Punkte in bezug auf Rumpf und untere Extremitäten. Zusätzlich ist speziell auf die Haltung des Oberkörpers zu achten, die aufgrund der differenzierten Indikationen der Wirbelsäule sehr unterschiedliche Ausprägungen und Problematiken aufweisen kann.

Da eine physiologische Haltung die Voraussetzung für eine physiologische Bewegung ist, sind Haltungsschulung und Übungen im Stand die Basis für dynamische Bewegungen, z. B. Gehen (Gehschule), Laufen, Springen etc., die in der methodischen Reihe folgen. Standübungen in allen Variationen sind in allen Stufen der neuromuskulären Trainingshierarchie einsetzbar. Darüber hinaus läßt sich die Grundübung „Stand" mit Hilfe zahlreicher Geräte methodisch variieren.

Step, Kasten Der (Einbein-)Stand ist Ausgangslage für Treppen (Step, Kasten-)Steigen in verschiedenen Schwierigkeitsgraden und Höhen (bei den Übungen ist ebenfalls eine achsengerechte Ausführung wichtig).

Therapiekreisel, Schaukel-, Wackelbrett, Minitrampolin Der Therapiekreisel, Schaukel- und Wackelbrett sowie das Mini-Tampolin können gleich zu Beginn bei Verletzungen der unteren Extremitäten mit Teilbelastung (verletzte Extremität aufsetzen, an den „wackeligen", unsicheren Untergrund gewöhnen) sowie bei Wirbelsäulenverletzungen zur Haltungsschulung über den Beid- und Einbeinstand mit und ohne Festhalten und schließlich mit einer Bewegungsaufgabe (z. B. einbeinig ohne Festhalten den Kreisel drehen, obere Extremitäten/kontralaterale Seite führen andere Aufgabenstellung aus usw.) eingesetzt werden. Auch Übungen für die oberen Extremitäten lassen sich mit diesen instabilen Ebenen durchführen. Therapiekreisel, Schaukel-, Wackelbrett und Minitrampolin werden sowohl bei der Schulung der Wahrnehmung, der statischen und dynamischen Balance, Gleichgewichtsreaktionen als auch bei der Bewegungsvielfalt und -qualität genutzt.

Weichboden Die Weichbodenmatte bietet für das neuromuskuläre Training vielfältige Möglichkeiten. Die oben genannten Hilfsmittel sind in ihren Reaktionen nach einer gewissen Trainingszeit eher antizipierbar als der unberechnbare Untergrund einer Weichbodenmatte. Mit Hilfe des Weichbodens kann man durch Variationen in der Aufgabenstellung, wie z. B. Skippings, Vor-Rück-Seit-Sprünge, Einbeinsprünge, Stabilisieren usw. das System herausfordern. Hinzu kommt die rasche muskuläre Ermüdung bei wiederholten Bewegungen auf diesem Untergrund. Er ist deshalb besonders für die Verbesserung der Bewegungsqualität und -vielfalt einsetzbar, aber auch für die Schulung reaktiver Fähigkeiten und der Balance.

Geräteparcours Die einzelnen Geräte lassen sich auch in Form eines Geräteparcours in Kombination nutzen. Hier muß der Patient verschiedene, koordinativ anspruchsvolle Aufgaben hintereinander bewältigen. Beispielsweise eine Kombination von Weichboden (Skippings), Minitrampolin (ein-, beidbeinige Sprünge), Kastentreppen, verschiedenfarbige Reifen usw. Ein Geräteparcours kann auch auf Zeit durchlaufen werden (auf korrekte Ausführung achten, die Qualität der Bewegungen darf nicht unter dem Zeitdruck leiden!!! (Präzision/Zeitdruck: nur mit „fortgeschrittenen" Patienten!), oder es kann über Kommandos unter Zuhilfenahme von akustischen und optischen Signalen die Reaktionsfähigkeit trainiert werden. In der Regel geht man von statischen zu dynamischen Übungen über. In fortgeschrittener Therapie ist es auch sinnvoll, eine dynamische Aufgabenstellung mit einer statischen/stabilisierenden abschließen zu lassen (z. B. Schrittsprung auf eine Weichbodenmatte/Minitrampolin, anschließendes Stabilisieren der Einbeinstandposition mit gebeugtem Knie, fünf bis zehn Sekunden halten), da das Einnehmen einer stabilen Position nach einer dynamischen Aufgabe Patienten häufig Schwierigkeiten bereitet und Unsicherheiten hervorruft. Eine Gerätekombination ist besonders für die Schulung von Bewegungsvielfalt und -qualität geeignet.

Sequenztrainingsgeräte Auch Sequenztrainingsgeräte, besonders Wadentrainer und Beinpresse, lassen sich mit Hilfsmitteln in das Koordinationstraining einbauen (z. B. Beinpresse: Pezzi-Ball zwischen Füßen und Druckplatte, beidbeiniges, aber besonders auch einbeiniges Üben, instabile Druckplatte als Zusatz für die Beinpresse etc.).

Seilzug Vielfältig einsetzbar ist der Seilzug in Verbindung mit anderen Geräten. Hier läßt sich zunächst im Sitz, später im bi- und monopedalen Stand (auf Boden, Therapiekreisel, Wackelbrett, gerollte Matte usw.) und Widerstand durch den Seilzug (Fußschlaufe) an der kontralateralen Seite die (dynamische) Balance sehr gut trainieren. Die kontralaterale Seite führt mit dem vom Kabelzug gesetzten Gewicht bestimmte Bewegungsmuster aus (z. B. Extension/Flexion im Hüft- und Kniegelenk, Adduktion/Abduktion etc.) gegen die das Standbein zunächst auf stabilem, dann auf instabilem Untergrund stabilisieren muß. Ebenso kann gegen Bewegungen der oberen Extremitäten (Übungen mit dem Seilzug, z. B. propiozeptive neuromuskläre Fazilitation (PNF)-Muster) im Stand und Einbeinstand stabilisiert werden. Es lassen sich auch berufs- und alltagsspezifische Bewegungen mit dem Seilzug simulieren, deren Ausführung über Gewicht und variierende Untergründe erschwert werden kann („Herausforderung des Systems", Bewegungsqualität und -vielfalt). Im hierarchischen Aufbau des Trainings ist der Seilzug mit Beginn der Schulung der statischen Balance für alle Stufen gut einsetzbar.

Partnerübungen Im Koordinationstraining bieten Partnerübungen mit allen genannten Hilfsmitteln unzählige Möglichkeiten. Der Partner kann bei Stabilisationsübungen als Störfaktor von außen wirken oder mit Bällen, Reifen etc. aktiv die Übungen mitgestalten. In der Rehabilitation muß nicht unbedingt der Therapeut als Partner fungieren. Patienten, die sich in einem ähnlichen Trainingsstadium befinden, sind geeignete Übungspartner. Koordinationstraining ist ab einem fortgeschrittenen Trainingsstadium auch als Gruppentherapie durchführbar, die i.d.R. einen hohen Motivationscharakter besitzt. Partnerübungen können gut für die Schulung von Gleichgewichtsreaktionen und der Bewegungsvielfalt und -qualität eingesetzt werden.

Therapie bei indizierter Teilbelastung der verletzten Extremität, „Zwei-Waagen-Test" bei Vollbelastung Bereits in der postoperativen Teilbelastungsphase wird mit dem propriozeptiven Training begonnen. Körpergefühl kann mit Hilfe einer einfachen Personenwaage entwickelt werden (Patient soll mit der verletzten Extremität die vorgegebene Belastung auf der Waage ausüben, zunächst eigene optische Kontrolle, später optische Kontrolle durch den Therapeuten. Der Patient schätzt die Belastung ein, wichtig: Oberfläche der Waage und Untergrund des gesunden Standbeines auf einer Ebene, evtl. mit Hilfe eines Kastens). Hat der Patient ein Gefühl für die ihm erlaubte Belastung entwickelt, kann er mit entsprechender Belastung die verletzte Extremität auf Therapiekreisel, Weichboden, Wackelbrett usw. aufsetzen und so an instabile Untergründe gewöhnen und Bewegungsaufgaben ausführen. Personenwaagen werden bei indizierter Vollbelastung der unteren Extremitäten u. a. beim „Zwei-Waagen-Test" (Patient steht mit jeweils einem Fuß auf einer der beiden nebeneinander angeordneten Personenwaagen) eingesetzt, um die jeweilige Belastung der Beine zu bestimmen. Besonders nach Verletzungen/Erkrankungen der unteren Extremitäten und der Wirbelsäule kommt es infolge von Schonhaltungen häufig zu ungleichmäßigen Gewichtsverteilungen. Die Waagen werden auch zur Wahrnehmungsschulung in der Therapie eingesetzt. Der Patient kann mit Hilfe der Waagen (wieder)erlernen, die Belastung der unteren Extremitäten einzuschätzen und rechtes und linkes Bein adäquat zu beanspruchen.

Aquatherapie Zahlreiche Komponenten des neuromuskulären und koordinativen Trainings lassen sich auch im Wasser sehr gut umsetzen (s. hierzu Kap. 14).

5.2.6
Exemplarische Umsetzung des koordinativen Trainings in die Praxis

Untere Extremität

(s. hierzu auch Kap. 15)

1. Schulung der Propriozeption in horizontaler/ vertikaler Ebene:
- Kurzer Fuß nach Janda
- Übungen mit Personenwaage, Zwei-Waagen-Test
- Übungen im Sitz, wechselnde Belastung und veränderte Untergründe für die untere Extremität
- Übungen im Stand, einbeinig und beidbeinig

2. Schulung der statischen Balance:
- Beidbeiniger Stand
- Einbeiniger Stand
- Offene/geschlossene Augen
- Arme ausgestreckt zur Unterstützung der Balance
- Arme anliegend
- Auf stabilem Untergrund
- Auf instabilem Untergrund (Therapiekreisel, Wackel- und Schaukelbrett, Minitrampolin, Weichboden, Sitzkissen, gerollte Matte usw.)

3. Schulung der dynamischen Balance:
- Kniebeugen (ein- und beidbeinig)
- Ausfallschritt
- Einbeinstand (auf stabilem und instabilem Untergrund), kontralaterale untere Extremität führt eine Bewegung in der Frontalebene aus
- Einbeinstand (auf stabilem und instabilem Untergrund), (obere Extremitäten führen Übungen in verschiedenen Ebenen aus, Übungen mit Seilzug, Latexband, Hanteln etc.)
- „Sternübung" (Einbeinstand auf am Boden markiertem Stern, linke und rechte Hand berühren die verschiedenen „Zacken")
- Gehen, Laufen, Springen in verschiedenen Richtungen und Ebenen, auf variablen Untergründen, stabil und instabil, Step, Kasten etc.

4. Schulung der Gleichgewichtsreaktionen/reaktiven Fähigkeiten:
- Stand und Einbeinstand (auf stabilem und instabilem Untergrund), reagieren auf Reize von außen (Stöße, zugeworfene Bälle fangen, Schwierigkeitserhöhung durch instabile Standflächen, zusätzliche Bewegungsaufgaben, schnell zugeworfene Bälle etc.)
- Übungen am Seilzug
- Partnerübungen

5. Schulung von Bewegungsvielfalt und Bewegungsqualität:
- Balanceübung auf Balken (einbeinig, beidbeinig)
- Übungen am Seilzug (im Einbeinstand, kontralaterale Extremität führt eine Übung in verschiedenen Ebenen aus, im Beid- oder Einbeinstand, obere Extremitäten führen Übungen in verschiedenen Ebenen aus, Erhöhung des Schwierigkeitsgrades durch instabile Standfläche etc.)
- Komplexe Bewegungsaufgaben (Variationen nach den Grundsätzen der Schulung von Bewegungsvielfalt und Bewegungsqualität)
- Partnerübungen
- Gerätepacours

Wirbelsäule

(s. hierzu auch Kap. 15)

1. Schulung der Propriozeption (in horizontaler/ vertikaler Ebene):
- Körpersensibilität/Haltungsschulung: im Stand/Sitzen/Liegen (Beckenkippung/-aufrichtung)
- Übungen mit Personenwaage
- Übungen im Sitz auf stabilem Untergrund
- Übungen in Rücken- und Bauchlage, in Bankstellung (mit Kleingeräten, Hilfsmitteln, Stäbe, Seilchen etc.)
- Taktile Reize am Rücken setzen (mit Igelbällen, Sandsäckchen, Fingern etc.)

2. Schulung der statischen Balance:
- Beidbeiniger Stand
- Einbeiniger Stand
- Offene/geschlossene Augen

- Arme ausgestreckt zur Unterstützung der Balance
- Arme anliegend
- Auf stabilem Untergrund
- Auf instabilem Untergrund (Therapiekreisel, Wackel- und Schaukelbrett, Minitrampolin, Weichboden, Sitzkissen, gerollte Matte usw.)
- Übungen im Sitz auf instabilem Untergrund
- Übungen in der Bankstellung/der Rückenlage auf instabilen Untergründen (Schaukelbrett etc.).

3. *Schulung der dynamischen Balance:*
- Übungen im Sitz auf stabilem und instabilem Untergrund, obere Extremitäten führen Übungen aus, mit Latexband, Hanteln, Seilzug etc.
- Sitz auf Pezzi-Ball, obere Extremitäten führen Übungen aus (mit Latexband, Hanteln, Seilzug etc.)
- Kniebeugen (ein- und beidbeinig)
- Ausfallschritt
- Einbeinstand (auf stabilem und instabilem Untergrund), kontralaterale untere Extremität führt eine Bewegung in der Frontal- oder Sagittalebene aus
- Einbeinstand (auf stabilem und instabilem Untergrund), (obere Extremitäten führen Übungen in verschiedenen Ebenen aus, Übungen mit Seilzug, Latexband, Hanteln etc.)
- Gehen, Laufen, Springen in verschiedenen Richtungen und Ebenen, auf variablen Untergründen, stabil und instabil, Step, Kasten etc.

4. *Schulung der Gleichgewichtsreaktionen/reaktiven Fähigkeiten:*
- Therapeut setzt Impulse von außen, auf die das System reaktiv antworten muß, damit der stabile Sitz/Stand beibehalten wird (Rumpfmuskulatur, Ausgleichsbewegungen der unteren und oberen Extremitäten)
- Sitz auf sehr instabilen Untergründen: Sitzkissen, Therapiekreisel, Wackelbrett etc., zunächst mit der Möglichkeit der distalen Fixierung der unteren Extremitäten (Füße setzen auf Boden auf), dann ohne; obere Ex-

tremitäten führen Übungen aus (mit Latexband, Hanteln, Seilzug etc.)
- Übungen in der Bankstellung/im Sitz/in der Rückenlage auf instabilen Untergründen mit Impulssetzung von außen, z. B. über den Seilzug
- Stand und Einbeinstand (auf stabilem und instabilem Untergrund), Reagieren auf Reize von außen (Stöße, zugeworfene Bälle fangen, Schwierigkeitserhöhung durch instabile Standflächen, zusätzliche Bewegungsaufgaben, schnell zugeworfene Bälle etc.)

5. *Schulung von Bewegungsvielfalt und Bewegungsqualität:*
- Rotatorische Komponenten in die Übungen einbauen
- Übungen am Seilzug (im Sitz und im Einbeinstand, kontralaterale Extremität führt eine Übung in verschiedenen Ebenen aus, im Beid- oder Einbeinstand, obere Extremitäten führen Übungen in verschiedenen Ebenen aus, Erhöhung des Schwierigkeitsgrades durch instabile Standfläche etc.)
- Komplexe Bewegungsaufgaben (Variationen nach den Grundsätzen der Schulung von Bewegungsvielfalt und Bewegungsqualität)
- Partnerübungen
- Gerätepacours

Obere Extremität

(s. hierzu auch Kap. 15)
1. *Schulung der Propriozeption in horizontaler/ vertikaler Ebene:*
- Mit ausgestreckter und leicht flektierter oberer Extremität gegen stabilen und instabilen Widerstand/Fläche Druck ausüben (Wand/ Boden)
- Einsatz der Personenwaage
- taktile Reize an Handfläche setzen

2. *und 3. Schulung der statischen Balance und der dynamischen Balance:*
Die Schulung der statischen und dynamischen Balance ist für die Therapie der oberen Extremitäten in dieser Form nicht so bedeutsam, daher werden weitere Übungen unter dem Begriff der reaktiven Fähigkeiten aufgeführt.

4. Schulung von reaktiven Fähigkeiten:

- Mit ausgestreckter und leicht flektierter oberer Extremität gegen instabile Fläche Druck ausüben (beid-, einarmiges Aufstützen auf Therapiekreisel auf Tisch, Liege, Matte, Pezzi-Ball etc., unter Belastung drehen, Wackelbrett, Stäbe etc. einsetzen)
- Verschiedene Ausgangspositionen, Bauch-/Rückenlage, Sitz, Stand (im Sitz auf Hocker rechts und links Pezzibälle fixieren)
- Therapeut gibt Impulse an den ausgestreckten Arm, auf die das System reaktiv antworten muß (zunächst in Rückenlage, dann im Stand etc.)

5. Schulung von Bewegungsvielfalt und Bewegungsqualität:

- Komplexe, feinmotorisch anspruchsvolle Bewegungsaufgaben ausführen (Variationen nach den Grundsätzen der Schulung von Bewegungsvielfalt und Bewegungsqualität)

| 5.3
| Literatur

Birbaumer, N./Schmidt, R. F. (1991): Biologische Psychologie. Berlin, Heidelberg: Springer-Verlag.

De Marèes, H. (1989): Sportphysiologie. Köln: Tropon Werke.

Freiwald, J. (1989): Prävention/Rehabilitation im Sport. Rheinbeck: Rowohlt-Verlag.

Haase, J., et al. (1976): Sensomotorik. München, Berlin, Wien: Urban & Schwarzenberg.

Hollmann, W./Hettinger, Th. (1990): Sportmedizin. Arbeits- und Trainingsgrundlagen. Studienausgabe, 3. Auflage. Stuttgart: Schattauer Verlag.

Hotz, A./Weineck, J. (1988): Optimales Bewegungslernen. Beiträge zur Sportmedizin, Bd. 23. Erlangen: Perimed.

Johansson, H./Sjölander, P./Sojka, P. (1991): Receptors in the knee joint ligaments and their role in the biomechanics of the joint. Crit. Rev. Biomedical Engineering, 18 (5): 341–368.

Kahle, W./Leonhardt, H./Platzer, W. (1979): Taschenatlas der Anatomie, Bd. 3: Nervensystem und Sinnesorgane. Stuttgart: Thieme Verlag.

Meinel, K./Schnabel, G. (1987): Bewegungslehre. Berlin: Volk und Wissen.

Roth, K. (1987): Die empirisch-analytische Betrachtungsweise der Motorik. In: Willimczik. K., Roth, K.: Bewegungslehre. Reinbeck: Rowohlt-Verlag.

Schewe, H. (1988): Die Bewegung des Menschen. Stuttgart: Thieme Verlag.

Schmidt, R.F. [Hrsg.] (1979): Grundriß der Neurophysiologie. Berlin, Heidelberg: Springer-Verlag.

Schmidt, R.F. (1995): Neuro- und Sinnesphysiologie. Berlin, Heidelberg: Springer-Verlag.

ten Bruggencate, G., et al. [Hrsg.] (1980): Allgemeine Neurophysiologie. München, Wien, Baltimore: Urban & Schwarzenberg.

Zimmer, R./Circus, H. (1987): Psychomotorik. Schriftenreihe zur Praxis der Leibeserziehung und des Sports. Schorndorf: Verlag Karl Hofmann.

KAPITEL 6

Ausdauertraining in der Therapie

Ermüdungswiderstandsfähigkeit

RÜDIGER FIEHN UND INGO FROBÖSE

6.1
Ausdauerleistungsfähigkeit

Ausdauer ist charakterisiert durch die Fähigkeit, eine gegebene Leistung über einen möglichst langen Zeitraum „durchhalten" zu können. Somit ist die Ausdauer identisch mit der Ermüdungswiderstandsfähigkeit. Beeinflussende Faktoren der Ausdauerleistungsfähigkeit sind lokale Stoffwechselvorgänge (z. B. Milieuveränderungen, Wasser- und Elektrolythaushalt etc.), neuromuskuläre Steuerungs- und Regelungsvorgänge, Motivation und andere zentrale Prozesse sowie die Regenerationsfähigkeit (Spring et al. 1997).

Das Training der Ausdauer kann entsprechend der Einteilung von Hollmann/Hettinger (1990) nach dem Anteil der arbeitenden Muskulatur (lokal/allgemein), nach der Art der Energiebereitstellung (aerob/anaerob) und nach der Art der Muskelarbeit (statisch/dynamisch) differenziert werden. Außerdem läßt sich die Ausdauer nach zeitlichen Kriterien (Kurz-, Mittel- und Langzeitausdauer) sowie im Wechsel mit anderen motorischen Hauptbeanspruchungsformen beschreiben (Kraftausdauer, Schnelligkeitsausdauer).

Von Bedeutung für die Rehabilitation orthopädisch/traumatologischer Beeinträchtigungen sind dabei insbesondere die Kraftausdauer, da sie als Grundlage eines Muskeltrainings vorrangig trainiert wird (vgl. Fünf-Stufen-Modell zum Muskeltraining, siehe Kap. 4.4) sowie die allgemeine Grundlagenausdauer, da sie die Basis für alle alltäglichen Belastungen und die Anforderungen in der Therapie darstellt. Mit Kraftausdauer wird die Fähigkeit des neuromuskulären Systems bezeichnet, gegen höhere Lasten (mehr als 30% der Maximalkraft) über einen definierten Zeitraum (längstens zwei Minuten bei maximaler Auslastung) aktiven Widerstand zu produzieren und dabei die Reduktion im Verlauf der Belastung möglichst gering zu halten (vgl. Schmidtbleicher 1989). Unter dem Begriff der allgemeinen Ausdauer/Grundlagenausdauer versteht man die Leistungsfähigkeit des Organismus, bei der mindestens ein Sechstel der Gesamtmuskelmasse über einen längeren Zeitraum einer Belastungssituation ausgesetzt ist. Dabei unterscheidet man, wie oben bereits angedeutet, nach der Art der Energiebereitstellung. Bei der allgemeinen aeroben Ausdauer wird der Energiebedarf weitgehend unter Sauerstoffverbrauch bereitgestellt, während bei der anaeroben Ausdauer dieser hauptsächlich aus der Glykolyse rekrutiert wird.

6.2
Bestimmung der Ausdauerleistungsfähigkeit

Die Ausdauerleistungsfähigkeit bestimmt sich insbesondere durch die sog. aerob-anaerobe Schwelle, die den Übergangsbereich von aerober zu anaerober Energiebereitstellung definiert (es ist kein Fixpunkt!). Ermittelt wird diese Schwelle meist über die Registrierung der Laktatkonzentration im Blut. Daneben wird noch der Bereich der sog. aeroben Schwelle sowie der der anaeroben Schwelle unterschieden.

Mit dem Begriff „aerobe Schwelle" wird jener Bereich bezeichnet, bei dem die Energie auf aerobem Wege am besten genutzt wird (Berg et al. 1990). Dabei wird im Rahmen der oxidativen Prozesse nur wenig Laktat gebildet. Den Bereich der aeroben Schwelle definiert man zu Beginn des Anstieges der Laktatwerte über den Ausgangswert.

Die aerob-anaerobe Schwelle gibt den Bereich an, in dem eine erhöhte Glykolyse die Laktatkonzentration in der Muskelzelle mit ansteigender Sekretion ins Blut zunehmen läßt. Da das Laktat aber größtenteils oxidiert wird, bleibt in diesem Bereich der absolute Laktatanstieg jedoch relativ gering, und ein Gleichgewicht entsteht.

Im Bereich der anaeroben Schwelle ist das System an der obersten Grenze dieses Gleichgewichtes angelangt. Da die glykolytische Energiebereitstellung aber weiter zunimmt, kann dieses nicht länger aufrechterhalten bleiben, so daß die Laktatkonzentration im Blut stetig ansteigt.

Nach Astrand/Rodahl (1986) ist die anaerobe Schwelle in der Regel in einem Bereich von 4 mmol/l Laktatkonzentration zu finden. Dies ist so allerdings nicht in jedem Fall auf jede Person uneingeschränkt zu übertragen, da sie bei trainierten Ausdauersportlern etwa zwischen 2,5-3,5 mmol/l und bei Untrainierten deutlich über 4 mmol/l liegen kann. Deshalb ist es häufig notwendig, will man eine zufriedenstellende Aussage zur Leistungsfähigkeit erhalten, die individuellen Schwellen zu bestimmen (Heck et al. 1985).

Da diese Verfahren meist sehr aufwendig sind, lassen sie sich in der Rehabilitation nur eingeschränkt anwenden. Aus diesem Grund hat es sich durchgesetzt, die Leistungsfähigkeit nicht invasiv zu bestimmen. Hierzu zieht man das Herzfrequenzspektrum bei definierter Belastung heran. Die Herzfrequenz zeigt bei ansteigender Belastung einen S-förmigen Verlauf, der auf den Zusammenhang zwischen Schlagvolumen und Frequenz beruht. Bei geringer Belastung zeigt die Herzfrequenz nur einen flachen Anstieg, da das Herzminutenvolumen vor allem dabei durch das Schlagvolumen gesteigert wird. Mit weiter zunehmender Belastung erreicht das Schlagvolumen das Maximum, so daß das Herzminutenvolumen nur noch durch die Frequenz angepaßt werden kann. Die Herzfrequenz steigt nun linear stetig steil parallel zur Leistung an. Dieser Anstieg wird im Bereich der anaeroben Schwelle wieder zunehmend flach, so daß man davon ausgeht, daß der Knick mit der Schwelle zusammenfällt und so über die Herzfrequenz bestimmt werden kann.

Auf dieser Grundlage hat es sich etabliert, in der Therapie standardisierte Belastungsuntersuchungen zur Bestimmung der Ausdauerleistungsfähigkeit sowie zur Festlegung der Trainingspulsfrequenz durchzuführen. Aufgrund der präzisen, gut dosierbar und jederzeit exakt reproduzierbaren Belastung hat sich die Fahrradergometrie als Standardtestverfahren durchgesetzt. Alle anderen Belastungstests werden meist nur eingesetzt, um entweder sportartspezifische Aussagen ermitteln zu können oder da aufgrund einer Verletzung, z. B. der unteren Extremität, der Einsatz des Fahrradergometers nicht möglich ist. Weitere Ergometer sind: Drehkurbelergometer, Stufenergometer, Laufbandergometer, Ruderergometer und das Schwimmergometer.

Sowohl Leistungsuntersuchungen mittels ergometrischer Verfahren als auch das Training selbst ist dabei immer von bestimmten festzulegenden Parametern abhängig. Diese sind:

- Belastungsmodus (konstant, rampen- oder stufenförmig)
- Belastungssteigerung (Geschwindigkeit, Leistung)
- Anfangsbelastung (Anfangsgeschwindigkeit, Anfangsleistung)
- Belastungsabstufung (Änderung der Geschwindigkeit bzw. Leistung)
- Stufendauer (Zeit)
- Pausendauer (ggf. bei Laufbandtests)

Im deutschsprachigen Raum werden drei Standardtestverfahren für die Fahrradergometrie genutzt. Diese sind für die Rehabilitation der World Health Organization (WHO)-Test, für Freizeit-Breitensportler der Hollmann-Venrath-Test und für Leistungssportler der Bundesausschuß für Leistungssport (BAL)-Test. Diese sind im Abschnitt „Analytische Screening- und Standardtestverfahren" (s. Kap. 9 und 10) näher beschrieben.

Mit Hilfe der Ergometrie kann sowohl die *maximale* als auch die *submaximale* Leistungsfähigkeit ermittelt werden (Rost/Hollmann 1982). Die Ergebnisse der maximalen Leistungsfähigkeit sind abhängig von:

- *Körperstatur* (übergewichtige Menschen haben einen relativ geringen Muskel-, aber einen prozentual höheren Fettanteil)
- *Geschlecht* (die Muskelmasse einer Frau liegt etwa 20% unter der des Mannes)
- *Lebensalter* (die Maximalleistung wird etwa mit 30 Jahren erbracht und nimmt dann etwa alle zehn Jahre beim Mann um 10%, bei der Frau um 8% ab, kann allerdings durch Training nahezu stabilisiert werden)
- *Trainingszustand* (ein allgemeines Ausdauertraining erhöht die Leistungswerte)

Für die Beurteilung, ob ein Patient sich kardial ausbelastet hat, dient folgender Richtwert für die maximal erreichte Herzfrequenz: Maximalfrequenz = 220 minus Lebensalter plus/minus zehn Schläge. Liegt sie deutlich unter diesem Wert, so muß davon ausgegangen werden, daß keine kardiale Ausbelastung stattgefunden hat.

Die Solleistung für den gesunden Mann sollte dabei 3 W/kg Körpergewicht minus 10% für jede Lebensdekade und für die gesunde Frau 2,5 W/kg Körpergewicht minus 8% für jede Lebensdekade nicht unterschreiten, wenn eine gewisse Ausdauerleistungsfähigkeit attestiert werden soll.

Eine Beurteilung der Leistungsfähigkeit im submaximalen Bereich wird dann notwendig, wenn eine Maximalfrequenz nicht erreicht wurde oder erreicht werden kann, z. B. wegen muskulärer Schwäche, unzureichender Motivation oder bei bekannter Grunderkrankung, die eine maximale Ausbelastung ausschließt. Diese Leistungsfähigkeit auf submaximaler Ebene wird mit dem Ausdruck PWC (Physical work capacity) bezeichnet und der gewählte und (fast) erreichte submaximale Soll-Frequenzwert als Index hinzugefügt (z. B. PWC_{130}.

Erreicht die Herzfrequenz den Sollwert nicht genau auf einer Belastungsstufe, so muß interpoliert (zwischen der nächstniedrigen und der nächsthöheren Stufe) bzw. extrapoliert (aus der nächstniedrigeren Stufe) werden, um die Daten zu dem gewählten PWC-Wert ermitteln zu können.

Die Inter- bzw. Extrapolation kann graphisch oder rechnerisch erfolgen.

Interpolation

F 6.1

$$PWC_{170} = [W_1 + (W_2 - W_1) \cdot \frac{(P - P_1)}{(P_2 - P_1)}] \div kg$$

P = angestrebte Herzfrequenz (HF), z. B. 170
P_1 = HF bei gegebener Wattstufe, die unterhalb der Vorgabe 170 liegt
P_2 = HF bei gegebener Wattstufe, die oberhalb der Vorgabe 170 liegt
W_1 = die Wattstufe auf der die Frequenz P_1 erreicht wird, die gerade unter 170 liegt.
W_2 und P_2 liegen gerade oberhalb von 170

Extrapolation

F 6.2

$$PWC_{170} = [W_1 + (W_1 - W_2) \cdot \frac{(P - P_1)}{(P_2 - P_1)}] \div kg$$

P = angestrebte HF (z. B.: 170)

W_1/P_1 entspricht der höchsten Belastungsstufe unterhalb der angestrebten HF
W_2/P_2 entspricht der zweithöchsten Belastungsstufe unterhalb der angestrebten HF

Im Anschluß an die Bestimmung der Leistungsfähigkeit im submaximalen Bereich erfolgt die Bewertung des Ergebnisses. Dazu können folgende Normwerte (s. Tab. 6.1) herangezogen werden. Werden diese Werte erreicht bzw. überschritten, ist eine ausreichende Ausdauerleistungsfähigkeit zu attestieren.

Diese Werte sind *nicht* altersabhängig! Jedoch ist der Grad der Ausbelastung vom Alter der Person abhängig. Bei einem PWC_{130} leistet

Tabelle 6.1 Normwerte für Männer und Frauen auf submaximaler Belastungsstufe (nach Rost et al. 1977)

	Männer [W/kg]	Frauen [W/kg]
PWC_{130}	1,5	1,25
PWC_{150}	2,0	1,6
PWC_{170}	2,5	2,0

der 70jährige genauso viel wie der 30jährige (1,5 W/kg). Für den jungen Mann stellt diese Belastung jedoch vielleicht nur etwa 50% seines Maximums dar, für den älteren kann es bereits eine Ausbelastung sein.

Der Vorteil einer solchen Leistungsermittlung auf submaximaler Ebene liegt darin begründet, daß der psychologische und physiologische Faktor – möglichst nahe an die Leistungsgrenze herangehen zu müssen – ausgeschaltet wird.

Der Nachteil ist jedoch darin zu sehen, daß eine Leistungsbewertung um so besser wird, je höher der Ausbelastungsgrad ist (die Streuung der HF unter Belastung liegt genauso vor wie unter Ruhe).

Umfassende Beschreibungen der Ergometertests finden sich im Abschnitt „analytische Screening- und Standardtestverfahren (s. Kap. 9 und 10) wieder.

6.3
Ziele eines Ausdauertrainings in der Therapie

Eine gut entwickelte Ausdauerleistungsfähigkeit bildet die Grundlage eines jeden Trainings. Denn es wird ein optimaler Schutz vor den Auswirkungen von Bewegungsmangel-Erkrankungen erreicht.

Das bedeutet, daß ein Ausdauertraining nicht nur die körperliche Leistungsfähigkeit verbessert, sondern auch eine wichtige Rolle in der Vorbeugung vor degenerativen Herz-Kreislauf-Erkrankungen spielt sowie das Immunsystem entscheidend stärkt.

Durch ein Ausdauertraining wird darüber hinaus die allgemeine Belastungsverträglichkeit im gesamten Organismus erhöht. Als Folge davon laufen alle regenerativen Prozesse während oder im Anschluß an ein Training beschleunigt ab.

Wichtig für das Verständnis eines Trainings im orthopädisch-traumatologischen Bereich ist in diesem Zusammenhang, daß dies nicht nur für ausdauerbetonte Belastungen, wie z. B. Laufen oder Radfahren gilt, sondern auch für das Training der Muskulatur. Dies führt erstens dazu, daß ein Patient mit guter allgemei-

ner Ausdauerleistungsfähigkeit auch höhere Trainingsbelastungen (mehrstündiges Training) tolerieren kann, denn er ist in der Lage, seine Konzentrationsfähigkeit und damit die Bewegungsqualität über längere Zeit aufrechtzuerhalten, da die Ermüdung erst später eintritt. Und zweitens findet zwischen den einzelnen Trainingseinheiten auch eine beschleunigte Erholung statt, so daß der Körper zur nächsten Trainingseinheit umfassender regeneriert ist.

In der Therapie bildet neben der allgemeinen Ausdauer auch die lokale Ausdauerleistungsfähigkeit die Grundlage eines effektiven Aufbautrainings. Denn das mit geringer Intensität durchgeführte lokale Kraftausdauertraining bewirkt nicht nur durch eine verbesserte Nährstoffversorgung positive Anpassungserscheinungen in der Peripherie, sondern bewirkt durch die häufigen Bewegungswiederholungen auch eine verbesserte intermuskuläre Koordination und damit eine ökonomischere Bewegungsausführung.

Bei einigen Verletzungen werden während der Behandlung Gelenke teilweise oder ganz immobilisiert. Ein spezifisch durchgeführtes Ausdauertraining kann auch hier die bekannten negativen Folgen mindern und so zu einer effektiven Therapie führen. In dieser Weise kann ein solches Training sogar, im Anschluß an die Immobilisierung durchgeführt, erste Anpassungen im Sinne einer Hypertrophie auslösen, bestehende schlechte Ernährungsbedingungen durch fehlende Walkbewegungen verbessern und dadurch gleichzeitig dazu beitragen, Ablagerungen von Stoffwechselprodukten aus dem Gelenk heraus zu befördern. Gleichzeitig wird das Knorpelwachstum wieder angeregt, eine Ausrichtung der Kollagenfasern in Richtung der Beanspruchung erreicht und über eine verbesserte Durchblutung eine Kapillarisierung erzielt. Ebenso wird die Sauerstoffaufnahme, Thermoregulation und Stoffwechselsituation verbessert. Zuletzt wirkt eine verbesserte Leistungsfähigkeit sogar im Sinne einer psychischen Stabilisierung und kann somit die Heilung beschleunigen.

Die wesentlichen Ziele eines Ausdauertrainings lassen sich somit wie folgt zusammenfassen:

- Stärkung des Immunsystems
- Schutz vor den Auswirkungen von Bewegungsmangel-Erkrankungen
- Vorbeugung vor degenerativen Herz-Kreislauf-Erkrankungen
- Erhöhung der allgemeinen Belastungsverträglichkeit im gesamten Organismus
- Beschleunigter Ablauf regenerativer Prozesse
- Höhere Ermüdungswiderstandsfähigkeit
- Besseres Wohlbefinden
- Psychophysische Stabilisierung

6.4
Inhalte des Ausdauertrainings

Inhalte und Methoden eines Ausdauertrainingsprogramms richten sich nach den individuellen Fähigkeiten und Zielen jedes einzelnen Patienten. Wichtig für Anfänger bzw. für ein Training im Anschluß an eine Verletzung ist der langsame Aufbau des Trainings. Denn die verschiedenen Organe und Organsysteme benötigen eine unterschiedliche Zeit der Anpassung an Belastungen. Wird diese einfache Reiz-Reaktionsregel nicht beachtet, können daraus Gelenkprobleme und Gelenkschmerzen resultieren (s. Kap. 2.3).

Zu Beginn eines allgemeinen aeroben Ausdauertrainings sollte deshalb immer eine etwa zwei- bis vierwöchige Anpassungsphase stehen, in der die Voraussetzungen für ein Ausdauertraining geschaffen werden (Körperwahrnehmung, Gymnastik, Lauf- bzw. Schwimmtechnik). Daran schließt sich die fünf- bis siebenwöchige Aufbauphase an, in der systematisch ein Ausdauertraining durchgeführt wird, mit dem weiteren Ziel, ein Zeit- und Tempogefühl zu entwickeln. In einer dritten Phase kommt es zur Stabilisation der erreichten Anpassungen im Sinne eines Erhaltungstrainings. Dabei sollte das allgemeine aerobe Ausdauertraining minimal täglich 20 Minuten durchgeführt werden oder optimal dreimal wöchentlich für 40 bis 60 Minuten.

Bei den Inhalten oder Methoden eines Ausdauertrainings wird zwischen einer Dauer- und Intervallmethode unterschieden. Kennzeichen der *Dauermethode* ist ein ohne Unterbrechung länger einwirkender Trainingsreiz, mit dem vor allem die lokale oder allgemeine aerobe Ausdauerleistungsfähigkeit trainiert wird. Dies bedeutet meist, daß eine bestimmte Strecke in einer festgelegten Zeit zurückgelegt wird, woraus sich dann die Belastungsintensität ergibt. Denn abhängig von der gewählten Intensität (extensiv/gering oder intensiv/hoch) und Dauer (kurz, mittel, lang) werden verschiedene Arten der Energiebereitstellung herangezogen und deswegen auch andere Trainingswirkungen erzielt.

Als Grundlage oder Basis für ein rehabilitatives Training sollte die extensive Dauermethode mit längerer Trainingszeit (20 bis 60 Minuten) gewählt werden. Denn erst hierdurch werden die beschriebenen positiven Effekte eines Ausdauertrainings erzielt sowie der Fettstoffwechsel angeregt und die Herz-Keislauf-Leistung ökonomisiert.

Neben dieser Dauermethode mit extensiver Reizwirkung kann bei Fortgeschrittenen die Dauermethode mit intensiver Reizwirkung und kürzerer Trainingszeit (15 bis 30 Minuten) im Anschluß an das Grundlagentraining gut eingesetzt werden. Die Trainingswirkung dieser Methode besteht vor allem in einer Verbesserung des Glykogenstoffwechsels und einer Hypertrophie der Herzmuskulatur. Auch ist es möglich, beide Methoden miteinander zu kombinieren, wie es z. B. bei einem Fahrtspiel oder einem pyramidenartigen Belastungswechsel (Wechselmethode) ohne Pause geschieht. Bei diesen beiden Methoden ist das Ziel das Erreichen eines Wechsels zwischen aerober und anaerober Stoffwechsellage (Lagerstrøm 1995).

Beim Fahrtspiel wird die Belastungsintensität durch das Gelände oder das elektronische Belastungsprofil (wechselnder Boden, Hügel, ebene Strecken) vorgegeben, bei der Wechselmethode wird die Gesamtdistanz in kürzere und längere Teilstücke unterteilt, wobei die längeren dann mit niedrigerer Intensität und die kürzeren mit höherer Intensität gelaufen werden.

Die *Intervallmethode* dagegen ist charakterisiert durch einen Wechsel von Belastung und

Erholung und dient in erster Linie zur Verbesserung der anaeroben Kapazität, welche sich aus der alaktaziden und laktaziden Leistungsfähigkeit der Muskulatur ergibt.

Die Entwicklung der anaeroben Kapazität beruht wahrscheinlich auf der Veränderung des nervalen Steuerungsmusters und der Zunahme der Aktivität glykolytischer Enzyme in den FT-Fasern. Wichtig für das Intervalltraining ist die Pausengestaltung der Erholungspausen. Die Erholungspausen werden aktiv mit stark verringerter Intensität bei einer Zeitdauer von etwa drei Minuten durchgeführt. Diese Art der Erholung wird als unvollständige Erholung bezeichnet, wobei das Prinzip der „lohnenden Pause" zugrunde gelegt wird. Dieses beschreibt, daß im ersten Drittel der Erholungszeit die Pulsfrequenz bereits um 50% gesunken ist und deswegen eine erneute Belastungsphase beginnen kann (Hollmann/Hettinger 1990).

Diese Art der Belastungssteuerung – jedes neue Belastungsintervall vom gleichen Pulsniveau aus beginnen zu lassen – wird angewandt, um zu verhindern, daß die Ermüdung zu stark voranschreitet. Bezogen auf die Herzfrequenz besitzt diese Art der Belastungssteuerung auch Gültigkeit, denn es kann ein gleichmäßiges Ansteigen und Abfallen der Herzfrequenz beobachtet werden. Jedoch reichen diese kurzen Pausen nicht aus, um ein Aufschaukeln des Stoffwechsels gänzlich zu verhindern, was sich in einer Zunahme der Laktatkonzentration mit steigender Wiederholungszahl zeigt.

Im Sinne eines Trainings von gesundheitlich optimalem Nutzen darf jedoch nicht unerwähnt bleiben, daß auf diese Weise der Fettstoffwechsel nicht angeregt wird, da die Belastungsintensität zu groß ist, um Energie auf aeroben Weg zur Verfügung zu stellen.

Daneben kann die Intervallmethode auch extensiv durchgeführt werden. In dem Sinne, daß ein Wechsel zwischen langsamen Laufen und Gehen durchgeführt wird. Die Anpassungen sind dann ähnlich denen, die bereits in der Dauermethode beschrieben wurden (vgl. Fröböse/Geist 1990).

6.5 Trainingsanpassung und Kreislaufreaktion unter Belastung

Eine Anpassung durch ein regelmäßig durchgeführtes Ausdauertraining zeigt sich im wesentlichen durch eine Erhöhung des Schlagvolumens des Herzens (vgl. Hollmann/Hettinger 1990).

In der Anfangsphase geschieht dies vorwiegend durch eine funktionelle Anpassung. Dabei führt die verbesserte Stoffwechselsituation in der Muskulatur auf dem Wege der Chemorezeptoren zu einem Absinken des sympathischen Antriebes. Die Herzfrequenz sinkt, und der gleiche venöse Rückstrom muß mit einem höheren Schlagvolumen bewältigt werden.

Intensives längeres Training führt darüber hinaus zu einer dimensionalen Anpassung. Das Herz vergrößert sich (Sportherz) und weist nun aufgrund dessen ein größeres Schlagvolumen auf. Der Trainierte benötigt also für die gleiche Belastungsstufe die gleiche Sauerstoffaufnahme, die er mit dem gleichen Herzminutenvolumen transportiert wie der Untrainierte. Aufgrund seines größeren Schlagvolumens kommt er aber bei einer gegebenen Belastungsintensität mit einer niedrigeren Herzfrequenz aus, so daß ihm daher eine Frequenzreserve zur Verfügung steht.

Dies bedeutet für die Praxis: Die maximale Herzfrequenz und das wesentlich höhere maximale Minutenvolumen wird vom Trainierten erst auf einer Belastungsstufe erreicht, die dem Untrainierten unzugänglich bleibt.

Darüber hinaus zeigen sich verschiedene Adaptationen sowohl in der Peripherie als auch zentral am Herz-Kreislauf-System, auf psychischer Ebene und am aktiven und passiven Bewegungsapparat (Gollner et al. 1991). (Dabei können einige der genannten Anpassungsreaktionen auch durch andere Maßnahmen erreicht werden und sind so nicht unmittelbar an ein Ausdauertraining gebunden.)

Periphere hämodynamische Adaptationen

- Verbesserte intramuskuläre Blutverteilung
- Kollateralentwicklung (bisher ungeklärt)

- Kapillarisierung
  - Eröffnung von Ruhekapillaren
  - Erweiterung und Verlängerung vorhandener Kapillaren

Zentrale trainingsbedingte Adaptationen

- Reduzierung der Herzschlagfrequenz in Körperruhe und auf submaximalen Belastungsstufen
- Herabsetzung des Herzzeitvolumens
- Reduzierung des peripheren Widerstandes
- Verlängerung der Diastolendauer und Zunahme der diastolischen Relaxationsgeschwindigkeit

Periphere metabolische Adaptationen an der Skelettmuskulatur

- Vergrößerung und Vermehrung der Mitochondrien
- Vergrößerung der Aktivität anaerob und aerob wirksamer Enzyme
- Steigerung des Myoglobingehaltes (um bis zu 100%)
- Vergrößerung des intramuskulären Glykogendepots
- Vergrößerung des Kaliumgehaltes
- Prozentuale Zunahme der Fettverbrennung und somit Einsparung an Glykogen bei einer gegebenen submaximalen Belastung
- Anstieg des Muskelglykogens für den aeroben und anaeroben Stoffwechsel (eine kohlenhydratreiche Ernährung wirkt unterstützend)
- Bewegungsökonomisierung (Verbesserung inter-/intramuskulärer Koordination)
- Vorbeugung einer allgemeinen Muskelathrophie

Adaptationen auf psychovegetativer Ebene

- Verstärkung des Vagotonus und Abbau des erhöhten sympathischen Ruhetonus
- Erhöhung der Streßresistenz
- Steigerung des Endorphinspiegels mit tonisierender Auswirkung (Muskulatur)

- Zentralnervöse Beruhigung über neurohormonelle Vermittlung (Zusammenwirken von vegetativem Nervensystem und hormoneller Steuerung)

Trainingsbedingte Adaptationen an Sehnen und Bändern

- Hypertrophie der kollagenen Fasern
- Vergrößerung des Sehnenquerschnittes
- Zunahme der Zugfestigkeit der Fibrillen durch Veränderung der Feinstruktur als Folge einer
  - Qualitativen Adaptation durch Verfestigung der kristallgitterähnlichen Struktur (Micellargerüst)
  - Quantitativen Anpassung durch die Micellvermehrung
- Verbesserung der Durchblutungsverhältnisse durch die Erweiterung des Kapillarbettes der Sehnen- und Bindegewebshüllen
- Bei den Bandstrukturen sind ähnliche Adaptationsvorgänge zu beobachten. Allerdings ist zu beachten, daß das straffe Bindegewebe auf kurzzeitige Mehrbelastung zunächst mit einer Lockerung der Feinstruktur reagiert, was eine verminderte Reißfestigkeit von etwa 10% bedeutet. Dies ist wichtig für den Beginn der Rehabilitationsmaßnahme!

Trainingsbedingte Adaptationen am Knorpelgewebe

Aufgrund des bradytrophen Stoffwechsels wird für die Adaptation eine längere Zeitdauer benötigt. Darüber hinaus nimmt die Adaptationsfähigkeit mit zunehmendem Alter ab!

- Sofortreaktion: akute Dickenzunahme des hyalinen Knorpels durch eine zeitlich begrenzte Flüssigkeitsaufnahme (ca. 13%). Diese verleiht dem Knorpel eine erhöhte Druckelastizität und eine bessere Stoßdämpfung. (Daraus leitet sich u. a. die Bedeutung der Aufwärmung ab!)
- Spätreaktion: Knorpelhypertrophie infolge einer Knorpelzellvermehrung, einer Ände-

rung der Faserstruktur entsprechend der Belastungsrichtung und einer Verbesserung der mechanischen Stabilität aufgrund einer erhöhten Wasserbindungskapazität

Traininigsbedingte Adaptationen an den Knochen

Aufgrund des bradytrophen Stoffwechsels wird für die Adaptation eine längere Zeitdauer benötigt. Darüber hinaus nimmt die Adaptationsfähigkeit mit zunehmendem Alter ab!

- Knochenhypertrophie durch Zunahme der Knochensubstanz für die Spannungsregelung am Knochen
- Aktivitätshypertrophie der Knochenrinde bis auf das Doppelte
- Spongiosahypertrophie und damit eine Verstärkung der Knochenbälkchenstruktur der Substantia spongiosa in belastungsadäquater Richtung
- Morphologische Anpassungen der Gelenkstrukturen an die spezifische Belastung
- Verstärkte Ausbildung von Knochenvorsprüngen an den Ansatzzonen von Muskeln, Bändern und Sehnen durch die Zug- und Druckbelastungen der körperlichen Aktivität (vgl. Gollner et al. 1991)

Neben der immer im Vordergrund einer Betrachtung stehenden allgemeinen Ausdauer kommt in der Rehabilitation auch der *lokalen Ausdauer* eine große Bedeutung zu. Denn eine trainingsbedingte Verbesserung der lokalen aeroben dynamischen Ausdauer bewirkt nicht nur hämodynamische und metabolische Anpassungen, sondern der ganze Bewegungsfluß wird ökonomisiert und damit leistungsfähiger. Zudem kann das meist lokal ausgeführte Kraftausdauertraining im Rahmen eines Muskelaufbautrainings beim Untrainierten bereits eine Hypertrophieadaptation auslösen. Auf jeden Fall jedoch wird eine Vergrößerung der Glykogenspeicher, eine erhöhte Enzymaktivität für den aeroben und anaeroben Stoffwechsel und letztlich neben einer Verbesserung der aeroben Kapazität auch eine Kapillarisierung bewirkt.

6.6 Trainingsempfehlungen bei Ausdauerbeanspruchungen

Es existieren eine Vielzahl verschiedener Empfehlungen zum Training im Ausdauerbereich. Alle diese Vorschläge können selbstverständlich nur bei Herz-Kreislauf-Gesunden Anwendung finden. Bei Patienten mit „inneren Erkrankungen" bedarf es immer einer genauen ärztlichen Diagnose, und es sollte immer die empfohlene maximale Trainingspulsfrequenz Beachtung finden!

Empfehlenswert ist eine ärztliche Leistungsuntersuchung immer für Personen die älter als 35 Jahre sind und mit einem Ausdauertraining beginnen wollen. Darüber hinaus sind bei solchen Patienten noch weitere Informationen wichtig, die es zu beachten gilt (wie z. B. Medikamente).

Eine gute und wissenschaftlich abgesicherte Methode zur Trainingssteuerung im Ausdauerbereich ist die Laktatdiagnostik. Aufgrund der in der täglichen Praxis jedoch nur aufwendig durchzuführenden Methode werden den Patienten meist andere Trainingsempfehlungen gegeben.

Die einfachsten Methoden hierfür sind: „Laufen, ohne zu schnaufen!" (während des ganzen Laufes sollte sich, ohne Atemschwierigkeiten zu bekommen, unterhalten werden können) und „Laufen im (Dreier) Vierer-Rhythmus!" (dieser Intensitätstest ist während des Laufens durchzuführen; auf vier Schritte einatmen und ebenso dann wieder auf vier Schritte ausatmen über eine Strecke von etwa 200–400 m, ohne dabei „außer Atem" zu kommen). Beide Methoden beschreiben Trainingsempfehlungen mit Intensitäten, die deutlich unterhalb der aerob-anaeroben Schwelle liegen und damit eine Anpassung im Sinne eines optimalen gesundheitlichen Trainings bewirken können. Neben diesen beiden allgemeinen Hinweisen zur Intensitätssteuerung im Ausdauertraining bietet sich mit der von Lagerstrøm/Graf (1986) beschriebenen Formel eine Möglichkeit an, mittels der individuellen Pulsfrequenz eine dem Lebensalter und Trainingszustand angepaßte Steuerung der Ausdauerleistung vorzunehmen. Sie lautet für das Laufen/Radfahren:

F 6.3, F 6.4

Trainingsherzfrequenz (Laufen) =
Rhf + [(220 − Lebensalter) - Rhf] · %

Trainingsherzfrequenz (Radfahren) =
Rhf + [(220 − fi Lebensalter) - Rhf] · % −
Lebensalter

Rhf = Ruheherzfrequenz
% = Intensität der Belastung in Prozent
(vgl. Tab. 6.2)

Neben diesen Belastungsempfehlungen sind darüber hinaus noch einige andere Trainingsgrundsätze zu berücksichtigen. In der ambulanten orthopädischen/traumatologischen Rehabilitation wird zum Ausdauertraining besonders häufig das Fahrradergometer genutzt. Um in einem gesundheitlich optimalen Bereich zu trainieren, kann die oben erwähnte Formel zur Trainingssteuerung über die Pulsfrequenz Anwendung finden. Am Ergometer muß dazu der Widerstand [W] eingestellt werden, bei dem der Patient die angestrebte Pulsfrequenz erreicht.

Neben der Bedeutung für das allgemeine aerobe Ausdauertraining hat das Fahrradergometer eine besondere Relevanz bei Patienten mit Verletzungen an der unteren Extremität. Denn aufgrund der sitzenden Position sind verletzte Gelenkstrukturen weitgehend entlastet, so daß schon im Stadium einer frühen Rehabilitation nicht auf die oben beschriebenen positiven Effekte eines lokalen Ausdauertrainings verzichtet werden muß.

Daneben kann durch das spezifische und direkte Aufwärmen die akute Dickenzunahme des hyalinen Knorpels erreicht werden, einhergehend mit einer erhöhten Druckelastizität und einer verbesserten Stoßdämpfung im Gelenk. Außerdem kommt es auch insgesamt durch die Verbesserung der Durchblutungsverhältnisse (Erweiterung des Kapillarbettes der Sehnen- und Bindegewebshüllen) zu einer beschleunigten Rehabilitation.

Um aber das Fahrradergometer in der Frührehabilitation nutzen zu können, muß der Tretwiderstand [W] sehr gering sein. Im fortschreitenden Rehabilitationsverlauf wird erst der Umfang (Dauer) gesteigert, ehe die Tretfrequenz [U/min] erhöht wird, um durch höhere Bewegungsgeschwindigkeiten den Druck auf die Gelenkflächen zu reduzieren sowie die Spannung der Bänder zu minimieren. Erst im dritten Schritt kommt es dann allmählich zu einer Erhöhung des Tretwiderstandes [W].

Desweiteren kann über die Länge des Pedalarmes Einfluß auf die Belastung der verletzten Struktur genommen werden. So wird bei knieverletzten Patienten zu Beginn der Rehabilitation meist mit nur sehr geringem Beugewinkel gefahren.

Tabelle 6.2 Orientierungswerte für die Belastungsintensität beim Ausdauertraining (nach Lagerstrøm 1995)

Belastungsintensität / Sportlerkategorie	ca. 60%	ca. 60–65%	ca. 65–70%	ca. 70–75%	ca. 75–80%
I. Untrainierte	X				
II. mäßig Trainierte		X			
III. Trimmer			X		
IV. Leistungsorientierte Trimmer				X	
V. Leistungssportler (Ausdauersport)					X

6.7
Literatur

Astrand, P./Rodahl, K. (1986): Textbook of work physiology. New York: McCraw-Hill.

Berg, A./Jakob, E./Lehmann, H./Dickhut, H./Huber, G./Keul, J. (1990): Aktuelle Aspekte der modernen Ergometrie. Z. Pneumologie, 44: 2-–13.

Froböse, I./Geist, A. (1990): Methoden zur Verbesserung der energetisch-konditionellen Fähigkeiten. In: Bewegung, Spiel und Sport mit Behinderten und von Behinderung Bedrohten, Indikationskatalog und Methodenmanual, Bd. 1. Bundesminister für Arbeit und Sozialordnung; Bonn.

Gollner, E./Kreuzrieger, F./Kreuzrieger, K. (1991): Rehabilitation Ausdauertrainierter in Orthopädie & Traumatologie. München: Pflaum Verlag.

Heck, H./Hess, G./Mader, A. (1985): Vergleichende Untersuchungen von verschiedenen Laktat-Schwellkonzepten. Deutsche Z. Sportmedizin, 1: 19–25.

Hollmann, W./Hettinger, T. (1990): Sportmedizin – Arbeits- und Trainingsgrundlagen. Stuttgart: Schattauer Verlag.

Lagerstrøm, D. (1995): Ausdauertraining. Köln: Echo Verlag.

Lagerstrøm, D./Graf, J. (1986): Die richtige Trainingspulsfrequenz beim Ausdauersport. Z. Herz, Sport und Gesundheit, 3: 21.

Rost, R., et al. (1977): Die Fahrradergometrie in der Praxis. Leverkusen: Bayer.

Rost, R./Hollmann, W. (1982): Belastungsuntersuchungen in der Praxis. Stuttgart: Thieme Verlag.

Schmidtbleicher, D. (1989): Zum Problem der Definiton des Begriffs Kraftausdauer. In: Carl, K./Starischka, S./Stork, H. M. (Hrsg.): Kraftausdauertraining. Köln: Sport und Buch Strauß, 10–30.

Spring, H./Dvorák, J./Dvorák, V./Schneider, W./Tritschler, T./Villiger, B. (1997): Theorie und Praxis der Trainingstherapie. Stuttgart: Thieme Verlag.

KAPITEL 7

Grundlagen der Krankengymnastik

HEIKE WOLFF

7.1
Einleitung

Die krankengymnastische Behandlung ist bei vielen Erkrankungen oder Verletzungen des Halte- und Bewegungsapparates sowohl in der Akutphase als auch in der Rehabilitation von enormer Wichtigkeit. Grundlage dieser Therapieform ist der Befund, d. h. die genaue Untersuchung des Patienten und dessen Problematik. Darauf aufbauend erfolgt die individuelle Behandlung des Patienten mittels unterschiedlicher krankengymnastischer Techniken.

Dabei ist zu beachten, daß nicht unbedingt eine Therapieform isoliert zur Anwendung kommen darf, sondern mehrere Techniken ineinander greifen können. Die Entscheidung hierüber fällt der Krankengymnast aufgrund der detaillierten Befunderhebung, eigener Kenntnisse und Erfahrungen sowie des sichtbaren Therapieerfolges bei dem Patienten.

Bei der Planung einer physiotherapeutischen Behandlung, insbesondere bei traumatisierten Patienten, ist im Vorfeld zudem die Belastbarkeit der verletzten Strukturen zu berücksichtigen. Der Grad der Belastbarkeit wird vom behandelnden Arzt bzw. Operateur vorgegeben. Hierbei wird zwischen „Lagerungsstabilität", „Übungsstabilität" und „Belastungsstabilität" unterschieden (vgl. Hüter-Becker et al. 1997).

Lagerungsstabilität Lagerungsstabilität bedeutet, daß weder passive, assistive noch aktive Bewegungen mit der betroffenen Körperregion durchgeführt werden dürfen. Hier beschränkt sich die Behandlung auf isometrische Beanspruchungsformen und das Üben über nicht betroffene Körperteile, was sich über sog. Crossing-over-Effekte auf den entsprechenden verletzten Abschnitt auswirken kann. Dieser

Belastungsgrad gilt insbesondere in der Akutphase.

Übungsstabilität Die Übungsstabilität erlaubt zusätzlich assistive und aktive Bewegungen (wobei einzelne Bewegungsrichtungen partiell eingeschränkt werden können) im Bereich der verletzten Strukturen. Auf passive Bewegungen, Widerstände distal der Schädigung und Belastung, d. h. die Übernahme des Körpergewichtes auf die verletzte Region, muß verzichtet werden.

Belastungsstabilität Die Belastungsstabilität besagt, daß die Strukturen weitestgehend verheilt sind und die Kontraindikationen (außer Schmerzen) aufgehoben sind. Das Training kann durch langsam gesteigerte Widerstände (in der Regel von proximal nach distal), zunehmende Belastung und den vermehrten Einsatz von Geräten gesteigert werden.

Im folgenden Kapitel werden zunächst die grundlegenden Kriterien und Inhalte der Befunderhebung stichwortartig dargestellt. Anschließend werden die grundlegenden Prinzipien der zur Anwendung kommenden Techniken beschrieben.

7.2
Befunderhebung

Als Befund wird eine systematische und zielgerichtete Beurteilung eines Patienten bezeichnet. Die dafür notwendigen Informationen erhält der Therapeut durch Beobachtungen, Patientenbefragung, Tests und Messungen. Dabei kann die Vorgehensweise bei der Erhebung stark variieren. Innerhalb einiger Methoden (z. B. nach Cyriax, Klein-Vogelbach) wird nach einem standardisierten Schema verfahren. Ziel ist primär, die Problematik und den Zustand des Patienten sowie deren Ursachen möglichst genau zu erfassen. Aus der Befunderhebung am Anfang einer Therapie ergeben sich die Behandlungsziele, die Behandlungsprinzipien und die anzuwendenden Behandlungstechniken. Zur Überprüfung des Therapieerfolges werden Teile der Befunderhebung während und nach Abschluß der Behandlungsphase wiederholt durchgeführt. Eine übersichtliche Datenerfassung ist zur Dokumentation des Behandlungsverlaufes erforderlich.

7.2.1
Inhalte eines krankengymnastischen Befundes

(Vgl. Cotta et al. 1990, Kolster/Ebelt-Paprotny 1997.)
Die wesentlichen Inhalte der Befunderhebung sind in Kap. 9 und 10 beschrieben.

I. Persönliche Daten

Name, Geburtstag, Diagnose, Unfalldatum etc.

II. Anamnese

- *Eigenanamnese:* z. B. Beschwerden, Symptome, Krankheitsverlauf, Unfallmechanismus, bisherige Behandlung (Versorgung, Operation), Medikamente, Vorerkrankungen, Nebenerkankungen
- *Sozialanamnese:* z. B. Beruf, Hobbys, Wohnsituation, Versorgung zu Hause, soziales Umfeld
- *Familienanamnese:* z. B. Erberkrankungen

III. Allgemeinbefund

- *Allgemeinzustand:* z. B. Müdigkeit, Übelkeit, Nervosität
- *Konstitution:* Gewicht, Größe, Knochenbau, Körperproportionen
- *Psychischer Eindruck/Verhalten:* z. B. Mitarbeit, Bewußtseinszustand, Wesen

- *Kreislaufsituation:* Puls/Blutdruck vor und nach Belastung, subjektives Empfinden
- *Atembefund:* z. B. Atemfrequenz, Atemweg, Atemrhythmus, Thoraxform
- Hilfsmittelversorgung: z. B. Gehstützen, Orthesen

IV. Spezieller Befund

Lokalbefund:
- *Inspektion (Sichtbefund)*
  - Haut: z. B. Farbe, Schwellung, Beschaffenheit, Varizen, Wunden, Narben, Behaarung, Bindegewebszonen
  - Muskulatur: z. B. Muskelrelief, Muskelatrophien, Symmetrie
  - Gelenke und Knochen: z. B. Achsenabweichungen, Deformitäten, Gelenkstellung
- *Palpation (Tastbefund)*
  - Haut: z. B. Temperatur, Feuchtigkeit, Aufquellungen, Schwellungen, Narbenverschieblichkeit, Sensibilitätsstörungen, Schmerzhaftigkeit
  - Muskulatur und Sehnen: z. B. Muskeltonus, Myogelosen, Hartspann
  - Gelenke und Knochen: z. B. Ergußbildung, Beweglichkeit, Schwellungen
- *Akustischer Befund:* z. B. Atemgeräusche, Krepitationsgeräusche

Schmerzbefund: wann/wo/wie/wielange/wodurch Schmerzen?
Haltungsbefund: Gewohnheitshaltung, Schonhaltung, Fehlhaltungen.

Funktioneller Befund:
- *Messungen*
  - Umfangsmessungen der Muskulatur
  - Gelenkstatus (Winkelmessung des aktiven und passiven Bewegungsausmaßes nach der Neutral-Null-Methode)
  - Längenmessungen (Beinlängen, Thoraxumfang etc.)
- *Funktionsprüfungen*
  - Muskelfunktionsprüfung zur Beurteilung der Dehnfähigkeit und Kraft (z. B. nach Janda)
  - Bewegungsprüfung (aktiv, passiv, isometrisch) nach Cyriax zur Überprüfung von

aktiven und passiven Strukturen auf Kraft, Bewegungsausmaß und Schmerz
– Beweglichkeitstests (z. B. Beweglichkeit der Wirbelsäule nach Klein-Vogelbach)
- *Spezielle Tests*
  – Provokationstests (z. B. zur Erfassung von Meniskus- oder Kreuzbandläsionen)
  – Belastungstests (z. B. Fahrradergometer)
  – Überprüfung der arteriellen Versorgung der Extremitäten (z. B. Ratschow-Test)
  – Neurologische Tests zur Überprüfung der Sensibilität und der Reflexe
- *Gangbild* (Schrittlänge, Abrollphase, Armschwung, Spurbreite etc.)
- *Alltagsbewegungen/Gebrauchsfunktionen* (z. B. Aus-/Anziehen, Treppensteigen, Lagewechsel)

V. Zusammenfassung der wichtigsten Problematiken bzw. Auffälligkeiten des Befundes

VI. Erstellen eines Behandlungsplanes

7.3 Ausgewählte krankengymnastische Techniken

7.3.1 Stemmführung nach Brunkow

Brunkow machte – als sie längere Zeit im Rollstuhl sitzen mußte – die Erfahrung, daß sich ein Aufstützen ihrer Arme positiv auf die Aufrichtung ihres Rumpfes und die Beweglichkeit ihrer Beine auswirkte. Basierend auf ihren eigenen Erkenntnissen entwickelte sie eine Technik zum Erlernen der Ganzkörperspannung, die als Grundlage für eine physiologische Körperhaltung und Bewegungsmuster dient (vgl. Bold et al. 1993).

Aus einer fest definierten Ausgangsstellung erfolgt ein Einstemmen der Extremitäten gegen die Unterlage oder einen gedachten Widerstand. Durch die daraus entstehende distal beginnende maximale Kontraktion der Extremitäten, bei der die Hand- bzw. die Fußwurzeln das „Punctum fixum" darstellen, wird die Muskelspannung nach proximal weitergeleitet.

Charakteristisch ist hierbei die gleichstarke Anspannung von Agonisten und Antagonisten, die sog. Kokontraktion. Die jeweils diagonal durch den Körper weiterlaufende Muskelaktion resultiert vorwiegend aus dem Ineinandergreifen von Ursprung und Ansatz der Muskelgruppen (Muskelketten).

Das Ergebnis ist eine (optimale) Tonisierung der gesamten aufrichtenden Muskulatur. Diese führt zu einer Streckung der Halswirbelsäule, einer Aufrichtung des Brustkorbes und einer Einstellung der physiologischen Lordose im Lendenbereich.

Durch zusätzliche Bewegungen mit den „eingestemmten" Extremitäten wird der Schwierigkeitsgrad der Übungen erhöht (Stemmführung). Die Ausgangsstellungen und Übungsformen lehnen sich an frühkindlichen Bewegungsabläufen an, deren Bahnung und Automatisierung Grundlage physiologischer Bewegungsmuster sind.

Durchführung

Bei der Erlernung von Stemmübungen wird mit der Erarbeitung der Arm- und Beinpositionen begonnen:

Die Positionen können sowohl in einer erleichterten Ausgangsstellung (z. B. Sitz am Tisch, Langsitz) als auch direkt in Rückenlage (s. Abb. 7.1a), Bauchlage etc. eingenommen werden.

Armposition Die Arme sind leicht abduziert und im Ellbogen etwas flektiert. Es wird mit einem festen Faust- mit Daumenschluß und einer Palmarflexion begonnen (Vordehnung). Daraufhin wird die Hand unter Faustschluß extendiert, es folgt ein lockeres Öffnen der Hand mit leichter Streckung der Finger. Durch einen Schub (Druck) auf die Handwurzel seitens des Therapeuten wird die Spannung von distal aufgebaut.

Beinposition Die Einstellung der Beine entspricht der Vorgehensweise bei den Armen. Der Aufbau der Spannung erfolgt hier durch einen Schub auf die Fersen (vgl. Bold et al. 1993).

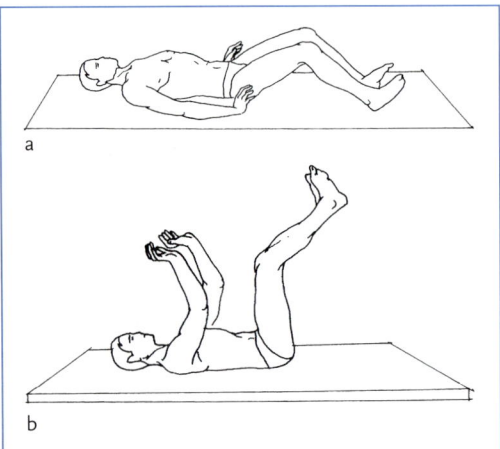

Abbildung 7.1 Stemmen in der Rückenlage nach Brunkow (a = Grundübung; b = aufbauende Übung)

Zur Verbesserung der Hand- und Fußposition als Knotenpunkte für den Aufbau der richtigen Körperspannung, stehen dem Therapeuten verschiedene manuelle Techniken zur Verfügung (vgl. Bold et al. 1993):

- *Hautwischen:* Flüchtiges Wischen auf der Haut über den Muskelgruppen, die für die Dorsalextension der Hände und Füße verantwortlich sind. Das Wischen erfolgt von distal nach proximal mit den Fingerkuppen oder der Handfläche.
- *Tiefes Streichen:* Entspricht der Methode des „Hautwischens", wird aber mit einem tieferem Eindringen der Finger oder des Daumens im Faserverlauf durchgeführt
- *Weiches großflächiges Streichen:* Hierbei streicht die flache Hand von proximal nach distal über die Trizepsgruppe des Unterschenkels und die Flexorengruppe des Unterarmes
- *Druck-Stauch-Impulse:* Um eine bessere Dorsalextension von Händen und Füßen zu erreichen, werden jeweils mit zwei Fingern auf der Dorsalseite der Hand- bzw. oberen Sprunggelenke Druck- Stauch-Impulse ausgeübt. Im Bereich der Hand richten sich diese Impulse Richtung Handwurzel, am Fuß Richtung Ferse.
- *Druck in Handfläche bzw. Ferse:* Durch diesen „Schub" in Verlängerung des Unterarmes bzw. des Unterschenkels kommt es zu einer Verbesserung der Einstemmung

- *Manuelle Hand- und Fußentfaltung:* Die dorsalextendierten Hände/Füße werden durch den Therapeuten gespreizt

Kann der Patient die Grundpositionen korrekt einnehmen und das Einstemmen der Extremitäten einwandfrei durchführen, können aufbauende Übungen mit entsprechenden Stemmführungen erlernt werden (s. Abb. 7.1b). Sowohl die Winkelstellung der Extremitäten als auch die aufgebaute Spannung muß während der ganzen Übung aufrechterhalten werden.

Ziele

Zu den Zielen der Stemmführung nach Brunkow zählen: die Umbahnung von fehlerhaften Körperhaltungen, Bewegungsmustern und Automatismen, die Stabilisation von Körperstellungen und die Erleichterung des funktionellen Einsatzes der gesamten an der Aufrichtung und Stabilisation des Körpers beteiligten Muskulatur.

Indikationen/Kontraindikationen

Die Therapie wird angewandt bei pathologischen Haltungs- und Bewegungsmustern, bei Gelenkfehlstellungen/-fehlbelastungen, bei Wahrnehmungs- und Koordinationsstörungen. Kontraindiziert ist die überwiegend isometrische Anspannung bei Patienten mit größeren Schädigungen im Herz-Kreislauf-System.

7.3.2
Propriozeptive neuromuskuläre Fazilitation

Die Technik der „propriozeptiven neuromuskulären Fazilitation" (PNF) basiert auf der Grundidee, daß ein Muskel selten isoliert, sondern in einem komplexen Zusammenspiel mit den ihn umgebenden Synergisten bzw. in seiner Muskelkette angespannt wird. Kabat, Knott und Voss entwickelten auf diesem Hinter-

grund genau definierte komplexe Bewegungsmuster, sog. Pattern, die man in alltäglichen
und sportlichen Teilbewegungen erkennen
kann. Es handelt sich dabei in der Regel um
dreidimensionale Bewegungen, in denen die
Komponenten Flexion/Extension, Abduk-
tion/Adduktion und Außenrotation/Innenro-
tation enthalten sind. Diese zeigen sich in vielen alltäglichen Bewegungstätigkeiten, z. B.
beim Öffnen eines Schraubglases.

Die Bewegungen werden immer distal begonnen und verlaufen der Muskelkette entsprechend diagonal nach proximal weiter. Aufgrund der rotatorischen Komponente bekommt die Bewegungsrichtung zusätzlich
einen spiralförmigen Verlauf. Durch die Summation von Reizen, z. B. der Rezeptoren der
Tiefensensibilität (Propriozeptoren), durch
passive Vordehnung der Muskulatur, verbale
und optische Reize wird hierbei das Zusammenspiel von Nerven und Muskeln (neuro-
muskulär) gefördert. Dies führt zu einer Be-
wegungsverbesserung bzw. -erleichterung (Fazilitation). Mit der PNF-Methode können
sämtliche Körperabschnitte (wie Extremitäten,
Rumpf, Kopf, Gesicht, Becken und Schultergürtel) angesprochen werden (Bsp.: Bein-
muster, s. Abb. 7.2), (vgl. Buck et al. 1994).

Einzelne Bewegungsmuster finden in der
Trainingstherapie ihre Anwendung. So können
beispielsweise Armpattern am Seilzug durchgeführt werden (s. Übungskatalog). In den Be-
wegungsbeschreibungen finden sich häufig
die Abkürzungen D1 und D2, diese sind für
untere und obere Extremität unterschiedlich
definiert:

- Untere Extremität: D1 – von Hüftextension,
  Abduktion, Innenrotation nach/in Hüftflexion, Adduktion, Außenrotation (oder
  umgekehrt); D2 – von Hüftextension, Adduktion, Außenrotation nach/in Hüftflexion, Abduktion, Innenrotation (oder umgekehrt)
- Obere Extremität: D1 – von Schulterextension, Abduktion, Innenrotation nach/in
  Schulterflexion, Adduktion, Außenrotation
  (oder umgekehrt); D2 – von Schulterextension, Adduktion, Innenrotation nach/in
  Schulterflexion, Abduktion, Außenrotation
  (oder umgekehrt)

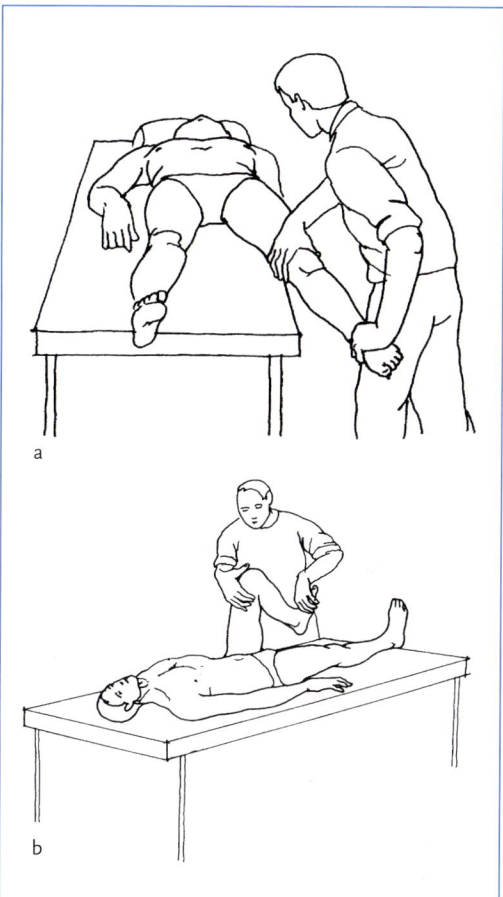

Abbildung 7.2 PNF-Beinpattern Flexion/
Adduktion/Außenrotation mit Knieflexion
a) Ausgangs- und b) Endstellung

Durchführung

Der Patient wird in eine geeignete Ausgang-
stellung gebracht und erst passiv, dann assistiv
und mit verbaler Begleitung an die Bewegung
herangeführt („rhythmische Bewegungseinleitung"). Mittels verschiedener Maßnahmen ist
es möglich, das daraufhin aktiv vom Patienten
ausgeführte Muster zu erleichtern und zu verbessern.

Spezielle Grifftechniken können vom Therapeuten angewandt werden, um eine Summation der Reize zu erzielen: Eine *Vordehnung* der
Muskulatur und ein kurzer Stretch schaffen
die Voraussetzung für eine gute Kontraktion

der Muskulatur. Durch Setzen eines *Widerstandes* (dreidimensional) wird die Bewegungsrichtung vorgeben und so die Muskelkontraktion gesteigert. Des weiteren erfolgt dadurch eine weiterlaufende Kontraktion *(Irradiation)* der synergistischen Muskulatur. Dieser Effekt wird z. B. zur Erhaltung von Muskulatur an Körperteilen, die noch nicht bewegt werden dürfen, genutzt. Mittels *Approximation,* d. h. einer Kompression der an einer Bewegung beteiligten Gelenke, wird die Aktivität der gegen die Schwerkraft arbeitenden Muskulatur stimuliert und damit eine Stabilisation der Gelenke erreicht (vgl. Buck et al. 1994). Zusätzlich kann durch verschiedene Technikvariationen beispielsweise auf die Stabilisation, Koordination oder die Erweiterung des Bewegungsausmaßes gezielt eingegangen werden.

„*Rhythmische Stabilisation*" bedeutet, daß das Bewegungsmuster in seinem Verlauf gestoppt und in dieser Position vom Patienten isometrisch gehalten wird. Der Therapeut gibt wechselnde, dreidimensionale Widerstände, so daß auch die antagonistische Muskulatur beansprucht wird.

Bei einer „*Kombination von isotonischen Bewegungen*" wird die agonistische Muskulatur abwechselnd konzentrisch (Bewegung gegen den Widerstand) und exzentrisch (langsames Zurückschieben durch den Therapeuten in die Ausgangsstellung) angesprochen.

Die „*Antagonistische Umkehrbewegung*" erfolgt durch Ausführung von Hin- und Rückweg eines Bewegungsmusters. Jeweils gegen einen Widerstand werden Agonisten und Antagonisten gleichermaßen trainiert.

Mit Hilfe der Techniken „*Contract relax*" und „*Hold relax*" können verkürzte Muskeln nach dynamischer bzw. statischer Kontraktion und kurzer Entspannungsphase gedehnt werden. Neben dem Üben von isolierten Bewegungsmustern besteht darüber hinaus die Möglichkeit, mit den PNF-Techniken die Mobilität und Selbständigkeit des Patienten zu fördern und zu erhalten. Hierzu zählen beispielsweise die Schulung von Lagewechseln, ein intensives Gangtraining und die Behandlung von vitalen Funktionen, wie z. B. Übungen für die Atmung und das Schlucken (vgl. Buck et al. 1994).

Ziele

Mit der PNF-Technik wird die Bahnung physiologischer Bewegungsabläufe, die Verbesserung der Koordination und Bewegungskontrolle, der Abbau pathologischer Bewegungsmuster, eine Normalisierung des Muskeltonus sowie eine Muskelkräftigung und -dehnung angestrebt.

Indikationen/Kontraindikationen

Eingesetzt wird die Technik bei neurologischen Erkrankungen (z. B. periphere Nervenläsionen, Zerebralparesen), traumatologischen Verletzungen (z. B. nach Frakturen, Muskel-, Bandverletzungen) und orthopädischen Schäden (z. B. bei Endoprothesen oder bei degenerativen Gelenkerkrankungen).

Kontraindiziert kann je nach Belastbarkeit einer verletzten Struktur das Setzen von distalen Widerständen sein.

7.3.3 Funktionelle Bewegungslehre

Das von Klein-Vogelbach erarbeitete Therapieverfahren, die „funktionelle Bewegungslehre" (FBL), ist durch ein reaktives/dynamisches Arbeiten in Muskelketten (weiterlaufende Bewegungen) und der Einbindung des gesamten Körpers in die Bewegung charakterisiert. Nur wenige Übungen in der FBL beschränken sich auf isolierte Teilbewegungen. Diese Art der Bewegungsschulung soll einen Transfer des Neugelernten auf Alltagsbewegungen vereinfachen.

Am Anfang einer Behandlung steht die Erstellung eines sog. „funktionellen Status", eine standardisierte Befunderhebung. Dabei wird der Patient im Vergleich zu einem hypothetischen „Idealkörper" in bezug auf seine Statik, Konstitution, funktionellen Bewegungen und sein Bewegungsverhalten betrachtet. Abweichungen werden erfaßt und durch eine Behandlung bzw. Bewegungsschulung beeinflußt. Zur Erleichterung der Beurteilung einer Bewegung während der Befundaufnahme oder bei verschiedenen Übungen hilft eine genaue Aufschlüsselung der Muskelaktivitäten. Zur fachgerechten, einheitlichen Funktionsanalyse bedient sich der Therapeut einer spezifischen Terminologie. Als „Actio" wird beispielsweise die Primärbewegung und als „Reactio" die spontan ausgelöste Gleichgewichtsreaktion bezeichnet. Zusätzlich werden die Bewegungsmerkmale „Conditio" und die für deren Einhaltung notwendigen Muskelaktivitäten „Limitatio" beurteilt. Die Genauigkeit der Analyse erleichtert dem Therapeuten u. a. die Überprüfung seiner gewählten Zielsetzung und das Erkennen von ungewünschten Ausweichmechanismen. (vgl. Klein-Vogelbach 1990a).

Durchführung

Bei der *Erstellung eines funktionellen Status* werden die Kondition (primäre Anamnese der physischen Situation sowie ergänzend der psychosozialen Bedingungen), Konstitution (Größe, Gewicht, Knochenbau, Körperproportionen), Statik (Beurteilung der Haltung von vorne, von der Seite und von hinten), Gelenkbeweglichkeit, das Gangbild (Beurteilung der Beinachsen und Ganganalyse), das Bückverhalten (zur Überprüfung eines schonenden Hebens von Gewichten) und die Atmung berücksichtigt. Auf der Grundlage dieser Tests erkennt der Therapeut das individuelle Problem und wählt die therapeutischen Übungen aus.

In der FBL stehen dem Therapeuten verschiedene Techniken zur Verbesserung der funktionellen Defizite des Patienten zur Verfügung. Diese können sowohl manuell als auch verbal unterstützt werden.

Behandlungstechniken zur Gelenkmobilisation und Behandlung von Schmerzen

(vgl. Klein-Vogelbach 1990a und 1992.)
- *Hubfreie/hubarme Mobilisation:* Durch eine speziell gewählte Ausgangsstellung des Patienten können Bewegungen derart ausgeführt werden, daß möglichst wenige (hubarme) oder keine (hubfreie) bewegten Teil-

gewichte des Körpers gegen die Schwerkraft arbeiten. Dies bewirkt eine schonende Mobilisation.
- *Widerlagernde Mobilisation:* Der proximale und distale Hebel eines Gelenkes wird durch den Therapeuten im Gangtempo (120mal/min) gegenläufig zueinander bewegt. Auf diese Weise kann das volle Bewegungsausmaß ausgeschöpft bzw. erweitert werden.
- *Mobilisierende Massage:* hubfreie oder hubarme Bewegung eines Gelenkes durch den Therapeuten. Zur tiefergehenden Mobilisation wird die umliegende Muskulatur gleichzeitig durch Massagegriffe bearbeitet, was zum einen zu einer Dehnung und Lockerung führt und zum anderen die Bewegung unterstützt.

Komplexe funktionelle therapeutische Übungen

- *Funktionelles Rumpfmuskeltraining:* z. B. die Übung „Frösche" zum funktionellen Training der Bauchmuskulatur oder der „Vierfüßler" zum funktionellen Rückenmuskeltraining (s. Abb. 7.3)
- *Funktionelles Atemtraining:* zur Förderung der ökonomischen Koordination von Haltung, Atmung und Bewegung
- *Ballgymnastik:* Der Pezzi-Ball als elastische und labile Unterstützungsfläche bietet viele Übungsmöglichkeiten zur Verbesserung der reaktiven Mobilisation und Stabilisation verschiedener Körperabschnitte (vgl. Klein-Vogelbach 1990b)
- *Gangschule:* Nach der Beurteilung des Gangbildes des Patienten werden die unphysiologischen Bewegungsabläufe in Form von Teilbewegungen möglichst funktionell trainiert (vgl. Klein-Vogelbach 1995)

Ziele

Die Ziele der Behandlung im Sinne der FBL sind u. a. die Lösung oder Teillösung des definierten funktionellen Problems und dessen Umsetzung in Alltagsbewegungen, die Ökonomisierung alltäglicher Bewegungen unter

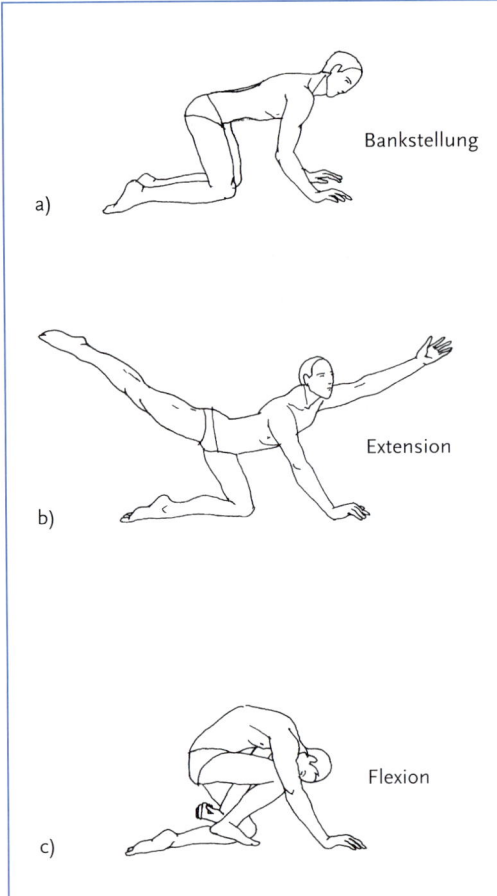

Abbildung 7.3 Mobilisierender Vierfüßler nach Klein-Vogelbach aus der Bankstellung heraus: a) Ausgangsstellung; b) Endstellung in Extension und c) Endstellung in Flexion

Berücksichtigung der Konstitution und der Bewegungsdefizite des Patienten, die Verbesserung der Körperwahrnehmung sowie Schmerzfreiheit.

Indikationen/Kontraindikationen

Das Therapiekonzept wird bei funktionellen Bewegungseinschränkungen, mangelnder Körperwahrnehmung sowie Haltungsschwächen angewandt.

Bei Entzündungen und starkem Wirbelgleiten ist eine solche Behandlung kontraindiziert.

7.3.4
Brügger-Konzept

Das Konzept von Brügger beschäftigt sich mit der Therapie von funktionsabhängigen Krankheiten des Bewegungsapparates. Dabei handelt es sich insbesondere um Störungen der aktiven und passiven Strukturen infolge unphysiologischer Haltungs- und Bewegungsmuster. Zentraler Therapieansatz ist aus diesem Grund für Brügger die Korrektur der Haltung als therapeutische Maßnahme bzw. als Prävention für Funktionskrankheiten.

Brügger unterscheidet die aufrechte Haltung („Entlastungshaltung") von der krummen Haltung („Belastungshaltung") (s. Abb. 7.4). Die aufrechte Körperhaltung ist durch die Primärbewegungen Nackenstreckung, Thoraxanhebung und Beckenkippung gekennzeichnet und wird abstrakt am Zahnradmodell veranschaulicht.

Eine Belastungshaltung kann zu mechanischen Fehlbelastungen oder Überlastungen und dadurch zu Kontrakturen der Muskulatur oder zur Komprimierung von inneren Organen führen. Die dadurch verursachten Schmerzen können nach Brügger nicht nur lokal, sondern auch reflektorisch weit von der Ursprungsstelle entfernt auftreten. Dies sind häufig zentral gesteuerte Schutzmechanismen des Körpers. Störfaktoren jeglicher Art werden von Nozizeptoren und Mechanorezeptoren erfaßt und über afferente Nervenbahnen an das zentrale Nervensystem weitergeleitet. Bei starker Rezeptorenaktivität wird über efferente Bahnen reflektorisch der Bewegungsablauf dahingehend verändert, daß es zu einer Schonung des Krankheitsherdes oder der überlasteten Struktur kommt (nozizeptiver somatomotorischer Blockierungseffekt, NSB). Dazu werden Muskeln, deren Kontraktion zur Entlastung der Funktionsstörung führen, hyperton und Muskeln, die im entspannten Zustand den Störfaktor schonen, hypoton geschaltet. Durch Schmerzsignale der hypertonen Muskulatur bei Dekontraktion und der hypotonen bei Kontraktion wird diese Schutzreaktion aufrechterhalten. Dementsprechend wird beim Vorliegen eines Störfaktors das Ökonomieprinzip der physiologischen Bewegung dem Schonungsbedürfnis der Struktur untergeordnet (vgl. Brügger 1990).

Abbildung 7.4
a) Entlastungshaltung und
b) Belastungshaltung am
Zahnradmodell nach
Brügger

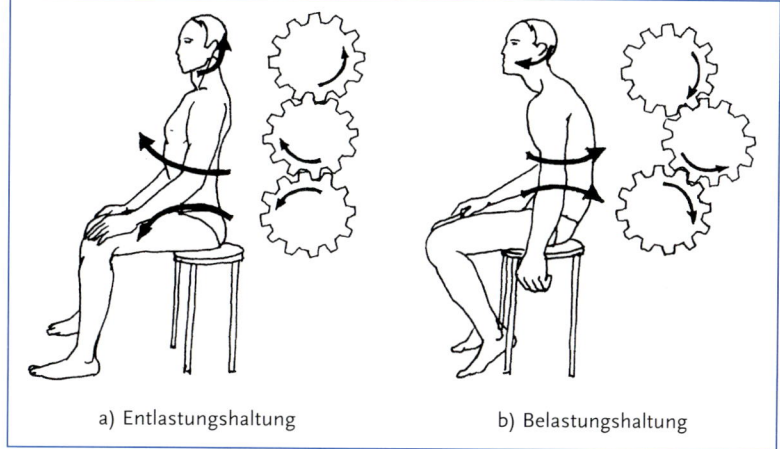

a) Entlastungshaltung   b) Belastungshaltung

Durchführung

Zu Beginn einer Behandlung steht eine systematische Suche nach dem Störfaktor. Primär soll bei der Befundaufnahme eine organische Schädigung als Ursache der Funktionsstörung ausgeschlossen werden.

Die *Bestandteile der Befundaufnahme* lauten wie folgt:
- *Anamnese:* Das Alltagsverhalten des Patienten wird auf Ursachen für Fehlbelastungen hin untersucht
- *Inspektionsbefund:* Suche nach transistorischen (z. B. zu enge Kleidung, ungeeignete Sitzmöbel) und persistierenden Störfaktoren (z. B. Narben, Ödeme)
- *Palpationsbefund:* Abtasten von Strukturen, die durch eine Belastungshaltung zu Störungen neigen
- *Funktionsdiagnostik:* Beurteilung der habituellen und korrigierten Haltung im Vergleich zur physiologischen Norm der aufrechten Haltung
- *Funktionstests:* Durch spezielle Tests im Sitzen, Stehen oder während der Bewegung werden Art und Umfang von Funktionsbeeinträchtigungen erfaßt. Sie dienen außerdem zur Überprüfung des Therapieerfolgs, z. B. Thorakalwirbel-5(Th5)-Wippen: Der Therapeut prüft bei dem in korrigierter Haltung sitzenden Patienten durch Bewegungsimpulse (Druck unterhalb von Th5) die Beweglichkeit der Zahnräder (s.o.), die

Steifheit der Wirbelsäule, eine kompensatorische Beweglichkeit und bremsende auslaufende bzw. rücklaufende Impulse.

Je nach Stärke und Ausprägung der Störfaktoren setzt sich eine Behandlung aus folgenden Maßnahmen und Übungen zusammen:
- *Wärmebehandlung* zur Vorbereitung der zu behandelnden Strukturen: z. B. Wärmepackung, heiße Rolle, Fango
- *Dekontraktionsmaßnahmen* (insbesondere durch agistisch exzentrische Kontraktionen): Technik zur Erweiterung einer eingeschränkten Bewegung, die durch eine mangelnde Entspannungsfähigkeit der Antagonisten verursacht ist. Der Patient geht aktiv an das Bewegungsende und wird während der exzentrischen Kontraktion des Agonisten/Agisten vom Therapeuten in die Ausgangsstellung zurückgeführt. Auf diese Weise wird reflektorisch die antagonistische Muskulatur gehemmt und damit das Bewegungsausmaß vergrößert.
- *Erarbeitung der aufrechten Haltung* im Liegen, Sitzen, Stehen und in Bewegung
- *ADL-Training* (Activities of daily living): Integration der aufrechten Körperhaltung in den Alltag. Üben von häufig ausgeführten Bewegungen des Patienten (z. B.: Heben und Tragen von schweren Gegenständen)
- *Theraband-Training:* Dieses Übungsgerät ermöglicht dem Patienten das eigenständige Üben von exzentrischen und konzentri-

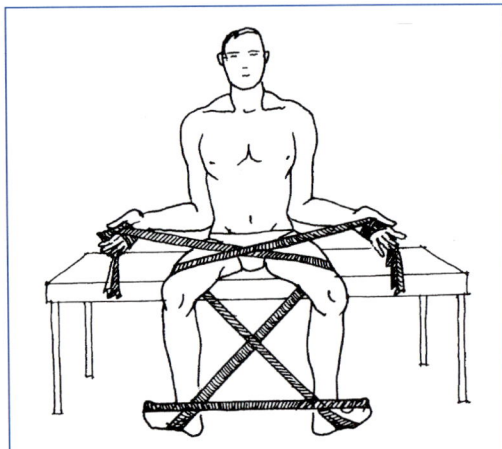

Abbildung 7.5 Theraband-Übung zur Verbesserung der aufrechten Haltung (nach Rock 1993)

schen Bewegungen. Auch zur Erlernung und Verbesserung der aufrechten Körperhaltung kann es gezielt eingesetzt werden, s. Abb. 7.5 (vgl. Rock 1993).

Ziele

Die wichtigsten Ziele der Therapie nach Brügger sind: Erkennen und Beseitigen der Ursachen (Störfaktoren) für eine Funktionskrankheit des Bewegungsapparates, die Korrektur einer Fehlhaltung und deren Transfer in den Alltag und das Setzen von physiologischen Belastungsreizen für alle Strukturen (Knochen, Muskulatur, Bänder etc.) des Körpers.

Indikationen/Kontraindikationen

Die Behandlungsform wird angewandt bei Fehlhaltungen und Schmerzen sowie Beeinträchtigungen im Bereich des Bindegewebs- und Bewegungsapparates.

7.3.5
Methode nach Cyriax

Cyriax erarbeitete eine schematisierte und standardisierte Methode zur Diagnostik und Behandlung von Funktionsstörungen des Bewegungsapparates. Da eine genaue Lokalisation einer Störung durch Überlagerung und Schmerzweiterleitung problematisch ist, werden durch unterschiedliche Schmerzprovokationen einzelne Strukturen in ihrer Funktion systematisch untersucht. Aus den Erkenntnissen der Befunderhebung resümiert die anzuwendende Therapie. Dabei greift Cyriax auf spezielle Methoden zur Wiederherstellung der normalen Funktion und Stoffwechselverbesserung zurück (vgl. Winkel et al. 1985–1992).

Durchführung der Diagnostik

Der erste Schritt der Diagnostik ist eine *allgemeine Befunderhebung*. Sie setzt sich aus der Anamnese, einer Inspektion zur Ermittlung von Haltungsfehlern, Ausweichbewegungen, Konturabweichungen etc. und einer allgemeinen Palpation nach Erwärmung oder Schwellung eines Gebietes zusammen.

Es folgt eine Reihe *spezieller Tests*, bei denen Strukturen bzw. Bewegungen auf Schmerz, Einschränkung und Kraftverlust geprüft werden. Dazu ist es wichtig, zu wissen, wie jede einzelne Struktur auf unterschiedliche Provokationstests reagiert. Die Tests gliedern sich in aktiv, passiv und isometrisch (gegen einen Widerstand) ausgeführte Bewegungen und Provokationstests. Durch diese Diagnostik ist beispielsweise eine scharfe Trennung von nichtkontraktilen und kontraktilen Strukturen möglich.

Aktive Tests Sie sind gekennzeichnet durch die aktive Bewegung eines Gelenkes mit dem Ziel, einen Allgemeineindruck über die Bereitschaft des Patienten zu gewinnen, das aktive Bewegungsausmaß zu diagnostizieren, Koordinations- und Ausweichmechanismen zu beurteilen und schmerzhafte Bewegungen festzustellen.

Passive Tests Durch passiv ausgeführte Bewegungen vom Therapeuten erhält man Informationen über Schmerzen, die von passiven Strukturen ausgehen (Gelenk, Kapsel, Bänder, Bursa, Nerv), das passive Bewegungsausmaß, den Dehnungszustand der Muskulatur, das Endgefühl und das Vorliegen eines Kapselmusters.

Kapselmuster Als *Kapselmuster* definiert Cyriax die in einem bestimmten Verhältnis auftretende kapsulär bedingten Bewegungseinschränkungen. Ursächlich dafür ist eine Reizung der Kapsel und eine damit verbundene Kapselschrumpfung, wie sie z. B. bei einer Arthrose oder Arthritis auftritt. Jedes Gelenk hat ein spezifisches Kapselmuster, bei der Nomenklatur wird die meist betroffene Bewegungsrichtung zuerst genannt (s. Tab. 7.1). Beim Hüftgelenk zeigt sich eine Bewegungseinschränkung besonders bzgl. der Innenrotation, dann Extension, Abduktion, Flexion und weniger hinsichtlich der Außenrotation.

Der Stop einer passiven Bewegung durch eine Struktur wird als *Endgefühl* bezeichnet. Diese kann physiologisch oder pathologisch bedingt sein. Bei den physiologischen Stops wird zwischen einem harten, straffelastischen und weichen Endgefühl unterschieden: Ein hartes Endgefühl resultiert aus einem ligamentären Stop (z. B. Ellbogenextension) und wenn Knorpelflächen aufeinandertreffen, ein straffelastisches Endgefühl entsteht bei Begrenzung durch Kapsel und Bänder (z. B. Schulterrotation) und ein weiches Endgefühl zeigt sich bei Blockierung durch das Zusammendrücken von Muskelbäuchen (z. B. Knieflexion).

Die pathologischen Endgefühle gliedern sich in ein: zu hartes Endgefühl (z. B. durch Arthrose), zu weiches Endgefühl (z. B. bei freien Gelenkkörpern), spastisches Endgefühl (aufgrund eines spinalen Reflexes), leeres Endgefühl (durch ein Gegenspannen des Patien-

ten) sowie springendes Endgefühl (z. B. durch Meniskuseinklemmung) (vgl. Kaltenborn 1989).

Widerstandstest (isometrisch) Durch eine maximale isometrische Kontraktion in neutraler Ausgangsstellung lassen sich kontraktile Strukturen (Muskel, Sehnen und Übergänge zu Knochen) auf eine Schmerzhaftigkeit bzw. Funktionsstörung überprüfen.

Palpation Zur Bestätigung der Diagnose aus den Funktionstests und zur genaueren Befunderhebung erfolgt zum Abschluß der Untersuchung die *Palpation* (Ertasten) der betroffenen Struktur.

Durchführung der Therapie

Bei der Behandlung bevorzugt Cyriax die nachstehenden Methoden:

- *Querfriktionen:* Ein Schmerzpunkt (z. B. eine gereizte Ansatzstelle eines Muskels) wird mit einem Finger quer zu den betroffenen Fasern bearbeitet. Dabei soll nur auf dem Hin- oder Rückweg Druck ausgeübt werden, ohne daß der Patient dabei starke Schmerzen verspürt. Diese Methode bewirkt eine Schmerzlinderung (Dämpfung der Nozizeptoren), das Verhindern und Lösen von Verklebungen, Reibungswärme in der Tiefe, die Freisetzung biochemischer Substanzen (zur Durchblutungsförderung und Schmerzlinderung), einen Reiz zur Ausrichtung der Strukturfasern und die Selbstheilung durch Stimulierung einer körpereigenen Entzündungsreaktion.

Tabelle 7.1 Gelenkspezifische Kapselmuster nach Cyriax

Gelenk	Kapselmuster
unteres Sprunggelenk:	Eversion – Inversion
oberes Sprunggelenk:	Plantarflexion – Dorsalextension
Kniegelenk:	Flexion – Extension (Rotation nur bei starker Flexion-Extensionseinschränkung)
Hüftgelenk:	Innenrotation – Extension – Abduktion – Flexion – Außenrotation
Schultergelenk:	Außenrotation – Abduktion – Innenrotation
Ellbogengelenk:	Flexion – Extension

- *Mobilisation:* Mobilisation von Muskeln durch Dehnung sowie Mobilisation von Gelenken zur Beseitigung von Bewegungseinschränkungen, Blockierungen und abnormer Gelenkstellungen
- *Manipulation:* Wiederherstellung der freien Gelenkbeweglichkeit durch kurze schnelle Impulse am Ende der Bewegung (der ärztlichen Therapie vorbehalten)
- *Injektionen* von Lokalanästhetika und Kortikosteroiden (der ärztlichen Therapie vorbehalten)

Ziele

Die Therapie nach Cyriax wird zur Identifikation der betroffenen Strukturen bei einer Erkrankung des Bewegungsapparates und zur Heilung der geschädigten Struktur eingesetzt.

Indikationen/Kontraindikationen

Als Indikationen gelten schmerzhafte Störungen und Bewegungseinschränkungen des aktiven und passiven Bewegungsapparates.

7.3.6
Manuelle Therapie

Die Manuelle Therapie beinhaltet diagnostische und therapeutische Techniken für die Wirbelsäule und die Extremitätengelenke, die zu einer Aufhebung und Behebung von Funktionsstörungen am Bewegungsapparat führen. Eine genaue Kenntnis der Gelenkmechanik ist Bedingung für die Anwendung dieser Therapie.

Die inkongruenten (konvexen und konkaven) Flächen eines Gelenkes erfordern bei einer normalen Bewegung eine Kombination aus Rollen und Gleiten (Rollgleiten). Somit sind in einem Bewegungsvorgang sowohl rotatorische als auch translatorische Komponenten enthalten. Die Richtung des Gleitens wird durch die Form der Fläche des bewegten Gelenkpartners vorgegeben (Konkav-konvex-Regel nach Kaltenborn): Wird der konkave Gelenkpartner bewegt, verlaufen Roll- und Gleitbewegungen in die gleiche Richtung. Hingegen kommt es bei der Bewegungen von konvexen Gelenkpartnern zu einem Gleiten entgegengesetzt der Rollbewegung (vgl. Kaltenborn 1989), s. Abb. 7.6.

Die Voraussetzung für eine normale Gelenkfunktion ist ein gewisses Gelenkspiel, das durch eine Lockerheit der Bänder und Kapsel ermöglicht wird. Hierbei handelt es sich um minimale Gleitvorgänge und eine leichte Abhebbarkeit der Gelenkflächen. Die Summe dieser passiven Bewegungen wird als „Joint play" (Gelenkspiel) bezeichnet.

Wesentliche Aufgabe in der Manuellen Therapie ist es, Störungen dieses Gelenkspiels zu diagnostizieren und zu beheben. Die Beeinträchtigung peripherer Gelenke oder Wirbelgelenke können in folgender Form auftreten: Hypomobilität (eingeschränkt beweglich), Hypermobilität (vermehrte Gelenkbeweglichkeit) oder Instabilität (pathologisch vermehrte Ge-

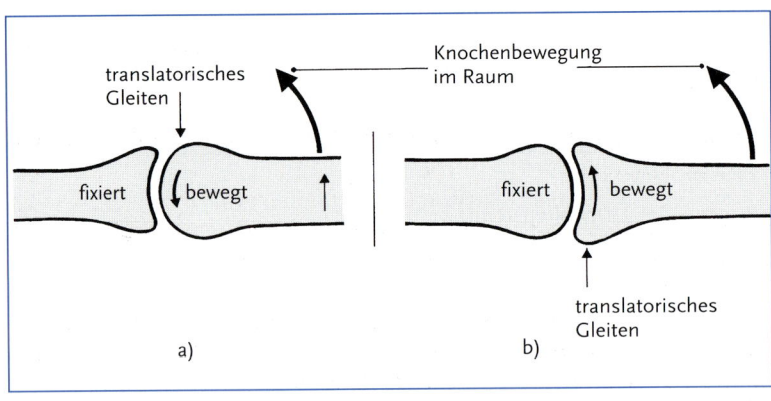

Abbildung 7.6
Das Rollgleiten bei konvexem (a) und konkavem (b) bewegten Gelenkpartner (nach Kaltenborn, Frisch 1989)

lenkbeweglichkeit). Ursachen hierfür können eine verspannte oder verkürzte Muskulatur, Muskelkontrakturen, eine Kapselschrumpfung oder -verklebung oder eine Knorpelschädigung im Gelenk sein (vgl. Frisch 1993, Kaltenborn 1989).

Durchführung

Zunächst wird mit Hilfe eines Befundes die Ursache für die Funktionsstörung analysiert. Dies geschieht durch eine differenzierte Anamnese und einen Untersuchungsblock, der folgende Prüfungskriterien beinhaltet: Inspektion, Funktionsprüfungen von aktiven und passiven Bewegungen, Palpation, spezifische translatorische Gelenktests (beim Testen des Gelenkspieles wird ein Gelenkpartner fixiert und der andere Knochen passiv parallel oder rechtwinklig zu Behandlungsebene bewegt), muskuläre Widerstandstests, neurologische und angiologische Tests sowie apparative Zusatzuntersuchungen.

Die jeweilige *Behandlungsform* basiert auf der gestellten Diagnose: stabilisierende Behandlung bei Hypermobilität und Instabilität unter Heranziehen anderer Techniken, mobilisierende Behandlung bei Hypomobilität.

Je nach Ursache für die Hypomobilität wird entweder eine Weichteilmobilisation (Massage, aktive Entspannung, passive Dehnung, Beweglichkeitsübungen) oder eine Gelenkmobilisation angewendet. Zur Gelenkmobilisation dienen Techniken, die das Gleiten im Gelenk und somit die aktive Bewegung bzw. das Rollgleiten wieder herstellen. Dies geschieht unter Anwendung von passiven Traktionen und Gleitunterstützung zur Dehnung der umliegenden Weichteile (inbesondere der Kapsel). Die Traktion erfolgt immer senkrecht, die Gleitbewegung immer parallel zur Behandlungsebene, die auf der konkav geformten Gelenkfläche liegt, s. Abb. 7.7.

Die Ausgangsstellung für die Behandlung eines eingeschränkten Gelenkes ist der Endpunkt des aktiven Bewegungsausmaßes oder die Ruhestellung eines Gelenkes. Als Ruhestellung bezeichnet man die Stellung mit der größtmöglichen Entspannung des Weichteil-

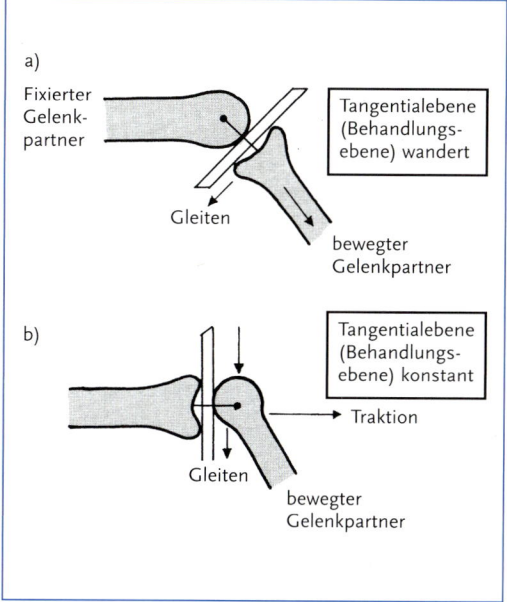

Abbildung 7.7 Beispiele für die Traktionsrichtung bei fixiertem konvexen (a) und konkaven (b) Gelenkpartner (nach Frisch 1989)

mantels. In dieser Position fixiert der Therapeut schmerzfrei einen Gelenkpartner nahe des Gelenkspaltes während der andere mobilisiert wird. Die umliegenden Gelenke werden in der „Close packed position" verriegelt. Dies erfolgt durch eine Stellung in der eine maximale Spannung des Kapselbandapparates besteht. Die Techniken der Gelenkmobilisation werden durch senkrechten Zug bzw. Schub parallel zur Behandlungsebene des mobilen Gelenkpartners in differenzierten Stufen durchgeführt, s. Abb. 7.8.

Stufen der Traktionsmobilisation (erfolgt nur senkrecht zur Behandlungsebene):
I.   Lösen: leichte Traktion, dadurch minimale Druckminderung im Gelenk („Pikkolo-Traktion")
II. Straffen: Durch verstärkten Zug werden Weichteile (insbesondere die Kapsel) um das Gelenk gestrafft („Slack" herausnehmen)
III. Dehnen: Es wird mehr Traktionskraft angewendet, um verkürzte Weichteile zu dehnen (Mobilisation)

Kann bis Stufe II auch nur zur Schmerzlinderung verwendet werden!

Stufen der Gleitmobilisation:
I.   Lösen: „Pikkolo-Traktion"
II. Straffen: Durch parallele Bewegung zur Behandlungsebene werden die Weichteile gestrafft
III. Dehnen: Je nach Richtung des verstärkten parallelen Schubs können bestimmte Strukturen gedehnt werden (Richtung des Gleitens ergibt sich aus der „Konkav-konvex-Regel")

(Vgl. Frisch 1993, Kaltenborn 1989.)

Ziele

Ziele der beschriebenen Technik sind die Erhaltung oder Wiederherstellung einer normalen Funktion in einem Gelenk.

Indikationen/Kontraindikationen

Die Manuelle Therapie findet ihre Anwendung bei reversiblen Bewegungseinschränkungen im Sinne einer Hypomobilität eines oder mehrerer Gelenke.

Eine Vielzahl von Kontraindikationen sind hierbei zu berücksichtigen, z. B. entzündliche Prozesse, Ankylosen, frische Frakturen, Arthrodesen, Instabilität, Osteoporose, Hyper-mobilität, irreversible Gelenkkontrakturen, Tumore sowie offene Wunden.

7.3.7 Bobath-Konzept

Das Bobath-Konzept wurde von dem Ehepaar Bobath zur Therapie von Erwachsenen mit Hemiplegie entwickelt. Inzwischen nimmt es auch in der Behandlung von Kindern mit Zerebralparese einen hohen Stellenwert ein – worauf hier jedoch nicht genauer eingegangen wird – sowie in der Behandlung orthopädischer/traumatologischer Schädigungen.

Die Hauptprobleme bei erwachsenen Hemiplegikern liegen in einem abnormen Haltetonus der Muskulatur und einer gestörten reziproken Innervation. Durch den abnormen Muskeltonus, der je nach Stadium der Hemiplegie zu niedrig (schlaff) oder zu hoch (spastisch) ist, sind koordinierte Bewegungen erschwert bzw. unmöglich. Eine fehlende Hemmung des Antagonisten bei Kontraktion des Agonisten (reziproke Innervation) kann zu unangepaßten Bewegungen oder sogar zur Bewegungsunfähigkeit führen.

Neben motorischen Störungen können auch sensorische Störungen (z. B. Sprach-, Denk- und Konzentrationsstörungen) sowie Sensibilitätsstörungen, die u. a. eine starke Beeinträchtigung der Körperwahrnehmung zur Folge haben, auftreten (vgl. Bobath 1993, Davies 1991).

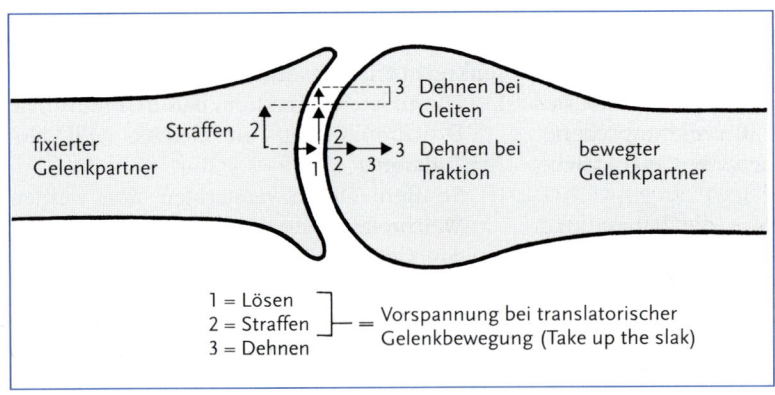

Abbildung 7.8
Stufen der Traktions- und Gleitmobilisation
(1 = Lösen, 2 = Straffen, 3 = Dehnen),
(nach Frisch 1989)

Durchführung

Voraussetzung für die Behandlung ist eine konzeptspezifische Befunderhebung, wodurch insbesondere die noch vorhandenen Fähigkeiten sowie die vorliegenden Defizite ermittelt werden. Ausgehend von dieser Basis werden die individuellen Behandlungsziele und -maßnahmen abgeleitet. Allgemein stehen bei der Behandlung nach Bobath eine Normalisierung des Muskeltonus, die Hemmung (Inhibition) von pathologischen Haltungs- und Bewegungsmustern und eine Neubahnung (Fazilitation) von physiologischen Bewegungsmustern im Vordergrund. Übergeordnetes Ziel soll die Wiedererlangung der Kontrolle und damit auch das Bewußtsein für Bewegungen sein, um wieder ein möglichst selbständiges Leben führen zu können. Aus diesem Grund wird eine Mobilisation in Situationen des alltäglichen Lebens angeraten.

Die Behandlungsschwerpunkte richten sich neben den befundabhängigen Ergebnissen nach dem Stadium der Erkrankung. Im folgenden wird am Beispiel der Hemiplegie der Behandlungsplan vorgestellt.

Behandlung in der schlaffen Phase – Beispiele

- *Vermeiden von spastikfördernden Stellungen,* z. B. bei Lagerungen und Positionsänderungen
- *Förderung der bewußten Wahrnehmung der betroffenen Seite,* z. B. durch spezielle Lagerung, Zimmergestaltung, häufiges Ansprechen von der betroffenen Seite
- *Tonussteigernde Übungsformen* (vom passiven über assistives Mobilisieren bis hin zu aktiven Übungen)
- Über verschiedene *Stimulationstechniken* kann der zu niedrige Muskeltonus zusätzlich verstärkt und gleichzeitig die Wahrnehmungssysteme der Nahsinne angesprochen werden: Tapping (leichtes Klopfen mit den Fingern auf den zu aktivierenden Muskelbauch), Wischen (Wischbewegungen über den zu aktivierenden Muskelbauch), Stretch (Ausnutzen des Dehnreflexes, vgl. PNF), Kurzzeiteis (Schockkühlung der betroffenen

Muskelgruppen) sowie „Push-pull"(wechselweiser Zug und Druck auf ein Gelenk)

Behandlung in der spastischen Phase Zur Hemmung (Inhibition) der pathologischen Muster bzw. der Spastik und der Herabsetzung des zu hohen Muskeltonus stehen verschiedene Maßnahmen zur Verfügung. Sie dienen als Voraussetzung für die Bahnung (Fazilitation) physiologischer Bewegungsmuster. Die Spastik kann durch eine spezielle Lagerung, bestimmte Griffe des Therapeuten oder durch vom Patienten selbst angewendete Techniken gehemmt werden (Inhibition). Eine Spastik wird durch Bewegungen genau entgegen ihres Musters gelöst. Um sie effektiv zu lösen, muß anfangs das Muster so proximal wie möglich (am sog. Schlüsselpunkt) aufgebrochen werden. Dazu wird der proximal gelegene Muskel durch Dehnung (Tonussenkung) aus der Spastik herausgeholt. Daraufhin ist auch die Lösung der distal gelegenen Gelenke möglich. Der Schlüsselpunkt des Armmusters ist beispielsweise die Protraktion der Skapula. Während an den Schlüsselpunkten gehemmt wird, soll der Patient kontrollierte Bewegungen, wie z. B. Greifen, Aufstehen usw., ausführen, um diese zu bahnen (Fazilitation), (vgl. Davies 1991).

Ziele

Bei der Behandlung nach Bobath stehen die Tonusregulierung, die Bahnung physiologischer Bewegungen unter Vermeidung abnormer, pathologischer Haltungs- und Bewegungsmuster, die Hemmung abnormer Bewegungsmuster, die Verbesserung der Koordination und Wahrnehmung sowie die selbständige Alltagsbewältigung im Vordergrund.

Indikationen/Kontraindikationen

Das beschriebene Konzept wird insbesondere bei neurologischer Symptomatik (z. B. erworbenen und frühkindlichen Hirnschäden) sowie traumatologisch bedingten orthopädischen Störungen mit erheblicher neurologischer Symptomatik eingesetzt.

7.3.8
Vojta-Prinzip

Die von Vojta entwickelte Therapieform zur Verbesserung einer gestörten Sensomotorik wurde ursprünglich zur Behandlung von Kindern mit zerebralen Bewegungsstörungen entwickelt. Inzwischen findet sie jedoch bei allen Patienten mit zentraler Schädigung, aber auch bei orthopädischen Schäden ihre Anwendung.

Das Grundprinzip dieser Technik liegt in der Entdeckung, daß bei Menschen jeden Alters durch bestimmte Reize in entsprechenden Ausgangsstellungen komplexe Bewegungsmuster aktiviert werden können. Ursache hierfür sind reflektorische Bewegungsabläufe, das „Reflexkriechen" in Bauchlage und das „Reflexumdrehen" aus der Seitenlage, welche in der kindlichen bzw. embryonalen Entwicklung eine wichtige Rolle spielen. Sie stellen eine Grundvoraussetzung für individuell erlernbare Fähigkeiten dar, weil sie sämtliche Elemente für eine ideale Fortbewegungsmotorik enthalten. Dazu gehören die Schwerpunktverlagerung, die Aufrichtungsmechanismen gegen die Schwerkraft (z. B. die physiologische Einstellung der Wirbelsäule), die Gleichgewichtssteuerung und die zielgerichteten, dynamisch koordinierten Bewegungen.

Die Anbahnung der Reflexmuster fördert das allgemeine muskuläre Zusammenspiel und verbessert auf diese Weise das gesamte unbewußte Bewegungsverhalten (vgl. Vojta/Peters 1992).

Durchführung

Der Patient wird in eine festgelegte Ausgangsstellung gebracht, welche bereits eine Vordehnung der später im Rahmen des Reflexmuster aktivierten Muskeln bewirkt. Zur Auslösung des Reflexmusters werden definierte Zonen am Rumpf, dem Schulter- und Beckengürtel und den Extremitäten gereizt. Die Stimulation erfolgt über propriozeptive Reize (Periostreize) und kurze Dehnung von Muskelgruppen oder Approximation der Gelenke. Sie erhöhen reflektorisch die Spannung des jeweiligen Mus-

kels. Indirekt kommt es dadurch zur Dehnung benachbarter Muskeln, was eine Erhöhung des Grundtonus innerhalb des Koordinationskomplexes zur Folge hat. Durch die gleichzeitige Anwendung mehrerer Auslösezonen (räumliche Summation) und durch die Dauer des Reizes (zeitliche Summation) kann die Aktivierung des Reflexmuster dosiert werden. Der Therapeut löst das Reflexmuster derart aus, daß die Bewegung in ihrer Dynamik gebremst wird (vergleichbar der Muskelaktivität eines Sprinters kurz vor dem Start).

Beispielsweise sind die *Auslösezonen* beim *Reflexkriechen*: Akromion, medialer Skapularand, Rumpfzone, Epicondylus med. humeri, Proc. styloideus radii, Aponeurose des M. glutaeus medius, Spina iliaca ant. sup., Epicondylus med. femoris und Proc. lat. tuberis calcanei.

Eine weitere technische Hilfe bietet die sog. *Zeitverschiebung*. Bei der „negativen Zeitverschiebung" wird eine Teilbewegung des ausgelösten Reflexes durch Widerstand des Therapeuten zurückversetzt oder zurückgehalten. Dadurch wird der zeitliche Ablauf des Gesamtmusters gestört. Die Muskulatur will das entstandene Defizit ausgleichen, was zu einer Aktionsverstärkung führt. Auf diese Weise ergibt sich eine Bewegungserleichterung für den Patienten. Dagegen wird bei der positiven Zeitverschiebung eine Phase der geplanten Aktion vorweggenommen. Dadurch können Teilbewegungen aus dem Reflexmuster herausgenommen bzw. nicht gefordert werden, was eine stabilisierende bzw. entlastende Wirkung mit sich bringt (Vojta/Peters 1992).

Ziele

Die Vojta-Therapie zielt auf die Bahnung physiologischer Bewegungsabläufe, die Beseitigung bzw. Minderung neuromuskulärer Störungen, einer Normalisierung des Muskeltonus sowie auf eine Verbesserung der Körperhaltung, der Koordination und Bewegungsökonomie ab.

Indikationen/Kontraindikationen

Eine Behandlung nach Vojta ist besonders bei peripheren oder zentralen Schädigungen des Nervensystems sowie bei orthopädischen Fehlhaltungen (z. B. Skoliose) anwendbar.

| 7.4
| Literatur

Bold, R. M./Grossmann, A./Block, R. (1993): Stemmführung nach R. Brunkow. Stuttgart: Enke Verlag.

Bobath, B. (1993): Die Hemiplegie Erwachsener. Stuttgart, New York: Thieme Verlag.

Brügger, A. (1990): Gesunde Körperhaltung im Alltag. Zürich: Verlag Dr. A. Brügger.

Buck, M./Beckers, D./Adler, S. S. (1994): PNF in der Praxis. Berlin, Heidelberg, New York: Springer-Verlag.

Cotta, H./Heipertz, W./Hüter-Becker, A./ Rompe, G. (1990): Krankengymnastik, Bd. 1, Grundlagen, Techniken. Stuttgart, New York: Thieme Verlag.

Davies, P. M. (1991): Im Mittelpunkt. Selektive Rumpfaktivität in der Behandlung der Hemiplegie. Berlin, Heidelberg, New York: Springer-Verlag.

Frisch, H. (1993): Programmierte Untersuchung des Bewegungsapparates. Heidelberg: Springer-Verlag.

Hüter-Becker, A./Schewe, H./Heipertz, W. (1997): Physiotherapie Bd. 9, Traumatologie, Querschnittslähmung. Stuttgart, New York: Thieme Verlag.

Kaltenborn, F. M. (1989): Manuelle Mobilisation der Extremitätengelenke. Oslo: Olaf Norlis Bokhandel.

Klein-Vogelbach, S. (1990a): Funktionelle Bewegungslehre. Berlin, Heidelberg: Springer-Verlag.

Klein-Vogelbach, S. (1990b): Ballgymnastik zur funktionellen Bewegungslehre. Berlin, Heidelberg: Springer-Verlag.

Klein-Vogelbach, S. (1992): Therapeutische Übungen zur funktionellen Bewegungslehre. Berlin, Heidelberg: Springer-Verlag.

Klein-Vogelbach, S. (1995): Gangschule zur funktionellen Bewegungslehre. Berlin, Heidelberg: Springer-Verlag.

Kolster, B./Ebelt-Paprotny, G.: Physiotherapie Leitfaden. Neckarsulm, Lübeck, Ulm: Jungjohann Verlag.

Rock, C.-M. (1993): Thera-Band-Grundübungen. Zürich: Verlag Dr. A. Brügger.

Vojta, V./Peters, A. (1992): Das Vojta-Prinzip. Berlin: Springer-Verlag.

Winkel, D./Vleeming, A./Ficher, S./Meijer, O. G./Vroege, C. (1985–1992): Nichtoperative Orthopädie, Bd. 1–4. Stuttgart, New York: Gustav Fischer Verlag.

KAPITEL 8

Physikalische Therapie

HEINZ MÜNKER UND INGO FROBÖSE

8.1
Einleitung

Die Physikalische Therapie umfaßt die Anwendung physikalischer Faktoren (mit Ausnahme ionisierender Strahlen) in Prävention, Therapie und Rehabilitation. Es ist heute unumstritten, daß alle hierzu zählenden Maßnahmen, wie z. B. die Thermo- bzw. Kryotherapie, Massage, Elektrotherapie etc., den Verlauf von Krankheiten, insbesondere auch an den Organen des Stütz- und Bewegungsapparates, positiv beeinflussen können. Die Indikation zur Physikalischen Therapie wird dabei ausschließlich von der zugrundeliegenden Erkrankung bestimmt. Die Form und die Lokalisation der Anwendung ist entscheidend für den Erfolg, da die Wirkungsmechanismen und die Tiefenwirkung physikalisch therapeutischer Maßnahmen unterschiedlich sind.

8.2
Thermo- und Kryotherapie

Alle sog. thermischen Methoden gehören zu den häufigsten und ältesten Behandlungsformen. Sowohl die Thermo- als auch die Kryotherapie (Wärme-/Kältebehandlung) überschneiden sich hinsichtlich ihrer Wirkungsweisen, Verfahren und Zielstellungen und besitzen vergleichbare Ansatzpunkte.

Die Wirkungsmechanismen sind (Niethard/Pfeil 1989, Schnizer/Schöps 1995):
- Neurophysiologisch: Von den Temperaturrezeptoren der Haut werden Wärme und Kälte registriert und über den Tractus spinothalamicus nach zentral geleitet. Bei einem relativ starken Zustrom dieser afferenten Impulse wird sich dann eine Hemmung nozizeptiver Afferenzen entwickeln können.

- Vasomotorisch: Die Zufuhr von Wärme führt zu einer Dilatation der Blutgefäße und damit zu einer Hyperämie. Durch Kältereize kommt es zunächst zu einer Vasokonstriktion und sekundär nach Beendigung des Kältereizes zu einer Vasodilatation mit umschriebener Hyperämie (Hautrötung).
- Metabolisch: Wärme beschleunigt metabolische Prozesse und führt zu einer verbesserten Zufuhr von Nährstoffen, zu einem besseren Abtransport von Stoffwechselabfallprodukten sowie zu einer Detonisierung der Muskulatur. Kälte dagegen verlangsamt den Ablauf der biochemischen Vorgänge.

Aus den Wirkmechanismen läßt sich unmittelbar ableiten, daß die Wärmebehandlung vor allem zur Verbesserung der Trophik bei chronischen, degenerativen Erkrankungen und auch Muskelhärten zum Tragen kommt, während die Kältetherapie besonders bei akut entzündlichen Erkrankungen und frischen Verletzungen eingesetzt wird.

Zu den Maßnahmen der Thermotherapie zählen Dampf, Wärmepackung (z. B. Fango), Warmwasser, Infrarot, Textilien, Salben und Kurzwelle. Im Rahmen der Kryotherapie gelangen besonders folgende Maßnahmen zur Anwendung: Eispackung, Kältegel, Kaltwasser und Kältekammer.

Indikationen für die Wärmetherapie

Indikationen für die Wärmetherapie sind beispielsweise:
- Chronische und subakute Zustände degenerativer und entzündlicher Gelenk- und Wirbelsäulenerkrankungen

- Postakute Zustände nach Verletzungen und Operationen am Stütz- und Bewegungsapparat
- Postakute Zustände des Weichteilrheumatismus (Tendinosen, Periostosen)
- Durchblutungsstörungen
- Zustände, die mit reflektorischem Muskelhartspann einhergehen

Indikationen für die Kältetherapie

Indikationen für die Kältetherapie sind:
- Akute Zustände bei degenerativen und entzündlichen Gelenk- und Wirbelsäulenerkrankungen
- Akute Zustände nach Verletzungen und Operationen des Stütz- und Bewegungsapparates
- Akute Zustände des Weichteilrheumatismus (Tendinosen, Periostosen)

Die Anwendung der beiden Maßnahmen kann entweder als Intervallbehandlung (ein bis fünf Minuten) oder auch als Langzeitbehandlung (zehn bis dreißig Minuten) durchgeführt werden.

8.3
Hydrotherapie

Die Hydrotherapie (Wasserbehandlung) ist eine thermische Reiztherapie im Sinne eines Reiz-Reaktions-Adaptationsprinzips, in dem das Wasser die Aufgabe des Temperaturträgers und -vermittlers übernimmt. Dadurch wird die physikalische Wirkung von Wärme und Kälte auf den gesamten Körper übertragen und damit vervielfacht.

Die Faktoren, die bei hydrotherapeutischen Anwendungen in besonderem Maße wirksam werden, sind nach Gillert/Rulffs (1988), (s. hierzu auch Kap. 14):
- Temperaturreize
- Hydrostatischer Druck
- Auftrieb
- Reibungswiderstand
- Mechanische Reize

Neben diesen physikalischen Faktoren werden auch chemische diskutiert. Diese finden vor allem in der Balneotherapie ihre Bedeutung. Hierbei werden chemische Substanzen im Wasser gelöst (z. B. Schwefel, Kohlendioxyd, Medikamente) und sollen, wie z. B. das Stanger-Bad, eine vegetativ stabilisierende Wirkung aufweisen.

In der hydrotherapeutischen Praxis findet sich eine umfangreiche Palette an Anwendungsformen, die jedoch alle mehr oder weniger auf die thermischen Grundformen zurückgehen: Kalt-, Warm-, Heiß- und Wechselreize. Sie lassen eine differenzierte Handhabung zu und sind individuell zu dosieren. Im einzelnen lassen sich folgende Formen unterscheiden (Cordes et al. 1986):
- Dämpfe
- Sauna
- Wickel
- Packungen
- Waschungen
- Güsse
- Bäder
- Wassertreten

Aufgrund der Vielfalt verschiedenster Maßnahmen eignet sich die Wasserbehandlung für nahezu alle Indikationen nach Krankheiten, Operationen und Unfällen mit dem Ziel einer Beschwerdelinderung und Rekonditionierung. Vegetative Funktionen sollen stabilisiert und harmonisiert sowie allgemeine Funktionen und Fähigkeiten verbessert werden. Für die Patienten mit Verletzungen/Erkrankungen des Stütz- und Bewegungsapparates ist insbesondere die Aufhebung der Schwerkraft von besonderer Bedeutung. Insofern kann meist bereits relativ frühzeitig und effektiv mit einer Therapie begonnen werden (s. hierzu auch Kap. 14).

8.4
Massage

Bereits im 19. Jahrhundert wurde die Massage zur Behandlung bestimmter Krankheiten eingesetzt. Der Begriff leitet sich von dem französischen Wort „masser" (berühren) ab und wird heute nicht nur als manipulatorische Behandlungsform in der Therapie, sondern auch in der Prävention und zur Leistungssteigerung eingesetzt. Am ehesten geeignet erscheint daher die Definition von Kohlrausch, der die Massage als *„eine meist manuelle mechanische Einwirkung auf den Körper zum Zwecke der Körperpflege, Krankheitsvorbeugung und Krankheitsbekämpfung"* ansieht (zitiert nach Rulffs 1995). Neben den manuellen Formen der Massage lassen sich auch noch Methoden erwähnen, die mit apparativen Hilfsmitteln ausgeführt werden. Zu nennen sind hier die Unterwasserdruckstrahlmassage, die Bürstenmassage und die Behandlung mit Vibrationsmassagegeräten.

Mit den unterschiedlichen Massagegriffen und -techniken lassen sich eine Vielzahl verschiedener Wirkungen erzielen. Dementsprechend sind auch die Zielsetzungen der Massage sehr vielfältig und differieren nach Verordnung, Anamnese, Tastbefund, Können und Erfahrung des Behandelnden.

Folgende Ziele der Massagetechniken lassen sich formulieren:
- Reizung des Zentralnervensystems
- Linderung von Schmerzzuständen
- Lösung von Fehlspannungen
- Durchblutungssteigerung
- Venöse/lymphale Entstauung
- Lockerung
- Entmüdung
- Wohlbefinden/Entspannung
- Leistungssteigerung

Die einzelnen Wirkungen hängen, wie bereits oben beschrieben, im wesentlichen von der angewandten Technik und dem Einsatz der verschiedenen Griffe ab. Erst eine auf den Befund abgestimmte Kombination läßt den gewünschten Effekt auftreten. Besonders im Rahmen der Anwendung der sog. „klassischen Massage" lassen sich eine Vielzahl unterschiedlicher Griffe differenzieren. Zu nennen sind hier:
- Streichung (Effleurage)
- Knetung (Petrissage)
- Reibung (Friction)
- Klopfung (Tapotement)
- Vibration

Als Sonderformen sind darüber hinaus noch folgende Methoden zu benennen:
- Reflexzonenmassage (einschließlich Bindegewebsmassage)
- Extensionsmassage
- Manipulationsmassage
- Japanische Stäbchenmassage
- Manuelle Lymphdrainage
- Bürstenmassage
- Unterwasserdruckmassage
- Vibrationsmassage
- Saugwellenmassage

Eine Indikation für eine Massagebehandlung ist im orthopädischen Bereich besonders bei Fehlspannungen der Muskulatur und bei Lymphabflußstörungen des Bindegewebes gegeben. Der Muskel kann tonisiert und detonisiert werden. Ebenfalls kann sie angewandt werden bei schmerzhaften Erkrankungen des Stütz- und Bewegungsapparates, bei denen sich die Schmerzempfindung durch von der Hand ausgelöste Mechanismen beeinflussen läßt (Niethard/Pfeil 1989). Nicht zu empfehlen ist eine Massagebehandlung u. a. bei fieberhaften Erkrankungen, im Bereich von Entzündungen und eitrigen Prozessen, bei akuten Frakturen und Bandverletzungen im betroffenen Bereich, bei infektiösen Hautleiden, Thrombosen und Phlebitis, Osteomyelitis und Myositis (Rulffs 1995).

8.5
Elektrotherapie

Im Rahmen der Elektrotherapie lassen sich über den Einsatz elektrischer Ströme unterschiedliche biologische Wirkungen im menschlichen Körper entfalten (Niethard/Pfeil 1989):
- Transport von Ionen (gerichteter Transport bei Gleichstrom, Pendelbewegung bei Wechselstrom)
- Depolarisierung an der Zellmembran zur Auslösung eines Aktionspotentials mit der Wirkung einer Kontraktion einer Muskelzelle oder einer Erregungsfortleitung an der Nervenzelle

• Reibung zwischen Ladungsträgern und Gewebe mit der Wirkung einer Erwärmung
durch Konzentration des Stromflusses

Um diese biologischen Wirkungen zu erzielen,
kommen in der Elektrotherapie unterschiedliche Stromarten zur Anwendung (Gleichstrom – Galvanisation):
• Niederfrequenz (Frequenzen von 0–1000 Hz)
• Mittelfrequenz (Frequenzen von 1–300 kHz)
• Hochfrequenz (Frequenzen über 300 kHz)

Dabei ist es bedeutsam, daß etwa bis 1000 Hz
jede Stromperiode eine Erregung der Nerven-
und Muskelzellen bewirkt. Bei Frequenzen
über 1000 Hz sind die Perioden kürzer als die
Refraktärzeiten des zu reizenden Gewebes, so
daß durch die häufigen und kurzen Impulse
keine Erregungen mehr ausgelöst werden können. Die biologische Grenze ist jedoch nicht so
starr auf diesen Bereich festgelegt, sondern abhängig von der Art des zu reizenden Gewebes.
Während für die relativ langsam reagierenden
Muskelzellen bereits einige 100 Hz als Grenz-
wert zu bezeichnen sind, liegt die Grenze für
Nervenzellen deutlich über 1000 Hz (Berlinger 1995).
   Die Gleichstrombehandlung wird in erster
Linie in Form von hydroelektrischen Bädern
angewandt. Hierbei wird entweder der ge-
richtete Strom während eines Vollbades
durch den gesamten Körper geleitet (Stanger-
Bad) oder durch die Anwendung von Teil-
bädern an Armen und Beinen isoliert auf bestimmte Körperregionen verteilt (Zellenbä-
der). Dabei können auch hyperämisierende,
analgesierende und entzündungshemmende
Stoffe durch einen Zusatz ionisierender Substanzen zur Anwendung gelangen (s. auch
Kap. 8.3).

8.5.1
Niederfrequenz

Bei den niederfrequenten Strömen unterschei-
den wir:
• Frequenz = 0 Hz (Gleichstrom)
• Frequenz = 1–1000 Hz (Reizstrom)

Die häufigsten zur Anwendung kommenden
Frequenzen der Reizströme liegen zwischen
1–140 Hz. Hierzu zählen zum Beispiel:
• Neofaradischer Strom (Dreieckimpulsstrom,
Impulsdauer 1 ms, Pausendauer 20 ms)
• Diadynamische Ströme nach Bernard (Halb-
wellenimpulsströme, Impulsdauer 10 ms,
Pausendauer 0/10 ms)
• Ultrareizstrom nach Träbert (Rechteckim-
pulsstrom, Impulsdauer 2 ms, Pausendauer
5 ms)

Diese Ströme besitzen aufgrund ihrer verschiedenen Impulsdauer und Pausendauer auch unterschiedliche Frequenzen und Formen.

Die Reizstromtherapie wird primär zur Stimulation der Muskulatur eingesetzt, um nach einer Verletzung/Erkrankung einer entstandenen Muskelatrophie entgegenzuwirken. Die
diadynamischen Ströme besitzen eine ausgeprägte analgetische Wirkung, die mit dem
Gleichstromanteil steigt. Daher liegen die Indikationen hier besonders bei allen schmerzhaften Erkrankungen des Stütz- und Bewegungsapparates. Einzelpulsströme (1–20 Hz) führen
zu einer einmaligen blitzartigen Muskelkontraktion (Zuckung), während Serienimpulse
(über 20 Hz) zu einer Dauerkontraktion (Teta-
nus) der Muskulatur führen. Voraussetzung ist
eine entsprechende Stromstärke (Intensität),
die sich grundsätzlich nach dem persönlichen
Empfinden des Patienten richten muß:
• Sensibel unterschwellig = kein spürbares
Stromgefühl
• Sensibel schwellig = erstes wahrnehmbares
Stromgefühl
• Sensibel überschwellig = deutliches, aber
noch nicht unangenehmes Stromgefühl
• Toleranzgrenze = gerade noch erträgliches
Stromgefühl
• Motorisch unterschwellig = noch keine Mus-
kelaktion
• Motorisch schwellig = erste sicht- oder tast-
bare Muskelaktion
• Motorisch überschwellig = kräftige Muskel-
aktion

Bei der Anwendung einer Frequenz von 0 Hz
(konstanter Gleichstrom) weist der Strom eine

gleichbleibende Stärke, keine Unterbrechung und somit keine Impulse und keine Richtungsänderung auf.

Zur Anwendung gelangt dieser:
- Wo jeder wechselnde Reiz kontraindiziert ist
- Wo jede Erregung reizbarer Strukturen vermieden werden soll
- Wo eine Mehrdurchblutung und eine Verbesserung der Stoffwechselsituation ohne gleichzeitige Erwärmung stattfinden soll

Die Anwendung des konstanten Gleichstromes sollte als Langzeitbehandlung (20 Minuten und mehr) erfolgen, wobei allerdings die Verätzungsgefahr beachtet werden muß. Die Stromstärke richtet sich dabei nach der Elektrodengröße.

Die niederfrequenten Stromarten kommen bei folgenden Indikation zur Anwendung; wobei diese Aufzählung nur als Auswahl zu verstehen ist:
- Distorsionen
- Kontusionen
- Muskelzerrungen/Myalgien/Muskelatrophie
- Epikondylitis/Tendinitis/Tendovaginitis
- Arthrose
- Neuralgien
- Durchblutungsstörungen
- Lähmungen

Tränkt man die obligate Elektrodenunterlage mit einem Medikament, das in wäßriger Lösung Ionen bildet, wird der Strom von diesen Ionen getragen. So gelingt die Einbringung des Medikamentes in die Haut (perkutane Resorption). Bei diesem Verfahren spricht man dann von der sog. *Iontophorese*. Dabei ist allerdings kaum eine größere Tiefenwirkung zu erwarten. Jedoch können oberflächlich liegende Strukturen, wie z. B. bei der Epikondylitis, recht gut angesprochen werden.

8.5.2
Mittelfrequenz

Eine Ergänzung zu den bisher beschriebenen herkömmlichen Reizströmen ist der sog. Interferenzstrom, der zu den mittelfrequenten Strö-

men gezählt wird. Dieser Strom ist ein Wechselstrom, der durch die Anwendung zweier Stromkreise entsteht. Die Frequenzen des Interferenzstromes liegen bei ca. 4000 Hz. Üblich ist dabei die Anwendung von vier Elektroden, wobei das zu behandelnde Gebiet im Kreuzungsbereich der Elektroden liegen sollte. Über die beiden Stromkreise wird dem Körper ein sinusförmiger Wechselstrom zugeführt. Beide Stromkreise arbeiten unter den Elektroden mit konstanter Intensität aber mit einem Frequenzunterschied, der zwischen 1–100 Hz liegen kann.

Bei den mittelfrequenten Strömen ist eine Reaktion einer Muskelzelle auf jeden Stimulus nicht mehr möglich. Daher kommt es zu einer reaktiven Depolarisation mit den Folgen einer lokalen Muskelkontraktion ohne sensible Belästigung (Niethard/Pfeil 1989). Deswegen wird die Mittelfrequenztherapie vorwiegend zur Vermeidung von Muskelatrophien und zum Wiederaufbau von der Muskulatur nach Verletzungen und Immobilisation eingesetzt.

Der Vorteil der mittelfrequenten Ströme im Vergleich zu den niederfrequenten Strömen liegt darin, daß es nicht zu Verätzungen kommen kann (keine Anode/Kathode), daß er eine höhere Stromstärke – je nach Empfindung – aufzuweisen hat und eine größere Tiefenwirkung erzielt.

8.5.3
Hochfrequenz

Im Rahmen des Einsatzes hochfrequenter Ströme werden elektrische bzw. magnetische Felder (Kurzwelle) oder elektromagnetische Wellen (Dezimeterwelle, Mikrowelle) erzeugt, deren Energie zur Wärmeerzeugung im Körper ausgenutzt werden kann. Die Hochfrequenztherapie ist somit im eigentlichen Sinne eine Wärmetherapie. Man unterscheidet:
- Kurzwellentherapie: ca. 27 MHz
- Dezimeterwellentherapie: ca. 433 MHz
- Mikrowellentherapie: ca. 2450 MHz

Mit ansteigender Frequenz nimmt die Eindringtiefe der hochfrequenten Ströme ab. Die Kurzwelle besitzt die beste Tiefenwirkung, während die Eindringtiefe der Mikrowelle nur wenige Zentimeter beträgt. Somit ergibt sich eine Indikation für hochfrequente Ströme überall dort, wo durch normale Wärmebehandlung keine ausreichende Tiefenwirkung erzielt werden kann.

Bei der Therapie ist das Wärmeempfinden des Patienten die Leitlinie des Anwendungsspektrums. Hierbei ist zu erkennen, daß Patienten unmittelbar nach einem akuten Geschehen nur ein geringes Wärmeempfinden aufweisen, während chronische Patienten ein deutliches/angenehmes Wärmeempfinden zeigen.

Die wichtigsten Indikationen für eine Hochfrequenztherapie sind:

- Myalgien
- Tendovaginitis
- Periostitis
- Distorsionen
- Luxationen
- Lumbago/Ischialgie

Auch die *Ultraschallbehandlung* wird zur Hochfrequenztherapie gezählt. Sie zielt ebenfalls auf eine Wärmeerzeugung ab. Benötigt wird ein Ultraschall-Therapiegerät als Generator mit dem dazugehörigen Schallkopf. Die Frequenz liegt zwischen 0,5 und 3,5 MHz. Die Intensität in Watt angegeben und liegt in einem Bereich von 0–3 W/cm². Die meisten Geräte arbeiten mittels Dauer- bzw. Impulsschall. Die Energie führt in Flüssigkeiten und weichen Geweben durch innere Reibung zur Bildung von Wärme. Somit kann Ultraschall überall dort eingesetzt werden, wo eine Wärmewirkung erzielt werden soll. Die Energien entstehen vorwiegend an den Grenzzonen verschiedener Dichte, wodurch es insgesamt auch zur Auflockerung des Gewebes kommt, so daß diese Behandlungsform ebenfalls zur Auflockerung, z. B. von Tendinosen, und zur Auflösung von Verklebungen eingesetzt werden kann.

8.6
Einsatzfelder und Anwendungsbereiche

Die Indikation zur Phyikalischen Therapie ergibt sich somit insgesamt aus der Art und dem Ort der Erkrankung. Hierzu seien einige Beispiel abschließend aufgeführt (s. Tab. 8.1):

Tabelle 8.1 Indikationsbeispiele der Physikalischen Therapie (nach Niethard/Pfeil 1997)

Methode	Wirkungsmechanismus	spezielle Wirkung und Tiefenwirkung
Wärme/Kälte	Nozizeptorenhemmung Vasodilatation Metabolismus	oberflächliche Strukturen
Wasserbehandlung	Aufhebung der Schwerkraft Metabolismus	ganzer Körper
Massage	Nozizeptorenhemmung Vasodilatation	Haut, Muskeln, Bindegewebe
Elektrotherapie • Gleichstrom • Reizstrom • Diadynamik • Mittelfrequenz • Hochfrequenz	• Metabolismus • Nerven- und Muskelstimulation • analgetisch • Muskelstimulation • Wärme/Vasodilatation	• ganzer Körper • Nerven, Muskeln • Nerven • Muskeln • tiefe Strukturen
Ultraschall	• Wärme/Gewebeauflockerung	• oberflächliche und tiefe Strukturen
Infrarot	• Vasodilatation	• oberflächlich

8.7
Literatur

Berlinger, M. N. (1995): Mittelfrequenztherapie. In: Schmidt, K. L./Drexel, H./Jochheim, K. A. (Hrsg.): Lehrbuch der Physikalischen Medizin und Rehabilitation. Stuttgart: Gustav Fischer Verlag, 158–162.

Cordes, J. C., et al. (1986): Physiotherapie, Grundlagen und Technik der Bewegungstherapie. Berlin: VDK und Gesundheit.

Gillert, O./Rulffs, W. (1988): Hydrotherapie und Balneotherapie. München: Pflaum-Verlag.

Niethard, F./Pfeil, J. (1997): Orthopädie. Stuttgart: Hippokrates Verlag. Duale Reihe. 3. Auflage.

Rulffs, W. (1995): Massage. In: Schmidt, K. L./Drexel, H./Jochheim, K. A. (Hrsg.): Lehrbuch der Physikalischen Medizin und Rehabilitation. Stutttgart: Gustav Fischer Verlag, 96–105.

Schnizer, W./Schöps, P. (1995): Thermo-, Hydro-, Kryotherapie. In: Schmidt, K. L./Drexel, H./Jochheim, K.-A. (Hrsg.): Lehrbuch der Physikalischen Medizin und Rehabilitation. Stuttgart: Gustav Fischer Verlag, 106–135.

KAPITEL 9

Screeningverfahren*

ALEXANDER VERDONCK UND CHRISTIANE WILKE

Vorstufe zu Standardtestverfahren

Screeningverfahren dienen der Grobeinschätzung der gewählten körperlichen Leistungskomponenten mit einfachen und ökonomischen Testverfahren und damit einer Kategorisierung bzw. Typisierung der Person. Im gesundheitssportlichen Kontext lassen sie sich am ehesten mit den gemeinhin bekannten „Fitneßtests" vergleichen. Ziel derartiger Verfahren ist die Aufdeckung der Defizite, ohne jedoch eine qualitative/quantitative Aussage über die „Schwäche" machen zu können. Sie werden daher ausschließlich als Vorstufe zu den Standardtestverfahren angesehen. In der Therapie finden sie besonders Anwendung zur groben Abschätzung von Begleitproblemen, die unmittelbar mit der primären Störung einhergehen. Auf diesem Wege lassen sich dann erste Trainingsziele formulieren, ohne daß eine umfangreiche Diagnostik betrieben werden muß. Die krankengymnastische Befundung repräsentiert dabei ein wesentliches Spektrum dieses Screeningverfahrens.

9.1
Haltungsscreening

9.1.1
Einleitung

Das Haltungsscreening ist vergleichbar mit der Befunderhebung, die von den Krankengymnasten in der Regel zu Beginn einer Therapie durchgeführt wird. Es beinhaltet eine systematische und zielgerichtete Beobachtung des Patienten zur Vorbereitung einer effektiven (sport-)therapeutischen Behandlung (Training).

Wiederholtes Screening erfolgt, um den Effekt der therapeutischen Maßnahmen bzw. des Trainings zu prüfen und/oder um die Behandlung (Therapie/Training) zu rationalisieren und – je nach Ergebnis der Therapiemaßnahmen – anzupassen.

Das Haltungsscreening kann unterteilt werden in die Teilbereiche: optischer Befund (Sichtbefund) von Stand und Gang, taktiler Befund (Tastbefund) und akustischer Befund (Hörbefund)/Anamnese.

Optischer Befund

Bei der Beobachtung von Stand und Gang werden u. a. Achsenabweichungen, Längendifferenzen sowie Haut- und Muskelrelief (Muskelatrophie, Ödeme, Muskeltonus u. a.) geprüft (ausführliche Beschreibung s. Kap. 9.1.3).

Taktiler Befund

Durch Tasten werden beispielsweise folgende Aspekte geprüft: Muskelverspannungen bzw. -verhärtungen, Temperaturdifferenzen, Gelenködeme und Verklebungen.

Akustischer Befund/Anamnese

Im Gespräch mit dem Patienten versucht der Untersucher, herauszufinden, ob und welche Probleme vorliegen.

Beispiel: Die zur näheren Beschreibung der Beschwerden entwickelte Fragetechnik erfolgt nach einem einheitlichen Schema.

---

* Die im folgenden Kapitel beschriebenen therapeutischen Maßnahmen und Inhalte stellen nur eine Orientierung dar und sind dementsprechend nach Rücksprache mit dem verantwortlichen Arzt auf die individuellen Voraussetzungen und Ziele des einzelnen Patienten abzustimmen.

1. Wahl der betroffenen Struktur – z. B. aktiver Bewegungsapparat
Frage: Haben oder hatten sie Muskelbeschwerden?
2. Beschreibung der Lokalisation – z. B. M. erector spinae lumbalis
Frage: Welcher Muskel bzw. Muskelpartie ist betroffen?
3. Diagnose – z. B. Verspannung
Frage: Wie lautet die (ärztliche) Diagnose?
4. Zeitlicher Ausprägungsgrad – z. B. chronisch
Frage: In welcher zeitlichen Ausprägung tritt die Beschwerde auf?
5. Beschwerdegrad – z. B. leicht
Frage: Wie stark äußern sich derzeit die Beschwerden?
6. Therapieform – z. B. Massagen
Frage: Welche Therapie wurde verordnet?
7. Auftreten der Schädigung – z. B. 23.03.1992
Frage: Wann sind die Beschwerden aufgetreten?

Diese Fragetechnik geht einheitlich durch alle Körperstrukturen. Sie gewährleistet, daß jede Beeinträchtigung ausreichend gut erfaßt werden kann. Es liegt nun in der Verantwortung des Therapeuten zu entscheiden, ob bei vorhandenen Beschwerden eine weitere Konsultation des Arztes wegen der Aufnahme des Trainings nötig ist. Im Zweifelsfalle wird immer zu diesem Schritt geraten.

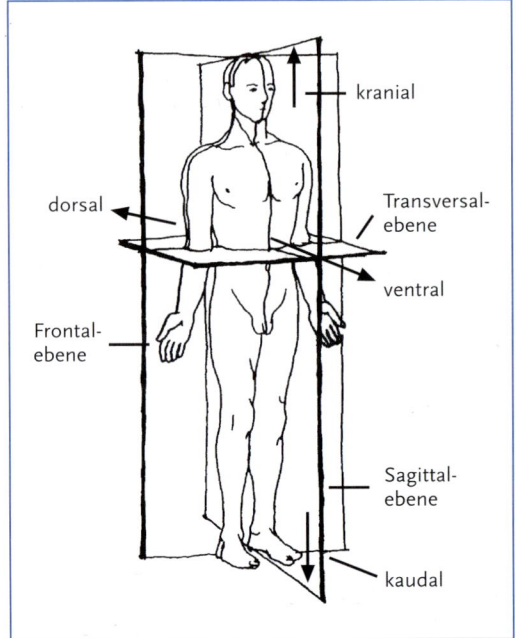

Abbildung 9.1 Definition der Betrachtungs- und Bewegungsebenen sowie -richtungen des menschlichen Körpers

Ein Körpersegment kann in einen distalen und proximalen Bereich aufgeteilt werden. Distal bedeutet weiter vom Körperzentrum entfernt. Proximal bedeutet nahe am Zentrum des Körpers. Außerdem wird bzgl. der Richtungen in der Sagittalebene wie folgt differenziert: Der Begriff kranial bedeutet Richtung Kopf und kaudal bedeutet Richtung Füße.

9.1.2
Begriffsbestimmung

Zur einheitlichen Sprachregelung, u. a. bei der Beurteilung der Haltung, wird folgende Nomenklatur genutzt (s. Abb. 9.1).
Beim menschlichen Körper werden drei (Betrachtungs-)Ebenen unterschieden:

- *Frontalebene:* Sie teilt den Körper in einen ventralen und dorsalen Bereich
- *Sagittalebene:* Sie teilt den Körper in eine linke und rechte Hälfte
- *Transversalebene:* Sie teilt den Körper in einen oberen (Oberkörper) und einen unteren Bereich (untere Extremitäten)

9.1.3
Durchführung der Haltungsinspektion

Dem Screening kann das folgende Schema zur Erfassung der anthropometrischen Basis zugrunde gelegt werden.

Haltungsinspektion in der Frontalebene

Kopfhaltung Die Kopfhaltung kann auf Schiefstand hin beurteilt werden. Dabei wird die Seitneigung des Kopfes nach links oder rechts beachtet. Häufig finden sich auch kombiniert oder isoliert Kopfrotationen zur einen oder an-

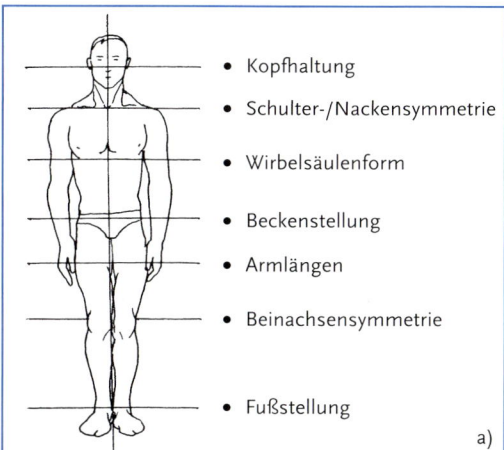
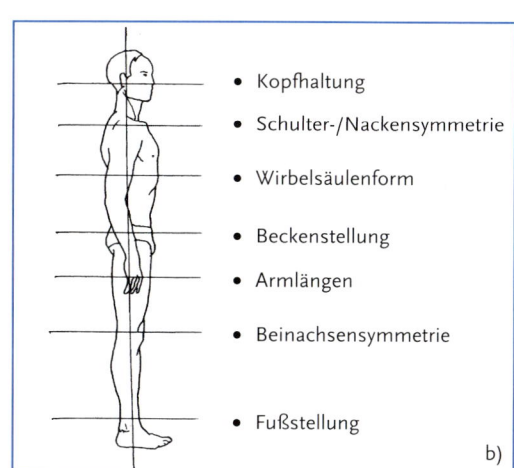

- Kopfhaltung
- Schulter-/Nackensymmetrie
- Wirbelsäulenform
- Beckenstellung
- Armlängen
- Beinachsensymmetrie
- Fußstellung

a)

- Kopfhaltung
- Schulter-/Nackensymmetrie
- Wirbelsäulenform
- Beckenstellung
- Armlängen
- Beinachsensymmetrie
- Fußstellung

b)

Abbildung 9.2 Haltungsinspektion a) in der Frontalebene, b) in der Sagittalebene

deren Seite. Solche Schiefstellungen können durch einseitig verspannte Muskelpartien des Nackens verursacht werden und legen spezielle Maßnahmen (Testung der betroffenen Muskelpartien, spezielle Dehnung/Kräftigung) nahe. Oft ist dem Patienten nicht bewußt, daß er den ganzen Tag lang „den Kopf schief hält".

Schulter-/Nackensymmetrie Die horizontale Ausrichtung der Schultern gibt weitere Aufschlüsse über die Haltungsstatik. Häufig ist eine einseitig hochgezogene Schulter festzustellen, die meist von entsprechenden chronischen Muskelverspannungen begleitet wird. Dabei kann (und wird wahrscheinlich auch) die Ursache für die hochgezogene Schulter in tiefer- bzw. höhergelegenen Gelenken zu suchen sein.

Wirbelsäulenform Die Beurteilung der Wirbelsäulenausrichtung bedarf spezieller Testpositionen und kann hier nur ansatzweise beschrieben werden. Der Befund einer Skoliose beispielsweise, die in der Regel von einer Rotation der Wirbelsäule begleitet wird, sollte ausschließlich vom Arzt erfolgen und bei Verdacht erfragt werden.

Beckenstellung Auch die Beckenstellung kann in bezug auf die horizontale Ausrichtung deutliche Abweichungen aufweisen, z. B. verursacht durch Beinlängendifferenzen oder

Beinachsenasymmetrien. Auch hier wird die hochgezogene Seite spezifiziert.

Beinachsensymmetrie Die Beinachsensymmetrie bezieht sich auf die Ausrichtung der Ober- und Unterschenkel, im wesentlichen „O-Beine" und „X-Beine". In vielen späteren Übungen kann diesen Haltungstendenzen gezielt entgegengewirkt werden, z. B. sollte man bei der „Beinpresse" gezielt auf eine symmetrische (achsengerechte) Ausrichtung der Beine hinarbeiten.

Fußstellung Die Fußstellung kann in bezug auf die Rotationskomponente beurteilt werden. Dabei kann – abweichend von der normalerweise leicht auswärts gedrehten (symmetrischen) Stellung (etwa 15° Außenrotation) – eine Innen- oder Außenrotation beobachtet werden. Die Neigung zu solchen Fußstellungen sollte ebenfalls später in Trainingsübungen mit besonderer Aufmerksamkeit bedacht werden.

Haltungsinspektion in der Sagittalebene

Die „aufrechte Haltung" orientiert sich an der Ausrichtung des Körpers an der Lotrechten. Diese kann man sich als Linie vorstellen: beginnend vom Ohr über das Schultergelenk, dann weiter durch die Kniegelenksmitte zur vorderen Fußwölbung. Aus einer Vielzahl von

Gründen kippt bei den meisten Menschen das statische System aus dieser optimalen Ausrichtung an der Schwerkraftlinie, die den Stand bei minimaler Muskelspannung ermöglicht. Wichtig ist nun, daß jede Abweichung von dieser Linie mit einer Zunahme an Muskelspannung an einer Stelle des Systems einhergeht. Gleichzeitig ist eine Reduktion des Muskeltonus an anderer Stelle (funktioneller Antagonist) anzunehmen. Diese „muskuläre Dysbalance" in der Haltungsstatik ist in der Literatur in ihrem Wirkungsgefüge beschrieben. Auch in diesem Punkt geht es vorrangig darum, Auffälligkeiten zu erkennen und zu spezifizieren. Diese bilden die Grundlage für gezielte Erhebungen der muskulären Balanceverhältnisse durch spezielle Untersuchungsprotokolle.

Kopfstellung Die Vorneigung des Kopfes kann statuiert werden. Im Zusammenhang mit einer extremen Brustkyphose kann eine „normale" Kopfstellung sich in Wirklichkeit als Rückneigung darstellen, die die Brustkorbvorneigung kompensieren muß, um den Blick nach geradeaus zu ermöglichen.

Hals-/Nackenkrümmung Die oben beschriebene Rückneigung kann hier als Hyperlordose identifiziert werden. Als Konsequenz für die Test-/Trainingspraxis soll eine entsprechende kombinierte Dehnung/Kräftigung für das Zusammenspiel der Agonisten/Antagonisten angestrebt werden.

Brustwirbelsäulen-/Lendenwirbelsäulenkrümmung Bei der Betrachtung der Haltungsformen der Wirbelsäule finden sich eine ganze Reihe unterschiedlicher Haltungstypen. Die Bewertung erfolgt nach folgenden komplexen Ausprägungen: Rundrücken, Flachrücken, hohlrunder Rücken oder Hohlkreuzstellung. Hierbei sollen Tendenzen zu der einen oder anderen Form bestimmt werden.

Beckenstellung Wirbelsäulenkrümmung und Beckenstellung bilden eine untrennbare Einheit. Die Hyperlordose der Lendenwirbelsäule (LWS) wird von der Vorneigung des Beckens („nach vorne gekippt") und der Flachrücken durch die Steilstellung des Beckens („nach hinten gekippt") begleitet bzw. mit verursacht.

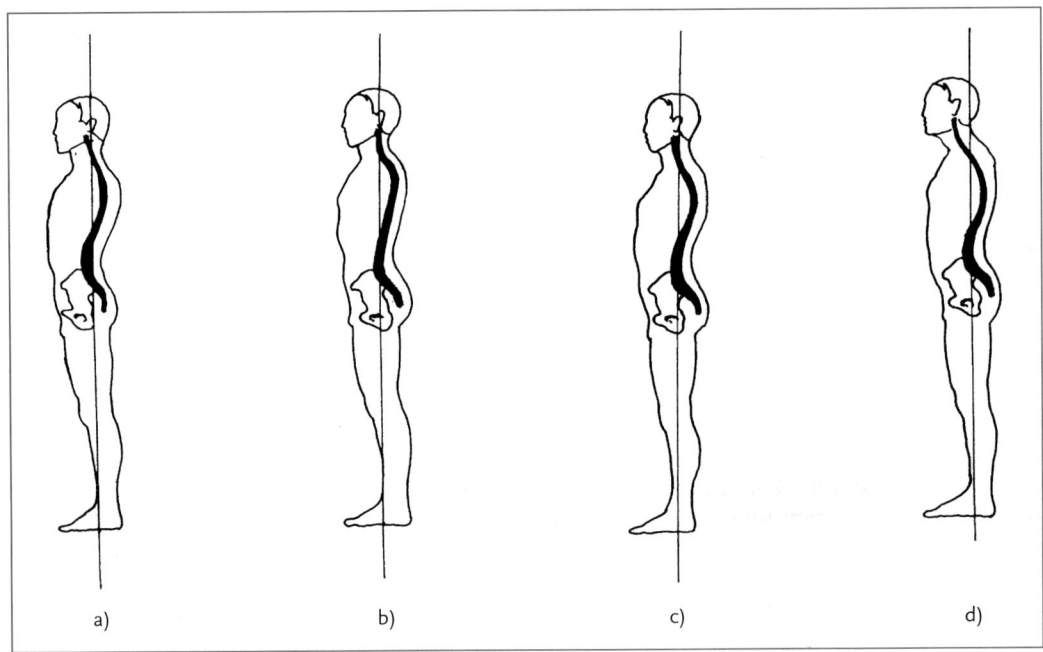

Abbildung 9.3 Normale und extreme Haltungsformen der Wirbelsäule: a) normal, b) gestreckte Wirbelsäule, c) mittlerer Rundrücken und d) allgemeiner Rundrücken

Kniestellung Eine Abweichung von der Senkrechten kann bei der Kniestellung als (nach hinten) „überstreckt" oder als (nach vorne orientiertes) „Streckdefizit" spezifiziert werden.

Fußwölbung Fußdeformitäten können hier u. a. als „Plattfuß", „Senkfuß" oder „Spreizfuß" beschrieben werden.

Anwendungsbereiche und -grenzen der Haltungsinspektion

Abschließend ist zu der Nutzung der Haltungsinspektion zu sagen, daß die Daten ausschließlich zur sinnvollen Anpassung der Therapie- bzw. Trainingsmaßnahmen erhoben werden. Es geht also nicht darum, Diagnosen im ärztlichen Sinne zu erheben. Es wäre beispielsweise unverantwortlich, bei nicht erkannter Hohlkreuzsymptomatik Test- und Trainingsverfahren zu nutzen, die nicht gezielt diese Beeinträchtigung berücksichtigen oder sie sogar verschlimmern.

Bei der Formulierung von Trainingszielen wie *„Beseitigung/Reduzierung der Hohlkreuzstellung"* o. ä. sollte der Therapeut äußerste Zurückhaltung wahren. Selbst erfahrene Therapeuten sehen die Realisierung solch „therapeutisch" orientierter Ziele mit ungewissem Ausgang. Dies hängt mit der außerordentlichen Komplexität des Phänomens „Haltung" zusammen, welches den unterschiedlichsten Beinflussungsfaktoren unterliegt. Oft sind ganze Symptomkomplexe in enger Verkettung zu sehen, wobei die Ursache der Fehlhaltung in der Regel gar nicht sicher bestimmt werden kann. Ob dies nun eine objektive Beinlängendifferenz, eine durch einen Unfall erworbene Gelenkblockierung, die neuromuskuläre Inhibition eines entzündlichen Herdes oder die körperliche Manifestation seelischer Anspannung ist (Psychosomatik), bedarf eines intensiven Studiums der betroffenen Strukturen.

Um den Schwierigkeiten einer Haltungsinspektion zu entgegnen, werden in den nächsten Abschnitten spezielle Testprotokolle zur Prüfung der muskulären Balancen (Flexibilitäts- und Krafttestung der involvierten Muskeln) behandelt, die die vorgeschaltete „Haltungsinspektion" durch teilweise quantitative Daten ergänzen.

9.2 Flexibilitätstests

Gelenkspiel + Muskellänge

9.2.1 Einleitung

Bei den Flexibilitätstests werden sowohl das Gelenkspiel als auch die Muskellänge geprüft. Einschränkungen diesbezüglich können möglicherweise durch eine veränderte Knochen-/Knorpelstruktur, einen gestörten Bandkapselapparat oder eine atrophierte bzw. verkürzte Muskulatur hervorgerufen werden.

Bei den Flexibilitätstests unterscheiden wir Regel- und Zusatztestverfahren.

Aussagekraft von Flexibilitätstests Die Dehnbarkeit eines Muskels ist eine komplexe Eigenschaft, die durch eine Vielzahl anderer Strukturen und Prozesse beeinflußt wird. Der Befund einer Muskelverkürzung ist dann möglich, wenn folgende Einflußfaktoren auszuschließen sind:

- Knöcherne oder gelenkige Anschläge
- Angeborene Knochendeformitäten
- Operativ verkürzter Band-/Sehnenapparat (ist auch angeboren möglich)
- Hemmimpulse infolge entzündlicher Prozesse
- Starke Ermüdung
- Muskelkater, Myogelosen u. ä.
- Schmerzen

Kontraindikationen für Flexibilitätstests Dies sind u. a. frisch operierte Gelenke, Muskelrisse, Zerrungen, weitere Muskelverletzungen, entzündliche Prozesse an den betroffenen Strukturen (Bänder, Kapsel, Sehnen, Muskeln), Schmerzempfindungen oder Belastungsempfindungen über die Rate-of-perceived-exertion(RPE)-Bereichsdefinition hinaus und frische Bandscheibenvorfälle (für Testungen der rumpfnahen Muskulatur).

9.2.2
Durchführung der Flexibilitätstests

Zur Durchführung der Tests ist als Hilfsmittel lediglich eine Bank (Massagebank o. ä.) erforderlich. Die Tests bzw. Retests müssen unter standardisierten Testbedingungen stattfinden. Die Tests sollen einheitlich im nichtaufgewärmten Zustand der Testperson erfolgen.

Die Zusammenstellung der Tests berücksichtigt wesentliche, zur Verkürzung neigende Muskelgruppen. Die unten aufgeführten Tests a) bis d) sind als Regeltests gedacht, die ggf. durch die Tests e) bis g) ergänzt werden können. Die Zusammenstellung kann individuell erfolgen. Es empfiehlt sich, die vorgegebene Reihenfolge der Tests einzuhalten. Grundlage aller Tests ist die sog. Neutral-Null-Methode (s. Kap. 10).

Tests ausgewählter Muskelgruppen

a) *Hüftbeuger (M. iliopsoas):* Rückenlage, Knie zur Brust führen (ca. 135°), das andere Bein muß frei über das Bankende herabhängen können. Als Normalbereich gilt die waagerechte Position des Oberschenkels (OS) in Verlängerung der Körperlängsachse (KLA).

b) *Gerader Oberschenkelmuskel (M. rectus femoris):* Rückenlage, Knie zur Brust führen (ca. 135°), das andere Bein muß frei über das Bankende herabhängen können. Als Normalbereich gilt der rechte Winkel zwischen Oberschenkel (OS) und Unterschenkel (US).

c) *Beinbeugemuskulatur (ischiokrurale Muskulatur):* Rückenlage, ein Bein gestreckt bis zum deutlichen Widerstand anheben. Das andere Bein auf der Unterlage fixieren. Als Normalbereich gilt ein Winkelbereich von ca. 80-90° zwischen dem angehobenen Bein und der Körperlängsachse.

d) *Brustmuskulatur (M. pectoralis):* Rückenlage, Beine angewinkelt, den gestreckten Arm (neben der Auflagefläche) mit dem Handrücken nach oben/außen führen (Winkel in der Frontalebene ca. 135°). Als Normalbereich gilt die waagerechte Position des angehobenen Armes in Verlängerung der Körperlängsachse, (entsprechend ca. 180°).

e) *Adduktoren (Mm. adductores):* Rückenlage, ein Bein gestreckt nach außen führen, dabei den Beckenkamm (Crista iliaca anterior) der gleichen Seite tasten. Als Normalbereich gilt der Winkel von ca. 40-45° zwischen dem abgespreizten Bein und der Körperlängsachse, ohne daß hierbei eine Mitbewegung des Beckens stattfindet.

f) *Rückenstrecker (M. erector spinae):* Sitzend auf der Bank (Knie aneinander), mit der Stirn nach vorne (mit der Ausatmung) den Oberkörper aktiv maximal „einrollen". Als Normalbereich gilt ein Abstand zwischen Stirn und Knie von ca. 5 cm.

g) *Wadenmuskulatur (M. gastrocnemius, M. soleus):* Aufrechte Körperhaltung, Füße leicht nach außen gestellt, eine Fußbreite Abstand, langsam in die tiefe Hocke gehen. Als Normalbereich gilt das Erreichen der tiefen Hocke bei vollem Fersenkontakt (mit Halt).

Die Bewertung/das Screening beinhaltet drei Stufen (1, 2, 3). Am Ende wird die Punktzahl zusammengezählt und dann gemittelt. Spätere Retests erlauben einen Vergleich mit dem Ausgangstest.

Die Bewertung der Testergebnisse erfolgt einheitlich nach folgendem Schema: 1 Punkt = unterhalb des Normbereiches, 2 Punkte = innerhalb des Normbereiches, 3 Punkte = oberhalb des Normbereiches.

Das Bewertungsschema ermöglicht neben einer Einzelauswertung auch eine Gesamtbewertung, wobei die Testergebnisse (erreichte Punkte) eines Testtermines (z. B. Ersttestung) addiert werden. Dadurch kann ein Mittelwert aller durchgeführten Tests errechnet werden. Ergebnisse, die unterhalb des jeweils angegebenen Normbereiches liegen, sollten im Rahmen der Trainingsplanung besonders berücksichtigt werden (z. B. durch die Empfehlung spezifischer Dehnungsübungen).

Erläuterungen Die aufgeführten Flexibilitätstests stellen eine Hilfe zur Bewertung der Beweglichkeit sowie zur Identifizierung von Muskelverkürzungen/Muskeldysbalancen dar. Die Ergebnisse der einzelnen Tests dienen ausschließlich dem Zweck der Trainingsplanung, insbesondere zur individuellen Gestaltung des

Muskeltrainings (Dehnungsübungen, Kräftigungsübungen). Die korrekte Durchführung der Tests erfordert eine spezifische Schulung des Fachpersonals.

9.3 Koordinationstests

9.3.1 Einleitung

Koordinationstests sind in der derzeitigen therapeutischen/gesundheitssportlichen Betreuung noch relativ selten anzutreffen, da konkrete Trainingsmöglichkeiten nur bedingt existieren und somit Verbesserungen sich kaum exakt nachweisen lassen. Natürlich ist von der Verbesserung muskulärer Funktionen infolge des (apparativen) Mukeltrainings ebenfalls eine gewisse Verbesserung der koordinativen Leistungen zu erwarten, dennoch sind ganzkörperliche Test- und Trainingsverfahren sehr viel bedeutsamer für den therapeutischen Erfolg.

Bei den Koordinationstests stehen verschiedene Screeningtests zur Verfügung. Beispielhaft wird im folgenden Abschnitt die Testdurchführung des Einbeinstandes in zwei Variationen sowie eine komplexe dynamische Testaufgabe (Achterspringen) beschrieben. Der Einbeinstand ermöglicht es, das wohl bedeutendste, hierarchisch wichtigste System – das vestibuläre System – hinsichtlich seiner Funktionsfähigkeit grob abzuschätzen.

9.3.2 Durchführung des Testes „Einbeinstand"

Bei dem Screeningkoordinationstest „Einbeinstand" wird unter statischen Bedingungen die Gleichgewichtsfähigkeit geprüft.

Aufgabe: Einbeinstand auf dem dominanten Bein, wobei das kontralaterale Bein locker auf der Wade des Standbeines aufliegt. Die Arme können zur Stabilisation des Standes eingesetzt werden. Der Einsatz des Spielbeines – und besonders das Aufsetzen auf dem Boden – führt zum Testabbruch.

Der Test wird barfuß durchgeführt.

Die Schwierigkeitsstufen liegen zwischen I bis V:

I. Beidbeiniger Stand mit geschlossenen Augen über zehn Sekunden
II. Einbeinstand mit offenen Augen über zehn Sekunden
III. Einbeinstand mit geschlossenen Augen über zehn Sekunden
IV. Einbeiniger Zehenstand mit offenen Augen über zehn Sekunden
V. Einbeiniger Zehenstand mit geschlossenen Augen über zehn Sekunden

Tabelle 9.1 Beurteilung der Koordinationsfähigkeit beim Einbeinstand bei Personen bis zu 45 Jahren: X = bewältigt, – = nicht bewältigt

Schwierig-keitsstufe	I	II	III	IV	V	Beurteilung der koordinativen Leistungsfähig-keiten
Aufgabe	beidbeiniger Stand mit geschlossenen Augen über 10 s	Einbeinstand mit ge-öffneten Augen über 10 s	Einbeinstand mit geschlos-senen Augen über 10 s	Zehenstand mit geöffneten Augen über 10 s	Zehenstand mit ge-schlossenen Augen über 10 s	
Ergebnisse	X	–	–	–	–	schlecht
	X	X	–	–	–	zu gering
	X	X	X	–	–	durchschnitt-lich/ ausreichend
	X	X	X	X	–	gut
	X	X	X	X	X	sehr gut

Tabelle 9.2 Beurteilung der Koordinationsfähigkeit beim Einbeinstand bei Personen ab 45 Jahren:
X = bewältigt, – = nicht bewältigt

Schwierig-keitsstufe	I	II	III	IV	V	Beurteilung der koordinativen Leistungsfähig-keiten
Aufgabe	beidbeiniger Stand mit geschlossenen Augen über 10 s	Einbeinstand mit ge-öffneten Augen über 10 s	Einbeinstand mit geschlos-senen Augen über 10 s	Zehenstand mit geöffneten Augen über 10 s	Zehenstand mit ge-schlossenen Augen über 10 s	
Ergebnisse	X	–	–	–	–	schlecht
	X	X	–	–	–	zu gering
	X	X	X	–	–	durchschnitt-lich/ ausreichend
	X	X	X	X	–	gut
	X	X	X	X	X	sehr gut
	X	X	X	X	X	hervorragend

Zur *Beurteilung der Testergebnisse* werden Tab. 9.1 und 9.2 herangezogen. Die Einteilung der Ergebnisse erfolgt in die Kategorien „schlecht" bis „hervorragend", wobei es eine altersspezifische Auswertung für Personen im Alter bis bzw. ab 45 Jahren gibt.

9.3.3
Durchführung des Gleichgewichtstestes

In Erweiterung des geschilderten Einbeinstandtestes kann der Gleichgewichtstest (GGT) herangezogen werden. Darin sind vielfältige und vor allem komplexe Gleichgewichtsaufgaben gefordert, die eine direkte Bewertung ermöglichen.

Testaufgaben: 1. Einbeinstand, 2. Einbeinstandschwingen, 3. Drehung – Einbeinstand, 4. Achterkreisen, 5. Hampelmann, 6. Einbeinstand mit geschlossenen Augen, 7. Drehung – Einbeinstand mit geschlossenen Augen, 8. Einbeinschwingen mit geschlossenen Augen, 9. Balancieren vorwärts, 10. Balancieren mit halber Drehung, 11. Balancieren rückwärts, 12. Balancieren rückwärts mit ganzer Drehung, 13. Balancieren und Ball prellen (Volleyball), 14. Balancieren mit geschlossenen Augen.

Bewertet werden die bewältigten Aufgaben, die zu einer Kategorisierung der Gleichgewichtsfähigkeit führen (Normwerte bei Bös et al. 1992):
- Personen mit schweren Gleichgewichtsstörungen, die nicht behandelbar sind
- Personen mit leichten Gleichgewichtsstörungen, die behandelbar sind
- Personen mit „normaler" Gleichgewichtsfähigkeit.

9.3.4
Durchführung des Testes „Achterspringen"

Bei Patienten mit weit entwickelter Belastbarkeit und besonders zum Ende der therapeutischen Maßnahmen kann das Achterspringen zur Bestimmung der neuromuskulären Qualitäten herangezogen werden.

Aufgabe: Mit dem dominanten Bein müssen über einen definierten Zeitraum so viele Sprünge in vier vorgegebene Quadrate im Wechsel in Form einer Acht durchgeführt werden (s. Abb. 9.4). Die Anzahl der korrekten Sprünge wird ermittelt, wobei Fehlsprünge, z. B. nicht korrektes Treffen der Quadrate, subtrahiert werden. Als Fehler sind definiert:

- Absetzen des Spielbeines bei der Landung
- Verlassen des Quadrates (auch Linienberührung)
- Zwischenhüpfer

Die Quadrate sollen eine Seitenlänge von 40 cm aufweisen und die Dicke der Linien sollte 5 cm nicht überschreiten. Gestartet wird im Feld 1, dann geht es über Feld 2 und 3 nach 4 und zurück zu Feld 1, von wo aus die nächste Runde fortgesetzt wird. Zwischen den einzelnen Sprüngen darf keine Pause entstehen. Jeder korrekte Sprung ergibt einen Punkt. Die Testdauer und die darauf aufbauende Bewertung ist altersspezifisch definiert (s. Tab. 9.3).

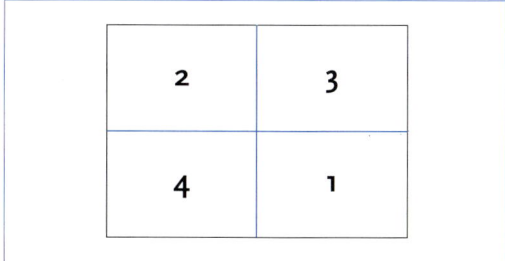

Abbildung 9.4 Bodenmarkierung zur Durchführung des Testes „Achterspringen"

Tabelle 9.3 Altersspezifische Beurteilung des Testes „Achterspringen"

Alter	Testdauer	Normbereich
jünger als 30 Jahre	30 s	23–25 Sprünge
30–40 Jahre	25 s	19–21 Sprünge
41–50 Jahre	20 s	14–16 Sprünge
älter als 50 Jahre	15 s	10–12 Sprünge

9.4
Krafttests

9.4.1
Einleitung

Zur Beurteilung der Kraftleistungsfähigkeit empfiehlt es sich, entweder einen Test zur Bestimmung der lokalen Kraftausdauer oder aber zur submaximalen Kraftleistungsfähigkeit heranzuziehen.

9.4.2
Kraftausdauerfähigkeit

Die Kraftausdauer wird in der Regel anhand von vorgegebenen Bewegungen bestimmt, wobei die maximal mögliche Wiederholungszahl erfaßt wird. Die Übungen sollten dabei so gewählt werden, daß sie der anschließenden Trainingsübung entsprechen, damit eine annähernd exakte Planung der Belastung vorgenommen werden kann.

Spring et al. (1997) geben zur Durchführung des Testes folgende Grundsätze an:
- Patienten über Ziel und Sinn des Testes aufklären
- Normierte Ausgangsstellung einnehmen
- Bewegung exakt einüben, die Bewegungsumkehr soll fließend sein, einen Stop am Umkehrpunkt vermeiden
- Bewegung durchführen, dabei das vorgegebene Tempo überprüfen
- Trick- und Ausweichbewegungen müssen sofort korrigiert werden
- Sobald die geforderte Stellung nicht mehr gehalten werden kann, wird der Test abgebrochen
- Die Zahl der Wiederholungen wird protokolliert

9.4.3
Submaximale Kraftleistungsfähigkeit

Die submaximale Kraftleistungsfähigkeit wird über eine Variation verschiedener Testübungen mit unterschiedlichen Schwierigkeitsstufen erfaßt. Den Schwerpunkt bildet dabei die Beurteilung der rumpfnahen, wirbelsäulensichernden Bauch- und Rückenmuskulatur. Auch hier orientiert sich die Bewertung des Testes am Erreichen eines sog. Normbereiches.

Der Test besteht aus den Übungen „Aufrollen", „Anheben" und „Liegestütz", die im folgenden beschrieben werden.

Aufrollen (Bauchpresse) Die Übung dient der Testung der geraden Bauchmuskulatur. Mit rechtwinklig hochgehaltenen Beinen muß in Rückenlage versucht werden, den Oberkörper langsam bis kurz vor Abheben der Lendenwirbelsäule aufzurollen. Diese Position muß nun drei Sekunden korrekt (ohne Zittern oder Auf- und Abbewegen) gehalten werden. Dosiert wir die Übung nun über verschiedene Armhaltungen:

- Ein Aufrollen und Halten mit nach vorne gestreckten Armen ergibt eine Wertung „unter Norm"
- Ein Aufrollen und Halten mit über der Brust verschränkten Armen ergibt die Bewertung „in der Norm"
- Ein Aufrollen mit hinter dem Kopf geführten Armen (Fingerspitzen berühren das Hinterhaupt) und eine gleichzeitige Rotation des Rumpfes ergeben eine Wertung „über Norm"

Begonnen wird die Testung immer mit der geringsten Schwierigkeitsstufe.

Rumpf anheben Die Übung dient zur Abschätzung der Leistungsfähigkeit der rückwärtigen Extensorenkette. Diese besteht (im wesentlichen) aus dem großen Gesäßmuskel und der Rückenstreckmuskulatur.

Die Durchführung der Übung erfordert eine Fixierung der Beine in Bauchlage, da oftmals das Gewicht der Beine zu gering ist, um als Widerlager für das Anheben des schwereren Rumpfes agieren zu können. Die Fixation sollte, wenn möglich, proximal angesetzt werden.

Die Testperson versucht, den Rumpf langsam so weit anzuheben und dann zu halten, bis der Brustkorb den Boden verläßt, der Bauchbereich aber noch deutlich Bodenkontakt hält. Eine Extension in „Hohlkreuzstellung" soll durch eine initiale Anspannung der Gesäßmuskulatur vermieden werden.

Dosiert wird die Übung auch hier über unterschiedliche Armhaltungen:

- Mit nach hinten gestreckten Armen erhält die Testperson die Wertung „unter Norm"
- Mit parallel zu Schulterachse gehaltenen Armen gibt es eine Wertung „im Normbereich"
- Mit weit nach vorne gestreckten Armen gibt es eine Wertung „über Norm"

Begonnen wird die Testung immer mit der niedrigsten Schwierigkeitsstufe.

Knieliegestütz/Liegestütz Diese Übung wird oft als Repräsentant der allgemeinen Leistungsfähigkeit des Oberkörpers gewertet, schwerpunktmäßig jedoch der Armstrecker und der Brustmuskulatur.

Frauen führen einen Knieliegestütz aus, bei dem der Körper ab den Knien aufwärts völlig gestreckt gehalten wird, Männer machen den klassischen Liegestütz in Ganzkörperstreckung. In beiden Fällen ist auf die gute Körperspannung – auch bei der letzten Wiederholung – zu achten.

Mit moderatem Tempo (mind. eine Sekunde pro Bewegungsrichtung) werden so viele Liegestütze ausgeführt, bis die Bewegung ins Stocken gerät oder Zittern und unsaubere Koordination zu beobachten sind.

Besonderes Augenmerk ist, wie bei allen Krafttestungen, auf die konstante (moderate) Bewegungsgeschwindigkeit zu legen. Gewertet wird die Anzahl der korrekt ausgeführten Wiederholungen (s. Tab. 9.4).

Tabelle 9.4 Altersspezifische Richtwerte für die Krafttestaufgabe „Knieliegestütz" (vgl. Bös 1987)

Alter Bewertung	20–29 Jahre	30–39 Jahre	40–49 Jahre	50–59 Jahre
unter der Norm	< 21	< 18	< 5	< 12
Norm	21–23	18–20	15–17	12–14
über der Norm	> 23	> 20	> 17	> 14

9.4.4
Apparativer Screeningtest

Die Bestimmung der Kraftleistungsfähigkeit an Geräten dient der Festlegung von Belastungsnormativen für die sich anschließende Therapie. In diesem Rahmen wird der Patient aufgefordert, mit 40% (weiblich) bzw. 50% (männlich) des Körpergewichtes die Belastung bzw. die Bewegungen auszuführen. Ziel ist dabei das Erreichen von 12–15 Wiederholungen. Sollte dies nicht möglich sein, ist eine Anpassung der Belastung nach unten notwendig. Alle in der Therapie eingesetzten Trainingsgeräte sollten dementsprechend angegangen werden.

Eine andere Alternative stellt die Wiederholungsmethode unter Hinzuziehen subjektiver Belastungseinschätzung dar. Hierbei werden die Patienten aufgefordert, die Belastung bei einer definierten Wiederholungszahl zu bewerten.

- Geringer Belastungsgrad: 15. Serie – RPE-Wert: 13–14
- Submaximaler Belastungsgrad: 10. Serie – RPE-Wert: 15–16
- Maximaler Belastungsgrad: 6. Serie – RPE-Wert: 18

Hierbei gilt es, jene(n) Belastungsintensität/Widerstand zu finden, der/dem der Patient nach Absolvieren der geforderten Wiederholungen den angeführten RPE-Wert zuordnen kann (s. hierzu auch Kap. 4).

9.5
Ausdauertests

9.5.1
Einleitung

Der Testleiter muß sich vor der Durchführung motorischer Tests, insbesondere der Ausdauertestung, ein umfassendes Bild über die konstitutionellen und gesundheitlichen Voraussetzungen des Patienten verschafft haben. Bei Personen über 35 Jahren ist grundsätzlich vorab eine ärztliche Belastungsuntersuchung anzuraten.

Im Ausdauertestbereich stehen unterschiedliche Testverfahren zur Verfügung. Für ein Screening der Ausdauerleistung empfiehlt sich die Anwendung des „Vier-Stufen-Tests" (IPN-Test, Test des Instituts für Prävention und Nachsorge in Köln) nach Lagerstrøm et al. (1990), da dieser neben seiner Ökonomie und Zeitersparnis eine sehr große Exaktheit aufweist.

Zusätzlich sind hier auch noch die Steptests und der Gehtest zu nennen. Alle Tests dienen der groben Erfassung des Trainingszustandes und helfen bei der Erstellung des Trainingsprogramms. Dabei sind sie insbesondere geeignet, völlig untrainierte Personen zu identifizieren und daher in der Therapie häufig gut einsetzbar.

9.5.2
Durchführung des Vier-Stufen-Testes

Die Durchführung richtet sich nach den geschlechtspezifischen und vom Alter abhängenden Normwerten (für Männer s. Tab. 9.5, für Frauen s. Tab. 9.6).

Tabelle 9.5 Normwerte für Männer beim fahrradergometrischen Belastungstest (Lagerstrøm et al. 1990)

Männer – Normwerte [W]									
Gewicht	[kg]	50	60	70	80	90	100	110	120
Alter	30 Jahre	100	120	140	160	180	200	220	240
	40 Jahre	90	110	125	145	160	180	200	215
	50 Jahre	80	100	110	130	145	160	175	190
	60 Jahre	70	85	100	110	125	140	155	170
	70 Jahre	60	75	85	95	110	120	130	145

Tabelle 9.6 Normwerte für Frauen beim fahrradergometrischen Belastungstest (Lagerstrøm et al. 1990)

Frauen – Normwerte [W]									
Gewicht	**[kg]**	**40**	**50**	**60**	**70**	**80**	**90**	**100**	**110**
Alter	**30 Jahre**	70	85	100	120	135	150	170	185
	40 Jahre	60	75	90	105	120	135	150	165
	50 Jahre	55	70	80	95	110	120	135	150
	60 Jahre	50	60	70	80	95	105	120	130
	70 Jahre	40	50	60	70	80	90	100	110

Zunächst wird der Normwert für den jeweiligen Patienten ermittelt, und anschließend können anhand von Tab. 9.7 die vier Steigerungsstufen für die Fahrradergometrie bestimmt werden.

Dabei wird dann mit „x" Watt begonnen und alle zwei Minuten wird die Belastung um „y" Watt erhöht (x und y sind jeweils der Tab. 9.5 bzw. 9.6 und 9.7 zu entnehmen). Am Ende jeder Belastungsstufe werden Pulsfrequenz, Blutdruck und RPE-Wert protokolliert. Der Test endet spätestens mit der vierten Belastungsstufe.

Beispiel: Nach Tab. 9.6 kann bei einer 30jährigen Frau (die 60 kg wiegt) von einer fahrradergometrischen Leistungsfähigkeit in Höhe von 100 W ausgegangen werden (s. Tab. 9.6). Der Vier-Stufen-Test würde entsprechend der Tab. 9.7 mit 25 W beginnen und alle zwei Minuten um 25 W erhöht werden. Spätestens nach der vierten Belastungsstufe (100 W) wird der Test beendet.

Ergebnis

Ist der Sollwert erreicht, wird ein gezieltes Programm für den Patienten entwickelt. Ist der Sollwert nicht erreicht, muß ein sog. Vortraining absolviert bzw. müssen spezifischere Tests durchgeführt werden. Ist der Sollwert überschritten, kann ohne Einschränkungen im Ausdauerbereich trainiert werden.

Die Bewertung kann parallel auch nach dem RPE-Wert geschehen (s. hierzu Kap. 6). Dabei gilt bei sonst gleichem Schema folgender Normbereich:

- RPE-Wert von 15–18: unter der Norm
- RPE-Wert von 13–14: in der Norm
- RPE-Wert von 6–12: über der Norm

Tabelle 9.7 Steigerungsstufen für Männer/Frauen beim fahrradergometrischen Vier-Stufen-Test (Lagerstrøm et al. 1990)

Steigerungsstufen Frauen/Männer				
Soll-Leistung [W]	**Stufen [W]**			
	1. Stufe	**2. Stufe**	**3. Stufe**	**4. Stufe**
40	10	20	30	40
50	12,5	25	37,5	50
60	15	30	45	60
70	17,5	35	52,5	70
80	20	40	60	80
90	22,5	45	67,5	90
100	25	50	75	100
110	27,5	55	82,5	110
120	30	60	90	120
130	32,5	65	97,5	130
140	35	70	105	140
150	37,5	75	112,5	150
160	40	80	120	160
170	42,5	85	127,5	170
180	45	90	135	180
190	47,5	95	142,5	190
200	50	100	150	200
210	52,5	105	157,5	210
220	55	110	165	220
230	57,5	115	172,5	230
240	60	120	180	240

9.5.3 Durchführung des Gehtestes

Sehr viel weniger verbreitet sind die sog. Gehtests, die ebenfalls zu den Ausdauertestverfahren zählen.

Der Test wird auf einem Laufband mit relativ geringer Belastung durchgeführt.

Beginnend mit einer Geschwindigkeit von 6,0 km/h und 1% Steigung wird diese Belastung für jeweils 120 Sekunden beibehalten; danach Änderung der Steigung auf 8% für weitere zwei Minuten. Nach Beendigung der zweiten Stufe wird die Pulsfrequenz unmittelbar sowie in der ersten und dritten Erholungsminute registriert. Die Leistungsfähigkeit ergibt sich aus Tab. 9.8.

Aus Tab. 9.8 lassen sich die jeweiligen Normbereiche der Pulsfrequenz nach der zweiten Belastungsstufe ablesen und entsprechend einordnen. Bei Unterschreitung des an-

gegebenen Bereiches erhält die Person die Bewertung „über Norm", bei Erreichen des Intervalls die Bewertung „in der Norm" und bei Überschreitung die Bewertung „unter der Norm".

9.5.4 Durchführung des Steptestes

Der Steptest stellt eine altersnahe Screeningmethode dar, bei der der Patient in einen bestimmten Zeitraum Treppenstufen auf- und absteigen muß.

Von Kasch/Boyer (1986) wurde der Drei-Minuten-Stufentest entwickelt, der zur groben Einschätzung der Ausdauerleistungsfähigkeit dienen kann. Dabei muß der Patient für eine Dauer von drei Minuten eine Stufe von 30 cm Höhe auf- bzw. absteigen. Dies erfolgt im sog. Viererrhythmus (rechts auf – links auf – rechts

Tabelle 9.8 Pulsfrequenz-Normwerte nach Durchführung des Gehtestes (nach Spring et al. 1997)

Alter	bis 30 Jahre	bis 40 Jahre	bis 50 Jahre	bis 60 Jahre
Puls Männer	145–155	145–155	140–145	135–145
Puls Frauen	150–160	150–160	145–144	140–150

Tabelle 9.9 Geschlechts- und altersspezifische Bewertung der Testresultate (Pulswerte) beim Steptest (vgl. Spring et al. 1997)

Frauen Bewertung	Alter [Jahre] 18–25	26–35	36–45	46–55	56–65	> 65
ausgezeichnet	< 92	< 92	< 92	< 92	< 92	< 92
gut	94–112	94–112	94–112	94–116	94–114	94–118
genügend	110–124	114–124	114–122	118–122	116–122	120–122
schwach	126–140	126–140	124–140	124–136	124–136	124–134
sehr schwach	> 142	> 142	> 142	> 138	> 138	> 136
Männer Bewertung	**Alter [Jahre] 18–25**	**26–35**	**36–45**	**46–55**	**56–65**	**> 65**
ausgezeichnet	< 85	< 85	< 90	< 93	< 93	< 92
gut	88–101	88–101	94–105	96–109	97–105	95–104
genügend	102–110	104–114	108–116	113–120	109–116	109–116
schwach	114–126	116–126	118–128	121–130	118–128	119–128
sehr schwach	> 130	> 130	> 132	> 135	> 131	> 133

runter – links runter) in einer vorgegebenen Frequenz (24mal/min). Nach dem Test zählt der Patient über eine Dauer von 60 Sekunden seinen Puls an der Halsschlagader, der in Abhängigkeit von Alter und Geschlecht Auskunft über die erreichte Leistung gibt (s. Tab. 9.9). Die Testresultate (gemessene Pulsfrequenz) erlauben mittels der Tabelle eine Bewertung der augenblicklichen Ausdauerleistungsfähigkeit in den Kategorien „ausgezeichnet" bis „sehr schwach". Zur Festlegung der Trainingspulsfrequenz eignen sie sich (wie auch beim Gehtest) aber nicht.

Sollte eine entsprechende Stufe in der Höhe von 30 cm nicht vorhanden sein, so muß eine Anpassung der Schrittfrequenz erfolgen. Diese berechnet sich nach folgender Formel: 24 · 30/ Stufenhöhe.

Dieser Test stellt eine Alternative zu all jenen Belastungstests dar, die weitaus weniger Aussagefähigkeit zur Alltagsbelastung besitzen. Besonders zur Abschätzung der Belastbarkeit zum Ende der Therapie kann er somit wertvolle Hinweise liefern.

9.6
Literatur

Bös, K. (1987): Wie leistungsfähig bin ich? Oberhaching: Sportinform Verlag.

Bös, K./Wydra, G./Karisch, G. (1992): Gesundheitsförderung durch Bewegung, Spiel und Sport. Erlangen: Perimed.

Kasch, F. W./Boyer, J. L. (1986): Adult Fitness. Principles and practise. San Diego: State College.

Lagerstrøm, D./Froböse, I./Konrad, P./Felten, P. (1990): Ein Zwei- und Vierstufen-Screening-Test am Fahrradergometer – eine experimentelle Studie. Gesundheitssport und Sporttherapie, 6 (4): 10–12.

Spring, H., et al. (1997): Theorie und Praxis der Trainingstherapie. Stuttgart: Thieme Verlag.

KAPITEL 10

Standardtestverfahren*

ALEXANDER VERDONCK

Unter Standardtestverfahren sind die für die Betreuung des Patienten wichtigen Verfahren zusammengefaßt, die Leistungsstärken bzw. -schwächen quantitativ und zum Teil qualitativ exakt erfassen und einordnen. Hier werden exakte Testergebnisse in Normkategorien bewertet. Dabei ist allerdings eine generelle Bewertung von Kraftleistungsdaten derzeit nahezu unmöglich, da sich die Testbedingungen in Form unterschiedlicher Gerätekonstruktionen und -eigenschaften (Exzenter, Reibung etc.) nicht standardisieren lassen.

Im Gegensatz zu Screeningtests ist somit das wichtigste Unterscheidungskriterium der Standardtestverfahren die exakte Quantifizierung von Defiziten und deren Dokumentation im Therapieverlauf.

10.1
Flexibilitätstests

10.1.1
Abstandsmessungen

Die Abstandsmessungen dienen der Bestimmung der Länge einer Strecke nach Ausführung einer Bewegung zur Bestimmung der Bewegungsamplitude.

In der Praxis finden der Kinn-Brustbein-Abstand (KBA) und der Finger-Boden-Abstand (FBA) relativ häufig Verwendung. Der KBA überprüft die Flexions-/Extensionsbeweglichkeit im Halswirbelsäulen(HWS)-Bereich (s. Abb. 10.1), der FBA wird bei maximaler Flexion des Rumpfes gemessen und gibt Auskunft über die Flexibilität des gesamten Brust-

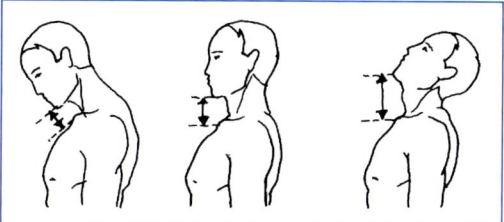

Abbildung 10.1 Beweglichkeitsüberprüfung – Kinn-Brustbein-Abstand

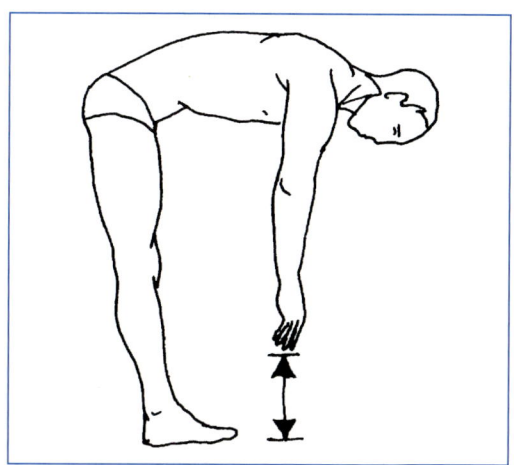

Abbildung 10.2 Beweglichkeitsüberprüfung – Finger-Boden-Abstand

wirbelsäulen(BWS)- und Lendenwirbelsäulen(LWS)-Bereiches sowie der Hüftgelenke (s. Abb. 10.2).

Vergleichbare Messungen können in der Links-/Rechtsseitneigung durchgeführt werden, um die Lateralflexion nach links bzw. rechts zu prüfen.

---

* Die im folgenden Kapitel beschriebenen therapeutischen Maßnahmen und Inhalte stellen nur eine Orientierung dar und sind dementsprechend nach Rücksprache mit dem verantwortlichen Arzt auf die individuellen Voraussetzungen und Ziele des einzelnen Patienten abzustimmen.

10.1.2
Winkelmessung nach
der Neutral-Null-Methode

Die wohl bekannteste Form der Beweglichkeitsmessung stellt die sog. Neutral-Null-Methode dar, die von verschiedenen Autoren beschrieben wurde (vgl. Cave/Roberts 1936, Debrunner 1971 u. a.). Ausgangsposition bei der Neutral-Null-Methode ist der aufrechte Stand, die Füße stehen parallel nach vorne, der Blick ist nach vorne gerichtet, und die Daumen zeigen ebenfalls nach vorne (s. Abb. 10.3).

Von dieser „neutralen" Position aus werden während der Messungen die Gelenkwinkelveränderungen bestimmt.

Notation

Die Notation (nach Wessinghage/Zacher 1983) der gemessenen Winkelwerte erfolgt derart, daß als erster Wert der Bewegungsausschlag vom Körper bzw. von der Körperachse weg (Flexion, Abduktion, Außenrotation) notiert

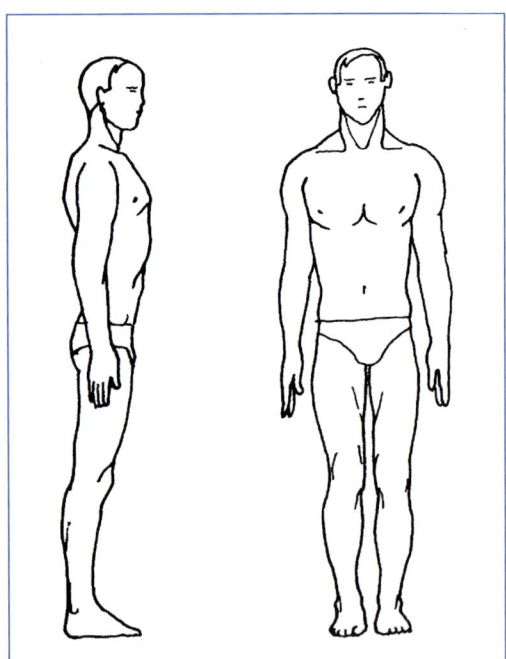

Abbildung 10.3 Ausgangsposition bei der Beweglichkeitsmessung nach der Neutral-Null-Methode

wird, als zweiter Wert die Nullposition und schließlich das Bewegungsausmaß zum Körper hin (Extension, Adduktion, Innenrotation).

Beispiel: Bei einem Patienten wird eine maximale Kniebeugung in Höhe von 130° und eine maximale Kniestreckung in Höhe von 5° (Überstreckung) gemessen, d. h. die Kniegelenkbeweglichkeit wird angegeben mit 130–0–5.

Wird bei der Bewegung die Nullstellung erreicht, ist jedoch eine weitere Bewegung über die Nullstellung hinaus nicht möglich, so wird durch zweimalige Notierung der Null angezeigt, daß die durch maximale Bewegung erreichbare Endstellung der Nullstellung entspricht.

Beispiel: Kniegelenkbeweglichkeit beträgt in diesem Fall z. B. 130–0–0.

Wenn infolge einer Bewegungseinschränkung die Nullstellung nicht erreicht wird, so erfolgt die Notation des Bewegungsausmaßes durch Angabe der maximalen Bewegung bzw. minimalen Bewegung in derselben Bewegungsrichtung.

Beispiel: Streckdefizit im Kniegelenk in Höhe von 20° und einer Beugefähigkeit von 130° wird demnach mit 130–20–0 notiert.

Nachfolgend werden drei Beispiele ausgewählter Meßvorgänge exemplarisch zur Erläuterung präsentiert:

Beispiel 1

Messung der Abduktion/Adduktion im Schultergelenk, s. Abb. 10.4.

Beispiel 2

Messung der Pronation/Supination im Unterarm, wobei der Ellbogen 90° flektiert wird, der Oberarm bleibt während der Beweglichkeitsprüfung in senkrechter Position, s. Abb. 10.5.

Beispiel 3

Messung der Außenrotation/Innenrotation (AR/IR) im Hüftgelenk in Bauchlage, s. Abb. 10.6.

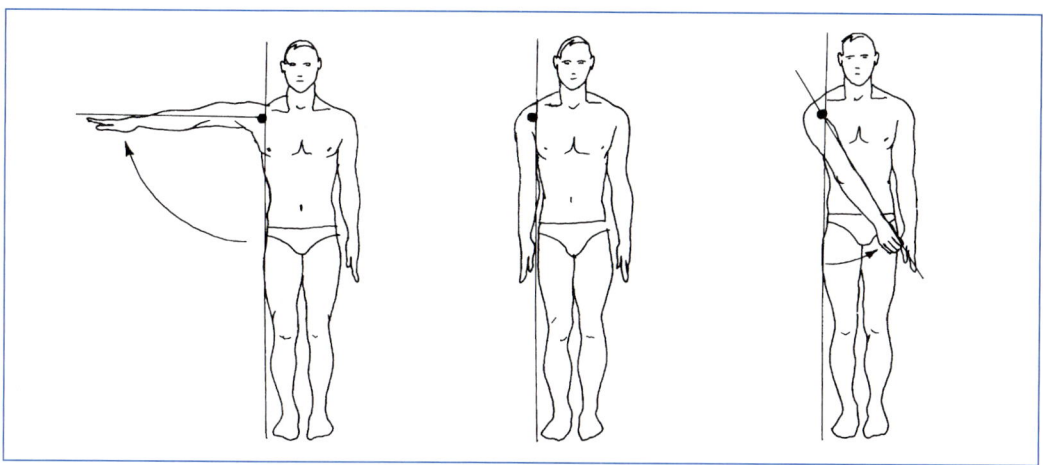

Abbildung 10.4 Messung der Abduktion/Adduktion im Schultergelenk

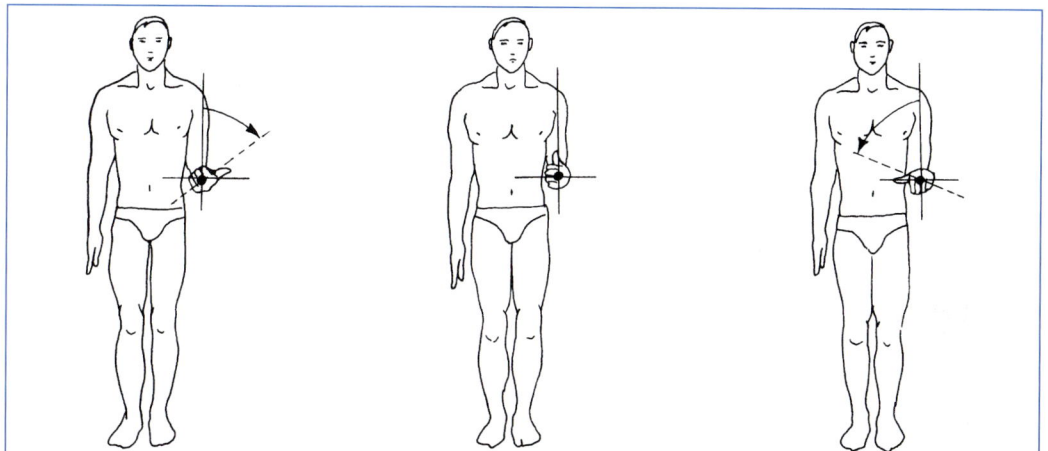

Abbildung 10.5 Messung der Pronation/Supination im Unterarm

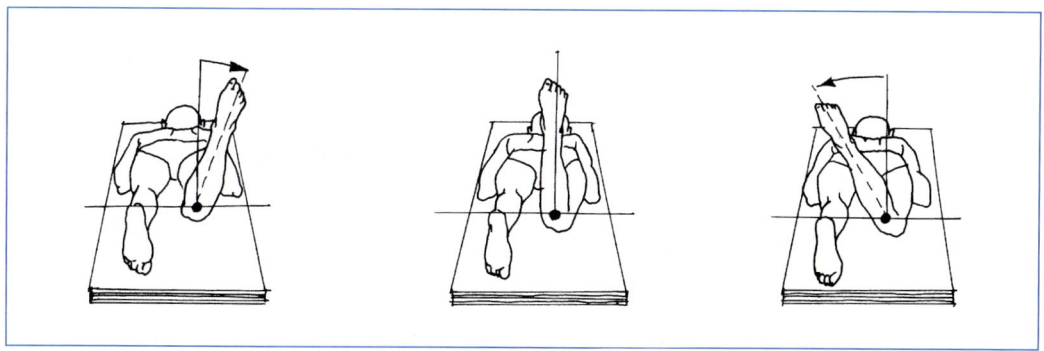

Abbildung 10.6 Messung der Außenrotation/Innenrotation im Hüftgelenk in Bauchlage

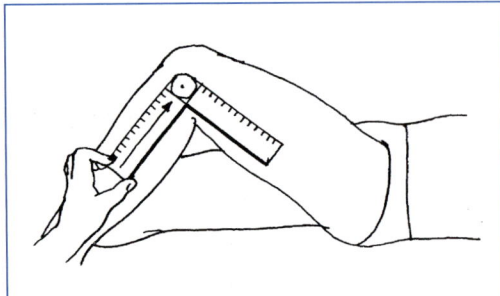

Abbildung 10.7 Beweglichkeitsmessung mit dem Standard-Winkelmesser (Bsp.: Kniegelenk)

Meßinstrumente

Zur Messung der Flexibilität nach der Neutral-Null-Methode wird in der Regel ein *Standard-winkelmesser* benutzt (s. Abb. 10.7). Die Rotationsachse des Winkelmessers wird mit der Rotationsachse des Gelenkes und jeder Schenkel des Winkelmessers mit einem der beiden Segmente des Gelenkes in Übereinstimmung gebracht.

Neben diesem Standardwinkelmesser wird als weiteres Meßinstrument in der Praxis auch das sog. *„Clinical Goniometer"* verwendet. Bei diesem Winkelmesser handelt es sich um eine mit Flüssigkeit gefüllte Plastikscheibe mit flacher Auflagefläche. Mit diesem Instrument können sowohl absolute als auch relative Winkelmessungen eines Körpersegmentes auf einem vorher eingestellten Winkel abgelesen werden. Abb. 10.8 zeigt, wie die gesamte Beweglichkeit der Wirbelsäule (Flexion/Exten-

sion) auf einfache Art gemessen werden kann. Voraussetzung für eine aussagefähige Messung ist, daß das Clinical Goniometer während dieser Bewegung nicht verschoben wird. Ebenso einfach können Bewegungen überprüft werden, die mit dem klassischen Winkelmesser schwer zu messen sind. So ist beispielsweise die Supination/Pronation im Unterarm ohne Probleme zu bestimmen. Hierzu wird das Clinical Goniometer auf der Rückhand des zu prüfenden Unterarmes positioniert, wobei nicht versäumt werden darf, die Skalierung auf „0" zu stellen. Anschließend wird der Unterarm in die Supination bzw. Pronation gedreht, und es kann abgelesen werden, wie groß die Winkelveränderung ist. Bei der Bestimmung der Winkelveränderungen bietet das Clinical Goniometer eine große Bandbreite von Anwendungsmöglichkeiten. Fehler, die beim falschen Anlegen auftreten sollten, werden durch die Differenzmessung (relative Winkelmessung) eliminiert. Auch bei der Bestimmung von Kyphose und/oder Lordose liefert das Clinical Goniometer exakte Winkelwerte.

Eine Übersicht über die Meßprinzipien und Vor- und Nachteile der zwei genannten Meßinstrumente gibt Tab. 10.1.

10.1.3 „Funktionelle" Prüfung

Zusätzlich zu den standardisierten Winkelmessungen (nach der Neutral-Null-Methode)

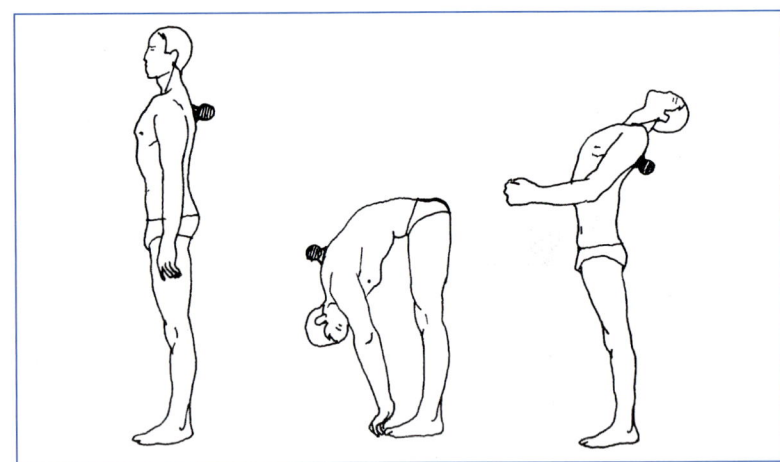

Abbildung 10.8
Beweglichkeitsmessung mit dem „Clinical Goniometer"
(Bsp.: Wirbelsäule)

Tabelle 10.1 Meßprinzip sowie Vor- und Nachteile des Standard-Winkelmessers bzw. des Clinical Goniometers

	Standardwinkelmesser	Clinical Goniometer
Prinzip	absolute Winkelmessung zwischen zwei Körpersegmenten	relative Winkelmessung eines Körpersegmentes auf vorher eingestellten Winkel
Vorteile	preisgünstig	große Bandbreite von Anwendungen (große und kleine Gelenke, Rotationen etc.) Fehler beim Anlegen des Goniometers werden durch die Differenzmessung eliminiert
Nachteile	Fehler durch falsches Anlegen des Winkelmessers bestimmte Messungen nur schwer oder gar nicht möglich (z.B.: Rotationen)	Fehler durch Bewegungen des Probanden relativ teuer

können auch Messungen hinzugezogen werden, die auf Bewegungen aus dem Alltag basieren, so daß in diesem Fall die Beweglichkeit unter funktionellen Gesichtspunkten geprüft wird. Diese Form der Testung ist jedoch umstritten, da eine Standardisierung nur bedingt vorzunehmen ist.

Beispielsweise können zur Beweglichkeitsprüfung der Wirbelsäule die Lateralflexion im Stehen und die Rotation im Sitzen geprüft werden (s. Abb. 10.9a und b). Bei der Rotationsmessung in sitzender Position ist darauf zu achten, daß bei der Durchführung die Knie parallel gehalten werden. Zur Prüfung der Beweglichkeit im Schultergürtelbereich kann die Vertebra-prominens-Daumen-Distanz bestimmt werden. Dabei wird die Hand auf dem

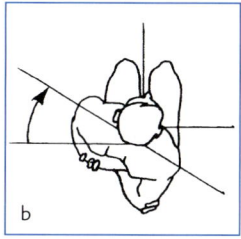

Abbildung 10.9
Funktionelle Prüfungen
a) der Wirbelsäule in Lateralflexion, b) in Rotation
und c) des Schultergürtels
mittels Vertebra-prominens-Daumen-Distanz

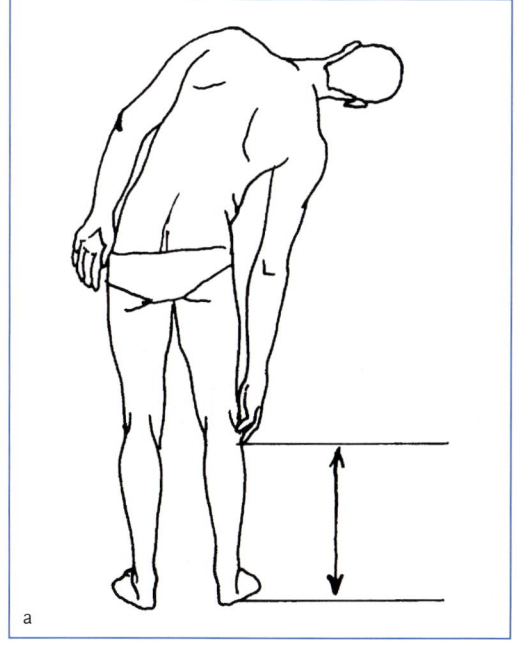

a

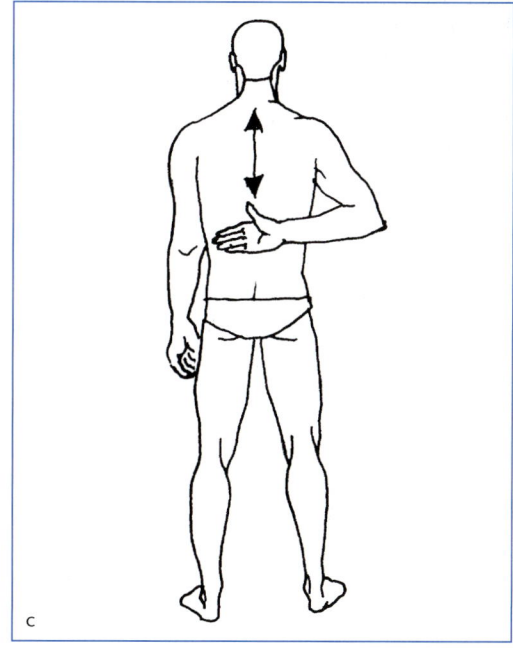

c

Rücken in Richtung Schulterblatt geführt und die Distanz zwischen Daumen und C7 im HWS-Bereich gemessen. Je kleiner diese Distanz ist, desto größer ist die funktionelle Beweglichkeit des Schultergürtels (s. Abb. 10.9c).

10.2
Kraftmessungen

Der Begriff „Krafttestung" wird meist gleichgesetzt mit der Durchführung von Maximalkrafttests, wie sie in der leistungssportlichen Trainingssteuerung üblich sind. Im therapeutischen Kontext aber werden verständlicherweise Bedenken gegen solche „Ausbelastungen" geäußert. Es gibt deshalb eine Reihe von Möglichkeiten – beginnend bei Funktionstests bis zur eigentlichen maximalen Anspannungsfähigkeit der Muskulatur –, die alternativ zur Anwendung gelangen können. Je nach Testmöglichkeit stehen die nachfolgend aufgeführten Systeme zur Verfügung (s. auch Kap. 4.4):
- Manueller Widerstand (Muskelfunktionsprüfung)
- Schwerkraft/Körpergewicht
- Freie Gewichte
- Seilzuggeräte
- Achsengeführte Gewichte (Trainingsgeräte)
- Isometrische/isokinetische Belastungssituationen

Von besonderer Bedeutung in der Methodik ist die Zielsetzung, mit der die Krafttestung durchgeführt wird.

10.2.1
Manuelle Krafttestung –
Muskelfunktionsprüfung

Die wohl am weitesten verbreitete Methode einer manuellen Funktionsprüfung repräsentieren die Muskelfunktionsprüfungen nach Janda (1979) und Daniels/Worthingham (1985), ergänzt durch Wieben/Falkenberg (1991), s. Abb. 10.10.

Diese Methode erlaubt eine Aussage über die Muskelkraft (-schwäche) während einer Bewegung unter Einsatz manueller Widerstände.

Dabei erfolgt eine Bestimmung nach der Skalierung:
- 5 = volles Bewegungsausmaß (BAM) gegen maximalen Widerstand
- 4 = volles BAM gegen submaximalen Widerstand
- 3 = volles BAM gegen die Schwerkraft
- 2 = volles BAM unter Aufhebung der Schwerkraft
- 1 = sichtbare oder tastbare Muskelkontraktion
- 0 = keine palpierbare oder sichtbare Kontraktion

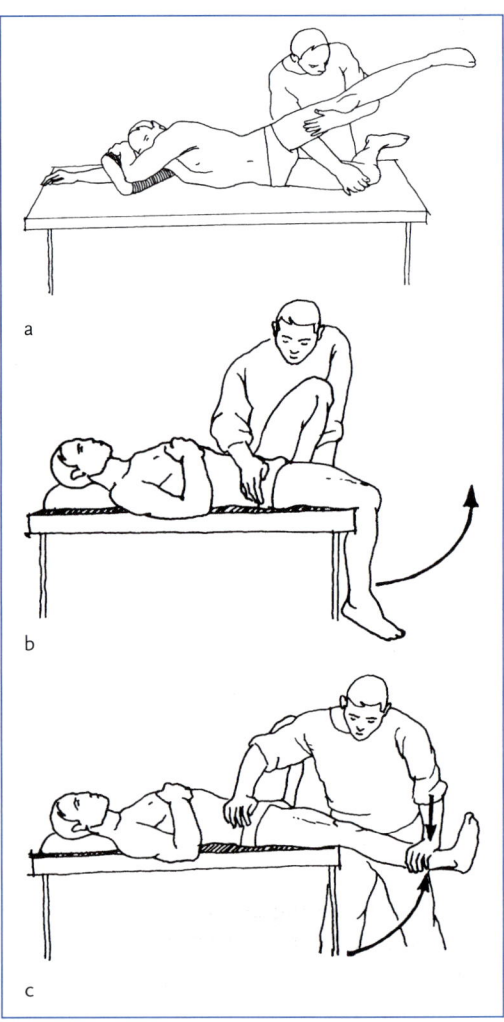

Abbildung 10.10 Muskelfunktionsprüfung der Kniegelenkextensoren: a) unter Aufhebung der Schwerkraft, b) gegen die Schwerkraft und c) gegen manuellen Widerstand

Die oben vorgestellte Skalierung wird von Wieben/Falkenberg (1991) durch eine Stufe „6" erweitert, um eine Aussage über die muskuläre Ausdauer bei maximaler Kraftentfaltung zu erhalten. Dabei wird die Bewegung gegen maximalen Widerstand zehnmal wiederholt.

Eine relative Aussagekraft ist dann gegeben, wenn dieses Verfahren standardisiert durchgeführt wird, d. h. die Ausgangsposition und die Fixierung der Extremität gewährleistet ist. Außerdem müssen sowohl die Größe des Widerstandes als auch die Hebellänge vergleichbar sein, was bei diesem Verfahren aber objektiv nur eingeschränkt möglich ist.

Die Muskelfunktionsprüfung sollte immer über das gesamte Bewegungsausmaß (BAM) durchgeführt werden.

10.2.2
Subjektive Kriterien zur Einstufung der Muskelkraft

Bei dieser Form der Einstufung wird der Patient aufgefordert, sein subjektives Belastungsempfinden bei einer definierten Last zu äußern und einer vorgegebenen Skalierung zuzuordnen. Das wohl bekannteste Verfahren ist dabei die RPE-Skala nach Borg (1986), die ursprünglich ausschließlich für Herz-Kreislauf-Belastungen entwickelt wurde. RPE ist die Abkürzung für „Rate of perceived exertion" (subjektiv empfundener Anstrengungsgrad).

Eine Modifizierung der RPE-Skala nach Borg für den Bereich des Krafttrainings wurde bereits in Kap. 2 beschrieben.

10.2.3
Isokinetische Krafttestung

Bei der Bestimmung der Muskelkraft spielen zwei Variablen eine wesentliche Rolle. Sowohl die Geschwindigkeit, mit der die Extremität durch den Muskel bewegt wird als auch der Widerstand, der dem Muskel entgegengesetzt wird, können variieren. Bei einer auxotonischen Belastung an herkömmlichen Geräten wird das Gewicht, d. h. der Widerstand, festgelegt, die Geschwindigkeit aber, mit der die Bewegung durchgeführt wird, bleibt variabel.

Im Gegensatz dazu sollte, um eindeutige Aussagen bezüglich der maximalen dynamischen Kraftentwicklung eines Muskels machen zu können, auch die Bewegungsgeschwindigkeit konstant gehalten werden.

Hieraus ist zu entnehmen, daß isokinetische Systeme entwickelt wurden, weil es notwendig ist, den Parameter „Geschwindigkeit" konstant zu halten, damit der Parameter „Kraft bzw. Widerstand" sich im Bewegungsablauf ändern kann (s. hierzu auch Kap. 13).

Definition Isokinetik, abgeleitet von („iso" = gleich und „kinetik" = Bewegung) bedeutet: apparativ gesteuerte Belastung eines Arthrons mit einer im voraus festgelegten Bewegungsgeschwindigkeit. Die Einheit für die gemessene Kraftleistung an isokinetischen Geräten ist Newtonmeter (Nm).

Test- und Diagnoseverfahren

Perrin, ein New Yorker Biomechaniker, entwickelte 1967 das erste isokinetische Testgerät. Er ging bei seinen Überlegungen davon aus, daß bei herkömmlichen auxotonischen Geräten die Komponente Widerstand konstant oder nur unspezifisch variiert wird, der Krafteinsatz innerhalb des Bewegungsradius sich aber verändert.

Eine Gelenkeinheit wird somit in ihren schwächsten Bereichen schnell überlastet, in ihren stärksten Bereichen aber unterbelastet. Aufgrund der Trägheit der bestehenden Systeme ist zudem die Schnellkraft häufig schlecht trainierbar. (Nähere Hinweise zur isokinetischen Arbeitsweise finden sich in Kap. 13.)

Zielsetzungen isokinetischer Tests sind:
- Erfassung funktioneller Störungen der Gelenkmechanik und muskulärer Defizite
- Objektivierung schmerzbedingter Funktionseinschränkungen
- Beurteilung und Steuerung von Therapie- und Trainingsbelastungen
- Erfassung von Norm- bzw. Richtwerten

Hierzu werden üblicherweise Primärtests (rechts/links) sowie Vergleichstests zum Vorbefund (Test/Retest) oder zur Längsschnittbeurteilung durchgeführt.

In der Regel finden zwei unterschiedliche apparative Systeme Verwendung: ein elektromechanisches oder ein elektronisch gesteuertes hydraulisches System.

Im wesentlichen sind die Art der Belastung (konzentrisch/exzentrisch bzw. kontraktiv/distraktiv), die isometrischen oder isodynamischen Belastungsformen, das Biofeedback-Verfahren, die Dokumentationstechnik und letztlich die Einsatzmöglichkeiten, d.h. die Zahl der unterschiedlichen test- und trainierbaren Gelenke bei der Auswahl der Geräte zu beachten.

Die Testungen der verschiedenen Gelenke sollten aus Gründen der Reproduzierbarkeit in definierten Geschwindigkeiten und unter annähernd identischen Testbedingungen bzgl. des Geräte- und Testaufbaus erfolgen.

Bei der visuellen Beurteilung der *Drehmomentkurven* wird auf ein annähernd identisches Kurvenbild geachtet. Ein harmonischer Kurvenverlauf oder Dellen, Einbrüche oder Zackenbildungen werden in Art und Lokalisation beschrieben. Ein kontinuierlicher Abfall der Drehmomentmaxima entspricht einer physiologischen Ermüdung. Letztendlich sollte auch das Bewegungsausmaß im Seitenvergleich beachtet werden. Falls das Bewegungsausmaß (links zu rechts) unterschiedlich ist, wird neben dem Drehmomentmaximum u.a. der Arbeitswert beeinflußt, d.h. ein Vergleich von Parametern ist nur dann sinnvoll, wenn das Bewegungsausmaß gleich groß ist.

Die *Schwerkraft* übt ebenfalls einen Einfluß auf einige Parameter aus. So muß bei dem Bewegungsmuster Extension/Flexion des Kniegelenkes beispielsweise die Quadrizepsmuskulatur entgegen der Schwerkraft arbeiten. Die ischiokrurale Muskulatur (Hamstrings) hingegen wird bei der Beugung des Kniegelenkes von der Schwerkraft unterstützt, so daß das gemessene Drehmoment um einen Betrag „x" zu groß ist. Üblicherweise vergleicht man bei einem Bewegungsmuster das Verhältnis zwischen Agonist und Antagonist. Bei der Extension/Flexion des Kniegelenkes wird beispiels-

weise bei 60°/s ohne Schwerkraftkorrektur das Verhältnis bei ca. 65% liegen. Das bedeutet, daß die Quadrizepsmukulatur bei dieser häufig gewählten Testgeschwindigkeit um ca. 35% kräftiger im Vergleich zu den Hamstrings ist.

Wird eine Schwerkraftkorrektur durchgeführt, verändert sich dieses Verhältnis in Richtung 55%. Hieraus wird ersichtlich, daß konsequent mit oder ohne Schwerkraftkorrektur getestet werden sollte.

Da der Proband bei jedem Test aufgefordert wird, seine Maximalkraft zu erreichen – dies spiegelt sich auch in der Regel in einem stetigen Abfall der Drehmoment- bzw. Arbeitswerte wider – können hieraus Rückschlüsse auf die lokale Muskelausdauer gezogen werden.

Im isokinetischen Test können muskuläre Defizite und funktionelle Störungen leicht erkannt und erfaßt werden. Trainingsbelastungen sind relativierbar und objektivierbar. Durch Wiederholungs- und Längsschnittstests können Therapie- und Trainingsmethoden kontrolliert und korrigiert werden.

Die Reliabilität isokinetischer Testverfahren wird von mehreren Untersuchungen als hinreichend angesehen. Voraussetzung bei isokinetischen Tests ist allerdings die Motivation eines Probanden, seine Maximalkraft zu erreichen.

Es liegt in der Verantwortung des Untersuchers, ungeeignete Tests, beispielsweise bei Simulation eines Defizits oder einer schmerzhaften Einschränkung, als solche zu erkennen und zu verwerfen.

Kontraindikationen, wie allgemein eingeschränkte Belastbarkeit, z.B. durch Anfallsleiden und lokal eingeschränkte Belastbarkeit, beispielsweise bei einer aktivierten Arthrose, sind zu beachten. Die kardiopulmonale Belastbarkeit ist ggf. in einem Test abzuklären. Insbesondere sollte in der frühen Phase nach Rekonstruktionsoperationen eine Extrembelastung der betroffenen Gelenkanteile durch geeignete Schutzmaßnahmen ausgeschlossen werden. Beim Kniegelenk bietet sich hierzu z.B. das JOHNSON-Anti-Shear-System an (s. Kap. 3), (vgl. Johnson 1982).

Das isokinetische Meß- und Trainingsverfahren erlaubt unter Beachtung verschiedener Parameter eine Kontrolle und Korrektur von Therapie- und Trainingsbelastung. Insbesondere in der Rehabilitation erscheinen begleitende Leistungstests sowohl zur Beurteilung der betroffenen Gelenkeinheit an sich als auch zum Vergleich mit der nichtbetroffenen Gegenseite sinnvoll.

Leistungskriterien isokinetischer Test- und Trainingssysteme

Ein isokinetisches Test- und Trainingssystem sollte das Testen und Trainieren folgender Bewegungsmuster erlauben:
- Extremitätensysteme (Mindestausstattung):
  - Hüftgelenk (Flexion/Extension, Innenrotation/Außenrotation, Abduktion/Adduktion)
  - Kniegelenk (Extension/Flexion, Innenrotation/Außenrotation)
  - Sprunggelenk (Flexion/Extension, Inversion/Eversion)
  - Schultergelenk (Abduktion/Adduktion, Ante-/Retroversion, Innen-/Außenrotation in 90° Abduktion, Innen-/Außenrotation in 90° Flexion, Innen-/Außenrotation in Neutralstellung)
  - Ellenbogengelenk (Extension/Flexion, Pronation/Supination)
  - Handgelenk (Extension/Flexion, Ulnar-/Radialabduktion)
- Rumpfsysteme (nur als Ergänzung): Wirbelsäule (Extension/Flexion, Rotation)
- Andere Systeme mit Kombinationen von Bewegungsabläufen: z. B. arbeitsspezifische Vorgänge (nur als Ergänzung)

Im weiteren sollten die Systeme folgenden Anforderungen entsprechen: Sie müssen eine eindeutige Positionierung des Patienten ermöglichen (Standardisierung in SI-Einheiten).

Die Winkelgeschwindigkeit sollte in Schritten von ≤ 15° von 0°/s–300°/s einstellbar sein. Die gewählte Geschwindigkeit darf von der effektiven Geschwindigkeit maximal um 5% bei einer Belastung des Systems von 75% der vom Hersteller angegebenen maximalen Belastungsfähigkeit abweichen.

Der isokinetische Teil einer Bewegung muß nach Erreichen der Testgeschwindigkeit – bezogen auf die Zeit zwischen zwei aufeinanderfolgenden Umkehrpunkten – mindestens folgenden Umfang besitzen:
- Winkelgeschwindigkeiten bis 150°/s : 80%
- Winkelgeschwindigkeiten über 150°/s bis 240°/s : 65%
- Winkelgeschwindigkeiten über 240°/s : 50%

Tabelle 10.2 Bewegungsmuster an isokinetischen Geräten mit Angaben zur Positionierung, Fixierung, Bewegungsgeschwindigkeit und Wiederholungszahl

Bewegungsmuster	Position	Fixierung	Bewegungsausmaß [°]	Geschwindigkeit [°/s]	Wiederholungszahl
Sprunggelenk					
Flexion/ Extension	Rückenlage Knie gestreckt	Becken Unterschenkel	40–0–20	60 120	5 10
	Rückenlage Knie gebeugt	Becken Ober-/Unterschenkel	40–0–20	60 120	5 10
	Bauchlage Knie gestreckt	Becken Unterschenkel	40–0–20	60 120	5 10
	Bauchlage Knie gebeugt	Becken Ober-/Unterschenkel	40–0–20	60 120	5 10
Supination/ Pronation	Rückenlage Knie gebeugt	Becken Ober-/Unterschenkel	45–0–45	60 120	5 10
Kniegelenk					
Extension/ Flexion	sitzend	Oberkörper Becken, Oberschenkel	0–90	60 180 (240)	5 15 (25)
	liegend, Rückenlage	Oberkörper Becken, Oberschenkel	0–90	60 180 (240)	5 15 (25)

Tabelle 10.2 Fortsetzung

Bewegungs-muster	Position	Fixierung	Bewegungs-ausmaß [°]	Geschwindig-keit [°/s]	Wieder-holungszahl
Hüftgelenk					
Flexion Extension	liegend, Rückenlage	Oberkörper Becken, Oberschenkel	0–90	30	5
Abduktion/ Adduktion	liegend, Seitenlage	Oberkörper Becken, Oberschenkel	0–50	30	5
Wirbelsäule					
Flexion/ Extension	stehend	untere Extremitäten Brustkorb	0–45	60 (90)	5 (5)
Schultergelenk					
Flexion/ Extension	sitzend	Oberkörper Becken	0–160	60 180 (240)	5 15 (25)
	liegend Becken	Oberkörper	0–160	60 180 (240)	5 15 (25)
Abduktion/ Adduktion	sitzend	Oberkörper Becken	0–160 0–90	60 180 (240)	5 15 (25)
	liegend	Oberkörper Becken	0-160 0-90	60 180 (240)	5 15 (25)
IR/AR, 45° Abduktion	sitzend	Oberkörper	70–0–70	60 180 (240)	5 15 (25)
	liegend	Oberkörper Becken	70–0–70	60 180 (240)	5 15 (25)
IR/AR, 90° Flexion	sitzend	Oberkörper	70–0–70	60 180 (240)	5 15 (25)
	liegend	Oberkörper Becken	70–0–70	60 180 (240)	5 15 (25)
IR/AR in Neu-tralstellung	sitzend	Oberkörper	70–0–70	60 180 (240)	5 15 (25)
	liegend	Oberkörper Becken	70–0–70	60 180 (240)	5 15 (25)
Ellbogengelenk					
Flexion/ Extension	liegend	Oberarm Oberkörper	0–130	60 180 (240)	5 15 (25)
	sitzend (Stuhl)	Oberarm	0–130	60 180 (240)	5 15 (25)
Supination/ Pronation	sitzend Ellbogen 90°	Ober-, Unterarm	70–0–70	30 120 (180)	5 10 (15)
Handgelenk					
Flexion/ Extension	sitzend	Unterarm	50–0–50	30 120 (180)	5 10 (15)
Ulnar-/Radial-abduktion	sitzend	Unterarm	35–0–35	30 120 (180)	5 10 (15)

Im isokinetischen Teil einer Bewegung muß das System Drehmomente, die vom Patienten bezüglich der Drehachse des Systems aufgebracht werden, bis zu einem Wert von mindestens 450 Nm kompensieren können.

Nachfolgend werden für die o.g. Bewegungsmuster die verschiedenen Ausgangspositionen, die Fixierung, das Bewegungsausmaß in Grad, die empfohlene Testgeschwindigkeit und die dazugehörigen Wiederholungszahlen in Tab. 10.2 zusammengefaßt. Es handelt sich dabei um Empfehlungen, was gleichwohl bedeutet, daß bei bestimmten Krankheitsbildern oder bei sportartspezifischen Tests andere Geschwindigkeiten und andere Wiederholungszahlen benutzt werden können bzw. müssen. Bei den in Klammern angegebenen Geschwindigkeiten handelt es sich um zusätzliche Testgeschwindigkeiten, um ein vollständigeres isokinetisches Profil zu bekommen.

Ausgewählte Anwendungsbeispiele

Nachfolgend werden einige typische Testergebnisse dargestellt und kommentiert.

Beispiel 1

(s. Abb. 10.11)

Beurteilung Starke Drehmomententwicklung der Quadrizepsmuskulatur (Q) mit leichter Verschiebung des Drehmomentmaximums nach rechts (verspätetes Maximum). Im letzten Drittel der Streckbewegung leicht konkaver Verlauf, was auf einen Kraftverlust hindeutet. Die Drehmomententwicklung der Beugemuskulatur (H) ist deutlich geringer. Der Verlauf ist unauffällig. Das Verhältnis zwischen Q/H (1:0,4 = 40%) ist nicht wie bei der Testgeschwindigkeit 60°/s erwartet (65%).

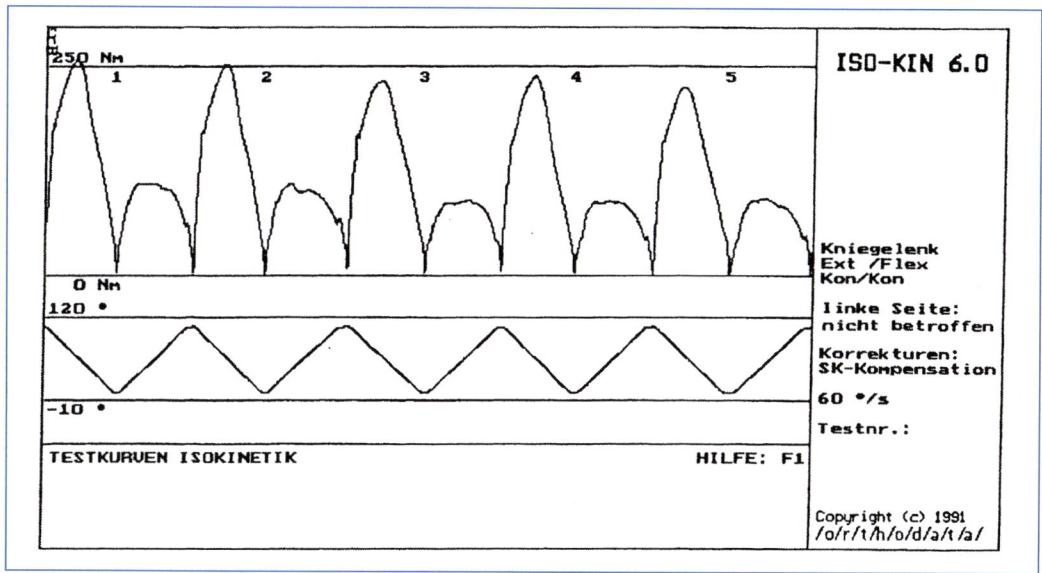

Abbildung 10.11 Drehmomentkurve des Kniegelenkes bei 60°/s, konzentrisch/konzentrisch – gesunde Seite

Beispiel 2

(s. Abb. 10.12)

Beurteilung Deutliche, reduzierte Drehmomententwicklung der Quadrizepsmuskulatur (Q) mit starken Einbrüchen über den gesamten Bewegungsbereich. Schmerzhaft bedingte dynamische Funktionseinschränkung bei langsamer Bewegungsgeschwindigkeit. Die Beugemuskulatur ist ebenfalls betroffen. Durch das komplexe Kniegelenktrauma wird über die reflektorische Hemmung die Drehmomententwicklung der Kniebeugemuskulatur (H) reduziert.

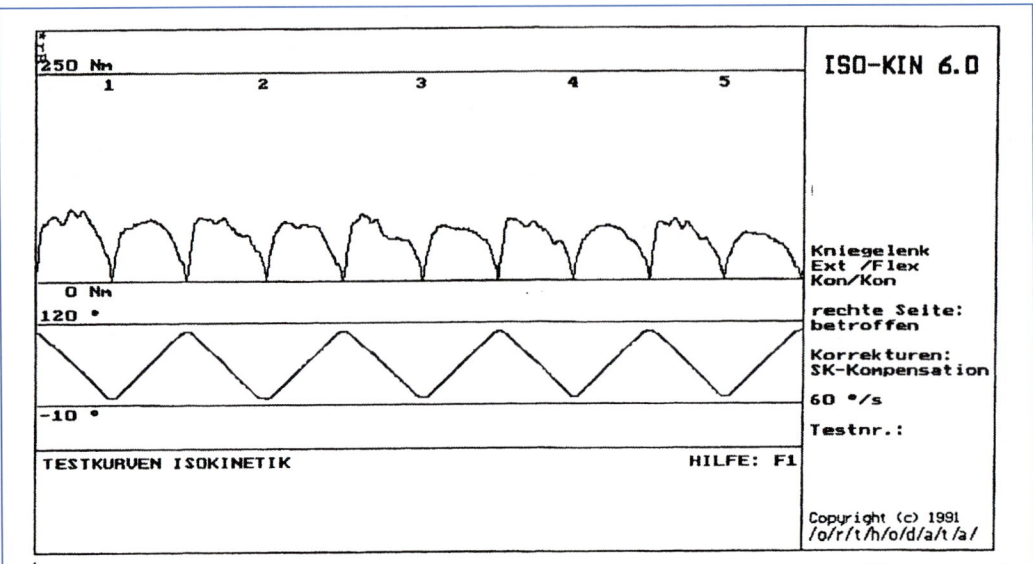

Abbildung 10.12 Drehmomentkurve des Kniegelenkes bei 60°/s, konzentrisch/konzentrisch – verletzte Seite nach schwerem Kniegelenktrauma (Innenmeniskusläsion, Innenbandüberdehnung, Kreuzbandteilabriß)

Beispiel 3

(s. Abb. 10.13)

Beurteilung Durch Schmerzen und stark atrophierte Kniestreckmuskulatur (Q) ist die Dreh-

momentkurve des Quadrizeps extrem minimiert. Die Schmerzen kommen in der zweiten Hälfte der Streckbewegung zum Tragen und zeigen sich durch einen weiteren Einbruch in der schon stark reduzierten Drehmomentkurve.

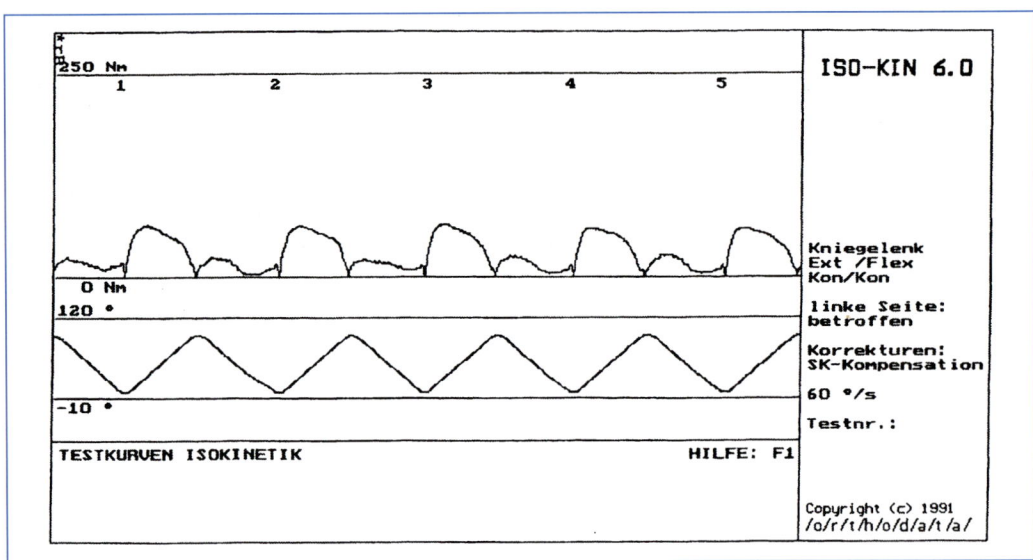

Abbildung 10.13 Drehmomentkurve des Kniegelenkes bei 60°/s, konzentrisch/konzentrisch – verletzte Seite bei ausgeprägten retropatellaren Knorpelschäden (mehrere arthroskopische Eingriffe) und durch Schonhaltung stark atrophierte Quadrizepsmuskulatur.

Beispiel 4

(s. Abb. 10.14)

Beurteilung Die Drehmomentkurven der beiden beteiligten Muskelgruppen (Q und H) zeigen deutliche Störungen. Durch die längerfristig reduzierte Belastung des Arthrons sind sowohl die aktiven als auch die passiven Strukturen in Mitleidenschaft gezogen worden. Die nicht immer wiederkehrenden Unregelmäßigkeiten in der Kurve der Streckmuskulatur (Q) zeigen, daß nicht primär eine biomechanische Störung vorliegt. Das Problem liegt hier in der neuronalen Steuerung der aktiven Streckerkomponente.

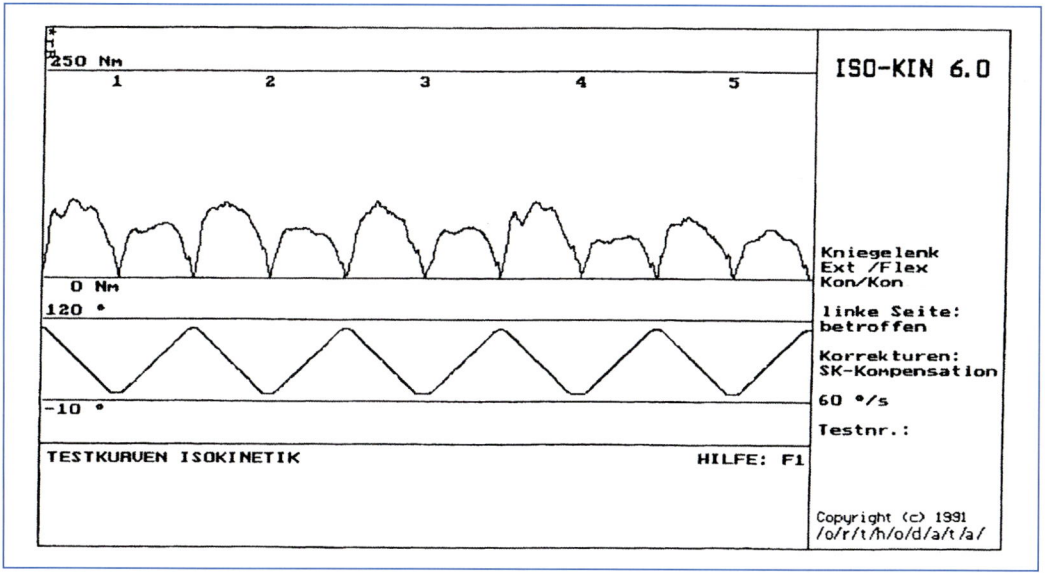

Abbildung 10.14 Drehmomentkurven des Kniegelenkes bei 60°/s, konzentrisch/konzentrisch – verletzte Seite nach vorderer Kreuzbandruptur mit arthroskopischem Kreuzbandersatz (drei Monate postoperativ)

Beispiel 5

(s. Abb. 10.15)

Beurteilung Die Drehmomentkurven (Q und H) weisen immer noch Defizite auf. Im Vergleich zur vorherigen Abbildung ist jedoch eine deutliche Verbesserung festzustellen. Der Einbruch in der Drehmomentkurve der Quadrizepsmuskulatur kann auf einen Knorpelschaden hinweisen. Das Ergebnisprotokoll zeigt im Vergleich von gesunder zu verletzter Seite ein Defizit von ca. 30%.

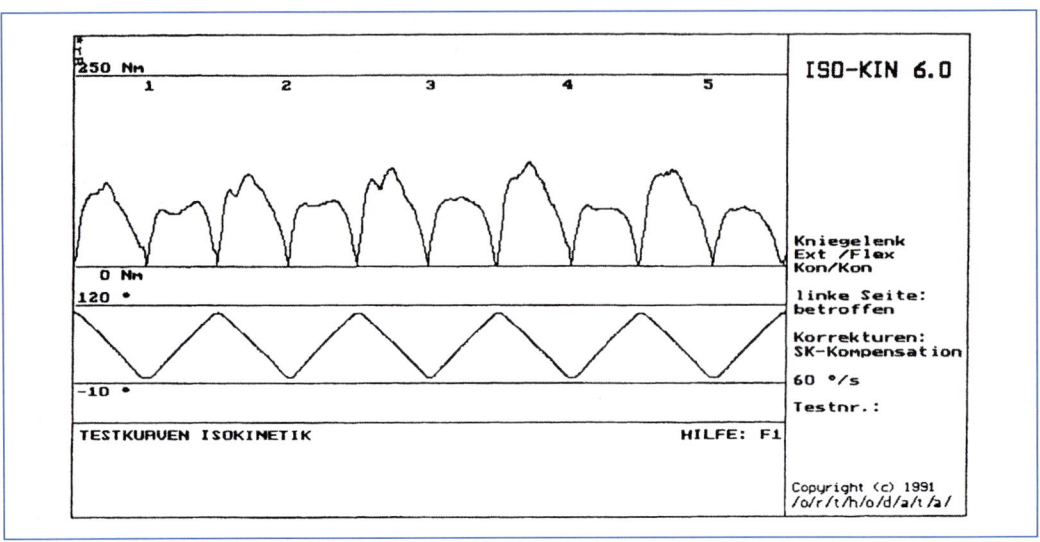

Abbildung 10.15 Drehmomentkurven des Kniegelenkes bei 60°/s, konzentrisch/konzentrisch – verletzte Seite desselben Patienten wie in Abb. 10.14, ein Monat später (vier Monate postoperativ)

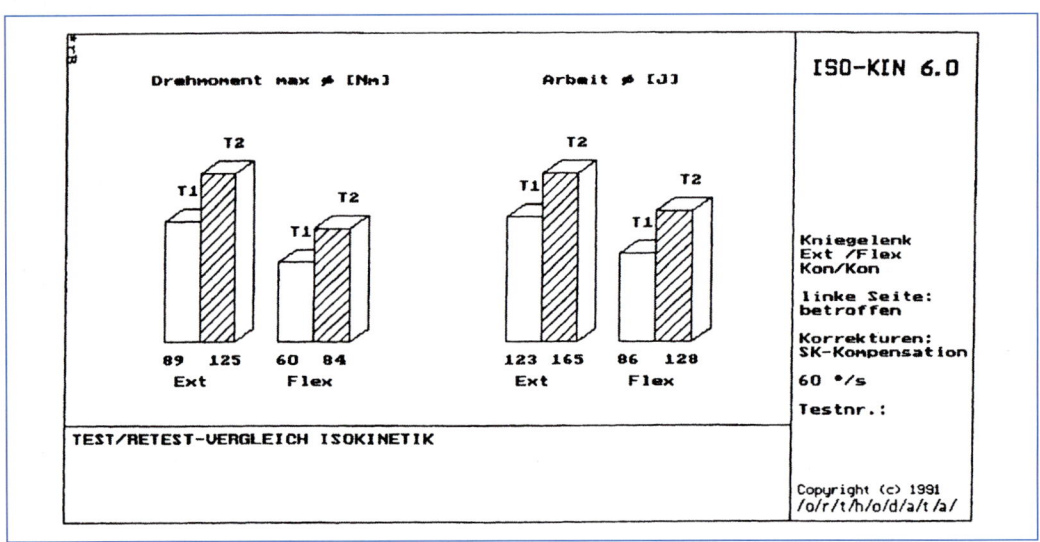

Abbildung 10.16 Test-Retest-Vergleich mit Angabe der Drehmomentmaxima und Arbeitswerte für die Streck- und Beugemuskulatur (Q und H) des Kniegelenkes. Die Daten können nach einer Weiterverarbeitung sehr gut herangezogen werden, um graphisch eine Betrachtung der Drehmomentwerte im Test-Retest-Vergleich zu ermöglichen. Daraus ergibt sich die Möglichkeit der Bewertung der Effektivität der durchgeführten Therapie.

10.2.4
Isometrische Krafttestung

Definition

Bei der statischen Kraft handelt es sich um die größtmögliche willkürliche Spannung, die ein Muskel oder eine Muskelgruppe in einer bestimmten Position willkürlich gegen einen fixierten Widerstand auszuüben vermag.

Die Größe der maximalen statischen Kraft kann durch folgende Faktoren beeinflußt werden:

• Muskelfaserquerschnitt und Muskelfaserzahl

- Muskelfaserzusammensetzung
- Muskelfaserlänge mit dem dazugehörigen Zugwinkel
- Gelenkwinkelstellung
- Koordination und Motivation

Methoden der isometrischen Kraftmessung

Bei den isometrischen Kraftmessungen kann man die subjektive von der objektiven Methode unterscheiden. Die *subjektive Methode* wurde bereits in dem Abschnitt Screeningverfahren angesprochen. Es handelt sich hierbei um die Palpation der Muskulatur oder die maximale Kraftentfaltung gegen einen manuellen Widerstand (s. Kap. 9.4). Zu der *objektiven Methode* zählt u. a. das isometrische Kraftmeßverfahren unter Einsatz einer sog. „Kraftmeßdose". In dieser ist eine Meßbrücke (Dehnmeßstreifen) eingebaut, die unter Zug eine elektrische Spannungsänderung zeigt. Diese Spannungsänderung wird optisch als Kraftwert dargestellt (s. Abb. 10.17).

Solch eine Meßbrücke kann auch in andere Meßvorrichtungen eingebaut werden. Ein Beispiel dafür ist der sog. „Grip", der die Messung der maximalen Greifkraft der Hand ermöglicht. Dabei werden beide Enden einer Zange zwischen Daumen und einem der übrigen Finger zusammengedrückt und so die sog. „Pinch-Kraft" bestimmt.

Vor- und Nachteile isometrischer Kraftmessungen

Vorteile der isometrischen Kraftmessung:
- Unter Umständen ist es günstig, wenn bei der Kraftmessung die dynamische Komponente ausgeschaltet wird und somit keinen möglichen negativen Einfluß ausüben kann
- Bei einer Messung über einen bestimmten Zeitraum können in verschiedenen Gelenkpositionen die jeweiligen isometrischen maximalen Kraftwerte ermittelt werden
- Ein weiterer Vorteil der isometischen Kraftmessung liegt in der Tatsache, daß das Meßverfahren einfach in der Handhabung ist und die damit verbundenen Kosten eines solchen Systems relativ niedrig sind

Nachteile der isometrischen Kraftmessung:
- Bei der maximalen isometrischen Kraftmessung kommt es unter Umständen zu gewaltigen lokalen Belastungsspitzen im Knochen-Knorpel-Gewebe. Im ungünstigsten Fall kann dies zu lokalen Reizerscheinungen führen.
- Des weiteren sagt eine isometrische Kraftmessung nichts aus über die Kraft bei einer Bewegung. Die koordinative Fähigkeit des Muskelskelettsystems wird dabei vernachlässigt.

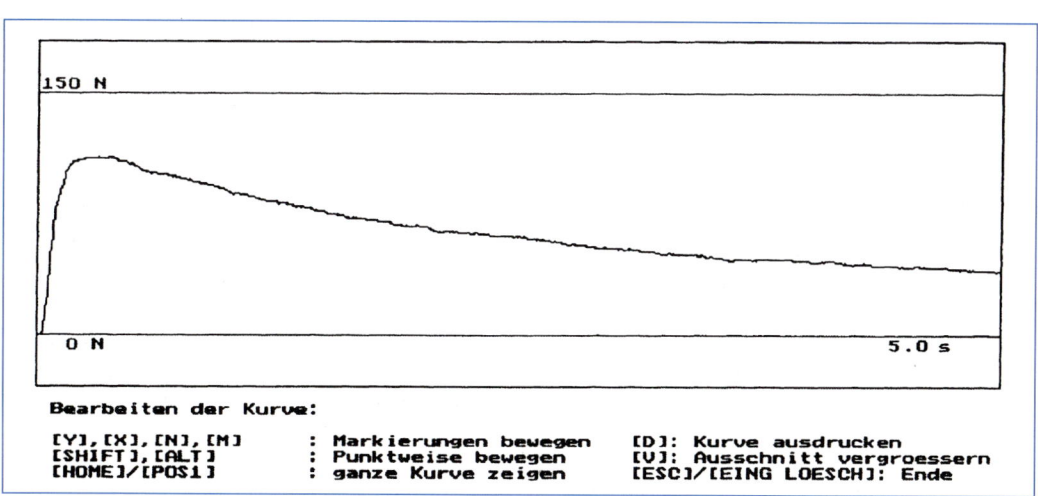

Abbildung 10.17 Graphische Darstellung eines isometrischen Kraftwertes über die Zeit

10.3
Ausdauertests

Vor der Durchführung einer Ausdauertestung muß eine ausreichend gründliche Anamnese durchgeführt worden sein, die sicherstellt, mit welchen Voraussetzungen der Patient diese Testung antritt. Ab dem 35. Lebensjahr sollte auf jeden Fall ein Arzt hinzugezogen werden. Zur Prüfung der Ausdauerfähigkeit stehen mehrere Standardtests zur Verfügung, z. B. Stufentest nach WHO (World Health Organization), Stufentest nach Hollmann und Venrath, Stufentest nach BAL (Bundesausschuß für Leistungssport), Stufentest nach Heck (submaximal/maximal), Cooper-Test u. a.

Im Rahmen der Trainingstherapie sind insbesondere die drei zuerst genannten Stufentests hervorzuheben, die im folgenden beschrieben werden.

10.3.1
Test der World Health Organization

Der Belastungsgrad beim WHO-Test ist relativ gering. Daher ist das Testschema besonders gut in der Therapie anwendbar.

Beginnend mit 25 Watt (W) wird alle 120 s die Belastung um 25 W gesteigert bis zu einer Herzfrequenz von maximal „X" Schlägen. Jeweils am Ende einer Belastungsstufe werden Pulsfrequenz, Blutdruck, RPE und ggf. Laktat und Atemfrequenz protokolliert (s. Tab. 10.3).

Tabelle 10.3 Testprotokoll beim WHO-Test (Erhöhung um 25 W alle zwei Minuten)

Zeit [min]	[W]	Puls	Blutdruck	Borg	Bemerkungen
0–2	25				
2–4	50				
4–6	75				
6–8	100				
8–10	125				
10–12	150				
12–14	175				
14–16	200				
16–18	225				
18–20	250				
20–22	275				
22–24	300				
24–26	325				
26–28	350				
28–30	375				
30–32	400				

Abbruch bei	_____ min	Abbruch wegen der	( ) Beine	( ) Atmung
maximaler Puls	_____ Schläge/min	maximale Leistung	_____ Watt	
Erholungszeit:		Erholungspuls		
Puls von 130 nach	_____ min	(nach 3 min)	_____ Schläge/min	
PWC 130	_____	PWC 150	_____	
Sitzhöhe	_____			

Auswertung Auf die Auswertung der Testergebnisse wird an dieser Stelle verzichtet; genauere Informationen diesbezüglich sind der einschlägigen Literatur zu entnehmen (vgl. Rost/Hollmann 1982).

Hinweise Der WHO-Test eignet sich hervorragend als Standardtest für untrainierte Patienten, besonders Frauen und ältere Personen. Bei trainierten Personen sind die Einstiegs- und Steigerungswerte etwas zu gering, so daß ggf. eine lange Testdauer die Folge ist. Ist man sich in der Kategorie jedoch über den aus der Anamnese ersichtlichen Trainingszustand nicht sicher, ist er anderen Verfahren vorzuziehen.

10.3.2
Stufentest nach Hollmann/Venrath

Der Belastungsgrad beim Stufentest nach Hollmann/Venrath liegt im submaximalen Bereich.

Beginnend mit 30 W wird alle 180 s die Belastung um 40 W gesteigert bis zu einer Herzfrequenz von maximal „X" Schlägen (vgl. Rost/Hollmann 1982) s. Tab. 10.4.

Hinweise Der Test nach Hollmann/Venrath eignet sich für die Testung trainierter Personen, da er in der Anfangsbelastung höher beginnt und die Stufensteigerung ebenfalls höher ausfällt. Ebenso gewährleistet die dreiminütige Stufendauer eine exaktere Erhebung der Leistungsparameter.

10.3.3
Stufentest des Bundesausschusses für Leistungssport

Der Belastungsgrad beim Stufentest nach BAL (Bundesausschuß für Leistungssport) liegt im maximalen Bereich.

Beginnend mit 100 W (Frauen) bzw. 150 W (Männer) wird alle drei Minuten die Belastung

Tabelle 10.4 Testprotokoll für den Stufentest nach Hollmann/Venrath (bei 30 W beginnend, alle 3 min um 40 W erhöhen) bzw. für den BAL-Stufentest (alle 3 min um 50 W erhöhen)

Zeit [min]	[W]	Puls	Blutdruck	Borg	Bemerkungen
1)					
2)					
3)					
4)					
5)					
6)					
7)					
8)					
9)					
10)					
11)					
12)					

Abbruch bei _____ min		Abbruch wegen der	( ) Beine	( ) Atmung
maximaler Puls _____ Schläge/min		maximale Leistung _____		Watt
Erholungszeit:		Erholungspuls		
Puls von 130 nach _____ min		(nach 3 min) _____		Schläge/min
PWC 130 _____		PWC 150 _____		
Sitzhöhe _____				

um 50 W bis zur subjektiven „Erschöpfung" gesteigert. Jeweils am Ende einer Belastungsstufe werden Pulsfrequenz, Blutdruck, RPE und ggf. Laktat und Atemfrequenz protokolliert (s. Tab. 10.4), (vgl. Rost/Hollmann 1982).

Hinweise Das Testprotokoll des Bundesausschusses für Leistungssport (BAL) hat sich im leistungssportlichen Kontext bewährt. Da eine Trainingssteuerung bei gut trainierten Personen sehr individuell ausfallen kann, ist die alleinige Erhebung des Pulses zur Trainingssteuerung evtl. ungenügend. Somit empfiehlt sich die parallele Erhebung weiterer Steuerungsparameter (besonders Laktatwerte).

10.4 Literatur

Borg, G. (1986): Some studies of perceived exertion in sports. In: Borg, G./Ottoson, D. (Hrsg.): The perception of exertion in physical work. Basingstroke: Mac Millian, 293–302.

Cave, E. F./Roberts, S. M.: A method of measuring and recording joint function. J. Bone and Joint Surg, 18.

Debrunner, H. U. (1971): Gelenkmessung (Neutral-o-Methode), Längenmessung, Umfangsmessung. Bern: Bulletin der Schweizerischen Arbeitsgemeinschaft für Osteosynthesefragen.

Janda, V. (1979): Muskelfunktionsdiagnostik. Heidelberg: VFM.

Johnson, D. (1982): Controlling anterior shear during isokinetic knee extension exercise. J. Orthop. Sports Phys. Ther., 4: 23–30.

Rost, R./Hollmann, W. (1982): Belastungsuntersuchung in der Praxis. Stuttgart: Thieme.

Wessinghage, D./Zacher, J. (1983): Messen mit Maßband und Winkelmesser. Wehr: Ciba-Geigy.

Wieben, K./Falkenberg, B. (1991): Muskelfunktion. Stuttgart: Thieme.

KAPITEL 11

Zusatztestverfahren *

MICHAEL WIEK

Zusatztestverfahren, auch analytische Verfahren genannt, sollen die Standardtestprotokolle für spezielle Fragestellungen ergänzen. Bei diesen Zusatztestverfahren werden differenzierte Ergebnisse erwartet, die bei den Standard- oder Screeningtestverfahren nicht zu erhalten sind. Die Daten sollten ausreichend reliabel und valide sein und Vergleiche zwischen gesunder und verletzter Seite bzw. interindividuelle Vergleichsmöglichkeiten erlauben.

Bei der Beschreibung der analytischen Verfahren ist zunächst eine Klassifizierung sinnvoll. Hierbei haben sich bestimmte Begriffe eingebürgert, die zumeist dem physikalischen Wortschatz entnommen sind, wie z. B. Kinematik (Bewegung), Kinetik (Kräfte, Arbeit, Leistung) oder Dynamometrie (vgl. Zschorlich 1987).

Wünschenswert wäre die Einordnung der Meßverfahren nach der Diagnostik bzw. Therapie der motorischen Grundeigenschaften (Beweglichkeit, Koordination, Kraft, Ausdauer, Schnelligkeit), um vorhandene Defizite präzise evaluieren zu können. Leider ist eine eindeutige, differenzierte Zuordnung zu den verbreiteten Verfahren nicht möglich. Jede motorische Grundeigenschaft wird von verschiedenen Verfahren in bestimmten Aspekten abgedeckt. Aus diesem Grund werden ausgewählte analytische Verfahren im folgenden aufgezählt und die Anwendung – und damit die Einordnung – anhand von Beispielen verdeutlicht.

Die nächsten Abschnitte beschreiben die Meßsysteme: Bodenreaktionskraftmessung, Druckverteilung, Bewegungsanalyse, Elektromyographie, Meßverfahren der Koordination und Video-Bewegungsanalyse (VIAS).

11.1
Messung der Bodenreaktionskraft

Durch Meßplatten werden Kräfte und Drehmomente ermittelt, die beim Stehen, Gehen, Laufen, Springen oder bei beliebigen anderen Bewegungen auf den Boden übertragen werden.

Einsatz

- Beurteilung des Gangbildes (Kräfte, Abrollverhalten des Fußes)
- Prüfung der Dämpfung des Schuhwerkes
- Messung der Koordinations- und Stabilisationsfähigkeit
- Auswertung von Sprüngen (Geschwindigkeit, Beschleunigung, Sprunghöhe)

Kurzbeschreibung

Die Bodenplatten bestehen aus Metallplatten, die an ihren vier Ecken an dreidimensionalen Kraftsensoren aufgehängt sind. Durch Summationen entstehen daraus die Gesamtkräfte und -momente. Die Kraftsensoren sind realisiert als Dehnmeßstreifen bzw. als Piezokristalle. Während Dehnmeßstreifen genauere Ergebnisse bei geringen Belastungen und Langzeitmessungen liefern, sind Sensoren auf der Basis von Piezokristallen in der Lage, hochfrequente (schnelle) Vorgänge präziser zu erfassen.

Die Qualität des Meßsystems hängt außerdem von der Größe der Platte ab. Bei Sprungtests und Ganganalysen sind größere Platten einfacher zu treffen und führen daher zu weniger Fehlversuchen. Die Eigenresonanz der

---

* Die im folgenden Kapitel beschriebenen therapeutischen Maßnahmen und Inhalte stellen nur eine Orientierung dar und sind dementsprechend nach Rücksprache mit dem verantwortlichen Arzt auf die individuellen Voraussetzungen und Ziele des einzelnen Patienten abzustimmen.

Platte führt bei jeder Kraftänderung zu Störsignalen, die das eigentliche Meßsignal überlagern. Bei Sprungtests dürfen aus diesem Grund nur Platten mit ausreichend hoher Eigenfrequenz eingesetzt werden. Wichtig ist ebenfalls die Einstellung des Meßbereiches. Üblicherweise kann dieser in einigen Stufen gewählt werden. So ist für Stabilitätsmessungen beispielsweise ein Bereich von 0–200 kg geeignet, für Sprungmessungen muß ein größerer Meßbereich gewählt werden (z. B. 0–2000 kg).

Die Kraft und das Drehmoment entstehen als Reaktion auf die von außen (Fuß) einwirkende Kraft und das von außen einwirkende Drehmoment nach dem physikalischen Grundprinzip actio = reactio. Die Kraft wird als Vektor (anschaulich als Pfeil) dargestellt und durch ihre drei „Dimensionen" Angriffspunkt, Richtung und Betrag charakterisiert.

Durch Zerlegung in die drei räumlichen Dimensionen erhält man drei eindimensionale Einzelkräfte, die nur durch ihren Betrag (ihre Größe) bestimmt sind (siehe Abb. 11.1a). Die drei Richtungen (Ebenen) werden mit X, Y und Z bezeichnet, die Kräfte und Drehmomente analog mit F_x, F_y und F_z bzw. M_x, M_y und M_z. Die Wirkrichtung der Kräfte wird üblicherweise folgendermaßen den Körperebenen zugeordnet (siehe Abb. 11.1b):

- F_x: mediolateral
- F_y: anteroposterior
- F_z: vertikal

Im folgenden werden standardisierte Tests beschrieben:

- Ganganalyse (s. Abb. 11.2a)
- Koordinations-/Stabilitätsanalyse (z. B. Gleichgewicht)
- Leistungsanalyse (z. B. Sprung), s. Abb. 11.2b)

Ablauf einer Messung zur Ganganalyse

Zunächst muß der Proband „üben", beim Gehen über die Lauffläche die Platten vollständig zu treffen, ohne seinen natürlichen Rhythmus zu verändern (trippeln). Bewährt hat sich die Festlegung einer individuellen Startposition

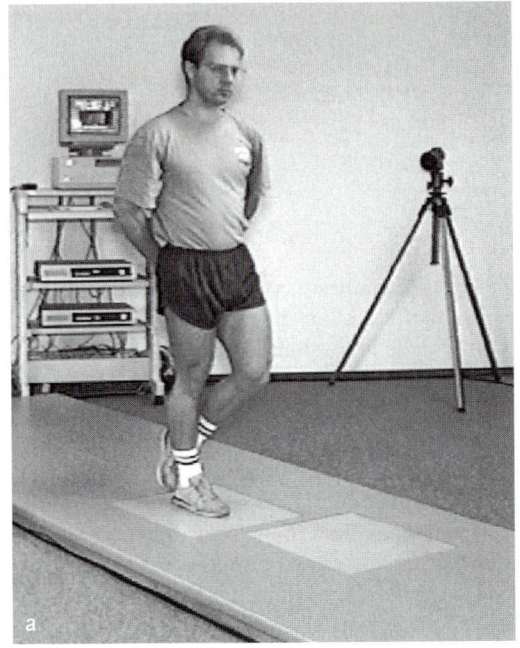

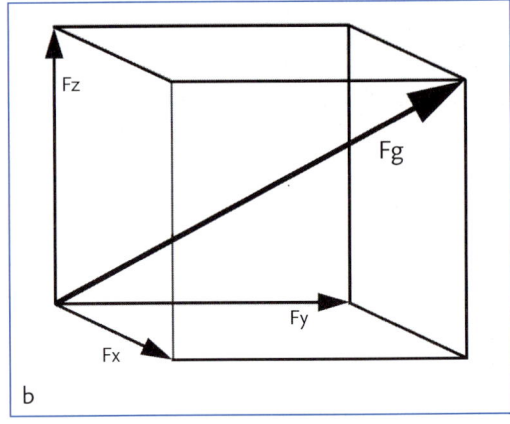

Abbildung 11.1 a) Definiton der Kräfte; b) der Kraftvektor F_g und seine Komponenten F_x, F_y und F_z

(Markierung) für ein sicheres Treffen der Bodenplatten. Bedingung für einen validen Test ist die Durchführung mindestens eines ganzen Schrittes vor dem Betreten der ersten Platte. Wird in einer Messung eine der Platten nicht vollständig getroffen oder kommt es zu einem offensichtlichen Bremsen oder Beschleunigen vor den Meßplatten, muß die Messung wiederholt werden. Mindestens fünf vollständige Versuche sollten zwecks Mittelung gemessen werden.

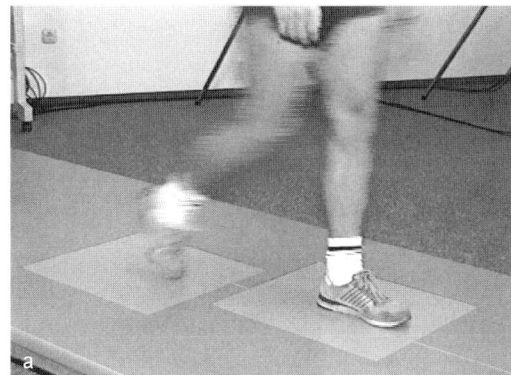

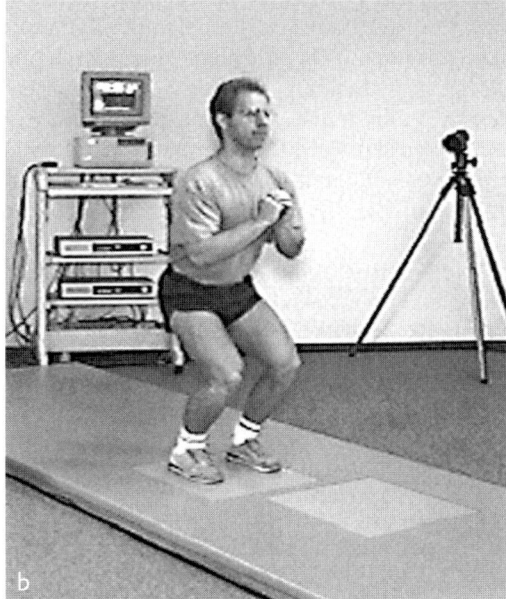

Abbildung 11.2 Bodenreaktionskraftmessung: Ganganalyse (a), Leistungsanalyse (b)

20 s) auf der Bodenplatte. Die Messungen erfolgen grundsätzlich ohne Schuhe. Während des Testes sollen die Probanden geradeaus auf eine Wandmarkierung schauen.

Ablauf einer Messung zur Leistungsanalyse (Beispiel: Sprung)

Der Proband steht ruhig auf der Platte, führt dann einen vertikalen Sprung aus und landet wieder auf der Platte (s. Abb. 11.2b).

Ergebnisse/Auswertung der Ganganalyse

Die primären Meßwerte der Bodenreaktionskraftmeßanlage sind die drei Kräfte F_x, F_y und F_z und die drei Drehmomente M_x, M_y und M_z. Üblicherweise wird das sogenannte freie Moment T_z berechnet, welches eine abgeleitete Größe des Drehmomentes M_z ist. Während M_z als Drehmoment um den Mittelpunkt der Bodenplatte definiert ist (Z-Achse), bezieht sich T_z auf den momentanen Kraftangriffspunkt unter dem Fuß.

T_z berechnet sich nach folgender Formel:

F 11.1

$$T_z = M_z - F_x \cdot Y + F_y \cdot X$$
$$\text{mit: } M_z = \text{Drehmoment um Vertikalachse}$$
$$F_x = \text{mediolaterale Kraft}$$
$$F_y = \text{anteroposteriore Kraft}$$
$$X = \text{Kraftangriffspunkt mediolateral}$$
$$Y = \text{Kraftangriffspunkt anteroposterior}$$

Die Standardmessungen erfolgen ohne Schuhe. Soll das Schuhwerk oder beispielsweise eine Einlagenversorgung beurteilt werden, erfolgen allerdings anschließend Messungen mit Schuhen bzw. mit und ohne Einlagenversorgung (s. Abb. 11.2a).

Ablauf einer Messung zur Koordinations-/Stabilitätsanalyse

Die Probanden stehen einbeinig im freien Stand über einen definierten Zeitraum (z. B.

Die wichtigsten Parameter der Kraftkurven erläutert Abb. 11.3.

Die Abbildung zeigt den prinzipiellen Verlauf der Kräfte F_z und F_y. Diese Kraftverläufe werden üblicherweise auf aussagekräftige Merkmale der Kurven reduziert. So werden die beiden lokalen Maxima und das eingeschlossene lokale Minimum der Kraft F_z üblicherweise als F_1 (Fersenaufsatz), F_2 (flacher Fußaufsatz) und F_3 (Ballenaufsatz) bezeichnet. Die lokalen Extremwerte in der positiven und negativen Hälfte der Kraft F_y werden als Abstop- und Abdruckkraft bezeichnet.

Abbildung 11.3
Prinzipieller Verlauf der
Kräfte F_z und F_y

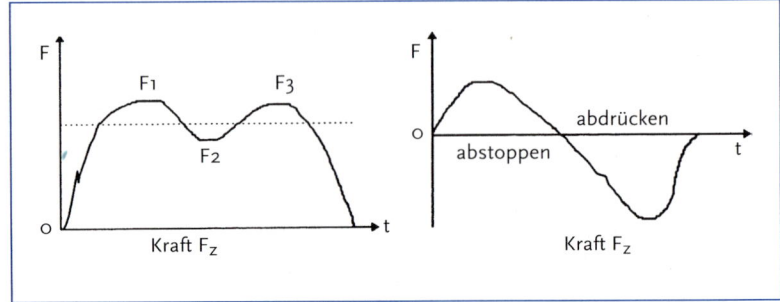

Aus den Basismeßwerten kann nach folgender Formel der Kraftangriffspunkt berechnet werden:

F 11.2

$$X = \frac{-h \cdot F_z - M_z}{F_z}$$

$$Y = \frac{-h \cdot F_Y - M_z}{F_X}$$

mit: M_x = Drehmoment um Mediolateralachse
M_y = Drehmoment um Anteroposteriorachse
F_x = mediolaterale Kraft
F_y = anteroposteriore Kraft
F_z = vertikale Kraft
h = mechanische Plattenkonstante

Aus der geometrischen Addition der drei Kräfte F_x, F_y und F_z ergibt sich die Gesamtkraft. Die Größe (der Betrag) dieser Kraft errechnet sich:

F 11.3

$$F = \sqrt{F_x^2 + F_y^2 + F_z^2}$$

mit: F_x = mediolaterale Kraft
F_y = anteroposteriore Kraft
F_z = vertikale Kraft

Alle Informationen des Gesamtkraftvektors (also Angriffspunkt, Richtung und Betrag) können dreidimensional graphisch dargestellt werden, s. Abb. 11.4.

Neben der visuellen Beurteilung der Kurven werden aus ihnen diverse Parameter errechnet. Kraftwerte werden hierbei in der Regel auf das Körpergewicht normiert (d. h. durch die Körpergewichtskraft dividiert) und sind dadurch einheitenlos. Da das Körpergewicht einen großen Einfluß auf nahezu alle Ergebnisse der Bodenreaktionskraftmessung hat, ermöglicht die Normierung interindividuelle Vergleiche.

Die meisten Parameter eines typischen Ganganalyseprotokolls (F_x, F_y, F_z, F_1, F_2, F_3, Abstopkraft, Abdruckkraft, T_z) wurden bereits definiert. Einige weitere wichtige Werte werden im folgenden erläutert.

Das „Körpergewicht" des Probanden wird vor dem Test auf einer Platte stehend gemessen und entsprechend dokumentiert. Der Parameter „Schrittlänge" ergibt sich aus dem Abstand des ersten Kraftangriffspunktes der ersten Platte (P1) und der zweiten Platte (P2). Der Abstand der Platten muß hierbei natürlich berücksichtigt werden. Der Parameter „Geschwindigkeit" ermittelt sich durch Division der „Schrittlänge" und der Differenz der entsprechenden Zeitpunkte.

Die Minimal- und Maximalwerte der Position des Kraftangriffspunktes (M_{ax}) werden separat für die mediolaterale und anteroposteriore Richtung angegeben. Bezug genommen wird hierbei in der Regel auf eine durchschnittliche Position während des Schrittes.

Durch die Integration der Abstop- und Abdruckkräfte (Abstop-Integral, Abdruck-Integral) kann die Veränderung der Gehgeschwindigkeit während des gemessenen Schrittes überprüft werden. Ist z. B. der Wert „Abstop-Integral" wesentlich größer als der Wert „Ab-

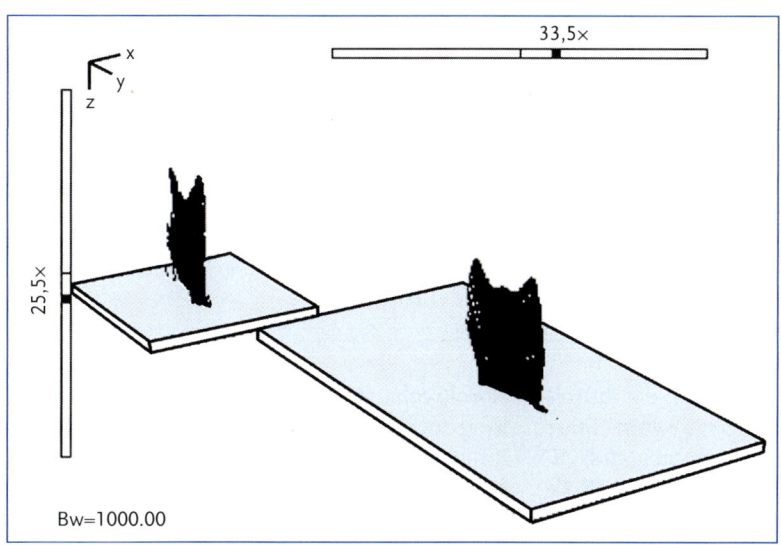

Abbildung 11.4
Ganganalyse:
Kraftvektoren

druck-Integral", heißt das, daß die Gehge-schwindigkeit während des Plattenkontaktes abgenommen hat. Durch den Vergleich der Werte kann der reguläre Ablauf einer Messung kontrolliert werden. Ist die Abweichung zu groß, sollte die Messung wiederholt bzw. nicht ausgewertet werden.

Auswertung der Koordinations-/ Stabilitätsanalyse

Die folgenden Diagramme zeigen typische Verläufe für den beschriebenen Gleichgewicht-stest. Alle wichtigen Parameter sind dem ent-sprechenden Protokoll zu entnehmen.

Die Kraftkurven (s. Abb. 11.5) zeigen im Ver-gleich zur Ganganalyse nur eine geringe Varia-bilität (andere Skalierung!). Die Kräfte entste-hen durch die Reaktion auf das Schwanken des Körperschwerpunktes.

Die Abweichung des Kraftangriffspunktes (s. Abb. 11.6) ist ein direktes Maß zur Beurtei-lung der Bewegung des Körperschwerpunktes.

Der Mittelpunkt des Koordinatensystems wird bei dieser Darstellung auf die Positionen X_o und Y_o (gemittelte Positionen) gelegt.

Bei der Auswertung eines Stabilitätstestes finden sich neben den bereits vom Ganganal-lyseprotokoll bekannten Parametern einige spezielle Parameter zur Auswertung dieser Testart.

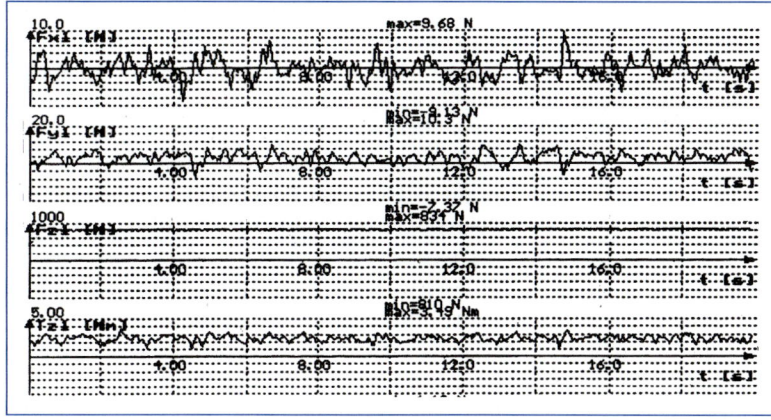

Abbildung 11.5
Koordinations-/ Stabilitätsanalyse: Kräfte und freies Moment

Abbildung 11.6
Koordinations-/
Stabilitätsanalyse:
Bewegung des Kraft-
angriffspunktes X/Y

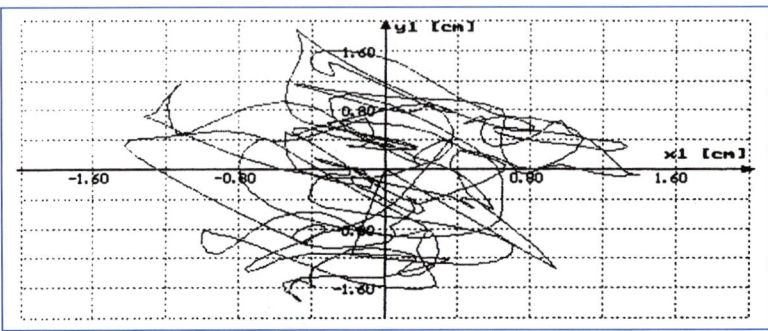

Berechnet werden beispielsweise die durch-
schnittlichen Abstände (X_m, Y_m vom Startpunkt der Messung. Der Gesamtabstand „R"
zum Startpunkt der Messung Position X_I/Y_I
(Anfang der Messung) berechnet sich folgendermaßen:

F 11.4

$$R = \sqrt{(X_I - X)^2 - (Y_I - Y)^2}$$

mit: X_I = Startposition X (mediolateral)
   Y_I = Startposition Y (anteroposterior)
   X = Position X (mediolateral)
   Y = Position Y (anteroposterior)

Hierbei wird der Mittelwert („R_m") errechnet.
   Die „mittlere Geschwindigkeit v" berechnet
sich aus der Bewegung R des Kraftangriffspunktes und der Zeit. Die Summe aller Bewegungen R während der Messung ergibt den
zurückgelegten Weg des Kraftangriffspunktes.
   Der Parameter „Reaktiv-Zeit T_r" ergibt sich
durch die Auswertung der einzelnen Bewegungen in mediolateraler (X) und anteroposterio-
rer Richtung (Y). Dabei wird jeweils die minimale, die maximale und die durchschnittliche
Dauer der einzelnen Bewegungen ermittelt.
Außerdem werden die Bewegungen gezählt
(„Reaktiv-Bewegungen").

11.2
Messung der Druckverteilung

Die Messung der Druckverteilung durch Bodenplatten, Einlegesohlen oder Matten dient
der Analyse des Gangbildes (Druckverteilung,

Abrollverhalten des Fußes, Prüfung der Dämpfung des Schuhwerkes, Überprüfung einer
Einlagenversorgung) bzw. der Beurteilung von
Matratzen oder Sitzen (z. B. Autositze).
   Es gibt verschiedene Prinzipien der Druck-
messung. Einlegesohlen sind gut geeignet für
Ganganalysen, insbesondere bei höheren Ge-
schwindigkeiten z. B. auf dem Laufband.
Außerdem werden sie zur Überprüfung einer
Einlagenversorgung eingesetzt. Der Hauptvor-
teil ist, daß die Messung direkt unter der Fuß-
sohle erfolgt, dafür sind die Messungen jedoch
relativ aufwendig. Die Sohlen müssen im
Schuh appliziert werden, teilweise müssen sie
zuvor zugeschnitten werden, außerdem ist ein
Verbindungskabel zu verlegen.
   Die Qualitätskriterien für Druckverteilungs-
meßsysteme sind insbesondere die Anzahl der
Sensoren pro cm² und die maximale Meßfre-
quenz (insbesondere bei schnellen Vorgängen:
Laufen, Sprung). Außerdem sollte das System
die Möglichkeit der Kalibrierung bieten. Bei
Einlegesohlen muß ein geeigneter Kompromiß aus Flexibilität und Stabilität der Sohle gefunden werden. Die Abhängigkeit der Meßwerte von der Temperatur (Erwärmung im
Schuh!) muß dabei entsprechend kompensiert
werden.
   Der Meßwert „Druck" mit der Einheit „Pa"
(Pascal) der hier beschriebenen Druckvertei-
lungsmeßsysteme ist definiert als Kraft pro
Flächeneinheit. Für jeden Kraftsensor wird so
ein Druckwert ermittelt. Durch Gewichtung
der Meßwerte ist es möglich, folgende Größen
zu ermitteln:
• Druckverteilung (zweidimensionale/dreidi-
   mensionale Darstellung)
• Gesamtkraft (vertikal)

- Kraftsumme in einem definierten (Problem) Bereich
- Kraftangriffspunkt (Abrollverhalten)
- Links-/Rechts-Vergleich
- Test-/Retest-Vergleich
- Vergleich mit/ohne Einlagenversorgung

Abb. 11.7 zeigt die zweidimensionale Darstellung der Druckverteilung in sechs Phasen eines Schrittes beim Gehen: Dunklere Flächen repräsentieren hierbei größere Druckwerte. Auffällig hierbei sind die deutlichen Druckwerte während der Mitte der Standphase unter dem offensichtlich insuffizienten Fußgewölbe („Plattfuß").

11.3 Bewegungsanalyse

Bewegungsanalysesysteme dienen der objektiven Beurteilung von Bewegungsabläufen. Neben Gang- und Laufanalysen können sportartspezifische alltägliche Bewegungen beurteilt werden. Außerdem ist die Überprüfung und Justierung von therapeutischen Hilfsmitteln (z. B. Orthesen, Prothesen) möglich.

Neben optischen Verfahren gibt es mechanische Bewegungssensoren, Ultraschallmeßverfahren und Systeme auf der Basis von Magnetfeldern. Aufgrund der großen Verbreitung und der universellen Anwendungsmöglichkeiten soll hier ausschließlich auf die optische Variante eingegangen werden. Bewegungsanalysen auf der Basis von Magnetfeldern weisen noch mangelnde Genauigkeit auf, und Ultraschallsysteme besitzen eine relativ geringe Dynamik und sind dadurch nicht in der Lage, schnelle Bewegungen ausreichend zu erfassen. Dieses gilt insbesondere, wenn z. B. bei einer bilateralen Ganganalyse mindestens zehn Körperpunkte erfaßt werden sollen. Bei den Ultraschallmeßverfahren teilt sich die Abtastfrequenz (z. B. 100 Hz = 100 Messungen pro Sekunde) üblicherweise durch die Anzahl der Körperpunkte → 100 Hz/10 = 10 Hz).

Bewegungsanalysesysteme können Körperpunkte (Marker bzw. Sender) automatisch verfolgen und auswerten. Die Markerpositionen werden dargestellt und analysiert. Berechnet werden beispielsweise Geschwindigkeit, Beschleunigung, Abstände, Winkel und Winkelgeschwindigkeit (Nigg 1986).

Im folgenden wird exemplarisch ein standardisierter Ganganalysetest mit einem typischen optischen Bewegungsanalysesystem KINEMETRIX® beschrieben. Dieses besteht aus bis zu sechs Kameras und erlaubt damit wahlweise eine zwei-oder dreidimensionale Messung. Am Probanden müssen Reflexmar-

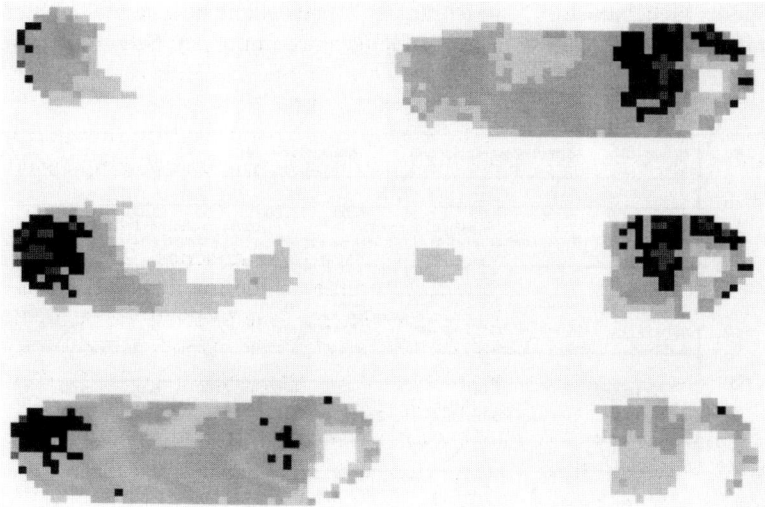

Abbildung 11.7
Druckverteilung der sechs Phasen eines Schrittes (von links oben nach rechts unten – vom Fersenaufsatz zum Ballenabdruck)

ker angebracht werden, die das System automatisch verfolgen und auswerten. Durch ihr geringes Gewicht (ca. vier Gramm) gibt es keinen störenden Einfluß auf die natürlichen Bewegungen. Die durch Infrarotstrahler beleuchteten Marker können von den mit Tageslichtfiltern versehenen Charge coupled device (CCD)-Kameras bei normaler Umgebungshelligkeit aufgenommen werden. Die Infrarotstrahler (IR-LED-Array) arbeiten mit kurzen Lichtimpulsen (4/1000 s), um bei schnellen Bewegungen ein Verwischen des Videobildes zu vermeiden. Die zum System gehörige Software liefert die Bewegungsspur jedes Markers als „Rohdaten". Weiterhin können Position, Geschwindigkeit und Beschleunigung als Funktion der Zeit dargestellt werden. Aus der Relation von mehreren Markern werden Abstand, Winkel und Winkelgeschwindigkeit berechnet. Die wichtigsten Parameter des Ganges sind in einem Ganganalyseprotokoll zusammengefaßt und werden automatisch berechnet.

Ablauf einer Messung zur Bewegungsanalyse

Standardisierte Messungen des Gangbildes werden meist auf dem Laufband bei einer vorgegebenen Geschwindkeit (Standard: Gehen 4 km/h, Laufen 3 m/s oder 4 m/s) durchgeführt. Die Marker werden an Schulter, Hüfte, Knie, Malleolus und Os metatarsale V (distales Ende) mittels doppelseitigem Klebeband angebracht. Der Proband muß sich vor der Messung in einer ausreichenden Gewöhnungsphase mit dem Laufband vertraut machen. Die Messungen erfolgen grundsätzlich ohne Schuhe. Optional können zusätzliche Messungen mit Schuhwerk durchgeführt werden.

Ergebnisse/Auswertung der Messung zur Bewegungsanalyse

Als „Rohdaten" erhält man die Positionen der aufgebrachten Marker. In der Übersicht einer Messung über zehn Sekunden sieht man die Bewegungsspuren der Marker während dieses Zeitraumes.

Eine wichtige abgeleitete Größe sind die Verläufe der Gelenkwinkel (Hüfte, Knie und Sprunggelenk). Abb. 11.8 zeigt den Verlauf des Kniewinkels und die dazugehörige Winkelgeschwindigkeit im Vergleich der linken und rechten Seite.

Bei der visuellen Auswertung der Messung ist die Kontrolle der Reproduzierbarkeit der Kurven von wesentlicher Bedeutung. Die Überlagerung aller Bewegungszyklen zeigt Abb. 11.9.

Abb. 11.9 zeigt die Verläufe von Sprunggelenkwinkel (oben) und -winkelgeschwindigkeit (unten) im Links/Rechts-Vergleich eines Patienten nach operativ versorgter Achillessehnenruptur. Die gestrichelten vertikalen Linien unterteilen jedes Diagramm in Stand- und Schwungphasen. Deutlich sichtbar ist die eingeschränkte Beweglichkeit des rechten Sprunggelenkes während der Schwungphase

Abbildung 11.8
Ganganalyse – Seitenvergleich Kniewinkel und -geschwindigkeit
α (b, c, d): Winkel Kniegelenk rechts
ω (b, c, d): Winkelgeschwindigkeit Kniegelenk rechts
α (h, i, j): Winkel Kniegelenk links
ω (h, i, j): Winkelgeschwindigkeit Kniegelenk links

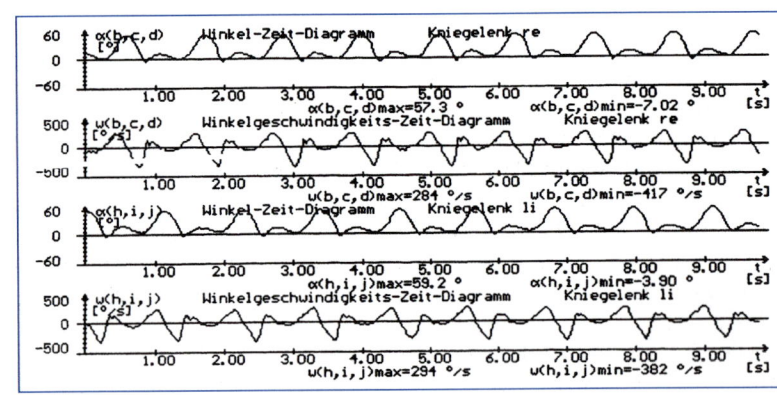

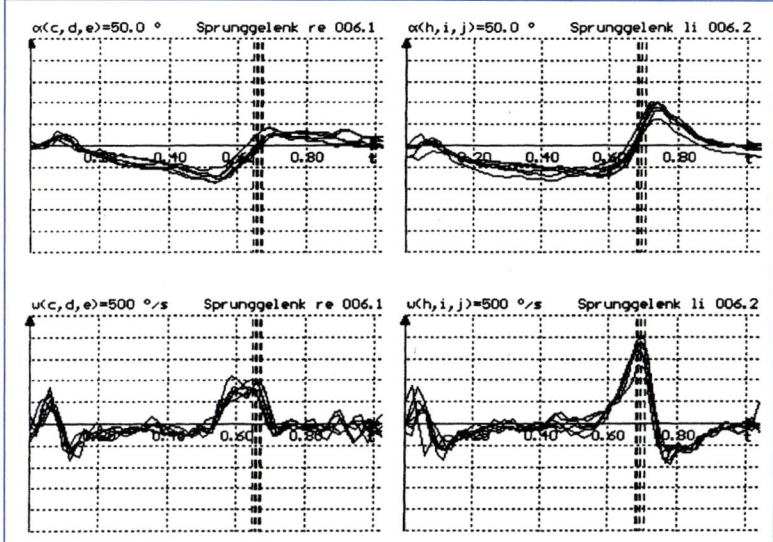

Abbildung 11.9
Ganganalyse – Überlagerung Sprunggelenkwinkelkurven
(Beispiel: Patient nach operativ versorgter Achillessehnenruptur)
α (c, d, e): Winkel Sprunggelenk rechts
ω (c, d, e): Winkelgeschwindigkeit Sprunggelenk rechts
α (h, i, j): Winkel Sprunggelenk links
ω (h, i, j): Winkelgeschwindigkeit Sprunggelenk links

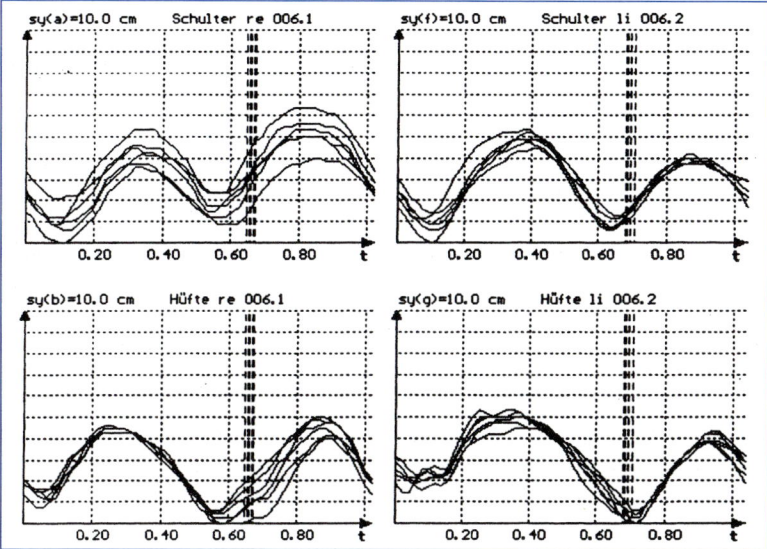

Abbildung 11.10
Ganganalyse – Überlagerung der Vertikalbewegungen der Marker an Schulter und Hüfte
(Beispiel: Patient nach operativ versorgter Achillessehnenruptur)
sy(a): Vertikale Position des Markers an der rechten Schulter
sy(f): Vertikale Position des Markers an der linken Schulter
sy(b): Vertikale Position des Markers an der rechten Hüfte
sy(g): Vertikale Position des Markers an der linken Hüfte

(Diagramm links oben) im Vergleich zur linken Seite (Diagramm rechts oben).

Abb. 11.10 zeigt die Vertikalbewegungen der Marker an Schulter und Hüfte. Zur Kompensation der eingeschränkten Beweglichkeit des rechten Sprunggelenkes in der Schwungphase zeigen die Kurven hier eine deutlich erhöhte Vertikalbewegung (Hüfte ca. + 1 cm, Schulter ca. + 2 cm).

Die Zuordnung bestimmter Bereiche der Kurven zur Bewegung ermöglicht die vergleichende Darstellung von Kurve und Trickfilm (s. Abb. 11.11).

Für standardisierte Ganganalysen reichen im allgemeinen Messungen von zehn Sekunden Dauer aus. Zur Beurteilung werden Mittelwerte aller vollständigen Schrittzyklen während dieses Zeitraumes berechnet. Voraussetzung dafür ist die zuvor beschriebene visuelle Kontrolle der Reproduzierbarkeit der Kurven.

Als wichtige Parameter der Ganganalyse haben sich die Dauer von Stand- und Schwung-

Abbildung 11.11
Ganganalyse –
Beziehung Kurve/
Bewegung
α (b, c, d): Winkel
Kniegelenk rechts
α (h, i, j): Winkel
Kniegelenk links

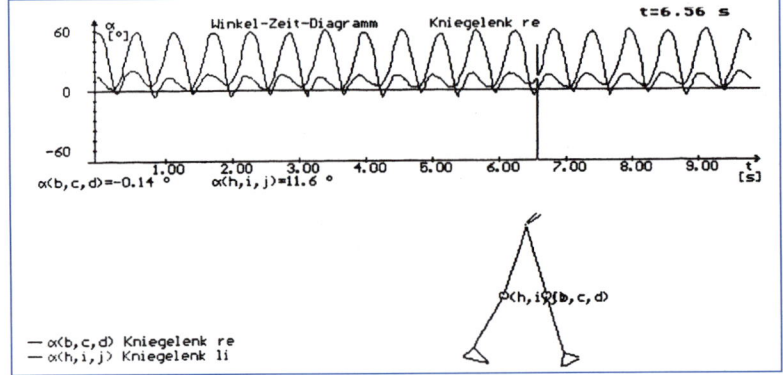

phase, die Vertikalbewegung der Hüft- und Schultermarker und die Bewegungsausmaße von Sprung-, Hüft- und Kniegelenk herausgestellt. Außerdem werden beispielsweise die Schrittlänge und Schritthöhe berechnet.

Darüber hinaus finden sich spezielle Videoverfahren für die Analyse des Supinations- und Pronationsverhaltens des Fußes. Hierüber können das pathologische Gangbild/Laufbild, der Einfluß des Schuhwerkes und auch die Effektivität einer Einlagenversorgung bestimmt werden (vgl. Krabbe 1994).

Die Kennzeichnung mittels aufgemalter Markierungen erfolgt analog zur Vorgehensweise von Nigg (1986), s. Abb. 11.12:

Durch Auswertung der Marker erhält man drei Winkel:

- α: Unterschenkelwinkel, charakteristisch für Laufstil
- γ: Fersenbeinwinkel, charakteristisch für Schuh
- β: Achillessehnenwinkel, β = α – γ, charakteristisch für Supinations-/Pronationsverhalten des unteren Sprunggelenkes

Abbildung 11.12 Markierungen und Winkeldefinition (Nigg 1986):
A: in der Mitte (horizontal) des Unterschenkels, 15 cm oberhalb von Marker B (stehend, barfuß); B: auf der Achillessehne, hierbei ist zu beachten, daß beim Test mit Schuhwerk die Fersenkappe diesen Marker nicht verdeckt; bei Testung mit Schuhwerk: C: auf der Fersenkappe, senkrecht über Marker D; D: Mittelpunkt der Fußsohle (beidbeinig stehend)

11.4 Elektromyographie

Mit der Elektromyographie (EMG) kann über die Messung elektrischer Muskelaktionspotentiale die Aktivität eines Muskels oder einer Muskelgruppe bestimmt werden.

Elektromyographische Systeme werden eingesetzt zur Bestimmung der Funktion und Koordination von Muskeln. Bewegungsabläufe können so untersucht und geschult werden. Außerdem kann die Effektivität einzelner Muskeln oder Muskelgruppen bestimmt werden. Angewandte Therapien (z. B. propriozeptive neuromuskuläre Fazilitations (PNF)-Bewegungsmuster) können auf ihre Zielwirksamkeit überprüft werden. Kokontraktionen können erkannt werden, und die Innervation

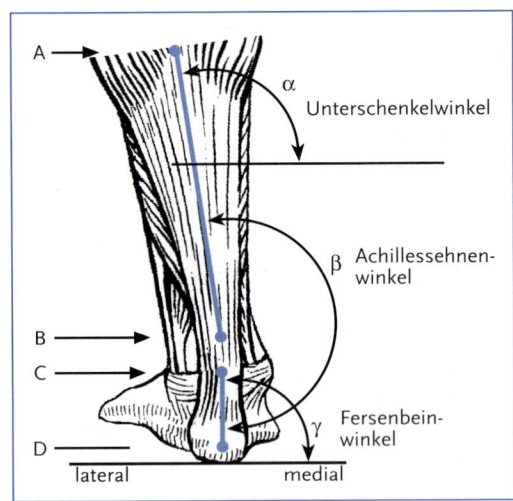

kann, auch über Biofeedbackverfahren, ge-schult werden (vgl. Basmajian/Deluca 1985).

Die elektrischen Effekte der aktivierten motori-schen Einheiten werden unter dem Ableitareal aufsummiert gemessen. Daraus ergibt sich eine hohe Variabilität des Summensignals (hier EMG-Signal genannt). Deshalb können einzelne Spannungsimpulse einer motori-schen Einheit nicht differenziert werden. Die Spannungsspitzen des EMG-Signals sind aus diesem Grund nicht reproduzierbar. Ein weite-res Problem ist die nicht reproduzierbare elek-trische Messung der Signale. Die Amplituden-werte von zwei Ableitungen sind ohne vor-herige Normierung weder inter- noch intra-individuell vergleichbar. Ein quantitativer Ver-gleich ist deshalb nur bei Belassen einer be-stimmten Ableitung eines Probanden inner-halb eines begrenzten Zeitraumes (Problem: Austrocknen des Elektrodengels) möglich. Erst durch eine Mittelung und Normierung auf die Zeit oder Amplitude werden quantitative Aus-sagen möglich.

Die Bearbeitung des EMG-Signals (auch Rohsignal genannt) durch Filterung (üblicher-weise Tiefpaßfilter und Quantifizierungs-filter), Frequenzanalyse oder Integration er-möglicht qualitative Aussagen, s. Abb. 11.13. Weiterhin ist die Erkennung von Artefakten (Störsignalen) durch Probleme der Meßtech-nik eine wichtige Voraussetzung für valide Testergebnisse (vgl. Winter 1990).

Zur Ableitung der geringen elektrischen Spannung (im Bereich von 1/1000 Volt) wer-den Oberflächen- oder Nadelelektroden einge-setzt:

Oberflächenelektroden werden auf die gerei-nigte Haut aufgeklebt.

Vorteile:
• Noninvasives Verfahren
• Dynamische Messungen möglich

Nachteile:
• Signal durch Isolierschicht (Haut, Bindege-webe etc.) verändert: abgeschwächt, gerin-gere Bandbreite
• Beim Messen von Muskeln, die von anderen Muskeln oder Muskelgruppen überlagert sind, kommt es zu einem Übersprechen der Signale

Nadelelektroden (oder auch Dünndrahtelektro-den) werden in den Muskel eingestochen.

Vorteile:
• Selektive Auswahl eines Muskels/Muskelan-teils
• Höhere Signalgüte (größere Bandbreite)

Nachteile:
• Invasives Verfahren
• Dynamische Messungen nicht (oder nur be-dingt) möglich (deshalb im folgenden nicht weiter betrachtet)

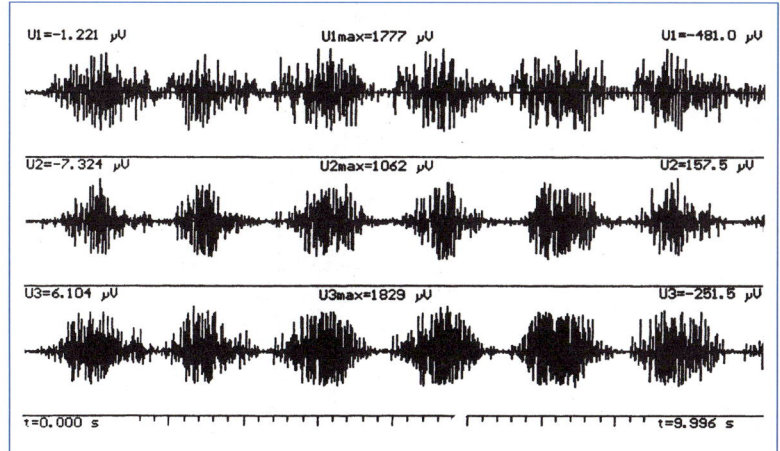

Abbildung 11.13
Typisches EMG-Signal
(Rohsignal,
drei Ableitungen)
U1/U2/U3: Muskel-
aktivität (elektrische
Spannung) der
Ableitungen 1–3

Meßvorgang

Prinzipiell finden zwei Methoden der elektrischen Messung Anwendung. Bei der monopolaren Messung erfolgt die Bestimmung des elektrischen Potentials gegen eine Referenzelektrode. Daraus ergibt sich die Applikation von zwei Elektroden pro Ableitung. Diese Methode ist empfindlich gegen Störeinflüsse (Artefakte) und wird deshalb überwiegend bei topographischen Messungen eines umschriebenen Körperareals mittels großer Anzahl an Elektroden (Muskel-Mapping) eingesetzt. Diese Methode wird im folgenden nicht weiter betrachtet, da sie in der Therapie nur wenig Bedeutung besitzt.

Bei der bipolaren Methode wird eine Differenzspannung zwischen zwei Elektroden in bezug auf eine Referenzelektrode gemessen. Dazu müssen drei Elektroden pro Ableitung appliziert werden. Durch die Differenzbildung werden alle phasengleichen Signale (und damit die meisten Artefakte) eliminiert.

Die meisten Meßsysteme setzen elektrodennahe Vorverstärker ein. Diese verstärken die schwachen Signale (dadurch weniger Artefakte), bevor diese über Kabel direkt oder über eine Telemetrieanlage drahtlos an das Meßsystem angeschlossen werden. Eine Telemetriestrecke verringert im allgemeinen die Bandbreite des EMG-Signals (vgl. Zwick/Konrad 1994).

Vorbereitung und Ablauf einer Messung

Zunächst wird die Haut gereinigt und eventuell auch rasiert. Die Reinigung erfolgt beispielsweise mit Ethanol (75%). Optimal ist ein leichtes Anrauhen mit Schmirgelpapier und Einmassieren von Elektrodengel in die Haut. Zumeist werden Einmalelektroden eingesetzt (Zeitersparnis). Diese bestehen aus einer abziehbaren Folie, welche die Klebefolie und das Elektrodengel (Elektrolyt) bis zur Benutzung vor Austrocknung schützt.

Applikation der Elektroden

Die Elektroden werden in einem Abstand von 0,5–4 cm aufgeklebt, abhängig von Muskelgröße und Abstand zu anderen Muskeln. Die beiden Differenzelektroden sollten entlang und parallel der Faserrichtung des Muskels auf dem Muskelbauch angebracht werden. Der Muskelbauch sollte bei dynamischen Messungen in verschiedenen Kontraktionsstellungen palpiert werden, da dieser während der Bewegung teilweise erheblich wandert. Die Referenzelektrode wird an derselben Extremität neben dem Muskel plaziert. Eine Standardisierung zwecks besserer Vergleichbarkeit ist bei der Elektrodenapplikation unbedingt anzustreben. Ergänzend werden die Vorverstärker mittels doppelseitigem Klebeband neben den Elektroden befestigt. Die Verbindungskabel müssen so verlegt oder befestigt werden, daß es weder zur Berührung noch zum Zug an den Elektroden kommt. Auf die Elektroden sollte während der Messung kein Druck ausgeübt werden.

Auswertung/Beurteilung

Die Auswertung zeigt, ob ein Muskel aktiv ist bzw. ob er mehr oder weniger aktiv ist. Dokumentiert wird dabei die intermuskuläre Koordination mehrerer Muskeln (Agonist/Antagonist, Muskelkette). Außerdem zeigen sich Änderungen der EMG-Muster bei zunehmender muskulärer Ermüdung.

Artefakte/Störsignale

Bei der Erfassung und Auswertung von EMG-Daten muß besonderes Augenmerk auf die Erkennung und Beseitigung von Störsignalen (Artefakten) gerichtet werden.

Häufige Gründe für Artefakte sind:
- Zug an den Elektroden über die Anschlußleitungen
- Druck auf die Elektroden über Sitz, Trainingsgerät, Extremität, Anschlußleitung oder Vorverstärker
- Einfluß des EKG-Signals (Herzmuskel)
- Einstreuung eines elektrischen Feldes (Netzspannung 50 Hz) durch einen nahen Verbraucher (z. B. Transformator, Elektromotor, Leuchtstofflampe)

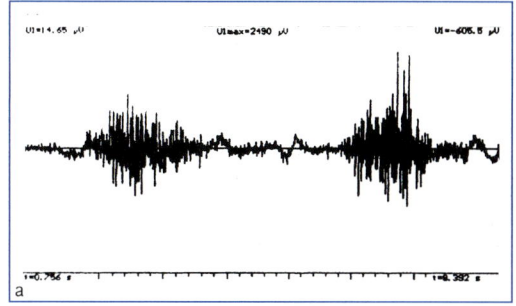

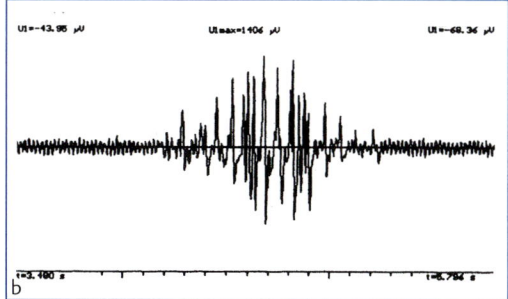

Abbildung 11.14 Typische Verläufe gestörter EMG-Signale (Artefakte); a) Zug an Elektrode; b) Einstrahlung der Netzspannung (50 Hz)

- Interferenz (Übersprechen) eines „benachbarten" Muskels
- Abschneiden der Amplitudenspitzen durch Auswahl eines Vorverstärkers mit zu hoher Verstärkung

Abb. 11.14 zeigt typische Artefakte und deren Erklärung.

Deutliche Hinweise auf Artefakte sind:
- Schwankende Nullinie des EMG-Signals (Bewegung, Zug, Druck)
- „Unerklärbare" starke Ausreißer (Bewegung, Zug, Druck)
- Regelmäßige Ausschläge in vermuteter Entspannungsphase (EKG, Herzmuskel)
- Permanente Aktivität mit konstanter Frequenz (Netzspannung).

Die Einstrahlung der 50-Hz-Störung der Netzspannung ist am effektivsten über die Berechnung des Frequenzspektrums einer kurzen isometrischen Probekontraktion zu erkennen, s. Abb. 11.15.

Die Leistungsspitze bei 50 Hz (starker, schmaler Anstieg der Kurve) ist eindeutig auf die Einstrahlung der Netzspannung zurückzuführen.

Bearbeitung des Rohsignals

Wegen der hohen Variabilität und des stochastischen Charakters des EMG-Signals sind mathematische Bearbeitungen des Rohsignals und spezielle Darstellungen erforderlich, s. Abb. 11.16.

Die folgenden Darstellungen sind gebräuchlich:
- EMG-Signal (Rohdaten)
- Gleichgerichtetes EMG-Signal
- Tiefpaß (Hüllkurve)
- Quantifizierung
- Integration
- Frequenzspektrum.

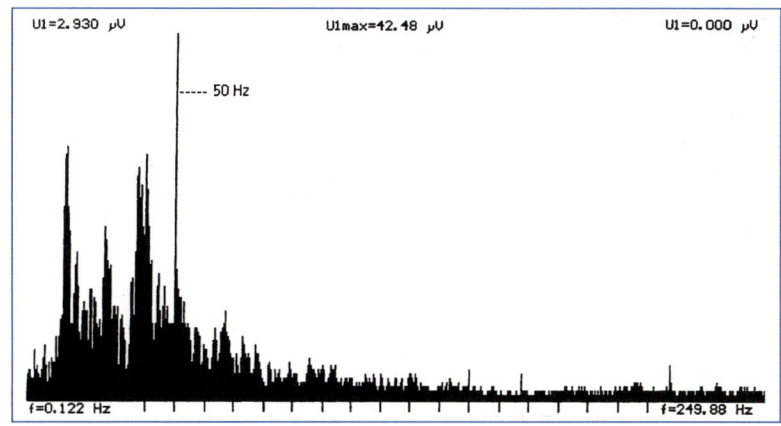

Abbildung 11.15 Frequenzspektrum eines durch Netzspannung gestörten EMG-Signals f: Frequenz

Abbildung 11.16
Bearbeitung des EMG-
Signals: Rohsignal
(oben) und gleichge-
richtetes Signal (unten)

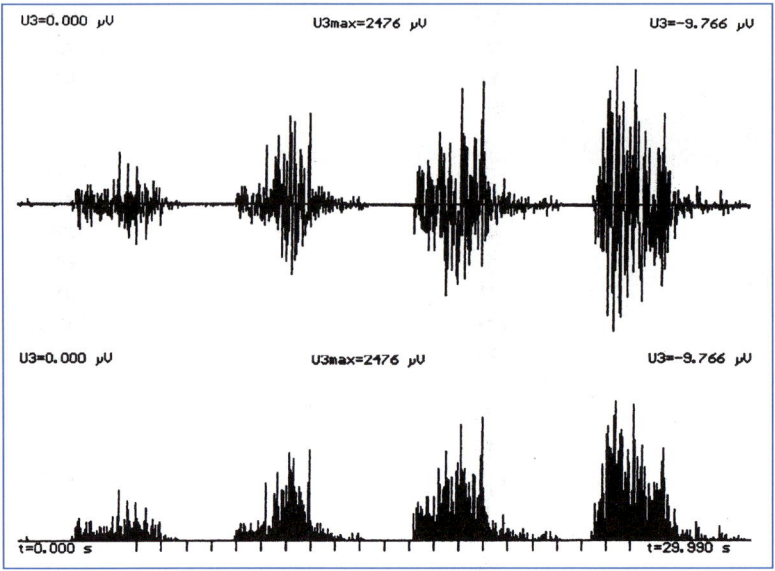

Das gleichgerichtete EMG-Signal ist die Basis für die weiteren Bearbeitungsschritte. Gleichrichten bedeutet, daß die negativen Signalanteile in positive Signale umgewandelt werden. Die effektive Muskelaktivität ist bereits einfacher zu erkennen als bei den Rohdaten, der stochastische Charakter (Spannungsimpulse) bleibt jedoch erhalten.

Durch eine Mittelung der Kurve in einem definierten Bereich (Zyklus) erhält man die sog. „mittlere Amplitude" als wichtiges Maß zur quantitativen Beurteilung.

Das tiefpaßgefilterte Signal ist das klassische Werkzeug zur optischen Beurteilung eines Aktivitätsmusters und der intermuskulären Koordination.

Durch jede Form der Filterung findet eine Reduktion der Daten statt. Die Dimensionierung des Filters (wenn möglich) bezüglich der Grenzfrequenz erfordert grundlegende Kenntnisse über das gemessene Signal. Ein idealer Filter trennt das Nutzsignal (Aktivität) von unwichtigen Signalanteilen (einzelne Spannungsspitzen). Ein real existierender Filter ist jedoch immer ein Kompromiß: Unwichtige Signalanteile so stark wie möglich dämpfen und das Nutzsignal so wenig wie möglich abschwächen. Übliche Grenzfrequenzen von Tiefpaßfiltern zur EMG-Auswertung liegen im Bereich von einigen Hertz (Schwingungen pro Sekunde).

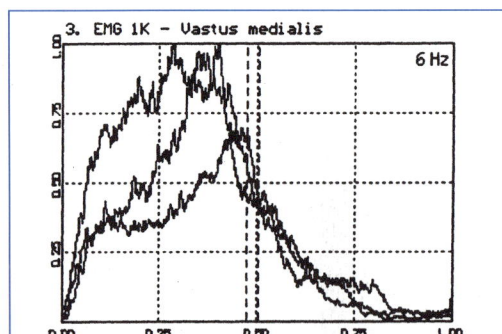
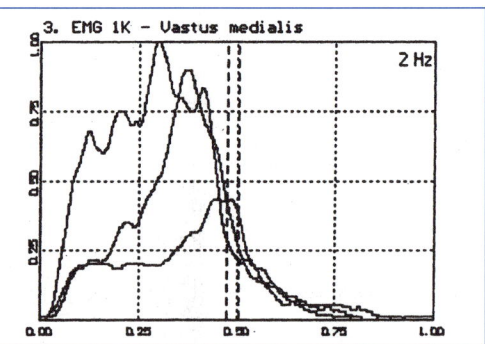

Abbildung 11.17 Bearbeitung des EMG-Signals: Tiefpaßfilterung mit verschiedenen Grenzfrequenzen
(links: 6 Hz, rechts: 2 Hz)

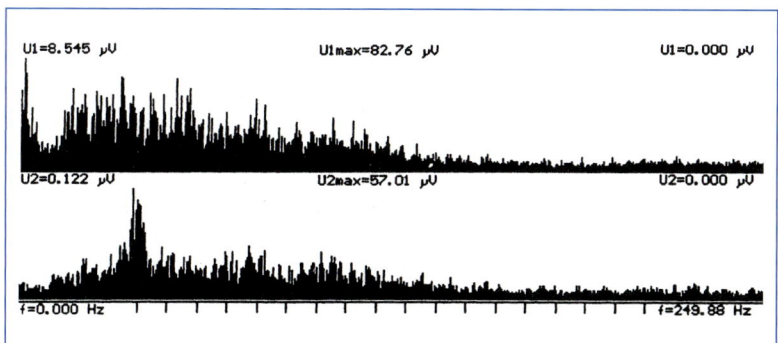

Abbildung 11.18
Bearbeitung des
EMG-Signals:
Frequenzspektrum

Das Beispiel in Abb. 11.17 zeigt den Vergleich zwischen der Filterung mit einer Grenzfrequenz von 2 Hz und von 6 Hz. In der überlagerten Darstellung sind jeweils drei Kurven (Kontraktionen) erkennbar. Insbesondere der Vergleich der schwächsten Kontraktion zeigt deutlich Differenzen zwischen den beiden Filtern. Auf der rechten Abbildung ist die Amplitude des Signals wesentlich geringer als auf der linken Seite. Hier wurde die Grenzfrequenz also offensichtlich zu niedrig gewählt (vgl. Zwick/Konrad 1994).

Ein Frequenzspektrum schlüsselt auf, welche Frequenzen mit welcher Intensität (Amplitude oder Leistung) im EMG-Signal vorhanden sind. Aus dem Frequenzspektrum können die Parameter „mediane Frequenz" (median frequency, teilt das Kurvenintegral in zwei gleichgroße Hälften) und „mittlere Frequenz" (mean frequency, arithmetischer Mittelwert der Kurve) berechnet werden. Diese Parameter geben z. B. Informationen über lokale Ermüdungsphänomene.

Eine weitere Bearbeitungsmethode ist die Integration. Das integrierte EMG-Signal entsteht durch Aufsummierung des Rohsignals innerhalb eines definierten Zeitraumes und repräsentiert damit ein weiteres Maß für die quantitative Beurteilung des EMG-Signals.

Normierung

Voraussetzung für quantitative Beurteilungen und interindividuelle Vergleiche ist die Normierung. Es gibt verschiedene Ansätze zur Normierung von EMG-Signalen. Eine verbreitete Methode ist die Normierung der Amplitude über eine (zumeist isometrische) Maximalkontraktion, siehe Beispiel in Abb. 11.19.

Die Spannung zum Zeitpunkt der maximalen Kontraktion wird als Bezugsgröße zur Beurteilung der folgenden Messungen herangezogen. Die EMG-Werte werden danach in Prozent vom Referenzwert angegeben (s. Abb. 11.20a).

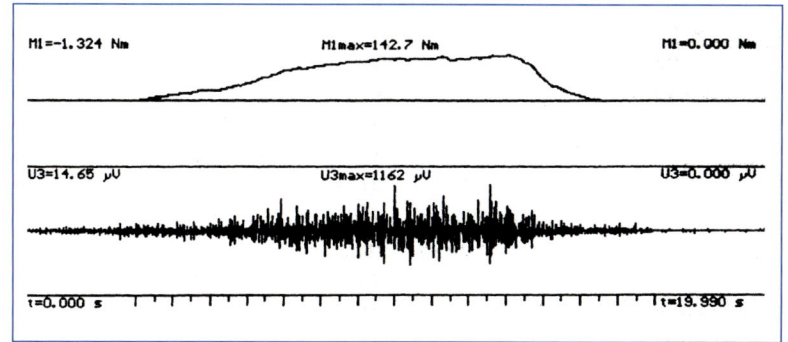

Abbildung 11.19
Messung einer isometrischen Maximalkontraktion zur Amplitudennormierung (Beispiel: Ableitung des Quadrizeps, isometrische Kontraktion mit Hilfe eines Isokinetik-Gerätes), obere Kurve: Drehmoment, untere Kurve: Rohsignal

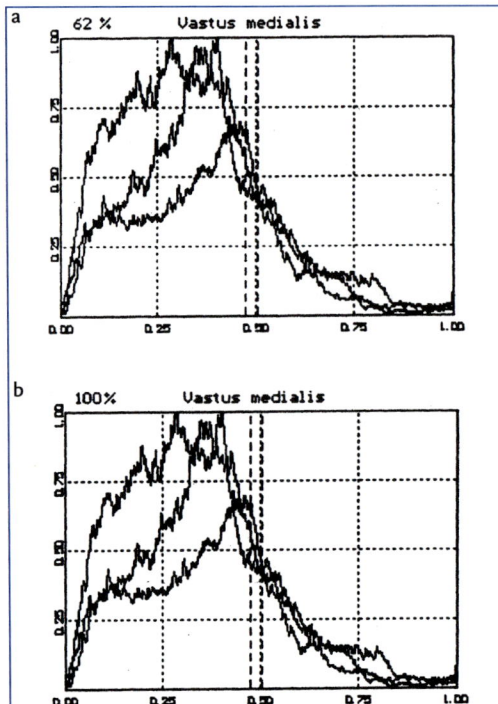

Abbildung 11.20 Normierung von EMG-Signalen: Rohsignal mit prozentualer Skalierung; a) bezogen auf Aktivität bei maximaler isometrischer Kontraktion = 100%; b) bezogen auf maximale Aktivität während der dynamischen Messung = 100%

Abb. 11.20b zeigt eine Möglichkeit einer versuchsinternen Normierung der Amplitude. Die maximale EMG-Amplitude wird als Referenzwert (100%) festgelegt. Alternativ kann die mittlere Amplitude herangezogen werden.

Die Abbildungen sind ebenfalls Beispiele für die Normierung der Zeit (Zyklusdauer = 1). Bei der Betrachtung von zyklischen Vorgängen (z. B. Gangbild) ist es hilfreich, die einzelnen Bewegungen einer Messung zu unterteilen und deren Zyklusdauer jeweils als 100% bzw. 1 zu definieren. Anschließend können die Kurven überlagert dargestellt und somit gemittelt und optisch verglichen werden.

Eine exaktere Unterteilung der Messung in Zyklen ergibt sich durch den Einsatz eines zusätzlichen Sensors, der beispielsweise Werte der Bewegungamplitude (Beispiel: Kniewinkel) als Referenz erfaßt.

Durch diese Methode werden drei Kriterien der intermuskulären Koordination sichtbar und überprüfbar:

- Vergleich der Amplituden: Steigung der resultierenden Linie, Steigung = 1 bei gleicher Amplitude
- Vergleich der zeitlichen Synchronität: Form der resultierenden Figur
- Reproduzierbarkeit der Bewegungsausführung: „Breite" der resultierenden Figur

Für die Fragestellung des oben angegebenen Beispiels (zeitgleiche und gleichstarke Innervation) wird noch die Berechnung der linearen Regressionsgerade der resultierenden Linie durchgeführt. Im Beispiel ergeben sich Werte von b = 0,989 für die Steigung der Geraden und von r = 0,991 für die Korrelation. Das Berechnungsverfahren zeigt also deutlich, daß eine extrem seitensymmetrische Innervation stattgefunden hat.

11.5
Meßverfahren der Koordination

Koordinationsmeßsysteme dienen der Bestimmung und Schulung funktioneller und koordinativer Bewegungsabläufe mit auditiver und visueller Biofeedbackkontrolle bzw. -vorgabe. Zu diesem Zweck werden spezifische Tests mit rehabilitativem Bezug und sportmotorische Tests realisiert. Bestimmt werden Rhythmus- und Koordinationsfähigkeit, Reaktionsfähigkeit, Schnelligkeit und Beweglichkeit (vgl. Haag 1981).

Die Koordination ist eine komplexe Eigenschaft, die nur für wenige kinesiologische Untersuchungen zugänglich ist. Zudem wird die Beurteilung der Koordination zu stark von der subjektiven Einschätzung des Testleiters beeinflußt. Aus diesem Grund ist es unentbehrlich, sich auf einige reproduzierbare Bewegungsmuster zu konzentrieren, die Meßdaten zu objektivieren und die Meßverfahren zu standardisieren.

Als leistungsbegrenzende Faktoren gelten u. a. die intra- und intermuskuläre Koordination, der Funktionszustand der Analysatoren, die motorische Lernfähigkeit, die vorhandene

Bewegungserfahrung, die motorische Anpassungs- und Umstellungsfähigkeit, das Alter und Geschlecht, die Ermüdung sowie die Wahrnehmungsprozesse.

Eine umfassende Testung der Koordination ist dennoch nicht möglich, da viele Bereiche (motorischer Kortex, pyramidalmotorisches und extrapyramidalmotorisches System, Reflexbogen u. a.) in der Regel nicht für die normalen kinesiologischen Untersuchungsmethoden (Methoden aus der physiologischen Bewegungslehre) zugänglich sind.

In der Vergangenheit wurden verschiedene Testverfahren zur Beurteilung der allgemeinen und spezifischen Koordination entwickelt, erprobt und eingesetzt. Einige wichtige sind die (subjektive) Beurteilung der Alltagsaktivitäten sowie Gleichgewichtsreaktions- und Muskelfunktionstests.

Sehr viel differenzierter und genauer werden die koordinativen Fähigkeiten einer Person bzw. einer Extremität mittels EMG untersucht. Hierbei ist es möglich, den Einsatz einzelner Muskelgruppen bzw. Muskelpartien darzustellen. Das EMG-Muster läßt die Erkennung von Koordinationsstörungen innerhalb einer Muskelgruppe bzw. eines Muskels zu. Weitere Informationen können durch die Kombination von EMG und Kraftmessungen gewonnen werden.

Es fehlen dabei allerdings der notwendige Trainingseffekt und die Rückmeldung koordinativer Aspekte an den Patienten.

Um diesen Feedbackmangel für den Patienten zu beheben, wurden die Bodenkontaktsysteme entwickelt, auf denen der Patient sich frei bewegen kann und zeigen muß, inwieweit er in der Lage ist, die ihm gestellten Aufgaben zu erfüllen. Die dazu benötigte Zeit steht in direkter Relation zu den koordinativen Fähigkeiten sowie zu Kraft- und Schnelligkeitsfähigkeiten der Extremität.

Meßsysteme

Zur Prüfung der dynamischen Koordination stehen mehrere Systeme zur Verfügung, die insgesamt für den therapeutischen Prozeß wichtige Informationen auf nahezu identische Art und Weise liefern. Zu nennen wären hier: Das FASTEX (Functional assessment system for testing and exercise) besteht aus einer Basismatte mit integrierten aktiven Feldern. Zur Prüfung der Stabilität, Reaktionszeit oder Koordination können bis zu 16 dieser Felder eingesetzt werden.

Das KOMET (Koordinationsmess- und Trainingssystem) besteht aus einer Anzahl aktiver und passiver Platten mit einer Größe von 0,4 m · 0,8 m, die zu einem Verbund zusammengefügt werden können. Die Gesamtfläche kann unbegrenzt ausgedehnt werden, so daß Koordinationsmessungen sowie Koordinationstraining auch über eine größere Distanz durchgeführt werden können.

Eine Gummimatte verhindert das Ausrutschen während der einzelnen dynamischen Tests oder Übungen. Durch die modulare Technik können viele verschiedene Test- oder Trainingsmuster aufgebaut werden. Eine *aktive* Kontaktplatte ist mit einem farbigen Spot oder Schriftzug markiert. Je nach Zielsetzung können die Abstände zwischen den aktiven Platten verkleinert oder vergrößert werden.

Da beide Systeme vergleichbar sind, wird im folgenden das KOMET-System besprochen.

Die Daten werden per Computereinheit aufgenommen, verarbeitet und gespeichert. Auf dem Bildschirm wird die momentane Plattenanordnung – die der Anordnung der Bodenplatten entsprechen muß – im Feedbackverfahren gezeigt. Je nach Zielsetzung können beim Test oder Training über Standardpro-

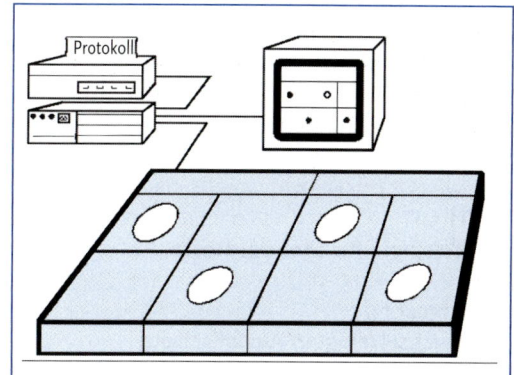

Abbildung 11.21 Modularer Systemaufbau KOMET mit Aufnahme- und Ausgabeeinheit

gramme und freie Programme individuelle Akzente gesetzt werden.

Jede denkbare Anordnung der aktiven und passiven Kontaktplatten bietet die Möglichkeit zur individuellen Gestaltung eines Testes bzw. Trainings.

Je mehr aktive Platten vorhanden sind, desto komplexer kann die koordinative Aufgabe gestaltet werden. In den freien Programmen kann neben der Anzahl der aktiven Platten auch das Aufleuchten der Platten auf dem Bildschirm definiert werden. So kann u. a. mit einem Zufallsgenerator sowohl die Reihenfolge als auch die Wartezeit bis zur Berührung wahllos geändert werden.

Je nach Test- oder Trainingsprogramm stehen unterschiedliche Parameter zur Verfügung:

- Sprunghöhe
- Sprungzeit (Zeit, in der die Platte nicht berührt wird)
- Aktionszeit (Sollwert = Platte auf dem Monitor leuchtet auf, Istwert = Patient berührt Platte)
- Aktive Zeit (Zeit zwischen dem Verlassen der einen Platte bis zum Zeitpunkt der Berührung der nächsten Platte)
- Links-rechts-Vergleich, Zeit im Durchschnitt (durchschnittliche Zeitdifferenz zwischen links und rechts)
- Gesamtzeit (benötigte Zeit zur Durchführung der Aufgabe)
- Gesamtzeit links und rechts (benötigte Zeit zur Durchführung der Aufgabe für links und rechts)

Das Ziel der *koordinativen Messungen* besteht darin, den momentanen koordinativen Leistungszustand unter definierten dynamischen Bedingungen zu messen.

11.5.1
Beispiele für Standardtests

Squashtest I
(mit wechselseitigem Ausfallschritt)

- Meß- und Geltungsbereich: Reaktionsfähigkeit, Rechts-/Linkskoordination verbessern

- Plattenanordnung: drei im Dreieck
- Testanweisung: Auf ein optisches oder akustisches Signal hin macht der Patient einen Ausfallschritt nach rechts oder links mit Plattenkontakt und kehrt zum Ausgangspunkt zurück
- Messung: Gemessen wird die Zeit von fünf Kontakten auf jeder Seite, wobei die Differenzen zwischen rechts und links (verletzte/unverletzte Seite) quantifiziert werden
- Ziel: Quantifizierung der Seitendifferenzen zwischen verletzter und unverletzter Seite. Training zum Ausgleich von Dysbalancen.

Rhythmustest

- Meß- und Geltungsbereich: Schulung der Rhythmus- und Koordinationsfähigkeit
- Plattenanordnung: zwei nebeneinander
- Testanweisung: auf ein optisches bzw. akustisches Signal hin wechselseitiges (rhythmisches) Betreten einer Platte nach Vorgabe des Rhythmus (schnell oder langsam)
- Ziel: Verbesserung der Flexibilität, Rhythmusgefühl und Koordination zwischen gesunder und verletzter Seite

Skippingtest

- Meß- und Geltungsbereich: Es wird die maximale zyklische Schnelligkeit (Bewegungsfrequenz), insbesondere für Sprinter, getestet bzw. trainiert
- Plattenanordnung: eine Platte
- Testanweisung: Auf ein akustisches oder optisches Startzeichen hin wird die Skipping-Bewegung auf der Platte durchgeführt, wobei die Oberschenkel jeweils mindestens bis zur Waagerechten gehoben werden müssen. Die Dauer der Messung liegt bei zwei mal zehn Sekunden mit einer Pause von 20 Sekunden.
- Messung: Die Anzahl der Schritte beider Serien wird zusammengezählt und daraus der Mittelwert berechnet
- Bemerkung: Es gibt zu diesem Test zuverlässige Norm- bzw. Richtwerte

Beweglichkeits-/Gewandtheitstest

- Meß- und Geltungsbereich: Es werden vor allem die Gewandtheit und Schnelligkeit gemessen sowie die Gesamtkörperkoordination in Seitwärtsbewegungen
- Plattenanordnung: drei, parallel
- Testanweisung: Der Proband steht auf der mittleren Platte und bewegt sich auf das optische oder akustische Signal hin mit einem Seithüpfen nach links, bis der linke Fuß die linke Platte berührt, anschließend erfolgt ein Seithüpfen nach rechts, bis der rechte Fuß die rechte Platte berührt
- Messung: Die Übungszeit beträgt 10 s; jeder Plattenkontakt wird gemessen. Die Summe aller Kontakte gilt als Endergebnis.

Würfeltest (Fünfertest)

- Meß- und Geltungsbereich: Reaktionsfähigkeit und Schnelligkeit, Gesamtkörperkoordination bei Vorwärts- und Rückwärtsbewegungen
- Plattenanordnung: fünf, wie Fünfermarkierung auf einem Würfel
- Testanweisung: Auf ein optisches oder akustisches Signal hin werden Ausfallschritte nach rechts und links, nach vorne oder hinten durchgeführt, wobei anschließend auf die Ausgangsplatte zurückgekehrt wird
- Ziel: Gemessen wird die durchschnittliche Zeit von fünf Kontakten – von der Ausgangsposition zu jeder Platte. Die Zeitdifferenzen einzelner Wegstrecken werden quantifiziert.
- Variante: Gemessen wird die Gesamtzeit für 20 Plattenkontakte in beliebiger Plattenfolge (vom Testleiter vorher festgelegt/standardisiert)
- Ziel der Variante: Quantifizierung von Zeitdifferenzen in verschiedenen Bewegungsrichtungen (Koordinationsebenen), Training von Gesamtkörperkoordination und Reaktionsfähigkeit, Quantifizierung von Seitendifferenzen zwischen verletzter und unverletzter Seite

Modifizierter Japantest

- Meß- und Geltungsbereich: Schnelligkeit
- Plattenanordnung: zwei, parallel
- Testanweisung: In einem Raum von 4,5 m (Männer) bzw. 3,0 m (Frauen) bewegt sich der Spieler in seitlicher Richtung so schnell wie möglich nach links und rechts. Er berührt jeweils mit der Außenhand und dem rechten bzw. linken Fuß die Bodenplatte.
- Messung: Gemessen wird die zur Durchführung von zehn kompletten Berührungen benötigte Zeit
- Ziel: Reaktionsschnelligkeit und maximale azyklische Schnelligkeit für Volleyballspieler

11.6 Literatur

Basmajian, J. V./Deluca, C. (1985): Muscles Alive. Their Function Revealed in Electromyography, 5th edition. Baltimore: Williams & Wilkins, Baltimore.

Haag, H. (1981): Fitness-Tests-Schriftenreihe zur Praxis der Leibeserziehung und des Sports, Bd. 89. Schorndorf: Hofmann Verlag.

Krabbe, B. (1994): Zur Belastung des Bewegungsapparates beim Laufen. Einfluß von Laufschuh und Lauftechnik, Berichte aus der Biomechanik. Aachen: Shaker Verlag.

Nigg, B. (1986): Biomechanics of Running shoes. Illinois: Human Kinetics Publishers.

Winter, D. A. (1990): Biomechanics and Motor Control of Human Movement, Second edition. New York: John Wiley & Sons.

Zschorlich, V. (1987): Elektromyographie und Dynamometrie in der Bewegungsforschung. Ahrensburg: Czwalina Verlag.

Zwick, E./Konrad, P. (1994): EMG Fibel. Kongreßbeilage zum Noraxon EMG Meeting in Berlin.

KAPITEL 12

Apparatives Muskeltraining im Rahmen der orthopädisch-traumatologischen Rehabilitation*

ELMAR TRUNZ UND PETER SCHRÖDER

12.1 Einleitung

Der Einsatz moderner, stationärer Muskeltrainingsgeräte ist im Rahmen der Rehabilitation bei unterschiedlichsten Beschwerdebildern etabliert und aus der täglichen therapeutischen Praxis nicht mehr wegzudenken. Das Einsatzspektrum konzentriert sich zwar im wesentlichen auf den orthopädisch-traumatologischen Bereich, aber auch in anderen Bereichen, wie z. B. der Rehabilitation von Herzpatienten, können positive Effekte nachgewiesen werden.

Während für die Entwicklung/Herstellung dieser Geräte im allgemeinen nur relativ grobe Vorgaben (DIN 32933, Teil 1: stationäre Trainingsgeräte) vorhanden sind, die sich zudem im wesentlichen auf sicherheitstechnische Aspekte beschränken (TÜV), so gelten für „medizinische Trainingsgeräte" im Einsatzfeld der erweiterten ambulanten Physiotherapie (EAP) sowie der ambulanten orthopädisch-traumatologischen Rehabilitation (AOTR) spezielle Anforderungskriterien. Diese orientieren sich an den spezifischen Erfordernissen und stellen gegenüber den o.g. Normen/Vorgaben die funktionellen Anforderungen in den Mittelpunkt. Gleichzeitig wird innerhalb der Kriterien eine Mindestausstattung dieser Gerätschaften definiert, die im folgenden praxisbezogen beschrieben werden sollen. Dabei werden alle Geräte nach einem einheitlichen Schema besprochen, das die Hauptmuskelgruppen, die Übungsdurchführung inklusive Variationen und typischer Fehler/Probleme sowie den therapeutischen Einsatz vorstellt. Die beispielhaft aufgeführten Indikationen/Kontraindikationen werden aus der funktionellen Anatomie und Biomechanik abgeleitet.

Grundsätzliche Vorteile des apparativen Trainings lassen sich – insbesondere gegenüber dem Training mit freien Gewichten – wie folgt zusammenfassen:
- Reduzierte Verletzungsgefahr durch vorgegebene Bewegungsbahnen
- Vereinfachung von Bewegungsabläufen durch geführte Bewegungen
- „Isoliertes" Training durch selektierte Bewegungsfunktionen (v. a. im offenen System)
- Ökonomisierung des Trainingsprozesses

Aus diesen Vorteilen leiten sich gleichzeitig auch die Grenzen des apparativen Trainings ab:
- Reduzierung der koordinativen Komponente durch Beschränkung/Führung der Bewegungsbahnen (meist in zwei Ebenen)
- Nur eingeschränkte physiologische Schulung der Propriozeption/Wahrnehmung
- Keine optimale, sondern meist nur selektive Rekrutierung der Muskelfasern
- Eingeschränkter Alltagstransfer (innerhalb der Gerätetypen variierend)

Die Möglichkeiten und Grenzen des apparativen Muskeltrainings variieren nicht zuletzt aufgrund der gerätespezifischen Konstruktionsmerkmale. Deshalb werden im Rahmen der Richtlinien die wesentlichen Kriterien definiert, die hiermit einen einheitlichen Standard festlegen.

Der individuelle Einsatz des apparativen Trainings orientiert sich im wesentlichen am allgemeinen Trainingszustand bzw. den indikationsspezifischen Gegebenheiten. Ein guter Anhaltspunkt für die Trainingsplanung liefert

---

* Die im folgenden Kapitel beschriebenen therapeutischen Maßnahmen und Inhalte stellen nur eine Orientierung dar und sind dementsprechend nach Rücksprache mit dem verantwortlichen Arzt auf die individuellen Voraussetzungen und Ziele des einzelnen Patienten abzustimmen.

das „Fünf-Stufen-Modell" nach Fröböse/Lagerstrøm (1991), das die unterschiedlichen Trainingsschwerpunkte inklusive der entsprechenden Belastungsnormative systematisch aufeinander abstimmt (s. Kap. 4).

Für die folgende Einzeldarstellung der Geräte werden übergeordnete Hinweise vorab besprochen, die für alle Geräte gleichermaßen Gültigkeit besitzen.

Atmung Grundsätzlich ist auf eine gleichmäßige Atmung zu achten. Dabei sollte in der Regel der Bewegungsrhythmus der Atmung, nicht jedoch der Atemrhythmus der Bewegung angepaßt werden. Die Ausatmung erfolgt dabei in der subjektiv anstrengendsten Phase, meist während der konzentrischen Arbeitsweise.

Intensität Die individuell richtige Belastungsintensität ergibt sich unmittelbar aus dem Therapieplan. Sie sollte jedoch nicht nur anhand objektiver (fester) Kriterien festgemacht werden, sondern auch subjektive (variable) Kriterien, wie z. B. die Tagesform, berücksichtigen. Dieser Anspruch gilt nicht zuletzt zur Schulung der Körperwahrnehmungsfähigkeit sowie der Eigenkontrolle. Grundsätzlich muß bei der Einstellung am Gerät u. a. beachtet werden, daß die am Hebelarm wirkende Kraft von der Last des Gewichtstockes abweicht. Dies gilt um so mehr, wenn die Kraftübertragung durch Exzenter vollzogen wird. Die Hersteller EAP-tauglicher Geräte sind verpflichtet, entsprechende Angaben über die am Hebel wirkenden Kräfte (gemessen an Referenzpunkten) anhand von Tabellen oder Kurven zu liefern (s. Kap. 3.3.6).

Bewegungsrhythmus Der Bewegungsrhythmus kann je nach Trainingsziel variieren. Als „Faustregel" hat sich – auch unter Berücksichtigung kardiovaskulärer Gesichtspunkte – ein kontrolliert dynamisches Bewegungstempo bewährt, wobei die konzentrische und die exzentrische Phase gleichermaßen berücksichtigt werden. Ein Training in der „inneren", „mittleren" bzw. „äußeren" Bewegungsbahn ist somit realisierbar (vgl. Kap. 3.3.2).

Bewegungsamplitude In Abhängigkeit indikationsspezifischer Kriterien wird eine optimale Nutzung der gesamten physiologischen Bewegungsamplitude angestrebt. Individuell erforderliche Einschränkungen des Bewegungsspektrums können bei Bedarf durch Winkelbegrenzer (sowohl in der Ausgangs- als auch Endstellung) sichergestellt werden (Ziel: Autostabilisation).

Stabilisierung Hier sollten die technischen Möglichkeiten nach folgendem Leitsatz genutzt werden: *So viel aktiv stabilisieren wie möglich, so wenig passiv stabilisieren wie nötig.* Dies bedeutet, daß bei entsprechenden koordinativen Voraussetzungen auf Stabilisierungs-/Fixierungshilfen, wie z. B. Rückenlehnen, weitgehend verzichtet werden kann.

Unabhängige Hebelarme Manche Hersteller bieten Geräte mit unabhängigen bzw. entkoppelbaren Hebelarmen für ein einzelnes bzw. alternierendes Bewegen der Extremitäten an. Auch hier sollte mit steigender Trainingserfahrung auf die Bewegungsausführungen zurückgegriffen werden, die den natürlichen Bewegungen des Alltags am nächsten kommen. Gerade auch bei muskulären Dysbalancen sollte man von der unabhängigen Ausführung verstärkt (unter entsprechender Anleitung) Gebrauch machen.

12.2
Vordere Rumpfheber

Hauptmuskelgruppen – Zielbereich

- Bauchmuskulatur: M. rectus abdominis, M. obliquus ext./int. abdominis, M. transversus abdominis
- Funktion: Beugung, Rotation, Seitneigung des Rumpfes

Übungsausführung

Grundübung (s. Abb. 12.1):
- Neigungswinkel der Rückenlehne entsprechend den individuellen Voraussetzungen (Indikation, Trainingszustand) des Patienten einstellen, Becken nur im Ausnahmefall (bei

großer Neigung der Auflagefläche) mit Gurt fixieren
- Lendenwirbelsäule (LWS) durch Lordosepolster unterstützen
- Beine rechtwinklig auf Auflagefläche positionieren
- Bauchmuskeln aktiv anspannen und Oberkörper bei seitlich anliegenden Armen gleichmäßig und kontrolliert anheben (Handinnenflächen zeigen nach vorn)
- Bewegung soweit durchführen, daß die Schulterblätter angehoben werden, die Lendenwirbelsäule jedoch noch aufliegt, Ausweichbewegungen im Nacken vermeiden (Kopf in Verlängerung des Rückens)

Bei der Übungsdurchführung kommt es häufig zu Fehlern, s. Tab. 12.1.

Übungsvariationen:
- Verschiedene Arm-/Handpositionen (Veränderung des Hebelarmes)
- Unterschiedliche Beinpositionen (Winkel)
- Aufrollen des Oberkörpers mit gleichzeitiger Rotationsbewegung (Betonung der schrägen Bauchmuskeln)
- Fersen auf die Unterlage pressen (Aktivierung der Beugeschlinge/dorsalen Kette)

- Becken in der Ausgangsstellung (von kaudal) aufrichten (Annäherung Ansatz-Ursprung)

Therapeutischer Einsatz

- Osteoporose, degenerative Wirbelsäulenerkrankungen: Die Erhöhung des intraabdominalen Druckes durch die Bauchmuskulatur ist von entscheidender Bedeutung beim Anheben eines Gegenstandes mit gebeugtem Rumpf. Aufgrund dieser ventralen Druckerhöhung wird der lumbosakrale Übergang entlastet („blähbare Struktur", Kapandji 1984).
- Querschnittlähmung, Spina bifida (mit inkompletter Lähmung der Bauchmuskulatur): exspirationsunterstützender Muskel: Durch die willkürliche Kontraktion findet eine forcierte Ausatmung statt. Durch exzentrische Kontraktion wirkt die Bauchmuskulatur dem Druck der Eingeweide entgegen. Die Bauchmuskulatur und Zwerchfell haben bei der Blasen-/Mastdarmentleerung eine synergistische Funktion durch die Erhöhung des intraabdominalen Druckes.

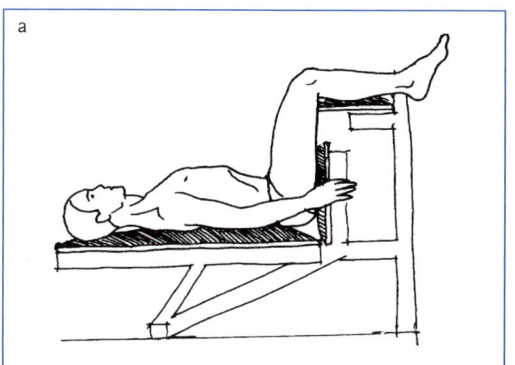
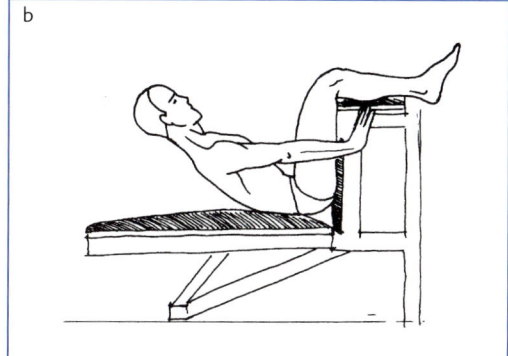

Abbildung 12.1 Vordere Rumpfheber: Übung am Trainingsgerät, a) Ausgangsstellung, b) Endstellung

Tabelle 12.1 Typische Fehler bzw. Probleme/Korrekturen und Hilfen

Fehler/Problem	Korrektur/Hilfe
„Anreißen" des Kopfes	→ Hände an den Ohren positionieren
Überstreckung der Halswirbelsäule	→ „Doppelkinn"
Translation der Halswirbelsäule	→ „Doppelkinn"
Vernachlässigen der exzentrischen Phase	→ Bewegungsrhythmus beachten, Rumpf ggf. nicht vollständig ablegen

- Spondylolisthesis: Aktive konzentrische Kontraktion führt zur Beckenaufrichtung und als weiterlaufende Bewegung zur Entlordosierung der LWS. Dies führt zur einer Entlastung des lumbosakralen Überganges (praktische Durchführung ohne Lordosekissen).

12.3
Hintere Rumpfheber

Hauptmuskelgruppen – Zielbereich

- Mm. erector spinae – Funktion: Stabilisation, Aufrichtung der Wirbelsäule; Strekkung, Seitneigung, Rotation
- M. rhomboideus – Funktion: Schulterblattfixation
- M. trapezius (pars transversus und pars ascendens) – Funktion: Schulterblattfixation

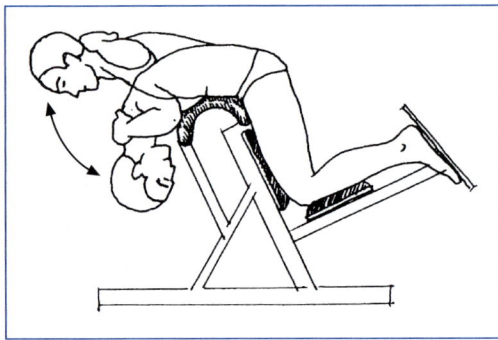

Abbildung 12.2 Hintere Rumpfheber: Übung am Trainingsgerät

Übungsausführung

Grundübung (s. Abb. 12.2):
- Fußplatte so einstellen, daß die Unterschenkel mit dem Knie am Polster abschließen
- Einstellung des Beckenpolsters so wählen, daß die Lendenwirbelsäule stabilisiert ist
- Fingerspitzen seitlich am Kopf anlegen (Zug vermeiden), Ellbogen auf Schulterhöhe anheben
- Mit der Lendenwirbelsäule beginnend Wirbel für Wirbel gleichmäßig und kontrolliert bis zur Waagrechten „aufrollen"
- In umgekehrter Reihenfolge „abrollen"

Bei der Übungsdurchführung kommt es häufig zu Fehlern, s. Tab. 12.2.

Übungsvariationen:
- Variation der Aufrollbewegung durch Veränderung der Auflagefläche
- Variation des Hebelarmes durch Veränderung der Auflagefläche (lumbal-thorakaler Anteil)
- Variation des Hebelarmes (bzw. Intensität) durch unterschiedliche Hand-/Armpositionen
- Kombination mit Kleingeräten (Kurzhanteln, Latexband) und Seilzugapparaten

Therapeutischer Einsatz

- Degenerative Wirbelsäulenerkrankungen, Osteoporose, Morbus Bechterew, Morbus Scheuermann, allgemeine Haltungsinsuffizienz in Form eines Rundrückens

Tabelle 12.2 Typische Fehler bzw. Probleme/Korrekturen und Hilfen

Fehler/Problem	Korrektur/Hilfe
Überstreckung der LWS	→ Unterstützung der LWS durch Anpassung der Auflagefläche
Mangelnde BWS-Aufrichtung	→ Betonung des Einsatzes der Schulterblattfixatoren
Überstreckung im HWS-Bereich	→ Blickrichtung konsequent nach unten (ggf. Bodenmarkierung), „Doppelkinn"
seitliche Ausweichbewegungen	→ Bewegungsschulung mit taktilen Hilfen
unangenehme Belastung in Becken-/Bauchregion	→ Betonung des Druckes auf die Trittfläche
Aufrollbewegung koordinativ nicht zu bewältigen	→ separate Bewegungsschulung, taktile Hilfen

- Der mediale Trakt (M. multifidus, Mm. interspinales, M. spinalis) der autochtonen Rückenmuskulatur stabilisiert primär und hält die Wirbelsäule gegen die Schwerkraft aufrecht
- Der laterale Trakt (M. iliocostalis, M. longissimus, M. splenius) ist primär an den Bewegungen der Wirbelsäule beteiligt (Lateralflexion, Extension)
- Der Einsatz der Schultergürtelmuskulatur wirkt einer protrahierten Stellung der Schultern und somit auch dem Rundrücken, der BWS-Kyphose, entgegen.

12.4 Hüftstrecker

Hauptmuskelgruppen – Zielbereich

- M. glutaeus maximus – Funktion: Hüftextension, Knieextension
- M. erector spinae – Funktion: s.o.
- Ischiokrurale Muskulatur – Funktion: Hüftextension

Übungsausführung

Grundübung (s. Abb. 12.3):
- Positionierung so wählen, daß die Drehachsen der Hüftgelenke und des Gerätes übereinstimmen
- Polster an den Hebelarmen unmittelbar oberhalb der Kniekehle justieren
- Oberkörper über Haltegriffe aktiv stabilisieren, Kopf in Verlängerung des Rückens (Aussparung für Gesicht nutzen, Blickrichtung nach unten)
- Beine durch Streckung im Hüftgelenk der Ferse voran bis maximal in Verlängerung des Rumpfes anheben

Bei der Übungsdurchführung kommt es häufig zu Fehlern, s. Tab. 12.3.

Übungsvariationen:
- Übungsausführung mit gebeugtem Bein führt zur passiven Insuffizienz der ischiokruralen Muskulatur, was ein „isoliertes" Training des Glutaeus ermöglicht
- Einbeinige Ausführung
- Alternierende Ausführung (je nach Gerätekonstruktion)

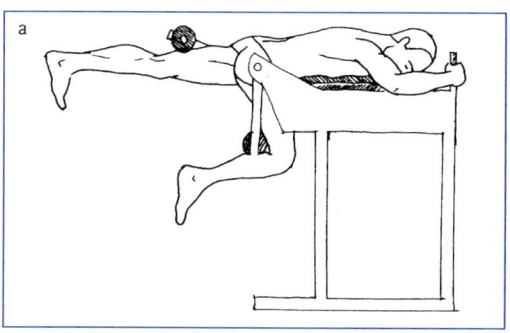 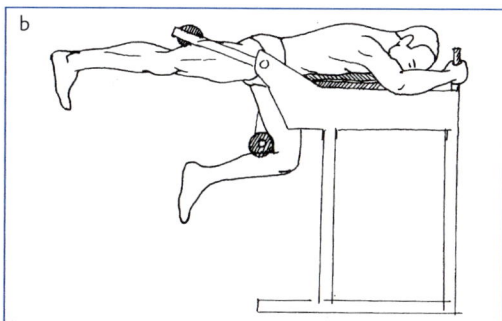

Abbildung 12.3 Hüftstrecker alternierend: Übung am Trainingsgerät (Gesäßtrainer, a) linkes Bein, b) rechtes Bein)

Tabelle 12.3 Typische Fehler bzw. Probleme/Korrekturen und Hilfen

Fehler/Problem	Korrektur/Hilfe
Überstreckung	→ Schwungbewegungen auf jeden Fall (z.B. durch Rhythmusvorgaben) eliminieren
mangelnde Extension bei einbeiniger Ausführung	→ Unterlagerung (Beugung) des Standbeines
unangenehme Druckbelastung im Becken- und Bauchbereich	→ ggf. Ausweichen auf einbeinige Ausführung

Therapeutischer Einsatz

- Koxarthrose, Zustand nach Totalendoprothese (Hüftgelenk): Extension im Hüftgelenk bei gleichzeitiger Extension im Kniegelenk wirkt der Beugefehlhaltung im Hüftgelenk und der daraus resultierenden Beugehaltung im Kniegelenk bei genanntem Krankheitsbild entgegen. Das Training der Streckmuskulatur im offenen System vermeidet axiale Druckbelastungen in den Gelenken.
- Wirbelsäulenpathologien: Der Muskel ist zusammen mit der autochtonen Rückenmuskulatur an der Aufrichtung des Körpers gegen die Schwerkraft beteiligt. Den nach vorn gekippten Oberkörper (z. B. Anheben eines Gegenstandes) hält der Muskel durch exzentrische Kontraktion.
- Spondylolisthesis: Bei Umkehrung von Punktum fixum/mobile arbeitet der Muskel synergistisch mit der Bauchmuskulatur und richtet das Becken auf
- Insuffizienz des venösen Systems (z. B. Varizen): Dabei ist zu beachten, daß übermäßiger Druck des Hebelarmes zur Stauung des venösen Rückflusses führen kann

12.5
Haltungsstabilisatoren

Hauptmuskelgruppen – Zielbereich

- Mm. rhomboidei – Funktion: Schulterblattfixation
- M. trapezius pars transversus; Synergisten pars descendens, ascendens – Funktion: Schulterblattfixation, Rotation des Schulterblattes bei Abduktion, Elevation des Arms
- M. deltoideus, M. teres minor, M. infraspinatus – Funktion: Synergisten

Übungsausführung

Grundübung (s. Abb. 12.4):
- Sitzposition so wählen, daß die Beine rechtwinklig abstützen
- Oberkörper stets aufrecht halten, der gesamte Rücken hat Polsterkontakt (Lordosekissen anpassen)
- Oberarme in Schulterhöhe am Polster des Hebelarmes positionieren
- Hebelarm(e) gleichmäßig und kontrolliert nach hinten zur Schulterachse bewegen
- Ausweichbewegungen im Schulter-Nackenbereich vermeiden

Bei der Übungsdurchführung kommt es häufig zu Fehlern, s. Tab. 12.4.

Übungsvariationen:
- Außenrotation Schultergelenk
- Oberarme über Schulterhöhe
- Oberarme unter Schulterhöhe

Therapeutischer Einsatz

- Schultererkrankungen/-verletzungen (Impingementsyndrom, Rotatorenmanschettenruptur, Tendinosus calcanea) mit protrahierter Schulter als Schonhaltung: Durch die Retraktion des Schultergürtels wird der subakromiale Raum im Gegensatz zur Protraktion erweitert (praktischer Hinweis: Oberarme unter Schulterhöhe – Weitstellung des subakromialen Raumes, geringere kapsuläre Spannung). Beteiligung der Muskulatur bei Elevation und Abduktion der Arme (M. trapezius pars descendens/ascendens, M. serratus anterior)
- Habituelle Schulterluxation: Das Training der Schultergürtelmuskulatur ist unter folgenden Bedingungen beim o.g. Krankheitsbild indiziert: Die maximale Außenrotation, Abduktion ist je nach Befund (praktischer Hinweis: Oberarme unter Schulterhöhe, Rotationsnullstellung) zu limitieren, da der Humeruskopf in dieser Position nach ventral, kaudal, also in Luxationsrichtung, gleitet. In dieser Position wird die Kapsel maximal gespannt.
- Wirbelsäulenerkrankungen allgemein (Morbus Scheuermann, Morbus Bechterew) mit ausgeprägter Kyphose sowie Haltungsinsuffizienz in Form von „Rundrücken": Die Stabilisierung der Schulterblätter an der Wirbelsäule führt als weiterlaufende Bewegung zur Aufrichtung der BWS

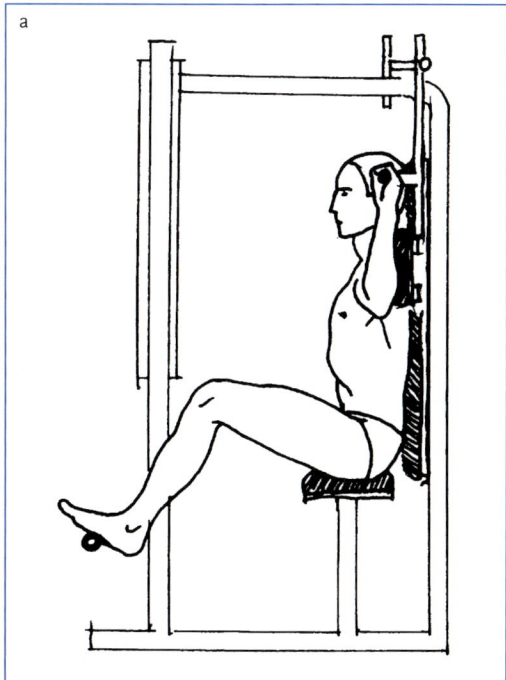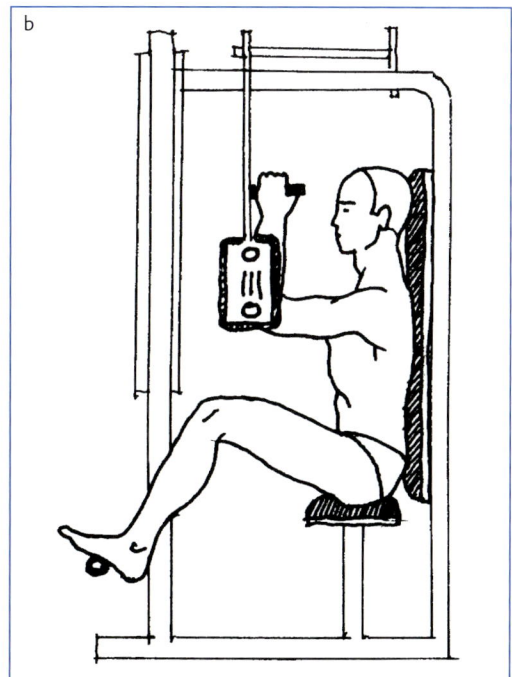

Abbildung 12.4 Haltungsstabilisatoren: Übung am Trainingsgerät (Butterfly),
a) Ausgangsstellung, b) Endstellung

Tabelle 12.4 Typische Fehler bzw. Probleme/Korrekturen und Hilfen

Fehler/Problem	Korrektur/Hilfe
Beckenkippung	→ aktiver Bauchmuskeleinsatz, Eigenstabilisierung durch „Fersenschub" (Sitzbeinbelastung)
mangelnde Aufrichtung der BWS	→ Bewegungsschulung, taktile Hilfen, ggf. Gewichtsbelastung reduzieren
Überstreckung der HWS	→ Belastung reduzieren
vermehrte (nicht pathologisch bedingte) Schulterinnenrotation	→ in außenrotierter Position trainieren

12.6 Beinbeuger

Hauptmuskelgruppen – Zielbereich

- M. bicecps femoris – Funktion: Flexion im Kniegelenk, Außenrotation im Unterschenkel, Hüftextension
- M. semimembranosus, M. semitendinosus – Funktion: Flexion im Kniegelenk, Innenrotation im Unterschenkel
- M. gastrocnemius, M. gracilis, M. sartorius – Funktion: Synergisten

Übungsausführung

Grundübung (s. Abb. 12.5):
- Positionierung so wählen, daß die Drehachsen des Kniegelenkes und des Gerätes übereinstimmen
- Unterschenkelpolster am Übergang des Wadenmuskels zur Achillessehne justieren
- Oberkörper über Haltegriffe aktiv stabilisieren
- Bein(e) gleichmäßig und kontrolliert beugen, ohne daß eine Ausweichbewegung im Becken und in der Lendenwirbelsäule entsteht

- Bein(e) beim Rückführen nicht vollständig strecken

Bei der Übungsdurchführung kommt es häufig zu Fehlern, s. Tab. 12.5.

Übungsvariationen:
- Einbeinige Ausführung
- Alternierende Ausführung (je nach Gerätekonstruktion)

Therapeutischer Einsatz

- Vordere Kreuzbandinstabilität/Zustand nach vorderer Kreuzbandruptur: Das Training der ischiokruralen Muskulatur in Form der Koaktivierung führt zur Entlastung des vorderen Kreuzbandes. Biomechanisch betrachtet erfolgt durch die Kontraktion der Knieflexoren ein geringeres Ventralgleiten der Tibia, damit reduzieren sich die Scherkräfte.
- Hintere Kreuzbandinstabilität/Zustand nach hinterer Kreuzbandruptur: Dabei ist zu beachten, daß isoliertes Training der ischiokruralen Muskulatur von 70° bis zur vollen Beugung die hintere Schublade durch dorsales Gleiten der Tibia fördert, und dieses gilt es zu vermeiden.

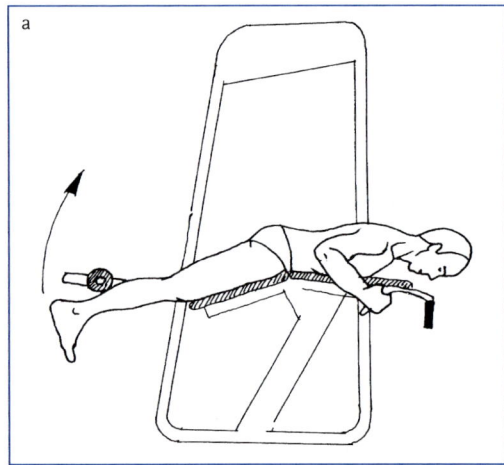 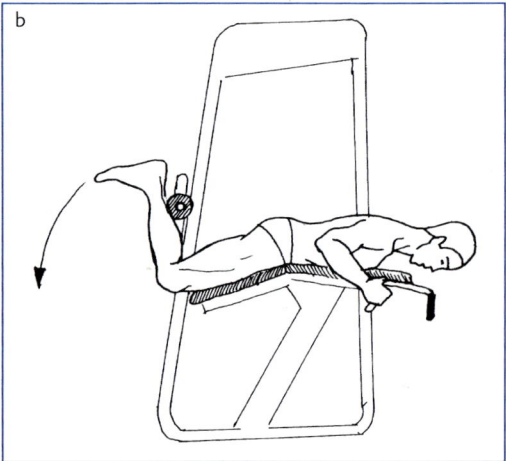

Abbildung 12.5 Beinbeuger: Übung am Trainingsgerät (Beincurler liegend), a) Ausgangsstellung, b) Endstellung

Tabelle 12.5 Typische Fehler bzw. Probleme/Korrekturen und Hilfen

Fehler/Problem	Korrektur/Hilfe
Überstreckung der LWS	→ Fußsohlen „zur Decke schieben" (Glutaeuseinsatz), ggf. LWS-Unterstützung
Wadenmuskelkrampf	→ Zehenspitzen anziehen
laterale Ausweichbewegungen des Rumpfes	→ aktive Stabilisierung an den Haltegriffen, Blickrichtung exakt nach unten

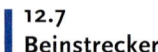
12.7 Beinstrecker

Hauptmuskelgruppen – Zielbereich

- M. quadriceps femoris (M. rectus femoris, Mm. vastus medialis, lateralis, intermedius)
- Funktion: Knieextension, Hüftbeugung (M. rectus femoris)

Übungsausführung

Grundübung (s. Abb. 12.6):
- Sitzposition so einnehmen, daß die Dreh-achsen des Kniegelenkes und des Gerätes übereinstimmen
- Rückenlehne so einstellen, daß der Rücken gleichmäßig abgestützt ist, Lordosekissen entsprechend anpassen
- Bein(e) gleichmäßig und kontrolliert strecken und zurückführen
- Oberkörper durch dosierten Zug an Halte-griffen aktiv stabilisieren

Bei der Übungsdurchführung kommt es häu-fig zu Fehlern, s. Tab. 12.6.

Übungsvariationen:
- Alternierende Bewegung (bei entsprechen-dem Gerät)
- Vergrößerung des Neigungswinkels der Rückenlehne führt zur Streckung der Hüfte und somit zu einem größeren Einsatz des M. rectus femoris

Therapeutischer Einsatz

Die Hauptfunktion des M. quadriceps ist zum einen die aktive Stabilisation des Kniegelenkes in der Beugung (z. B.: Stehen, Standbeinphase beim Gehen) durch exzentrische Kontraktion, zum anderen die aktive Streckung im Kniege-lenk.
- Instabilität des vorderen Kreuzbandes und Kreuzbandrekonstruktionen: Dabei ist zu beachten, daß das Training des M. quadri-ceps im offenen System zwischen 0–60° zu einer Translation der Tibia nach ventral und somit auch zu einer Belastung des vorderen Kreuzbandes führt. Zusätzlich fördert ein Training im offenen System bei Knieflexion von mehr als 30° den femorpatellaren Schmerz. Aus diesem Grund ist ein Training

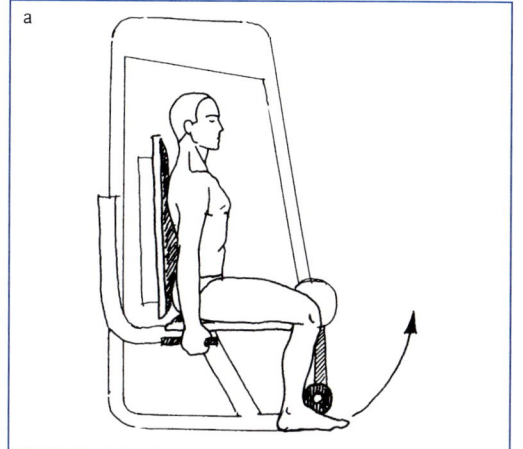
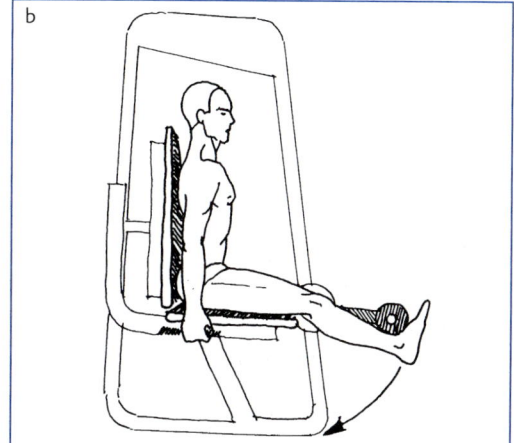

Abbildung 12.6 Beinstrecker: Übung am Trainingsgerät (Beincurler sitzend), a) Ausgangsstellung, b) Endstellung

Tabelle 12.6 Typische Fehler bzw. Probleme/Korrekturen und Hilfen((TLE))

Fehler/Problem	Korrektur/Hilfe
mangelnde Kniestreckung durch Verkürzung der ischiokruralen Muskulatur, dadurch Aus-weichbewegungen des Rumpfes	→ Vergrößerung des Hüftwinkels (Neigung der Rückenlehne), zusätzliche Dehnübungen
Mitbewegungen des gesamten Rumpfes	→ mangelnde aktive Stabilisierung, ggf. Gewicht reduzieren
Bewegungseinleitung mit betonter Beteiligung der Hüfte	→ Fersenschub, Fußspitzen anziehen

insbesondere zu Therapiebeginn im geschlossenen System zwischen 0–45° dem Training im offenen System bei vorderer Kreuzbandinstabilität/Rekonstruktion vorzuziehen. Durch die mehr axial wirkenden Kräfte sowie der Kokontraktion der Beinbeugemuskulatur reduzieren sich die ventralen Scherkräfte.

- Chondropathia patellae: Dabei ist zu beachten, daß der Beinstrecker im offenen System (möglichst isokinetisches Gerät) beim Krankheitsbild der Chondropathia patellae nur in der Endstreckung zwischen 0–30° indiziert ist, da sich der Anpreßdruck im Femorpatellargelenk mit Zunahme des Beugewinkels stark erhöht.
- Chondromalazie, Polyarthritis, Verletzungen des Kapsel-Bandapparates, Zustand nach therapeutischen Arthroskopien: Chronische und akute Verletzungen sowie Operationen führen zu einer Störung des Innervationmusters des M. quadriceps, die eine Atrophie des Muskels nach sich zieht. Das Training im offenen System beinhaltet eine Anzahl von Risiken, die durch ein Training im geschlossenen System verhindert werden können, allerdings eventuell weniger effektiv sind (vgl. Kap. 4).

12.8
Extensoren- und Flexorenkette der unteren Extremität

Hauptmuskelgruppen – Zielbereich

- M. quadriceps – Funktion: Kniestreckung
- M. glutaeus maximus – Funktion: Hüftstreckung
- M. triceps surae – Funktion: Streckung im oberen Sprunggelenk, Kniebeugung
- Ischiokrurale Muskulatur – Funktion: Kniebeugung, Hüftstreckung

Übungsausführung

Grundübung (s. Abb. 12.7):
- Abstand zum Stemmbrett, Position der Schulterpolster und Neigungswinkel der

Rückenlehne entsprechend der individuellen Voraussetzungen des Patienten einstellen
- Lendenwirbelsäule mit Lordosekissen unterstützen
- Fuß/Füße stabil/symmetrisch am Stemmbrett positionieren
- Rumpf und Schulterbereich über Handgriffe aktiv stabilisieren
- Bein(e) gleichmäßig und kontrolliert strecken und beugen, vollständige Streckung unbedingt vermeiden
- auf lineare Beinbewegung während der gesamten Bewegung achten

Bei der Übungsdurchführung kommt es häufig zu Fehlern, s. Tab. 12.7.

Übungsvariationen:
- Verstellung des Neigungswinkels der Trittfläche
- Variation der Fußpositionierung (Fersenbelastung, Ballenbelastung)
- Gegebenenfalls Einsatz einer labilen Unterstützungsfläche (Therapiekreisel o. ä.)
- Krafttraining in einbeiniger und beidbeiniger Ausführung mit Abstoßen- bzw. Abfangen des Körpers

Therapeutischer Einsatz

Chronische und akute Verletzungen der unteren Extremität:
- Bei den einzelnen Verletzungen sind die im Gelenk indizierten/kontraindizierten Winkelgrade zu beachten
- Einsatz des Gerätes schult die Innervation der körperaufrichtenden Muskulatur sowie gleichzeitig die Propriozeption für die untere Extremität
- Durch die horizontale Lage des Körpers kann unter Entlastung trainiert werden. Dies erlaubt postoperativ einen zeitlich frühen Einsatz des Gerätes
- Die ventrale Schubbelastung der Tibia gegenüber dem Femur ist um ein Vielfaches geringer als bei einem Quadrizepstraining im offenen System (s. Beinstrecker)
- Für degenerative Erkrankungen der unteren Extremität kann das Training bei höheren Gewichten im geschlossenen System Druck-

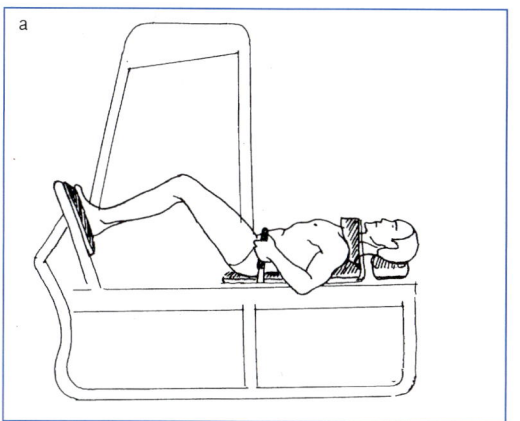 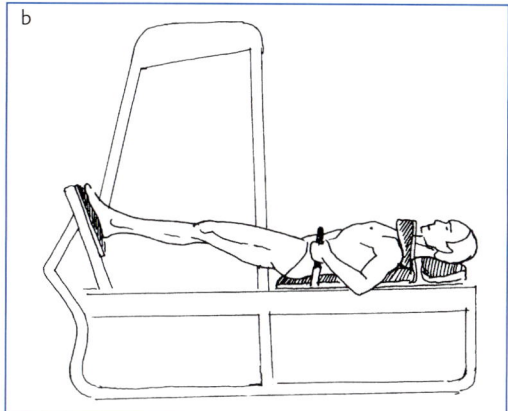

Abbildung 12.7 Extensoren-/Flexorenkette der unteren Extremität: Übung am Trainingsgerät, a) Ausgangsstellung, b) Endstellung

Tabelle 12.7 Typische Fehler bzw. Probleme/Korrekturen und Hilfen

Fehler/Problem	Korrektur/Hilfe
Achsenabweichungen	→ ggf. Markierungen an Trittflächen anbringen, lineare Bewegung (Hüfte, Knie, Sprunggelenke) schulen, ggf. taktile Hilfen
Schulterbelastung	→ aktiver Einsatz des Oberkörpers (Haltegriffe)

belastungen in den Gelenken hervorrufen, die nicht toleriert werden können

12.9 Schulterblattfixatoren

Hauptmuskelgruppen – Zielbereich

- M. latissimus dorsi – Funktion: Retroversion, Adduktion, Innenrotation
- M. pectoralis major – Funktion: unterschiedliche Anteile, aus der Armelevation sind alle Teile des Muskels gleichermaßen beteiligt: Retroversion, Adduktion, Innenrotation

Übungsausführung

Grundübung (s. Abb. 12.8):
- Sitzhöhe so wählen, daß Beine rechtwinklig abstützen, Lordosekissen anpassen
- Oberkörper und Rumpf aktiv stabilisieren
- Bewegungseinleitung durch betonte Aktivierung der Schulterblattfixatoren

- Bügel gleichmäßig und kontrolliert herabziehen und zurückführen
- Der Rücken behält gleichmäßigen Polsterkontakt, Ausweichbewegungen des Kopfes und des Nackenbereiches vermeiden

Bei der Übungsdurchführung kommt es häufig zu Fehlern, s. Tab. 12.8.

Übungsvariationen:
- Weite Griffhaltung: Betonung der lateralen Muskelgruppen (M. latissimus dorsi)
- Enge Griffhaltung: Betonung der medialen Muskelgruppen (Schultergürtelmuskulatur)
- Kammgriff (vor dem Rumpf): Betonung der ventralen Muskelgruppen
- Ristgriff (seitlich vom Rumpf): Betonung der dorsalen Muskelgruppen

Therapeutischer Einsatz

- Schultererkrankungen und -verletzungen: Im Rahmen des muskulären Aufbautrainings nach Sportverletzungen der oberen

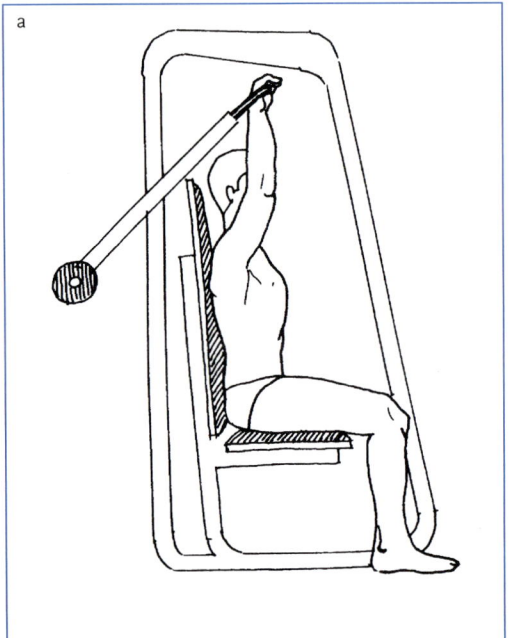
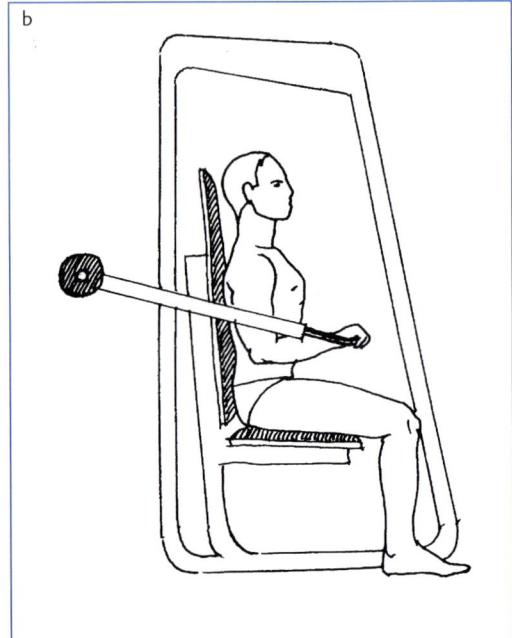

Abbildung 12.8 Schulterblattfixatoren: Übung am Trainingsgerät (Pull down),
a) Ausgangsstellung, b) Endstellung

Tabelle 12.8 Typische Fehler bzw. Probleme/Korrekturen und Hilfen

Fehler/Problem	Korrektur/Hilfe
Überstreckung der LWS	→ Beweglichkeit in den Schultergelenken testen, Bewegung begrenzen, ggf. Muskulatur dehnen
„Herausziehen der Schultern"	→ Bewegungsvorstellung: „Klimmzug" durchführen
Ausweichbewegungen der Rumpfes	→ betonte Eigenstabilisierung durch aktiven Bauchmuskeleinsatz und „Fersenschub" (Sitzbeinbelastung)

Extremität, denn beide Muskeln sind an der Retroversion des Armes aus der Flexionsstellung beteiligt. Sie führen den Arm konzentrisch gegen einen Widerstand an den Körper heran (z. B. Wurfbewegungen: Speerwurf, Brustkraul usw.). Bei Umkehrung von Punktum fixum/mobile (z. B. Stütz am Barren) verhindern diese Muskeln zusammen mit dem M.serratus anterior ein Absinken des Rumpfes (exzentrische Kontraktion).

• Wirbelsäulenerkrankungen: Alle Bewegungsausführungen (außer Kammgriff) tragen zu einer Stabilisierung und Aufrichtung der Wirbelsäule bei

12.10
Extensoren- und Flexorenkette der oberen Extremität

Hauptmuskelgruppen – Zielbereich

• M. triceps brachii – Funktion: Schulterextension, Ellbogenextension
• M. latissimus dorsi – Funktion: Innenrotation, Adduktion, Extension
• M. pectoralis major – Funktion: Adduktion, Innenrotation
• M. trapezius (ohne pars descendens), M. serratus anterior, M. teres major, M. subscapularis – Funktion: Synergisten

Übungsausführung

Grundübung (s. Abb. 12.9):
- Sitzposition so wählen, daß Beine rechtwinklig abstützen
- Bügel in einer bequemen Position arretieren, der Schulter-Nackenbereich bleibt in einer neutralen Position
- Oberkörper stets aufrecht halten, der gesamte Rücken hat Polsterkontakt (Lordosekissen anpassen)
- Bügel gleichmäßig und kontrolliert herabdrücken und zurückführen
- Ausweichbewegungen im Schulter-Nackenbereich vermeiden

Bei der Übungsdurchführung kommt es häufig zu Fehlern, s. Tab. 12.9.

Übungsvariation:
- Durchführung mit gestreckten Armen: Betonung des Einsatzes der Schultermuskulatur

Therapeutischer Einsatz

- Schulterverletzungen: Training der Stützfunktion des Schultergürtels (M. serratus anterior/M. triceps brachii)
- Radialisparese (axillare Schädigung), Wurzelsyndrom C7–C8: Training des M. triceps brachii mit der Schwerkraft

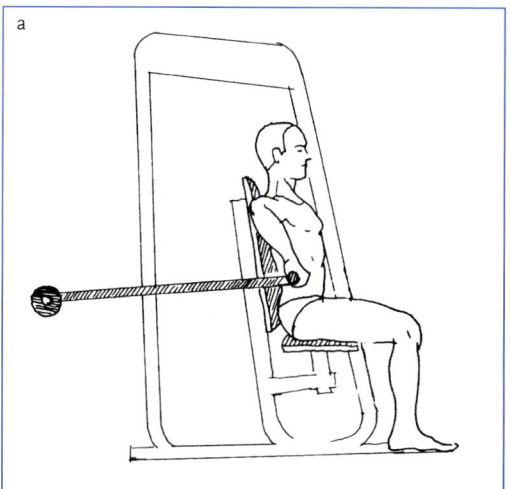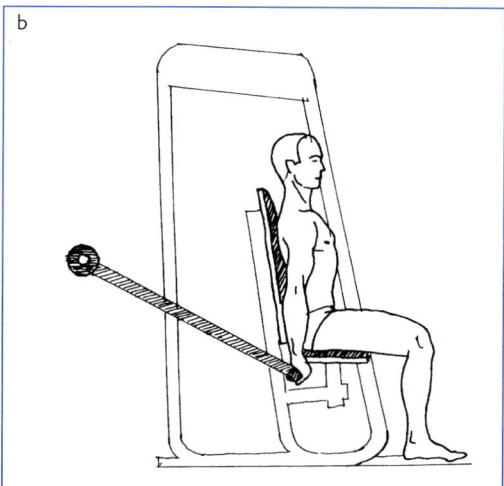

Abbildung 12.9 Extensoren-/Flexorenkette der oberen Extremität: Übung am Trainingsgerät (Stützstemmen/Dips), a) Ausgangsstellung, b) Endstellung

Tabelle 12.9 Typische Fehler bzw. Probleme/Korrekturen und Hilfen

Fehler/Problem	Korrektur/Hilfe
Schultern hochgezogen, protrahiert	→ aktiver Schultergürteleinsatz, Bewegungsbahn begrenzen, ggf. separate Schulung der Fixation
mangelnde Aufrichtung des Rumpfes, Ausweichbewegungen	→ aktive Sitzstabilisierung: „Fersenschub"

12.11
Literatur

DIN 32 933 Teil 1 (1990), Stationäre Trainingsgeräte Klasse S. Berlin, Wien , Zürich: Beuth Verlag 1990.

Froböse, I. (1992): Apparatives Muskeltraining im Rahmen der Trainingstherapie bei Sport- und Unfallverletzungen. Krankengymnastik, 44 (6): 738–743.

Froböse, I./Lagerstrøm, D. (1991): Muskeltraining in Prävention und Rehabilitation nach modernen wissenschaftlichen Prinzipien. Gesundheitssport & Sporttherapie, 7 (1): 12–13, Teil 1; (2): 9–11, Teil 2.

Hauptverband der gewerblichen Berufsgenossenschaften (1994): Leistungsbeschreibung zu medizinischen Trainingsgeräten. St. Augustin.

Kapandji, I. A. (1985): Funktionelle Anatomie der Gelenke, Bd. 1–3. Stuttgart: Enke Verlag.

Körner, K. (1996): Fehler und Gefahren im Fitneß- und Gerätetraining. Deutsche Zeitschrift für Sportmedizin, 47 (9): 489–496.

Pässler, H. H./Shelbourne, K. D. (1993): Biologische, biomechanische und klinische Konzepte zur Nachbehandlung nach Bandeingriffen am Knie. Orthopäde, 22: 421–435.

Trunz, E. (1991): Apparatives Muskeltraining – Gerätekunde. Gesundheitssport & Sporttherapie, 7 (4): 12–13.

Trunz, E./Wagner, M. (1995): Proxomed Gerätetafeln. Wolfratshausen.

KAPITEL 13

Isokinetisches Training in Sport und Therapie*

INGO FROBÖSE UND GISELA NELLESSEN

13.1
Grundlagen der isokinetischen Trainingsform

Der Begriff „Isokinetik" stammt aus der griechischen Sprache und wird übersetzt mit *iso* = gleich und *kinesis* = Bewegung, womit eine gleichbleibende Bewegungsgeschwindigkeit während der Ausführung einer Bewegung gemeint ist.

Das isokinetische Training stellt eine Sonderform des dynamischen Trainings dar und wird an speziell konstruierten Geräten durchgeführt. Hierbei wird der Widerstand nicht wie im herkömmlichen auxotonischen Training von außen durch unterschiedliche Gewichtsbelastungen definiert. Vielmehr paßt sich bei einem Training an isokinetischen Geräten mit einer apparativ kontrollierten und konstant gehaltenen Bewegungsgeschwindigkeit der variabel gestellte Widerstand vollständig an die jeweilig aufgewendete Kraft des Trainierenden an. Diese *Anpassung des Widerstandes* („accomodating resistance") ermöglicht eine maximale, dynamische

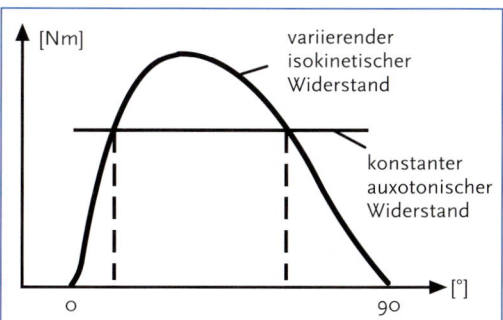

Abbildung 13.1 Darstellung des Widerstandes in Abhängigkeit von der Winkelstellung bei einer isokinetischen bzw. einer auxotonischen Belastung

Belastung während des gesamten Bewegungsablaufes, mit Ausnahme der Endpunkte, wo die isokinetisch gemessenen Drehmomente gegen Null tendieren (s. Abb. 13.1).

Erstmals ermöglicht wurde diese Arbeitsweise durch die Entwicklung eines Gerätes des New Yorker Biomechanikers Perrin im Jahre 1967, das als Ausgangspunkt für die heute existierenden isokinetischen Systeme angesehen werden kann (vgl. Hislop/Perrin 1967). Auf diesem Wege wurde es möglich, die Muskulatur optimal zu belasten, da sich der Widerstand parallel der sich verändernden Spannungskapazität und Hebelverhältnisse in jedem Punkt der Bewegung verändert und anpaßt. Dies basiert auf der Annahme, daß das maximale Drehmoment bei einer Bewegung nicht in jedem Punkt der Bewegungsamplitude gleich groß ist, da mit der Änderung der Winkelstellung eines Gelenkes sich auch die Hebelverhältnisse des Skelettmuskelsystems verändern; und die vom Muskel erzeugte Spannung von der Zahl der möglichen Brückenbindungen zwischen den kontraktilen Proteinen Aktin und Myosin abhängt. D. h., bei auseinandergezogenen kontraktilen Proteinen (große Muskellänge bzw. großer Gelenkwinkel) und bei ineinandergeschobenen kontraktilen Proteinen mit Überlappung der Aktinfilamente (kleine Muskellänge bzw. kleiner Gelenkwinkel) kann nur eine kleinere Zahl von Brückenverbindungen zustande kommen als bei mittlerer Muskellänge. Deshalb ist die Spannungsentwicklung auch nur geringer.

Dies bedeutet, daß in der Endposition einer Bewegung, also in der extremen Streckung oder Beugung, nur eine relativ geringe Kraft realisiert werden kann, während in einer mittleren Winkelstellung die maximal mögliche

---

* Die im folgenden Kapitel beschriebenen therapeutischen Maßnahmen und Inhalte stellen nur eine Orientierung dar und sind dementsprechend nach Rücksprache mit dem verantwortlichen Arzt auf die individuellen Voraussetzungen und Ziele des einzelnen Patienten abzustimmen.

Kraft aufgebracht werden kann. Beim herkömmlichen auxotonischen Training bestimmt die Gelenkstellung in der Endposition einer Bewegung mit ihrer relativ geringen muskulären Spannungsentwicklung den Widerstand (s. Abb. 13.2). Somit wird eine vollständige Ausschöpfung des muskulären Potentials durch diese Positionen limitiert, und die zu trainierende Muskelgruppe wird in den anderen Gelenkstellungen nur submaximal belastet (vgl. Davies 1992). Weiterhin werden die Kraftfähigkeiten zum Teil durch Ermüdungserscheinungen der Muskulatur beeinträchtigt. Im Gegensatz zum isotonischen (auxotonischen) Prinzip paßt sich das isokinetische Prinzip diesen unterschiedlichen Faktoren an, so daß ebenfalls eine Adaptation an ermüdungsbedingte Defizite erfolgt.

Zusätzlich berücksichtigt das isokinetische Prinzip die Bedingungen einer bestehenden funktionellen Beeinträchtigung. Limitieren bei-

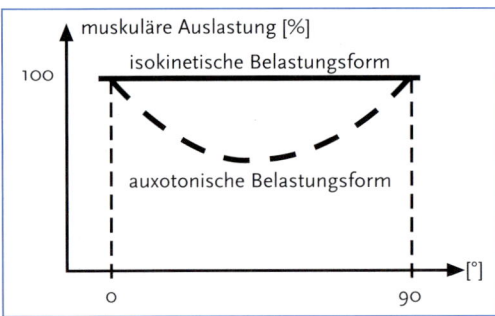

Abbildung 13.2 Ausmaß der muskulären Belastung (in Prozent) in Abhängigkeit von der Gelenkstellung bei einer isokinetischen bzw. einer auxotonischen Belastung

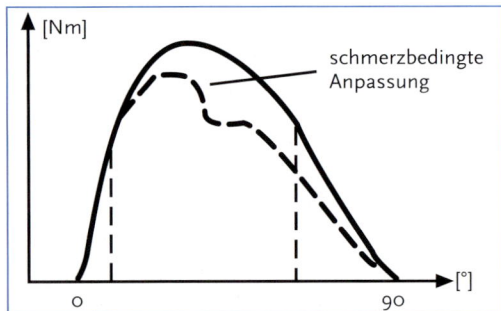

Abbildung 13.3 Mögliche schmerzbedingte Akkommodation des Widerstandes bei isokinetsichen Belastungen

spielsweise in bestimmten Gelenkbereichen Schmerzen die Muskelkraftentwicklung, so wird dies durch Umstellung des Widerstandes unmittelbar aufgefangen. Auf diesem Wege wird realisiert, daß trotz vorliegenden Schadens eine optimale Auslastung erreicht wird (s. Abb. 13.3).

Somit liefert die Isokinetik ein Trainingsmittel, bei dem das nahezu volle Potential eines Muskels ausgenutzt werden kann, ohne daß es zu größeren Beschleunigungs- und Bremskomponenten innerhalb der Bewegung kommt. Dies ist insbesondere in der postoperativen Rehabilitation sehr wichtig, um unerwünschte kurzfristige Belastungsspitzen ausschalten zu können.

Als Trainingsmittel zur sportartspezifischen Leistungsverbesserung wird die isokinetische Belastungsform nur in den Sportarten sinnvoll eingesetzt werden können, die durch einen entsprechenden zyklischen Krafteinsatz bei gleichbleibender Bewegungsgeschwindigkeit ohne Beschleunigungskomponenten charakterisiert sind. Dies sind Sportarten, bei denen gegen einen kontinuierlichen Widerstand gearbeitet werden muß, wie es insbesondere in Wassersportarten (Schwimmen, Rudern, Kanufahren u. a.) gefordert ist. In anderen Sportarten und Disziplinen besitzt das isokinetische Training keine große Bedeutung. Hier beschränkt sich seine Funktion auf ein ergänzendes Training zur Steigerung der Maximalkraft und der Kraftausdauer. Aufgrund der fehlenden Möglichkeit zur Beschleunigung von Widerständen wird die reine Schnellkraftverbesserung weniger berücksichtigt.

Die wichtigste Funktion der isokinetischen Geräte besteht neben dem Einsatz als Trainingsgerät in der Bestimmung der allgemeinen und spezifischen muskulären Leistungsfähigkeit. Eine solche Charakteristik liefert Informationen über das Verhältnis:

- Absoluter zu relativer Kraft
- Agonist zu Antagonist
- Der bilateralen Muskelkräfte
- Dominanter und nichtdominanter Extremität

Die bei der Testung ermittelten Werte können gezielt zur Trainingssteuerung eingesetzt werden.

Isokinetische Systeme gewähren sowohl konzentrisch als auch exzentrisch weitaus höhere muskuläre Spannungsentwicklungen als auxotonische oder isometrische Kontraktionsformen, was sich auch in der besonderen Effektivität dieser Methode zur Verbesserung der Kraftfähigkeit eines Muskels äußert. So wurde bereits in zahlreichen Studien die teilweise Überlegenheit der isokinetischen Trainingsweise zu der isometrischen oder auxotonischen Belastungsform herausgestellt und speziell ihre besondere Bedeutung in der postoperativen Therapie betont (vgl. Froböse 1993). Thistle et al. (1967) ließen beispielsweise drei Gruppen viermal wöchentlich über acht Wochen isometrisch, auxotonisch oder isokinetisch trainieren. Bei Untersuchungsende betrug der prozentuale durchschnittliche relative Maximalkraftzuwachs der Knieextensoren bei der isokinetisch konzentrisch trainierenden Gruppe 47,2% gegenüber 28,6% Zuwachs nach auxotonischem und schließlich 13,1% nach isometrischem Training.

Das *Geschwindigkeitsspektrum* im isokinetischen Training ermöglicht mittels elektronisch gesteuerter Mechanik oder Hydraulik Bewegungsgeschwindigkeiten von 15°/s bis 1000°/s, wobei die meisten der herkömmlichen Geräte ein Spektrum bis 400°/s erlauben. Dadurch kann das Training vielfach variiert und vor allem teilweise den Aktivitäten des Alltages angepaßt werden, was die Bedeutung der Isokinetik für ein intermuskuläres Koordinationstraining deutlich macht. Gerade dieses Training in sog. „funktionellen" Geschwindigkeitsbereichen wird von zahlreichen Autoren (Wyatt/Edwards 1981; Davies 1992; Eggli 1987) immer wieder besonders hervorgehoben, obgleich dieser Effekt letztlich aber eher zum Koordinations- als zum Krafttraining gerechnet werden muß.

Einige isokinetische Geräte ermöglichen eine Muskelkontraktion bei einer Winkelgeschwindigkeit von 0°/s, wobei dies als Sonderfall zu betrachten ist, da dies einer isometrischen Kontraktion bei gegebener Winkelstellung entspricht.

Alle isokinetischen Geräte besitzen die *Möglichkeit der Bewegungsumkehr,* so daß in einem Arbeitsgang der Antagonist auf dem Rückweg der Bewegung des Agonisten trainiert werden kann. Daher ergibt sich für die Muskulatur – im Gegensatz zum auxotonischen Training – jeweils ein eindeutiger Wechsel zwischen Anspannungs- und Erholungsphase. Dies wirkt sich nachhaltig positiv auf die Ernährung des Gelenkknorpels aus, da aus der sich rhythmisch abwechselnden Muskelkontraktion eine Walkung des Knorpels resultiert, die unter dosierter Belastungsintensität insbesondere bei geschädigten Strukturen anzuraten ist (Froböse 1993).

Höhere Trainingsgeschwindigkeiten führen offensichtlich auch zu einer verminderten Kompressionskraft auf den Gelenkflächen. Begründen kann man dies mit dem Bernoulli-Prinzip, welches besagt: Je schneller zwei durch Flüssigkeit (hier: Synovia) getrennte Körper (hier: Gelenkkörper) gegeneinander bewegt werden, desto geringer wird der Druck in der Flüssigkeit (vgl. Phänomen des Aquaplanings). Dies könnte vor allem dann sinnvoll eingesetzt werden, wenn hohe Kompressionskräfte und hohe Spannungen in Sehnen und Bändern vermieden werden müssen, also insbesondere in der Anfangsphase des rehabilitativen Prozesses. Unterstützt wird dieses Phänomen durch die Kraft-Geschwindigkeitsrelation. Hill (1938) konnte damals bereits feststellen, daß die aufgebrachte Kraft mit zunehmender Bewegungsgeschwindigkeit sinkt. Der Grund hierfür liegt darin, daß mit zunehmender Verkürzungsgeschwindigkeit auch die Kontaktzeiten des Aktin-Myosin-Komplexes immer kürzer werden, was eine zunehmende Behinderung der Kraftentfaltung des Muskels zur Folge hat.

Einige Gerätetypen gewähren darüber hinaus die *Wahl des Belastungsmodus.* Unterschieden wird zwischen: passiv, d. h. der Patient wird bewegt, assistiv, d. h. der Patient wird bei der Bewegungsausführung passiv unterstützt und aktiv (normal), d. h. selbständige aktive Bewegung. Der passive Modus wird insbesondere in der Anfangsphase der Therapie zur Förderung des Gelenkstoffwechsels sowie zur Verbesserung der Gelenkbeweglichkeit angewandt. Bevor zu dem normalen Modus übergegangen wird, empfiehlt sich der Einsatz des assistiven Modus, in dem der Patient lernt, gezielt aktive Bewegungen zunehmend durchzuführen und die Muskulatur zu innervieren bzw. Kontraktionskraft aktiv langsam zu entwickeln. Dadurch werden die durch die Muskelkontraktionen hervorgerufenen Belastungen minimiert und der Patient sehr frühzeitig in der Therapie bereits an aktive Bewegungsmuster herangeführt. Hieraus ergibt sich insgesamt die Möglichkeit, ein kontrolliertes apparatives Training stufenweise in die Therapie zu integrieren und so alle später folgenden Maßnahmen vorzubereiten.

Dies alles sind von der technischen Seite aus betrachtet wesentliche Vorzüge des isokinetischen Trainings im Vergleich zu den herkömmlichen Trainingsmethoden. Eine umfassende Darstellung aller Vorteile finden sich bei Davies (1992) und Eggli (1987). Für die Rehabilitation ist dabei auch die Frage der Sicherheit vor erneuten Verletzungen oder Überbelastungen der geschädigten Strukturen von außerordentlicher Wichtigkeit. Die Isokinetik wird dieser Forderung auf unterschiedliche Weise gerecht:

- Der Gefahr von Gelenkirritationen und Überbelastungen von Sehnen und Bändern kann durch verminderte Kompressionskräfte auf die Gelenkflächen und verminderte Spannung in Sehnen und Bändern durch die Wahl einer höheren Bewegungsgeschwindigkeit entgegengewirkt werden.
- Durch eine kontrollierte, konstante Geschwindigkeit wird eine unkontrollierte Beschleunigung oder Abbremsphase mit sich daraus entwickelnden unerwünschten kurzzeitigen Belastungsspitzen und damit eine zusätzliche Verletzungsgefahr nahezu vermieden.
- Die automatische Anpassung des Widerstandes an die Einflußfaktoren Ermüdung und Schmerz machen eine Schädigung durch Überbelastung nahezu unmöglich. Im auxotonischen Training könnte eine auferlegte Belastung im verletzungsbedingt schwächsten Punkt der Bewegung zu Schädigungen führen, da keine entsprechende Anpassung erfolgt.

Zusammenfassend kann man die Vor- und Nachteile der isokinetischen Trainingsform wie folgt darstellen.

Vorteile

- Maximaler (oder gewünschter submaximaler) Widerstand über den gesamten Bewegungsraum
- Vermeidung von Überbelastungen durch automatische Anpassung des Widerstandes an Hebelverhältnisse; Ermüdung und Schmerz
- Verminderung des Druckes auf die Gelenkflächen und der Spannung in Bändern und Sehnen sowie der Muskulatur bei hohen Bewegungsgeschwindigkeiten
- Bei einigen Geräten durch die Wahl unterschiedlicher Belastungsmodi: stufenweise kontrollierte Heranführung an aktive Bewegungsmuster und Muskelkontraktionen
- Verbesserung der Spezifität des Trainings durch Variation der Bewegungsgeschwindigkeit
- Gleichzeitiges Training von Agonisten und Antagonisten möglich
- Die meisten Geräte sind auch als Testgeräte einsetzbar und ermöglichen die Registrierung objektiver Meßwerte, die eine hohe Validität und Reliabilität aufweisen.
- Möglichkeit zur Bestimmung der Parameter „Arbeit" und „Leistung" aus der Kenntnis der genauen Wegstrecken und Zeitdauer und damit eine exakte Basis zur Festlegung des Trainingsumfanges; Perrin (1968) nannte in diesem Zusammenhang sein isokinetisches Gerät das „echte Dynamometer" („a true dynamometer"), weil es erstmals erlaubte, Kraft, Arbeit, Leistung und Ausdauer bei allen Bewegungsgeschwindigkeiten direkt und exakt zu messen.

Nachteile

- Hohe Anschaffungskosten der Geräte
- Relativ großer Zeitaufwand beim Training mehrerer Gelenke und Muskelgruppen durch aufwendige Umbauarbeiten am Gerät
- Isokinetische Belastungsformen gibt es in alltäglichen und sportlichen Bewegungen nicht; sie sind rein künstlich erzeugt.

13.2 Möglichkeiten der Belastungssteuerung

Für ein isokinetisches rehabilitatives Training anhand der herkömmlichen trainingswissenschaftlichen Angaben müssen Modifikationen erfolgen:

- Weil die Variationssteuerung im isokinetischen Training sich im wesentlichen aus der Bewegungsgeschwindigkeit ableitet
- Weil eine weitaus höhere muskuläre Auslastung und Spannungsentwicklung durch einen sich akkommodierenden Widerstand in der Gesamtbewegung ergibt
- Weil Agonisten und Antagonisten in einem Arbeitsgang und klar abzugrenzenden Aktivitäts- und Erholungszeiträumen trainieren und somit zum Teil andere Energiebereitstellungsprozesse wirksam werden
- Weil eine Anpassung der Belastungsintensität an den Faktor Ermüdung während des Trainings unmittelbar gewährleistet ist, wodurch sich verändernde Belastungsumfänge ableiten lassen
- Weil besonders im rehabilitativen Training zum Teil andere Zielsetzungen in den Vordergrund treten, die sich ausschließlich an den individuellen und schadensabhängigen Möglichkeiten orientieren müssen

Die Steuerungselemente im isokinetischen Training ergeben sich aus den Trainingsmethoden, den Trainingsinhalten und den Trainingsprinzipien. Die Trainingsmethoden sind für eine spezifische Zielsetzung (z. B. Muskelaufbau) entwickelte Maßnahmen zur Verbesserung dieses angestrebten Zieles (z. B. Methode der submaximalen Kontraktion u. a.). Die Trainingsinhalte bezeichnen die jeweiligen Übungen, die im isokinetischen Training durch die Bedingungen des Gerätes vorgeschrieben sind. Bedeutsam sind daher im folgenden insbesondere die Trainingsprinzipien, die auf den Gesetzmäßigkeiten einer biologischen Adaptation basieren und diese systematisch ansteuern sollen.

Das isokinetische Training ermöglicht grundsätzlich zwei *Formen der Intensitätssteuerung:* Steuerung über Vorgabe der Belastungsgröße oder Steuerung über Vorgabe der Bewegungsgeschwindigkeit. Beide Steuerungsmechanismen können natürlich auch kombiniert eingesetzt werden.

13.2.1 Steuerung über Vorgabe der Belastungsgröße

Bei der Steuerung über die Vorgabe der Belastungsgröße gibt man, ähnlich wie im auxotonischen Training, eine Belastungsintensität vor, mit der trainiert werden soll. Diese Angabe erfolgt in der Regel über eine prozentual anteilige Belastung der Maximalkraft (z. B. Trainingsintensität von 40% der momentanen Maximalkraft). Der Patient soll nun in diesem Bereich während der gesamten Serie trainieren. Im auxotonischen Training ist diese Regelung zu realisieren, indem man von außen die entsprechende Gewichtsbelastung aufbaut, sofern man die Maximalkraftwerte besitzt. Beim rehabilitativen isokinetischen Training treten, ebenso wie im herkömmlichen auxotonischen Training, diesbezüglich Probleme auf, da eine Bestimmung des Parameters Maximalkraft einer geschädigten Extremität meist unmöglich ist. Tests zur Maximalkraft, insbesondere in den ersten postoperativen Wochen, sind sogar kontraindiziert, damit der Schutz der betroffenen Strukturen gewährleistet bleibt. Derartig hohe Belastungen könnten den Operationserfolg zunichte machen. Darüber hinaus hemmen Schutzmechanismen, wie z. B. Schmerzen oder Schwellungen und auch Innervationsdefizite, die Realisierung echter maximaler Kraftwerte. Häufig versucht man, sich zu helfen, indem man die gesunde Extremität entsprechenden Maximalkrafttests unterzieht. Die auf diese Art und Weise erhobenen Werte lassen sich jedoch nur eingeschränkt auf die geschädigten Strukturen übertragen, so daß große Vorsicht geboten ist, um nicht dementsprechend großen Schaden anzurichten. Nur in der Endphase der Rehabilitation ist es legitim, den Heilungsverlauf an den Resultaten der anderen Extremität zu bestimmen oder mit denen zu vergleichen. Dabei ist häufig das Rehabilitationsziel erreicht, wenn die betroffene Extremität wieder eine annähernd gleiche

Kapazität (Maximalkraft) wie die andere Seite aufweist, wobei jedoch eher die Kraftqualitäten in den Vordergrund treten sollten.

Weiterhin resultieren aus den verschiedenen Trainingsgeschwindigkeiten von 15°/s bis 300°/s, aufgrund mit zunehmender Geschwindigkeit sich verkürzende Kontraktionszeiten, abnehmende Drehmomentmaxima, die somit über das Geschwindigkeitsspektrum relative dynamische Maximalwerte bedingen. Eine prozentuale Belastungsvorgabe würde in den verschiedenen Geschwindigkeitsbereichen unterschiedliche muskuläre Belastungen und Spannungsverhältnisse daher nach sich ziehen. Aus diesem Grund müßten die Vorgaben immer in Abhängigkeit der Trainingsgeschwindigkeit variiert werden (s. Kap. 13.2.2).

Andererseits verhindert der sich variabel anpassende Widerstand von Bewegung zu Bewegung eine kontinuierliche Belastung in dem vorgegebenen Trainingsbereich. Eine ausschließliche Angabe der Prozentangabe, gibt keine Gewährleistung, daß ständig auch dieser Richtwert erreicht wird. Notwendig wäre hier eine ständige optische Kontrolle des gesamten Bewegungsbereiches. Eine alleinige Aufzeichnung des erreichten Maximums reicht allerdings für die Steuerung nicht aus.

Zu beachten ist ebenso, daß bei einer prozentualen Reduzierung der Belastungsintensität, beispielsweise bei einem submaximalen Training im niedrigen Intensitätsbereich, eine eingeschränkte Rekrutierung motorischer Einheiten bedingt wird. Die Rekrutierung motorischer Einheiten erfolgt in der Regel nach dem Prinzip, daß die kleineren motorischen Einheiten bei niedrigen Belastungsintensitäten und die größeren motorischen Einheiten bei hohen Intensitäten angesprochen werden („Rekrutierungsprinzip" nach Hennemann 1957). Zusätzlich bestimmt die Entladungsfrequenz der motorischen Einheiten die Kraftentfaltung. Dabei werden erst in höheren Intensitäten die höherschwelligen motorischen Einheiten rekrutiert, die bei niedrigen submaximalen Intensitäten noch nicht angesprochen werden.

Bezieht man die vorangestellten Aussagen ein, dann wird deutlich, daß eine Veränderung

der Bewegungsgeschwindigkeit sowie eine gleichzeitige Variation der prozentualen Belastungsgröße eine exakte Trainingssteuerung unmöglich macht. Daher ist es ratsam, zwar eventuell zu Beginn des isokinetischen Trainings die Belastungsintensität über prozentuale Vorgaben zu reduzieren, um behutsam erste neuromuskuläre Anpassungsmechanismen auszulösen, dennoch aber möglichst schnell auf eine andere Form der Belastungssteuerung überzugehen, die typisch für diese Arbeitsweise ist und die oben genannten Probleme des selektiven Muskelfasertrainings zum größten Teil ausschaltet, wie es die Steuerung über die Vorgabe der Bewegungsgeschwindigkeit gewährleistet. Setzt man allerdings diese Form der Intensitätssteuerung ein, so ist dann ein Feedback-System zur Kontrolle der Kraftentfaltung unumgänglich, wie es die Gerätehersteller über eine Bildschirmkontrolle realisiert haben.

13.2.2
Steuerung über Vorgabe
der Bewegungsgeschwindigkeit

Die Möglichkeit der Intensitätssteuerung über die Vorgabe der Bewegungsgeschwindigkeit basiert einerseits auf den Bedingungen der Isokinetik (akkommodierender Widerstand etc.) und zum anderen auf dem Faktor „Zeit". Diese Form der Trainingssteuerung vereinigt fast alle Grundzüge der isokinetischen Arbeitsweise.

Die Geschwindigkeit, mit der sich ein Muskel bei einer Kontraktion verkürzt, ist abhängig von seiner Länge und seiner Belastung. Dies bedeutet, daß die Verkürzungsgeschwindigkeit eines Muskels bei gleicher Ausgangslänge mit steigender Last abnimmt. Die Kontraktionsgeschwindigkeit wird gleich null, wenn die Last der maximalen Muskelkraft entspricht. Die Beziehung zwischen Last und Geschwindigkeit, mit der diese Last bewegt werden kann, ist offensichtlich nach der von Hill (1938) benannten „Grundgleichung der Muskeldynamik" nicht linear. Seinen Angaben nach entspricht die Last-Geschwindigkeitsrelation einer hyperbolischen Funktion:

F 13.1

$$(P+a) \cdot (v+b) = (Po + a) \cdot b = K$$

Dabei stellt P die Last, Po die statische Maximalkraft, v die Geschwindigkeit, b die Muskellängenkonstante, a die Kraftkonstante und K eine individuelle Konstante dar, die für einzelne Personen typisch sind und in Versuchen ermittelt werden müssen.

Geht man von der theoretischen Begründung aus, daß man bei einer Bewegungsgeschwindigkeit von Null die größten Kraftwerte erzielen kann, so kann man annehmen, daß sich mit zunehmender Bewegungsgeschwindigkeit die Realisationsmöglichkeiten des Kraftmaximums verringern. Bei schnelleren Bewegungen und identischem Bewegungsausmaß limitiert die zunehmende Bewegungsgeschwindigkeit die Spannungsentwicklung des Aktin-Myosin-Komplexes der Muskulatur. Dabei nimmt mit ansteigender Geschwindigkeit trotz eines maximalen Krafteinsatzes pro Zeiteinheit die Spannungsentwicklung ab. Der Einfluß der Bewegungsgeschwindigkeit auf die an dieser maximalen Belastung beteiligten Muskelfasern ist weitaus geringer als der Einfluß einer vorbestimmten Belastungsintensität, so daß selbst bei relativ schnellen maximalen Kraftbelastungen alle Fasertypen angesprochen werden können. Im isokinetischen Training bedeutet dies, daß bei einer Winkelgeschwindigkeit von 300°/s die langsamsten ST-Fasern sich an der Kontraktion beteiligen können, wobei sie aufgrund des Erreichens ihres Zuckungsgipfels nach ca. 90 bis 120 ms erst nach 2/3 des Bewegungsablaufes zur Drehmomententfaltung beitragen, wohingegen sie in langsamen Geschwindigkeiten nahezu unmittelbar aktiv sind (vgl. Dietz 1985; Scharf/Noack 1987). Dies stellt einen wesentlichen Faktor des geschwindigkeitsspezifischen isokinetischen Trainings dar, da es zu keinem selektiven Ausschalten bestimmter Fasern im Training kommt, was, wie bereits beschrieben, insbesondere in der postoperativen Rehabilitation bedeutsam ist.

In Testreihen ergab sich, daß die maximal mögliche Kraftentfaltung bei unterschiedli-

chen Bewegungsgeschwindigkeiten der Knieextensoren und -flexoren eine hohe negative Korrelation (r = (0,99) zwischen den Mittelwerten der Drehmomentmaxima und der Winkelgeschwindigkeit in einem Bereich von 30°/s bis 300°/s aufweist. Die Mittelwerte der Drehmomentmaxima (DMM) der Extensoren fallen mit zunehmender Geschwindigkeit ab (s. Abb. 13.4). Diese Beziehung läßt sich in einem annähernd linearen Abfall der Drehmomente mit steigender Geschwindigkeit durch folgende Funktion beschreiben (Froböse 1993):

F 13.2

DMM (Nm) = 234,5 (Nm) − 0,46 (kgm²/s · Winkelgrad) · Geschwindigkeit (°/s)

Allerdings lassen absolute Zahlen weniger den exakten Verlauf des Verhältnisses nachweisen, so daß es sinnvoller erscheint, einen Quotienten zu bestimmen. Der Quotient (%) aus dem isokinetischen Drehmoment (relatives Kraftmaximum) der Knieextensoren bei verschiedenen Geschwindigkeiten und aus dem isometrischen Maximum (absolute willkürliche Maximalkraft) läßt deutlich eine Beziehung zwischen der Bewegungsgeschwindigkeit und der Höhe des Quotienten erkennen (s. Tab. 13.1 und Abb. 13.5). Dabei wird der Gelenkwinkel, bei dem das jeweilige Maximum auftritt, nicht berücksichtigt, da sich aufgrund verschiedener Bewegungsgeschwindigkeiten andere Kraft-Zeit-Verhältnisse des Muskels ergeben und

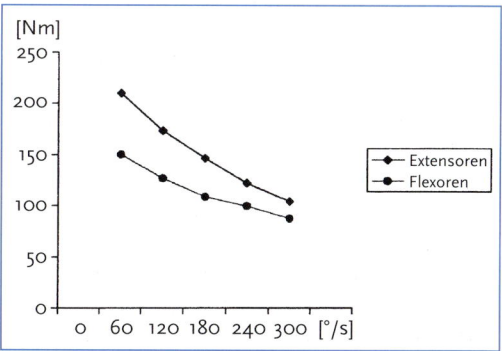

Abbildung 13.4 Maximal mögliche Kraftentfaltung (DMM) der Knieextensoren und -flexoren in Abhängigkeit zur isokinetischen Bewegungsgeschwindigkeit

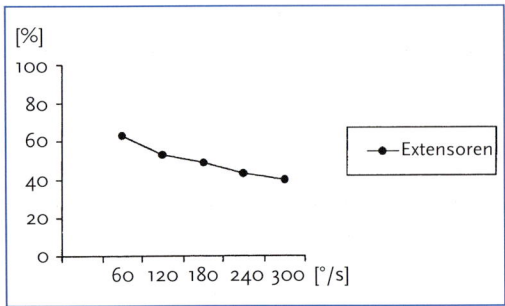

Abbildung 13.5 Verhältnis isometrisches/isokinetisches Drehmomentmaximum der Knieextensoren in Abhängigkeit zur Bewegungsgeschwindigkeit

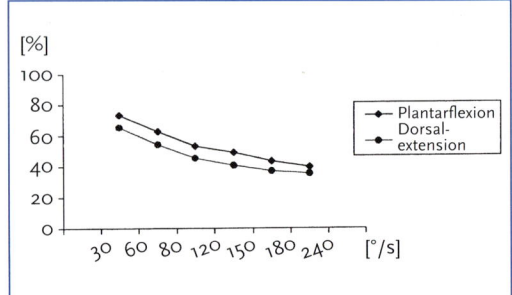

Abbildung 13.6 Verhältnis der isometrischen und isokinetischen maximalen Drehmomente (DMM) der Plantar- und Dorsalflexoren des Sprunggelenkes in Abhängigkeit zur Bewegungsgeschwindigkeit (°/s)

somit diese Winkelbereiche in den einzelnen Geschwindigkeitsbereichen variieren und zum Teil auch durch ein Training beeinflußt werden können.

Eine Erhebung des Quotienten aus dem isokinetischen Drehmomentmaximum zum isometrischen Maximum in Abhängigkeit zur Bewegungsgeschwindigkeit der Plantar- und Dorsalflexoren des Sprunggelenkes erbringt

ein ähnliches Bild, wobei allerdings die Linearität der Funktion nicht derart gegeben ist (s. Tab. 13.2, Tab. 13.3 und Abb. 13.6).

Wie aus den Ergebnissen ersichtlich, bedingt der Einsatz verschiedener isokinetischer Bewegungsgeschwindigkeiten unterschiedliche muskuläre Spannungsgrößen mit sich daraus ableitender variabler Drehmomententwicklung. Zu erkennen ist, daß – ausgehend

Tabelle 13.1 Mittelwerte und Standardabweichungen des Quotienten (%) aus isokinetischem Drehmomentmaximum der Knieextensoren bei unterschiedlichen Geschwindigkeiten und der entsprechenden isometrischen Maximalkraft

	30°/s	60°/s	120°/s	180°/s	240°/s	300°/s
Mittelwert	81,6%	75,8%	63,1%	53,1%	44,2%	37,7%
Standardabweichung	7,1	6,7	5,4	4,3	4,0	3,1

Tabelle 13.2 Mittelwerte und Standardabweichungen des Quotienten (%) aus isokinetischem Drehmomentmaximum der Plantarflexoren bei unterschiedlichen Geschwindigkeiten und der entsprechenden isometrischen Maximalkraft

	30°/s	60°/s	120°/s	180°/s	240°/s	300°/s
Mittelwert	73,2%	62,7%	53,2%	49,1%	43,0%	39,7%
Standardabweichung	15,2	15,1	15,2	14,3	12,4	12,0

Tabelle 13.3 Mittelwerte und Standardabweichungen des Quotienten (%) aus isokinetischem Drehmomentmaximum der Dorsalflexoren bei unterschiedlichen Geschwindigkeiten und der entsprechenden isometrischen Maximalkraft

	30°/s	60°/s	120°/s	180°/s	240°/s	300°/s
Mittelwert	65,2%	54,1%	45,4%	40,5%	36,8%	35,4%
Standardabweichung	32,0	26,7	20,4	18,0	15,2	13,8

von der isometrischen Maximalkraft (0°/s) als höchstem, willkürlich zu realisierenden Kraftanteil an der Absolutkraft der Muskelgruppe – sich mit ansteigender Bewegungsgeschwindigkeit die Ausprägung der Kraftentfaltung nahezu linear reduziert. Dementsprechend werden bei einem Einsatz der langsamsten isokinetischen Geschwindigkeiten aufgrund ihrer relativen Nähe zur isometrischen Kontraktionsweise die größten und bei den schnellsten Geschwindigkeiten die niedrigsten Drehmomente erhoben. Da die Bewegungsgeschwindigkeit offensichtlich hierfür der beeinflussende Faktor ist, läßt sich auf dieser Grundlage eine Steuerung der Intensitätsvorgaben im isokinetischen Training vornehmen, ohne weitere Maßnahmen einzubeziehen. Eine zusätzliche Reduzierung der Belastung über submaximale Intensitätsvorgaben würde eine noch weitergehende Einschränkung bedingen, die zusätzlich geschwindigkeitsspezifischen Abhängigkeiten unterliegt und somit eine eindeutige Trainingssteuerung zusätzlich erschwert (s. Kap. 13.2.1).

Basierend auf den genannten Kraftrealisationsmöglichkeiten in Abhängigkeit zur Bewegungsgeschwindigkeit kann man, entsprechend der trainingswissenschaftlichen Angaben, für ein isokinetisches Training folgende Maßnahmen zusammenstellen:

- Ein Training im niedrigen isokinetischen Geschwindigkeitsbereich nimmt besonderen Einfluß auf die intramuskuläre Koordination, da die dazu notwendigen hohen Intensitäten nur in diesen Bereichen realisiert werden können
- Ein Training im Geschwindigkeitsspektrum mit ihren mittleren Intensitäten nimmt bei entsprechender Reizdauer besonderen Einfluß auf den Muskelquerschnitt, wobei im rehabilitativen Bereich zu Beginn noch etwas schneller trainiert werden könnte
- Mit hohen Bewegungsgeschwindigkeiten wirkt man im trainingswissenschaftlichen Sinne nur bei entsprechend hoher Wiederholungszahl auf den Bereich der Kraftausdauer ein, wohingegen die Einflußnahme auf den Muskelquerschnitt und die intramuskuläre Koordination in den Hintergrund tritt

Die Geschwindigkeitsbereiche variieren dabei zwischen den einzelnen Muskelgruppen (Gelenken).

13.3 Grundprinzipien und Durchführungshinweise der geschwindigkeitsspezifischen Steuerung des isokinetischen Trainings

Aus den erläuterten Ergebnissen ergibt sich, daß die isokinetische Trainingssteuerung teilweise andere Inhalte bedingt, als sie bisher von der herkömmlichen Trainingswissenschaft bekannt waren. Davies (1992) hat auf die Notwendigkeit einer eigenständigen Definition der Belastungsnormativa für den Einsatz isokinetischer Geräte hingewiesen. Insbesondere wurde der Einfluß der Bewegungsgeschwindigkeit zur Auslösung spezifischer neuromuskulärer Anpassungserscheinungen im Training deutlich.

Folgende Grundbedinungen lassen sich festhalten:

- Der Einfluß eines isokinetischen Trainings auf die Maximalkraft ist in einem eng begrenzten Trainingszeitraum um so größer, je niedriger die jeweilige Trainingsgeschwindigkeit gewählt wird. Mit langsamen Geschwindigkeiten kann man kurzfristig den größten Kraftzuwachs erzielen
- Ein Training bei niedrigen Geschwindigkeiten führt in erster Linie zu Kraftverbesserungen bei langsamen isokinetischen Geschwindigkeiten, weist aber auch – allerdings mit abnehmender Intensität – Einflüsse auf mittlere und hohe Bewegungsgeschwindigkeiten auf
- Training bei hohen Geschwindigkeiten hat dagegen eher einen „carry-over"-Effekt auf niedrige Geschwindigkeitsbereiche, wobei sich die Einflußnahme mit zunehmender Entfernung von der Trainingsgeschwindigkeit reduziert
- Ein Training im mittleren Geschwindigkeitsbereich führt am ehesten zu Verbesserungen der Drehmomententwicklung bei allen Kontraktionsgeschwindigkeiten, ohne aber Vorteile gegenüber speziellen Bewegungsgeschwindigkeiten aufzeigen zu können

- Eine muskuläre Querschnittszunahme wird kurzfristig vorrangig über ein Training im langsamen und mittleren Geschwindigkeitsbereich erzielt, wobei allerdings teilweise dem Trainingsumfang eine besondere Bedeutung zufällt
- Die intramuskuläre Koordination verbessert sich am stärksten nach einem Training mit maximalen Kraftintensitäten bei langsamen Geschwindigkeiten
- Eine Einflußnahme auf die intermuskuläre Koordination sollte in erster Linie über den Einsatz mittlerer und hoher Geschwindigkeiten erfolgen

Jede dieser Angaben darf dabei nicht als absolut betrachtet werden, da neben den genannten speziellen und typischen Anpassungserscheinungen auch Verbesserungen in jenen Kraftfähigkeiten auftreten, die nicht unmittelbar angestrebt werden. Deshalb besitzt jede Trainingsmethode sowohl Haupt- als auch Nebeneffekte.

Für den Einsatz des geschwindigkeitsspezifischen isokinetischen Trainings bedeutet dies entsprechend des Stufenmodells (s. Kap. 4), daß die einzelnen Qualitäten und Quantitäten aufeinander aufbauend einzusetzen sind. Dies ist in Tab. 13.4 am Beispiel des Trainings der Knieextensoren und -flexoren dargestellt.

Für das Training anderer Muskelgruppen müssen entsprechend der Geschwindigkeitsbereiche andere passende Geschwindigkeiten gewählt werden (s. Tab. 13.5).

Tabelle 13.4 Wahl der Bewegungsgeschwindigkeiten, der Wiederholungszahlen und des Krafteinsatzes in Abhängigkeit von der Zielsetzung beim isokinetischen Training der Knieextensoren- und flexoren

Ziel	Bewegungsgeschwindigkeit [°/s]	Wiederholungszahlen	Krafteinsatz
Verbesserung der intermuskulären Koordination der Knieextensoren und -flexoren	150–210	10–15	submaximal
Verbesserung der Kraftausdauer der Knieextensoren und -flexoren	150–240	15–25 (evtl. mehr)	submaximal bis maximal
Verbesserung des Muskelquerschnittes der Knieextensoren und -flexoren	60–240	8–15	submaximal bis maximal
Verbesserung der intramuskulären Koordination der Knieextensoren und -flexoren	30–120	3–10	maximal

Tabelle 13.5 Wahl der Bewegungsgeschwindigkeit bei einem isokinetischen Training in Abhängigkeit von der Zielsetzung des Muskeltrainings und der Muskelgruppen/dem Gelenk

Bewegungsmuster	Verbesserung der intermuskulären Koordination	Verbesserung der Kraftausdauer	Vergrößerung des Muskelquerschnittes	Verbesserung der intramuskulären Koordination
Sprunggelenk: Ex./Flex. Sprunggelenk: Pro./Sup.	90–120°/s 90–120°/s	90–120°/s 90–120°/s	60–120°/s 60–120°/s	15–60°/s 15–60°/s
Kniegelenk: Ex./Flex.	150–210°/s	150–240°/s	60–240°/s	30–120°/s
Hüftgelenk: Ex./Flex. Hüftgelenk: Abd./Add.	30–90°/s 30–90°/s	30–60°/s 30–60°/s	15–60°/s 15–60°/s	15–30°/s 15–30°/s
Schultergelenk: Ex./Flex. Schultergelenk: Abd./Add. Schultergelenk: IR/AR bis 90° Flex.	120–180°/s 90–180°/s 90–180°/s	90–180°/s 90–180°/s 90–180°/s	60–150°/s 60–150°/s 60–120°/s	30–90°/s 30–60°/s 30–60°/s
Ellbogengelenk: Ex./Flex. Ellbogengelenk: Sup./Pro.	120–180°/s 30–90°/s	90–180°/s 30–60°/s	60–150°/s 30–60°/s	15–60°/s 15–30°/s
Handgelenk: Ex./Flex. Handgelenk: Ulnar-/Radial-Abd.	90–120°/s 90–120°/s	60–120°/s 60–120°/s	60–90°/s 30–90°/s	15–30°/s 15–30°/s

Daraus läßt sich ableiten, daß sich mit zunehmender Trainingsdauer die Belastungsintensitäten erhöhen, was bei einem geschwindigkeitsspezifisch gesteuerten, isokinetischen Training gleichzeitig eine Reduzierung der Bewegungsgeschwindigkeit impliziert. Hierzu müßte ein Behandlungszeitraum von mindestens zehn bis zwölf Wochen zur Verfügung stehen, um die angestrebten Verbesserungen nahezu optimal ausnutzen zu können. Bei einer Therapiedauer von weniger als zehn Wochen ist ein kombiniertes Training zu empfehlen, in dem die oben genannten Qualitäten nicht nacheinander, sondern zum Teil parallel geschult werden. Grundsätzlich ändert sich aber an der Abfolge der einzelnen Trainingszielsetzungen bei verkürzten Zeiträumen darüber hinaus nichts.

Neben der Definition der Belastungsintensität über die Wahl der Bewegungsgeschwindigkeit stellt die Bestimmung des Trainingsumfangs das bedeutsame Belastungsnormativ dar. Auch hier kann man sich grundsätzlich nicht an den Empfehlungen für ein auxotonisches Training orientieren, da die isokinetische Arbeitsweise einige Besonderheiten (z. B. „accomodating resistance") aufweist, die eine entsprechende Umfangsdefinition erschweren. Aus den Ergebnissen ergeben sich zusammenfassend folgende Aussagen:

- Die Ermüdung innerhalb einer Trainingseinheit schreitet von Serie zu Serie fort, wie es auch von anderen Trainingsmethoden her bekannt ist
- Dabei bedingen die höheren Bewegungsgeschwindigkeiten größere Ermüdungserscheinungen, da einerseits höhere koordinative Anforderungen an die Probanden gestellt werden und andererseits sich teilweise andere Energiebereitstellungsprozesse ergeben. So sollte eine Reduktion der Drehmomentwerte um mehr als 30–40% vom Ausgangswert den Abbruch der Serie bzw. der Trainingseinheit nach sich ziehen.

Darauf aufbauend resultieren für ein isokinetisches Muskeltraining am Beispiel der Knieextensoren und -flexoren folgende Wiederholungszahlen (s. Tab. 13.6)

Diese Angaben beziehen sich auf ein geschwindigkeitsspezifisch gesteuertes Training mit einer Bewegungsamplitude von ca. 80–90°, wobei jede Kontraktion (sub-)maximal ausgeführt werden sollte. Sie basieren auf der Grundlage, daß eine Reduzierung der Drehmomente um ca. 30–40% eine weitere effektive Fortführung nicht mehr gewährleistet. Einige andere Autoren (Sherman et al. 1982; Davies 1992 u. a.) empfehlen einen Abbruch der Serie erst bei einer Reduktion der Drehmomentwerte um 50% vom Drehmomentmaximum. Vergleichbar sehen sie in einer weiteren Fortsetzung der Belastung keine sinnvolle Gestaltung des Trainings mehr. Unseres Erachtens erscheint dieser Wert – vor allem unter Einbezug der vorher beschriebenen Ergebnisse – zu hoch angesetzt, so daß wir eine Reduzierung der Drehmomente bis zu 40% als maximale Grenze ansehen, um ein Training ohne Pause fortzusetzen.

Bei einer Vorgabe der Intensität über prozentuale Belastungsangaben (s. Kap. 13.2.1) erhöhen sich die *Wiederholungszahlen* in den einzelnen Geschwindigkeitsbereichen. Eine Anpassung bei dieser Steuerung des Trainings nimmt man beispielsweise vor, indem man für jeweils um 10% reduzierte Belastungsgrößen zwei Wiederholungen pro Serie bei der jeweiligen Geschwindigkeit hinzuzählt. Gibt man beispielsweise die Vorgabe, mit einer Intensität von 60% der Maximalkraft zu trainieren, so zählt man zu dem angegebenen Wiederholungszahlen acht (100% – 60% = 40%, d. h. 4 · 2 = 8 Wiederholungen) hinzu. Auch dann verbleibt man in etwa in dem Schwankungsbereich von 30–40% des Drehmomentes. Dabei sind natürlich immer individuelle Bedingungen und speziell das Anforderungsprofil der Patienten mit Schwerpunkten auf dem ein

Tabelle 13.6 Zusammenhang zwischen der isokinetischen Bewegungsgeschwindigkeit und der Wiederholungszahl im Training am Beispiel der Knieextensoren und -flexoren

Geschwindigkeit [°/s]	30	60	90	120	150	180	210	240	270	300
Wiederholungszahl	< 5	6–8	9–10	10–12	12–14	14–16	16–18	18–20	20–22	22–25

oder anderen Gebiet sowie die trainierende Muskelgruppe zu berücksichtigen.

Ebenso sollte die *Anzahl der Serien* die Zahl acht bis zehn nicht überschreiten. Nach bisherigen Erkenntnissen sind sogar eher vier bis sechs Serien, allerdings in Abhängigkeit von der Zielsetzung, in einer Trainingseinheit ohne entsprechend ausgedehnte Erholungsphasen ausreichend. Dabei ist die Belastungsgröße, submaximale oder maximale Intensität, nahezu ohne Bedeutung. Alle darüberliegenden Umfänge bedingen eine enorme Steigerung der Ermüdungserscheinungen und gewährleisten keine optimal koordinierte Bewegungsausführung mehr, was gerade bei geschädigten Gelenkstrukturen vermieden werden muß. Ausgleichsbewegungen und Ganzkörpereinsatz sind die Folgen, so daß die Effektivität des Trainings mit zunehmender Dauer weiter abnimmt und die Gefahr einer erneuten Schädigung zunimmt. Eine höhere Anzahl an Serien ist nur dann angezeigt, wenn längere Pausen eingeschaltet werden, die eine gewisse umfassende Regeneration ermöglichen. Dadurch könnte ein weiteres Aufschaukeln der Ermüdungsrückstände abgefangen werden.

Eine gezielte Trainingssteuerung setzt neben einer ausgewogenen Belastungsbestimmung, um entsprechende neuromuskuläre Anpassungen zu erreichen, eine adäquate Festsetzung der *Erholungsphasen* voraus. Die in der Regel bisher angewandten ein- bis zweiminütigen Pausen zwischen den Trainingsserien sind in rehabilitativen Aufbauprozessen meist zu kurz, um eine ausreichende Regeneration zu gewährleisten. Es konnte festgestellt werden, daß sich bei einer Pausenlänge von zwei Minuten die Ermüdungsrückstände immer weiter aufschaukeln, ohne daß es zu einer Reduktion derselben kommt. Andererseits verbietet der Trainingsablauf in einer ambulanten Einrichtung oder Klinik häufig jedoch eine Ausdehnung der Pausenlängen zwischen den einzelnen Serien, so daß als Kompromiß eine Pausendauer von ca. drei Minuten insgesamt zu empfehlen ist. Besser wäre eine fünfminütige Erholung, weil sich erst ab diesem Zeitpunkt eine ausreichende Reduktion der Ermüdungsrückstände nachweisen läßt. Eine aktive Pau-

sengestaltung könnte diesen Prozeß eventuell beschleunigen.

Nach Beendigung von vier bis fünf Serien mit einer dreiminütigen Pause dazwischen ist zur weiteren Fortsetzung des Trainings eine längere Erholung von ca. zehn Minuten sinnvoll, in welcher der Patient das Gerät verlassen sollte, um gymnastischen Übungen nachgehen zu können.

Die *exzentrische Kontraktionsform* ist ebenfalls im Rahmen der isokinetischen Arbeitsweise technisch erschlossen worden. Für den Bereich des leistungssportlichen Trainings ist ihre Effektivität bewiesen und mittlerweile, insbesondere in bezug auf die Verbesserung der intramuskulären Koordination, unbestritten. Unter dem Gesichtspunkt eines Einsatzes im Therapieprozeß überwiegen jedoch die kritischen Aussagen, da man mit dieser Kontraktionsform supramaximale Belastungen einhergehen sieht. Bei den modernen isokinetischen Trainingsgeräten ist es unterdessen realisiert, Intensitäten weit unterhalb der Maximalbelastung zu definieren, was eine relativ frühzeitige Anwendung der nachgebenden Arbeitsweise, die sich in einer Vielzahl an Alltags- und Sportaktivitäten findet, in der Therapie ermöglicht.

Für das exzentrische isokinetische Training wurden teilweise, abweichend von der vorliegenden Literatur zur auxotonischen Arbeitsweise, einige Besonderheiten ermittelt, die mit der speziellen Belastungsform zusammenhängen (Froböse 1993). Insgesamt konnte zwar ebenfalls eine Abhängigkeit von der Bewegungsgeschwindigkeit festgehalten werden, jedoch zeigte diese einen anderen Verlauf. Aus den vorliegenden Ergebnissen ergeben sich somit folgende Zusammenhänge für das exzentrische isokinetische Training:

- Bei identischer Winkelgeschwindigkeit sind die exzentrisch erzielten Drehmomente größer als konzentrische Vergleichswerte
- Dabei übersteigen nur im Bereich der langsamen Bewegungsgeschwindigkeiten die erzielten Maxima das isometrische Maximum
- Mit weiter zunehmender Geschwindigkeit reduziert sich das zu realisierende exzentri-

sche Maximum. Daher empfiehlt sich aufgrund der relativ hohen Belastungsintensitäten die exzentrische Arbeitsweise zur Verbesserung der intramuskulären Koordination.

Ein Vergleich der Energiebilanz zwischen rein konzentrischer und konzentrisch-exzentrischer Kontraktionsform erbrachte keinen derartigen Unterschied, der eine Anpassung der Reizhäufigkeit bedingen würde, was mit der vorwiegend reflektorischen Erhöhung der Drehmomente erklärt werden kann. Weiterhin scheint diese Trainingsform, Einfluß auf die Kräftigung der bindegewebigen Gelenkstrukturen (z. B. Bänder) nehmen zu können, woraus sich eine mehr oder weniger deutliche Beeinflußbarkeit und Trainierbarkeit der exzentrischen (unwillkürlichen) Kontraktionsform ableiten läßt.

13.4
Grundlegender Aufbau des Rehabilitationstrainings für isolierte Bewegungen an isokinetischen Geräten

Bei der Anwendung des isokinetischen Trainings in der Therapie sind spezielle verletzungsabhängige Bedingungen (Schädigungsart, Lokalisation, Operationsmethode u. a.) zu berücksichtigen. Die Rekonstruktion eines Kreuzbandes zieht einen anderen Rehabilitationsverlauf nach sich als beispielsweise eine Meniskusektomie oder eine andere Verletzung. Im wesentlichen richtet sich der Aufbau eines isokinetischen Trainings in bezug auf die Intensität der Belastung und auf die eingesetzte Bewegungsgeschwindigkeit nach der Toleranzgrenze der verletzten oder geschädigten Struktur, womit das gesamte Arthron und nicht nur die Muskulatur gemeint ist, sowie nach der Belastungstoleranz des Patienten. Jedoch läßt sich allgemein erkennen, daß je früher gezielt mit einem rehabilitativen Trainingsprogramm begonnen wird, und je früher der Patient in der Lage ist, sich aktiv an dem Training zu beteiligen, desto eher wird die normale Funktion der Gelenkeinheit und der beteiligten Muskelgruppen erreicht. Daher

müssen einerseits die rekonstruierten Gewebestrukturen geschützt werden, andererseits aber kann es nur unter normalen Bedingungen zu einer frühzeitigen belastungsgerechten Strukturierung des sich bildenden Narbengewebes kommen, sowie nur ein frühzeitiger Beginn der Nachbehandlung die Folgen einer Immobilisation aufhalten kann. Dabei fällt der Muskelkraft eine ganz besondere Bedeutung zu, indem sie das Gelenk durch ihre dynamische Kontrolle schützt.

Für die postoperative Behandlung von Gewebestrukturen gelten prinzipiell die gleichen Grundsätze und Richtlinien wie für ein Training der Muskulatur. Bei einem Training der Muskulatur werden gleichzeitig alle anderen Strukturen trainiert, und bei einer erfolgreichen muskulären Rehabilitation adaptieren sich dementsprechend auch andere Gewebestrukturen, so daß sich eine spezifisch auf dieses Gewebe abzielende Therapie in der Regel erübrigt. Beispielsweise mobilisiert die isokinetische Bewegung das Gelenk, was zusätzlich eine Aktivierung des chondrosynovialen Stoffwechsels und damit eine verbesserte Ernährung des hyalinen Gelenkknorpels bewirkt.

Ist die verletzte Struktur noch nicht derart belastbar, daß gezielt ein isokinetisches Training eingesetzt werden kann, ist es sinnvoll, die nicht betroffene Extremität zu trainieren, was insbesondere in der Frühphase der Behandlung zur Anwendung gelangen sollte. Ziel ist es:

- Einen Transfer des koordinativ bedingten Kraftzuwachses auf die betroffene Extremität („Crossing-over-Effekt") zu erreichen
- Über die Mitinnervation der verletzten Extremität entsprechende neuromuskuläre Anpassungsvorgänge auszulösen
- Eine Stabilisierung bzw. Verbesserung der Kraftverhältnisse der gesunden Körperabschnitte zu erzielen
- Motivation für weitere Maßnahmen auszubilden

Zu Beginn des Rehabilitationsablaufes ist es notwendig, schonend, aber dennoch effektiv vorzugehen, da die Therapie zu einem Zeitpunkt einsetzt, bei dem die Zugfestigkeit von

Implantaten deutlich verringert ist oder andere noch nicht stabilisierte Operationsergebnisse vorliegen. Daher könnten beispielsweise hohe muskuläre Spannungen Kompressionen für den Gelenkknorpel bedingen, die sich in ungünstigen Winkelbereichen traumatisierend auswirken, oder aber Kapsel, Sehnen und Bänder werden durch zu hohe Scherkräfte zu früh belastet. Verstärkt wird dies in der Regel durch eine relativ schlechte muskuläre Kontrolle und eine gestörte neuromuskuläre Koordination. Allerdings gelten selbst hier bereits die biologischen Grundregeln, daß die Leistungsfähigkeit eines Organs bestimmt wird durch die Qualität und Quantität seiner Beanspruchung und man aus diesem Grund auf keinen Fall unterfordern darf. Dennoch ist – erst wenn die geschädigten Strukturen sich progressiv an die Belastungen adaptiert haben – eine maximale Auslastung zu empfehlen.

Im folgenden soll der grundlegende Aufbau eines postoperativen Trainings an isokinetischen Geräten allgemein dargestellt werden.

1. Abschnitt (akute Behandlung)

Symptome: Bewegungsschmerzen, leichter Erguß, schlechte muskuläre Kontrolle, Instabilität
- Allgemeine und lokale Aufwärmung
- Nur mittlere und eventuell langsame Geschwindigkeiten einsetzen
- Bei assistivem Modus: aktiven Anteil langsam progressiv erhöhen
- Langsame Kontraktionen nur unidirektional und submaximal; mittlere Kontraktionen, wenn möglich, in der Bewegungsumkehr trainieren
- Eventuell die Bewegungsamplitude aufteilen oder in begrenzten Gelenkwinkelbereichen trainieren
- Weitgehende Schmerzfreiheit während und nach dem Trainieren gewährleisten
- Kontrollierten, harmonischen Bewegungsablauf sichern
- Eventuell die schwächere Muskelgruppe mit der Schwerkraft arbeiten lassen (z. B. Training der Knieextensoren in Bauchlage)

- Bei Rekonstruktionen von Kreuzbändern sowie chronischen Instabilitäten Antischub-Zubehör einsetzen

2. Abschnitt (nach mehrwöchiger Behandlung und deutlichen Heilungsfortschritten)

Symptome: keine akuten Schmerzen, minimaler Erguß, muskuläre Kontrolle der Bewegung möglich
- Allgemeine und lokale Aufwärmung
- Mittlere und hohe Bewegungsgeschwindigkeiten, eventuell noch assistiver Modus
- Wenn möglich: maximale Kontraktionen; aber auch Steigerung des Trainingsumfangs
- Eventuell langsame Bewegungsgeschwindigkeiten in der Bewegungsumkehr einführen; submaximale exzentrische Belastungen vorsichtig integrieren
- Schmerzfreiheit gewährleisten
- Bewegungsamplituden bei Schmerzen oder Kompressionen verkleinern bzw. aufteilen

3. Abschnitt (Abschluß der Therapie zum Erreichen der vollen Belastbarkeit)

Symptome: keine Schmerzen mehr, keine bis geringe Bewegungseinschränkungen
- Allgemeine und lokale Aufwärmung
- Keine Schmerzen oder Reizergüsse nach dem Training
- Langsame Bewegungsgeschwindigkeiten in der Bewegungsumkehr; exzentrische Belastungen einsetzen
- Training in hohen Bewegungsgeschwindigkeiten beibehalten
- Wenn notwendig: Unterteilung der Bewegungsamplitude

4. Abschnitt (sportart- bzw. berufsspezifische Ausbildung bestimmter Bewegungsqualitäten)

Symptome: keine vorliegenden Beeinträchtigungen
- Allgemeine und lokale Aufwärmung

- Maximale Belastungen bei langsamen Geschwindigkeiten; maximale exzentrische Belastungen
- Training in den hohen Geschwindigkeiten intensivieren
- Optimale Geschwindigkeiten und Wiederholungszahlen anpassen
- Antischub-Zubehör bei Kreuzbandrekonstruktionen bis zum sechsten Monat und bei chronischer Instabilität kontinuierlich verwenden

13.5 Literatur

Davies, G. J. (1992): A compendium of isokinetics in clinical usage. La Crosse: S&S Publishers.

Dietz, V. (1985): Neurophysiologische Grundlagen des Kraftverhaltens. In: Bürhle, M. (Hrsg.): Grundlagen des Maximal- und Schnellkrafttrainings. Schorndorf: Hofmann Verlag, 16–34.

Eggli, D. (1987): Maßvolles Krafttraining. Einsatz isokinetischer Systeme. In: Ow D. von/Hüni G. (Hrsg.): Muskuläre Rehabilitation. Erlangen: Perimed Verlag, 117–124.

Froböse, I. (1993):Isokinetisches Training in Sport und Therapie. Schriften der Deutschen Sporthochschule Köln: Sankt Augustin: Academia Verlag.

Hennemann, E. (1957): Relation between size of neurons and their susceptibility to discharge. Science, 126: 1345–1347.

Hill, A. V. (1938): The heat of shortening and the dynamic constants of muscle. Proc. Roy. Scos. Lond (Biol.), 126-B: 136–195.

Hislop, H. J./ Perrin, J. J. (1967): The isokinetic concept of exercise. Phys. Ther., 47 (2): 114–117.

Perrin, J. J. (1968): Isokinetic exercise and the mechanical energy potentials of muscle. J. Phys. Ed. Recr., 40 (5): 40–44.

Scharf, H. R./Noack, W. (1987): Die Bedeutung isokinetischer Kraftmessung in Sport und Rehabilitation. Sportverletzung-Sportschaden, 3: 142–149.

Thistle, H. G., et al. (1967): Isokinetic contraction: A new concept of resistive exercise. Arch.phys. Med., 48 (6): 279–282.

Wyatt, M. P./Edwards, A. M. (1981): Comparison of peak and constant angle torque velocity curves in fast- and slow-twitch populations. Eur. J. Appl. Physiol., 51: 67–74.

KAPITEL 14

Aquatherapie*

GISELA NELLESSEN UND ULRIKE RENATE ECKEY

Das Element „Wasser" war bereits in der Antike als ein Medium bekannt, welches zur Gesunderhaltung sowie zur Therapie von Erkrankungen eingesetzt wurde. Dabei nutzte man es damals und noch bis in dieses Jahrhundert hinein häufig nur als passive Anwendung (Hydrotherapie). Nachdem bekannt wurde, daß Bewegungen für den Heilungsprozeß bestimmter Strukturen von großer Bedeutung sind, wurde auch die Bewegungstherapie im Wasser (Aquatherapie) eingeführt. Diese Therapie nutzt die positiven Wirkungen des Mediums Wasser auf den Organismus in Verbindung mit Bewegungsformen.

In der Therapie orthopädischer Erkrankungen/Verletzungen gewann die Aquatherapie als aktive Maßnahme an Bedeutung, da nach Möglichkeiten einer frühfunktionellen, aber schonenden Behandlung gesucht wurde. Die mit einer Ruhigstellung/Immobilisation einhergehenden negativen Anpassungserscheinungen des Organismus können bei der Bewegungstherapie im Wasser, die unter Entlastung des Stütz- und Bewegungsapparates stattfindet, reduziert bzw. verhindert werden. Über die frühfunktionelle Behandlung hinaus können auch bei chronischen Erkrankungen im Bereich des Bewegungsapparates positive Anpassungserscheinungen erreicht werden. So wurden beispielsweise die positiven Effekte und Auswirkungen eines Aquatrainingsprogramms in der Therapie mit Gonarthrose-Patienten in einer umfangreichen Studie von Eckey (1996) nachgewiesen.

An Popularität gewannen Aquatherapie und Aquatraining sowohl im rehabilitativen als auch präventiven Bereich durch die Entwicklung verschiedener Auftriebs- und Widerstandsgeräte sowie neuer Bewegungsformen und insbesondere durch die Möglichkeit des Aquajoggings im tiefen Wasser. Hiermit wurden nicht nur die Möglichkeiten, sondern auch die Attraktivität der Therapie bzw. des Trainings im Wasser deutlich gesteigert.

Das Aquajogging im tiefen Wasser ohne Bodenkontakt („*Suspended deep water running, SDWR*), das Anfang der 80er Jahre in Amerika entwickelt wurde, ergänzt das Aquajogging im hüft- bis brusttiefen Wasser („*Water running*", *WR*) und wird mit einer Auftriebshilfe im tiefen Wasser durchgeführt. Die Auftriebshilfe in Form eines Gürtels oder einer Weste ermöglicht die Einnahme einer vertikalen sowie verschiedener anderer Positionen im Wasser und eröffnet somit viele neue Bewegungsmöglichkeiten am Ort oder in der Fortbewegung (s. Kap. 14.2).

Der Begriff „Aquatherapie" umfaßt im Prinzip alle bewegungstherapeutischen Maßnahmen, die im Wasser stattfinden. Hierzu gehört beispielsweise Schwimmen, Aquajogging, Gymnastik und Spiele im Wasser. Die Durchführung einer Aquatherapie setzt eine theoretische und praktische Auseinandersetzung mit den Eigenschaften des Wassers voraus.

Im folgenden werden die theoretischen Grundlagen sowie praktische Hinweise für die Durchführung einer Aquatherapiemaßnahme vorgestellt.

14.1
Eigenschaften des Wassers – Bedeutung und Konsequenzen für die Aquatherapie

Das Besondere der Aquatherapie ist das Medium Wasser. Dieses besitzt im Vergleich zur Luft eine eintausendmal größere Dichte und

---

* Die im folgenden Kapitel beschriebenen therapeutischen Maßnahmen und Inhalte stellen nur eine Orientierung dar und sind dementsprechend nach Rücksprache mit dem verantwortlichen Arzt auf die individuellen Voraussetzungen und Ziele des einzelnen Patienten abzustimmen.

ist gekennzeichnet durch die Eigenschaften: Wasserauftrieb, -widerstand und -druck. Eine weitere Eigenheit des Wassers ist seine hohe Wärmeleitfähigkeit.

Aus allen Eigenschaften des Wassers leiten sich Vor- und Nachteile sowie spezielle trainingstherapeutische Aspekte ab. Diese müssen bei der Planung und Durchführung eines Aquatherapieprogramms berücksichtigt werden.

14.1.1
Wasserauftrieb

statischer durch dyn. Auftrieb unterstützt
Auftrieb

Gemäß dem archimedischen Prinzip erfährt jeder Körper im Wasser eine sog. *statische* Auftriebskraft. Diese wirkt senkrecht nach oben und entspricht vom Betrag der Gewichtskraft der vom Körper verdrängten Flüssigkeit. Da der menschliche Körper und das Wasser nahezu das gleiche spezifische Gewicht (Quotient aus Gewichtskraft und Volumen eines Körpers) haben, heben sich die Körpergewichtskraft (die senkrecht nach unten wirkt) und die Auftriebskraft bei vollständig eingetauchtem Körper nahezu auf – hierdurch entsteht der „schwebende/schwerelose" Zustand.

Entscheidend für diese Gleichgewichtslage des Körpers im Wasser sind die Angriffspunkte der Körpergewichts- und der Auftriebskraft, d. h. der Körperschwerpunkt und der Volumenmittelpunkt. Liegen beide übereinander, so kann die Position im Wasser im Prinzip beliebig lang eingehalten werden. Dies ist in vertikaler Position des Körpers nahezu der Fall, daher ist diese Position relativ stabil und kann entsprechend gut als Ausgangsposition für Übungen genutzt werden (s. Kap. 14.2). In der waagerechten Lage hingegen ist der Körperschwerpunkt meist unterhalb (kaudal) des Volumenmittelpunktes, so daß ein Absinken der Beine beobachtet wird. Dieser Effekt tritt abgeschwächt bzw. z. T. auch gar nicht auf, wenn die Beine verhältnismäßig kurz sind und/oder einen hohen Anteil an Unterhautfettgewebe enthalten. Auf das Auftriebsverhalten nimmt auch die Ein-/Ausatmung Einfluß, da sich bei der Einatmung der Volumenmittelpunkt in Richtung Brustkorb (kranial) verschiebt. Diesen Einfluß versucht man bei der Position „toter Mann" (Stabilisierung einer waagerechten Wasserlage durch flache Atmung oder Luftanhalten) so niedrig wie möglich zu halten.

Der statische Auftrieb wird bei Bewegungen eines Körpers durch den *dynamischen Auftrieb* unterstützt. Dessen Bedeutung wächst, je größer die Bewegungsgeschwindigkeit und je kleiner der Anstellwinkel des Körpers zur Wasseroberfläche ist. Bei Bewegungsformen in vertikaler Position ist er demnach zu vernachlässigen (vgl. Völker et al. 1983).

14.1.2
Wasserwiderstand

Durch die hohe Dichte des Wassers bedingt ist der Wasserwiderstand, den ein sich im Wasser bewegender Körper entgegen seiner Bewegungsrichtung erfährt, wesentlich größer als der Luftwiderstand. Seine Größe hängt von der Bewegungsgeschwindigkeit, der Form (Formwiderstand) und der Oberflächenbeschaffenheit (Oberflächenwiderstand) des Körpers sowie von den Wellenverhältnissen (Wellenwiderstand) ab.

Den größten Einfluß auf das Ausmaß des Wasserwiderstandes haben die Bewegungsgeschwindigkeit und der Formwiderstand. Dabei nimmt der Widerstand im Quadrat der Geschwindigkeitserhöhung zu (vgl. Völker et al. 1983). Der Formwiderstand wird bestimmt durch die Fläche, die dem Wasser entgegengesetzt wird, sowie, im Hinblick auf entstehende Wirbelbildung, von der gesamten Körperform. Dies wird beispielsweise auch bei der Konstruktion von Widerstandsgeräten berücksichtigt.

Nach dem dritten Newton-Axiom, welches besagt, daß Kräfte stets paarweise auftreten (kurz: zu jeder „actio" gehört eine „reactio"), wird der Wasserwiderstand für die Fortbewegung im Wasser genutzt. Werden beispielsweise die Arme in vertikaler Position des Körpers nach hinten bewegt, erfährt der Körper eine Kraft nach vorne.

14.1.3
Wasserdruck

hydrost. Druck wird größer mit zunehmender Wassertiefe

Der hydrostatische Druck, der auf den gesamten Organismus wirkt, vergrößert sich mit zunehmender Wassertiefe. An der Wasseroberfläche beträgt er 1,0 bar und mit jedem Meter Tiefe nimmt er um 0,1 bar zu, d. h. in 1,5 m Wassertiefe beträgt er 1,15 bar.

Wahrnehmbar ist der Wasserdruck in den mit Luft gefüllten Hohlräumen, z. B. in der Lunge und beim Untertauchen des Kopfes im Bereich der Nasennebenhöhlen und des Mittelohres. Sein Einfluß auf das Herz-Kreislauf-System ist nicht direkt spürbar, aber von besonderer Bedeutung für das Training im Wasser, denn er bewirkt eine Pulsfrequenzsenkung. Diese entsteht durch eine Volumenverschiebung des Blutes aus der Peripherie zum Herzen. Hierzu kommt es, weil der Wasserdruck die an der Oberfläche liegenden Blutgefäße komprimiert. Dadurch wird der venöse Blutrückfluß verstärkt. Es resultieren eine erhöhte Vordehnung des rechten Vorhofes und somit eine Erhöhung des Schlagvolumens und ein Abfall der Herzfrequenz (vgl. Völker et al. 1983).

Zusätzlich kommt es aufgrund des sog. Tauchreflexes zu einer reflektorischen Herzfrequenzsenkung. Der Reflex ist als eine Art Sparmechanismus anzusehen und wird phylogenetisch erklärt. Da der Tauchreflex durch spezielle Hautrezeptoren ausgelöst wird, die vermutlich besonders zahlreich im Bereich des Gesichtes vorhanden sind, wird er insbesondere bei einer Körperposition, in der das Gesicht im Wasser ist, ausgelöst (Völker et al. 1983). Bei der durch den hydrostatischen Druck verursachten Herzfrequenzsenkung verhält es sich genau umgekehrt, da der Druck auf die Gefäße in vertikalschwebender Position größer ist als in Schwimmlage. Verursacht durch die genannten Effekte kann es im Wasser zu einer Frequenzsenkung von 5–20 Schlägen/Minute kommen (vgl. Rost 1991, Sova 1992, Völker et al. 1983).

14.1.4
Wärmeleitfähigkeit des Wassers

Die Wärmeleitfähigkeit des Wassers ist etwa 25–30 mal so groß wie die der Luft und bewirkt somit, daß der Körper im Wasser schneller Wärme abgibt. Diese erfolgt im Wasser überwiegend durch Leitung und Konvektion, an Land hingegen durch Strahlung. Die Größe der Konvektion ist abhängig vom Ausmaß der Wasserbewegung. Befindet sich der Körper in Ruhe bzw. nur in leichter Bewegung, so verliert er vier- bis fünfmal soviel Wärme als an Land. Dieser – im Vergleich zur Leitfähigkeit des Wassers – relativ geringe Verlust an Wärme ist auf eine Gegenregulation des Organismus zurückzuführen. Diese findet, gesteuert durch ein entsprechendes Zentrum im Hypothalamus, anhand einer Engstellung der Blutgefäße in den Extremitäten statt. Auf diese Weise wird Blut von der Schale des Körpers in Richtung des Körperkernes verschoben und somit die Isolierschicht vergrößert. Findet bei einer Wassertemperatur von ca. 26°C keine Bewegung statt, so reicht die Gefäßkonstriktion nicht aus, um ein Auskühlen des Körpers zu vermeiden. Vielmehr wird in einem solchen Fall zusätzlich die Wärmeproduktion gesteigert (bis auf das Vierfache des Grundumsatzes). Ist ein Auskühlen nicht zu vermeiden (z. B. bei Wassertemperaturen unter 20°C), so kommt es unwillkürlich zu einem Muskelzittern, welches der Wärmeerzeugung dienen soll, jedoch gleichzeitig eine hohe Kreislaufbelastung darstellt. Ebenso wie die Wärme des Körpers in das Wasser abgegeben werden kann, ist es auch möglich, daß die Wärme des Wassers auf Körperteile, die kühler als das Wasser sind, übertragen wird.

14.1.5
Positive Effekte sowie mögliche Problematiken für die Aquatherapie

Aus den Eigenschaften des Wassers leiten sich zahlreiche Vorteile und Möglichkeiten, aber auch einige Nachteile/Einschränkungen für die Aquatherapie ab.

Die Auftriebskraft, die der Gewichtskraft entgegenwirkt, führt zu einer Entlastung des Stütz- und Bewegungsapparates. Dies bedeutet eine Schonung der passiven Strukturen, eine reduzierte Verletzungsgefahr und bei Patienten mit orthopädischen Problemen eine Erweiterung der Bewegungs- und Belastungsmöglichkeiten. Denn Bewegungen, die am Land nur mit Schwierigkeiten entgegen der Schwerkraft ausgeführt werden können, werden durch die Auftriebskraft im Wasser erleichtert bzw. erst ermöglicht. Die entgegengesetzt wirkenden Auftriebs- und Schwerkräfte fordern aber gleichzeitig auch, daß der Körper je nach Position/Lage mehr oder weniger stark stabilisierend arbeiten muß. Das bedeutet für die Praxis, daß bei Patienten zum Training der Rumpfstabilisatoren die Aquatherapie gut genutzt werden kann, jedoch muß die Übungsposition/-lage im Wasser je nach der Stabilisationsfähigkeit ausgewählt werden.

Ein weiterer Vorteil des Aufenthaltes im Wasser ist, daß das Gefühl der Schwerelosigkeit und die Entlastung eine psychische und physische Entspannung sowie allgemein eine Steigerung des Wohlbefindens zur Folge haben können. Letzteres ist häufig damit verbunden, daß die Bewegungs- und Belastungsfähigkeit im Wasser besser ist als an Land und außerdem viele Bewegungen, die am Land schmerzhaft sind, im Wasser keine Probleme bereiten.

Der Wasserwiderstand bewirkt, daß Bewegungen im Vergleich zum Land bei gleichem Krafteinsatz langsamer durchgeführt werden. Dies bietet gute Möglichkeiten zur Bewegungsvariation und die Zeit zur Kontrolle einzelner Bewegungsabläufe (z. B. Gehen) sowie zur Schulung der Bewegungswahrnehmung. Des weiteren kann der Wasserwiderstand, welcher insbesondere durch die Bewegungsgeschwindigkeit und den Formwiderstand bestimmt wird, zur Kräftigung der Muskulatur – besonders der Kraftausdauerfähigkeit – genutzt werden. Vorteilhaft ist, daß sich der Wasserwiderstand – ähnlich wie beim isokinetischen Training – der eingesetzten Muskelkraft anpaßt. Wird beispielsweise eine Bewegung mit relativ geringem Krafteinsatz (d. h. relativ langsam) durchgeführt, so wird ihr auch nur ein relativ kleiner Widerstand entgegengesetzt.

Der durch den Wasserdruck bedingte, verbesserte venöse Rücktransport des Blutes wirkt insbesondere bei Personen mit Venenleiden sehr positiv und dient der Thromboseprophylaxe. Die aufgrund der veränderten Druckverhältnisse in der Lunge erschwerte Einatmung birgt zum einen das Problem, daß Beklemmungserscheinungen auftreten können, zum

anderen hat sie aber eventuell auch einen kräftigenden Effekt auf die Atemmuskulatur. Um dem „Engegefühl", das insbesondere bei dem Einstieg ins Wasser hervorgerufen wird, entgegenzuwirken, sollten zu Beginn einer Stunde Atemübungen durchgeführt werden (s. Kap. 14.4.4).

Die oben beschriebene Herzfrequenzsenkung bedeutet für das Training im Wasser eine ökonomischere Arbeit des Herzens als bei einem vergleichbaren Training am Land. Jedoch führt die Blutvolumenverschiebung auch zu einem erhöhten Sauerstoffbedarf des Herzens. Kann dieser – und die Gefahr besteht insbesondere bei Patienten mit koronaren Erkrankungen – nicht gedeckt werden, so liegt ein gesundheitliches Risiko vor. Bei Patienten mit Schädigungen im Herz-Kreislauf-Bereich sollte daher der Arzt über die mögliche Teilnahme an der Aquatherapie entscheiden.

Bei dieser Personengruppe sind auch hinsichtlich der Wärmeregulation im Wasser einige Punkte zu berücksichtigen. So kann die Thermoregulation bei kühlen Wassertemperaturen (geringer als 22°C) für gering belastbare Personen bereits eine relativ hohe Herz-Kreislauf-Belastung darstellen. Bei zusätzlichen Bewegungen im Wasser kann dies dann auch zu einer Überbelastung führen. Ähnliches gilt für den Aufenthalt in zu warmem Wasser über 30°C, denn zur Vergrößerung der Wärmeaustauschfläche steigt die Durchblutung der Körperschale, was ebenfalls eine relativ starke Kreislaufbelastung bedeuten kann. Aber auch bei Patienten ohne koronare Erkrankungen muß bei diesen Temperaturen die durch den geringen Unterschied zwischen Körper- und Wassertemperatur deutlich erschwerte Wärmeabgabe und die somit erhöhte Herz-Kreislauf-Belastung in der Therapie berücksichtigt werden.

Allgemein gilt: Die Intensität des Trainings muß sich der Wasser- und Umgebungstemperatur anpassen. In verhältnismäßig warmem Wasser, das entspannend wirkt, bieten sich im Rahmen der Therapie beispielsweise Maßnahmen zur Mobilisation, Regeneration und allgemeinen Entspannung an.

Ein positiver Effekt, der mit der Thermoregulation einhergeht, ist, daß diese bei regelmäßigem Aufenthalt in nicht zu warmem

Wasser „trainiert" wird, was der Erkältungsprophylaxe dient („Abhärtung"). (Dies kann auch unterstützt werden durch Wechselduschen und Saunagänge.) Die hohe Wärmeleitfähigkeit des Wassers bewirkt ferner, daß man im Wasser „nicht ins Schwitzen" kommt. Von einigen Personen wird dies als sehr angenehm empfunden, andere hingegen schließen daraus irrtümlicherweise, daß ein Training im Wasser nicht effektiv sein kann.

14.2
Inhalte der Aquatherapie

Zu den verschiedenartigen Inhalten der Aquatherapie gehören beispielsweise Schwimmen, Aquajogging, Gymnastik und Spiele. Im folgenden wird auf einige spezielle Aspekte bei den gymnastischen Bewegungsformen, bei den Fortbewegungsmöglichkeiten/Laufstilen im flachen bzw. tiefen Wasser und beim Schwimmen eingegangen.

14.2.1
Bewegungsformen am Ort

Für die verschiedenen Bewegungsformen sowie zur Bestimmung ihrer Anforderungen und Effekte ist es aufgrund der besonderen Eigenschaften des Wassers bedeutsam, in welcher Wassertiefe, in welcher Körperposition/lage und mit welcher Geschwindigkeit/Intensität diese durchgeführt werden.

Ein Beispiel: Die Übung „Hampelmann" (beidseitige, gleichzeitige Ab- bzw. Adduktion der Arme und Beine) kann in Rückenlage, im Stand mit Bodenkontakt (hüft- bzw. brusttiefes Wasser) oder schwebend (im tiefen Wasser) durchgeführt werden. Man kann feststellen, daß an die verschiedenen Ausgangspositionen unterschiedliche Anforderungen geknüpft sind. Allgemein gilt, daß die Bewegungsformen im Wasser durch entsprechende Variationen sehr vielseitig als Flexibilitäts-, Kraft-, Koordinations-, Stabilisations-, Ausdauer-, Wahrnehmungs- oder Entspannungsübungen eingesetzt werden können. Die Hampelmann-Übung dient beispielsweise bei Durchführung

in waagerechter Lage am Ort mit geringem Bewegungstempo der Entspannung und Lockerung, im flachen Wasser, bei vertikaler Körperposition, kräftigem Abdruck vom Boden und hoher Bewegungsgeschwindigkeit hingegen der Kräftigung und Koordinationsschulung.

Bei der Auswahl und Durchführung gymnastischer Bewegungen muß beachtet werden, daß diese zwar Übungen am Land ähneln, aber nicht gleichen. So können Übungen der Trockengymnastik, in der Annahme, sie würden dieselben Effekte hervorrufen wie am Land, nicht einfach ins Wasser übertragen werden.

Übungspositionen im Wasser

Im folgenden sollen einige Besonderheiten beim Üben in bestimmten Körperpositionen vorgestellt werden. Die Übungen im hüft- bzw. brusttiefen Wasser können im Stand, im Sitzen, in Hockstellung sowie in Bauch-, Seit- oder Rückenlage und verschiedenen Mischformen dieser Positionen durchgeführt werden.

Bei Übungen für die oberen Extremitäten im Stand sollte darauf geachtet werden, daß sich der Körper bis einschließlich dem Schultergürtel im Wasser befindet. Der Patient muß die mangelnde Wassertiefe gegebenenfalls durch eine Schritt- oder Grätschstellung mit leicht gebeugten Knien ausgleichen. Ist das Wasser zu tief, können die Übungen auf Stufen oder speziell gefertigten Plateaus bzw. Steps durchgeführt werden.

Eine sitzende Position wird im Wasser entweder auf Treppenstufen, auf einem Auftriebskörper (z. B. Schwimmbrett, Pool-Schlange) oder frei schwebend, wenn ein Auftriebsgürtel getragen wird, eingenommen. Dabei ist je nach Größe und Instabilität der Unterstützungsfläche eine Rumpfstabilisierung erforderlich.

Übungen in der Bauchlage werden relativ selten durchgeführt. Dabei ist es wichtig, daß sich der Kopf im Wasser befindet, was eine entsprechende Atemtechnik voraussetzt und einem Teil der Patienten in der Regel sehr unangenehm ist. Außerdem schränkt es die Kommunikationsmöglichkeiten mit dem Therapeuten ein.

In Rückenlage treten ähnliche Kommunikationsprobleme auf. Der Patient hebt häufig den Kopf, um den Therapeuten zu verstehen. Dies bewirkt jedoch ein Absinken der Beine, so daß die Ausgangsposition erneut eingenommen werden muß. Der Therapeut sollte deshalb möglichst vor Einnahme der entsprechenden Position die Übungsanweisung geben. Generell gilt, daß ein Anheben eines Körperteiles aus dem Wasser in jeder Position, die ohne Bodenkontakt gehalten wird, einen Verlust der Balance bewirkt (je größer das Körperteil, umso mehr Stabilitätsverlust). Dies kann bei Stabilisierungsübungen entsprechend genutzt werden.

Bei der vertikalen Position im tiefen Wasser, die z. B. mit Hilfe eines Auftriebsgürtels eingenommen werden kann, ist zu beachten, daß die Patienten bei Übungen oder Laufbewegungen in die horizontale Lage kippen können. Bei manchen Teilnehmern führt dies zu hektischen, ängstlichen und uneffektiven Paddelbewegungen der Arme und Beine. Im Rahmen der Wassergewöhnung sollte gelernt werden, daß man durch Anziehen der Beine (Hüft- und Knieflexion) sehr leicht aus der Rücken- bzw. Bauchlage in eine vertikale Position gelangen kann. (Aus der Bauchlage heraus sollte man sich gegebenenfalls zuerst in die Rückenlage drehen.)

Stabilisierende Bewegung der Hände/Arme

Zur Stabilisierung des Körpers in einer bestimmten Position können die Hände und Arme eine Art „Achter Wischbewegung" ausführen. Dabei werden beide Arme abwechselnd mit leicht nach außen zeigenden Handflächen nach außen und mit leicht nach innen zeigenden Handflächen nach innen bewegt. Der Winkel zwischen Handrücken und Wasseroberfläche sollte dabei jeweils etwa 45° betragen. (Insgesamt ähnelt die Bewegung der, die beim Abwischen einer Tischplatte ausgeführt wird.)

Die Wischbewegung kann dabei beispielsweise an der Wasseroberfläche, in Hüfthöhe, vor oder mehr seitlich am Körper durchge-

führt werden. Bei der Vor-, Seit- bzw. Rückwärtsbewegung des Körpers wird die Fortbewegung durch eine entsprechende Veränderung des Anstellwinkels der Hände unterstützt.

Bewegungsvariationen

Eine Bewegungsform im Wasser kann vielseitig variiert werden, z. B. durch Einnahme einer anderen Ausgangsposition, durch Veränderung des Bewegungsumfanges oder der Geschwindigkeit, durch Wechsel der Bewegungsrichtung und durch die Bewegung in anderen Bewegungsebenen (Frontal-/Sagittal/Horizontalebene) oder an verschiedenen Körperseiten (dorsal, lateral, plantar, diagonal). Ebenso ist es teilweise möglich, die Bewegungsformen in die Fortbewegung umzusetzen.

Die Bewegungsausführung kann dabei unter Betonung einer Bewegungsrichtung (mit mehr Krafteinsatz) oder in beide Richtungen gleichmäßig schnell erfolgen. Bei Bewegungen in vertikaler Position wird meistens die durch den Auftrieb unterstützte Bewegung in Richtung Kopf (kranial) betont, und die Bewegung nach kaudal (fußwärts) wird etwas „vernachlässigt". Hier kann je nach Indikation oder zur Schulung der Koordination eine Umkehrung bei der Bewegungsausführung sinnvoll sein.

Sowohl bei der Bewegung am Ort als auch in der Fortbewegung stehen verschiedene Handstellungen zur Wahl, die (bei einer bestimmten Bewegungsgeschwindigkeit) unterschiedlich viel Krafteinsatz erfordern. Beispielsweise kann man die Hand mit der Handkante, als Faust oder Schaufel geformt sowie mit gespreizten Fingern durch das Wasser führen. Spezielle Fußstellungen, die variiert werden können, sind gestreckter Fuß/Spitzfuß, gebeugter Fuß oder außenrotierter Fuß. Hierbei ergeben sich auch in Abhängigkeit von der Bewegungsrichtung verschiedene Wirkungen. Beispielsweise bewirkt die Außenrotation im Hüftgelenk bei der Abduktion ein verstärkte Beanspruchung der Gesäßmuskeln.

14.2.2 Fortbewegungsmöglichkeiten im Wasser

Im flachen Wasser/bei Bodenkontakt kann eine Fortbewegung in Form von Gehen, Laufen, Hüpfen, Springen und Schwimmen stattfinden. Im tiefen Wasser kommen vornehmlich Laufbewegungen oder die verschiedenen Schwimmtechniken zur Anwendung. Auf die Schwimmtherapie wird in Kap. 14.2.3 gesondert eingegangen.

Der besondere Vorteil der verschiedenen Fortbewegungsformen im Wasser ist, daß sie im Rahmen der Rehabilitation bereits zu einem Zeitpunkt durchgeführt werden können, zu dem ähnliche Bewegungen am Land noch nicht oder nur unter Teilbelastung möglich bzw. erlaubt sind. Aufgrund der besonderen Bedingungen im Wasser sind sie jedoch mit Bewegungen am Land keinesfalls gleichzusetzen, z. B. finden im Wasser Teilbewegungen mit dem Auftrieb statt, die am Land gegen die Schwerkraft erfolgen müssen sowie umgekehrt. Weiterhin erfolgen Bewegungen im Wasser immer gegen den Wasserwiderstand.

Beim Stand (aufrechte Position) im Wasser und Bewegungsformen mit Impulsübertragungen durch den Bodenkontakt gilt: Je flacher das Wasser ist, um so größer ist die Ähnlichkeit mit Bewegungen am Land. Denn je flacher das Wasser ist, desto weniger Körpervolumen ist im Wasser, und um so geringer ist dann auch die Auftriebswirkung. (Nach Summieren der Auftriebs- und Schwerkraft ergibt sich in diesem Fall für die resultierende Kraft eine Wirkung in Richtung der Schwerkraft, deren Betrag der Differenz zwischen Auftriebs- und Schwerkraft entspricht. Etwas kürzer/unkorrekter formuliert: Je geringer die Auftriebskraft, um so größer ist der Einfluß der Schwerkraft.)

Daraus folgt, daß beim Gehen und Laufen im Wasser je nach Wassertiefe mehr oder weniger exzentrische Muskelkontraktionen auftreten: im hüfttiefen mehr als im brusttiefen Wasser und im tiefen Wasser/ohne Bodenkontakt gar keine (bzgl. exzentrischer Muskelkontraktionen s. auch Kap. 14.3.3).

Laufhaltung und Laufstile

Das Laufen ohne Bodenkontakt, das „Suspended deep water running" (SDWR), hat sich aus dem Laufen im flachen Wasser („Water running" (WR)) entwickelt. Mit Hilfe einer Auftriebshilfe (i.d.R. in Form eines Gurtes oder einer Weste) kann die vertikale Position eingenommen und ohne großen Krafteinsatz beibehalten werden (vorausgesetzt, der Auftriebskörper liegt richtig an).

Die Grundtechnik beim Laufen ohne Bodenkontakt ist der Jogginglauf; dieser ähnelt der Joggingbewegung am Land. Aufgrund der fehlenden Impulsübertragung des Bodens handelt es sich aber eher um eine „Lauf-Radfahr-Bewegung". Die Oberkörperhaltung weist bei dem Laufen eine leichte Vorneigung auf. Auf eine korrekte Haltung (s. Abb. 14.1b) sollte von Beginn an geachtet werden. Häufig werden folgende Fehler gemacht: eine zu aufrechte Körperhaltung verbunden mit einem zu intensiven Kniehub (s. Abb. 14.1a) oder eine zu weite Körpervorlage, verbunden mit einer zu weiten Rückführung der Beine oder aufgrund einer zu starken Flexion im Hüftgelenk (s. Abb. 14.1c). Auf die Einhaltung der „korrekten" Körperhaltung sollte Wert gelegt werden, da sie eine gute Trainingsform der Haltemuskulatur darstellt. Eine ausgeprägte Vorneigung des Körpers ist außerdem zu vermeiden, da sie meist mit einer starken Lordosierung im HWS-Bereich und eventuell auch im LWS-Bereich einhergeht.

Ein häufiger Anfängerfehler ist weiterhin, daß bei den Geh- und Laufformen die Arme nicht gegengleich zu den Beinen bewegt werden, sondern die Fortbewegung im „Paßgang" erfolgt. Gerade am Anfang sollten die Teilnehmer bereits in der Ausgangsposition korrigiert werden.

Unter fortbewegungsökonomischen Aspekten ist der Frontalwiderstand so gering wie möglich zu halten, so daß eine Körperhaltung wie in Abb. 14.1c in diesem Zusammenhang günstiger ist. Denn je aufrechter die Haltung im Wasser ist, desto größer ist der der Bewegung entgegengesetzte Widerstand (s. Kap. 14.1). Im Rahmen der Therapie muß der Therapeut deshalb von Beginn an darauf hin-

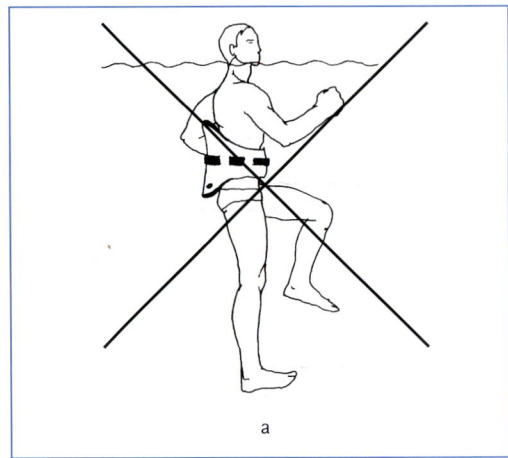

a

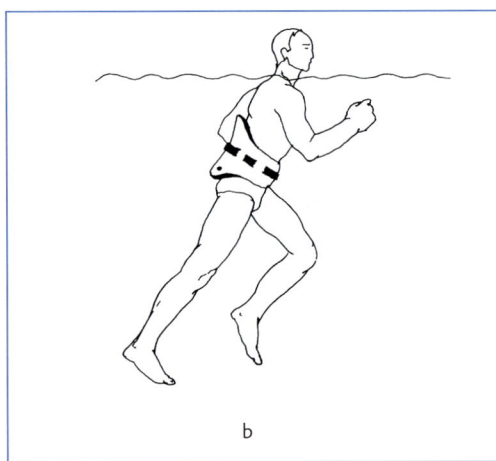

b

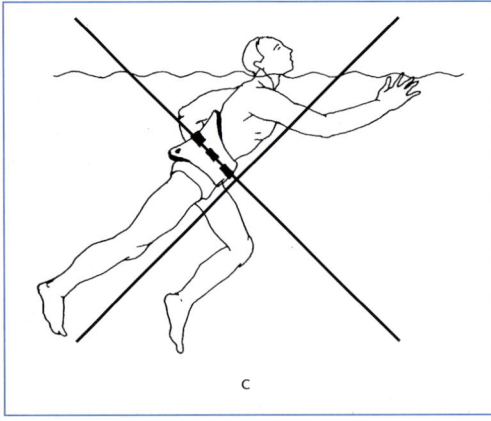

c

Abbildung 14.1 Die richtige Laufhaltung beim SDWR (b) sowie fehlerhafte Laufhaltungen (a und c)

weisen, daß die Fortbewegungsgeschwindigkeit nicht entscheidend für die Qualität der Durchführung ist. Sie darf daher auch nicht bei der Belastungssteuerung derart eingesetzt werden, daß die Teilnehmer in einem bestimmten zeitlichen Rahmen eine möglichst weite Strecke zurücklegen sollen. Wird aber bei Wettrennen oder kleinen Spielen, (z. B. Staffelspielen) eine hohe Fortbewegungsgeschwindigkeit gewünscht, muß eine „ideale" Körperhaltung kurzfristig vernachlässigt werden, denn diese ist mit dem Wettkampfcharakter nicht zu vereinbaren.

Ebenso wie die gymnastischen Übungen bieten sich auch für die Geh-, Hüpf-, Sprung- und Laufformen zahlreiche Variationsmöglichkeiten an. Im flachen Wasser stellen beispielsweise der Roboter- oder Storchengang, das Laufen mit Anfersen oder der Skippinglauf mögliche Variationen dar. Aus dem tiefen Wasser sind etwa neben dem Jogging-, der Kniehebe- und der Gleitlauf bzw. Wasserlanglauf bekannt (vgl. Eckey/Froböse 1994).

Beim *Kniehebelauf* (s. Abb. 14.2), der in einer ganz leicht nach vorn geneigten Körperhaltung durchgeführt wird, werden die Knie im Wechsel weit in Richtung Oberkörper gezogen und das jeweilige Bein im Anschluß zuerst leicht nach vorn unten und dann ein kurzes Stück nach hinten gezogen. Die Armbewegung erfolgt mit einer etwas größeren Beugung im Ellbogengelenk als bei der Jogginglauftechnik und auch etwas mehr nach oben gerichtet.

Der *Gleitlauf* ähnelt in gewisser Weise dem Skilanglauf. Er zeichnet sich durch sehr weite Schritte aus (s. Abb. 14.3). Dabei leitet jeweils das Knie den Schritt ein. Im Anschluß wird der Unterschenkel und damit das gesamte Bein weit nach vorn gestreckt. Hierauf folgt ein relativ weites Rückführen des Beines im nahezu gestreckten Zustand. Die Arme werden bei dieser Lauftechnik gegengleich zu der Beinbewegung unter der Wasseroberfläche weit nach vorn gestreckt und führen dann eine Schaufelbewegung mit nach hinten gerichteten Handflächen durch.

Beim *Scherlauf* findet die gleiche Armbewegung statt wie beim Gleitlauf. Die Beinbewegung unterscheidet sich allerdings dahingehend, daß die Beine während der Fortbewe-

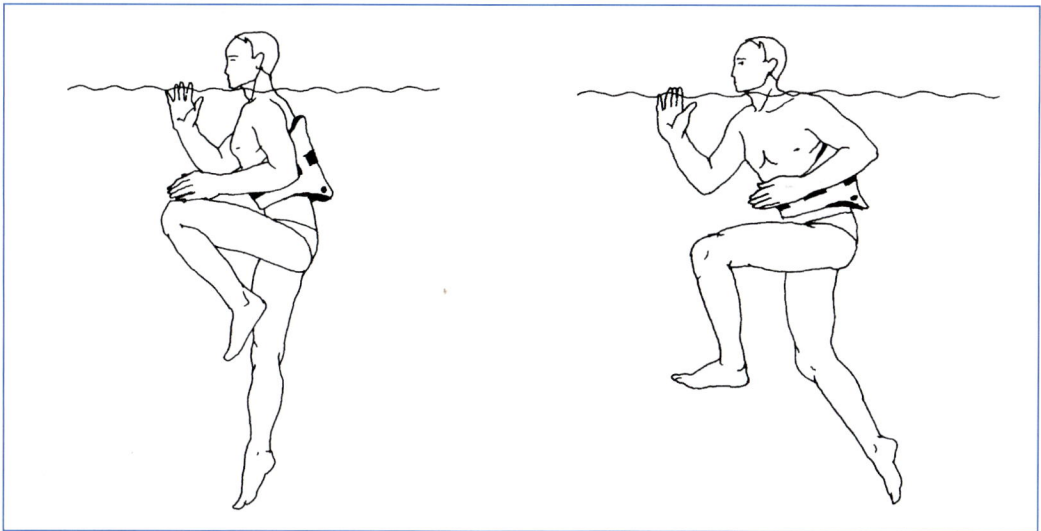

Abbildung 14.2 Kniehebelauf

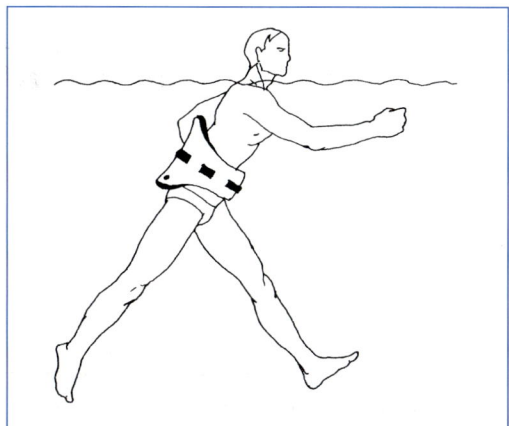

Abbildung 14.3 Gleitlauf bzw. Wasserlanglauf

gung im Kniegelenk möglichst gestreckt gehalten werden. Die Füße können zur Unterstützung der Fortbewegung in die Dorsalextension und -flexion bewegt werden.

Alle Fortbewegungsformen können – wie bei den gymnastischen Übungen beschrieben – beispielsweise mit unterschiedlicher Bewegungsamplitude und -geschwindigkeit sowie mit Betonung einer Bewegungsrichtung oder einer bestimmten Bewegungssequenz durchgeführt werden. Insbesondere bei Verletzungen der unteren Extremitäten sollten die Bewegungen zeitweise auch mit Betonung nach kaudal in die Streckung erfolgen, denn über-

wiegend (ohne spezielle Aufforderung der Patienten) legen die Patienten meist die Konzentration auf die Bewegungssequenzen in Richtung Auftrieb (kranial).

Beim Gehen und Laufen mit Bodenkontakt ist zu beachten, daß je größer die Auftriebswirkung auf einen Körper ist, desto schwieriger ist das Abbremsen bzw. Beschleunigen und der Richtungswechsel einer Bewegung.

14.2.3
Schwimmen

Wie bei allen Bewegungsformen im Wasser sollten keine generellen Aussagen über die Tauglichkeit bzw. Untauglichkeit verschiedener Schwimmtechniken getroffen werden. Auch für das Schwimmen gilt: Jede Technik sollte bezüglich des Anforderungsprofils und möglicher Effekte analysiert werden, um dann in Abhängigkeit von den Voraussetzungen des Patienten (z. B. Bewegungseinschränkungen, Zielsetzungen, Belastbarkeit und seiner individuellen Technikausführung) über eine Anwendung zu entscheiden. In die Entscheidung muß auch einfließen, ob der Patient gerne und regelmäßig schwimmt. Ist dies der Fall, sollte ein Schwimmtraining durchgeführt werden, um gegebenenfalls durch entsprechende Variationen der Technik oder durch Erlernen/Verbesserung einer anderen Disziplin die Schwimmfähigkeit des Patienten zu erhalten. Ist dies nicht möglich, so sollte der Patient über das Aquajogging und die Wassergymnastik alternative Möglichkeiten kennen- und „schätzen" lernen. Das ressourcenorientierte Vorgehen ist zur Motivation des Patienten in diesem Fall unverzichtbar (s. Kap. 1).

Da es in diesem Rahmen nicht möglich ist, alle Bewegungstechniken zu analysieren und jeweils Variationsmöglichkeiten vorzustellen, sollen hier nur einige Beispiele angefügt werden.

Für das Brustschwimmen gilt z. B., daß es bei korrekter Bewegungsausführung ideal zur Mobilisation der Wirbelsäule (insbesondere im HWS-Bereich) eingesetzt werden kann. Fehlt Patienten jedoch die Fähigkeit der Unterwasserausatmung, und wird der Kopf ständig über Wasser gehalten, so geht dieser positive Effekt der Brustschwimmtechnik verloren; im Gegenstatz dazu können dann sogar Verspannungen auftreten.

Die Beinbewegung beim Brustschwimmen erfordert u. a. eine hohe Beweglichkeit in den Fußgelenken und bietet sich aufgrund der Eversionsbewegung beim Anziehen der Beine insbesondere im Rahmen der Therapie nach Inversionstrauma (Supinationstrauma) an (s. Kap. 16).

Auch im Hüftgelenk wird bei dieser Disziplin eine hohe Beweglichkeit vorausgesetzt. Da die Bewegung auch in Außenrotation und Abduktion gegen Widerstand stattfindet, kann Brustschwimmen je nach Phase bei bestimmten Hüfterkrankungen kontraindiziert oder aber eine ideale Trainingsmöglichkeit sein (s. Kap. 19).

Das Umlernen ist allgemein schwierig, insbesondere wenn nur kleine Bewegungsänderungen vorgenommen werden müssen.

Bezieht sich die Modifikation einer Technik auf eine Einschränkung des Bewegungsausmaßes, was indikationsbedingt notwendig sein kann, so bieten sich hierfür, auch durch den Einsatz von Geräten, relativ gute Möglichkeiten. Die Abduktionsbewegung im Hüftgelenk beim Brustschwimmen kann beispielsweise durch Einklemmen eines Pull-Buoys zwischen den Oberschenkeln limitiert werden. Im Falle einer Schulterverletzung, aufgrund derer keine

Abduktion über 90° möglich ist bzw. vollzogen werden soll, kann das Rückenkraulen mit bilateralem Armzug bis in Höhe der Schulterachse durchgeführt werden. Eventuell kann die Beinbewegung dabei auch ähnlich wie beim Brustbeinschlag erfolgen.

14.2.4
Bewegungsanweisungen und -korrekturen

Generell kann unterschieden werden zwischen Unterrichtsformen, bei denen sich der Therapeut im Wasser aufhält und denen, bei denen der Therapeut (überwiegend) am Beckenrand steht und den Patienten betreut.

Wird die Therapie vom Beckenrand aus geleitet, so sind besondere Aspekte hinsichtlich der Bewegungsanweisungen und -korrekturen zu beachten. Auf einige wird im folgenden kurz eingegangen.

Die *Demonstration von Übungen* ist am Land eine gängige Form zur Vermittlung von Bewegungsaufgaben. Da am Land aber andere Bedingungen herrschen als im Wasser, ist eine Bewegungsdemonstration des Therapeuten am Beckenrand nie identisch mit der gewünschten Bewegungsausführung im Wasser (z. B. fehlt im Wasser eine Impulsübertragung über den Boden, die Bewegungen werden langsamer durchgeführt, und der Körper muß aktiv in einer Position stabilisiert werden).

Die *Bewegungsbeobachtung* ist für den Therapeuten beim Training im Wasser erschwert, weil er zum einen erhöht steht und daher Bewegungen der Füße bei vertikaler Position des Patienten nur schlecht sehen kann, und außerdem wird durch die hohe Dichte des Wassers das Licht an der Oberfläche gebrochen und das Bild etwas verzerrt. Ein wichtiger Hinweis ist hier, daß sich die Bewegungen der Beine i.d.R. auf die der Arme projizieren und umgekehrt. So erlauben die gut sichtbaren Bewegungen der Arme häufig Rückschlüsse auf die Bewegungen der Beine, und eine Korrektur der einen Teilbewegung impliziert deshalb oft eine Verbesserung der anderen Teilbewegung.

Erschwerend kommt bei der Bewegungskorrektur für viele Therapeuten hinzu, daß sie selbst über relativ wenig Bewegungserfahrungen im Wasser verfügen; hier sollten entsprechende Erfahrungen gesammelt werden.

Für die *Korrekturen* nutzt der Therapeut am Land i.d.R. sowohl verbale, taktile als auch optische Informationen. Dabei sind die Möglichkeiten der Bewegungsdemonstration wie oben beschrieben eingeschränkt. Dasselbe gilt für taktile Reizsetzungen, denn so ist beispielsweise das Auflegen der Hand am Brustbein des Patienten zur Korrektur der Haltung nicht ohne Sprung ins Wasser möglich. Bei den verbalen Anweisungen können je nach Position des Patienten im Wasser und je nach Geräuschpegel sowie Gruppengröße Probleme auftreten; diese müssen durch entsprechende Maßnahmen (z. B. Organisationsformen, Übungsanweisung vor Einnahme der Übungsposition usw.) vermieden werden.

Zur Kompensation der fehlenden optischen und taktilen Reize und zur Erleichterung der Umsetzung von Bewegungsaufgaben empfiehlt sich die Verwendung der bildlichen Sprache. Bei Patienten beispielsweise, die wie ein „nasser Sack" im Wasser hängen, kann eine Korrektur zur Einnahme einer aufrechten Körperhaltung wie folgt lauten: „Stellen sie sich vor, sie hingen an einem strammen Seil, das an Ihrem Brustbein und an der Decke befestigt ist". Das Gefühl des Hängens, welches durch den schwerelosen Zustand bedingt ist, bleibt in diesem Bild erhalten, jedoch wird gleichzeitig der Aufbau einer gewissen Spannung/Körperspannung vermittelt und durch die Fixierung des Seils am Brustbein ein zu weites Vorneigen des Oberkörpers vermieden.

14.3
Spezielle Zielsetzungen und deren Realisierung im Rahmen der Aquatherapie

Neben den funktionsorientierten Zielen sind im Rahmen der Therapie auch kognitive, psychophysische und psychosoziale Ziele von Interesse (s. Kap. 1 und 2).

Zu den funktionsorientierten Zielen zählen beispielsweise die Muskelkräftigung, die Verbesserungen im Bereich der Koordination/neuromuskulären Steuerung sowie Flexibilität, die Beibehaltung bzw. Erhöhung der Ausdauerleistungsfähigkeit, die Förderung des Stoffwechsels sowie die Erhaltung bzw. Reduktion des Körpergewichtes durch Kalorienverbrauch und insbesondere die Linderung von Schmerzen (z. B. durch Minderung von Verspannungen).

Kognitive Ziele im Rahmen der Therapie sind z. B. die Verbesserung von Körperwahrnehmungsprozessen, die Einschätzung der eigenen Leistungsfähigkeit und das Erlernen von Bewegungen, die der Verletzung/Erkrankung angemessen sind bzw. dieser entgegenwirken.

Als Beispiele psychophysischer Ziele können die Aktivierung/Motivation, Förderung der Schmerzbewältigung und das Erkennen von Bewegungsmöglichkeiten und Leistungsvermögen genannt werden.

Die Zielsetzungen im psychosozialen Bereich, zu denen die Krankheitsbewältigung und Förderung sozialer Kontakte zählen, lassen sich gut durch eine Therapie im Gruppenrahmen realisieren.

Die Möglichkeiten und Grenzen zur Realisierung der genannten Ziele werden im folgenden beschrieben; dabei liegt die Konzentration auf Maßnahmen zur Verbesserung der funktionellen/körperlichen Fähigkeiten.

14.3.1
Verbesserung der Gelenkbeweglichkeit

Der Einsatz der Wassertherapie zur Verbesserung der Gelenkbeweglichkeit wird bereits seit Jahrzehnten genutzt, und seine Bedeutung steht außer Frage. Unter der Entlastung des Stütz- und Bewegungsapparates und insbesondere im warmen Wasser erhöht sich das aktive Bewegungsausmaß. Dies wird von Patienten subjektiv beschrieben und konnte auch in verschiedenen Studien (vgl. Levin 1991, Kühne 1993) objektiv nachgewiesen werden. Für die Therapie ist dabei die Tatsache sehr wertvoll, daß z. T. Bewegungen bzw. Bewegungsumfänge, die an Land in der Form nicht möglich oder (noch) kontraindiziert sind, im Wasser unter Nutzung des Auftriebes erfolgen können.

Zur Verbesserung der allgemeinen Beweglichkeit stehen die vom Training am Land bekannten Dehnmethoden zur Verfügung (s. hierzu Kap. 4.6). Passive Dehnmethoden, die über die Wirkung der Schwerkraft arbeiten, haben im Wasser nur eingeschränkte Effekte, weil der Schwerkrafteinfluß durch die Auftriebswirkung verringert wird. Für ein passiv-statisches Dehnen bietet sich die Nutzung des Beckenrandes an. Empfehlenswert ist der Einsatz von aktiv-dynamischen Dehnformen, denn diese können im Wasser (nach entsprechender Anleitung) von den Patienten auch selbständig durchgeführt werden.

Im Rahmen des Beweglichkeitstrainings können neben gymnastischen Bewegungsformen auch die verschiedenen Geh- und Laufformen im flachen und tiefen Wasser eingesetzt werden. Da das Bewegungstempo relativ langsam ist, ist das Einhalten von Bewegungslimitierungen bzw. die Ausschöpfung des maximalen Bewegungsausmaßes gut realisierbar – die Laufstile müssen nur entsprechend variiert und modifiziert werden.

Insgesamt gilt, daß das Flexibilitätstraining im Wasser nicht die bei starken Muskelverkürzungen indizierte physiotherapeutische Behandlung am Land ersetzen kann.

14.3.2
Verbesserung der Ausdauerleistungsfähigkeit

Ein Ausdauertraining im Wasser kann aufgrund der Entlastung des Stütz- und Bewegungsapparates schon relativ frühzeitig beginnen. Hierbei kommen die verschiedenen Fortbewegungsmöglichkeiten zum Einsatz, die in Abhängigkeit von ihren Anforderungen und entsprechend der Voraussetzungen des Patienten ausgewählt werden. Darüber hinaus lassen sich zahlreiche Übungen, die mehr als 1/6–1/7 der Skelettmuskulatur beanspruchen, für ein Ausdauertraining verwenden (z. B. im Rahmen eines Zirkeltrainings). Zu beachten ist bei der Auswahl der Übungen allerdings, daß es nicht durch eine lokale Muskelermüdung zu einer Limitierung des Ausdauertrainings kommt.

Bei der Belastungssteuerung und -kontrolle im Wasser sind folgende Aspekte zu beachten: Generell stehen verschiedene subjektive und objektive Kriterien der Belastungssteuerung zur Verfügung (s. auch Kap. 6). Das wichtigste Kriterium ist im Wasser (ebenso wie am Land) die Pulsfrequenz. Wie in Kap. 14.1 beschrieben, kommt es im Wasser zu einer Pulsfrequenzsenkung, die bei der Trainingssteuerung berücksichtigt werden muß. Diese beträgt zwischen 5–20 Schlägen/Minute und fällt individuell unterschiedlich aus. Die vielleicht sicherste Methode, diesem Effekt Rechnung zu tragen, ist die individuelle Bestimmung der Ruhefrequenzen am Land und im Wasser, und zwar in der relevanten Bewegungsposition, denn von dieser ist die Wirkung der Volumenverschiebung und des Tauchreflexes abhängig. Durch Subtraktion kann das individuelle Ausmaß der Herzfrequenzsenkung bestimmt werden.

Eine Orientierungshilfe für die Festlegung der richtigen Trainingspulsfrequenz bei einem Schwimmtraining mit Anfängern gibt Tab. 14.1 (vgl. Völker et al. 1983).

Zur grundsätzlichen Berechnung der Trainingsherzfrequenz (Thf) beim Schwimmen empfehlen Lagerstrøm/Graf (1986) die folgende Formel (s. hierzu auch Kap. 6):

F 14.1

$$Thf = Rhf + [(220 - Lebensalter) - Rhf] \cdot \%,$$

wobei % = Intensität der Belastung in Prozent und Rhf = Ruheherzfrequenz.

Die Pulsfrequenz wird im Wasser im allgemeinen am Handgelenk (an der A. radialis) bzw. am Hals (an der A. carotis) ertastet. Am einfachsten, besonders während der Belastung, gelingt die Pulsmessung allerdings durch die Anwendung wasserdichter „Pulsuhren".

Neben der Ermittlung der Herzfrequenz können die Wasser- bzw. Schwimmtelemetrie und die Laktatmessung zur objektiven Belastungskontrolle im Wasser angewendet werden. Während ersteres bei Patienten mit Herz-Kreislauf-Schäden unbedingt vor Beginn einer Wassertherapie erfolgen sollte, wird letzteres im Rahmen der Therapie in der Regel nicht angewandt.

Arm wird gehalten !

Tabelle 14.1 Pulsfrequenzwerte, die bei der Bestimmung der Trainingspulsfrequenz beim Schwimmtraining für Schwimmanfänger eine Orientierungshilfe sein können. Bei ausdauertrainierten Personen sollte die Pulsfrequenz jeweils um zehn Schläge höher sein (modifiziert nach Völker et al. 1983). Die in der Tabelle aufgeführten Trainingspulsfrequenzen beziehen sich auf eine Trainingsintensität von 60% der maximalen Ausdauerleistungsfähigkeit. Die „normale" Beeinflussung der Pulsfrequenz durch den Tauchreflex und das Alter ist dabei berücksichtigt.

Alter / Ruhepulsfrequenz	unter 30	30–39	40–49	50–59	60–70	über 70
unter 50	130	130	125	120	115	110
50–59	130	130	125	120	115	110
60–69	135	135	130	125	120	115
70–79	135	135	130	125	120	115
80–89	140	135	130	125	120	115
90–100	140	140	135	130	125	120
über 100	145	140	135	130	125	120

Außer einer objektiven Überprüfung der Belastung ist im Wasser, ebenso wie am Land, auch eine subjektive Einschätzung der eigenen Belastung durch den Patienten sinnvoll. Genutzt werden kann hierzu die RPE-Skala von Borg (1982) (RPE = Rate of perceived exertion). Auf dieser Skala sind verschiedenen subjektiven Anstrengungsgraden bestimmte RPE-Werte zugeordnet (s. Kap. 4 und 6).

Dem Therapeuten geben nicht nur die Pulsfrequenz sowie die Selbsteinschätzung des Patienten Aufschluß über dessen Herz-Kreislauf-Belastung. So können beispielsweise auch die Veränderung der Hautfarbe, erschwerte Atmung und eine Verschlechterung der Bewegungskoordination Symptome für eine zu hohe Belastung sein und müssen deshalb unbedingt beachtet werden.

Als Trainingsmethode ist in der Therapie bei nicht-ausdauertrainierten Teilnehmern das extensive Intervalltraining den anderen Ausdauertrainingsmethoden vorzuziehen. Die Pausen des Intervalltrainings sind aktiv zu gestalten, indem beispielsweise eine leichte Bewegung der Arme und Beine in der Rückenlage erfolgt. Soll in einem fortgeschrittenen Stadium einer Therapiemaßnahme gegebenenfalls die Dauermethode eingesetzt werden, so ist hierfür das Aquajogging oder das Schwimmen (bei einer Eignung gemäß der o.g. Angaben) nutzbar.

Eine *Dosierung der Belastungsintensität* erfolgt beim Ausdauertraining sowie beim Krafttraining über eine Variation der Bewegungsgeschwindigkeit, der Bewegungsform, des Formwiderstandes, der Bewegungsrichtung in bezug auf den Auftrieb sowie bezüglich der Varianten am Ort oder in der Fortbewegung und im Sog oder gegen einen Strom (s. hierzu auch 14.3.3). Weiterhin können durch den Einsatz von Geräten (Auftriebshilfen oder Widerstandsgeräte) die Intensitäten geändert werden.

14.3.3
Verbesserung muskulärer Kraftqualitäten

In Orientierung an das in Kap. 4 vorgestellte Fünf-Stufen-Modell von Froböse/Lagerstrøm (1991) ist festzustellen, daß die über das Wasser realisierbaren Intensitäten zur Entwicklung höherer Kraftqualitäten i.d.R. nicht ausreichen. Für ein *Hypertrophie- oder Maximalkrafttraining* stehen nur begrenzte Möglichkeiten zur Verfügung. Zu beachten ist beispielsweise, daß beim isolierten, schnellkräftigen Bewegen einer Extremität sehr viel Kraft und Energie zur Stabilisierung der Gesamtkörperposition aufgebracht werden muß. In jedem Fall ist das Krafttraining eines einzelnen

ext. Intervalltraining
aktive Pausen

Muskels am Land mittels entsprechenden trainingstherapeutischen Maßnahmen (z. B. apparatives oder nichtapparatives Training) wesentlich besser und effektiver umzusetzen. Um unwillkürliche, neurophysiologische Reaktionsmuster zu provozieren, sind exzentrische Belastungsformen von mindestens 40–50% der Maximalkraft notwendig. Im Wasser werden jedoch i.d.R. bei exzentrischen Kontraktionen solche Intensitäten nicht erreicht. Trotzdem ist es durchaus sinnvoll, im Sinne eines reaktiven Trainings (Wechsel zwischen konzentrischen/exzentrischen Kontraktionsformen) exzentrische Kontraktionen zu provozieren.

Wie bereits in Kap. 14.2.2 beschrieben, kommen exzentrische Belastungen bei Bodenkontakt in Abhängigkeit von der Größe der Auftriebs- und Schwerkraft vor. Exzentrische Muskelkontraktionen können im Wasser auch provoziert werden, wenn Bewegungen in Richtung des Auftriebes abgebremst werden. Dies kommt beispielsweise vor, wenn ein mit der Hand ins Wasser gedrücktes Schwimmbrett durch Verringerung der Stütz-/Druckkraft der Hand langsam an die Wasseroberfläche aufschwimmt. Natürlich ist dabei die Größe der exzentrischen Belastung von der Größe der Auftriebswirkung abhängig.

Die *Kraftausdauerfähigkeit,* welche gerade zu Beginn des Muskeltrainings im Vordergrund steht, ist im Wasser sehr gut trainierbar. Ebenso können Übungen zur Aktivierung, Bahnung sowie zur intermuskulären Koordination ins Programm eingeflochten werden, jedoch gilt auch hier, daß die Therapie am Land eine bessere Basis bietet.

Ein positiver Effekt für Kräftigungsübungen im Wasser ist, daß sich der vom Patienten hervorgerufene Wasserwiderstand der eingesetzten Muskelkraft bzw. Bewegungsgeschwindigkeit anpaßt (s. auch Kap. 14.1) – ein ähnlicher Effekt wie beim isokinetischen Training (s. Kap. 13). Hierdurch kann auch im Rahmen einer Gruppentherapie eine individuelle Belastungsdosierung ermöglicht werden, wobei ein entsprechendes Training der eigenen Belastungssteuerung vorausgehen muß.

Eine *Dosierung der Belastungsintensität* erfolgt wie beim Ausdauertraining über eine Variation der Bewegungsgeschwindigkeit, der Bewe-

gungsform, des Formwiderstandes, der Bewegungsrichtung in bezug auf den Auftrieb sowie bezüglich der Bewegungsvarianten am Ort oder in der Fortbewegung und im Sog oder gegen einen Strom. Eine Steigerung der Kraftintensitäten kann auch durch den Einsatz von Widerstands- oder Auftriebshilfen erfolgen. (Letztere können dann auch für eine Art exzentrisches Training genutzt werden.)

Hierbei ist folgendes zu beachten: Bei der Veränderung der Bewegungsgeschwindigkeit nimmt der Widerstand im Quadrat zu der Geschwindigkeitserhöhung zu. Wichtig für die Praxis ist, daß bei einer Belastungssteigerung mittels Erhöhung der Bewegungsfrequenz die Bewegungsamplitude konstant bleibt und nicht verringert wird.

In der Gruppentherapie bestehen gute Möglichkeiten, sich im Sog oder gegen den Strom fortzubewegen. Läuft die Gruppe beispielsweise im Kreis, so entsteht ein Sog in Laufrichtung, in dem man sich auch treiben lassen kann. Bei plötzlicher Änderung der Laufrichtung muß dann gegen die produzierte Strömungsrichtung des Wassers angelaufen werden.

Eine Intensitätssteigerung ist auch möglich, indem man sich dem „actio = reactio"- Prinzip widersetzt; hierzu versucht man, entweder trotz einer Vortriebsbewegung die Position beizubehalten oder sich entgegengesetzt der Vortriebswirkung zu bewegen. (Ziehen beispielsweise die Arme bei vertikaler Position im Wasser nach hinten, versucht man sich auch nach hinten zu bewegen.)

14.3.4
Verbesserung der Bewegungskoordination, -steuerung und -kontrolle

Das Training der Bewegungskoordination sowie der Bewegungssteuerung und -kontrolle spielt von Beginn der Therapie an eine bedeutende Rolle, wobei im Training der jeweiligen Belastungsfähigkeit Rechnung getragen werden muß (s. Kap. 5).

Über das Wasser und spezielle Bewegungsaufgaben können schon recht frühzeitig entsprechende Reize gesetzt werden. Hierbei ist zu beachten: Da sich Bewegungen im Wasser

„im Zeitlupentempo" vollziehen, ist die Schulung der Wahrnehmung sowie der Steuerung und Kontrolle einer Bewegung erleichtert. Da die Bewegungen aber immer gegen den Wasserwiderstand erfolgen und bei Bewegungen immer gleichzeitig die Position im Wasser stabilisiert werden muß, stellen viele Bewegungen bereits sehr komplexe Anforderungen dar. Die Konzentration auf eine spezielle Teilbewegung ist dadurch erschwert. Die einfachsten Bedingungen herrschen für eine kontrollierte Bewegungsausführung im flachen Wasser bei Bodenkontakt und „Standsicherheit" (oder entsprechend beim Sitzen auf Treppenstufen). Sollen unter dem Aspekt der Bewegungssteuerung Übungen durchgeführt werden, so empfehlen sich dazu verschiedene Gehübungen im flachen Wasser (z. B. Robotergang, Storchengang, kleine Schritte, aktives Abrollen des Fußes usw.).

Beim Laufen im tiefen Wasser kann die Bewegungssteuerung über einen aktiven Fußeinsatz verbessert werden, denn durch eine aktive Plantarflexion und Dorsalextension kann das Bein in einer sagittalen Bewegungsebene geführt werden.

Die Stabilisierungsfähigkeit wird im Wasser nahezu zwangsläufig trainiert, dabei spielt die Rumpfstabilisierung eine zentrale Rolle. Jedoch muß auch berücksichtigt werden, daß eine mangelnde Stabilisierungsfähigkeit häufig eine nicht so gravierende Auswirkung hat wie am Land, so daß sie dem Therapeuten auch nicht so schnell auffällt. Eine gute Beobachtungsfähigkeit des Therapeuten ist daher besonders bedeutsam.

Zur Schulung des afferenten und efferenten Systems (s. Kap. 5) können im Rahmen der Aquatherapie verschiedene Geräte, insbesondere Auftriebskörper, eingesetzt werden. Beispielsweise kann bei vertikaler Position im tiefen Wasser ein Schwimmbrett während des Anziehens und Streckens der Beine unter den Füßen gehalten werden. Ebenso kann das Schwimmbrett bei gestrecktem Körper nur über Beugungen und Streckungen der Fußgelenke bewegt werden. Hier bieten sich zahlreiche Möglichkeiten, die den Patienten meistens viel Spaß machen und eine willkommene Abwechslung darstellen.

Zur Verbesserung der allgemeinen Koordinationsfähigkeit (s. Kap. 5) können viele Übungen vom Land ins Wasser übertragen werden. Hierbei sind der Phantasie des Therapeuten und der Patienten, die auch Koordinationsaufgaben entwickeln können, keine Grenzen gesetzt. Es sei noch ein weiteres Beispiel zur Schulung der Ganzkörperkoordination angeführt: Ausgangsposition ist die stabile Rückenlage mit abduzierten Armen um 90° und leicht abduzierten Beinen. Zusammengestellt wird die Übungsreihe aus Rotations- und Paddelbewegungen (Flexion/Extension). Begonnen werden kann mit Fußkreisen, -paddeln, Handkreisen, -paddeln, dann sollen die Füße kreisen und die Hände paddeln bzw. die rechte Körperseite kreisen und die linke paddeln etc.

14.3.5
Umsetzung alltags-, berufs- und freizeitspezifischer Belastungsformen

Die Umsetzung und Integration spezieller/individueller alltags-, berufs- und freizeitspezifischer Belastungsformen kann bei der Therapie am Land in der Regel erst relativ spät, nämlich in den Phasen der Funktionsschulung und des Belastungstrainings (Phase 3 und 4), stattfinden. Im Wasser hingegen kann bereits sehr früh (je nach Fähigkeiten des Patienten in der zweiten Phase) eine Simulation von alltäglichen, berufs- oder sportartspezifischen Bewegungen erfolgen. Diese sind zwar nicht den Belastungsformen am Land gleichzusetzen, können jedoch zur Vorbereitung der Phase 3 und 4 sowie im Sinne einer ressourcenorientierten und motivierenden Vorgehensweise genutzt werden.

Der Einsatz von Geh- und Laufübungen kann beispielsweise auch unter diesem Aspekt erfolgen. Gerade Sportlern, die meist besonders unter Bewegungs- und Belastungseinschränkungen „leiden", sollte in der Wassertherapie die Möglichkeit geboten werden, ihre sportartspezifischen Bewegungen sobald als möglich durchzuführen. Dies sind beispielsweise für eine Tänzerin bestimmte Tanzschritte oder -kombinationen, für einen Fußballtorwart Fangübungen und für einen

Leichtathleten bestimmte Wurfbewegungen. Hierbei muß natürlich immer beachtet werden, daß die Bewegungen im Wasser stattfinden und damit anderen Bedingungen unterworfen sind.

14.3.6
Realisierung psychophysischer, kognitiver und psychosozialer Ziele

Zu den psychophysischen Zielen einer Therapiemaßnahme zählen beispielsweise die Schmerzbewältigung, die Aktivierung und Motivation zum eigenständigen Training und die Schulung der Selbsteinschätzung (z. B. bezüglich der Leistungs- und Belastungsfähigkeit). Ebenso wichtig kann für den einzelnen die Verbesserung der Wahrnehmungs- und Handlungsfähigkeit sowie sozialer Kompetenzen sein. Im Rahmen der Aquatherapie bieten sich viele Möglichkeiten, auf diese Aspekte einzugehen bzw. diese zu realisieren.

Hierbei sind Entspannungsübungen, Spiele oder Spielformen, der Einsatz von Musik, die Verwendung der Selbsteinschätzung (über die Borg-Skala) im Ausdauerbereich, die Durchführung der Therapie im Zirkelbetrieb oder nach erstelltem Trainingsplan nur einige Beispiele für mögliche Ansatzpunkte.

In der Gruppentherapie können psychosoziale Zielsetzungen umgesetzt werden, denn hier treffen Patienten auf Patienten, wodurch sich ein Austausch unter gleichermaßen Betroffenen ergibt. Außerdem können mittels Spiele oder Partnerübungen soziale Kompetenzen gefördert werden.

Grundsätzlich ist die Aquatherapie bzw. das Aquatraining für die Patienten etwas, was sie auch nach Abschluß der Rehabilitationsmaßnahme in Eigenregie oder in adäquaten Kursen fortsetzen können. Notwendig sind hierfür neben Kursangeboten bzw. Nutzungsmöglichkeiten einer entsprechenden Wasserfläche Motivation, Unterstützung (durch Familie und/oder Freunde) sowie entsprechende Vorbereitungen und Unterstützungen durch den Therapeuten. Hierzu zählt beispielsweise, daß der Therapeut dem Patienten bei der Planung des Trainings hilft und ihn über die regionalen Aquatrainingsangebote sowie deren Qualität informiert. Dabei ist es auch die Aufgabe des Therapeuten, gemeinsam mit dem Patienten realitätsorientiert zu entscheiden, ob das Training in Eigenregie durchgeführt werden kann oder der Patient vielleicht besser einen Aquakurs besucht.

14.3.7
Integration der Aquatherapie im Gesamtkonzept einer Therapie

Die Aquatherapie kann ein bedeutsamer Baustein in der Gesamtkonzeption einer Therapie sein. Dies hängt im wesentlichen von den Voraussetzungen und Bedingungen, die der Patient bzw. die Einrichtung mitbringen, sowie den Zielsetzungen, die im Rahmen der Therapie mit unterschiedlicher Gewichtung verfolgt werden, ab.

In den vorangegangen Kapiteln wurden die Möglichkeiten und Grenzen der Aquatherapie vorgestellt. Tab. 14.2 gibt eine Übersicht, welche Inhalte je nach Phase der Therapie unter funktionsorientierten Aspekten zum Einsatz kommen können.

Im Rahmen der Aquatherapie können die funktionsorientierten Ziele und Bedürfnisse der Phase 3 und 4 nur noch begrenzt abgedeckt werden. Sie verliert deshalb aber nicht an Bedeutung, denn mit ihr können viele psychosoziale und psychophysische Ziele umgesetzt werden. Insgesamt gilt, daß die Aquatherapie durchaus über den gesamten Therapieverlauf zur Anwendung kommen kann. Sie muß ihre Inhalte und Trainingsmethoden nur entsprechend den Schwerpunkten und Zielen der Phasen anpassen.

Eine Durchführung der Aquatherapie über den gesamten Rehabilitationsverlauf ist besonders sinnvoll, da hierdurch die Voraussetzungen und die notwendige Motivation für den Beginn eines eigenständigen Trainings im Wasser geschaffen werden können. Hierzu müssen Selbständigkeit und Eigenverantwortlichkeit geschult werden, und der Therapeut muß sich mit zunehmender Therapiedauer langsam aus dem Trainingsprozeß zurückziehen.

Tabelle 14.2 Inhalte der Aquatherapie innerhalb der Rehabilitationsphasen (Mobilisation, Defizitbehebung, Funktionsschulung und Belastungstraining) aus funktionsorientierter Sichtweise

Phase	Schwerpunkte
Mobilisation	– Anbahnung von Bewegungsabläufen/Schulung der intermuskulären Koordination bei Bewegungsabläufen, die am Land unter voller Belastung noch nicht möglich sind (z.B. Gehen oder Laufen) – Verbesserung von Wahrnehmungsprozessen unter Einbeziehung der Informationen, die durch das den Körper umgebende Medium „Wasser" vermittelt werden, und der Möglichkeit durch die Auftriebswirkung des Wassers Bewegungen in Zeitlupe durchzuführen und wahrzunehmen – Verbesserung der Mobilisation unter Ausnutzung der entspannenden Wirkung des Wassers – Förderung des Stoffwechselaustausches durch die Massagewirkung des Wassers – Frühzeitige Belastung des Herz-Kreislauf-Systems durch ganzkörperliche Bewegungen unter Entlastung des Stütz- und Bewegungsapparates
Defizit-behebung	– Verbesserung der Beweglichkeit unter Nutzung der entspannenden Bedingungen des Wassers – Schulung der Koordination/Stabilität unter den entlastenden sowie aber auch stabilitätsfordernden Bedingungen (z.B. Wellenwiderstand, Auftrieb) des Wassers – Training der lokalen Muskelkraftausdauer – Weitere Verbesserung der Wahrnehmung – Schulung der allgemeinen aeroben Ausdauer bei Entlastung des Stütz- und Bewegungsapparates
Funktions-schulung	– Verbesserung der Flexibilität – Training der allgemeinen aeroben Ausdauer – Training der Koordination als mögliche Ergänzung zum Training am Land – Training der Muskelkraftausdauer
Belastungs-training	– Verbesserung der Flexibilität – Training der allgemeinen aeroben Ausdauer, der Muskelkraft und der Koordination als eventuelle Ergänzung zum Training am Land

14.4 Aufbau einer Therapieeinheit

Die Therapieeinheit sollte immer mit einer kurzen *Wassergewöhnung* beginnen. Im tiefen Wasser ist die richtige Positionierung der Auftriebshilfe wichtig. Zur Auftriebsgewöhnung können hier Atemübungen in vertikaler Position stattfinden. Im Rahmen der Erwärmung mit Anfängern ist weiterhin anzuraten, die Einnahme verschiedener Körperpositionen und einen Wechsel zwischen diesen zu üben.

Anschließend erfolgt eine *Erwärmung* zur Förderung der Durchblutung und zur Einstimmung auf die Therapie. Eine Erwärmung ist dadurch gekennzeichnet, daß die Intensität langsam und stetig gesteigert und der gesamte Körper in die Übungen integriert wird. In der Gruppentherapie sollten bereits an dieser Stelle kommunikative Elemente einfließen, insbesondere wenn die Teilnehmer sich nicht untereinander kennen.

In der *Haupttrainingsphase* werden je nach Zielsetzungen verschiedene Methoden und Inhalte angewandt. Während zu Beginn der Aquatherapie i.d.R. eine intensive Betreuung des Patienten im Wasser notwendig ist, sollte diese zunehmend der Selbststeuerung durch den Patienten weichen; hierzu muß der Patient entsprechend geschult und angehalten werden. Das Training kann bei entsprechender Selbständigkeit des Patienten in Form eines Zirkelbetriebes oder sogar nach einem vom Therapeuten vorher angefertigten Trainingsplan, dem der Patient selbständig folgt, verlaufen.

Nach der Haupttrainingsphase werden die Belastungsintensitäten reduziert. Die Inhalte müssen dabei in Abhängigkeit von dem vorherigen Programm gewählt werden. In der Regel folgen Dehn-, Entspannungs- und Lockerungsübungen. Dabei ist es wichtig, daß die Teilnehmer nicht auskühlen dürfen. Gegebenenfalls muß der Bewegungsumfang noch etwas gesteigert werden, denn die Teilnehmer sollten das Wasser „warm" verlassen.

Im Rahmen des *Stundenausklanges* oder auch in den Pausen der Haupttrainingsphase können kleine koordinative Bewegungsaufgaben oder kognitive Aufgaben eingebaut werden. Bei einer Gruppentherapie bieten sich weiterhin Spielformen an.

14.5
Indikationen/Kontraindikationen der Aquatherapie

Die Aquatherapie eignet sich aufgrund der beschriebenen Vor- und Nachteile beim Aufenthalt im Wasser für zahlreiche Indikationen, z. B. bei akuten Verletzungen im Bereich des Stütz- und Bewegungsapparates, bei rheumatischen Gelenkerkrankungen, künstlichem Gelenkersatz, Fehlhaltungen, degenerativen Erkrankungen der Wirbelsäule, Amputationen, Muskel- und Bindegewebsschwächen, Venenleiden, chronischen Atemwegserkrankungen (z. B. Asthma bronchiale), neurologischen Erkrankungen (z. B. Morbus Parkinson oder Zustand nach Schlaganfall) sowie bei Stoffwechselstörungen (z. B. Diabetes). Bei all diesen Erkrankungen müssen selbstverständlich indikationsspezifische Besonderheiten beachtet werden, wie beispielsweise bei einer Hüfttotalendoprothese (zeitweise) eine Vermeidung der Adduktionsbewegung über Null.

Es bestehen natürlich auch einige Kontraindikationen für die Bewegungstherapie im Wasser, z. B. akute Infekte und Entzündungen, offene Wunden (wenn diese nicht wasserdicht abdeckbar sind) sowie akutes Asthma bronchiale. Mangelnde Schwimmsicherheit ist nicht generell eine Kontraindikation, jedoch müssen im tiefen Wasser entsprechende Sicherheitsvorkehrungen und Sonderregelungen getroffen werden, denn der Auftriebsgürtel fungiert nicht als Schwimmweste. Bei Angst vor Wasser oder Antipathie gegen Wasser sollte der Therapeut vorsichtig und behutsam den Patienten mit dem Wasser konfrontieren, der Patient sollte aber niemals zur Teilnahme gezwungen werden.

Bei bestimmten Erkrankungen muß die Teilnahme an der Aquatherapie ärztlich abgeklärt werden, z. B. bei Hauterkrankungen, Anfallsleiden und, wie oben erwähnt, bei Herz-Kreislauf-Erkrankungen. Bei absoluter Inkon-

tinenz können Patienten nur mit Urinal oder angemessener Bekleidung an der Wassertherapie teilnehmen.

14.6
Organisatorische Rahmenbedingungen

Voraussetzung für die Durchführung der Aquatherapie ist ein Wasserbecken, das gegebenenfalls auch außerhalb der Rehabilitationseinrichtung (z. B. öffentliches Schwimmbad, Hotel o. ä.) liegen kann.

Entsprechend der Wassertiefe und der Beckengröße sind Laufbewegungen mit und/oder ohne Bodenkontakt sowie Schwimmen möglich.

Die Bewegungsintensität einer Therapieeinheit muß sich den Wassertemperaturen anpassen. Ideale Voraussetzungen herrschen in Einrichtungen, die sowohl über ein Becken mit einer Wassertemperatur von 27–29 °C als auch ein sog. „Bewegungsbad" mit Temperaturen im Bereich von 30–33° C verfügen. Ein Aufenthalt im Bewegungsbad empfiehlt sich insbesondere bei starken Bewegungseinschränkungen und geringer Belastbarkeit und kann auch am Anfang einer Therapie genutzt werden. Hier herrscht aber in der Regel eher eine „Badewannenatmosphäre", d. h. Entspannung, Regeneration, Lockerung und Erholung werden angestrebt, und der Patient wird in gewisser Weise „verwöhnt". Je nach Situation des Patienten ist die Anwendung dieser Maßnahme sehr wichtig und sinnvoll. Nach Möglichkeit sollte im Therapieverlauf der Wechsel ins „große" („kalte") Therapiebecken, in welchem die Aktivität des Patienten im Vordergrund steht, erfolgen.

14.7
Literatur

Eckey, U. R. (1996): Sporttherapie bei degenerativer Erkrankung des Kniegelenks – Evaluation der Effektivität eines komplexen 6-monatigen „Suspended Deep Water Running"-Programms bei einer Gonarthrose ersten oder zweiten Grades nach Wirth (1992).

Dissertation aus dem Institut für Rehabilitation und Behindertensport der Deutschen Sporthochschule Köln.

Eckey, U. R./Froböse, I. (1994): Aquajogging – eine didaktisch-methodische Konzeption für den Einsatz in der Prävention und Rehabilitation. Gesundheitssport und Sporttherapie, 10 (4): 4–7.

Froböse, I./Lagerstrøm, D. (1991): Muskeltraining in Prävention und Rehabilitation nach modernen trainingswissenschaftlichen Prinzipien, Teil 1 und 2. Gesundheitssport und Sporttherapie, 1 (7): 12–13 und 2 (7): 9–11.

Kühne, Ch. (1993): Aquajogging: Neue Wege in der Rehabilitation von Kreuzbandverletzungen. Hochschulsport, 2: 32–35.

Lagerstrøm, D./Graf, J. (1986): Die richtige Trainingspulsfrequenz beim Ausdauersport. Herz, Sport und Gesundheit, 3: 21.

Levin, S. (1991): Aquatic therapy. A splashing success for arthritis and injury rehabilitation. Physican and Sportsmed., 19: 119–126.

McWaters, J. G. (1988): Deep Water Exercise for Health and Fitness. Laguna Beach: Public Editions.

Völker, K./Madsen, O./Lagerstrøm, D. (1983): Fit durch Schwimmen. Mit Übungsanleitungen für Anfänger und Fortgeschrittene. Erlangen: Perimed.

Rost, R. (1991): Sport- und Bewegungstherapie bei inneren Krankheiten. Köln: Deutscher Ärzte Verlag.

Sova, R. (1992): Aquatics. The complete reference guide for aquatic fitness professionals. Boston: Jones and Bartlett Publishers.

KAPITEL 15

Training zur Entwicklung spezifischer Bewegungsqualitäten*

INGO FROBÖSE UND DETLEF GROEBERT

15.1 Einleitung

Im folgenden Kapitel soll der Bereich der Trainingstherapie besprochen werden, der für die Wiedereingliederung in den sportlichen und beruflichen Alltag von besonderer Bedeutung ist. Er soll dem Patienten ermöglichen, die erworbene Kraft und Beweglichkeit in Bewegungsabläufe umzusetzen, die für ihn im Alltag und Sport notwendig sind. Dieses kann man unter dem Begriff der Verbesserung der Bewegungsqualität zusammenfassen. Innerhalb des Fünf-Stufen-Modells von Froböse/Lagerstrøm (1991) handelt es sich bei diesem Trainingsabschnitt in der Therapie um die fünfte Stufe, in der die Qualität des neuromuskulären Systems verbessert wird. Weiterhin werden in diesem Therapieabschnitt Anwendungen aus den Bereichen Alltag und Sport geschult (s. Kap. 4).

Erst die Umsetzung/Anwendung vielfältiger situationsabhängiger und -unabhängiger Bewegungen ist ein Garant für die Anpassung des neuromuskulären Systems. Dieses ist aber wichtig für den langfristigen Erfolg einer rehabilitativen Maßnahme und kann somit, auch unter präventiven Aspekten, dazu beitragen, daß die Patienten keine erneute Schädigung/Verletzung erleiden. Bei diesem Trainingsabschnitt, der in der Regel den Abschluß einer Therapie darstellt, werden gezielt bekannte berufliche oder sportartspezifische Belastungen/Beanspruchungen gesetzt, damit der Ge-

samtorganismus sich auf die im Alltag auftretenden Bewegungsformen einstellen kann.

Es gibt einige Faktoren, die für die Gestaltung des Trainings – mit dem Ziel einer qualitativen Anpassung des neuromuskulären Systems – berücksichtigt werden müssen (s. hierzu auch Kap. 2). Zu diesen zählen im einzelnen Alter, Beruf, Trainingszustand, Verletzung/Schaden, Anforderungsprofil der Sportart/des Berufes, Zustand der einzelnen motorischen Fähigkeiten, Rehabilitationsstatus sowie Ziele, Wünsche und Motivation.

15.2 Trainingsinhalte

Die Trainingsinhalte zur Verbesserung der Bewegungs- und Kraftqualitäten lassen sich grundsätzlich in zwei verschiedene Schwerpunkte unterteilen: *situationsunabhängige* und *situationsabhängige* Qualitäten.

Im Rahmen eines Trainings der *situationsunabhängigen* Qualitäten geht es in erster Linie darum, die Bewegungsvielfalt unter den verschiedensten Variationen (z. B. Zeitdruck, Präzision etc.) zu schulen. Dabei werden den Patienten gewohnte und ungewohnte Bewegungsaufgaben gestellt, die sie lösen müssen und an die sie sich anzupassen haben. Hierbei handelt es sich meist um recht komplexe Anforderungen, die die gesamte Steuerungs- und Regelungsfähigkeit des Organismus erfordern. Als qualitative Veränderungsmerkmale ragen hierbei besonders die Genauigkeits- bzw. Prä-

---

* Die im folgenden Kapitel beschriebenen therapeutischen Maßnahmen und Inhalte stellen nur eine Orientierung dar und sind dementsprechend nach Rücksprache mit dem verantwortlichen Arzt auf die individuellen Voraussetzungen und Ziele des einzelnen Patienten abzustimmen.

zisionsanforderung sowie die Schnelligkeits- und Reaktionsschnelligkeitsanforderung als Trainingsmerkmale heraus, da auf diesem Wege die wesentlichen Qualitätsmerkmale der Bewegungshandlungen beeinflußt werden können (vgl. hierzu auch Kap. 9).

Die *situationsabhängigen* Bewegungs- und Kraftqualitäten zielen speziell auf die Anforderungen der Sportart, des Berufes und der Freizeit ab. Auf der Grundlage der Kenntnisse der spezifischen Anforderungen in diesen Situationen (s. auch Kap. 15.3), die es im Vorfeld zu analysieren gilt, wird ein sportartspezifisches oder auch arbeitsplatzspezifisches Trainingsprogramm erstellt. Im Rahmen dessen wird in der Simulation der jeweiligen Situation ein Transfer der in den ersten Therapieabschnitten erreichten Verbesserungen in dieser Situationen angestrebt, indem die jeweilige Belastungssituation nachgeahmt oder an entsprechender Stätte geübt wird (z. B. Sporthalle, Arbeitsplatz etc.).

Die *situationsunabhängigen* Qualitäten können über eine Vielzahl motorischer Aktivitäten trainiert werden, wobei im wesentlichen die von Meinel/Schnabel (1987) aufgestellten Charakteristika der Bewegungskoordination berücksichtigt werden sollten. In Anlehnung an dieses Profil ergibt sich somit ein neuromuskuläres Qualitätstraining nach folgenden Schwerpunkten, wobei wesentliche Elemente daraus meist bereits schon in vorherigen Abschnitten der Therapie angewandt werden:

- Statisches Gleichgewicht
- Dynamisches Gleichgewicht
- Objektgleichgewicht
- Reaktionsfähigkeit
- Reaktive Fähigkeiten
- Anpassungsfähigkeit/Umstellungsfähigkeit
- Komplexübungen (Kopplungsfähigkeit)
- Spezifische isolierte Bewegungsabläufe
- Spezifische komplexe Bewegungsabläufe
- Spezifische komplexe Bewegungsabläufe unter Hinzunahme anderer Beanspruchungsformen (Ausdauer/Kraft etc.)

Dabei kann diese Auflistung auch als zeitliche Hierarchie verstanden werden, da die Übungsformen aufeinander aufbauen.

Schulung des statischen Gleichgewichtes

Unter einem statischen Gleichgewicht versteht man das Ausbalancieren des Körperschwerpunktes ohne Fortbewegung im Raum. Man kann beidbeinig, einbeinig, im Sitz, aber auch im Handstand im statischen Gleichgewicht sein. Weitere Möglichkeiten sind im Vorderstütz, Seitstütz und im Stütz rücklings. In diesem Rahmen stehen Matte, Theraband, Weichmatte, Ball, Kreisel, Sitzball, Schaukelbrett, Trampolin und andere Geräte als Hilfsmittel zur Verfügung.

Zur Steigerung des Schwierigkeitgrades können folgende Übungsvariationen herangezogen werden.

Beim beid- bzw. einbeinigen Stand beispielsweise: Blick zur Decke, Augen schließen, durch leichtes Schieben/Schubsen aus dem Gleichgewicht bringen, zusätzliche Durchführung einer Therabandübung, Anschießen mit einem Ball/Pezzi-Ball, Zuwerfen/Fangen eines Balles, Softtennis spielen.

Grundsätzlich gelten folgende allgemeine Regeln zur Steigerung des Schwierigkeitgrades:

- Verkleinerung der Unterstützungsfläche
- Reduktion der optischen Kontrolle
- Manuelles aus dem Gleichgewicht bringen
- Durchführung komplexer Zusatzaufgaben

Weiterhin kann man über die Erhöhung des Zeitdruckes (Geschwindigkeit) oder über die Zeitdauer den Schwierigkeitsgrad steigern (s. hierzu auch Kap. 5).

Schulung des dynamischen Gleichgewichtes

Unter einem dynamischen Gleichgewicht versteht man das Ausbalancieren des Körperschwerpunktes in der Dynamik/Fortbewegung. Dies geschieht in der Regel im Gehen oder Laufen. Dabei können störende Faktoren sowohl die Beschaffenheit des Untergrundes als auch von außen auf den Körper einwirkende Kräfte sein.

Zum Training des dynamischen Gleichgewichtes können eine Matte, ein Strich oder eine Schnur auf dem Boden, eine umgedrehte Bank, ein Schwebebalken, eine gespannte Schnur, ein unebener Boden, eine Sandgrube und vieles mehr als Hilfsmittel eingesetzt werden.

Die Bewegungsformen können Gehen, Laufen, Zehengang, Springen, Übungen aus dem Lauf-ABC und andere Fortbewegungsmöglichkeiten sein.

In Abhängigkeit von der Bewegungsform kann ähnlich wie beim statischen Gleichgewicht das Anforderungsprofil durch unterschiedliche Schrittkombinationen (vorwärts, rückwärts, seitwärts), durch Veränderung der Blickrichtung (Blick zur Decke) oder Schließen der Augen und durch Drehungen erschwert werden. Ebenso wird der Schwierigkeitsgrad durch äußere Einwirkungen, wie z. B. Schieben/Schubsen, durch Anschießen mit einem Ball/Pezzi-Ball oder durch Zuwerfen eines Balles, erhöht (s. hierzu auch Kap. 5).

Schulung des Objektgleichgewichtes

Unter einem Objektgleichgewicht versteht man das Balancieren von Gegenständen oder von Personen. Im Eiskunstlauf oder im Rock and Roll beispielsweise sollte man das Balancieren von Personen mit Geräten vorbereiten. Aber auch in einem normalen Therapieverlauf sollten diese Inhalte zur Anwendung gelangen, um diesen enorm wichtigen Bereich der Bewegungskoordination grundsätzlich zu trainieren.

Hilfsmittel: Stab/Stock, Ball, Wurfgegenstände etc.

Schulung der Reaktionsfähigkeit

Die Reaktionsfähigkeit ist in vielen Lebenssituationen (z. B. Straßenverkehr) in unterschiedlichster Form notwendig. Folgende Hilfsmittel sind dabei sinnvoll einzusetzen:
- Reizung des taktilen, akustischen, vestibulären bzw. optischen Analysators
- Einsatz von Geräten, z. B. Softball, Rollwagen, Tennisball, Decke, Volley-, Fuß-, Hockeyball etc. in Kombination mit verschiedenen Bewegungsformen und -aufgaben, z. B. Fangen/Stoppen, Abspielen

- Bewegungsformen, z. B. Beginnen, Ändern bzw. Anhalten einer Bewegung oder Stabilisieren einer Position gegen eine äußere Kraft
- Weitere Variationen und Steigerungsmöglichkeiten ergeben sich durch Erhöhung des Zeitdruckes, der Genauigkeitsanforderung, der Komplexität, einer Veränderung der Umweltanforderungen und -bedingungen sowie durch einen Wechsel in der Reizung der Analysatoren

Schulung der reaktiven Fähigkeiten

Reaktive Fähigkeiten oder Reaktivkraft werden auch als eine spezielle Form der Kraft angesehen. Es wird dabei der Dehnungs-Verkürzungszyklus der Muskulatur genutzt. Da sie aber nicht überwiegend mit Krafttrainingsgeräten trainiert werden und ein hoher koordinativer Aspekt integriert ist, werden sie unter dem Aspekt eines neuromuskulären Trainings abgehandelt. Das Training der reaktiven Fähigkeiten kann erst in einer sehr späten Phase des Trainings integriert werden. Dies liegt unter anderem in den hohen Spannungsmomenten, die auf das verletzte Gewebe wirken, begründet. So erfordert bereits das Seilspringen große reaktive Fähigkeiten und beinhaltet recht hohe Belastungen.

Beispiele, in denen reaktive Fähigkeiten trainiert werden sind: Seilspringen, Wechselsprünge, Kastensprünge, Strecksprünge, Hüpfen im Liegestütz an der Wand, Hüpfen im Liegestütz auf dem Boden und Wegstoßen eines zugeworfenen Balles.

Schulung der Anpassungsfähigkeit/ Umstellungsfähigkeit

Die bisher erlernten Bewegungsmuster sollen in vielfältigen, unterschiedlichen Situationen angewandt werden, um die Anpassungsfähigkeit des Patienten an die sich ändernden Bedingungen zu schulen. Hierzu zählt beispielsweise das Gehen auf verschiedenen Untergründen (z. B. Rasen, Wald, Kies, Sand etc.) oder auch das Werfen mit unterschiedlichen

Bällen (Größe, Gewicht). Wichtig ist bei diesen Übungen, daß der Patient lernt, sein Bewegungsverhalten situationsgerecht umzustellen, damit aus der Bedingung keine zunehmende Belastung resultiert und die Bewegungsqualität dadurch negativ beeinflußt wird.

Komplexübungen (Übungen zur Schulung der Kopplungsfähigkeit)

Bei diesem Schwerpunkt sollen Kombinationen von verschiedenen Anforderungen oder auch Bewegungsmustern, die in den vorangegangenen Punkten erläutert wurden, trainiert werden. Es ist selbstverständlich, daß Übungen der bisher genannten Schwerpunkte auch schon einen komplexen Charakter haben können. Als Beispiele hierfür sind das Hintereinanderschalten von Gleichgewichtsübungen mit Reaktionsübungen bzw. das Verflechten dieser beiden Übungsformen oder die Verbindung von Bewegungen im Ober- und Unterkörper (z. B. Ballwurf im Gehen/Laufen, Ballprellen im Slalomparcour etc.) zu nennen.

Schulung isolierter spezifischer Bewegungsabläufe

In dieser Phase sollen gezielt Bewegungsabläufe mit verschiedenen Arbeits- oder Sportgeräten geübt und trainiert werden. Anfänglich soll dies isoliert geschehen, um dann später ganze Bewegungssequenzen zu trainieren.

Als Hilfsmittel dienen alle Sport- und Arbeitsgeräte, mit denen der Patient umgehen kann und alle Bewegungsformen, die der Patient beherrscht, z. B. Pritschen beim Volleyball, Fangen und Zuwurf eines Handballes, Vorhand-Rückhand-Dribbling mit dem Hockeyball, Heben von Gegenständen (z. B. Kisten etc.) und Überkopfarbeiten etc.

Schulung von komplexen spezifischen Bewegungsabläufen

Daran anschließend werden komplexe Bewegungsabläufe, welche entweder erleichtert, variiert oder erschwert sein können, trainiert. Spätestens jetzt ist es notwendig, sich mit der Sportart/Berufs-Alltagsbelastung vertraut zu machen. Dabei ist darauf zu achten, daß durch die Übungen die Technik in der Sportart nicht negativ beeinflußt wird. So ist es beispielsweise nicht sinnvoll, Basketballfreiwürfe von einem labilen Untergrund durchzuführen, da dies weder in der Sportart erforderlich ist noch die Trefferquote verbessert, sondern eher verschlechtert. Lediglich in der ersten Phase des Trainings kann man zur Gleichgewichtsschulung und zur besseren Motivation Freiwürfe von einem labilen Untergrund ausführen lassen. In diesem Therapieabschnitt sollen alle jene Bewegungsformen zur Anwendung gelangen, die im Sport und im Alltag genutzt werden.

Sportartspezifische komplexe Bewegungsabläufe unter Hinzunahme anderer Beanspruchungsformen (Ausdauer, Kraft etc.)

Diese Übungsformen werden relativ selten in der Therapie angewandt, da sie meist erst in einer späten Phase des Trainings erforderlich werden, in der die Patienten sich schon nicht mehr in der Rehabilitation befinden. Für den Hochleistungssportler, der möglichst den Trainingszustand seiner Mitspieler/Vereinskameraden erreichen soll, sind diese Übungen insbesondere wichtig, aber auch für alle anderen Patientengruppen können sie durchaus sinnvoll sein. Hierbei sollen die stabilisierten und neu erarbeiteten Bewegungen unter Hinzunahme weiterer Belastungsformen trainiert werden, um deren Qualität auch unter erschwerten Bedingungen zu schulen.

Im Rahmen des Traininigs *situationsabhängiger* Bewegungs- und Belastungsqualitäten ist eine Analyse des Anforderungsprofils (motorisch, psychisch, sozial) notwendig (s. Kap. 15.3). Auf dieser Grundlage und aus weiteren Kenntnissen, die sich aus Gesprächen mit dem Patienten ergeben, gilt es nun, ein individuelles Trainingsprogramm zu entwerfen.

Für den Leistungssportler zielt dieses Programm auf die Entwicklung aller sportartspezifischen Bewegungsfertigkeiten ab, die ihn zu einer Wiederaufnahme seiner Sportart befähigen. Dementsprechend sind adäquate Vorkehrungen zu treffen bzw. Maßnahmen zu organisieren, die ein situationsgerechtes Training ermöglichen. In der Regel ist es hierzu notwendig, die Therapie unmittelbar an die jeweilige Sportstätte zu verlegen und in Absprache mit dem Trainer entsprechende Maßnahmen zu entwickeln. Der Handballtorwart ist ebenso wie der Tennisspieler auf dem passenden Spielfeld zu trainieren. Besonders wichtig ist hierbei – neben der Schulung der Ausführungsqualität – das Trainieren unter Zeitdruck sowie die Schulung der reaktiven Fähigkeiten, um besonders für diese Situationen adäquat vorbereitet zu sein. Die situationsgerechte berufs- und alltagsspezifische Therapie ist sehr viel schwieriger zu organisieren, da nicht für alle Aktivitäten entsprechende Maßnahmen bereit stehen. Dennoch kann und sollte man hier über eine möglichst identische Simulation der Anforderungen wesentliche Bewegungsqualitäten entwickeln und zusätzlich entsprechende Kompensations- und Vermeidungsstrategien fördern und trainieren. Optimal wäre auch hier natürlich eine direkte Schulung in der jeweiligen Arbeitssituation am Arbeitsplatz, was meist jedoch kaum zu realisieren ist, so daß man sich in der Regel mit Teilbewegungen in der Therapie begnügen muß. In diesem Rahmen müssen spezifische Bewegungsabläufe, die den Berufsalltag charakterisieren, in der Therapie nachvollzogen und trainiert werden. Neben der Ausführungsqualität ist hierbei besonders ein Üben unter Zeitdruck sowie unter lokaler/zentraler Ermüdung wichtig. Dementsprechend gilt es – sicher auch in Kooperation mit der Ergotherapie – möglichst alltags- und berufsnahe Bewegungssituationen zu schaffen und den Patienten sukzessive auf die nachfolgenden Belastungssituationen vorzubereiten.

15.3
Bestimmung/Erstellung eines speziellen Anforderungsprofils

Voraussetzung, um entsprechende Belastungsformen in der Therapie setzen zu können, ist die exakte Kenntnis der individuellen Bedingungen/Voraussetzungen des Anforderungsprofils im Alltag und in der Freizeit oder im Sport sowie die Kenntnis der speziellen Ziele des Patienten. Nur auf dieser Grundlage kann das Training geplant, durchgeführt und überprüft werden. In der folgenden Darstellung wird auf Anforderungsprofile eingegangen, die sich von ihrer Anlage her durchaus auf alle Belastungssituationen übertragen lassen.

Dieses Modell dient als Vorlage, um das Training dieses letzten Abschnittes der Therapie zu gliedern und somit überprüfbar zu machen. Das Modell soll die individuellen Anforderungen deutlicher machen und dem Therapeuten ermöglichen, einen individuellen Plan für seinen Patienten zu erstellen. Es orientiert sich an dem von Neumaier/Mechling (1995) entworfenen Schema.

Die Darstellung des koordinativen Anforderungsprofils unterteilt sich grundsätzlich in zwei Bereiche, die im folgenden erläutert werden.

1. Informationsquellen/Analysatoren

Abhängig davon, welche Informationen zur Bewältigung einer Bewegungsaufgabe vorrangig verarbeitet werden müssen, variiert die Anforderung an die Bewegungskoordination (s. Abb. 15.1). Die Informationen können vestibulär, kinästhetisch, taktil, optisch oder akustisch sein (s. Kap. 5).

2. Informationseinflüsse/ externe Anforderungen

- *Genauigkeitsanforderung/Präzisionsdruck:* Je nach Anforderung der Sportart unterscheidet man zwischen Ergebnisgenauigkeit und Verlaufsgenauigkeit. Beispiel: Im Basketball ist es entscheidend, ob der Korb getroffen wird, nicht aber wie die Bewegung dafür ausgeführt wird. Beim Turnen kommt es dagegen auf die genaue Bewegungsausführung an.
- *Verfügbare Bewegungszeit/Zeitdruck:* Man spricht auch von einem Geschwindigkeits/ Genauigkeitskompromiß, d. h.: welche Zeit

steht zur Verfügung und wie genau muß die Bewegung dabei ausgeführt werden. Mit Zunahme der Bewegungsgeschwindigkeit muß man qualitative Abstriche in der Genauigkeit hinnehmen.

- *Komplexitätsdruck:* Die Komplexität der Bewegungen wird bestimmt durch ihre Freiheitsgrade. Bewegungen werden beispielsweise durch Geräte vorgegeben, sie unterliegen dem Gleichgewichtseinfluß oder werden gleichzeitig mit anderen Bewegungen durchgeführt.

- *Umweltanforderungen:* Hier spielt die Variabilität der äußeren Bedingungen (Umgebung) und die Situationskomplexität (z. B. Anzahl der Gegenspieler) eine wichtige Rolle und bestimmt die Anforderungen. Beispielsweise findet sich beim Kugelstoßen ein „ruhendes" Umfeld, beim Hürdenlauf kann das Umfeld „bewegt" sein (fallende Hürden), und in jedem Fall ist ein Gegner vorhanden, beim Skifahren ist das Umfeld ruhend, ändert sich aber ständig, in Spielsportarten ist das Umfeld bewegt.

- *Belastung/Beanspruchung:* Diese macht sich beispielsweise an den Größen Kraft, Dauer der Belastung, Vorermüdung und psychische Belastung fest.

Abb. 15.1 zeigt, wie die oben genannten Informationsquellen und Anforderungen dargestellt werden können: Auf dieser Basis kann mit Hilfe des Schemas das Anforderungsprofil einer Bewegungsaufgabe analysiert werden und damit die Therapie entsprechend strukturiert und geplant werden. Schwerpunkte lassen sich exakt definieren, und somit kann eine optimale Trainingsgestaltung gefunden werden.

Daß das oben gezeigte Modell eines koordinativen Anforderungsprofils auch auf die konditionellen Anforderungen übertragen werden kann, zeigt Abb. 15.2.

Neben den koordinativen und konditionellen Anforderungen beeinflussen meist die psychischen Komponenten die Belastungsreaktionen und das Belastungsempfinden der Patienten sehr stark. Dementsprechend empfiehlt es sich, sofern ein individuelles Anforderungsprofil erstellt wird, diese Komponente unbedingt mit einzubeziehen (s. Abb. 15.3). Dies ist häufig entscheidend für den Erfolg der Therapie und speziell unter präventiven Gesichtspunkten bedeutsam. Darüber hinaus ist nur bei Berücksichtigung dieser Aspekte eine ganzheitliche Therapie umzusetzen und die möglicherweise notwendige Einbeziehung weiterer Therapeuten (z. B. Psychologe etc.) realisierbar.

Abbildung 15.1 Analyseraster zur Einschätzung eines koordinativen Anforderungsprofils (nach Neumaier/Mechling 1995)

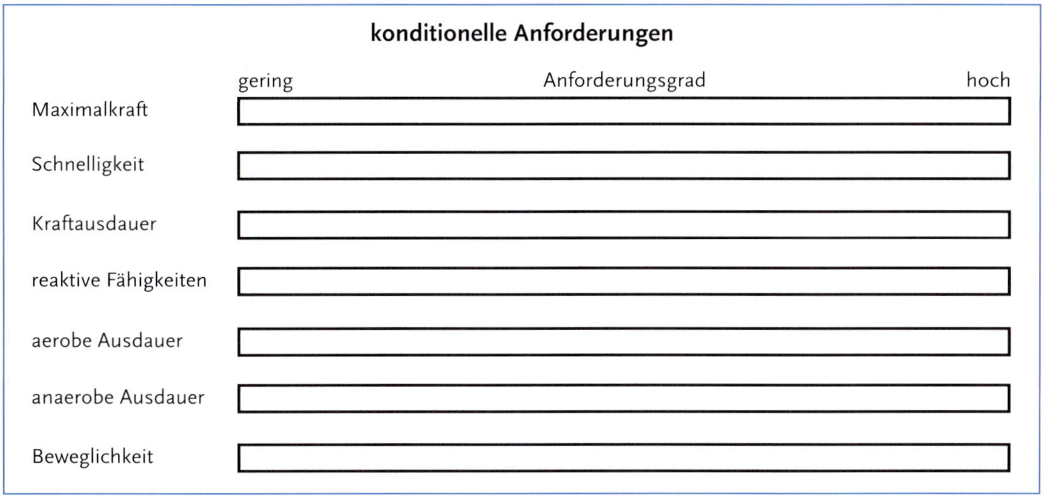

konditionelle Anforderungen

	gering	Anforderungsgrad	hoch
Maximalkraft			
Schnelligkeit			
Kraftausdauer			
reaktive Fähigkeiten			
aerobe Ausdauer			
anaerobe Ausdauer			
Beweglichkeit			

Abbildung 15.2 Analyseraster zur Einschätzung eines konditionellen Anforderungsprofils

psychosoziale Anforderungen

Belastung/Beanspruchung durch:

	gering	Anforderungsgrad	hoch
Emotion			
Konzentration/ Aufmerksamkeit			
Wahrnehmung			
Motivation			
Kognition			
Zeitdruck			

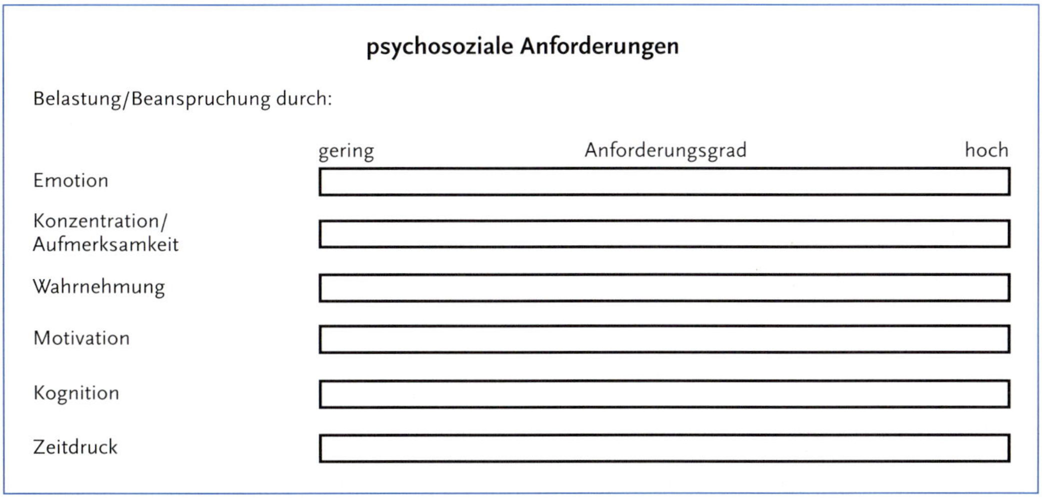

Abbilung 15.3 Analyseraster zur Einschätzung eines psychischen Anforderungsprofils

15.4
Literatur

Froböse, I./Lagerstrøm, D. (1991): Muskeltraining in Prävention und Rehabilitation nach modernen trainingswissenschaftlichen Prinzipien, Teil 1 und 2. Gesundheitssport und Sporttherapie, 1 (7): 12–13 und 2 (7): 9–11.

Meinel, K./Schnabel, G. (1987): Bewegungslehre – Sportmotorik. Berlin: Verlag Volk und Wissen.

Neumaier/Mechling (1995): Allgemeines oder sportspezifisches Koordinationstraining. Leistungssport 5/95: S. 14-18.

KAPITEL 16

Trainingstherapie bei Verletzungen/ Erkrankungen des Unterschenkels und des Sprunggelenkes*

BIRGIT SCHULTE-FREI

Der Fuß hat sich im Laufe der Evolution dem aufrechten Stand des Menschen angepaßt. Aus einer feinen knöchernen Architektur zusammengesetzt, wird er durch Bänder und Muskulatur gehalten und gesteuert. Seine Aufgabe besteht insbesondere in der Funktion, die großen kinetischen Kräfte des sich bewegenden Körpers aufzufangen und in eine gezielte Weiterbewegung umzusetzen. Hierzu bedarf es einer Vielzahl von Gelenken, Bändern und Muskulatur, welche in einem engen, gut koordinierten Zusammenspiel stehen.

Die Hauptbelastungspunkte sind im Mittelfuß die Metatarsalköpfchen I und V sowie der Kalkaneus.

Die hintereinander geschalteten Gelenke des oberen Sprunggelenkes, des unteren Sprunggelenkes, der Fußwurzel des Mittelfußes und der Zehen gelten als eine Funktionseinheit. Die Dynamik des Fußes wird beim Gehen deutlich: Das Aufsetzen der Ferse erfolgt zunächst in leichter Varusstellung. Durch Pronation während des Abrollens wird das Metatarsalköpfchen I belastet, von dem aus der Ballenabstoß erfolgt.

16.1
Funktionelle Anatomie

Am Fußskelett unterscheiden wir das obere und untere Sprunggelenk, die Fußwurzel (Tarsus), den Mittelfuß (Metatarsus) und die Zehen. Als Verbindung zwischen Fibula und Tibia spannt sich die Membrana interossea cruris an den Margines interossei über die ganze Länge aus. Die Kraftübertragung erfolgt

über die Tibia, während die Fibula zwischen den verschiedenen Gelenken koordinierend wirkt. Die Fibula läuft von distal lateral nach proximal dorsal. Das Caput fibulae dient dem Lig. collaterale tibiale, dem M. biceps femoris und dem Tractus iliotibialis als Ansatz. Hierdurch korrelieren Bewegungen zwischen dem Becken, dem Oberschenkel, dem Unterschenkel und dem Fuß.

Der M. biceps femoris hat mit seinem Ansatz am Caput fibulae einen erheblichen Einfluß auf die Umlenkung der auf den Fuß einwirkenden Kräfte. In Zusammenarbeit mit den Mm. peronei wird die Fibula als Bremshebel genutzt und u. a. immer in eine Gegenrotation zur Tibia und in eine synchrone Rotation zum Femur gebracht. Die einzelnen Gelenke werden im folgenden näher erläutert.

Oberes Sprunggelenk
(Articulatio talocruralis)

Im oberen Sprunggelenk (OSG) artikulieren die Trochlea des Talus mit den distalen Enden der Tibia und der Fibula. Um eine quere, durch die Malleolen gehende Achse erfolgen Dorsalextension (ca. 20°) und Plantarflexion (ca. 30°). Durch die Malleolengabel ist eine ausgesprochene Knochenführung des Scharniergelenkes gewährleistet.

In Plantarflexion füllt die Trochlea tali die Malleolengabel nicht ganz aus. Hierdurch sind seitliche Wackelbewegungen möglich.

Ligamentär gesichert wird das obere Sprunggelenk medial durch das Lig. deltoideum. Es strahlt vom Malleolus medialis

---

* Die im folgenden Kapitel beschriebenen therapeutischen Maßnahmen und Inhalte stellen nur eine Orientierung dar und sind dementsprechend nach Rücksprache mit dem verantwortlichen Arzt auf die individuellen Voraussetzungen und Ziele des einzelnen Patienten abzustimmen.

fächerförmig zum Talus, Kalkaneus und zum Os naviculare aus. Lateral stabilisieren das Lig. talofibulare anterius und posterius sowie das Lig. calcaneofibulare das obere Sprunggelenk.

Unteres Sprunggelenk (Articulatio talocalcaneonavicularis)

Das untere Sprunggelenk (USG) besteht anatomisch aus zwei vollständig getrennten Kammern, der Articulatio subtalaris und der Articulatio talocalcaneonavicularis. Funktionell ist es jedoch ein Gelenk. Die Gelenkachse verläuft von lateral hinten unten vom Tuber calcanei nach medial vorne oben durch den Hals des Talus nahe der Facies articularis navicularis. Um diese Achse verläuft die Inversions- und Eversionsbewegung des Fußes.

Im hinteren Gelenkkompartiment, Articulatio subtalaris, artikulieren die konvexe Facies articularis posterior des Kalkaneus mit der konkaven Facies articularis calcanea posterior des Talus. Im vorderen Gelenkkompartement der Articulatio talocalcaneonavicularis artikulieren Talus, Kalkaneus und Os naviculare.

Im USG finden Eversion und Inversion statt. Als Inversion wird eine aktive und/oder passive Bewegung des Fußes nach medial bei fixiertem Talus und Unterschenkel bezeichnet. Die Inversion des Fußes ist funktionell mit den Bewegungen Supination, Vorfußadduktion und Plantarflexion verbunden. Zusätzlich rotiert und gleitet der Kalkaneus um eine vertikale und longitudinale Achse gegen den Talus. Die Eversion bedeutet entsprechend eine aktive und/oder passive Bewegung nach lateral. Sie ist funktionell mit den Bewegungen Dorsalextension, Abduktion des Vorfußes und Pronation verbunden. Diese funktionellen Kombinationsbewegungen werden auch als „Maulschellenbewegung" bezeichnet (vgl. Fick 1911).

Fußwurzel (Tarsus)

Der Tarsus besteht aus den sieben Ossa tarsi. Seine Aufgabe besteht darin, sich dem Untergrund anzupassen, die Wölbungen des Fußes dynamisch einzusetzen, die Kraft auf den Fuß

zu übertragen und gleichzeitig Stoßdämpferfunktionen zu erfüllen. Zur Fußwurzel gehören die distal liegenden drei Ossa cuneiformia und das Os cuboideum. Sie bilden das Quergewölbe des Tarsus. Das Os naviculare liegt scheibenförmig zwischen den Ossa cuneiformia distal und dem Os cuboideum lateral und dem Talus proximal. Der Talus artikuliert nach proximal mit der konvexen Trochlea tali. Als größter Knochen des Fußes artikuliert der Kalkaneus mit dem Os cuboideum in einem Sattelgelenk.

In der Fußwurzel finden die Bewegungen Pronation und Supination sowie Ab- und Adduktion statt. Bei der Supination und Pronation handelt es sich um passive Bewegungen des Fußes bei fixiertem Unterschenkel und fixiertem Talus (vgl. Debrunner 1985). Die passive Ab- und Adduktion beträgt ca. 35–40°, die Supination ca. 52° und die Pronation ca. 25–30°.

Mittelfuß (Metatarsus)

Die Knochen des Mittelfußes sind an der Basis konkav und distal konvex geformt. Os cuneiforme I und II bilden das Punktum fixum der Bewegungen der Metatarsi untereinander und bilden die kraftübertragende longitudinale Achse beim Abrollen des Fußes. Bei einer Plantarflexion des Fußes bewegen sich die Mittelfußknochen gleitend in die Plantarflexion bei gleichzeitiger Adduktion zum zweiten Strahl und Verstärkung des Quergewölbes.

Fußgewölbe

Bei dem Fuß unterscheidet man einerseits ein mediales und ein vorderes Quergewölbe und andererseits ein mediales und ein (schwaches) laterales Längsgewölbe. Das vordere Quergewölbe wird ligamentär und muskulär zwischen Caput metatarsalia I und Caput metatarsalia V gehalten. Das mediale Quergewölbe wird in Höhe der Ossa cuneiformia mit dem zum Boden hin abstützenden Os cuneiforme I gebildet. Das mediale Längsgewölbe spannt sich zwischen dem hinteren Kalkaneus und dem Caput metatarsalia (vgl. Brokmeier 1996).

Bandstrukturen im Bereich des Fußgelenkes

Die Bandstrukturen kann man in jene des oberen Sprunggelenkes, des unteren Sprunggelenkes, in dorsale und plantare Fußbänder sowie in Kollateralbänder unterteilen. Das plantare Bandnetzwerk wird allgemein stärker bewertet als das dorsale.

Die *Bänder des oberen Sprunggelenkes* stabilisieren das OSG und schränken die Talusbewegung in der Malleolengabel bei Inversion, Eversion, vorderem und hinterem Gleiten sowie Torsions- und Rotationsbewegungen ein.

Medial befindet sich das Lig. deltoideum als Kollateralband. Es setzt sich zusammen aus: Lig. tibionaviculare, Lig. tibiotalare anterius, Lig. tibiotalare posterius und Lig. tibiocalcaneare.

Sie verlaufen funktionell unterteilt in zwei Schichten. Die oberflächliche Schicht inseriert anterior am Talus, inferior am Kalkaneus und posterior am Talus. Die tiefere Schicht verläuft zum medialen Taluskörper. Seine Funktion ist das Verhindern einer zu großen Abduktion, Eversion und Pronation.

Die fibularen Bandstrukturen sind Kollateralbänder aus drei Bandanteilen. Sie verbinden die distale Fibula mit dem Kalkaneus und Talus: Lig. talofibulare anterius, Lig. talofibulare posterius und Lig. calcaneofibulare (vgl. Winkel et al. 1985).

Das Lig. fibulotalare anterius ist mit der vorderen Kapsel fest verwachsen und fungiert somit als Verstärkungszug für den Kapselring. Es gilt als das substantiell biomechanisch schwächste Band und hat die Funktion, ein zu großes Ventralgleiten des Talus zu verhindern, insbesondere bei Plantarflexion des Fußes.

Das Lig. calcaneofibulare überbrückt extra- und intrakapsulär das obere sowie auch das untere Sprunggelenk. Es enthält eine Rinne, auf der die Sehnen der Mm. peronei gleiten können. Funktionell wirkt es einer zu großen Inversionsbewegung entgegen.

Das Lig. fibulotalare posterius gilt als sehr dickes, resistentes Band, welches ebenfalls die Kapsel verstärkt. Funktionell unterstützt es die anderen Bänder in ihren Funktionen. Es bietet einen schwachen Widerstand gegen ein zu starkes hinteres Abrutschen des Talus und gegen eine übermäßige Dorsalextension.

Im Bereich des unteren Sprunggelenkes befindet sich das Pfannenband (Lig. calcaneonaviculare plantare). Funktionell verstärkt es die Kapsel und ist die wichtigste Stütze für das Fußgewölbe. Wenn es elongiert, kommt es zum sog. „Plattfuß".

Muskulatur im Bereich des Fußgelenkes

Die zahlreichen Muskelgruppen, die die vielfältigen Bewegungen des Fußes ermöglichen sind in Tab. 16.1 dargestellt.

Statik und Mechanik des Fußes

Der Fuß ist eine federnde Gewölbekonstruktion mit einer Längswölbung und einer Querwölbung. Die Längswölbung wird durch kräftige plantare Fußbänder, vor allem durch das Lig. calcaneonaviculare plantare, das Lig. plantare longum und die Plantaraponeurose sowie durch die Fußsohlenmuskulatur gesichert. Die Abflachung des Längsgewölbes wird als Plattfuß (Pes planus) bezeichnet. Sinkt in diesem Zusammenhang der Malleolus medialis tiefer, kommt es zu einem Platt-Knickfuß (Pes planovalgus). Bei der Abflachung des Quergewölbes nähern sich die mittleren Mittelfußknochen dem Boden an und spreizen sich zum Spreizfuß auseinander. Das Fußgewölbe wird gekräftigt durch ein Training der kurzen und langen Fußsohlenmuskeln, insbesondere des M. tibialis posterior, der das Quergewölbe verklammert.

16.2 Befunderhebung Sprunggelenk und Fuß

Das allgemeine Vorgehen bei der Befunderhebung ist in Kap. 7 bzw. 9 beschrieben, daher wird in diesem Abschnitt nur auf spezielle Aspekte eingegangen.

Anamnese

- Versagt das Sprunggelenk? Mit oder ohne Schmerzen? In welcher Richtung?

Tabelle 16.1 Muskulatur der unteren Extremität und ihre Funktion bezüglich der Bewegungen im Fußgelenk

Muskel	Ursprung	Ansatz	Funktion
M. tibialis anterior	Condylus und Facies lateralis tibiae, Membrana interossea	Os cuneiforme I und Os metatarsalia I	Dorsalflexion, z.T. Inversion bei abweichender Normallage der Endsehne
M. extensor hallucis longus	Membrana interossea und mediale Fibula (mittleres Drittel)	Os metatarsalia I und Nagelphalanx	Extensor der Großzehe, Dorsalextension des Vorfußes, Eversion
M. extensor digitorum longus	Condylus lateralis tibiae, Caput fibulae, Membrana interossea, Margo anterior fibulae	Dorsalaponeurose Phalanx II-V	Extension zweite bis fünfte Zehe, Dorsalextension OSG und Eversion USG
M. peronaeus longus und brevis	Caput fibulae, Condylus lateralis tibiae, Margo anterior et lateralis fibulae	Os cuneiforme I und Os metatarsalia I (longus), Tuberositas ossis metatarsalis V (brevis)	Eversion, Plantarflexion
M. gastrocnemius	Epicondylus medialis et lateralis femoris	Tuber calcanei	Plantarflexion, Knieflexion
M. soleus	Caput fibulae, proximales Fibuladrittel und vom fibularen Rand der Tibia	Tuber calcanei	Plantarflexion im Sprunggelenk
M. plantaris	Epicondylus lateralis femoris, Kapsel des Kniegelenkes	medialer Rand der Achillessehne	Flexion im Kniegelenk, Plantarflexion im Sprunggelenk
M. flexor digitorum longus	Tibia (rückwärtige Fläche)	Basen der Endphalangen	Plantarflexion, Inversion
M. tibialis posterior	Membrana interossea (proximaler Teil), Ränder von Tibia und Fibula	Tuberositas ossis navicularis	Plantarflexion, Inversion
M. flexor hallucis longus	Fibula (unteres, hinteres Drittel), Membrana interossea	Grundphalanx Großzehe	Plantarflexion, Inversion

- Bestehen Einklemmungserscheinungen?
- Strahlen die Schmerzen aus? Wohin?

Bei der Inspektion im Gehen/Laufen ist es bedeutsam, ob der Fuß abnorm belastet wird.

Inspektion

Bei der Inspektion im Stehen ist auf die Stellung der Beine (z. B. Genu varum, Genu valgum), die Symmetrie der Achillessehne, die Stellung des Mittel- und Vorfußes, die Stellung der Zehen sowie auf mögliche Schwellungen, Narben, Farbabweichungen, Muskelatrophien und Nagelveränderungen zu achten.

Die Schuhe des Patienten sollen darüber hinaus hinsichtlich der Abnutzung des Profils inspiziert werden.

Palpation

Bei der Palpation werden neben Hauttemperatur und Tonus bestehende Schwellungen diagnostiziert. Die Muskel-Sehnenansätze werden hinsichtlich Ihres Tonus in Ruhe und bei Anspannung sowie bei Schmerzhaftigkeit untersucht.

Funktionsuntersuchung

Hier werden das aktive und passive Bewegungsausmaß des oberen Sprunggelenkes

(Dorsalextension, Plantarflexion), des unteren Sprunggelenkes (Inversion, Eversion) sowie der proximalen Tarsalgelenke und des mediotarsalen Gelenkes (Supination/Pronation, Ab-/Adduktion) als auch die Kombinationsbewegung „Maulschellenbewegung" (vgl. Fick 1911) untersucht. Ferner muß das benachbarte Kniegelenk untersucht werden.

Widerstandstests

Widerstandstests werden in Dorsalextension, Plantarflexion, Inversion und Eversion durchgeführt.

Instabilitätstests

Die Instabilitätstestung umfaßt folgende Tests:
- Varustest oberes Sprunggelenk in Mittelstellung und unteres Sprunggelenk
- Valgustest im unteren Sprunggelenk
- Schubladentest nach vorne
- Schubladentest nach hinten
- Talus nach medial und lateral in der Malleolengabel
- Dorsalextension – Plantarflexion in den proximalen Tarsalgelenken
- Supination – Pronation in den proximalen Tarsalgelenken
- Abduktion – Adduktion in den proximalen Tarsalgelenken
- Dorsalextension – Plantarflexion im Metatarsophalangealgelenk

Spezifische Tests

Als spezifischer Test wird der Thompson-Test (s. Achillessehnenruptur) und die manuelle Funktionsdiagnostik bei vorliegender Hypomobilität eingesetzt. Die Untersuchung der Fußwurzel erfolgt durch den sog. „Zehner-Test". Dieser ist charakterisiert durch ein spezielles Untersuchungsschema der passiven Gelenkbeweglichkeit im Bereich der Fußwurzel in zehn Schritten. In festgelegter Reihenfolge wird die Mobilität der einzelnen Knochen zueinander auf der Grundlage manualtherapeu-

tischer Untersuchungskriterien bestimmt. Zur Bestimmung des „Joint play" wird jeweils ein Gelenkpartner fixiert und die Beweglichkeit von dem jeweiligen zweiten Gelenkpartner beurteilt.

Untersuchung an der Medialseite:
- Fixation des Talus; Mobilisation des Os naviculare
- Fixation des Os naviculare; Mobilisation der Os cuneiforme I und III
- Fixation des Os cuneiforme I; Mobilisation Os metatarsale I
- Fixation des Os cuneiforme II; Mobilisation Os metatarsale II
- Fixation des Os cuneiforme III; Mobilisation Os metatarsale III

Untersuchung an der Lateralseite:
- Fixation Os cuboideum; Mobilisation Ossa metatarsalia IV und V
- Fixation des Os cuneiforme III und Os naviculare; Mobilisation des Os cuboideum
- Fixation des Kalkaneus; Mobilisation des Os cuboideum

Sprunggelenk:
- Fixation des Talus; Mobilisation des Kalkaneus
- Fixation der Tibia; Mobilisation des Talus
- Fixation des Talus; Mobilisation der Tibia

Umfangsmessung

Umfangsmessungen erfolgen 10 und 20 cm distal des medialen Kniegelenkspaltes. Zusätzlich werden das Rist- und Fersenmaß sowie der Umfang in einer Art „Achterschleife" um Malleolen und Fußwurzel bestimmt.

Ganganalyse

Bei der Ganganalyse ist auf folgende Punkte zu achten:
- Schonung des Fußes
- Abnorme Belastung des Fußes
- Schrittlängendifferenz
- Qualität der Standbeinphase
- Qualität der Spielbeinphase

16.3
Spezielle Indikationen
und ihre Therapie

Folgende Verletzungen und Erkrankungen des Unterschenkels und des Sprunggelenkes stellen häufig eine Indikation für die Trainingstherapie dar: Sprunggelenkdistorsion, Verletzung der Bandsysteme im Sprunggelenk, Achillessehnenruptur und Sprunggelenkfrakturen. Sie werden im folgenden näher erläutert.

16.3.1
Sprunggelenkdistorsion und Verletzung der Bandsysteme im Sprunggelenk

Verletzungen des Kapsel-Band-Gewebes zählen zu den häufigsten Verletzungen des menschlichen Haltungs- und Bewegungsapparates und spielen somit eine dominante Rolle in der Traumatologie.

Lokalisation
Abhängig vom Verletzungsmechanismus betreffen die Verletzungen des Kapsel-Band-Apparates die lateralen oder medialen Strukturen. Aufgrund der Biomechanik des Sprunggelenkes kommt es in der Regel meist zu Verletzungen des lateralen Kapsel-Band-Apparates (s. Abb. 16.1). Auf diese soll auch im weiteren näher eingegangen werden.

Die Verletzung kann sowohl die ligamentäre Substanz selbst – welche als die schwächste Stelle des Knochen-Band-Komplexes bekannt ist – als auch die Insertionsstellen an den knöchernen Strukturen betreffen. Die unterschiedlichen Verletzungslokalisationen sind aufgrund der spezifischen biomechanischen Eigenschaften des Bandgewebes zu erklären.

Angesichts der unterschiedlichen Streßsituationen, denen die einzelnen Bandanteile ausgesetzt sind, ist die gleichzeitige Ruptur aller Ligamenta eher die Ausnahme. Aufgrund der anatomischen Verhältnisse ist bei nahezu allen Primärrupturen das relativ schwache Lig. fibulotalare anterius einschließlich der lateralen Gelenkkapsel betroffen. Bei weiterer Inversion und Supination ist zusätzlich das Lig. fibulocalcaneare rupturiert. Bei zusätzlicher Adduktionsbewegung kann es in seltenen Fällen auch zur Ruptur des Lig. fibulotalare posterius kommen.

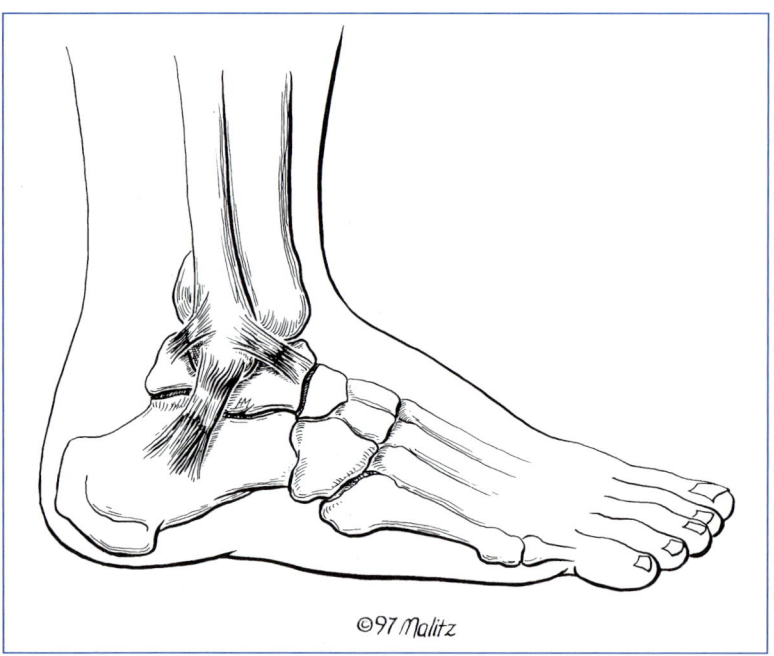

Abbildung 16.1
Verletzung des lateralen Bandapparates – Rupturen sind an allen drei Bändern zu erkennen

©97 Malitz

Verletzungsursachen und -mechanismen

Die große Verletzungsanfälligkeit des Sprunggelenkes im Sinne eines Inversionstraumas ist primär durch seinen anatomischen Aufbau begründet. Das unbelastete Sprunggelenk befindet sich in einer Plantarflexions-, Inversions- und Supinationsstellung. Diese ist begründet durch den Stand der Gelenkflächen zueinander und den Verlauf der Bandstrukturen und Bewegungsachsen im oberen/unteren Sprunggelenk und der übrigen Gelenke. Der Fuß bewegt sich in einem dreidimensionalen, sog. heterokinetischen Kardangelenk um drei Bewegungsachsen, wobei der Talus als Vermittler gesehen werden kann.

Begünstigt wird die Ruhestellung des Sprunggelenkes durch die bestehende muskuläre Dysbalance zwischen den kräftigeren und zahlenmäßig überlegenen Invertoren im Vergleich zu den schwächeren und in geringerer Zahl vorhandenen Evertoren. Hierzu kommt die ungenügende muskuläre Stabilisierung in der Frontalebene durch die Eversionsmuskulatur, welche bei zunehmender Plantarflexion noch weiter zunimmt.

Der Verletzungsmechanismus besteht in einer kombinierten Belastung des Sprunggelenkes in Plantarflexion, Inversion, Supination sowie Adduktion des Vorfußes. Bei zunehmender Plantarflexion kann das Lig. calcaneofibulare nahezu keinen Beitrag mehr zur Stabilität des oberen Sprunggelenkes leisten.

Die ein Trauma begünstigenden Faktoren können grundsätzlich in endogene und exogene Faktoren eingeteilt werden:

- Unvorbereitetes Treten auf Bodenunebenheiten oder Gegenstände
- Schuhe mit geringer Auflagefläche sowie einem vergrößerten Abstand zum Boden (Laufschuhe, Fußballschuhe)
- Im Sport: Landungen auf dem lateralen Fußrand oder auf dem Fuß eines anderen Spielers nach einem Sprung
- Erhöhtes Verletzungsrisiko durch hohe Trainingsbelastungen oder zu kurze Regenerationszeiten
- Zu große Haftreibung zwischen Schuh und Boden bei entsprechender Bodenbeschaffenheit, die Bremsdauer wird dadurch drastisch verkürzt (z. B. Kunstrasen)
- Körperliche und geistige Ermüdung infolge großer Belastungen (einhergehend mit Verlangsamung der Reaktions- und Koordinationsfähigkeit)
- Störungen der propriozeptiven Kontrolle und neuromuskulären Steuerung
- Muskelinsuffizienzen

Ob es letztlich zu einem Trauma kommt, hängt zum einen von der individuellen Fähigkeit einer propriozeptiv gesteuerten reflektorischen Schutzreaktion der Muskulatur ab. Zum anderen spielen Geschwindigkeit und Höhe der einwirkenden Kraft eine entscheidende Rolle.

Verletzungsformen und -stadien

Die Auswirkungen einer Verletzung auf den Fuß hängen von verschiedenen, sich gegenseitig beeinflussenden Faktoren ab.

Müller (1982) unterteilt die Bandrupturen in drei unterschiedliche Schweregrade:

I.: Dehnung – Das Bandgewebe wird dabei über seine physiologische Elastizitätsgrenze von 5% hinaus verlängert. Die Bandkontinuität ist nicht beeinträchtigt, mikroskopisch sind jedoch feine Risse mit Blutungen erkennbar. Elektronenmikroskopisch werden vereinzelt zerstörte Kollagenbündel sichtbar.

II.: Zerrung-Teilruptur – Auch in diesem Stadium ist bei deutlicher Reduzierung der Bandfestigkeit die Kontinuität des Bandgewebes noch erhalten. Mikroskopisch sind Gewebeblutungen und Risse von Kollagenbündeln zu erkennen.

III.: Ruptur – Alle Faserbündel sind durchtrennt. Die Bandkontinuität ist somit aufgehoben.

Funktionell werden verschiedene aus der Ruptur entstehende Formen der Instabilität beschrieben:

- *Mechanische Instabilität:* Die mechanische Instabilität bezeichnet die radiologisch meßbaren Gelenkverhältnisse im oberen Sprunggelenk. Größe und Form der Taluskippung und des Talusvorschubes werden meist anhand gehaltener Aufnahmen bestimmt. Nach einem erstmaligen Distorsionstrauma ist die laterale Aufklappbarkeit im oberen gegenüber dem unteren Sprunggelenk erhöht. Eine mechanische Instabilität geht nicht zwingend mit einer subjektiven Instabilität einher.

- *Funktionelle Instabilität:* Die funktionelle Instabilität wird auch als „Giving way" bezeichnet. Sie beinhaltet die irreversible Zerstörung der Mechanorezeptoren in der Gelenkkapsel und im Bandgewebe und dementsprechend einen nicht intakten neuromuskulären Reflexbogen. Die propriozeptiven Eigenschaften des Gelenkes sind stark beeinträchtigt.

- *Subjektive Instabilität:* Die subjektive Instabilität bezeichnet das individuell empfundene Instabilitätsgefühl im Sprunggelenk. Das Gefühl der Unsicherheit wird trotz bestehender mechanischer Stabilität beschrieben.

Dabei muß nicht zwingend ein direkter Zusammenhang zwischen dem klinischen Beschwerdebild (subjektive Instabilität) und der radiologisch gemessenen Instabilität bestehen. Zusätzlich zu Verletzungen des Bandgewebes können Verletzungen im medialen Gelenkbereich in Form von Kompressionsverletzungen auftreten.

Diagnose

Die funktionellen Stabilitätsverhältnisse werden in einer manuellen Prüfung in allen drei Ebenen des Sprunggelenkes im Seitenvergleich überprüft. Entsprechend der Läsion zeigen sich spezifische Instabilitätsverhältnisse. Bei isolierter Ruptur des Lig. fibulotalare anterius zeigt sich ein vorderes Schubladenphänomen (Talusvorschub) in der Sagittalebene. Ist zusätzlich das Lig. fibulocalcaneare betroffen, läßt sich eine abnorme seitliche Aufklappbarkeit (Taluskippung) bei Varus-/Innenrotationsstreß in der Transversal- und Frontalebene beobachten. Bei bestehenden anterolateralen Instabilitäten werden die mechanischen Gelenkverhältnisse insbesondere durch radiologische Untersuchungen zu differenzieren versucht. Darüber hinaus können eventuelle knöcherne Beteiligungen an der Verletzung mit erfaßt werden. Liegen keine zusätzlichen Frakturen vor, werden manuell oder apparativ gehaltene Röntgenaufnahmen zur Instabilitätsmessung durchgeführt. Hierbei unterscheidet man zwischen zwei Methoden.

Auf den anterior-posterior Aufnahmen wird zunächst der Talusvorschub gemessen. Er entspricht dem Abstand zwischen der hinteren Tibiagelenkfläche zur Talusgelenkfläche. Als Röntgenzeichen wird ferner der Winkel zwischen der Tibiagelenkfläche und dem Talus (Talar tilt, Taluskippung) notiert.

Des weiteren wird die tibiotalare Distanz (TTD), welche dem Streckenabschnitt zwischen Talusrolle und hinterem Tibiavorsprung entspricht, und die fibulotalare Distanz (FTD) ermittelt.

Mit Hilfe einer zweiten Methode kann durch seitliche Röntgenstrahlung die Ventralverlagerung des Talus (Talusvorschub, vorderes Schubladenzeichen, Pivot-shift-Symptom) deutlich gemacht werden.

Das diagnostische Vorgehen kann durch arthroskopische und arthrographische Methoden sowie durch Ultraschallverfahren weiter differenziert werden. Insgesamt sind die gehaltenen Aufnahmen aber auch kritisch zu betrachten, da sie möglicherweise zu zusätzlichen Streßbelastungen der rupturierten Bandstrukturen führen.

Differentialdiagnostisch zur Kapsel-Band-Läsion müssen die Eröffnung der Peronäalsehnenscheide, Abrißfrakturen des lateralen Malleolus, osteochondrale Frakturen (Flace fracture), Verletzungen der Syndesmose und Kompressionssyndrome bis hin zu Kompressionsfrakturen auf der medialen Seite mit berücksichtigt werden. Nicht auszuschließen sind ferner periphere Nervenschädigungen.

Klinische Behandlung

Das optimale Therapiekonzept der frischen Kapsel-Band-Ruptur wird auch heute noch kontrovers diskutiert. In der Erstversorgung stehen sich zunächst operative und konservative Therapiekonzepte gegenüber. Im weiteren

Verlauf ist zwischen frühfunktioneller und immobilisierender Nachbehandlung zu entscheiden.

Operative Therapie

Durch erfolgreiche Refixation der rupturierten Ligamenta wird versucht, optimale Gelenkverhältnisse wiederherzustellen, um so dem Risiko der Spätarthrose entgegenzuwirken.

Indikation zur operativen Therapie ist insbesondere die mechanische Instabilität. Darüber hinaus ist eine Operation indiziert bei Aufklappbarkeit des oberen Sprunggelenkes mit einer Taluskippung von mehr als 15° bei jungen aktiven Sportlern, welche auf eine möglichst intakte Stabilität angewiesen sind und einen Talusvorschub von mehr als 12 mm aufweisen sowie bei Rerupturen, osteochondraler Beteiligung und Second-stage-Verletzungen.

Bei der operativen Behandlungsmethode wird zunächst zwischen der „Bandnaht" und der „Bandplastik" unterschieden. Die „Bandnaht" ist in den meisten Fällen bei der Primärruptur angezeigt und beschränkt sich in der Regel auf die Refixation der rupturierten Ligamenta. Liegt infolge einer Behandlung der frischen Bandruptur eine chronische Bandinsuffizienz vor, ist eine Bandplastik indiziert. Hier unterscheidet man verschiedene Methoden: Tenodesetechniken, direkte Bandrekonstruktionen, Periostlappenplastiken und anatomische Sehnenplastiken.

Im Anschluß an eine Operation wird das Bein in der Regel in einem Unterschenkelliegegips für drei bis zehn Tage ruhiggestellt.

Konservative Therapie

Bei der primär konservativen Therapie unterscheidet man zwischen der immobilisierenden Therapie im Gips und der frühfunktionellen Behandlung.

Die Indikation zur primären Gipsbehandlung ist in der Regel bei einer geringen Aufklappbarkeit von 15° gegeben. Des weiteren kann bei leichten knöchernen Begleitverletzungen ohne Dislokation ein Unterschenkelgips die Therapie der Wahl sein. Die Immobilisation erstreckt sich in der Regel über einen Zeitraum von drei bis sechs Wochen.

Die frühfunktionelle Therapie stellt eine sehr gute – und in der letzten Zeit zunehmend angewandte – Behandlung dar. Hierbei wird versucht, durch schnellstmögliche Belastungs- und Bewegungsfähigkeit die Gelenk- und Kapsel-Bandfunktion während des Heilungsprozesses weitestgehend aufrechtzuerhalten. Dadurch werden Symptome wie Schwellung, Muskelatrophie, Koordinationsverlust, Bewegungseinschränkungen und Stoffwechselstörungen positiv beeinflußt.

Die Indikationsstellung zur funktionellen Therapie wird unterschiedlich beurteilt. Sie erfolgt in der Regel bei leichten, stabilen Traumen, bei funktionellem Stabilitätsverlust sowie bei Sportlern, die besonders auf eine dynamische Stabilität des Sprunggelenkes angewiesen sind.

Die funktionelle Behandlung kann durch Orthesen und Schienen (Aircast-Schiene, MHH-Schiene, Adimed-Schuh, modifiziertes Sarmieto-Brace), stabilisierende Bandagen (Leukotapeverband, Zinkleimverband, Coutmans-Bandage) und verstärkte Innenschuhe durchgeführt werden.

Die Orthesen, Schienen und andere Hilfsmittel bieten dem Gelenk eine relative Schutzfunktion, indem große Bewegungsumfänge – insbesondere in die den Bandheilungsprozeß gefährdenden Bewegungsrichtungen – verhindert werden. Die Hilfsmittel der funktionellen Therapie ermöglichen eine sofortige adäquate Belastung der gesamten betroffenen Extremität. In diesem Zusammenhang wirken sie nicht nur den negativen Auswirkungen der Immobilisation entgegen, sondern wirken sich auch positiv auf den Heilungsverlauf aus.

Anerkannte Vorteile der funktionellen Therapie liegen in einer günstigen Ernährung der bradytrophen Knorpel- und Kapsel-Bandstrukturen. Zum zweiten verbessert die Orthese die Erhöhung der exterozeptiven und sensorischen Inputs, die Propriozeption am Sprunggelenk und damit auch die Muskelaktivität.

Rahmentrainingsplan in der Therapie nach Bandverletzungen am Sprunggelenk

Die Therapie nach Verletzungen des Bandgewebes am Sprunggelenk orientiert sich an dem in Kap. 2 dargestellten Rahmentrainingsplan. Primäre Zielsetzung ist die Wiedererlangung der „funktionellen Stabilität" im Sprunggelenk, d. h. ein stabiles Sprunggelenk in allen relevanten Situationen bei optimaler Gekenkbeweglichkeit. Darüber hinaus sollten Ängste und Hemmungen vor einer erneuten Verletzung abgebaut werden.

Phase 1–2 der konservativen Therapie bei Sprunggelenkdistorsion/Inversionstrauma

Der vorgestellte Rahmentrainingsplan ist für Patienten im Rahmen einer frühfunktionellen Nachbehandlung konzipiert (s. Tab.16.2). Das Training kann beginnen, sobald der Patient mit einer Orthese versorgt worden ist.

Der Schwerpunkt des Trainings liegt in der Verbesserung der Propriozeptions-, Koordinations- und Gleichgewichtsfähigkeit, da von diesen motorischen Eigenschaften besonders die Qualität der funktionellen Stabilität im betroffenen Sprunggelenk abhängig ist.

Die Phasen 1 und 2 beginnen im optimalen Fall ca. sieben bis neun Tage nach der Verletzung und erstrecken sich über einen Zeitraum von ca. 14–25 Tagen (abhängig vom Verletzungsausmaß, vom Trainingsbeginn, von der Trainingshäufigkeit und vom Heilungsprozeß).

Zu Therapiebeginn gilt es, zunächst die vorhandenen posttraumatischen Störungen, wie Schmerz und Schwellung, positiv zu beeinflussen.

Die primäre motorische Zielsetzung liegt in der Fazilitation und Innervation der gesamten Unterschenkel- und Fußmuskulatur einschließlich der Verbesserung der Propriozeption und Wahrnehmung, des Gleichgewichtes und der Haltungskontrolle. Übungen zur Verbesserung der Gleichgewichtsfähigkeit werden zunächst in sicherer Ausgangsstellung unter absoluter Vermeidung von Inversions- und Supinationstendenzen durchgeführt (z. B. durch einseitige Unterlagerung von Kippbrettchen).

In der ersten Phase gilt es, noch größere Zugbelastungen auf die Kollagenstrukturen des heilenden Bandgewebes zu vermeiden, da hierdurch der Heilungsprozeß gestört würde. Somit sind endgradige Bewegungen in Plantarflexion, Inversion und Supination noch zu vermeiden. Leichte Bewegungen in o. g. Richtungen fördern jedoch das Zusammenwachsen der verletzten Bandstrukturen und sollten demnach dosiert durchgeführt werden.

Manualtherapeutische Gelenkmobilisationen können bei entsprechender Indikation vom ersten Tag an durchgeführt werden. Hierdurch kann die Beweglichkeit in allen relevanten Bewegungsrichtungen aufrechterhalten bleiben.

Das Krafttraining wird in diesen Phasen zunächst als intermuskuläres Koordinationstraining mit Übergang zum Muskelkraftausdauertraining durchgeführt.

Einen weiteren zentralen Stellenwert in der Rehabilitation nach Verletzungen von Bandgeweben nimmt das allgemeine aerobe Ausdauertraining ein, da hierdurch die Stabilität des Bandgewebes positiv beeinflußt wird (Akeson et al. 1984, 1985 und 1986, Tipton et al. 1975, Woo 1993). Ausdauerbelastungen werden zunächst am Oberkörperergometer und zunehmend auf dem Fahrrad und im Wasser von der ersten Trainingseinheit an bei möglichst individueller Belastungsdosierung durchgeführt.

Phase 3–4 der konservativen Therapie nach Spunggelenkdistorsion/Inversionstrauma

Neben der Stabilisierung und Intensivierung der Trainingsziele der vorhergehenden Phasen steht die beginnende Arbeits- und Sportfähigkeit nun u. a. im Mittelpunkt (s. Tab. 16.3). Diesbezüglich werden Beweglichkeit, Geschicklichkeit und Gewandtheit verbessert. Alltags- und freizeitspezifische Bewegungen werden wieder erlernt. Ein weiterer Schwerpunkt ist die Intensivierung der neuromuskulären Steuerung mit dem Ziel der Bewegungsökonomisierung. Das Koordinations- und Gleichgewichtstraining wird entsprechend der individuellen Leistungsfähigkeit und Zielsetzung intensiviert. Zu diesem Zeitpunkt sind keine wesentlichen Sicherheitsvorkehrungen für das Sprunggelenk mehr zu leisten.

Alle Gelenke im Bereich des Fußes können nun zunehmend mobilisiert werden. Endgradige Bewegungen, einhergehend mit erhöhten Zugbelastungen der betroffenen Ligamenta, können ab dem Ende der dritten Phase durchgeführt werden.

Das Krafttraining wird speziell für die Eversionsmuskulatur des betroffenen Beines durchgeführt. Der Schwerpunkt liegt jedoch – auch bei allen kräftigenden Übungen – weiterhin in der Verbesserung sowohl der intermuskulären Koordination als auch der schnellen Innervationsfähigkeit, da eine kräftige Eversionsmuskulatur alleine zukünftig keine Verletzungsprophylaxe darstellt.

Tabelle 16.2 Rahmentrainingsplan nach Bandverletzungen am Sprunggelenk, Phase 1–2

Ziele	Inhalte
Anamnese/Befunderhebung/ Testung	– Allgemeine Eingangsbefundung, Funktionstests – Umfangsmessung – Zwei-Waagen-Test – Erhebung der isokinetischen Kraftwerte des nichtbetroffenen Beines, USG, OSG – Spezielle Instabilitätstests des betroffenen Gelenkes
1. Behandlung verletzungs- bedingter Störungen	
– Schmerzlinderung – Beeinflussung evtl. bestehender Schwellzustände – Verbesserung der Durchblutung – Vorbeugung eines Entlastungssyndroms	– Aktive Anspannungsübungen für die gesamte Muskulatur der unteren Extremität, insbesondere für die Fußmuskulatur – Querfriktion verletzter Bänder – Elektrotherapie (Galvanisation, Diadynamik, Interferenz) – Ultraschallbehandlung der betroffenen Ligamenta – Evtl. Kryotherapie – Behandlung evtl. bestehender Sekundärsymptome nach individuellem Befund
2. Wiedererlangung der physiologischen Funktion nach individuellem Befund	
– Aktive und passive Gelenkbeweglichkeit in allen Bewegungen des Fußes; Dorsalextension, Plantarflexion bis zur Schmerzgrenze; im unteren Sprunggelenk: Eversion endgradig, Inversion soweit möglich, nicht endgradig – Freie Gelenkbeweglichkeit der umliegenden Gelenke (Kniegelenk) – Kraftfähigkeit der Muskulatur der betroffenen Extremität (Innervation, Kraftausdauer)	– Mobilisation der Dorsalextension (z.B. ÜK 2) – Mobilisation der Plantarflexion soweit schmerzfrei möglich, Gelenken Vorsicht bei endgradiger Plantarflexion – Mobilisation von Tarsus und Metatarsus soweit möglich – Mobilisation in Inversion und Supination soweit möglich, unter Beachtung der Schmerzgrenze und Mobilisation in Eversion und Pronation endgradig soweit möglich (z.B. ÜK 1) – Manualtherapeutische Gelenkmobilisation im OSG und USG sowie umliegender Gelenke bei entsprechendem Befund – Aktive und passive Muskeldehntechniken für die hypertone Muskulatur – Training: insbesondere der Pronationsmuskulatur, isoliert und in der Muskelkette (z.B. ÜK 4, 15) – Übungen mit dem Theraband (z.B. ÜK 10) – Übungen am Seilzug (z.B. ÜK 11) – Übungen gegen eigenen Widerstand – Elektromuskelstimulation (EMS) zum Erhalt der FT-Fasern – Geräte: Stepper, Leg-press, Sprunggelenktrainer – Kniedips mit leicht nach vorn gebeugtem Oberkörper, vorsichtiges Training der Flexoren – Schwimmen mit Betonung der aktiven Pronations- und Eversionskomponente – Aquajogging, Aquatraining

Tabelle 16.2 Fortsetzung

Ziele	Inhalte
	– Gezieltes Training der Hüft-, Sprunggelenks- und Fußmuskulatur – Kleingeräte – *Isokinetik:* Übungen im geschlossenen System, im offenen System im begrenzten Bewegungsausmaß in langsamen Bewegungsgeschwindigkeiten; assistiv-passiv, assistiv-konzentrisch, assistiv-exzentrisch, assistiv-konzentrisch-exzentrisch, Bewegungsgeschwindigkeit 0–30°/s (z.B. ÜK 12)
– Gelenkstabilität (dynamische und statische Balance) – Nervale Reaktivierung der gesamten Muskulatur der betroffenen Extremität, insbesondere Mm. peronei, M. tibialis anterior, M. gastrocnemius, M. tibialis posterior, M. soleus – Wiederherstellung/Erhalt/ Verbesserung der Propriozeption, insbesondere im Sprung- und Kniegelenk – Verbesserung der neuro-muskulären Ansteuerung der gesamten Muskulatur der unteren Extremität – Erhalt/Verbesserung der Gleichgewichtsfähigkeit und Haltungskontrolle – Wahrnehmung	– Isometrische Anspannungsübungen, evtl. elektromyographisch (EMG) unterstützt isoliert und an unterschiedlichen Geräten (z.B. ÜK 16) – Innervationsübungen für die Extensoren- und Flexorenkette über Anspannungsübungen – Innervationsübungen für isolierte Muskeln und Muskelgruppen: M. gastrocnemius, M. quadriceps, ischiokrurale Muskulatur, kurze Fußmuskulatur in allen Variationen, M. tibialis anterior und die gesamte Extensorenkette, Mm. peronei – Inversions-, Adduktions-, Supinationskette, Eversions-, Abduktions- und Pronationskette – „Kurzer Fuß" nach Janda in allen Variationen – *Isokinetik:* OSG, USG, assistiv-passiv; assistiv-konzentrisch in Dorsalextension, Plantarflexion, Eversion, Inversion, assistiv-exzentrisch in Dorsalextension, Plantarflexion, Eversion, Inversion unter Beachtung des Bewegungsausmaßes; assistiv-konzentrisch-exzentrisch; assistiv-exzentrisch-konzentrisch – Propriozeptive neuromuskuläre Fazilitation (PNF), direkte und indirekte Techniken mit Betonung der Fußkomponente D1 + D2 – Anwendung spezieller Krankengymnastik (KG)-Techniken zur Stabilisation; PNF: rhythmische und dynamische Stabilisation – Beinachsentraining – Propriozeption: Förderung der motorischen Selbstwahrnehmung (Kinästhetik und Dynamik), vielfältiges Afferenzangebot zur Förderung der Sensorik
– Wiedereingliederung des Sprunggelenkes in physiologische Bewegungsmuster (nach individuellem Befund) – Aufbrechen pathologischer Bewegungsmuster – Einüben von allgemeinen physiologischen Bewegungsmustern	– Korrektur pathologischer Bewegungsabläufe nach individuellem Befund – Besondere Beachtung der Standbein- und Abdruckphase – PNF entsprechend individueller Problematik mit Betonung der Fußkomponente, Übungen zur Gangschule: in Rückenlage (RL), Seitlage (SL) mit Wandkontakt des betroffenen Fußes – Üben problematischer Gangphasen nach individuellem Befund, z.B. Midstance – Bahnung und Durchführung funktioneller Bewegungsmuster, PNF nach individuellem Befund: Einüben von Einzelmustern und Einbinden in komplexe Bewegungsmuster – Umsetzung funktioneller, komplexer Bewegungsmuster in der Trainingstherapie am Seilzug, an der Leg-press: Muster des bipedalen Standes D1 + D2
– Verbesserung der Gangsicherheit	– *Gangschule:* Üben der einzelnen Gangphasen: komplexe Behandlungsmethoden (PNF), frei und auf dem Laufband bei leichter Steigung (ca. 5°) und Feedback
3. Verbesserung/Stabilisierung der allgemeinen und speziellen Leistungs- und Belastungsfähigkeit	

Tabelle 16.2 Fortsetzung

Ziele	Inhalte
– Koordinations- und Gleichgewichtsfähigkeit sowie Haltungskontrolle	– Übungen auf stabilen Ebenen – Vorsichtiger Übergang zu Übungen auf instabilen Ebenen: Therapiekreisel, Matten, Trampolin, Weichbodenmatte, Fastex, verschiedene Koordinations- und Gleichgewichtstrainer, verschiedene Kippbrettchen; Gerätekombinationen: Seilzug und Therapiekreisel, zur Inversionsprophylaxe werden die Kippbrettchen anfangs einseitig unterlagert (z.B. ÜK 16, 17, 24, 25, 26) – Aquatraining: Stabilisation auf Schwimmbrettern, Pull-buoys, reaktive Belastungen
– Ausdauerleistungsfähigkeit	– Zunächst Oberarmergometer, so schnell wie möglich Fahrradergometer – Aquajogging/Schwimmen (Vorsicht bei extremer Plantarflexion – günstige Bewegungsform ist der Brustbeinschlag aufgrund der Eversionskomponente)
– Flexibilität	– Sportmotorische Dehnungsformen; bevorzugt aktive Dehnübungen – Aktive und passive Dehnübungen für die Muskulatur der oberen Extremität und des Rumpfes
– Kraftfähigkeit für die Muskulatur der oberen Extremitäten und des Rumpfes (Kraftausdauer)	– Sequenztraining an entsprechenden Trainingsgeräten im Kraftausdauerbereich nach Einweisung und Eingewöhnung (s. Kap. 12) – Aquatraining
– Entwicklung von Alltags- und Freizeitbelastbarkeit – Evtl. Verhaltensmodifikationen	– Reprogrammierung von Verhaltensweisen aus dem Alltag und Sport – Erarbeitung von speziellen Teilbewegungen unter Entlastung – Erarbeitung von Übungen zur selbständigen Therapieunterstützung (Heimtraining)
– Berufsfähigkeit	– Reprogrammierung von berufsspezifischen Verhaltensweisen nach individuellem Befund

Ein weiterer Schwerpunkt ist – wie bisher – das allgemeine aerobe Ausdauertraining aufgrund seiner positiven Beeinflussung auf die Bandfestigkeit.

Tabelle 16.3 Rahmentrainingsplan nach Bandverletzungen am Sprunggelenk, Phase 3–4

Ziele	Inhalte
Befunderhebung/Testung	– Manuelle Funktionsprüfung – Umfangsmessung – EMG-Diagnostik: neuromuskuläre Ansteuerung, im bilateralen Vergleich – Zwei-Waagen-Test (s. Kap. 5.2.5) – Erhebung der isokinetischen Kraftwerte des betroffenen Beines im Vergleich zum nichtbetroffenen Bein: M. gastrocnemius, M. tibialis anterior, 30°/s bis max. 60°/s – Gezielte Palpation auf Schmerz – Janda-Testungen
1. Behandlung noch bestehender individueller Symptome	– Weiterführung der physiotherapeutischen und krankengymnastischen Behandlung aus den Phasen 1 und 2 nach individuellem Befund, z.B. bei noch bestehender Schmerzsymptomatik
2. Verbesserung der physiologischen Funktion	

Tabelle 16.3 Fortsetzung

Ziele	Inhalte
– Kraftfähigkeit der Muskulatur der betroffenen Extremität (Hypertrophie, intramuskuläre Koordination, bei Bedarf Maximalkraft)	– Krafttraining im Kraftausdauerbereich für die Oberschenkelmuskulatur mit Übergang zum Hypertrophietraining zur Beseitigung noch bestehender Atrophien, Geräte: Leg-press, Leg-extension, Beincurler für Flexion (s. Kap. 12) – Kniedips beid- und einseitig – Sprunggelenktrainer: isoliertes Training von Dorsalextension, Plantarflexion, Eversion, Inversion oder in Kombination (z.B. ÜK 1, 2) – Verschiedene Variationen isometrischer Anspannung, möglichst in Verbindung mit Eversions- und Pronationsbewegungen – Aquatraining – Gezieltes Training der Hüft-, Sprunggelenk- und Fußmuskulatur, besonders Mm. peronei (z.B. ÜK 11, 15, 22) – *Isokinetik:* Bewegungsgeschwindigkeiten 30–90°/s für OSG und USG, offenes und geschlossenes System (z.B. ÜK 12)
– Gelenkstabilität – Verbesserung der Propriozeption des Sprung- und Kniegelenkes – Verbesserung der neuromuskulären Ansteuerung der gesamten Muskulatur der unteren Extremitäten, insbesondere Pronationsmuskulatur – Verbesserung der Gleichgewichtsfähigkeit und Haltungskontrolle	– Weiterführung der Inhalte der Phasen 1 und 2 bei entsprechender Indikation – Zunehmende Gelenkstabilisation durch angepaßtes apparatives/ nichtapparatives Muskeltraining (s. Kap. 12)
– Verbesserung der Sprunggelenkfunktion in physiologischen Bewegungsmustern – Korrektur und Verbesserung noch bestehender pathologischer Bewegungsabläufe – Erarbeiten von physiologischen, alltagsspezifischen Teilbewegungen – Verbesserung der Bewegungssicherheit (insbesondere beim Gehen)	– Verbesserung funktioneller Bewegungsmuster nach individuellem Befund – Terraintraining – Aquatraining – Üben der einzelnen Gangphasen: komplexe Behandlungsmethoden (PNF), Gehen frei und auf dem Laufband bei leichter Steigung (ca. 5°) und Feedback – Einbeziehen des verletzten Sprunggelenkes in komplexe Bewegungsmuster, z.B. am Seilzug (z.B. ÜK 24) – s. o.
3. Verbesserung/Stabilisierung der allgemeinen und speziellen Leistungs- und Belastungsfähigkeit	
– Koordinations- und Gleichgewichtsfähigkeit sowie Haltungskontrolle	– Isolierte und komplexe Übungen auf instabilen Ebenen und Unterstützungsflächen: Therapiekreisel, Matten, Trampolin, Weichbodenmatte, Fastex, Haramed, vielfältige Bewegungsaufgaben verschiedener Koordinations- und Gleichgewichtstrainer (z.B. ÜK 17, 25, 26) – Vielfältige Bewegungskombinationen (z.B. ÜK 24)

Tabelle 16.3 Fortsetzung

Ziele	Inhalte
– Ausdauerleistungsfähigkeit	– Evtl. noch Oberarmergometer, Fahrradergometer, Stepper, Laufband (schnelles Gehen/Laufen bei geringer Steigung bis 5%) – Aquatraining, Aquajogging soweit möglich – Schwimmen (Kraulen) vorsichtig bei endgradiger Plantarflexion!
– Flexibilität	– Sportmotorische Dehnungsformen; bevorzugt aktive Dehnübungen – Aktive und passive Dehnübungen für die Muskulatur der oberen Extremität und des Rumpfes
– Kraftfähigkeit der Muskulatur der oberen Extremitäten und des Rumpfes (Kraftausdauer, Hypertrophie)	– Training an den entsprechenden Sequenztrainingsgeräten (s. Kap. 12) – Aquatraining
– Entwicklung von Schnellkraft und Schnelligkeit	– Bei Sportlern zunächst unter Teilbelastung
– Alltags- und Freizeitbelastbarkeit – Bewegungsvielfalt	– Verbesserung von Teil- und Komplexprogrammen aus Alltag und Sport – Sportartspezifische Teilbelastungsschulung und Belastung – Alltagsspezifische Belastungsschulung: Erarbeitung von Teil- und Komplexbewegungen
– Berufsfähigkeit	– Nach individuellem Befund

16.3.2 Achillessehnenruptur

Verletzungsursachen und -mechanismen

Ein kompletter oder inkompletter Riß der Achillessehne tritt meistens bei bestehender degenerativer Vorschädigung der Achillessehne auf (Achillodynie), (s. Abb. 16.2). Nachfolgende akute oder chronische Faktoren können zum Riß der Achillessehne führen: direktes Trauma auf die vorgespannte Sehne (Schläge, Tritte), Überbelastung, massive ruckartige Belastungen (z. B. beim Fußball, Tennis), degenerative Veränderungen (Achillodynien), chronische mechanische Schädigungen, chronische Überbelastung (z. B. Übergewicht, Bergläufe), häufige Kortisoninjektionen (einhergehend mit fortlaufendem Training), Verkürzung des M. soleus, M. gastrocnemius sowie Fehlstatik im Knie- und Sprunggelenk.

Verletzungsformen und -stadien

In der Regel tritt eine Ruptur der Achillessehne bei bereits degenerativ vorgeschädigtem Sehnengewebe, einer sog. Achillodynie, auf.

Diese wird am häufigsten durch degenerative Veränderungen im Sinne einer chronischen Überlastungsreaktion hervorgerufen. Entzündliche Erkrankungen können sich unter Beteiligung des Paratendineums an der Achillessehne manifestieren. Zu entzündlichen Reizzuständen kann es infolge von Stoffwechselstörungen (Gicht, Hypercholesterinämie, Hypertriglyceridämie), welche in der Regel mit Fett- oder Kristallablagerungen einhergehen, kommen.

Bei einer bestehenden Achillessehnenruptur wird zwischen einer inkompletten und einer kompletten Ruptur unterschieden.

Diagnose

Die Diagnose erfolgt zunächst nach klinischen Befunden. Infolge der Verletzung ist die aktive Plantarflexion aufgehoben. Eine Restflexion ist durch die vorhandene tiefe Beugemuskulatur möglich. Bei der manuellen Untersuchung kann eine Delle einige Zentimeter oberhalb des Ansatzes der Achillessehne palpiert werden. Durch manuelle Kompression der Wadenmuskulatur in Bauchlage kann keine Plantarflexion des Fußes hervorgerufen werden

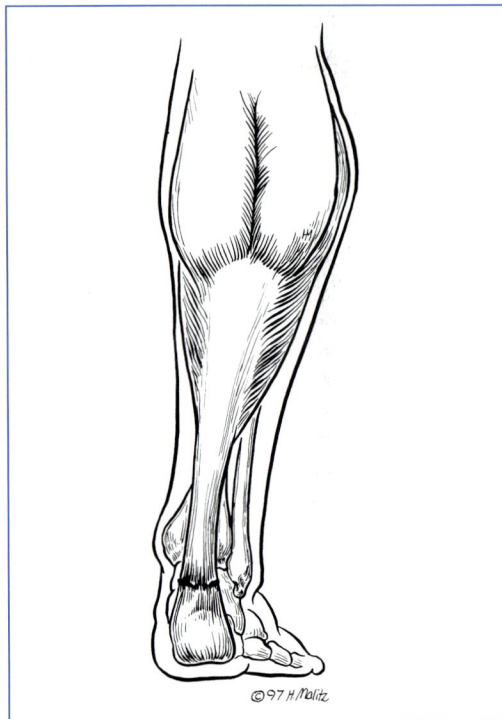

Abbildung 16.2 Achillessehnenruptur

Operative Therapie

Die Achillessehne wird operativ rekonstruiert. Bei ausgedehnten degenerativen Vorschädigungen erfolgt in der Regel eine Rekonstruktion mit der Sehne des M. plantaris. Bei knöchernen Ausrissen werden zusätzlich Verschraubungen durchgeführt. Postoperativ wird das Bein zunächst vom ersten bis zum zehnten Tag in einer dorsalen Gipsschiene in 20–25° Plantarflexion und Knieflexion ruhiggestellt. Nach gesicherter Wundheilung kann mit der Gipsschiene ohne Abrollen langsam mit dem Laufen begonnen werden. Ab dem zehnten Tag wird ein Unterschenkelgipsverband in 20–25° Spitzfußstellung angelegt. Für die nächsten vier bis sechs Wochen kann der Fuß langsam bis zur Schmerzgrenze abgerollt werden. Die Gipsabnahme erfolgt ca. zwischen der sechsten und achten Woche. Ab der achten Woche erfolgt zunehmend die Vollbelastung und eine langsame Verringerung der Absatzerhöhung. Ab dem dritten Monat sind volle Belastungen sowie intensive Dehnungen des M. triceps surae möglich.

(positiver Thompson-Test). Der Zehenstand ist meistens aufgrund der oben beschriebenen Restfunktion der Fußflexoren abgeschwächt möglich. Der gesamte Bereich um die Ruptur ist sehr druckschmerzhaft. Optisch kann eine Schwellung in Rupturnähe festgestellt werden.

Differentialdiagnostisch muß ein Riß des M. gastrocnemius abgeklärt werden. Der Schmerzpunkt würde sich hier mehr proximal lokalisieren. Bei nicht ausreichender klinischer Untersuchung kann eine Diagnosestellung durch Ultraschalluntersuchung gestellt werden.

Klinische Behandlung

Die klinische Behandlung erfolgt bis zum heutigen Zeitpunkt in der Regel fast ausschließlich operativ. Erst seit jüngster Zeit wird die Achillessehnenruptur zunehmend konservativ frühfunktionell behandelt (meist bei inkompletter Ruptur).

Konservative Therapie

Wird die Achillessehnenruptur konservativ behandelt, stehen die beiden Alternativen „Gipsruhigstellung" oder „frühfunktionelle Therapie" zur Wahl. Bei Immobilisation wird das Sprunggelenk vom ersten bis zum zehnten Tag im gespaltenen Unterschenkelgipsverband mit 20–25° ruhiggestellt. Von der zweiten bis zur fünften Woche erfolgt eine Schuhsohlenerhöhung von 2 cm und eine Ferseneinlage von 1 cm. Bis zu zwei Wochen posttraumatisch sollte eine Teilbelastung von 20 kg durchgeführt werden. Danach kann langsam bis zur Schmerzgrenze die Belastung gesteigert werden. Zur weiteren Belastungssteigerung orientiert man sich an der oben dargestellten Form.

Die frühfunktionelle Behandlung der Achillessehnenruptur stellt erst seit kurzer Zeit eine Alternative zur operativen Versorgung dar. Man verfügt hierbei insgesamt noch über relativ geringe Erfahrungswerte. Für einen

Zeitraum von ca. sechs bis acht Wochen wird der Unterschenkel in einem Stabilisationsschuh Tag und Nacht relativ ruhig gestellt. Alltägliche Belastungen, wie z. B. Gehen, sind somit relativ schnell wieder möglich. Zur zeitgleich durchgeführten Rehabilitation kann der Stabilisationsschuh zeitweise ausgezogen werden.

Rahmentrainingsplan der Therapie nach Achillessehnenruptur

Die Rehabilitation nach einer Achillessehnenruptur orientiert sich in ihren Grundzügen an dem im Kap. 2 vorgestellten Rahmentrainingsplan. Die einzelnen Phasen kennzeichnen den Rehabilitationsprozeß und gehen fließend ineinander über. Der Rahmentrainingsplan muß entsprechend der medizinischen Versorgung (operativ, konservativ) individuell angepaßt werden (z. B. Therapiebeginn). Alle vorgestellten Ziele und Inhalte stellen Möglichkeiten der Behandlung dar und sind individuell mit dem Patienten abzustimmen.

Nach operativer Versorgung empfiehlt es sich, mit der Therapie erst nach Gipsentfernung zu beginnen. Aufgrund des Eingriffes und der langen Ruhigstellung stehen hier die Behandlung postoperativ bedingter Störungen sowie die Mobilisation der Sprunggelenke im Vordergrund der Therapie. Starke Schwellungen und Verklebungen sowie Verwachsungen erschweren den Heilungsverlauf.

Bei konservativer Versorgung in Form von frühfunktioneller Behandlung kann wesentlich schneller mit der Rehabilitation begonnen werden. Im folgenden wird ein möglicher Therapieplan bei frühfunktioneller Behandlung dargestellt.

Phase 1–2 der postoperativen Therapie nach Rekonstruktion der Achillessehne

Der Rehabilitationsbeginn bei einer frühfunktionell versorgten Achillessehnenruptur ist abhängig von Schwere und Umfang der Verletzung und wird von seiten des Arztes individuell empfohlen.

Die umfassende Eingangsbefunderhebung gibt dem Therapeuten einen Überblick über das Ausmaß der Verletzung und einer eventuell zusätzlich bestehenden Sekundärproblematik (z. B. zusätzliche Frakturen).

Es muß im Einzelfall abgewägt werden, ob der Komplextherapie eine isolierte krankengymnastische bzw. physiotherapeutische Behandlung vorgeschaltet wird.

Zu Beginn der Rehabilitation stehen die Beseitigung der verletzungsbedingten individuellen Symptome, wie Schmerz und Schwellung, im Zentrum der Behandlung (s. Tab. 16.4). Somit kommt der physiotherapeutischen/krankengymnastischen Therapie ein entscheidender Stellenwert zu. Wichtig sind sehr vorsichtige lokale Behandlungen der Achillessehne zur Durchblutungsförderung und passiven Dehnung. Es gilt, das passive Bewegungsausmaß in allen Gelenken des Fußes aufrechtzuerhalten, bis eine aktive Bewegung in allen Gelenken auch unter Belastung wieder möglich ist. Hierzu können, soweit es möglich ist, aktive und darüber hinaus passiv mobilisierende Maßnahmen und Techniken zum Einsatz kommen.

Bewegungen in die Plantarflexion isoliert oder in Kombination mit Inversion und Supination können von der ersten Behandlungseinheit an vorsichtig durchgeführt werden. Sehr große Vorsicht ist bei Bewegungen in die Dorsalextension – funktionell auch verbunden mit Eversion und Pronation – geboten. Eine zu große Dehnung der wieder zusammenwachsenden Strukturen würde den Heilungsprozeß erschweren und behindern und sollte somit unterlassen werden. Andererseits fördern dosierte Bewegungen in die Zugrichtung die Heilungsprozesse im verletzten Gewebe und sollten somit unbedingt durchgeführt werden.

Von Therapiebeginn an stellt das allgemeine Ausdauertraining einen zentralen Aspekt der Therapie dar. In zahlreichen Untersuchungen konnten die positiven Auswirkungen eines allgemeinen Ausdauertrainings – im Vergleich zu anderen Therapieformen – auf den Festigkeitszugewinn im Band- und Sehnengewebe nachgewiesen werden. Bei der allgemeinen und speziellen Belastungssteuerung orientiert man sich in der Regel an dem o.g. Schema.

Tabelle 16.4 Rahmentrainingsplan nach Achillessehnenruptur, Phase 1–2

Ziele	Inhalte
Anamnese/Befunderhebung/ Testung	– Allgemeine Eingangsbefundung – Umfangsmessung – Zwei-Waagen-Test (s. Kap. 5.2.5) – Erhebung der isokinetischen Kraftwerte des nichtbetroffenen Beines – EMG-Diagnostik
1. Behandlung postoperativ bedingter Störungen	
– Schmerzlinderung – Beeinflussung evtl. bestehender Schwellzustände – Verbesserung der Durchblutung – Vorbeugung eines Entlastungssyndroms	– Aktive isometrische Anspannungsübungen für die gesamte Muskulatur der unteren Extremität, insbesondere für die Fußmuskulatur – Elektrotherapie (Galvanisation, Diadynamik, Interferenz) – Ultraschallbehandlung – Evtl. Kryotherapie – Behandlung evtl. bestehender Sekundärsymptome nach individuellem Befund
2. Wiedererlangung der physiologischen Funktion nach individuellem Befund	
– Aktive und passive Gelenk- beweglichkeit in allen Gelenken des Fußes – Freie Gelenkbeweglichkeit der umliegenden Gelenke (Kniegelenk)	– Mobilisation der Plantarflexion unter Beachtung der Schmerzgrenze (z.B. ÜK 2) – Mobilisation der Dorsalextension unter Beachtung der Schmerz- grenze, keine endgradige Bewegung (z.B. ÜK 2) – Mobilisation von Tarsus und Metatarsus soweit möglich – Mobilisation in Inversion und Eversion soweit möglich (z.B. ÜK 1) – Manualtherapeutische Gelenkmobilisation im OSG und USG – Vorsichtige Anwendung von aktiven und passiven Muskeldehn- techniken für die gesamte Fuß- und Unterschenkelmuskulatur – Vorsichtige Querfriktion an der Achillessehne
– Kraftfähigkeit der Muskulatur der betroffenen Extremität (Innervation, Kraftausdauer)	– Training insbesondere der Dorsalextensions- und Plantarflexions- muskulatur, isoliert und in der Muskelkette (z.B. ÜK 4) – Übungen mit dem Theraband (z.B. ÜK 10) – Übungen am Seilzug (z.B. ÜK 11) – Übungen gegen eigenen Widerstand – EMS zum Erhalt der FT-Fasern – Geräte: Stepper, Leg-press, Sprunggelenktrainer, Theraband, Seilzug (s. Kap. 12) – Kniedips mit leicht nach vorn gebeugtem Oberkörper, vorsichtiges Training der Flexoren – Aquajogging – Gezieltes Training der Sprunggelenk- und Fußmuskulatur – Übungen mit Kleingeräten – Isokinetik: offenes und geschlossenes System im begrenzten Bewegungsausmaß in langsamen Bewegungsgeschwindigkeiten; Belastungsformen: assistiv-passiv, assistiv-konzentrisch, assistiv- exzentrisch, assistiv-konzentrisch-exzentrisch; Dorsalextension, Plantarflexion, Eversion, Inversion assistiv-passiv, assistiv-konzen- trisch, assistiv-exzentrisch, assistiv-konzentrisch-exzentrisch, Bewegungsgeschwindigkeiten 0–60°/s (z.B. ÜK 12)
– Gelenkstabilität (dynamische und statische Balance)	– Isometrische Anspannungsübungen, evtl. EMG-unterstützt, isoliert und an unterschiedlichen Geräten

Tabelle 16.4 Fortsetzung

Ziele	Inhalte
– Nervale Reaktivierung der gesamten Muskulatur der betroffenen Extremität, insbesondere Mm. peronei, M. tibialis anterior, M. gastrocnemius, M. tibialis posterior, M. soleus – Wiederherstellung/Erhalt/Verbesserung der Propriozeption, insbesondere im Sprung- und Kniegelenk – Verbesserung der neuro-muskulären Ansteuerung der Muskulatur der gesamten unteren Extremität – Erhalt/Verbesserung der Gleichgewichtsfähigkeit und Haltungskontrolle – Wahrnehmung	– Innervationsübungen für die Extensoren- und Flexorenkette (z.B. ÜK 4) – Innervationsübungen für isolierte Muskeln und Muskelgruppen: M. gastrocnemius, M. soleus, M. quadriceps, ischiokrurale Muskulatur, kurze Fußmuskulatur in allen Variationen, M. tibialis anterior und die gesamte Extensorenkette, Mm. peronei, Inversions-, Adduktions-, Supinationskette, Eversions-, Abduktions- und Pronationskette – „Kurzer Fuß" nach Janda in allen Variationen – Anspannungsübungen, passive und assistive Mobilisation – Beinachsentraining – Anwendung spezieller KG-Techniken zur Mobilisation; PNF: rhythmische und dynamische Stabilisation – Propriozeption: Förderung der motorischen Selbstwahrnehmung (Kinästhetik und Dynamik), vielfältiges Afferenzangebot zur Förderung der Sensorik
– Wiedereingliederung des Sprunggelenkes in physio-logische Bewegungsmuster (nach individuellem Befund) – Aufbrechen pathologischer Bewegungsmuster – Einüben von allgemeinen physiologischen Bewegungsmustern – Verbesserung der Gangsicherheit	– Korrektur pathologischer Bewegungsabläufe nach individuellem Befund – PNF entsprechend individueller Problematik mit Betonung der Fußkomponente, Übungen zur Gangschule in RL, SL mit Wandkontakt des betroffenen Fußes (z.B. ÜK 19, 20, 21) – Bahnung und Durchführung funktioneller Bewegungsmuster: PNF nach individuellem Befund: Einüben von Einzelmustern und Einbinden in komplexe Bewegungsmuster – Umsetzung funktioneller, komplexer Bewegungsmuster in der Trainingstherapie am Seilzug, an der Leg-press: Muster des bipedalen Standes D1+ D2 – *Gangschule:* Üben der einzelnen Gangphasen: komplexe Behand-lungsmethoden (PNF), frei und auf dem Laufband bei leichter Steigung (ca. 5°) und Feedback
3. Verbesserung/Stabilisierung der allgemeinen und speziellen Leistungs- und Belastungsfähigkeit	
– Koordinations- und Gleich-gewichtsfähigkeit sowie Haltungskontrolle	– Übungen auf stabilen Ebenen – Sehr vorsichtiger Übergang zu Übungen auf instabilen Ebenen: Therapiekreisel, Matten, Trampolin, Weichbodenmatte, verschiedene Koordinations- und Gleichgewichtstrainer, verschiedene Kippbrettchen (z.B. ÜK 17)
– Ausdauerleistungsfähigkeit	– Fahrrad- und Oberarmergometer – Aquajogging
– Flexibilität	– Sportmotorische Dehnungsformen; bevorzugt aktive Dehnübungen – Aktive und passive Dehnübungen für die Muskulatur der oberen Extremität und des Rumpfes
– Kraftfähigkeit für die Muskulatur der oberen Extremität und des Rumpfes (Kraftausdauer, Hypertrophie)	– Sequenztraining an entsprechenden Trainingsgeräten im Kraftaus-dauerbereich nach Einweisung und Eingewöhnung – Aquatraining

Tabelle 16.4 Fortsetzung

Ziele	Inhalte
– Entwicklung von Alltags- und Freizeitbelastbarkeit – Verhaltensmodifikationen – Bewegungsvielfalt	– Reprogrammierung von Verhaltensweisen aus Alltag und Sport – Erarbeitung von speziellen Teilbewegungen unter Entlastung – Erarbeitung von Übungen zur selbständigen Therapieunterstützung (Heimtraining)
– Berufsfähigkeit	– Reprogrammierung von berufsspezifischen Verhaltensweisen nach individuellem Befund

Phase 3–4 der postoperativen Therapie nach Rekonstruktion der Achillessehne

Die Phase 3 beginnt ca. in der sechsten Woche nach der Verletzung. Ab diesem Zeitpunkt kann – unter Beachtung der Schmerzgrenze – langsam bis zur Vollbelastung gesteigert werden. Physiotherapeutisch werden im wesentlichen die o.g. Inhalte weiter intensiviert (s. Tab. 16.5). Besonderer Stellenwert wird dabei der Mobilisation des Sprunggelenkes eingeräumt.

Das Krafttraining wird im Kraftausdauerbereich bis hin zum Hypertrophiebereich durchgeführt. In dieser Phase gilt es, bestehende muskuläre Defizite, z. B. Atrophien, zu beseitigen.

Das Training wird zunehmend ohne Stabilisationsschuh durchgeführt.

In der Phase 4 wird die Belastung langsam bis zur vollen Belastungsfähigkeit für alle individuell entscheidenden Situationen (alltags- und sportartspezifisch) gesteigert. Ab dem dritten Monat ist eine volle Belastungsfähigkeit möglich. Intensive Dehnungen des M. triceps surae können ab jetzt durchgeführt werden.

Es sollte frühestens ab dem sechsten Monat mit Deuserstäbchen gearbeitet werden. Günstiger sind Querfriktionen zur besseren Lokalisation der Ansatztendopathie.

Tabelle 16.5 Rahmentrainingsplan nach Achillessehnenruptur, Phase 3–4

Ziele	Inhalte
Befunderhebung/Testung	– Manuelle Funktionsprüfung – Umfangsmessung – EMG-Diagnostik: neuromuskuläre Ansteuerung, im bilateralen Vergleich – Zwei-Waagen-Test – Erhebung der isokinetischen Kraftwerte des betroffenen Beines im Vergleich zum nichtbetroffenen Bein: M. quadriceps, M. gastrocnemius, M. tibialis anterior, 0 bis max. 60°/s – Evtl. Testung der Oberschenkelmuskulatur – Gezielte Palpation auf Schmerz – Janda-Testungen – Abschlußtest mit Abschlußberichterstattung
1. Behandlung noch bestehender individueller Symptome	– Weiterführung der physiotherapeutischen und krankengymnastischen Behandlung aus den Phasen 1 und 2 nach individuellem Befund, z.B. bei noch bestehender Schmerzsymptomatik
2. Verbesserung der physiologischen Funktion	
– Kraftfähigkeit der Muskulatur der betroffenen Extremität (Kraftausdauer, Hypertrophie, Maximalkraft)	– Krafttraining im Kraftausdauerbereich für die Oberschenkelmuskulatur mit Übergang zum Hypertrophietraining zur Beseitigung noch bestehender Atrophien – Besonders Training für M. gastrocnemius, M. soleus, M. tibialis anterior

Tabelle 16.5 Fortsetzung

Ziele	Inhalte
	– Geräte: Leg-press, Leg-extension, Beincurler für Flexion, Sprunggelenk-trainer, Seilzug (s. Kap. 12) – Kniedips beidseitig und einseitig – Aquatraining – Gezieltes Training der Sprunggelenk- und Fußmuskulatur, besonders M. gastrocnemius – *Isokinetik:* offenes System in langsamen und mittleren Bewegungsgeschwindigkeiten; Belastungsform: isokinetisch, Bewegungsgeschwindigkeiten 30–60°/s für OSG und USG (z.B. ÜK 12)
– Gelenkstabilität – Verbesserung der Propriozeption des Sprung- und Kniegelenkes – Verbesserung der neuro-muskulären Ansteuerung der gesamten Muskulatur der unteren Extremitäten, insbesondere Pronationsmuskulatur – Verbesserung der Gleichgewichtsfähigkeit und Haltungskontrolle – Wahrnehmung	– Weiterführung der Inhalte der Phasen 1 und 2 bei entsprechender Indikation – Zunehmende Gelenkstabilisation durch angepaßtes apparatives und nichtapparatives Training
– Verbesserung der Sprung-gelenkfunktion in physio-logischen Bewegungsmustern – Korrektur und Verbesserung noch bestehender patho-logischer Bewegungsabläufe – Erarbeiten von physio-logischen, alltagsspezifischen Teilbewegungen	– Verbesserung funktioneller Bewegungsmuster nach individuellem Befund – Terraintraining – Aquatraining – Üben der einzelnen Gangphasen: komplexe Behandlungsmethoden (PNF), frei und auf dem Laufband bei leichter Steigung (ca. 5°) und Feedback – Gangschule unter erschwerten Bedingungen (z.B. auf Weichböden etc.)
3. Verbesserung/Stabilisierung der allgemeinen und speziellen Leistungs- und Belastungsfähigkeit	
– Koordinations- und Gleich-gewichtsfähigkeit sowie Haltungskontrolle	– Isolierte und komplexe Übungen auf instabilen Ebenen und Unterstützungsflächen: Therapiekreisel, Matten, Trampolin, Weichbodenmatte, Fastex,Haramed, vielfältige Bewegungsaufgaben, verschiedene Kippbrettchen (z.B. ÜK 24, 25, 26) – Verschiedene Koordinations- und Gleichgewichtstrainer
– Ausdauerleistungsfähigkeit	– Evtl. noch Oberarmergometer, Fahrradergometer, Stepper – Laufband (schnelles Gehen/Laufen bei geringer Steigung bis 5%) – Aquatraining, Aquajogging soweit möglich, Schwimmen (Kraulen) vorsichtig!
– Flexibilität	– Sportmotorische Dehnungsformen; bevorzugt aktive Dehnübungen – Aktive und passive Dehnübungen für die Muskulatur der oberen Extremitäten und des Rumpfes
– Kraftfähigkeit der Musku-latur der oberen Extremi-täten und des Rumpfes (Kraftausdauer, Hypertrophie)	– Sequenztraining an den entsprechenden Trainingsgeräten – Aquatraining

Tabelle 16.5 Fortsetzung

Ziele	Inhalte
– Entwicklung von Schnell-kraft und Schnelligkeit	– Bei Sportlern zunächst unter Teilbelastung
– Alltags- und Freizeit-belastbarkeit	– Verbesserung von Teil- und Komplexprogrammen aus Alltag und Sport
	– Sportartspezifische Teilbelastungsschulung und Belastung
– Bewegungsvielfalt	– Alltagsspezifische Belastungsschulung: Erarbeitung von Teil- und Komplexbewegungen
– Berufsfähigkeit	– Nach individuellem Befund

16.3.3
Sprunggelenkfrakturen

Bei Frakturen im Bereich des Sprunggelenkes kommt es zu knöchernen oder kombiniert knöchern-ligamentären Verletzungen im Bereich des oberen Sprunggelenkes (s. Abb. 16.3).

Verletzungsursachen und -mechanismen

Ursachen einer Sprunggelenkfraktur sind direkte Traumen (Anpralltrauma) oder indirekte Gewalteinwirkungen. Durch Sturz aus großer Höhe entstehen oft Stauchungsbrüche mit Zertrümmerung der Gelenkflächen der distalen Tibia.

Am häufigsten sind Luxationsfrakturen, welche durch Torsions- und Biegekräfte entstehen. In Abhängigkeit der Bewegungsrichtung und der vorausgehenden Fußstellung treten unterschiedliche Bruchformen auf.

Verletzungsformen und -stadien

Frakturen in der Umgebung des oberen Sprunggelenkes können die unterschiedlichsten Formen und Ausprägungen besitzen. Unter den verschiedenen Formen der Klassifikation hat sich die Einteilung der Luxationsfraktur nach Weber bewährt. Sie orientiert sich an der Lokalisation der Fibulafraktur. Gegenüber anderen Einteilungen hat sie den Vorteil, daß sie auch Rückschlüsse auf die therapeutisch wichtige Syndesmosenruptur gibt.

Bei der Klassifikation nach Weber (1972) wird unterschieden zwischen Frakturen Typ A

(Frakturen unterhalb der Syndesmose ohne Verletzung derselben), Typ B (Frakturen in Höhe der Syndesmose mit fakultativer Verletzung derselben) sowie Typ C (Frakturen oberhalb der Syndesmose mit Verletzung derselben).

Es werden zudem noch verschiedene Sonderformen beschrieben:
• *Maisonneuve-Fraktur:* proximale Fibulafraktur mit Läsion am Innenknöchel (Abrißfraktur oder Bandzerrung). Bei dieser Frakturform handelt es sich um eine Kombination

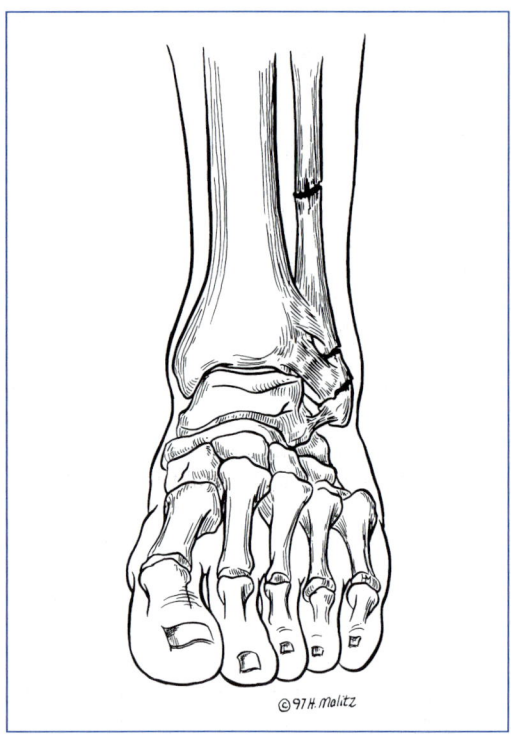

Abbildung 16.3 Frakturen des oberen Sprunggelenkes

aus einer hohen Fibulaschaftfraktur und einer Fraktur des Malleolus medialis

- *Bimalleoläre Sprunggelenkfraktur:* Bei dieser Frakturform ist neben dem Malleolus medialis zusätzlich der Malleolus lateralis gebrochen
- *Trimalleolarfraktur:* Zusätzlich zur bimalleolären Sprunggelenkfraktur liegt eine Abtrennung des vorderen und hinteren Kantenfragmentes der Tibia vor (Volkmann-Dreieck)
- *Stauchungsfrakturen (Pilon-tibial-Fraktur):* Diese Frakturform geht mit einer Zertrümmerung der Gelenkfläche der distalen Tibia einher, welche zusätzlich mit einer Talusverletzung kombiniert ist

Diagnose

Die Diagnose erfolgt anhand der Röntgenuntersuchung. Differentialdiagnostisch muß eine Maisonneuve-Fraktur bei vorliegendem Verdacht durch eine Röntgenuntersuchung des gesamten Unterschenkels ausgeschlossen werden. Bei dieser Fraktur werden oft Schmerzen im proximalen Unterschenkel angegeben.

Klinische Behandlung

Zum frühstmöglichen Zeitpunkt erfolgt eine Reposition der Luxationsstellung. Kann die Reposition nicht gehalten werden und ist eine sofortige operative Rekonstruktion nicht möglich, ist die Anlage einer Fersenbeindrahttraktion indiziert. In der Regel wird zur weitestgehenden Vermeidung einer zu frühen Arthroseentstehung eine operative Rekonstruktion (Verplattung, Verschraubung) durchgeführt. Unverschobene Frakturen (meistens Typ A oder isolierte Frakturen des Malleolus medialis) werden in der Regel konservativ behandelt.

Bei Pilon-tibial-Frakturen kann zur optimalen Wiederherstellung der tibialen Gelenkfläche eine Spongiosaunterfütterung notwendig sein. Bei hochgradiger Zertrümmerung der Gelenkfläche ist manchmal eine primäre Arthrodese notwendig.

Rahmentrainingsplan der Therapie nach Sprunggelenkfraktur

Der Rahmentrainingsplan für das Training in der Therapie orientiert sich an den oben aufgezeigten Grundstrukturen (s. Kap. 2). Die dargestellten Phasen kennzeichnen den Rehabilitationsprozeß und gehen fließend ineinander über. Sämtliche aufgeführten Ziele und Inhalte einschließlich konkreter Maßnahmen stellen nur Behandlungsvorschläge und -möglichkeiten dar und müssen für jeden Patienten individuell aufeinander abgestimmt werden.

Phase 1–2 der postoperativen Therapie nach Sprunggelenkfraktur

Die Behandlung nach einer operativ versorgten Sprunggelenkfraktur kann sich direkt an die postoperative Phase anschließen (s. Tab. 16.6). Bei geringer allgemeiner und spezieller Belastbarkeit empfiehlt es sich, die erste Phase bis zum Beginn der Rehabilitation mit rein krankengymnastischer und physiotherapeutischer Behandlung zu überbrücken, um den Bereich des konkreten muskulären Aufbautrainings voll ausschöpfen zu können.

Die Phasen 1 und 2 erstrecken sich je nach Ausprägung der Verletzung, Beginn der Rehabilitationsmaßnahme sowie Art und Umfang der Vorbehandlung über einen Zeitraum von etwa ein bis drei Wochen.

Im Vordergrund der Behandlung stehen zunächst die Beseitigung und Behandlung postoperativ bedingter Störungen wie Schmerz und Schwellung. Die Belastungsfähigkeit der operativ versorgten Region (Übungsstabilität, Belastungsstabilität) muß ärztlich erfragt und abgeklärt werden. Bei reiner Übungsstabilität stellen zunächst alle Übungen mit distalen Widerständen eine zu große Belastung für das operierte Gewebe dar und sind in jedem Falle zu vermeiden.

Dies trifft insbesondere bei Übungen mit Kleingeräten, wie Therabändern, bei Übungen gegen manuellen Widerstand, aber auch beim isokinetischen Training zu.

Abhängig von der Art und Dauer der postoperativen Behandlung, z. B. Ruhigstellung im

Unterschenkelgipsverband, muß von einer herabgesetzten Leistungs- und Belastungsfähigkeit sowohl allgemein als auch speziell in der betroffenen Region ausgegangen werden. In der Regel müssen zunächst noch schmerzlindernde Maßnahmen durchgeführt werden. Bei der Auswahl geeigneter Behandlungsmaßnahmen sind elektrotherapeutische Maßnahmen sowie Ultraschallanwendungen in jedem Fall kontraindiziert.

Die Gelenkmobilisation im unteren und oberen Sprunggelenk ist ein weiterer wesentlicher Bestandteil der physiotherapeutischen Behandlung. Die Mobilisation in allen Gelenken sollte von der ersten Behandlungseinheit an intensiv angegangen werden. Meist erstreckt sich die Mobilisation bis zum Abschluß der Therapie. Bei der endgradigen Mobilisation kann die operative Versorgung (Verplattung, Verschraubung) eine deutliche Behinderung darstellen.

In der Therapie wird der Trainingsschwerpunkt zunächst auf der Reaktivierung der neuromuskulären Ansteuerung der Muskulatur der gesamten unteren Extremität liegen. Zu Beginn steht zunächst die Entwicklung der Gangsicherheit im Vordergrund. In der Regel ist von seiten des Operateurs noch keine Vollbelastung erlaubt, so daß das sichere Gehen an Stützen verbessert werden muß. Die Gangschulung kann zu diesem Zeitpunkt sehr gut im Wasser unter Teilaufhebung des Körpergewichtes durchgeführt werden. Einfache Gangübungen – oder einfach nur Gehen – ist zu diesem Zeitpunkt sinnvoller als komplexe Bewegungsaufgaben.

Es empfiehlt sich, das isokinetische Training im geschlossenen System zu beginnen, da so die gesamte untere Extremität in komplexere Bewegungsmuster einbezogen wird.

Tabelle 16.6 Rahmentrainingsplan nach einer Sprunggelenkfraktur, Phase 1–2

Ziele	Inhalte
Anamnese/Befunderhebung/ Testung	– Allgemeine Eingangsbefunderhebung – Umfangmessung – Zwei-Waagen-Test (s. Kap. 5.2.5) – Erhebung der isokinetischen Kraftwerte des nichtbetroffenen Beines – EMG-Diagnostik
1. Behandlung postoperativer Störungen	
– Schmerzlinderung – Beeinflussung postoperativ bedingter Schwellzustände – Verbesserung der Durchblutung – Vorbeugung eines Entlastungssyndroms	– Aktive isometrische Anspannungsübungen für die gesamte Muskulatur der unteren Extremität, insbesondere für die Fußmuskulatur – Evtl. Kryotherapie – Behandlung evtl. bestehender Sekundärsymptome nach individuellem Befund, z.B. zusätzliche Bandrupturen
2. Wiedererlangung der physiologischen Funktion nach individuellem Befund	
– Aktive und passive Gelenkbeweglichkeit, freie Gelenkbeweglichkeit der umliegenden Gelenke: Kniegelenk	– Aktive Mobilisation – Mobilisation der Plantarflexion unter Beachtung der Schmerzgrenze – Mobilisation der Dorsalextension unter Beachtung der Schmerzgrenze – Mobilisation von Tarsus und Metatarsus soweit möglich – Mobilisation in Inversion und Eversion soweit möglich – Mobilisation des Malleolus medialis und lateralis – Manualtherapeutische Gelenkmobilisation im OSG und USG – Vorsichtige Anwendung von aktiven und passiven Muskeldehntechniken für die gesamte Fuß- und Unterschenkelmuskulatur – Vorsichtige Querfriktion an der Achillessehne

Tabelle 16.6 Fortsetzung

Ziele	Inhalte
– Gelenkstabilität (dynamische und statische Balance) – Nervale Reaktivierung der gesamten Muskulatur der betroffenen Extremität, insbesondere Mm. peronei, M. tibialis anterior, M. gastrocnemius, M. tibialis posterior, M. soleus – Wiederherstellung/Erhalt/ Verbesserung der Propriozeption, insbesondere im Sprung- und Kniegelenk – Verbesserung der neuro-muskulären Ansteuerung der Muskulatur der gesamten unteren Extremität – Erhalt/Verbesserung der Gleichgewichtsfähigkeit und Haltungskontrolle	– Isometrische Anspannungsübungen, evtl. EMG-unterstützt, isoliert und an unterschiedlichen Geräten – Innervationsübungen für die Extensoren- und Flexorenkette – Innervationsübungen für isolierte Muskeln und Muskelgruppen: M. gastrocnemius, M. soleus, M. quadriceps, ischiokrurale Muskula-tur, kurze Fußmuskulatur in allen Variationen, M. tibialis anterior und die gesamte Extensorenkette, Mm. peronei, Inversions-, Adduktions-, Supinationskette, Eversions-, Abduktions- und Pronationskette, – „Kurzer Fuß" nach Janda in allen Variationen – Beinachsentraining – Anwendung spezieller KG-Techniken zur Mobilisation; PNF: rhythmische und dynamische Stabilisation – Propriozeption: Förderung der motorischen Selbstwahrnehmung (Kinästhetik und Dynamik), vielfältiges Afferenzangebot zur Förderung der Sensorik
– Kraftfähigkeit der Muskulatur der betroffenen Extremität (Innervation, Kraftausdauer)	– Training insbesondere der Dorsalextensions- und Plantarflexions-muskulatur, isoliert und in der Muskelkette – Training für die Quadrizeps- und Glutealmuskulatur sowie die ischiokrurale Muskulatur – Übungen mit dem Theraband: isometrische Kontraktionen in alle Bewegungsrichtungen, zunächst geringe Belastungsstärke und Vorsicht mit distalen Widerständen – Übungen am Seilzug – Übungen gegen eigenen Widerstand – EMS zum Erhalt der FT-Fasern – Geräte: Stepper, Leg-press, Sprunggelenktrainer, Theraband, Seilzug, Leg-extension, Leg-flexion – Aquajogging, Aquatraining – Gezieltes Training der Sprunggelenk- und Fußmuskulatur – Übungen mit Kleingeräten, zunächst ohne distale Widerstände – *Isokinetik:* geschlossenes System, zunächst mit fixiertem Sprung-gelenk, später mit flexiblem Sprunggelenk; offenes System im begrenzten Bewegungsausmaß in langsamen Bewegungs-geschwindigkeiten; Belastungsformen: assistiv-passiv, assistiv-konzentrisch, assistiv-exzentrisch, assistiv konzentrisch-exzentrisch, assistiv-exzentrisch; Dorsalextension, Plantarflexion, Eversion, Inversion, Bewegungsgeschwindigkeiten 0–60°/s. Knie: assistive Programme oder rein aktiv-isometrische Programme bei Quadrizepsatrophie
– Wiedereingliederung des Sprunggelenkes in physiologische Bewegungs-muster (nach individuellem Befund) – Aufbrechen pathologischer Bewegungsmuster	– Korrektur pathologischer Bewegungsabläufe nach individuellem Befund – PNF-Übungen mit Betonung der Fußkomponente – Übungen zur Gangschule: in RL, SL mit Wandkontakt des betroffenen Fußes, Anwendung indirekter Techniken – Bahnung und Durchführung funktioneller Bewegungsmuster: PNF nach individuellem Befund: Einüben von Einzelmustern und Einbinden in komplexe Bewegungsmuster, D1 + D2

Tabelle 16.6 Fortsetzung

Ziele	Inhalte
– Wahrnehmung – Einüben von allgemeinen physiologischen Bewegungsmustern	– Umsetzung funktioneller, komplexer Bewegungsmuster in der Trainingstherapie am Seilzug, an der Leg-press: Muster des bipedalen Standes D1+ D2, Extensionsmuster
– Verbesserung der Gangsicherheit	– *Gangschule:* Üben der einzelnen Gangphasen: komplexe Behandlungsmethoden (PNF), frei und auf dem Laufband bei leichter Steigung (ca. 5°) und Feedback – Evtl. Schulung des Gehens mit Unterarmgehstützen – Aquatraining, Gangschule im Wasser: Technik und Sicherheit unter Entlastung
3. Verbesserung/Stabilisierung der allgemeinen und speziellen Leistungs- und Belastungsfähigkeit	
– Koordinations- und Gleichgewichtsfähigkeit sowie Haltungskontrolle	– Übungen auf stabilen Ebenen: Standsicherheit, Haltungskontrolle
– Ausdauerleistungsfähigkeit	– Training auf dem Oberarmergometer mit vorsichtigem Übergang zum Fahrradergometertraining – Aquatraining
– Flexibilität	– Sportmotorische Dehnungsformen, bevorzugt aktive Dehnungsübungen – Aktive und passive Dehnungsübungen für die Muskulatur der oberen Extremitäten und des Rumpfes
– Kraftfähigkeit für die Muskulatur der oberen Extremitäten und des Rumpfes (Kraftausdauer)	– Training an entsprechenden Sequenztrainingsgeräten im Kraftausdauerbereich nach Einweisung und Eingewöhnung – Aquatraining
– Entwicklung von Alltags- und Freizeitbelastbarkeit, evtl. Verhaltensmodifikationen	– Reprogrammierung von Verhaltensweisen aus Alltag und Sport bei individuellen Zielsetzungen – Erarbeitung von speziellen Teilbewegungen unter Entlastung – Erarbeitung von Übungen zur selbständigen Therapieunterstützung
– Berufsfähigkeit	– Reprogrammierung von berufsspezifischen Verhaltensweisen nach individuellem Befund

Phase 3–4 der postoperativen Therapie nach Sprunggelenkfraktur

In den Phasen 3–4 kann von einer insgesamt gesteigerten allgemeinen und speziellen Leistungs- und Belastungsfähigkeit ausgegangen werden (s. Tab. 16.7). In diesen Phasen muß aber trotz des fortgeschrittenen Rehabilitationsverlaufes noch von deutlichen Bewegungseinschränkungen in allen Gelenken des Fußes ausgegangen werden, so daß intensive manualtherapeutische Behandlungen bis zum Therapieende noch notwendig sein werden. Einen normalen Heilungsverlauf vorausgesetzt, kann die Belastung des Fußes zunehmend bis zur Vollbelastung gesteigert werden. Zu diesem Zeitpunkt liegt ein weiterer Trainingsschwerpunkt in der Verbesserung der muskulären Leistungsfähigkeit. Das Krafttraining für die Muskulatur der unteren Extremität wird im Kraftausdauerbereich und zunehmend im Hypertrophiebereich mit 50–70% der Maximalkraft durchgeführt.

Tabelle 16.7 Rahmentrainingsplan nach Sprunggelenkfraktur, Phase 3–4

Ziele	Inhalte
Befunderhebung/Testung	– Manuelle Funktionsprüfung – Umfangmessung – EMG-Diagnostik: neuromuskuläre Ansteuerung, im bilateralen Vergleich – Zwei-Waagen-Test (s. Kap.5.2.5) – Erhebung der isokinetischen Kraftwerte des betroffenen Beines im Vergleich zum nichtbetroffenen Bein: Achillessehne, M. gastrocnemius, M. tibialis anterior, 0 bis max. 120°/s – Evtl. Testung der Oberschenkelmuskulatur – Gezielte Palpation auf Schmerz – Janda-Testungen – Abschlußtest mit Abschlußberichterstattung
1. Behandlung noch bestehender individueller Symptome	– Weiterführung der physiotherapeutischen und krankengymnastischen Behandlung aus den Phasen 1 und 2 nach individuellem Befund, z.B. bei noch bestehender Schmerzsymptomatik
2. Verbesserung der physiologischen Funktion	
– Gelenkstabilität – Verbesserung der Proprio-zeption des Sprung- und Kniegelenkes – Verbesserung der neuromus-kulären Ansteuerung der gesamten Muskulatur der unteren Extremitäten, insbesondere der Pronationsmuskulatur – Verbesserung der Gleich-gewichtsfähigkeit und Haltungskontrolle	– Weiterführung der Inhalte der Phasen 1 und 2 bei entsprechender Indikation – Zunehmende Gelenkstabilisation durch apparatives und nichtapparatives Training
– Kraftfähigkeit der Muskulatur der betroffenen Extremität (Kraftausdauer, Hypertrophie)	– Krafttraining im Kraftausdauerbereich für die Oberschenkelmuskulatur mit Übergang zum Hypertrophietraining zur Beseitigung noch bestehender Atrophien – Besonders Training für M. gastrocnemius, M. soleus, M. tibialis anterior – Geräte: Leg-press, Leg-extension, Beincurler für Flexion, Sprunggelenktrainer – Kniedips beidseitig und einseitig – Aquatraining – Gezieltes Training der Hüft-, Sprunggelenk- und Fußmuskulatur, besonders Mm. peronei – Isokinetik: offenes System in langsamen und mittleren Bewegungs-geschwindigkeiten; Belastungsform: isokinetisch, Bewegungs-geschwindigkeiten 30–90°/s für OSG und USG
– Verbesserung der Sprung-gelenkfunktion in physio-logischen Bewegungsmustern – Korrektur und Verbesserung noch bestehender patho-logischer Bewegungsabläufe – Erarbeiten von physiolo-gischen, alltagsspezifischen Teilbewegungen	– Verbesserung funktioneller Bewegungsmuster nach individuellem Befund – Terraintraining – Aquatraining – Üben der einzelnen Gangphasen: komplexe Behandlungsmethoden (PNF), frei und auf dem Laufband bei leichter Steigung (ca. 5°) und Feedback – Gangschule unter erschwerten Bedingungen

Tabelle 16.7 Rahmentrainingsplan nach Sprunggelenkfraktur, Phase 3–4

Ziele	Inhalte
3. Verbesserung/Stabilisierung der allgemeinen und speziellen Leistungs- und Belastungsfähigkeit	
– Koordinations- und Gleichgewichtsfähigkeit sowie Haltungskontrolle	– Isolierte und komplexe Übungen auf stabilen Ebenen mit Übergang zu instabilen Ebenen und Unterstützungsflächen: Therapiekreisel, Matten, Trampolin, Weichbodenmatte, Fastex, Haramed, vielfältige Bewegungsaufgaben, verschiedene Kippbrettchen – Verschiedene Koordinations- und Gleichgewichtstrainer
– Ausdauerleistungsfähigkeit	– Evtl. noch Oberarmergometer, Fahrradergometer, Stepper, Laufband (schnelles Gehen/Laufen bei geringer Steigung bis 5%) – Aquatraining, Aquajogging soweit möglich, Schwimmen (Kraulen) vorsichtig!
– Flexibilität	– Sportmotorische Dehnungsformen, bevorzugt aktive Dehnungsübungen – Aktive und passive Dehnungsübungen für die Muskulatur der oberen Extremitäten und des Rumpfes
– Kraftfähigkeit der Muskulatur der oberen Extremitäten und des Rumpfes (Kraftausdauer, Hypertrophie)	– Training an den entsprechenden Sequenztrainingsgeräten – Aquatraining
– Entwicklung von Schnellkraft und Schnelligkeit	– Bei Sportlern zunächst unter Teilbelastung
– Alltags- und Freizeitbelastbarkeit	– Verbesserung von Teil- und Komplexprogrammen aus Alltag und Sport – Sportartspezifische Teilbelastungsschulung und Belastung – Alltagsspezifische Belastungsschulung: Erarbeitung von Teil- und Komplexbewegungen – Nach individuellem Befund
– Berufsfähigkeit	– Erlernen von berufsspezifischen Bewegungsformen bzw. neuen Bewegungstechniken

16.4
Literatur

Akeson, W. H./Woo, S. L.-Y./Amiel, D./Frank, C. B.(1984): The chemical basis of tissue repair. In: Hunter, L. Y./Funk, F. J. (Hrsg.): Rehabilitation of the injured knee. St. Louis, Toronto, Princeton: C. V. Mosby company, 93–148.

Akeson, W. H./Frank, C. B./Amiel, D./Woo, S. L.-Y. (1985): Ligament biology and biomechanics. In: Finerman, G. (Hrsg.): American academy of orthopaedic surgeons – symposium on sports medicine: the knee. St. Louis, Toronto, Princeton: C. V. Mosby company, 113–151.

Akeson, W. H./Amiel, D./Woo, S. L.-Y. (1986): Cartilage and ligament: Physiology and repair processes. In: Nicholas, J. A./Hershman, E. B. (Hrsg.): The lower extremität and spine in sports medicine. St. Louis, Toronto, Princeton: C. V. Mosby company, 3–41.

Brokmeier, A. (1996): Manuelle Therapie, 2. Aufl. Stuttgart: Enke Verlag.

Debrunner, H. U. (1985): Biomechanik des Fußes. Bücherei des Orthopäden, Bd. 49. Stuttgart: Enke Verlag.

Fick, R. (1911): Spezielle Gelenk- und Muskelmechanik. In: Bardeleben, K. (Hrsg.): Handbuch der Anatomie und Mechanik der Gelenke, Bd.2, Teil3. Stuttgart: Gustav Fischer Verlag.

Müller, W. (1982): Das Knie: Form, Funktion und ligamentäre Wiederherstellungschirurgie. Berlin, Heidelberg, New York: Springer-Verlag.

Tipton, Ch. M./Matthes, R. D./Maynard, J. A./Carey, R. A. (1975): The influence of physical activity on ligaments and tendons. Med. Sci. Sports, 7 (3): 165–175.

Weber, B. G. (1972): Die Verletzungen des oberen Sprunggelenkes. Bern: Huber Verlag.

Winkel, D./Vleeming, A./Fischer, S./Meijer, O.G./Vroege, C. (1985): Nichtoperative Orthopädie. Bd. 2. Stuttgart, New York: Gustav Fischer Verlag.

Woo, S. L-Y. (1993): Die Heilung des medialen Seitenbandes. Sportverletzung Sportschaden, 7 (Sonderheft 1): 3–16.

KAPITEL 17

Trainingstherapie bei Verletzungen/ Erkrankungen des Kniegelenkes*

BIRGIT SCHULTE-FREI

17.1 Funktionelle Anatomie und Biomechanik

Im Kniegelenk artikulieren die beiden längsten und stärksten Röhrenknochen des menschlichen Körpers, der Femur und die Tibia, zusammen mit dem größten Sesambein, der Patella. In voller Streckung (Standphase) steht der schwächer gekrümmte Teil der Femurkondylen mit der Tibia in Verbindung. Die Berührungs- und Druckübertragungsflächen sind so am größten. Bei gebeugtem Knie (Spielbein) artikulieren die stärker gekrümmten Teile der Femurkondylen mit der Tibia. Die kleinere Berührungsfläche begünstigt die Kreiselung.

Die Arthrokinematik im Kniegelenk ist bei physiologischer Beweglichkeit durch eine Roll-/ Gleitbewegung gekennzeichnet. Beispiel Knieextension: Bei festgestelltem Oberschenkel rollt und gleitet das Tibiaplateau des Unterschenkels nach ventral, bei festgestelltem Unterschenkel rollen die Femurkondylen nach dorsal und gleiten nach ventral (vgl. Brokmeier 1996, Kaltenborn 1985, Waldeyer/Mayer 1980).

Bandstrukturen im Bereich des Kniegelenkes

Das Kniegelenk wird durch verschiedene Bandstrukturen stabilisiert. Die wichtigsten Bandstrukturen werden im folgenden beschrieben.

Das *Lig. patellae* gehört zur Sehne des M. quadriceps femoris und verstärkt ventral die Kapsel.

Das *Lig. collaterale tibiale* ist mit seinen kürzeren hinteren Faserzügen fest mit der medialen Kapsel und dem Meniscus medialis verwachsen. Die langen vorderen Faserzüge setzen vorne an der Tibia an. Alle Faserzüge hemmen die Extension. Die kurzen Fasern hemmen zusätzlich die Flexion.

Das *Lig. popliteum obliquum* wird medial durch die Faserzüge des M. semimembranosus gebildet. Es verstärkt dorsal die Gelenkkapsel.

Das *Lig. collaterale fibulare* hemmt die Extension und Außenrotation.

Die *Retinacula patellae* mediale et laterale bilden die seitlichen Teile der Quadrizepssehne. Lateral wird diese noch durch den Tractus iliotibialis verstärkt. Die oberflächlichen Längszüge und die tiefen Querzüge halten die Patella in ihrer Gleitbahn. Bei einem Querbruch der Patella ermöglichen sie noch eine gewisse Streckung (Reservestreckapparat).

Die *Lig. cruciatum anterius* und *Lig. cruciatum posterius* dienen der Sicherung des Kniegelenkes. Bei Beugung und Streckung, bei Außen- und Innenrotation spannen sich bzw. erschlaffen verschiedene Anteile der Kreuzbänder. Bei Zerstörung der Kreuzbänder läßt sich der Femur auf der Tibia nach vorne bzw. nach hinten verschieben (Schubladenphänomen). Im gestreckten Kniegelenk erzwingt das Lig. cruciatum anterius eine Außenrotation des Unterschenkels.

Muskulatur im Bereich des Kniegelenkes

Die aktive Stabilisierung des Kniegelenkes erfolgt durch zahlreiche Muskeln. Die wichtigsten werden im folgenden aufgeführt.

---

* Die im folgenden Kapitel beschriebenen therapeutischen Maßnahmen und Inhalte stellen nur eine Orientierung dar und sind dementsprechend nach Rücksprache mit dem verantwortlichen Arzt auf die individuellen Voraussetzungen und Ziele des einzelnen Patienten abzustimmen.

Der *M. quadriceps femoris* setzt sich aus einem langen (M. rectus femoris) und drei kurzen Köpfen (Vastus medialis, Vastus lateralis, Vastus intermedius) zusammen, seine Funktion ist die Extension im Kniegelenk. Er ist somit unentbehrlich für den aufrechten Stand und Gang; der M. rectus femoris fungiert zusätzlich als Beuger im Hüftgelenk.

Der *M. sartorius* ist zusammen mit dem M. gracilis am Pes anserinus beteiligt. Seine Funktion ist die Flexion in Hüft- und Kniegelenk und bei gebeugtem Knie die Innenrotation des Unterschenkels und die Außenrotation des Oberschenkels.

Die Muskeln *M. pectineus, M. adductor longus, M. adductor brevis* fungieren als Adduktoren des Beines. Sie wirken antagonistisch zur äußeren Hüftmuskulatur bei der Neigung des Standbeines zur gegenüberliegenden Seite und Stabilisation des Beckens auf dem Oberschenkel.

Die Funktion des *M. gracilis* ist die Adduktion und Flexion im Hüftgelenk, die Außenrotation im Hüftgelenk zusammen mit dem proximalen Teil des M. adductor magnus. Als einziger zweigelenkiger Muskel flektiert und innenrotiert er im Kniegelenk. Die Funktion des *M. adductor* magnus ist die Adduktion und Extension im Hüftgelenk. Zusätzlich wirkt der distale Teil bei der Innenrotation im Hüftgelenk mit.

Die *ischiokrurale Muskulatur* setzt sich zusammen aus dem *M. biceps femoris* (Funktion: Flexion im Kniegelenk, Extension im Hüftgelenk, Außenrotation bei gebeugtem Kniegelenk), dem *M. semitendinosus* (Funktion: Flexion im Kniegelenk, Extension und Adduktion im Hüftgelenk, Innenrotation bei gebeugtem Kniegelenk, er strahlt in den Pes anserinus aus) und dem *M. semimembranosus* (Funktion: Flexion im Kniegelenk, Extension und Adduktion im Hüftgelenk, Innenrotation bei gebeugtem Kniegelenk).

Mechanik des Kniegelenkes

Die Mechanik des Kniegelenkes ist durch folgende Spezifika charakterisiert: Das Bein soll in erster Linie als Tragsäule dienen. Gleichzeitig muß das Vorwärtsführen des Spielbeines und die Anpassung des Fußes an den Boden gewährleistet sein. In der letzten Phase der Streckung erfolgt die Schlußrotation, eine Außenrotation der Tibia bei festgestelltem Femur oder eine Innenrotation des Femurs bei festgestellter Tibia. Die Rotationsbewegung des Unterschenkels wird erst mit zunehmender Flexion und somit entspanntem Bandapparat möglich. Sie erfolgt hauptsächlich im Meniskotibialgelenk, indem bei Außenrotation des Unterschenkels der laterale Meniskus nach vorne und der mediale nach hinten geführt und bei Innenrotation der laterale Meniskus nach hinten und der mediale nach vorne geführt wird.

Die Patella wird bei Bewegungen des Kniegelenkes nur wenig bewegt. Ihre große Verschiebung gegenüber der Haut wird durch die Bursa praepatellaris und Bursa suprapatellaris ermöglicht.

Die Kniegelenkstreckung erfolgt nahezu ausschließlich durch den M. quadriceps femoris. Die Flexion erfolgt in der Hauptsache durch die ischiokrurale Muskulatur. Der einzige Außenrotator ist der M. biceps femoris. Die Innenrotation erfolgt vorwiegend durch den M. semimembranosus, in geringem Maße durch die Muskeln des Pes anserinus und den M. popliteus.

17.2
Befunderhebung Kniegelenk

Das allgemeine Vorgehen bei der Befunderhebung ist in Kap. 7 bzw. 9 beschrieben, daher wird in diesem Abschnitt nur auf spezielle Aspekte eingegangen.

Anamnese

Eine spezielle Frage im Rahmen der Anamnese ist die nach dem sog. „Giving-way"-Phänomen. Hierbei handelt es sich um einen Blockierungsreflex am Kniegelenk über das zentrale Nervensystem (ZNS). Diese Reizung von Nozizeptoren in der Gelenkkapsel (z. B. Gelenkerguß, Verletzung intraartikulärer Strukturen, Synovialitis bei Arthrose oder entzündliche Gelenkerkrankungen) führt zur re-

flektorischen Tonusminderung an den Kniegelenkextensoren und -flexoren. Es kommt
zum plötzlichen Einknicken eines Kniegelenkes oder beider Kniegelenke nach vorne.

Inspektion

Bei der Inspektion des Kniegelenkes ist insbesondere auf die Gelenkstellung (z. B. Genu
varum, Genu valgum, Genu recurvatum, Genu
flexum), eine Schonhaltung, die Außen- oder
Innenrotation des Unterschenkels, die Form
und Stellung der Patella sowie auf Schwellungen, Ödeme, Hämatome und Muskelathro-
phien zu achten.

Palpation

Bei der Palpation werden eine mögliche Narbenverschieblichkeit, die Existenz und Lage
einer Schwellung (Schleimbeutelschwellung
oder Kapselschwellung) oder eines Ergusses
(„tanzende Patella") und die Gleitfähigkeit der
Patella untersucht. Im Rahmen der Palpation
des Muskelsehnenapparates wird der Muskeltonus in Ruhe und bei Anspannung sowie die
Schmerzhaftigkeit der Sehnenansätze untersucht.

Funktionsuntersuchung

Das aktive und passive Bewegungsausmaß
wird in Extension, Flexion, Innenrotation und
Außenrotation untersucht. Dabei wird auf das
Endgefühl bei der Flexion bzw. Extension sowie auf ein mögliches Kapselmuster (Flexion –
Extension im Verhältnis 5:1) geachtet. Die
Gleitfähigkeit der Patella nach kranial, kaudal,
lateral und medial wird ebenfalls überprüft.
Zusätzlich müssen die benachbarten Gelenke
des Kniegelenkes bezüglich ihrer Beweglichkeit und eventuell bestehender Kapselmuster
kontrolliert werden (Kapselmuster des oberen
Sprunggelenkes: Plantarflexion – Dorsalextension, Kapselmuster des Hüftgelenkes: Innenrotation, Extension, Abduktion, Adduktion;
s. hierzu auch Kap. 7).

Widerstandstests

Widerstandstests erfolgen in Form der Krafttests nach Janda (vgl. Kap.10) u. a. im Hinblick
auf mögliche Schmerzhaftigkeit bei der Flexion, Extension, Innenrotation und Außenrotation insbesondere im Patellofemoralgelenk.

Spezielle Tests

Eine Reihe von Tests erfolgen im Rahmen der
Stabilitätsprüfung, z. B. die passive Hyperextension, die passive Außenrotation, die Innenrotation, der Valgustest bei maximaler Extension
bzw. bei 30° Flexion, der Varustest bei maximaler Extension bzw. bei 30° Flexion, das sog.
„Vierer"-Zeichen, der Schubladentest nach
ventral in neutraler Stellung, ein Ergänzungs-
test für das hintere Kreuzband bei 90° Knieflexion, der Schubladentest nach vorne in Außenrotation bzw. nach vorne in Innenrotation,
Pivot-shift-Test bei frischer Instabilität bzw. bei
länger bestehender Instabilität.

Zum Nachweis einer vorderen Instabilität,
z. B. nach vorderer Kreuzbandruptur, wird häufig der Lachman-Test angewendet, der wie folgt
durchgeführt wird: Der Untersucher umgreift
in Rückenlage das ca. 20° flektierte Bein des Patienten unmittelbar distal des Gelenkspaltes.
Mit dem ventral am Femur angelegten Daumen
wird ein Druck nach dorsal ausgeübt. Nach vielen „frischen" vorderen Kreuzbandrupturen ist
durch die Zügelfunktion der medialen und lateralen Kapsel-Bandstrukturen ein Schubladenphänomen nur bei 20° positiv (nicht bei 90°).
Dieser Test ist zudem bei schmerzhaft ge-
schwollenen Kniegelenken, bei denen eine Flexion von 90° oft nicht möglich ist, nachzuweisen. Ein weiterer Vorteil des Lachman-Testes besteht in der Tatsache, daß alle Anteile des
vorderen Kreuzbandes etwa gleich stark angespannt sind. Eine Totalruptur ist dadurch sehr
deutlich zu diagnostizieren. Bei Meniskusverletzungen werden sog. *Meniskustests*, z. B. der
McMurray-Test, der Steinmann-Test I und II,
der Apley-Test sowie das Payr-Zeichen, durchgeführt, s. Kap. 17.3.1 (vgl. Winkel et al. 1985).

Als spezielles Verfahren eignet sich zur Untersuchung der Muskulatur hinsichtlich der neuro-

muskulären Ansteuerung (Innervation, intermuskuläre Koordination) die *elektromyographische (EMG)-Diagnostik* (s. auch Kap. 11).

Bei der Vierkanal-Diagnostik im bilateralen Vergleich werden der M. quadriceps femoris (M. vastus medialis und M. vastus lateralis), der M. rectus femoris und die ischiokrurale Muskulatur abgeleitet. Bei der Achtkanal-Analyse wird unilateral der M. quadriceps femoris (M. vastus medialis und M. vastus lateralis), der M. rectus femoris, die ischiokrurale Muskulatur, der M. gastrocnemius (M. vastus medialis und M. vastus lateralis), der M. tibialis anterior sowie der M. peronaeus longus und brevis abgeleitet. Die EMG-Diagnostik erfolgt beim Gehen, auf dem Laufband, dem Fahrradergometer, auf der Isokinetikanlage (fünf Wdh. 60°/s, 20 Wdh. 180°/s), bei der beidseitigen Kniebeuge und bei einem leichten Hüpfversuch (beidseitig). Der elektromyographische Test kann zu Beginn der Therapie (nach Einweisung) sowie im Rahmen einer Ausgangstestung durchgeführt werden.

Messung der Beinumfänge

Die Umfangsmessung wird im Seitenvergleich durchgeführt. Ausgangspunkt ist der mediale Gelenkspalt. Von hier aus werden die Oberschenkelumfänge in 20, 15 und 10 cm Distanz vom Gelenkspalt aus, der Umfang an der Patella und die Unterschenkelumfänge in 10 und 20 cm Abstand vom Gelenkspalt gemessen.

Flexibilitätstest

Die Flexibilitätsüberprüfung erfolgt in Rückenlage nach der Neutral-Null-Methode.

Zusätzlich werden Muskeldehntests für den M. iliopsoas, den M. rectus femoris, den M. gastrocnemius und die ischiokrurale Muskulatur sowie die gesamte Gruppe der Adduktoren durchgeführt. Bei der rückseitigen Oberschenkelmuskulatur kann – wie folgt – differenziert werden: Der M. biceps femoris wird in vermehrter Adduktionsstellung und der M. semitendinosus und M. semimembranosus werden in vermehrter Abduktionsstellung untersucht.

Koordinations- und Gleichgewichtstest

Im Rahmen der Koordinations- und Gleichgewichtstestung kann der modifizierte Test nach Romberg (vgl. Bös 1987, Fetz 1986) durchgeführt werden: Der Einbeinstand (mit in Hüft- und Kniegelenk flektiertem, frei in der Luft gehaltenem Spielbein) wird mit vor dem Körper verschränkten Armen bis max. zehn Sekunden gehalten.

Ganganalyse

Die Ganganalyse (vgl. auch Kap. 11) erfolgt anhand einer optischen Kontrolle durch den Untersucher nach folgenden Kriterien (vgl. Debrunner 1973, Oehl 1991):

- Stabilität in der Standbeinphase, Wirbelsäulenstreckung in der Standbeinphase
- Koordination in der Spielbeinphase; ausreichende Flexion und Außenrotation
- Regelmäßigkeit der Schritte
- Abweichungen von der Symmetrie (zeitlich und räumlich)
- Mitbewegungen von Rumpf und Extremitäten
- Abrollphase des Fußes, Kniestellung (in Flexion oder in Hyperextension)
- Physiologische Hüftgelenksbeweglichkeit? Ausreichende Extension und Innenrotation im Hüftgelenk auf der betroffenen Seite?
- Physiologische Mitbewegung des Beckens im Gangmuster?
- Skapulamitbewegung?

Neurologische Untersuchung

Im Rahmen der neurologischen Untersuchung werden insbesondere die Reflexe getestet. Die Prüfung der Eigenreflexe einzelner Muskeln geschieht durch Beklopfen ihrer Sehne. Infolge der raschen Dehnung (Reizung der Rezeptoren in den Muskelspindeln) erfolgt eine reflektorische Kontraktion. Durch beispielsweise aktives Auseinanderziehen der ineinandergreifenden Hände (Jendrassik-Handgriff) lassen sich Muskelreflexe leichter auslösen.

Der Patellarsehnenreflex (PSR) wird durch Beklopfen der Patellarsehne bei leicht flektiertem Kniegelenk ausgeführt. Sehr lebhafte Reflexe sowie eine Verbreitung der „reflexogenen" Zonen bis zur Mitte der Tibia können noch normal sein. Der Achillessehnenreflex (ASR) wird am leichtesten ausgelöst, wenn der Untersucher den Vorfuß des Patienten faßt, das Bein von der Unterlage abhebt und es leicht im Kniegelenk flektiert.

Eine Veränderung des Patellarsehnenreflexes kann auf eine Schädigung im Segment L3/4 hinweisen; eine Veränderung des Achillessehnenreflexes kann auf eine Störung im Segment S1 hinweisen. Hier müßte sich eine Diagnostik der Wirbelsäule anschließen. Abschwächung der Patellar- und Achillessehnenreflexe finden sich bei beispielsweise beim Piriformis-Syndrom: eine mechanische Beeinträchtigung des N. ischiadicus beim Durchtritt durch den M. piriformis (vgl. Brokmeier 1996).

Pathologische Befunde im Rahmen der Befunderhebung

Schmerzen am kaudalen Patellapol deuten auf eine Bursitis infrapatellaris, „anterior knee pain" (Chondropathia patellae, Chondromalazie patellae, Plica medialis) oder eventuell auf eine Läsion des vorderen Kreuzbandes medial des Patellapols hin. Differentialdiagnostisch ist zu beachten, daß die Schmerzursache auch der Meniscus medialis oder das Retinaculum patellae mediale sein kann.

Schmerzempfindlichkeit im Bereich des medialen Gelenkspaltes kann ein Zeichen für Meniskusläsionen oder Innenbandverletzungen sein. Adhäsionen und Schwellungen im Bandverlauf des Lig. patellae sind bei Krankheitsbildern, welche mit Schmerzen im Bereich des unteren Patellapols einhergehen, möglich (z. B. anterior knee pain, Chondropathia patellae). Ein Patellahochstand zeigt sich bei verkürztem oder kontraktem M. rectus femoris; dieser arbeitet synergistisch zusammen mit dem M. vastus lateralis (des M. quadriceps femoris) und übt einen lateralen Zug auf die Patella aus.

- M. biceps femoris: kann bei Außenmeniskusläsionen schmerzhaft sein
- M. semimembranosus: schmerzhaft zu palpieren bei Innenmeniskusläsionen, Innenbandläsionen, dorso-medialer Instabilität oder Überbelastung
- Pes anserinus: Druckschmerzhaftigkeit bei Innenbandläsion und Läsion des Meniscus medialis
- Lig. collaterale mediale: schmerzhaft bei Hinterhornläsionen des Innenmeniskus am dorsalen Anteil bzw. Schmerzen im dorsalen Bereich bei allgemeiner Reizung des Kniegelenkes

17.3 Spezielle Indikationen und ihre Therapie

Zahlreiche Verletzungen und Erkrankungen des Kniegelenkes stellen eine Indikation für trainingstherapeutische Maßnahmen dar. Dies sind beispielsweise Verletzungen der Menisken, Verletzungen des Bandapparates (Außenbandruptur, Innenbandruptur, vordere Kreuzbandruptur, hintere Kreuzbandruptur) und hier insbesondere die Kombinationsverletzung „unhappy triad" (Verletzung des medialen Meniskus, des medialen Seitenbandes und des vorderen Kreuzbandes) sowie Chondropathia patellae, Kniegelenkarthrose/Gonarthrose, Patellaluxation oder bei Zustand nach Gelenkersatz (z. B. Schlittenprothese). Einige dieser Indikationen werden im folgenden einschließlich ihrer Rahmentrainingspläne näher erläutert.

17.3.1 Meniskusverletzungen

Verletzungen des medialen oder lateralen Meniskus zählen zu den häufigsten Verletzungen des Kniegelenkes und stellen in der Regel eine Indikation zur Operation dar. Bei ca. 50% handelt es sich um degenerativ bedingte Meniskusschäden, ca. 40% sind sekundär traumatische Meniskusrisse, ca. 8% sind primär traumatische Meniskusrisse, und ca. 2% sind anlagebedingte Fehlformen der Menisken. Somit wird deutlich, daß Meniskusverletzungen oft auch mit begleitenden, arthrotischen Veränderungen einhergehen, welche in der Nachbehandlung unbedingt mit berücksichtigt werden müssen.

Lokalisation

In fast 50% der Fälle ist das Hinterhorn der Menisken betroffen. Aufgrund des Anheftungsmodus am hinteren medialen Seitenband ist im Verhältnis 20:1 der Innenmeniskus häufiger im Verhältnis zum Außenmeniskus betroffen.

Verletzungsursachen und -mechanismen

Verletzungsursache für unterschiedliche Rißformen ist in der Regel eine extreme Einwirkung durch Scherkräfte (Rotation im Kniegelenk) bei fixiertem Unterschenkel. Dabei wird die unter starker Kompression stehende Knorpelscheibe entweder von ihrer Anheftungsstelle an der Gelenkkapsel und am Innenband abgerissen oder aber in sich selbst geteilt.

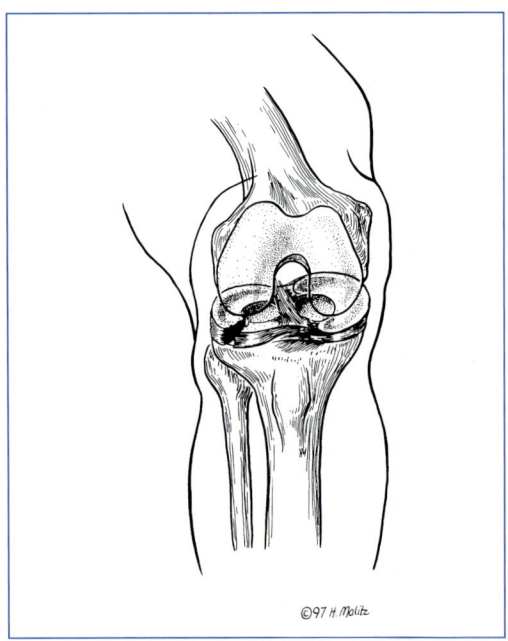

Abbildung 17.1 Verletzung des Meniskus

Verletzungsformen

Bei den Verletzungen im Bereich des Meniskus unterscheidet man einen Abriß der Meniskusbasis, Längsrisse (Korbhenkel), Querrisse/Schrägrisse, eingeschlagene Quer-/Schrägrisse und Lappenrisse (s. Abb. 17.1).

Verletzungsdiagnose (Differentialdiagnose)

Typische Zeichen für einen Meniskusriß sind plötzliche akute Schmerzen zum Zeitpunkt der Verletzung und eine nachfolgende Blockierung des Gelenkes (Streckhemmung). Anschließend kommt es zur Ausbildung eines serösen Reizergusses. Bei Riß der durchbluteten Meniskusbasis ist ein Hämarthros nachweisbar. Die Patienten geben einen deutlichen Belastungsschmerz an.

Verschiedene spezifische Provokationstests durch Kompression des jeweiligen Gelenkspaltes (Meniskustests) werden zur Diagnostik von akuten und chronischen Meniskusverletzungen herangezogen. Hierdurch kann zwischen Vorderhorn- und Hinterhornläsionen differenziert werden.

Bei chronischen Meniskusverletzungen findet man häufig eine Umfangsdifferenz der Oberschenkelmuskulatur im Seitenvergleich.

Bei frischen Verletzungen ist eine Röntgenuntersuchung unauffällig. Liegt hingegen eine chronische Verletzung mit Auffaserungen des Gewebes vor, können röntgenologisch kleine osteophytäre Anbauten am betroffenen Gelenkspalt diagnostiziert werden (Ruber-Zeichen).

Das bevorzugte diagnostische Verfahren ist die Arthroskopie, da hierdurch auch gleichzeitig Bandstrukturen, Gelenkknorpel und Synovialis beurteilt werden können.

Differentialdiagnostisch können eine Gelenkblockade mit Streckhemmung oder eine Osteochondritis dissecans mit der Ursache eines freien Gelenkkörpers vorliegen.

Klinische Untersuchung

Bei der klinischen Untersuchung finden sich in der Regel folgende Symptome:

Im Rahmen der Inspektion fällt eine Schonhaltung in leichter Beugestellung auf. Für den Verletzten ist es unmöglich, das Kniegelenk zu strecken (wichtigstes Zeichen einer frischen Meniskusverletzung). Aufgrund der Streckhemmung ist ein Gelenkerguß oft nur schlecht nachzuweisen. Die Kniegelenkkonturen sind meist verstrichen. Palpatorisch kann eine Druckempfindlichkeit über dem betroffenen medialen bzw. lateralen Gelenkspalt festgestellt werden. Nachfolgende Meniskuszeichen können positiv sein. (In der Literatur werden eine Vielzahl von Meniskuszeichen und Meniskustests beschrieben. Hier sollen nur die wichtigsten näher erläutert werden.)

Beim *Steinmann I-Test* wird der Unterschenkel bei verschiedenen Beugestellungen des Kniegelenkes zur Prüfung einer Innenmeniskusschädigung ruckartig nach außen rotiert – das positive Meniskuszeichen ist ein stechender Schmerz im medialen Gelenkspalt – bzw. bei Prüfung des Außenmeniskus ruckartig nach einwärts gedreht – das positive Meniskuszeichen ist ein stechender Schmerz im lateralen Gelenkspalt.

Der *Steinmann II-Test* beschreibt folgendes Phänomen: Wird bei Palpation ein umschriebener Druckschmerz im vorderen Abschnitt des Gelenkspaltes medial oder lateral angegeben, so stellt man fest, daß bei zunehmender Beugung der Schmerzpunkt nach hinten in Richtung Seitenband wandert und bei Streckung im Kniegelenk wieder nach vorn zurückkehrt (normale Meniskusbewegung).

Payr-Zeichen: Der sog. Türkensitz ist nicht möglich (in Bauchlage, Knieflexion mit Kreuzen beider Beine).

Klinische Behandlung

Basisnahe Risse werden bei jüngeren Menschen in der Regel mit einer Meniskusnaht versorgt. Bei basisfernen und somit nicht mehr durchblutetem Meniskusgewebe erfolgt eine partielle Abtragung. Eine totale Meniskotomie wird aufgrund der späteren Arthrosegefahr im betroffenen Gelenkkompartiment in der Regel vermieden.

Rahmentrainingsplan der postoperativen Therapie nach Meniskusteilresektion bzw. -naht

Der Rahmentrainingsplan bei der Behandlung von Meniskusverletzungen orientiert sich an den in Kap. 2 aufgezeigten Grundstrukturen. Die einzelnen Phasen kennzeichnen den Rehabilitationsprozeß und gehen fließend ineinander über. Alle vorgestellten Ziele und Inhalte stellen Möglichkeiten der Behandlung und des Trainings dar und sind individuell mit dem Patienten abzustimmen. Eventuell bestehende Sekundärproblematiken sind in die Rehabilitation mit einzubeziehen.

Im folgenden wird die Therapie nach einer Meniskusteilresektion beschrieben. Folgende Unterschiede sind für die Therapie entscheidend:

- Therapiebeginn: ca. fünfte bis sechste Woche postoperativ
- Therapie erstreckt sich bis ca. 12. Woche postoperativ
- Bei Reizfreiheit ist eine sofortige Vollbelastung möglich

Phase 1–2 der postoperativen Therapie nach Meniskusteilresektion

Die Behandlung nach einer Meniskusteilresektion kann direkt im Anschluß an die Operation erfolgen (s. Tab. 17.1). Die Phasen 1 und 2 erstrecken sich in der Regel über einen Zeitraum von ein bis zwei Wochen postoperativ. Im optimalen Fall kann der Patient schon vor der Operation auf die sich anschließende Therapie vorbereitet werden.

Die Belastung der verletzten Struktur sollte in diesen Phasen sehr vorsichtig dosiert werden. In der ersten Woche ist in der Regel nur das Abrollen des Fußes erlaubt, und ab der zweiten Woche erfolgt kontrolliert die zunehmende Vollbelastung. Wird erst später mit der Rehabilitation begonnen, ist die individuelle Belastung abzuklären.

Im folgenden gehen wir von einem optimalen Therapiebeginn im o.g. Zeitraum aus. Das Krafttraining findet nach anfänglicher Einführung zunehmend im Kraftausdauerbereich statt (vgl. Kap. 4).

Die Belastungsintensität wird zum Therapiebeginn mit 10–30% der Maximalkraft gewählt. In dieser Eingewöhnungsphase sollten nicht mehr als sechs Wiederholungen bei max. vier Sätzen durchgeführt werden.

In der Phase 2 beträgt die Trainingsintensität möglichst 30–50% der Maximalkraft. In vier bis sechs Serien sollten jetzt 20–30 Wiederholungen durchgeführt werden.

Das subjektive Belastungsempfinden sollte sich in der ersten Phase in einem Bereich von „sehr leicht" bis „leicht" befinden. In der Phase 2 sollte der subjektive „Rate of perceived exertion" (RPE)-Wert „leicht" bis „etwas anstrengend" sein (s. Kap. 4).

Tabelle 17.1 Rahmentrainingsplan nach Meniskusteilresektion, Phase 1–2

Ziele	Inhalte
Anamnese/Befunderhebung/ Testung	– Allgemeine Eingangsbefunderhebung – Manuelle Funktionstests – Umfangsmessung – Elektromyogramm (EMG) – Zwei-Waagen-Test (s. Kap. 5.2.5) – Isokinetischer Test – Meniskustests
1. Behandlung postoperativ bedingter Störungen	
– Schmerzlinderung – Beeinflussung postoperativer Schwellzustände – Verbesserung der Durchblutung – Vorbeugung eines Entlastungssyndroms	– Dämpfung der Schmerzafferenzen – Manuelle Traktionen – Aktive Anspannungsübungen für die gesamte Muskulatur der unteren Extremität – Lymphdrainage – Funktionsmassage – Wärmeanwendungen – Bäder – Elektrotherapie (Galvanisation, Diadynamik, Interferenz) – Ultraschallbehandlung – Evtl. Kryotherapie – Behandlung evtl. bestehender Sekundärsymptome nach individuellem Befund, z.B. BWS-Aufrichtung (evtl. Hemmung der Extensorenkette) – Dekontraktion von Muskeln oder Muskelketten
2. Wiedererlangung der physiologischen Funktion	
– Aktive und passive Gelenkbeweglichkeit des betroffenen Gelenkes, freie Gelenkbeweglichkeit der umgebenden Gelenke (Hüfte, Sprunggelenk, Wirbelsäule)	– Manualtherapeutische Gelenkmobilisation: Manuelle Therapie, Cyriax, Maitland im Bewegungsausmaß 0–0–40/0–0–60 im Patellofemoralgelenk, Caput fibulae, Patellamobilisation – Mobilisation umliegender Gelenke – Aktive Mobilisation im o.g. Bewegungsausmaß – Passive und aktive Behandlung im Schlingentisch; Ausgangsstellung, Aufhängepunkt dorsal, kaudal für Flexion, ventral, kranial für Extension – Deep friktion zur Behandlung von evtl. bestehenden Verklebungen kaudal der Patella – Erreichen der vollen Extension und Flexion: erste Woche Flexion bis 60°, zweite Woche Flexion bis 90° – Aktive und passive Dehntechniken – Narbenbehandlung bei Verklebungen
– Gelenkstabilität (dynamische und statische Balance)	– Isometrische Anspannungsübungen, evtl. EMG-unterstützt isoliert und an unterschiedlichen Geräten

Tabelle 17.1 Fortsetzung

Ziele	Inhalte
– Nervale Aktivierung der gesamten Muskulatur der betroffenen Extremität, insbesondere M. quadriceps – Erhalt/Verbesserung der Propriozeption, insbesondere in den Sprung- und Kniegelenken – Verbesserung der neuromuskulären Ansteuerung der gesamten Muskulatur der unteren Extremität – Erhalt/Verbesserung der Gleichgewichtsfähigkeit und Haltungskontrolle, s.u. – Wahrnehmung	– Innervationsübungen für die Extensoren- und Flexorenkette (z.B. ÜK 4) – Innervationsübungen für isolierte Muskeln und Muskelgruppen: M. gastrocnemius, M. quadriceps, ischiokrurale Muskulatur, M. tibialis anterior und die gesamte Extensorenkette, Mm. peronei – „Kurzer Fuß" nach Janda – Übungen mit verschiedenen Kippbrettchen unter Entlastung – Propriozeptive neuromuskuläre Fazilitation (PNF) unter Auswahl indirekter Techniken (Aktivierung über Rumpf- und Armpattern) – Propriozeption: Förderung der motorischen Selbstwahrnehmung (Kinästhetik und Dynamik) – Vielfältiges Afferenzangebot zur Förderung der Sensorik
– Wiedereingliederung des Kniegelenkes in physiologische Bewegungsmuster – Aufbrechen pathologischer Bewegungsmuster – Einüben von allgemeinen physiologischen Bewegungsmustern – Dynamische Balance	– Korrektur pathologischer Bewegungsabläufe nach individuellem Befund – Bahnung und Durchführung funktioneller Bewegungsmuster – PNF nach individuellem Befund – Umsetzung funktioneller Bewegungsmuster in der Trainingstherapie, z.B. am Seilzug (Teilbewegungen und Komplexbewegungen)
– Kraftfähigkeit der Muskulatur der betroffenen Extremität (Innervation, Kraftausdauer)	– Elektromuskelstimulation (EMS) zum Erhalt der FT-Fasern – Ab der zweiten Woche: Stepper, Leg-press, Kniedips mit leicht nach vorne gebeugtem Oberkörper; vorsichtiges Training der Flexoren, Aquatraining – Gezieltes Training der Hüft-, Sprunggelenk- und Fußmuskulatur (z.B. ÜK 8, 10) – Beinachsentraining – *Isokinetik:* Übungen im geschlossenen und offenen System im begrenzten Bewegungsausmaß in langsamen und mittleren Bewegungsgeschwindigkeiten; Belastungsformen: assistiv-passiv, assistiv-konzentrisch, assistiv-konzentrisch-exzentrisch, assistiv-exzentrisch; Bewegungsgeschwindigkeit: ca. 60–150°/s
– Erarbeitung des sicheren Ganges mit Unterarmgehstützen	*Gangschulung:* 1. Woche: Fußabrollen 2. Woche: zunehmende kontrollierte Vollbelastung – Üben der einzelnen Gangphasen – Komplexe Behandlungsmethoden (PNF), frei und auf dem Laufband mit Körperteilentlastung bei leichter Steigung (ca. 5°) und Feedback, Übungen am Gehbarren – Übungen zum bipedalen Stand in unterschiedlichen Ausgangsstellungen: Rückenlage (RL), Seitlage (SL), Sitz, Stand
3. Wiederherstellung/Verbesserung/Stabilisierung der allgemeinen und speziellen Leistungs- und Belastungsfähigkeit	

Tabelle 17.1 Fortsetzung

Ziele	Inhalte
– Koordinations- und Gleich- gewichtsfähigkeit sowie Haltungskontrolle	– Übungen auf stabilen Ebenen mit Übergang zu instabilen Ebenen (z.B. ÜK 17, 24) – Therapiekreisel, Matten, Trampolin, Weichbodenmatte, Fastex, Kippbrettchen, Haramed, verschiedene Koordinations- und Gleichgewichtstrainer
– Ausdauerleistungsfähigkeit	– Erste Woche Oberarmergometer – Ab der zweiten Woche Fahrradergometer mit kurzer Kurbel bei geringem Widerstand unter Beachtung des erlaubten Bewegungs- ausmaßes – Aquajogging
– Flexibilität	– Sportmotorische Dehnungsformen; bevorzugt passive Dehn- übungen in sicherer Ausgangs- und Endstellung für die Muskulatur der unteren Extremität unter Beachtung des erlaubten Bewegungs- ausmaßes – Aktive und passive Dehnübungen für die Muskulatur der oberen Extremitäten und des Rumpfes
– Kraftfähigkeit der Muskulatur der oberen Extremitäten und des Rumpfes (Innervation, Kraftausdauer)	– Sequenztraining an den entsprechenden Sequenztrainingsgeräten, im Kraftausdauerbereich (s. Kap. 12) – Aquatraining
– Entwicklung von Alltags- und Freizeitbelastbarkeit – Evtl. Entwicklung von Berufsfähigkeit	– Leichte sportartspezifische Belastungsschulung, Teil- und Komplexbewegungen – Nach individuellem Befund

Phase 3–4 der postoperativen Therapie nach Meniskusteilresektion

Bei optimalem Therapiebeginn und optimalem Rehabilitationsverlauf beginnt die Phase
3–4 in der dritten bis sechsten postoperativen
Woche. Es folgt eine Fortführung und Steigerung der oben beschriebenen Therapie
(s. Tab. 17.2).

Bei normalem Heilungsverlauf kann das Bewegungsausmaß im betroffenen Kniegelenk
zunehmend bis auf 90° gesteigert werden. Des
weiteren kann die Belastung des betroffenen
Beines stetig bis zur Vollbelastung gesteigert
werden. Zum Abbau noch bestehender
Muskelatrophien wird das Krafttraining im
Kraftausdauerbereich mit 30–50% der Maxi-

malkraft mit Übergang zum Hypertrophietraining (40–70% der Maximalkraft) durchgeführt. Die Steuerung der Belastungsintensität
kann u. a. mit Hilfe der modifizierten Borg-
Skala über das subjektive Belastungsempfinden gesteuert werden. In der Phase 3 sollte das
subjektive Belastungsempfinden entsprechend
der modifizierten RPE-Skala (vgl. Kapitel 4) im
Bereich von „etwas anstrengend" liegen.

In der Phase 4 sollte die Belastung subjektiv
als „anstrengend" empfunden werden. Die allgemeine und spezielle Belastbarkeit ist immer
abhängig von dem individuellen Befund und
einer eventuell bestehenden Sekundärproblematik. Die Steuerung der Intensität erfolgt entsprechend der o.g. Kriterien ebenfalls nach
individuellem Befund.

Tabelle 17.2 Rahmentrainingsplan nach Meniskusteilresektion, Phase 3–4

Ziele	Inhalte
Befunderhebung/Testung	– Manuelle Funktionstests – Umfangsmessung – EMG-Diagnostik – Zwei-Waagen-Test (s. Kap. 5.2.5) – Erhebung der isokinetischen Kraftwerte des betroffenen Beines: Extension/Flexion, fünf Wdh. bei 60°/s, 20 Wdh. bei 180°/s – Janda-Testungen (Muskelfunktionstest) – Spezielle Meniskustests
1. Behandlung postoperativ bedingter Störungen	– Weiterführung der physiotherapeutischen und krankengymnastischen Behandlung aus den Phasen 1 und 2 nach individuellem Befund, z.B. bei noch bestehender Schmerzsymptomatik
2. Verbesserung der physiologischen Funktion	
– Aktive und passive Gelenk-beweglichkeit, Erreichen der endgradigen Extension, Mobilisation der Flexion bis 90°	– Passiv: Weiterführung der manualtherapeutischen Gelenkmobilisation im Bewegungsausmaß 0–0–90, s.o. – Behandlung im Schlingentisch – Anwendung spezieller krankengymnastischer Techniken: PNF (z.B. Hold relax, Contract relax), Funktionelle Bewegungslehre (FBL) – Aktiv: Weiterführung der aktiven Gelenkmobilisation im vergrößerten Bewegungsausmaß, s.o.
– Gelenkstabilität – Verbesserung der Propriozeption – Verbesserung der neuro-muskulären Ansteuerung der gesamten Muskulatur der unteren Extremität – Wahrnehmung	– Weiterführung der Inhalte Phase 1 und 2 mit entsprechender Steigerung
– Krafttraining für die Muskulatur der betroffenen Extremität (Kraftausdauer, Hypertrophie, intramusku-läres Koordinationstraining)	– Krafttraining im Kraftausdauerbereich mit Übergang zum Hyper-trophiebereich zur Beseitigung noch bestehender Atrophien, später intramuskuläres Koordinationstraining – Geräte: Leg-press, Leg-extension (bei gutem Roll- Gleitverhalten, guter Patellabeweglichkeit: Beincurler für Flexion – Kniedips beidseitig und einseitig, Training für M. quadriceps (evtl. elektrodynamisch unterstützt) – Aquatraining – Gezieltes Training der Hüft-, Sprunggelenk- und Fußmuskulatur – Beinachsentraining – Isokinetik: Übungen im geschlossenen und offenen System im begrenzten Bewegungsausmaß in langsamen und mittleren Bewegungsgeschwindigkeiten; Belastungsformen: isokinetisch-konzentrisch und exzentrisch (evtl. assistiv) – Übungen unter Teilbelastung mit zunehmender Vollbelastung (z.B. Sprungspinne), explosive isometrische Anspannungsübungen im Wasser
– Verbesserung der Kniegelenk-funktion in physiologischen Bewegungsmustern – Verbesserung der Gleich-gewichtsfähigkeit und Haltungskontrolle, s.u. – Dynamische Balance	– Komplexe Bewegungsaufgaben – Verbesserung der Haltungs- und Gleichgewichtsfähigkeit – Muskeltraining – Physiologische Bewegungsmuster mit individueller Alltagsrelevanz und individueller Problematik

Tabelle 17.2 Fortsetzung

Ziele	Inhalte
– Erarbeitung von alltags- und belastungsspezifischen Teilbewegungen und einfachen Komplexbewegungen – Bewegungsvielfalt	– Korrektur pathologischer Bewegungsabläufe nach individuellem Befund – Verbesserung funktioneller Bewegungsmuster nach individuellem Befund: z.B. keine Einbindung der max. möglichen Flexion in Alltagsbewegungen
– Verbesserung der Gangsicherheit	– Intensivierung der Gangschulung unter Eingehen auf individuelle Problematik unter Vollbelastung – Üben der einzelnen Gangphasen: frei und auf dem Laufband bei leichter Steigung (ca. 5°) und Feedback, komplexe Behandlungsmethoden: PNF, mit Auswahl direkter Behandlungsmethoden, z.B. Übungen zum bipedalen Stand mit entsprechender Umsetzung, z.B. am Seilzug (z.B. ÜK 25, 26) *Beachte:* Unterschied zwischen Wiedererlernen von Bekanntem und Neulernen; unbedingt abstimmen auf Aktivitäts- und Belastungsniveau vor der Verletzung
3. Verbesserung der allgemeinen und speziellen Leistungs- und Belastungsfähigkeit	
– Koordinations- und Gleichgewichtsfähigkeit	– Isolierte und komplexe Übungen auf stabilen/instabilen Ebenen und Unterstützungsflächen soweit möglich: Therapiekreisel, Matten, Trampolin, Posturomed, Weichbodenmatte, Fastex, Haramed, Koordinations- und Gleichgewichtsgeräte – Vielfältige Bewegungsaufgaben, Bewegungskombinationen – Alltagsspezifische Belastungsschulung: Erarbeitung von Teil- und Komplexbewegungen (z.B. ÜK 19, 20, 21) – Sportartspezifische Teilbelastungsschulung (s. Kap. 15)
– Ausdauerleistungsfähigkeit	– Evtl. noch Oberarmergometer, Fahrradergometer erst noch mit verkürzter Kurbel bis 90°, Stepper bis 90° bei kontrolliertem Hub, Laufband (langsames Gehen/Laufen bei geringer Steigung bis 5%) – Aquatraining, Aquajogging – Schwimmen (Kraulen) *Beachte:* individuelle Belastungssteuerung (s. Kap. 6)
– Flexibilität	– Sportmotorische Dehnungsformen; zunehmend aktive Dehnungsformen für die Muskulatur der unteren Extremität unter Beachtung des erlaubten Bewegungsausmaßes, aktive und passive Dehnübungen für die Muskulatur der oberen Extremitäten und des Rumpfes
– Krafttraining für die Muskulatur der oberen Extremitäten und des Rumpfes (Kraftausdauer, Hypertrophie)	– Sequenztraining an den entsprechenden Sequenztrainingsgeräten (s. Kap. 12)
– Entwicklung von Schnellkraft und Schnelligkeit	– Bei Sportlern zunächst unter Teilbelastung
– Entwicklung von Freizeit- und Alltagsbelastbarkeit	– Nach individuellem Befund – Üben von Kompensationsmechanismen – Beheben von Vermeidungsstrategien
– Entwicklung von Berufsfähigkeit	– Nach individuellem Befund

17.3.2
Chondropathia patellae

Bei der Chondropathia patellae handelt es sich um ein Schmerzsyndrom im Bereich der Kniescheibe, welches meist von den ligamentären Strukturen und der synovialen Insertion ausgeht (s. Abb. 17.2). Es sind in der Regel junge Patienten im Alter von 15–30 Jahren betroffen.

Lokalisation

Die Schmerzsymptomatik bei der Chondropathia patellae tritt am proximalen Patellapol der Sehne des M. quadriceps, der lateralen Retinakulae sowie am distalen Patellapol der Sehne des M. quadriceps (sog. Patellaspitzensyndrom) auf.

Erkankungs-/Verletzungsursache

Die Ursache zur Entstehung einer Chondropathia patellae ist nicht eindeutig definiert. Vorwiegend wird die Hauptursache des parapatellaren Schmerzsyndroms in den mechanischen Überlastungen der an der Patella inserierenden Strukturen gesehen: So wird die Chondropathia patellae vorwiegend bei Sportlern und Patienten, welche in Kniebeugung arbeiten, diagnostiziert. Sehr häufig werden derartige Kniegelenksbeschwerden im pubertären Wachstumsschub insbesondere bei weiblichen Patienten angegeben. Als weitere Ursache wird die Degeneration des hyalinen Knorpels der Patella genannt.

Die Entwicklung der Chondropathia patellae kann auch gefördert werden durch: Anpralltraumen, Frakturen der Patella, Patellasubluxation oder -luxation, Formvarianten der Patella und/oder der korrespondierenden Gelenkflächen sowie Gelenkknorpelschäden durch überhöhten Anpreßdruck der Lateralfacette und verminderte Druckbelastung der medialen Facette. Häufig findet man eine parapatelläre Insertionstendopathie sowie einen Patellahochstand infolge einer Verkürzung des M. rectus femoris.

Diagnose (Differentialdiagnsoe)

Die Diagnose der Chondropathia patellae wird vorwiegend durch die klinische Untersuchung gestellt.

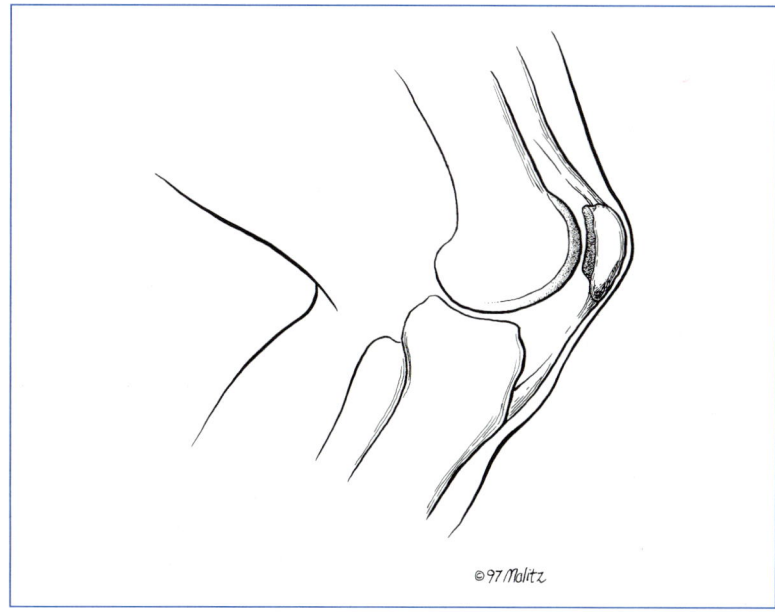

Abbildung 17.2
Chondropathia patellae. An der Rückseite der Patella sind eine unregelmäßige Knorpeloberfläche und ein verschmälerter Gelenkspalt erkennbar.

Schmerzen treten insbesondere bei Kniebeugung, z. B. bei langem Sitzen, längerem Verharren in der Hocke, Treppauf- und -abgehen sowie beim Radfahren auf und sind dorsal der Patella oder auch im gesamten Kniegelenk lokalisiert. Durch die schmerzbedingte Schonung des Kniegelenks atrophiert die Oberschenkelmuskulatur (besonders des M. quadriceps vastus medialis). Eine Anspannung des M. quadriceps ist ebenfalls häufig schmerzhaft.

Auffällig sind weiterhin die rasche Ermüdbarkeit der Beine beim Gehen sowie auftretende Ruheschmerzen (insbesondere nach langer Knieflexion).

Bei der Untersuchung der Beweglichkeit der Patella ist festzustellen, daß eine Verschiebung der Patella gegen die Femurkondylen zum Knorpelreiben unterschiedlicher Ausprägung führt. Bei passiver Seitenverschiebung der Patella kann die aus dem Gelenk heraustretende Gelenkfacette isoliert palpiert werden, wobei oft ein Schmerz auslösbar ist. Typisch ist der Patelladruck- oder Patellaverschiebeschmerz und die palpatorische Druckschmerzhaftigkeit am Patellapol.

Bei der Palpation wird der aufgrund des Reizzustandes gebildete Erguß und eine Gelenkkapselverdickung diagnostiziert.

Differentialdiagnostisch müssen die Krankheitsbilder Chondromalacia patellae und Synovialitiden abgeklärt werden.

Klinische Behandlung

Bei konservativer Behandlung erfolgt zunächst die Entlastung der verletzten Struktur durch entsprechende Schonung bzw. bei akuten Schmerzzuständen mittels kurzfristiger Ruhigstellung. In der Regel schließt sich eine Trainingstherapie an.

Bei der operativen Therapie stehen verschiedene Verfahren zur Wahl:

- Lateral release (Spaltung der lateralen Retinakula, der Bandverbindung zwischen lateralem Patellarand und M. vastus lateralis,

gegebenenfalls Abtragung malazischer Knorpelschichten); Lagerung in Extension (bei geringgradiger Druckschädigung im Gelenk)
- Ventralisation der Tuberositas tibiae mit der Ansatzzone des Lig. patellae; Operation nach Bandi (bei stärkerer Patellagelenkflächenschädigung). Hierdurch wird die Patella in ihrem Gleitlager angehoben und so der Druck im femoropatellaren Gleitlager gemindert (vgl. Bandi 1972 u. 1980)
- Bei höchstgradiger femoropatellarer Arthrose empfiehlt sich ein Gelenkflächenersatz oder eine Pallektomie

Rahmentrainingsplan der konservativen Therapie bei Chondropathia patellae

Die Trainingstherapie bei der Behandlung der Chondropathia patellae orientiert sich an dem dargestellten Rahmentrainingsplan (s. Kap.2). Von entscheidender Bedeutung ist die Anamnese des Patienten. Im Rahmen der Trainingstherapie muß versucht werden, auf die individuelle kausale Schmerzbedingung, welche in der Regel arbeits- bzw. sportbedingt ist, einzugehen (s. Tab. 17.3).

Eine besondere Bedeutung kommt dem Training des M. quadriceps vastus medialis zu. Hier empfiehlt sich eine EMG-Diagnostik bzw. ein Training über Feedbacksysteme. In der Rehabilitation gilt es, alle Übungen, welche eine Schmerzsymptomatik auslösen können, zu vermeiden. Dem im folgenden dargestellten Rahmentrainingsplan muß in jedem Falle der individuelle Befund zugrunde gelegt werden.

Phase 1 und 2 der konservativen Therapie bei Chondropathia patellae

Phase 3–4 der konservativen Therapie bei Chondropathia patellae

(s. Tab. 17.3 und 17.4.)

Tabelle 17.3 Rahmentrainingsplan nach Chondropathia patellae, Phase 1–2

Ziele	Inhalte
Anamnese/Befunderhebung/ Testung	– Allgemeine Eingangsbefunderhebung – Manuelle Funktionstests (Roll-Gleitverhalten des tibiofemoralen Gelenkes, Patellagleitbeweglichkeit, Joint play vom Caput fibulae, evtl. WS-Diagnostik) – Umfangsmessung – EMG-Diagnostik – Zwei-Waagen-Test (s. Kap. 5.2.5) – Erhebung der isokinetischen Kraftwerte des nichtbetroffenen Beines im Vergleich zum betroffenen Bein – Ausdauertest
1. Behandlung bestehender schmerzsymptomatischer Störungen nach individuellem Befund	
– Behandlung bestehender Störungen – Schmerzlinderung – Verbesserung der Durchblutung	– Dämpfung der Schmerzafferenzen – Aktive Anspannungsübungen für die gesamte Muskulatur der unteren Extremität – Wärmeanwendungen, evtl. Kryotherapie, Bäder, Elektrotherapie (Galvanisation, Diadynamik, Interferenz), Ultraschallbehandlung – Behandlung evtl. bestehender Sekundärsymptome nach individuellem Befund, z.B. WS-Problematik)
2. Wiedererlangung der physiologischen Funktion	
– Gelenkstabilität (dynamische und statische Balance) – Nervale Aktivierung der gesamten Muskulatur der betroffenen Extremität, insbesondere M. quadriceps, M. vastus medialis – Wiederherstellung/Erhalt/ Verbesserung der Proprio-zeption, insbesondere des Sprung- und Kniegelenkes – Verbesserung der neuro-muskulären Ansteuerung der gesamten Muskulatur der unteren Extremität – Wahrnehmung	– Isometrische Anspannungsübungen, evtl. EMG-unterstützt, isoliert und an unterschiedlichen Geräten (z.B. ÜK 4) – Innervationsübungen für die Extensoren- und Flexorenkette – Innervationsübungen für isolierte Muskeln und Muskelgruppen: M. gastrocnemius, M. quadriceps, ischiokrurale Muskulatur, M. tibialis anterior und die gesamte Extensorenkette, Mm. peronei – „Kurzer Fuß" nach Janda – Propriozeption: Förderung der motorischen Selbstwahrnehmung (Kinästhetik und Dynamik), vielfältiges Afferenzangebot zur Förderung der Sensorik (zu Beginn in der Horizontalen), (z.B. ÜK 16) – Erarbeitung von Übungen zur selbständigen Therapieunterstützung
– Kraftfähigkeit der Muskulatur der betroffenen Extremität (Innervation, Kraftausdauer)	– Krafttraining im Kraftausdauerbereich mit Übergang zum Hypertrophie-bereich (z.B. ÜK 8, 9), Elektrostimulation (EMS) – Geräte: Stepper, Leg-press, Leg-extension, Beincurler – Kniedips mit leicht nach vorne gebeugtem Oberkörper – Vorsichtiges Training der Flexoren – Aquajogging, Aquatraining – Gezieltes Training der Hüft-, Sprunggelenk- und Fußmuskulatur – Beinachsentraining – Erarbeitung von Übungen zur selbständigen Therapieunterstützung – *Isokinetik:* geschlossenes und offenes System im begrenzten Be-wegungsausmaß in langsamen und mittleren Bewegungsgeschwindig-keiten; Belastungsformen: assistiv-passiv, assistiv-konzentrisch, assistiv-konzentrisch-exzentrisch, assistiv-exzentrisch, isokinetisch-konzentrisch (s.a. Therapieplan Gonarthrose), (z.B. ÜK 12)

Tabelle 17.3 Fortsetzung

Ziele	Inhalte
– Wiedereingliederung des Kniegelenkes in physiologische Bewegungsmuster – Aufbrechen pathologischer Bewegungsmuster bei entsprechender Indikation – Einüben von allgemeinen physiologischen Bewegungsmustern	– Korrektur pathologischer Bewegungsmuster/-programme nach individuellem Befund (Wo liegt schmerzhaftes und pathologisches Bewegungsverhalten vor?) – Welche Bewegungen werden im Alltag benötigt? – Einüben von alltagsrelevanten und physiologischen Bewegungsmustern – Bahnung und Durchführung funktioneller Bewegungsmuster – PNF nach individuellem Befund: Einüben von Einzelmustern und Einbinden in komplexe Bewegungsmuster – Umsetzung funktioneller komplexer Bewegungsmuster in der Trainingstherapie, z.B. am Seilzug, Leg-press, Minitrampolin – PNF nach individuellem Befund – Beinachsentraining
3. Wiederherstellung/Verbesserung/Stabilisierung der allgemeinen und speziellen Leistungs- und Belastungsfähigkeit	
– Koordinations- und Gleichgewichtsfähigkeit sowie Haltungskontrolle	– Übungen auf stabilen Ebenen mit Übergang zu instabilen Ebenen: Therapiekreisel, Matten, Trampolin, Weichbodenmatte, Fastex, Haramed, verschiedene Koordinations- und Gleichgewichtstrainer (z.B. ÜK 17)
– Ausdauerleistungsfähigkeit	– Ab erster Woche Fahrrad- und Oberarmergometer bei geringem Widerstand und individueller Belastungsdosierung
– Flexibilität	– Sportmotorische Dehnungsformen; bevorzugt aktive Dehnübungen in sicherer Ausgangs- und Endstellung für die Muskulatur der unteren Extremität – Aktive und passive Dehnübungen für die Muskulatur der oberen Extremitäten und des Rumpfes
– Kraftfähigkeit der Muskulatur der oberen Extremitäten und des Rumpfes (Kraftausdauer, Hyperthrophie)	– Sequenztraining an entsprechenden Sequenztrainingsgeräten nach Einweisung und Eingewöhnung (s. Kap. 12) – Aquatraining
– Entwicklung von Alltags- und Freizeitbelastbarkeit	– Nach individuellem Befund – Entwicklung von Handlungsstrategien – Behebung von Vermeidungsstrategien – Verhaltensmodifikation
– Evtl. Entwicklung von Berufsfähigkeit	– Nach individuellem Befund

Tabelle 17.4 Rahmentrainingsplan nach Chondropathia patellae, Phase 3–4

Ziele	Inhalte
Befunderhebung/Testung	– EMG-Diagnostik – Zwei-Waagen-Test (s. Kap. 5.2.5) – Erhebung der isokinetischen Kraftwerte des nichtbetroffenen und betroffenen Beines – Ausdauertestung
1. Behandlung noch bestehender individueller schmerzsymptomatischer Probleme	– Weiterführung der physiotherapeutischen und krankengymnastischen Behandlung aus den Phasen 1 und 2 nach individuellem Befund

Tabelle 17.4 Fortsetzung

Ziele	Inhalte
2. Verbesserung der physiologischen Funktion	
– Gelenkstabilität – Verbesserung der Propriozeption des Sprung- und Kniegelenkes sowie der gesamten unteren Extremitäten – Verbesserung der neuromuskulären Ansteuerung der gesamten Muskulatur der unteren Extremitäten – Wahrnehmung	– Innervationsübungen für die Extensoren- und Flexorenkette in ihrer Gesamtheit – Innervationsübungen für isolierte Muskeln und Muskelgruppen: M. gastrocnemius, M. quadriceps, ischiokrurale Muskulatur, M. tibialis anterior und die gesamte Extensorenkette, Mm. peronei – „Kurzer Fuß" nach Janda – Anspannungsübungen, passive und assistive Mobilisation – Wiedereingliederung des operierten Gelenkes in physiologische Bewegungsmuster: PNF, insbesondere unter Auswahl direkter Techniken – Propriozeption: Förderung der motorischen Selbstwahrnehmung (Kinästhetik und Dynamik), vielfältiges Afferenzangebot zur Förderung der Sensorik
– Kraftfähigkeit der Muskulatur der unteren Extremitäten – Intramuskuläres Koordinationstraining, FT-Faser-Traning	– Elektromuskelstimulation (EMS) zum Erhalt der FT-Fasern – Geräte: Stepper, Leg-press, Leg-extension, Beincurler – Kniedips mit leicht nach vorne gebeugtem Oberkörper; vorsichtiges Training der Flexoren – Gezieltes Training der Hüft-, Sprunggelenk- und Fußmuskulatur (z.B. ÜK 8, 9) – Beinachsentraining – *Isokinetik:* geschlossenes und offenes System im begrenzten Bewegungsausmaß in langsamen und mittleren Bewegungsgeschwindigkeiten; Belastungsformen: isokinetisch-konzentrisch, isokinetisch-exzentrisch
3. Verbesserung/Stabilisierung der allgemeinen und speziellen Leistungs- und Belastungsfähigkeit	
– Koordinations- und Gleichgewichtsfähigkeit sowie Haltungskontrolle	– Übungen auf stabilen Ebenen mit Übergang zu instabilen Ebenen (z.B. ÜK 24, 25, 26) – Therapiekreisel, Matten, Trampolin nach individuellen Möglichkeiten – Komplexe Bewegungsprogramme – Übungskombinationen: z.B. Seilzug und Therapiekreisel – Schulung der dynamischen Balance
– Ausdauerleistungsfähigkeit	– Oberarmergometer – Fahrradergometer unter individueller Belastungssteuerung – Aquajogging/Aquatraining
– Flexibilität	– Sportmotorische Dehnungsformen; bevorzugt passive Dehnübungen in sicherer Ausgangs- und Endstellung für die Muskulatur der unteren Extremität unter Beachtung des erlaubten Bewegungsausmaßes – Aktive und passive Dehnübungen für die Muskulatur der oberen Extremität und des Rumpfes
– Kraftfähigkeit der Muskulatur der oberen Extremitäten und des Rumpfes (Kraftausdauer, Hypertrophie)	– Sequenztraining an unterschiedlichen Sequenztrainingsgeräten – Aquatraining
– Entwicklung von Schnellkraft und Schnelligkeit	– Erarbeiten von Teil- und Komplexbewegungen – Aufzeigen und Einüben von individuellen, gelenkschonenden Bewegungsabläufen – Evtl. sportartspezifische Teilbelastungsschulung

Tabelle 17.4 Fortsetzung

Ziele	Inhalte
	– Überleitung in eine sekundärpräventive Maßnahme nach Wahl des Patienten, z.B. Aquatraining – Erarbeitung eines gezielten, individuellen Heimtrainingsprogramms
– Entwicklung von Alltags- und Freizeitbelastbarkeit	– Individuelle alltagsspezifische Belastungsschulung – Entwicklung von Verhaltensmodifikationen und evtl. Vermeidungsstrategien – Entwicklung von Schon- und Kompensationsmechanismen *Gelenkschützende Maßnahmen:* – Vermeidung von langem Stehen, Übereinanderschlagen der Beine beim Sitzen und besonders kniebelastenden Bewegungen beim Berg- oder Treppengehen – Reduzierung vom Körpergewicht – Vermeidung vom Tragen schwerer Lasten – Schulung ökonomischer Kompensationsbewegungen – Ausgleichsgymnastik/Aquajogging
– Entwicklung von Berufsfähigkeit	– Nach individuellem Befund

17.3.3 Gonarthrose

Arthrotische Veränderungen des Kniegelenkes zählen zu den häufigsten degenerativen Erkrankungen des Haltungs- und Bewegungsapparates vorwiegend bei älteren Patienten. Es handelt sich bei dieser Erkrankung um eine Degeneration des Knorpelgewebes, einhergehend mit Veränderungen des Knochengewebes (s. Abb. 17.3). Des weiteren kommt es zu Schrumpfungen der Gelenkkapsel mit Einschränkung in der Arthrokinematik. Die morphologischen Veränderungen rufen allerdings nicht zwingend eine entsprechende klinische Symptomatik hervor.

Lokalisation

Arthrotische Veränderungen im Kniegelenk können das gesamte Gelenk oder einzelne Gelenkkompartimente betreffen. Im wesentlichen wird unterschieden zwischen einer Arthrose des gesamten Kniegelenkes, des medialen Gelenkkompartiments, des lateralen Gelenkkompartiments sowie einer Femoropatellaarthrose.

Erkrankungsursachen und -mechanismen

Eine sog. Arthrosis deformans entwickelt sich in der Regel aus einem Mißverhältnis zwischen Belastung und Belastungsfähigkeit eines Gelenkes. Grundsätzlich müssen primäre von sekundären Arthrosen unterschieden werden. Bei primären (idiopathischen) Arthrosen liegt eine Minderwertigkeit des Knorpelgewebes vor, deren Ursachen noch nicht vollständig geklärt sind. Sekundäre Gonarthrosen können durch nachfolgende Ursachen begründet sein:

- Überbelastung, hervorgerufen durch Achsenfehlstellungen (unilateraler Gelenkverschleiß durch vermehrte Valgus- oder Varusbelastung), Gelenkdysplasien, Gelenkinstabilitäten, erworbene Formstörungen des Kniegelenkes, extreme sportliche oder berufliche Belastungen (z. B. Fliesenleger)
- Traumen und vorausgegangene Gelenkerkrankungen, z. B. Osteochondritis dissecans, Morbus Ahlbeck, Blutergelenk oder nach Verletzungen sowie operativen Eingriffen (z. B. Meniskusresektion, Frakturen mit Gelenkbeteiligung)
- Entzündliche Gelenkprozesse, z. B. rheumatischer Formenkreis, chronische Polyarthritis oder bakterielle Arthritiden

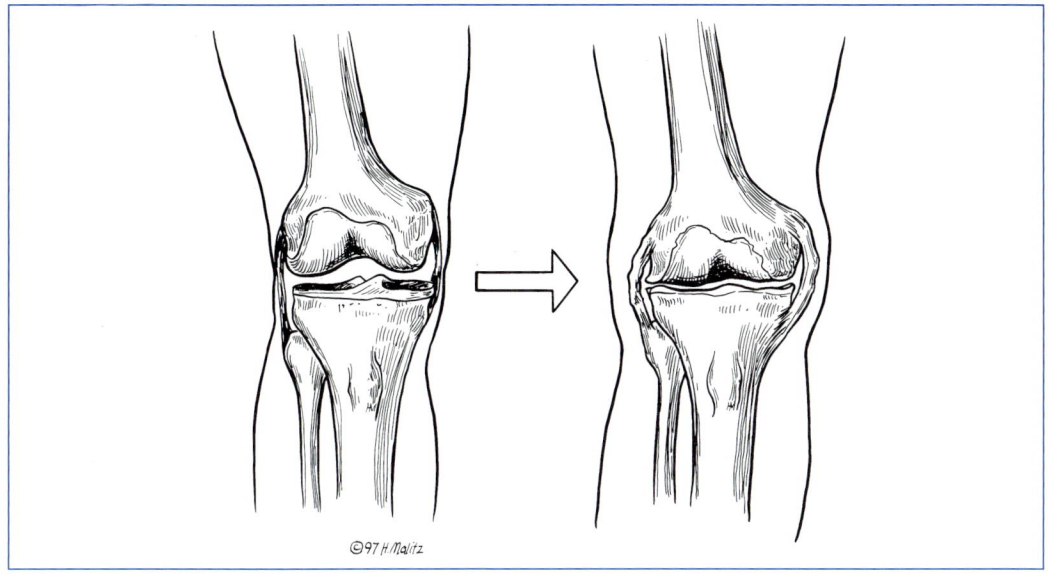

Abbildung 17.3 Gonarthrose (intaktes und arthrotisches Gelenk)

- Metabolische Erkrankungen, z. B. Gicht, Chondrokalzinose, Ochronose
- Endokrine Erkrankungen, z. B. Hyperparathyreoidismus und Hyperthyreose

Erkrankungsformen und -stadien

Der Verlauf einer degenerativen Veränderung des Kniegelenkes ist zunehmend progredient. Am Anfang steht der Elastizitätsverlust des Gelenkknorpels. Zur Bestimmung des Schweregrades einer bestehenden Gonarthrose bedient man sich einer Einteilung in radiologische Zeichen, welche auch der Reihenfolge ihres Auftretens entsprechen.

1. Subchondrale Sklerose
2. Gelenkspaltverschmälerung
3. Randzackenbildung (Osteophyten)
4. Geröllzysten
5. Deformation

Diagnose

Eine Diagnosestellung erfolgt primär durch die klinische Untersuchung. Sie wird ergänzt durch röntgenologische und arthroskopische Untersuchungen.

Folgende Symptome treten im Zusammenhang mit einer Gonarthrose auf: diffuse Gelenkschmerzen ohne genaue Lokalisation, morgendliche Anlaufschmerzen und Steifigkeitsgefühl, Bewegungsschmerz, Bewegungseinschränkungen (Kapselmuster: Flexion – Extension 5:1, s. hierzu Kap. 7), Muskelatrophien im Bereich der Oberschenkelmuskulatur, im späteren Stadium Ruheschmerzen (auch nachts), osteophytäre Anbauten, Bewegungs- und Belastungsschmerzen bis zur Belastungsunfähigkeit (besonders am Berg und an der Treppe), Gelenkschwellung, Krepitation, Kniebeugekontraktur mit Folgezuständen (Streckhemmung im Hüftgelenk, verstärkte LWS-Lordose, funktionelle Beinverkürzung führt zum Beckenschiefstand (Iliosakralgelenk-Symptomatik usw.) sowie Muskelinsuffizienz und mangelnde Kraftausdauerleistungsfähigkeit der Muskulatur.

Klinische Behandlung

Die Behandlung ist primär nur symptomatisch mit dem Ziel, ein weiteres Fortschreiten der Gonarthrose zu verhindern. Unter der Voraussetzung einer nichtgegebenen Indikation zur Osteotomie erfolgt die Therapie zunächst konservativ. Zu einem späteren Zeitpunkt können operative Maßnahmen zum Einsatz kommen.

Die konservative Behandlung beginnt mit der Einleitung physikalischer, physio- und trainingstherapeutischer Maßnahmen. Im Rahmen der medikamentösen Behandlung werden schmerzlindernde und entzündungshemmende Mittel verschrieben (Antiphlogistika).

Bei einer operativen Behandlung bieten sich die Möglichkeiten einer arthroskopischen Spülung des Gelenkbinnenraumes, einer Tibiakopfumstellungsosteotomie (varisierend oder valgisierend), einer Gelenktoilette (Entfernungen von Osteophyten, Pridi-Bohrungen, Resektion freier Gelenkkörper, Teilsynovektomien, Shaving des Gelenkknorpels) sowie einer Teil- oder Totalendoprothetik.

Rahmentrainingsplan bei konservativer Therapie der Gonarthrose

Aufgrund der beschriebenen Problematik ergibt sich eine sehr individuelle Gestaltung in der Behandlung von Patienten mit Gonarthrose im Rahmen der Rehabilitation.

Individuelle Anamnese und Ausprägung des Erkrankungsbildes bestimmen die Leitlinie für die Therapie. Die Rehabilitation der Gonarthrose orientiert sich an dem oben dargestellten Rahmentrainingsplan. Dieser muß für jeden Patienten individuell angepaßt werden. In jedem Falle muß eine zusätzliche Schmerzsymptomatik verhindert werden. Zentraler Aspekt in der Behandlung degenerativer Ver-

änderungen und Erkrankungen des Kniegelenkes ist das Training zur Verbesserung individueller Alltagsbewegungen und -belastungen. Das Muskeltraining findet nach einer Eingewöhnungsphase vorwiegend im Kraftausdauerbereich in gelenkschonenden Ausgangsstellungen statt. Günstig erweisen sich in der Regel Übungen unter Entlastung und Traktion. Kontraindiziert sind im wesentlichen Übungen mit Druckwirkung auf das Gelenk (z. B. Flexion über 90°). Bestehende individuelle Sekundärerscheinungen müssen in jedem Fall in der Therapie mit berücksichtigt werden.

Phase 1–2 der konservativen Therapie bei Gonarthrose

Die Rehabilitation von Patienten mit Gonarthrose kann zu jedem Zeitpunkt beginnen.

Sehr häufig wurde von den Patienten schon seit längerem keine Belastung und Bewegung mehr durchgeführt. Somit wird der ersten Phase zur Eingewöhnung ein relativ großer Stellenwert zugesprochen (s. Tab. 17.5). In diesem Zeitraum muß die Muskulatur und der gesamte Körper langsam auf die nachfolgenden Trainingsbelastungen vorbereitet werden.

Die individuelle Befunderhebung ist Ausgangspunkt der Therapie. Es gilt zunächst in einer Situation zu beginnen, in welcher die Patienten beschwerdefrei sind.

Die im folgenden aufgeführten Ziele und Inhalte sind in Kap. 2 näher erläutert.

Tabelle 17.5 Rahmentrainingsplan nach Gonarthrose, Phase 1–2

Ziele	Inhalte
Anamnese/Befunderhebung/ Testung	– Allgemeine Eingangsbefunderhebung – Manuelle Funktionstests (Roll-Gleitverhalten des tibiofemoralen Gelenkes, Patellagleitbeweglichkeit, Joint play vom Caput fibulae) – Umfangsmessung – EMG-Diagnostik – Zwei-Waagen-Test (s. Kap. 5.2.5), (Standanalyse) – Erhebung der isokinetischen Kraftwerte des nichtbetroffenen Beines – Ausdauertest
1. Behandlung degenerativer Störungen nach individuellem Befund	

Tabelle 17.5 Fortsetzung

Ziele	Inhalte
– Schmerzlinderung – Beeinflussung evtl. bestehender Schwellzustände, Verbesserung der Durchblutung	– Dämpfung der Schmerzafferenzen – Manuelle Traktionen, Manuelle Therapie, Behandlung nach Cyriax; Maitland – Aktive Anspannungsübungen für die gesamte Muskulatur der unteren Extremität – Lymphdrainage, Bäder, Wärmeanwendungen, Elektrotherapie (Galvanisation, Diadynamik, Interferenz), Ultraschallbehandlung, evtl. Kryotherapie – Funktionsmassage – Schmerztherapie – Behandlung evtl. bestehender Sekundärsymptome nach individuellem Befund, z.B. BWS-Aufrichtung (evtl. Hemmung der Extensorenkette) – Dekontraktionen von isolierten Muskeln oder Muskelketten: M. rectus femoris; M. quadriceps, ischiokrurale Muskulatur, M. iliopsoas, M. gastrocnemius (z.B. ÜK 3) – Eigenständige Therapieunterstützung
2. Wiedererlangung der physiologischen Funktion	
– Aktive und passive Gelenkbeweglichkeit des betroffenen Gelenkes, Erreichen der maximalen Extension und Flexion – Freie Gelenkbeweglichkeit der umliegenden Gelenke, Hüfte, Sprunggelenk, LWS, BWS	– Manualtherapeutische Gelenkmobilisation im max. möglichen Bewegungsausmaß, Patellofemoralgelenk, Caput fibulae, umliegende Gelenke: Manuelle Therapie, Behandlung nach Cyriax, Maitland – Aktive Mobilisation im o.g. Bewegungsausmaß – Passive und aktive Behandlung im Schlingentisch unter Beachtung des Aufhängepunktes! – Bewegungsbad – „Deep friktion" zur Behandlung von evtl. bestehenden Verklebungen kaudal der Patella (Behandlung nach Cyriax) – Aktive und passive Muskeldehntechniken – Eigenständige Therapieunterstützung – Isokinetik – Fahrradergometer
– Gelenkstabilität – Nervale Reaktivierung der gesamten Muskulatur der betroffenen Extremität, insbesondere M. quadriceps – Wiederherstellung/Erhalt/ Verbesserung der Propriozeption, insbesondere des Sprung- und Kniegelenkes – Verbesserung der neuromuskulären Ansteuerung der Muskulatur der gesamten unteren Extremität – Erhalt/Verbesserung der Gleichgewichtsfähigkeit und Haltungskontrolle (posturale Balance) – Wahrnehmung	– Isometrische Anspannungsübungen, evtl. EMG-unterstützt, isoliert und an unterschiedlichen Geräten – Innervationsübungen für die Extensoren- und Flexorenkette – Innervationsübungen für isolierte Muskeln und Muskelgruppen: M. gastrocnemius, M. quadriceps, ischiokrurale Muskulatur, M. tibialis anterior und die gesamte Extensorenkette, Mm. peronei – „Kurzer Fuß" nach Janda – Propriozeption: Förderung der motorischen Selbstwahrnehmung (Kinästhetik und Dynamik), vielfältiges Afferenzangebot zur Förderung der Sensorik, zunächst aus der Horizontalen – Eigenständige Therapieunterstützung
– Kraftfähigkeit der Muskulatur der betroffenen Extremität (Kraftausdauer)	– Zunehmend im Kraftausdauerbereich: 25–30 Wiederholungen (z.B. ÜK 5, 8, 9) – Geräte: Stepper, Leg-press, Leg-extension

Tabelle 17.5 Fortsetzung

Ziele	Inhalte
	Kniedips mit leicht nach vorne gebeugtem Oberkörper; vorsichtiges Training der Flexoren, Aquajogging – Gezieltes Training der Hüft-, Sprunggelenk- und Fußmuskulatur (z.B. ÜK 13) – Beinachsentraining
	– *Isokinetik:* Möglichkeiten der Belastungssteigerung: geschlossenes System: zu Beginn der Rehabilitation bis zu 10 min als Bewegungsschiene assistiv-passiv. Im weiteren Verlauf: assistiv-konzentrisch in Extension, assistiv-konzentrisch-exzentrisch in Extension sowie assistiv-exzentrisch in Extension (z.B. ÜK 12)
	Alternativ: offenes System: bis zu 10 min als passive Bewegungsschiene assistiv-passiv. Im weiterem Verlauf: assistiv-konzentrisch in Extension, assistiv-konzentrisch in Flexion, assistiv-exzentrisch in Extension, assistiv-exzentrisch in Flexion, assistiv-konzentrisch-exzentrisch in Extension, assistiv-konzentrisch-exzentrisch in Flexion
– Wiedereingliederung des Kniegelenkes in physiologische Bewegungsmuster nach individuellem Befund – Aufbrechen pathologischer Bewegungsmuster – Einüben von physiologischen Bewegungsmustern	– Korrektur pathologischer Bewegungsabläufe nach individuellem Befund (Wo liegt schmerzhaftes und pathologisches Bewegungsverhalten vor?) – Bahnung und Durchführung funktioneller Bewegungsmuster, PNF nach individuellem Befund: Einüben von Einzelmustern und Einbinden in komplexe Bewegungsmuster – Umsetzung funktioneller komplexer Bewegungsmuster der Trainingstherapie, z.B. am Seilzug – Einüben von alltagsrelevanten und physiologischen Bewegungsmustern (Welche Bewegungen werden im Alltag benötigt?) – Aufzeigen von individuellen gelenkschonenden Bewegungsabläufen!
– Verbesserung des Gangbildes/der Gangsicherheit	*Gangschule:* – Auswahl von indirekten PNF-Pattern: über Rumpf und Arme aus RL, SL, Sitz – Aquajogging: Gehen – Übungen zum bipedalen Stand aus verschiedenen Ausgangsstellungen: Sitz, RL, Stand – Übungen zur Verbesserung der Gangsicherheit: Übungen im Wasser – Üben der einzelnen Gangphasen: frei und auf dem Laufband mit Körperteilentlastung bei leichter Steigung (ca. 5°) und Feedback; Übungen am Gehbarren eigenständige Therapieunterstützung
3. Wiederherstellung/Verbesserung/Stabilisierung der allgemeinen und speziellen Leistungs- und Belastungsfähigkeit	
– Koordinations- und Gleichgewichtsfähigkeit sowie Haltungskontrolle – Ausdauerleistungsfähigkeit	– Übungen auf stabilen Ebenen, Gleichgewichtstraining in sicheren Ausgangsstellungen, Übungen im Bewegungsbad, Aquatraining – ab der ersten Woche Fahrrad- und Oberarmergometer mit kurzer Kurbel bei geringem Widerstand
– Flexibilität	– Untere Extremität: Dehnung, insbesondere M. gastrocnemius, M. quadriceps, M. rectus femoris, M. iliopsoas

Tabelle 17.5 Fortsetzung

Ziele	Inhalte
	– Sportmotorische Dehnungsformen; bevorzugt passive Dehnübungen in sicherer Ausgangs- und Endstellung, evtl. Unterstützung durch Hilfsmittel wie Seil, Handtuch oder passive Dehnung durch den Therapeuten – Obere Extremität/Rumpf: allgemeine Dehnübungen
– Kraftfähigkeit der Muskulatur der oberen Extremitäten und des Rumpfes (Innervation, Kraftausdauer)	– Sequenztraining an entsprechenden Trainingsgeräten nach Einweisung und Eingewöhnung – Aquatraining
– Entwicklung von Alltags- und Freizeitbelastbarkeit	– Nach individuellem Befund – Entwicklung von Schon- und Kompensationsmechanismen
– Bewegungsvielfalt	– Entwicklung von Handlungsstrategien
– Evtl. Entwicklung von Berufsfähigkeit	– Nach individuellem Befund

Phase 3–4 der konservativen Therapie bei Gonarthrose

In den Phasen 3 und 4 erfolgt eine Fortführung der bisher durchgeführten Therapie (s. Tab. 17.6). Schwerpunkt der dritten Phase ist das gezielte Muskeltraining mit gelenkstabilisierender Wirkung unter gelenkschonenden Aspekten zur Verbesserung der Kraftausdauerleistungsfähigkeit und zum Ausgleich bestehender muskulärer Atrophien.

Weitere Therapieschwerpunkte bestehen in der intensiven Gelenkmobilisation des betroffenen Kniegelenkes sowie in der Behandlung bestehender individueller Sekundärprobleme. In dieser Phase sollte mit der Erarbeitung eines Heimtrainingsprogramms zur selbständigen Therapieunterstützung und langfristigen Stabilisierung zu Hause begonnen werden.

In der Phase 4 wird das Kraftausdauer- und Hypertrophietraining mit dem Ziel der Gelenkstabilisierung und Ausgleich bestehender muskulärer Atrophien weiter durchgeführt. Ein weiterer Schwerpunkt besteht in der intensiven Vorbereitung auf individuelle alltagsrelevante Belastungen und Bewegungen.

Alle Maßnahmen der Rehabilitation können die auftretenden Symptome nur lindern, ohne letztendlich auf die Ursachen eingehen zu können. Diesbezüglich kann mit einer bestehenden Schmerzsymptomatik bis zum Ende der Rehabilitation gerechnet werden.

Zum Ende der Rehabilitation empfiehlt es sich, den Patienten langsam aus der Therapie herauszubegleiten und ihn in eine sekundärpräventive Maßnahme seiner Wahl einzugliedern. Es empfiehlt sich ein Training im Wasser, z. B. Aquatraining oder Aquajogging.

Tabelle 17.6 Rahmentrainingsplan nach Gonarthrose, Phase 3–4

Ziele	Inhalte
Befunderhebung/Testung	– Manuelle Funktionstests – Umfangsmessung – Zwei-Waagen-Test (s. Kap. 5.2.5) – Erhebung der isokinetischen Kraftwerte des nichtbetroffenen Beines im Vergleich zum betroffenen Bein
1. Behandlung noch bestehender Symptome nach individuellem Befund	– Weiterführung der physiotherapeutischen und krankengymnastischen Behandlung aus den Phasen 1 und 2 nach individuellem Befund – Behandlung bestehender Sekundärproblematik – Schmerzlinderung: milde Wärmeanwendung in feuchter Form, lockernde Massagen, Traktion

Tabelle 17.6 Fortsetzung

Ziele	Inhalte
2. Verbesserung der physiologischen Funktion	
– Aktive und passive Gelenkbeweglichkeit des betroffenen Gelenkes, Erreichen der maximalen Extension und Flexion – Freie Gelenkbeweglichkeit der umliegenden Gelenke: Hüfte, Sprunggelenk, LWS, BWS	– Bewegungsbad – Aktive Übungen unter Traktion: Pendelübungen an der Bankkante mit Gewichtsmanschette (nicht bei Instabilität), dosierte aktive Kontrakturbehandlung, nicht über die Schmerzgrenze hinaus – Manualtherapeutische Gelenkmobilisation im max. möglichen Bewegungsausmaß: Patellofemoralgelenk, Caput fibulae, umliegende Gelenke – Aktive Mobilisation im o.g. Bewegungsausmaß – Passive und aktive Behandlung im Schlingentisch unter Beachtung des Aufhängepunktes – „Deep friktion" zur Behandlung von evtl. bestehenden Verklebungen kaudal der Patella (Behandlung nach Cyriax) – Aktive und passive Dehntechniken
– Gelenkstabilität – Verbesserung der Propriozeption des Sprung- und Kniegelenkes – Verbesserung der neuromuskulären Ansteuerung der gesamten Muskulatur der unteren Extremitäten – Wahrnehmung	– Muskeltraining überwiegend durch statische Muskelarbeit an den Bewegungsenden von Beugung und Streckung – Intensives Muskeltraining unter Berücksichtigung von Fehlstellungen, isometrisch, evtl. EMG-unterstützt isoliert und an unterschiedlichen Geräten: Innervationsübungen für die Extensoren- und Flexorenkette – Innervationsübungen für isolierte Muskeln und Muskelgruppen: M. gastrocnemius, M. quadriceps, ischiokrurale Muskulatur, M. tibialis anterior und die gesamte Extensorenkette, Mm. peronei – „Kurzer Fuß" nach Janda – Anspannungsübungen, passive und assistive Mobilisation – PNF insbesondere unter Auswahl indirekter Techniken (Aktivierung über Rumpf- und Armpattern) – Propriozeption: Förderung der motorischen Selbstwahrnehmung (Kinästhetik und Dynamik), vielfältiges Afferenzangebot zur Förderung der Sensorik
– Kraftfähigkeit der Muskulatur der betroffenen Extremitäten (Kraftausdauer, Hypertrophie)	– EMS zum Erhalt der FT-Fasern – Geräte: Stepper, Leg-press, Leg-extension – Kniedips mit leicht nach vorne gebeugtem Oberkörper; vorsichtiges Training der Flexoren, Aquajogging – Gezieltes Training der Hüft-, Sprunggelenk- und Fußmuskulatur (z.B. ÜK 23) – Beinachsentraining – *Isokinetik:* geschlossenes und offenes System im begrenzten Bewegungsausmaß in langsamen und mittleren Bewegungsgeschwindigkeiten; Belastungsformen: assistiv-passiv, assistiv-konzentrisch, assistiv-exzentrisch, assistiv-konzentrisch-exzentrisch, isokinetisch-konzentrisch (mittlere Geschwindigkeiten), (z.B. ÜK 12)
– Verbesserung der Kniegelenkfunktion in physiologischen Bewegungsmustern – Abbau pathologischer Bewegungsmuster – Verbesserung der physiologischen Bewegungsmuster	– Nach individuellem Befund. (Wo liegt schmerzhaftes und pathologisches Bewegungsverhalten vor?) – Nach individuellem Befund (Welche Bewegungen werden im Alltag benötigt?)
– Verbesserung der Gangsicherheit	– Gehen auf unterschiedlichen Untergründen

Tabelle 17.6 Fortsetzung

Ziele	Inhalte
3. Wiederherstellung/Verbesserung/Stabilisierung der allgemeinen und speziellen Leistungs- und Belastungsfähigkeit	
– Koordinations- und Gleichgewichtsfähigkeit sowie Haltungskontrolle	– Übungen auf stabilen Ebenen mit Übergang zu instabilen Ebenen, wenn möglich in sicherer Ausgangsstellung auf Therapiekreisel, Matten, Trampolin nach individuellen Möglichkeiten (ÜK 16, 17) – Übungen im Bewegungsbad
– Ausdauerleistungsfähigkeit	– Oberarmergometer – Fahrradergometer mit kurzer Kurbel bei geringem Widerstand unter Beachtung des erlaubten Bewegungsausmaßes – Aquajogging /Aquatraining
– Flexibilität	– Sportmotorische Dehnungsformen; bevorzugt passive Dehnübungen in sicherer Ausgangs- und Endstellung für die Muskulatur der unteren Extremität unter Beachtung des erlaubten Bewegungsausmaßes – Aktive und passive Dehnübungen für die Muskulatur der oberen Extremitäten und des Rumpfes
– Kraftfähigkeit der Muskulatur der oberen Extremitäten und des Rumpfes (Kraftausdauer, Hypertrophie)	– Sequenztraining – Aquatraining
– Entwicklung von Schnellkraft und Schnelligkeit	– Zunächst unter Teilbelastung
– Verbesserung von Alltags- und Freizeitbelastbarkeit	– Entwicklung von Verhaltensmodifikationen und evtl. Vermeidungsstrategien – Entwicklung von Schon- und Kompensationsmechanismen – Individuelle alltagsspezifische Belastungsschulung: Erarbeiten von Teil- und Komplexbewegungen – Evtl. sportartspezifische Teilbelastungsschulung – Überleitung in eine sekundärpräventive Maßnahme nach Wahl des Patienten, z.B. Aquatraining – Erarbeitung eines gezielten, individuellen Heimtrainingsprogramms *Gelenkschützende Maßnahmen:* – Vermeidung von langem Stehen, Übereinanderschlagen der Beine beim Sitzen und besonderen kniebelastenden Bewegungen beim Berg- oder Treppengehen – Reduzierung vom Körpergewicht – Vermeidung vom Tragen schwerer Lasten – Schulung ökonomischer Kompensationsbewegungen – Ausgleichsgymnastik
– Evtl. Verbesserung von Berufsfähigkeit	– Nach individuellem Befund

17.3.4
Kniegelenkersatz (Schlittenprothese)

Eine endoprothetische Versorgung des Kniegelenkes ist bei einer langjährig bestehenden Gonarthrose oft das letzte therapeutische Mittel der Wahl. Aufgrund besserer Langzeitergebnisse wird in der Regel ein Oberflächenersatz gegenüber einer Schaftprothese bevorzugt (s. Abb. 17.4). Scharnierprothesen werden

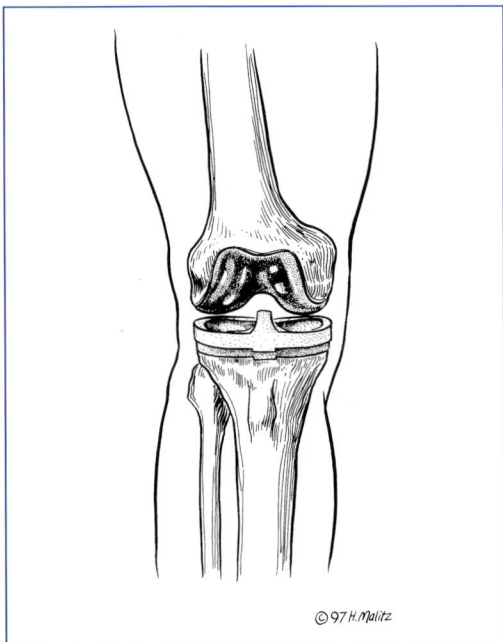

©97 H.Malitz

Abbildung 17.4 Rechtes Kniegelenk – Zustand nach Totalendoprothesenimplantation

meist nur bei hochgradigen Achsenfehlstellungen, die nicht mehr durch Oberflächenersatzprothesen versorgbar sind, angewandt.

In der Regel wird bei jüngeren Patienten eine nichtzementierte Prothese eingesetzt, während bei älteren Patienten der Gelenkersatz eher zementiert wird. Der Vorteil zementierter Prothesen besteht in der sofortigen Belastungsfähigkeit. Bei nichtzementiertem Gelenkersatz erfolgt nach einer längeren Phase der Entlastung eine zunehmende Belastung des operierten Gelenkes. Hier ist in jedem Fall mit dem behandelnden Arzt Rücksprache zu halten.

Ursachen und Symptome

(s. Gonarthrose)

Rahmentrainingsplan nach Kniegelenkersatz (Bsp. Schlittenprothese)

Die Therapie für Patienten nach Kniegelenkersatz orientiert sich an dem in Kap. 2 dargestellten Rahmentrainingsplan.

Es handelt sich in der Regel um ältere Patienten mit einer geringeren allgemeinen Leistungsfähigkeit. In Ausnahmefällen können aber auch schon jüngere Patienten mit einer Endoprothese des Kniegelenkes versorgt sein.

Die Operation wird in den meisten Fällen aufgrund einer seit Jahren bestehenden Gonarthrose mit deutlicher Beschwerdesymptomatik durchgeführt. In der Regel bestand präoperativ bereits eine Beugekontraktur des Kniegelenkes in Verbindung mit Muskelinsuffizienzen der gesamten Muskulatur der unteren Extremitäten.

Bei der Behandlung von Patienten mit einer Schlittenprothese sind im allgemeinen elektrotherapeutische Anwendungen kontraindiziert. Sehr vorsichtig muß mit Wärmeanwendungen zur Vorbereitung der Mobilisation oder auch mit der Bewegungstherapie im warmen Wasser umgegangen werden. Nach neuesten Erkenntnissen sind Traktionen im Kniegelenk möglich. Sie sollten jedoch gelenknah und dosiert durchgeführt werden.

Phase 1–2 der postoperativen Therapie nach Kniegelenkersatz (Bsp. Schlittenprothese)

Die Behandlung von Patienten mit einer zementierten Endoprothese im Kniegelenk kann direkt im Anschluß an die Operation erfolgen (s. Tab 17.7). Die Phasen 1 und 2 erstrecken sich in der Regel über einen Zeitraum von ein bis zwei Wochen postoperativ.

Bei zementfreien Prothesen kann es sich als günstig erweisen, die Rehabilitation sechs Wochen nach der Operation zu beginnen bzw. zu einem Zeitpunkt, an welchem in jedem Falle eine Vollbelastung möglich ist. Die Übergangszeit direkt nach der Operation sollte mit krankengymnastischen Behandlungen überbrückt werden. Im optimalen Fall kann der Patient schon vor der Operation auf die sich anschließende Trainingstherapie vorbereitet werden. In der ersten Phase, insbesondere bei Patienten, welche direkt im Anschluß an die Operation mit der Rehabilitation beginnen, steht die Beseitigung der postoperativen Beschwerdesymptomatik im Vordergrund.

Tabelle 17.7 Rahmentrainingsplan nach Kniegelenkersatz, Phase 1–2

Ziele	Inhalte
Anamnese/Befunderhebung/ Testung	– Allgemeine Eingangsbefunderhebung – Umfangsmessung – EMG – Zwei-Waagen-Test (s. Kap. 5.2.5) – Erhebung der isokinetischen Kraftwerte des nichtbetroffenen Beines – Ausdauertestung
1. Behandlung postoperativ bedingter Störungen	
– Schmerzlinderung – Beeinflussung postoperativer Schwellzustände – Verbesserung der Durchblutung – Vorbeugung eines Entlastungssyndroms	– Dämpfung der Schmerzafferenzen – Aktive Anspannungsübungen für die gesamte Muskulatur der unteren Extremität mit sehr geringer Intensität – Lymphdrainage, Bäder (keine Stangerbäder!), evtl. Kryotherapie, evtl. vorsichtige Wärmeanwendungen – Funktionsmassage – Behandlung evtl. bestehender Sekundärsymptome nach individuellem Befund, z.B. BWS-Aufrichtung (evtl. Hemmung der Extensorenkette) – Dekontraktionen von isolierten Muskeln oder Muskelketten: M. iliopsoas, M. rectus femoris, ischiokrurale Muskulatur, M. gastrocnemius – Einweisung in leichte Übungen zur selbständigen Trainings- und Therapieunterstützung
2. Wiedererlangung der physiologischen Funktion	
– Aktive Gelenkbeweglichkeit des betroffenen Gelenkes – abhängig von der Art der Prothese, Erreichen der maximal möglichen Extension, Erreichen einer Flexion bis 90° kaudal – Freie Gelenkbeweglichkeit der umgebenden Gelenke: Hüfte, Sprunggelenk, LWS, BWS	– Aktive und passive Mobilisation des Kniegelenkes im maximal möglichen Bewegungsausmaß in Extension und Flexion – Traktion (z.B. ÜK 3) – Anwendung von PNF-Techniken: Hold relax, Contract relax – Patellamobilisation – „Deep friktion" zur Behandlung von evtl. bestehenden Verklebungen der Patella (Behandlung nach Cyriax) – Aktive und passive Dehntechniken – Narbenbehandlung – Funktionsmassage – Aktive Mobilisation im o.g. Bewegungsausmaß – Passive und aktive Behandlung im Schlingentisch unter Beachtung des Aufhängepunktes *Ergußbehandlung:* – Isometrische Anspannungsübungen, insbesondere für die Streckmuskulatur unter Verwendung von Eis: langsames Anspannen, Anhalten über mehrere Sekunden und anschließendes langsames Lösen der Spannung. So wird die Patella nicht ruckartig über ihr Gleitlager gezerrt. – Aktive und passive Mobilisation umliegender Gelenke: Hüfte, Sprunggelenk, LWS nach individuellem Befund unter Anwendung o.g. Techniken – Anleitung zum eigenständigen Üben
– Gelenkstabilität (dynamische und statische Balance) – Nervale Reaktivierung der gesamten Muskulatur der betroffenen Extremität, insbesondere M. quadriceps	– Isometrische Anspannungsübungen, evtl. EMG-unterstützt, isoliert und an unterschiedlichen Geräten (z.B. ÜK 4) – Innervationsübungen für die Extensoren- und Flexorenkette – Innervationsübungen für isolierte Muskeln und Muskelgruppen: M. gastrocnemius, M. quadriceps, ischiokrurale Muskulatur, M. tibialis anterior und die gesamte Extensorenkette, Mm. peronei

Tabelle 17.7 Fortsetzung

Ziele	Inhalte
– Wiederherstellung/Erhalt/ Verbesserung der Propriozeption, insbesondere des Sprung- und Kniegelenkes – Verbesserung der neuromuskulären Ansteuerung der gesamten Muskulatur der unteren Extremität – Wahrnehmung	– „Kurzer Fuß" nach Janda – Anspannungsübungen mit Variationen – PNF insbesondere unter Auswahl indirekter Techniken (Aktivierung über Rumpf- und Armpattern), Beckenpattern, nach individuellem Befund – Propriozeption: Förderung der motorischen Selbstwahrnehmung (Kinästhetik und Dynamik), vielfältiges Afferenzangebot zur Förderung der Sensorik (meist in der Horizontalen)
– Wiedereingliederung des Kniegelenkes in physiologische Bewegungsmuster nach individuellem Befund – Aufbrechen pathologischer Bewegungsmuster (nach individuellem Befund)	– Korrektur pathologischer Bewegungsabläufe nach individuellem Befund. (Wo liegt schmerzhaftes und pathologisches Bewegungsverhalten vor?) – Durch langjährig bestehende Gonarthrose können folgende Befunde vorliegen: Gangstörungen, wie z.B. Schonhinken, pathologische Bewegungsbilder aufgrund bestehender Muskelinsuffizienzen, pathologische Beckenbewegung, z.B. im Gangbild, diverse Schonhaltungen, Einschränkungen in der Hüftgelenkbeweglichkeit, insbesondere in Extension
– Kraftfähigkeit der Muskulatur der betroffenen Extremitäten (Kraftausdauer)	– Geräte: Stepper, Leg-press, Leg-extension, Beincurler, Kniedips mit leicht nach vorne gebeugtem Oberkörper – Vorsichtiges Training der Flexoren – Aquajogging – Gezieltes Training der Hüft-, Sprunggelenk- und Fußmuskulatur (z.B. ÜK 7, 8, 9, 13) – Beinachsentraining – *Isokinetik:* geschlossenes und offenes System im begrenzten Bewegungsausmaß in langsamen und mittleren Bewegungsgeschwindigkeiten; Belastungsformen: assistiv-passiv, assistiv-konzentrisch, assistiv-exzentrisch, assistiv-konzentrisch-exzentrisch; zu Beginn bis zu 10 min als Bewegungsschiene assistiv-passiv. Alternativ: offenes System: bis zu 10 min als passive Bewegungsschiene assistiv-passiv. Im weiterem Verlauf: assistiv-dynamisch-konzentrisch in Extension, assistiv-dynamisch-konzentrisch in Flexion, assistiv-dynamisch-exzentrisch in Extension, assistiv-dynamisch-exzentrisch in Flexion, assistiv-dynamisch-konzentrisch-exzentrisch in Extension sowie assistiv-dynamisch-konzentrisch-exzentrisch in Flexion, isokinetisch-konzentrisch
– Einüben von physiologischen Bewegungsmustern	– Einüben von alltagsrelevanten und physiologischen Bewegungsmustern: Hinsetzen, Aufstehen, Heben, Bücken usw. (Welche Bewegungen werden im Alltag benötigt?) – Bahnung und Durchführung funktioneller Bewegungsmuster: PNF nach individuellem Befund: Einüben von Einzelmustern und Einbinden in komplexe Bewegungsmuster – Umsetzung funktioneller komplexer Bewegungsmuster der Trainingstherapie, z.B. am Seilzug, an der Leg-press – Aufzeigen von individuellen gelenkschonenden Bewegungsabläufen
– Erarbeiten des sicheren Gangbildes (bei zementfreien Prothesen zunächst mit Unterarmgehstützen)	– Gangschule: individuelle Belastungssteigerung (von der Operation abhängig) – Üben der einzelnen Gangphasen: frei und auf dem Laufband mit Körperteilentlastung bei leichter Steigung (ca. 5°) und Feedback; Übungen am Gehbarren, u.a. PNF – Indirekte PNF-Techniken unter Einbeziehung des gesamten Körpers – Aquajogging

Tabelle 17.7 Fortsetzung

Ziele	Inhalte
3. Wiederherstellung/Verbes-serung/Stabilisierung der allgemeinen und speziellen Leistungs- und Belastungs-fähigkeit	
– Koordinations- und Gleich-gewichtsfähigkeit sowie Haltungskontrolle	– Übungen auf stabilen Ebenen – Übungen im Bewegungsbad
– Ausdauerleistungsfähigkeit	– Ab erster Woche Fahrrad- und Oberarmergometer mit kurzer Kurbel bei geringem Widerstand unter Beachtung des erlaubten Bewegungs-ausmaßes – Aquatraining
– Flexibilität	– Sportmotorische Dehnungsformen; bevorzugt passive Dehnübungen in sicherer Ausgangs- und Endstellung für die Muskulatur der unteren Extremitäten unter Beachtung des erlaubten Bewegungsausmaßes – Aktive und passive Dehnübungen für die Muskulatur der oberen Extremitäten und des Rumpfes
– Kraftfähigkeit der Muskulatur der oberen Extremitäten und des Rumpfes (Kraftausdauer, Hypertrophie)	– Sequenztraining an entsprechenden Sequenztrainingsgeräten nach Einweisung und Eingewöhnung – Aquatraining
– Entwicklung von Alltags- und Freizeitbelastbarkeit – Bewegungsschulung	– Nach individuellem Befund – Sicherheit im Alltag! – Entwicklung von Vermeidungs- und Schonmechanismen – Verbesserung von spezifischen Teilbewegungsprogrammen
– Evtl. Entwicklung von Berufsfähigkeit	– Nach individuellem Befund

Phase 3–4 der postoperativen Therapie nach Kniegelenkersatz (Bsp. Schlittenprothese)

In den Phasen 3–4 erfolgt eine Fortführung und Steigerung der o.g. Therapie (s. Tab. 17.8). Das Bewegungsausmaß im betroffenen Kniegelenk kann bei normalem Heilungsver-lauf zunehmend gesteigert werden. Die Bela-stung des betroffenen Beines wird stetig bis zur Vollbelastung angepaßt. Die allgemeine und spezielle Belastbarkeit und Intensität ist immer abhängig vom individuellen Befund und der eventuell bestehenden Sekundär-problematik.

Tabelle 17.8 Rahmentrainingsplan nach Kniegelenkersatz, Phase 3–4

Ziele	Inhalte
Befunderhebung/Testung	– Umfangsmessung – EMG-Diagnostik – Zwei-Waagen-Test (s. Kap. 5.2.5) – Erhebung der isokinetischen Kraftwerte des nichtbetroffenen Beines im Vergleich zum betroffenen Bein: M. quadriceps, fünf Wdh. bei 60°/s, 20 Wdh. bei 180°/s – Gezielte Palpation auf Schmerz – Janda-Testungen
1. Behandlung noch bestehen-der postoperativer Störungen nach individuellem Befund	– Weiterführung der physiotherapeutischen und krankengymnastischen Behandlung aus den Phasen 1 und 2 nach individuellem Befund, z.B. bei noch bestehender Schmerzsymptomatik

Tabelle 17.8 Fortsetzung

Ziele	Inhalte
2. Verbesserung der physiologischen Funktion	
– Aktive Gelenkbeweglichkeit des betroffenen Gelenkes, Erreichen einer möglichst endgradigen Extension und Flexion, Mobilisation der Flexion bis mindestens 90° – Freie Gelenkbeweglichkeit der umliegenden Gelenke: Hüfte, Sprunggelenk, LWS, BWS	– Weiterführung der aktiven Gelenkmobilisation im vergrößerten Bewegungsausmaß – Weiterführung der Inhalte der Phasen 1 und 2 bei entsprechender Indikation, z.B. Traktion – Übungen im Bewegungsbad
– Gelenkstabilität – Verbesserung der Propriozeption des Sprung- und Kniegelenkes und der gesamten unteren Extremitäten – Verbesserung der neuromuskulären Ansteuerung der gesamten Muskulatur der unteren Extremitäten – Wahrnehmung	– Weiterführung der Therapiemaßnahmen aus den Phasen 1 und 2
– Kraftfähigkeit der Muskulatur der betroffenen Extremität (Kraftausdauer, Hypertrophie)	– Krafttraining im Kraftausdauerbereich mit Übergang zum Hypertrophiebereich zur Beseitigung noch bestehender Atrophien, später intramuskuläres Koordinationstraining – Geräte: Leg-press, Leg-extension (bei guter Patellabeweglichkeit etc.), Beincurler für Flexion – Kniedips beidseitig und einseitig, Training für M. quadriceps elektrodynamisch unterstützt – Aquatraining/Aquajogging – Gezieltes Training der Hüft-, Sprunggelenk- und Fußmuskulatur – Beinachsentraining – *Isokinetik:* geschlossenes und offenes System im begrenzten Bewegungsausmaß in langsamen und mittleren Bewegungsgeschwindigkeiten; Belastungsformen: assistiv-passiv, assistiv-konzentrisch, assistiv-konzentrisch-exzentrisch, assistiv-exzentrisch, isokinetisch-konzentrisch (s.a. Therapieplan Gonarthrose)
– Verbesserung der Kniegelenkfunktion in physiologischen Bewegungsmustern – Verbesserung der Gleichgewichtsfähigkeit und Haltungskontrolle, s.u. – Verbesserung der Kniegelenkfunktion in physiologischen Bewegungsmustern – Einüben von speziellen physiologischen Bewegungsmustern	– Korrektur pathologischer Bewegungsabläufe nach individuellem Befund – Verbesserung funktioneller Bewegungsmuster nach individuellem Befund – Erarbeiten von alltags- und belastungsspezifischen Teilbewegungen
– Verbesserung des Gangbildes/der Gangsicherheit	– Intensivierung der Gangschulung unter Eingehen auf die individuelle Problematik unter Vollbelastung – Üben der einzelnen Gangphasen: komplexe Behandlungsmethoden (PNF), frei und auf dem Laufband bei leichter Steigung (ca. 5°) und Feedback

Tabelle 17.8 Fortsetzung

Ziele	Inhalte
3. Verbesserung/Stabilisierung der allgemeinen und speziellen Leistungs- und Belastungsfähigkeit (Reprogrammierung von Bewegungsprogrammen aus dem Alltag)	
– Koordinations- und Gleichgewichtsfähigkeit sowie Haltungskontrolle	– Isolierte und komplexe Übungen auf stabilen Ebenen und Unterstützungsflächen: leichte Übungen auf instabilen Ebenen (z.B. ÜK 17) – Alltagsspezifische Belastungsschulung: Erarbeitung von Teil- und Komplexbewegungen – Evtl. sportartspezifische Teilbelastungsschulung – Schulung der dynamischen Balance
– Ausdauerleistungsfähigkeit	– Evtl. noch Oberarmergometer, Fahrradergometer unter individueller Belastungssteuerung mit verkürzter Kurbel bis 90°, Stepper bis 90° bei kontrolliertem Hub, Laufband (langsames Gehen/Laufen bei geringer Steigung bis 5 %) – Aquatraining
– Flexibilität	– Sportmotorische Dehnungsformen; bevorzugt passive Dehnübungen in sicherer Ausgangs- und Endstellung für die Muskulatur der unteren Extremitäten unter Beachtung des erlaubten Bewegungsausmaßes – Aktive und passive Dehnübungen für die Muskulatur der oberen Extremitäten und des Rumpfes
– Kraftfähigkeit der Muskulatur der nicht betroffenen Extremität und des Rumpfes (Kraftausdauer, Hypertrophie)	– Sequenztraining im Kraftausdauerbereich – Aquatraining
– Entwicklung von Schnellkraft und Schnelligkeit	– Zunächst unter Teilbelastung
– Entwicklung von Alltags- und Freizeitbelastbarkeit – Bewegungsvielfalt	– Nach individuellem Befund und Anforderungsprofil – Entwicklung von Verhaltensmodifikationen und evtl. Handlungsstrategien – Entwicklung von Schon- und Kompensationsmechanismen
– Entwicklung von Berufsfähigkeit	– Nach individuellem Befund und Anforderungsprofil

17.3.5 Kniegelenkinstabilität

Die Kniegelenkführung erfolgt nicht nur über die knöchernen Gelenkpartner, sondern zusätzlich über Kapsel, Menisken, Bänder, Sehnen und Muskulatur. Sind diese aktiven und passiven Strukturen unversehrt, so ist das Kniegelenk besonders in annähernd gestreckter Stellung unter Belastung am stabilsten.

Bei einer Kniegelenkinstabilität handelt es sich um eine Instabilität im Bereich des Kniegelenkes, bedingt durch eine Dysfunktion der aktiven und passiven anatomischen Strukturen. Die notwendige Stabilität ist somit aufgehoben.

Zur Stabilisation des Kniegelenkes ist erheblicher Kraftaufwand erforderlich. Alle Muskeln, die das Kniegelenk überziehen, sind an seiner Stabilisierung beteiligt. Stabilisierend wirken insbesondere solche Muskeln, welche unmittelbar mit den passiven Strukturen des Kniegelenkes eine Verbindung eingehen oder deren Sehnen durch Lage und Ansatz der Verstärkung bestimmter Kapselareale und Bänder dienen. Nach einem Trauma muß in jedem Fall die Entwicklung einer Knieinstabilität vermieden werden.

Die *Stabilisatoren des Kniegelenkes* werden in vier Funktionseinheiten eingeteilt: Die Stabilisatoren des medialen Komplexes, des lateralen Komplexes, der dorsalen Strukturen und der ventralen Strukturen. Beim medialen und lateralen Komplex wird dabei zwischen statischen und dynamischen Stabilisatoren unterschieden.

Medialer Komplex Zu den statischen Stabilisatoren zählen das Lig. collaterale tibiale (mediale), die medialen Kapselbänder (Lig. meniscofemorale und Lig. meniscotibiale), das Lig. obliquum posterius, die dorsomediale Kapsel (u. a. Lig. popliteum obliquum), der Innenmeniskus, die Kontur des medialen Femurkondylus und das mediale Tibiaplateau sowie das vordere und hintere Kreuzband.

Die dynamischen Stabilisatoren bilden die Muskeln: M. semimembranosus (Pes anserinus profundus), M. sartorius, M. gracilis, M. semitendinosus (Pes anserinus superficialis), M. vastus medialis, M. gastrocnemius (Caput mediale) (vgl. Winkel et al. 1985).

Lateraler Komplex Zu den statischen Stabilisatoren gehören der Tractus iliotibialis, das Lig. collaterale fibulare (laterale), die lateralen Kapselbänder (Lig. meniscofemorale und Lig. meniscotibiale), die dorsolaterale Kapsel (u. a. Lig. popliteum arcuatum), der Außenmeniskus (sowie das vordere und hintere Kreuzband).

Als dynamische Stabilisatoren fungieren die Muskeln: M. biceps femoris, M. popliteus, M. vastus lateralis, M. gastrocnemius (Caput laterale) sowie der Tractus iliotibialis (vgl. Winkel et al. 1985).

Dorsale Strukturen Zu den kniegelenkstabilisierenden, dorsalen Strukturen (und hier wird nicht zwischen statischen und dynamischen Stabilisatoren unterschieden) zählen die hintere Kapsel, das Lig. popliteum arcuatum, das Lig. popliteum obliquum, das Lig. obliquum posterius, der M. popliteus, der M. gastrocne-

mius (Caput mediale und Caput laterale), M. semimembranosus und der M. biceps femoris (vgl. Winkel et al. 1985).

Ventrale Strukturen Die ventralen Strukturen (auch hier wird kein Unterschied zwischen statischen und dynamischen Stabilisatoren gemacht) bestehen im wesentlichen aus Anteilen des M. quadriceps femoris. Hier sind es *medial:* M. vastus medialis, M. vastus medialis obliquus und Retinacula medialia; *ventral:* M. rectus femoris, M. vastus intermedius, suprapatelläre Quadrizepssehne, Patella, Lig. patellae sowie der Hoffa-Fettkörper und *lateral:* M. vastus lateralis sowie Retinaculum patellae laterale (vgl. Winkel et al. 1985).

Lokalisation

Eine Knieinstabilität kann in einer oder mehreren Bewegungsrichtungen vorliegen. Klinisch unterscheidet man Kapsel-Bandaffektionen ohne und mit Instabilität. Differenziert wird zwischen einfachen Instabilitäten, komplexen Instabilitäten und Rotationsinstabilitäten. Als *einfache Instabilität* werden Instabilitäten in einer Bewegungsrichtung bezeichnet: mediale, laterale, posteriore bzw. anteriore Instabilität. *Rotationsinstabilitäten* sind Instabilitäten in zwei Bewegungsrichtungen, wobei nur ein Komplex betroffen ist: anteromediale, anterolaterale (in Flexion von 90°, in Flexion von 0–30°), posterolaterale bzw. posteromediale Instabilität.

Kombinierte Formen sind Instabilitäten in zwei oder mehr Bewegungsrichtungen, hierbei ist mehr als nur ein Komplex betroffen: anterolaterale-anteromediale, anterolaterale-posterolaterale, anteromediale-posteromediale oder im Extremfall eine Knieluxation.

Verletzungs-/Erkrankungsformen

Bei der Kniegelenkinstabilität unterscheidet man die akute von der chronischen Kniegelenkinstabilität. Wird bei einem lange zurückliegenden Trauma eine Instabilität festgestellt, wobei der Patient jedoch nur geringfügige oder gar keine Beschwerden hat, so spricht man von einer kompensierbaren Instabilität.

Das Ausmaß der Instabilität wird nach folgendem Schema bewertet:

- Leicht = 1. Grades (1+) = 0–5 mm
- Mäßig = 2. Grades (2+) = 5–10 mm
- Hochgradig = 3. Grades (3+) = >10 mm

Verletzungs-/Erkrankungsursachen und -mechanismen

Knieinstabilitäten können von Sekundärerkrankungen bei Veränderungen und Erkrankungen in der Wirbelsäule (z. B. Prolaps, Protrusion, inkompletter Querschnitt) stammen, bedingt durch eine zentrale Störung oder Erkrankung (z. B. Ataxie und Hemiplegie) sein oder in Folge einer alten Knieverletzung, z. B. Ruptur des medialen oder lateralen Kollateralbandes (s. Abb. 17.5), Ruptur/Verletzung des vorderen Kreuzbandes bzw. des hinteren Kreuzbandes, Meniskusverletzung, Kombinationsverletzung „unhappy triad" (Verletzung des Innenmeniskus, des medialen Kollateralbandes und des vorderen Kreuzbandes), Fraktur im Kniegelenkbereich auftreten.

Nachfolgend werden tabellarisch einige Beispiele häufig vorkommender Verletzungsmechanismen und deren Folgen genannt (s. Tab. 17.9) (Winkel et al. 1985).

Diagnose

Bei einer *frischen* Bandverletzung ist ein deutliches Hämarthros zu diagnostizieren. Häufig ist das Kniegelenk aufgrund der Schmerzsymptomatik nur in Narkose definitiv zu beurteilen. Zur Beurteilung der Kniegelenkstabilität und zur Differenzierung werden die in Kap. 18.2 dargestellten Stabilitätsuntersuchungen durchgeführt.

Besteht auch in Extension des Kniegelenkes eine Instabilität, kann dies ein Zeichen für eine Mitverletzung der ansonsten in dieser Stellung stabilisierend wirkenden dorsalen Kapselstrukturen sein.

Bei *chronischen* Instabilitäten findet der Untersucher eine deutliche Umfangsdifferenz der Oberschenkelmuskulatur. Die Patienten geben eine Gangunsicherheit an, insbesondere beim Gehen auf unebenem Untergrund.

Es können rezidivierende Gelenkergüsse und Einklemmungserscheinungen auftreten.

Arthroskopien geben bei einer akuten Verletzung Aufschluß über eine genaue Lokalisation der Verletzung.

Klinische Behandlung

Bei akuten Verletzungen wird eine operative Kapselbandrekonstruktion angestrebt. Bei chronischen Instabilitäten kann eine Verbesserung der Knieführung durch eine gezielte Trainingstherapie erfolgen. Bei Kniegelenken, welche sich nicht aktiv stabilisieren lassen, sind im fortgeschrittenen Stadium Bandplastiken indiziert.

Rahmentrainingsplan der konservativen Therapie bei Knieinstabilitäten

Aufgrund der oben genannten möglichen Ursachen einer akuten oder chronischen Instabi-

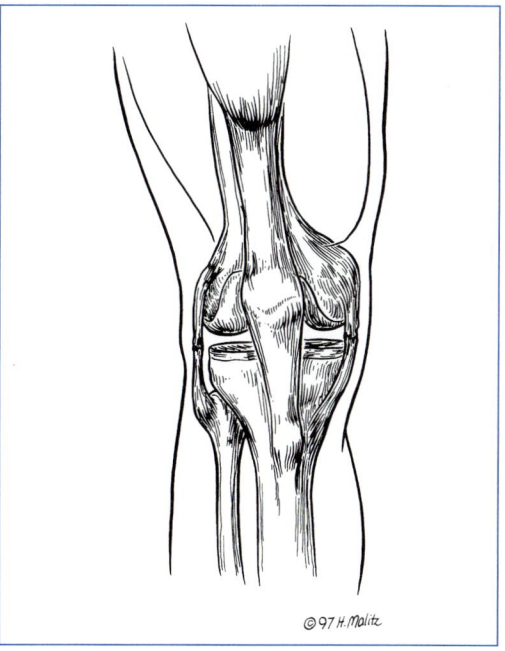

Abbildung 17.5 Knie – Seitenbandruptur beidseits

Tabelle 17. 9 Verletzungsmechanismen und Formen der Instabilität bei traumatisch bedingten Knieinstabilitäten

Trauma	möglicherweise verletzte Strukturen	Form der Instabilität
Valgus-Flexions-Außenrotations-Trauma	– Mediales Kapselband – Mediales kollaterales Band – Lig. obliquum posterius – Vorderes Kreuzband – Medialer Meniskus	anteromediale Instabilität
Varus-Flexions-Innenrotations-Trauma	– Laterales Kapselband – Laterales kollaterales Band – Lig. popliteum arcuatum – Vorderes Kreuzband – Lateraler Meniskus	anterolaterale Instabilität bei Flexion von 90°
Trauma, bei dem eine Kraft nach dorsal auf das außenrotierte und gebeugte Knie einwirkt (Tibia)	– Posterolaterale Kapsel-Bandstrukturen – Hinteres Kreuzband	posterolaterale Instabilität
Trauma, bei dem eine Kraft nach dorsal auf das innenrotierte und leicht gebeugte Knie einwirkt (auf die Tibia)	– Posteromediale Kapsel-Bandstrukturen – Hinteres Kreuzband	posteromediale Instabilität
Hyperextensionstrauma	– Vorderes Kreuzband – Hintere Kapsel – (Hinteres Kreuzband)	anteriore Instabilität (posteriore Instabilität)
„Dashboard-Trauma" – Aufpralltrauma, z. B. gegen Armaturenbrett (die Tibia wird nach dorsal verschoben)	– Hinteres Kreuzband	posteriore Instabilität

lität ergibt sich eine sehr individuelle Planung und Durchführung der Rehabilitation. Zentrale Aspekte bei der trainingstherapeutischen Behandlung von Kniegelenkinstabilitäten sind zum einen die Verbesserung der muskulären Leistungsfähigkeit zur aktiven Stabilisierung des Kniegelenkes auch unter situationsunabhängigen Bedingungen. Zum zweiten ist die Schulung der allgemeinen und speziellen Gleichgewichts- und Koordinationsfähigkeit von enormer Wichtigkeit für den Therapieerfolg.

Phasen 1–2 der konservativen Therapie bei Knieinstabilitäten

Die Rehabilitation von Patienten mit einer Kniegelenkinstabilität kann zu jedem Zeitpunkt beginnen. Ausgangspunkt der Behandlung ist in jedem Falle eine gründliche Anamnese sowie Eingangsbefunderhebung (s. Tab. 17.10). In Phase 1 liegt der Schwerpunkt

der Therapie in der Verbesserung der Innervations- und Fazilitationsfähigkeit der gesamten Muskulatur der unteren Extremität. Die Verbesserung der Haltungs- und Gleichgewichtsfähigkeit beginnt ebenfalls schon in dieser Phase.

In Phase 2 wird das Muskeltraining im Kraftausdauerbereich durchgeführt: Die Belastungsintensität wird jetzt mit 30–50% der Maximalkraft festgelegt.

Sämtliche aufgeführten Zielsetzungen und Inhalte müssen dem jeweiligen Patienten angepaßt und entsprechend modifiziert werden. Unter individuellen Bedingungen muß der Therapieplan durch hier nicht genannte zusätzliche Ziele und Inhalte ergänzt werden. Die Trainingstherapie für Patienten mit einer Kniegelenkinstabilität orientiert sich an dem in Kap. 2 aufgezeigten Rahmentrainingsplan. Im folgenden soll ausschließlich auf die motorischen Zielsetzungen eingegangen werden.

Tabelle 17.10 Rahmentrainingsplan nach Knieinstabilitäten, Phase 1–2

Ziele	Inhalte
Anamnese/Befunderhebung/ Testung	– Allgemeine Eingangsbefunderhebung – Umfangsmessung – EMG-Diagnostik: evtl. neurologische Untersuchung – Zwei-Waagen-Test (s. Kap. 5.2.5) – Erhebung der isokinetischen Kraftwerte des nichtbetroffenen Beines im Vergleich zum betroffenen Bein – Spezielle Instabilitätstests
1. Behandlung erkrankungs- bedingter Störungen nach individuellem Befund	
– Behandlung orthopädischer, neurologischer oder akuter Instabilitäten – Verbesserung der Durchblutung	– Aktive Anspannungsübungen für die gesamte Muskulatur der unteren Extremität – Funktionsmassage – Wärmeanwendungen, evtl. Kryotherapie, Bäder, Elektrotherapie (Galvanisation, Diadynamik, Interferenz), Ultraschallbehandlung – Behandlung evtl. bestehender Sekundärsymptome nach individuellem Befund, z.B. BWS-Aufrichtung (evtl. Hemmung der Extensorenkette)
2. Wiedererlangung der physiologischen Funktion nach individuellem Befund	
– Aktive und passive Gelenk- beweglichkeit des betroffenen Gelenkes – Freie Gelenkbeweglichkeit der umliegenden Gelenke: Hüfte, Sprunggelenk, LWS, BWS	– Aktive Mobilisation bei vorliegender Beweglichkeitseinschränkung – Passive und aktive Behandlung im Schlingentisch unter Beachtung des Aufhängepunktes! – Aktive und passive Muskeldehntechniken
– Gelenkstabilität (dynamische und statische Balance) – Nervale Reaktivierung der gesamten Muskulatur der betroffenen Extremität, insbesondere M. quadriceps – Wiederherstellung/Erhalt/ Verbesserung der Proprio- zeption, insbesondere des Sprung- und Kniegelenkes – Verbesserung der neuro- muskulären Ansteuerung der gesamten Muskulatur der unteren Extremität – Erhalt/Verbesserung der Gleichgewichtsfähigkeit und Haltungskontrolle – Wahrnehmung	– Isometrische Anspannungsübungen, evtl. EMG-unterstützt, isoliert und an unterschiedlichen Geräten (z.B. ÜK 4) – Innervationsübungen für die Extensoren- und Flexorenkette – Innervationsübungen für isolierte Muskeln und Muskelgruppen: M. gastrocnemius, M. quadriceps, ischiokrurale Muskulatur, M. tibialis anterior und die gesamte Extensorenkette, Mm. peronei (z.B. ÜK 11) – „Kurzer Fuß" nach Janda – Anspannungsübungen, passive und assistive Mobilisation – Beinachsentraining – Anwendung spezieller KG-Techniken zur Stabilisation; PNF: rhythmische und dynamische Stabilisation – PNF: Üben einzelner Bewegungsmuster entsprechend individueller Problematik – Propriozeption: Förderung der motorischen Selbstwahrnehmung (Kinästhetik und Dynamik), vielfältiges Afferenzangebot zur Förderung der Sensorik
– Kraftfähigkeit der Muskulatur der betroffenen Extremität (Innervation, Kraftausdauer)	– Elektromuskelstimulation (EMS) zum Erhalt der FT-Fasern – Geräte: Stepper, Leg-press – Kniedips mit leicht nach vorne gebeugtem Oberkörper, vorsichtiges Training der Flexoren – Aquajogging – Gezieltes Training der Hüft-, Sprunggelenk- und Fußmuskulatur – Kleingeräte

Tabelle 17.10 Fortsetzung

Ziele	Inhalte
	− *Isokinetik:* geschlossenes und offenes System im begrenzten Bewegungsausmaß in langsamen und mittleren Bewegungsgeschwindigkeiten; Belastungsformen: assistiv-passiv, assistiv-konzentrisch, assistiv-konzentrisch-exzentrisch, assistiv-exzentrisch, isokinetisch-konzentrisch (s. auch Therapieplan Gonarthrose), (z.B. ÜK 12)
− Wiedereingliederung des Kniegelenkes in physiologische Bewegungsmuster (nach individuellem Befund) − Aufbrechen pathologischer Bewegungsmuster	− Korrektur pathologischer Bewegungsabläufe nach individuellem Befund − PNF entsprechend individueller Problematik − Umsetzung funktioneller komplexer Bewegungsmuster in der Trainingstherpaie, z.B. am Seilzug, Bahnung und Durchführung funktioneller Bewegungsmuster: PNF nach individuellem Befund: Einüben von Einzelmustern und Einbinden in komplexe Bewegungsmuster
− Einüben von allgemeinen physiologischen Bewegungsmustern	− Umsetzung funktioneller komplexer Bewegungsmuster in der Trainingstherapie, z.B. am Seilzug − Belastungsschulung im Sinne des bipedalen Standes an der Leg-press
− Verbesserung der Gangsicherheit	*Gangschule:* − Üben der einzelnen Gangphasen: komplexe Behandlungsmethoden (PNF), frei und auf dem Laufband mit Körperteilentlastung bei leichter Steigung (ca. 5°) und Feedback; Übungen am Gehbarren − Üben insbesondere von „Initial contact" (PNF)
3. Verbesserung/Stabilisierung der allgemeinen und speziellen Leistungs- und Belastungsfähigkeit	
− Koordinations- und Gleichgewichtsfähigkeit sowie Haltungskontrolle	− Übungen auf stabilen Ebenen mit Übungen zu instabilen Ebenen: Therapiekreisel, Matten, Trampolin, Weichbodenmatte, Fastex, Haramed, verschiedene Koordinations- und Gleichgewichtstrainer (z.B. ÜK 16, 17)
− Ausdauerleistungsfähigkeit	− Fahrrad- und Oberarmergometer
− Flexibilität	− Sportmotorische Dehnungsformen; bevorzugt aktive Dehnübungen − Aktive und passive Dehnübungen für die Muskulatur der oberen Extremität und des Rumpfes
− Kraftfähigkeit für die Muskulatur der oberen Extremitäten und des Rumpfes (Kraftausdauer, Hypertrophie)	− Sequenztraining an entsprechenden Trainingsgeräten nach Einweisung und Eingewöhnung − Aquatraining
− Alltags- und Freizeitbelastbarkeit − Evtl. Verhaltensmodifikationen − Bewegungsvielfalt	− Reprogrammierung von Verhaltensweisen aus Alltag und Sport − Erarbeitung von Teilbewegungen unter Entlastung
− Berufsfähigkeit	− Reprogrammierung von berufsspezifischen Verhaltensweisen nach individuellem Befund

Phase 3–4 der konservativen Therapie bei Knieinstabilitäten

(s. Tab. 17. 11.)

Tabelle 17.11 Rahmentrainingsplan nach Knieinstabilitäten, Phase 3–4

Ziele	Inhalte
Befunderhebung/Testung	– Umfangsmessung – EMG-Diagnostik: neuromuskuläre Ansteuerung im bilateralen Vergleich – Zwei-Waagen-Test (s. Kap. 5.2.5) – Erhebung der isokinetischen Kraftwerte des betroffenen Beines im Vergleich zum nichtbetroffenen Bein: M. quadriceps, fünf Wdh. bei 60°/s, 20 Wdh. bei 180°/s – Gezielte Palpation auf Schmerz – Janda-Testungen
1. Behandlung noch bestehender individueller Symptome nach individuellem Befund	– Weiterführung der physiotherapeutischen und krankengymnastischen Behandlung aus den Phasen 1 und 2 nach individuellem Befund, z.B. bei noch bestehender Schmerzsymptomatik
2. Verbesserung der physiologischen Funktion	
– Gelenkstabilität – Verbesserung der Propriozeption des Sprung- und Kniegelenkes – Verbesserung der neuromuskulären Ansteuerung der gesamten Muskulatur der unteren Extremitäten – Verbesserung der Gleichgewichtsfähigkeit und Haltungskontrolle – Wahrnehmung	– Weiterführung der Inhalte der Phasen 1 und 2 bei entsprechender Indikation – Zunehmende Gelenkstabilisation durch apparatives und nichtapparatives Training
– Kraftfähigkeit der Muskulatur der betroffenen Extremität (Kraftausdauer, Hypertrophie)	– Krafttraining im Kraftausdauerbereich mit Übergang zum Hypertrophiebereich zur Beseitigung noch bestehender Atrophien – Geräte: Leg-press, Leg-extension, Beincurler für Flexion – Kniedips beidseitig und einseitig – Training für M. quadriceps, elektrodynamisch unterstützt – Aquatraining – Gezieltes Training der Hüft-, Sprunggelenk- und Fußmuskulatur – *Isokinetik:* offenes System in langsamen und mittleren Bewegungsgeschwindigkeiten; Belastungsform: isokinetisch
– Verbesserung der Kniegelenkfunktion in physiologischen Bewegungsmustern – Korrektur pathologischer Bewegungsabläufe – Erarbeiten von physiologischen, alltagsspezifischen Teilbewegungen	– Verbesserung funktioneller Bewegungsmuster bzw. Korrektur pathologischer Bewegungsabläufe nach individuellem Befund (z.B. ÜK 19, 20, 21)
– Verbesserung der Gangsicherheit	– Intensivierung der Gangschulung unter Eingehen auf individuelle Problematik

Tabelle 17.11 Fortsetzung

Ziele	Inhalte
	– Terraintraining – Aquatraining – Üben der einzelnen Gangphasen: komplexe Behandlungsmethoden (PNF), frei und auf dem Laufband bei leichter Steigung (ca. 5°) und Feedback – Gangschule unter erschwerten Bedingungen
3. Verbesserung/Stabilisierung der allgemeinen und speziellen Leistungs- und Belastungsfähigkeit	
– Koordinations- und Gleichgewichtsfähigkeit sowie Haltungskontrolle	– Isolierte und komplexe Übungen auf instabilen Ebenen und Unterstützungsflächen: Therapiekreisel, Matten, Trampolin, Weichbodenmatte, Fastex, Haramed, vielfältige Bewegungsaufgaben (z.B. ÜK 24, 25, 26) – Verschiedene Koordinations- und Gleichgewichtstrainer
– Ausdauerleistungsfähigkeit	– Evtl. noch Oberarmergometer, Fahrradergometer, Stepper – Laufband (schnelles Gehen/Laufen bei geringer Steigung bis 5%) – Aquatraining/Aquajogging, Schwimmen (Kraulen)
– Flexibilität	– Sportmotorische Dehnungsformen; bevorzugt aktive Dehnübungen – Aktive und passive Dehnübungen für die Muskulatur der oberen Extremitäten und des Rumpfes
– Kraftfähigkeit der Muskulatur der oberen Extremitäten und des Rumpfes (Kraftausdauer, Hypertrophie)	– Sequenztraining an den entsprechenden Sequenztrainingsgeräten – Aquatraining
– Entwicklung von Schnellkraft und Schnelligkeit	– Bei Sportlern zunächst unter Teilbelastung
– Alltags- und Freizeitbelastbarkeit – Bewegungsvielfalt	– Verbesserung von Teil- und Komplexprogrammen aus Alltag und Sport – Sportartspezifische Teilbelastungsschulung und Belastung – Alltagsspezifische Belastungsschulung: Erarbeitung von Teil- und Komplexbewegungen
– Berufsfähigkeit	– Nach individuellem Befund

17.3.6
Vordere Kreuzbandruptur

Die Ruptur des vorderen Kreuzbandes (Lig. cruciatum anterius) ist eine der schwersten Verletzungen des Haltungs- und Bewegungsapparates – insbesondere bei Sportlern (s. Abb. 17.6).

Lokalisation

Das vordere Kreuzband zieht vom lateralen distalen Femurkondylus zur medialen ventralen Tuberositas tibiae des Unterschenkels.

Verletzungsursachen, -formen und -mechanismen

Verletzungen des vorderen Kreuzbandes treten typischerweise durch Rotationsbewegungen im Kniegelenk bei festgestelltem Unterschenkel oder durch Überstreckungen des Kniegelenkes auf.

Durch ein Trauma kann es zu einer isolierten oder komplexen Verletzung im Kniegelenk kommen. Man unterscheidet eine Teilruptur von einer kompletten Ruptur des vorderen Kreuzbandes. Eine relativ häufige Form der komplexen Verletzung ist die Kombination der Ruptur des vorderen Kreuzbandes, einer

Abbildung 17.6
Kreuzbandruptur
beidseits

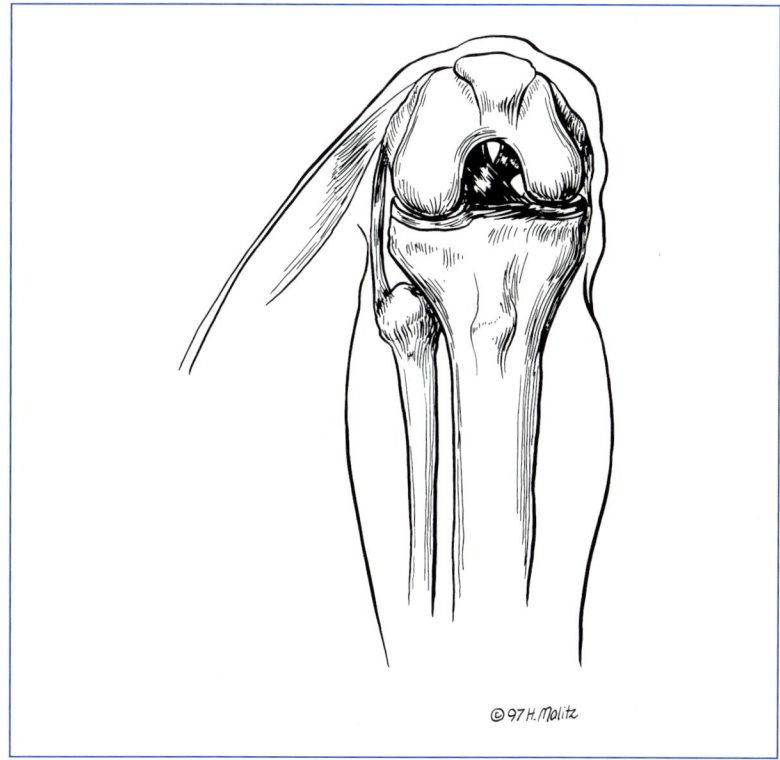

© 97 H. Molitz

Ruptur des medialen Seitenbandes und ein Riß des Innenmeniskus. Diese Form der Verletzung wird auch als „unhappy triad" bezeichnet. Unterschieden wird desweiteren die frische Bandverletzung von der chronischen Bandläsion.

Diagnose

Eine frische Bandläsion wird in der Regel durch ein deutliches Hämarthros begleitet. Eine erste Diagnosestellung erfolgt durch die klinische Untersuchung einschließlich Stabilitätstestung sowie einer genauen Anamnese. Röntgenuntersuchungen dienen insbesondere zum Ausschluß einer Fraktur.

Klinische Behandlung

Die Entscheidung für eine operative Behandlung sollte in Abhängigkeit von der in Alltag, Beruf und Freizeit notwendigen Belastungs-

fähigkeit der verletzten Struktur getroffen werden. In der Regel ist bei Leistungs- aber auch Freizeitsportlern (je nach Disziplin) eine Operation indiziert. Da selten eine Operation direkt nach der traumatischen Verletzung erfolgt, ist es häufig empfehlenswert, zunächst konservativ zu behandeln. Bei einem operativen Eingriff wird das Kreuzband in der Regel durch eine Plastik ersetzt, hierbei werden häufig die Anteile der Patellarsehne verwendet. Alternativ können Anteile der Semitendinosus-, Grazilissehne oder ein Kunstband eingesetzt werden.

Präoperativ kann bei alten und bei akuten Verletzungen (je nach Zustand: Schmerzen, Schwellungen usw.) bereits mit der Trainingstherapie begonnen werden, um beispielsweise vorhandene Bewegungseinschränkungen oder Muskelatrophien abzubauen. Dies kann die postoperative Therapie erleichtern, denn dort muß gerade aufgrund der Bewegungseinschränkung und Teilimmobilisation in der frühen Phase mit weiteren Beweglichkeits- und Kraftverlusten gerechnet werden.

Rahmentrainingsplan nach vorderer Kreuzbandruptur

Zentrale Aspekte in der Rehabilitation nach einer vorderen Kreuzbandruptur sind zum einen das Erreichen der endgradigen Extension und Flexion, zum zweiten eine muskuläre Stabilisation der gesamten unteren Extremität.

Ärztlich vorgegebene Limitierungen des Bewegungsausmaßes müssen unbedingt eingehalten werden.

Von Anfang an sollten Innervations- und Fazilitationsübungen in günstigen Belastungsbedingungen für das heilende Bandgewebe des M. quadriceps mit in das Training aufgenommen werden.

Es empfiehlt sich zunächst ein Training vorwiegend im geschlossenen System. Dennoch sollten im günstigen Winkelbereich (s. Kap.3) frühzeitige Trainingsbelastungen auch im offenen System durchgeführt werden.

Phase 1–2 der postoperativen Therapie nach Rekonstruktion des vorderen Kreuzbandes

Nach einer vorderen Kreuzbandruptur mit anschließender operativer Versorgung kann direkt im Anschluß an die Operation (sofort bis zur zweiten Woche) begonnen werden. Unter günstigen organisatorischen Bedingungen kann auch schon präoperativ mit der Rehabilitationsmaßnahme begonnen werden.

Nach Entlastung am ersten und zweiten Tag postoperativ kann die Belastung kontinuierlich

bis zur Vollbelastung gesteigert werden. In den Phasen 1 und 2 ist die Mobilisation des betroffenen Kniegelenkes im ärztlich erlaubten Bewegungsausmaß ein zentraler Aspekt der Therapie (s. Tab. 17.12). Dabei steht das Erreichen der vollen Extension im Vordergrund.

Im Rahmen des Muskeltrainings gilt es, zunächst die Innervations- und Fazilitationsfähigkeit der gesamten Muskulatur der unteren Extremität weiter zu verbessern. Hier sind Übungen für den M. quadriceps besonders wichtig, um gute Voraussetzungen für ein anschließendes Muskelaufbautraining zu schaffen.

In der Phase 2 wird das Muskeltraining im Kraftausdauerbereich durchgeführt (s. a. Therapieplan Meniskus) unter Beachtung des erlaubten Bewegungsausmaßes; es kann auch vorsichtig für den M. quadriceps im offenen System gearbeitet werden. Wir empfehlen hier bei guter Toleranz einen Bewegungsbereich von 10–90°. Kontraindiziert sind zunächst Bewegungen über 90° Flexion sowie konzentrische und exzentrische Kraftbelastungen in extremer Extension und Flexion im offenen System. Hierdurch wird eine übermäßige Belastung des rekonstruierten Bandgewebes vermieden. In einem Bewegungsbereich von 60–90° können jedoch bei normalem Heilungsverlauf intensive Belastungen im offenen System durchgeführt werden.

Im folgenden wird beispielhaft ein Therapieplan nach vorderer Kreuzbandruptur in den Phasen 1–4 vorgestellt.

Tabelle 17.12 Rahmentrainingsplan nach vorderer Kreuzbandruptur, Phase 1–2

Ziele	Inhalte
Anamnese/Befunderhebung/ Testung	– Allgemeine Eingangsbefunderhebung – Manuelle Funktionstests – Ausdauertest – Krafttest nach Janda – Umfangsmessung – EMG – Zwei-Waagen-Test (s. Kap. 5.2.5) – Isokinetischer Test: Kraftwerte für das nichtbetroffene Bein – Instabilitätstests
1. Behandlung postoperativ bedingter Störungen	

Tabelle 17.12 Fortsetzung

Ziele	Inhalte
– Schmerzlinderung – Beeinflussung postoperativer Schwellzustände – Verbesserung der Durchblutung – Vorbeugung eines Entlastungssyndroms	– Dämpfung von Schmerzafferenzen und sonstigen hemmenden Afferenzen – Aktive Anspannungsübungen für die gesamte Muskulatur der unteren Extremität mit sehr geringer Intensität – Narbenbehandlung – Lymphdrainage, Wärmeanwendungen, Bäder, Elektrotherapie (Galvanisation, Diadynamik, Interferenz), Ultraschallbehandlung, evtl. Kryotherapie – Funktionsmassage – Behandlung evtl. bestehender Sekundärsymptome nach individuellem Befund, z.B. BWS-Aufrichtung (evtl. Hemmung der Extensorenkette) – Dekontraktionen von Muskeln oder Muskelketten – Erarbeitung von Übungen, die therapieunterstützend selbständig durchgeführt werden können
2. Wiedererlangung der physiologischen Funktion	
– Aktive und passive Gelenkbeweglichkeit des betroffenen Gelenkes, Erreichen der vollen Extension, Flexion bis 90° – Freie Gelenkbeweglichkeit der umgebenden Gelenke und der Patella	– Manualtherapeutische Gelenkmobilisation: Manuelle Therapie, Cyriax, Maitland im Bewegungsausmaß 0–0–90 im Patellofemoralgelenk, Caput fibulae – Patellamobilisation – Aktive Mobilisation im o.g. Bewegungsausmaß – Passive und aktive Behandlung im Schlingentisch; Ausgangsstellung, Aufhängepunkt dorsal, kaudal für Flexion; ventral, kranial für Extension – „Deep friktion" zur Behandlung von evtl. bestehenden Verklebungen kaudal der Patella – Aktive und passive Dehntechniken – Narbenbehandlung bei Verklebungen – Aktive und passive Mobilisation umliegender Gelenke nach individuellem Befund – Erarbeiten von Übungen zur selbständigen Therapieunterstützung
– Gelenkstabilität (dynamische und statische Balance) – Nervale Reaktivierung der gesamten Muskulatur der betroffenen Extremität, insbesondere M. quadriceps – Erhalt/Verbesserung der Propriozeption, insbesondere in den Sprung- und Kniegelenken – Verbesserung der neuromuskulären Ansteuerung der gesamten Muskulatur der unteren Extremitäten – Erhalt/Verbesserung der Gleichgewichtsfähigkeit und Haltungskontrolle, s.u. – Wahrnehmung	– Isometrische Anspannungsübungen, evtl. EMG-unterstützt, isoliert und an unterschiedlichen Geräten (z.B. ÜK 4) – Innervationsübungen für die Extensoren- und Flexorenkette – Innervationsübungen für isolierte Muskeln und Muskelgruppen: M. gastrocnemius, M. quadriceps, ischiokrurale Muskulatur, M. tibialis anterior und die gesamte Extensorenkette, Mm. peronei – Evtl. Querfriktionen – „Kurzer Fuß" nach Janda – Übungen mit verschiedenen Kippbrettchen unter Entlastung – PNF insbesondere unter Auswahl indirekter Techniken (Aktivierung über Rumpf- und Armpattern) D1 + D2 in Extension – Propriozeption: Förderung der motorischen Selbstwahrnehmung (Kinästhetik und Dynamik) – Vielfältiges Afferenzangebot zur Förderung der Sensorik – Erarbeitung von Übungen zur selbständigen Therapieunterstützung
– Kraftfähigkeit der Muskulatur der betroffenen Extremitäten (Kraftausdauer)	– Elektromuskelstimulation (EMS) zum Erhalt der FT-Fasern – Ab zweiter Woche Geräte: Stepper, Leg-press, Leg-flexion, Leg- extension, Seilzug, Sporec-Matte – Kniedips mit leicht nach vorne gebeugtem Oberkörper

Tabelle 17.12 Fortsetzung

Ziele	Inhalte
	– Aquatraining – Gezieltes Training der Hüft-, Sprunggelenk- und Fußmuskulatur – Beinachsentraining – Übungen mit dem Theraband – Verstärktes Training im geschlossenen System – Intensives isometrisches Training zur Förderung der lokalen Kraftausdauerleistungsfähigkeit – *Isokinetik:* Übungen im geschlossenen System im begrenzten Bewegungsausmaß in langsamen Bewegungsgeschwindigkeiten, passiv-assistiv bis zu 10 min als „Bewegungsschiene". Im weiteren Verlauf: assistiv-konzentrisch in Extension, assistiv-exzentrisch in Extension sowie assistiv-konzentrisch und exzentrisch in Extension (z.B. ÜK 12). Alternativ: offenes System: bis zu 10 min als passive „Bewegungsschiene" assistiv-passiv. Im weiterem Verlauf: assistiv-konzentrisch in Extension, assistiv-konzentrisch in Flexion, assistiv-exzentrisch in Extension, assistiv-exzentrisch in Flexion, assistiv-konzentrisch-exzentrisch in Extension sowie assistiv-konzentrisch-exzentrisch in Flexion
– Wiedereingliederung des Kniegelenkes in physiologische Bewegungsmuster – Aufbrechen pathologischer Bewegungsmuster – Einüben von speziellen physiologischen Bewegungsmustern	– Korrektur pathologischer Bewegungsabläufe nach individuellem Befund – Bahnung und Durchführung funktioneller Bewegungsmuster (PNF) der unteren Extremität von D2 (Ext, Add, AR) nach D1 (Ext, Abd, IR) – PNF nach individuellem Befund – Umsetzung funktioneller Bewegungsmuster in der Trainingstherapie, z.B. am Seilzug (Teilbewegungen und Komplexbewegungen) – Beinachsentraining – Einüben von alltagsrelevanten und physiologischen Bewegungsmustern
– Erarbeiten des sicheren Gangbildes	*Gangschule:* – Erste Woche: Fußabrollen – Zweite Woche: zunehmende kontrollierte Vollbelastung – Üben einzelner Gangphasen – Komplexe Behandlungsmethoden (PNF), frei und auf dem Laufband mit Körperteilentlastung bei leichter Steigung (ca. 5°) und Feedback, Übungen am Gehbarren – Übungen zum bipedalen Stand in unterschiedlichen Ausgangsstellungen: RL, SL, Sitz, Stand
3. Wiederherstellung/Verbesserung/Stabilisierung der allgemeinen und speziellen Leistungs- und Belastungsfähigkeit	
– Koordinations- und Gleichgewichtsfähigkeit sowie Haltungskontrolle	– Übungen auf stabilen Ebenen mit Übergang zu instabilen Ebenen: Therapiekreisel, Matten, Trampolin, Weichbodenmatte, Fastex, Kippbrettchen, Haramed, verschiedene Koordinations- und Gleichgewichtstrainer (z.B. ÜK 16)
– Ausdauerleistungsfähigkeit	– Erste Woche Oberarmergometer – Ab zweiter Woche Fahrradergometer mit kurzer Kurbel bei geringem Widerstand unter Beachtung des erlaubten Bewegungsausmaßes – Aquatraining
– Flexibilität	– Sportmotorische Dehnungsformen; bevorzugt passive Dehnübungen in sicherer Ausgangs- und Endstellung für die Muskulatur der unteren Extremitäten unter Beachtung des erlaubten Bewegungsausmaßes – Aktive und passive Dehnübungen für die Muskulatur der oberen Extremitäten und des Rumpfes

Tabelle 17.12 Fortsetzung

Ziele	Inhalte
– Kraftfähigkeit der Muskulatur der oberen Extremitäten und des Rumpfes (Kraftausdauer)	– Sequenztraining an entsprechenden Sequenztrainingsgeräten im Kraftausdauerbereich – Aquatraining
– Alltags- und Freizeitbelastbarkeit	– Nach individuellem Befund – Leichte sportartspezifische Belastungsschulung, Teil- und Komplexbewegungen – Reprogrammierung von Teil- und Komplexprogrammen in Alltag und Sport
– Berufsfähigkeit	– Nach individuellem Befund

Phasen 3–4 der postoperativen Therapie nach Rekonstruktion des vorderen Kreuzbandes

In den Phasen 3 und 4 wird die Belastung kontinuierlich gesteigert (s. Tab. 17.13). Noch bestehende Bewegungseinschränkungen in der Extension müssen gezielt manualtherapeutisch behandelt werden. Das Muskeltraining wird in der Phase 3 im Kraftausdauerbereich mit Übergang zum Hypertrophietraining durchgeführt (s. a. Therapieplan Meniskus). Bei noch bestehender muskulärer Atrophie des M. quadriceps empfiehlt sich elektrodynamisch unterstütztes Muskelaufbautraining.

In der Phase 4 wird ein großer Stellenwert der Reprogrammierung von Belastungen und Bewegungen im Alltag und Sport zugesprochen. Unter Beibehaltung bestimmter Inhalte werden Umfang, Vielfalt und Intensität erweitert.

Tabelle 17.13 Rahmentrainingsplan nach vorderer Kreuzbandruptur, Phase 3–4

Ziele	Inhalte
Befunderhebung/Testung	– Manuelle Funktionstests – Umfangsmessung – EMG-Diagnostik – Zwei-Waagen-Test (s. Kap. 5.2.5) – Erhebung der isokinetischen Kraftwerte des betroffenen Beines im Vergleich zum nichtbetroffenen Bein: Extension/Flexion: fünf Wdh. bei 60°/s, 20 Wdh. bei 180°/s – Janda-Testungen – Instabilitätstest nach Lachman
1. Behandlung noch bestehender postoperativer Störungen – Schmerzbehandlung	– Weiterführung der physiotherapeutischen und krankengymnastischen Behandlung aus den Phasen 1 und 2 nach individuellem Befund, z.B. bei noch bestehender Schmerzsymptomatik – Erweiterung des selbständigen Übungsprogramms
2. Verbesserung der physiologischen Funktion	
– Aktive und passive Gelenkbeweglichkeit – Erreichen der endgradigen Extension – Mobilisation der endgradigen Flexion	– Passiv: Weiterführung der manualtherapeutischen Gelenkmobilisation – Behandlung im Schlingentisch – Anwendung spezieller krankengymnastischer Techniken aus PNF (z.B. Hold relax, Contract relax), FBL – Aktiv: Weiterführung der aktiven Gelenkmobilisation im vergrößerten Bewegungsausmaß, s.o. – Erweiterung des selbständigen Übungsprogramms
– Gelenkstabilität	– Weiterführung der Inhalte aus Phase 1 und 2 mit entsprechender Steigerung

Tabelle 17.13 Fortsetzung

Ziele	Inhalte
– Verbesserung der Propriozeption/Wahrnehmung – Verbesserung der neuromuskulären Ansteuerung der gesamten Muskulatur der unteren Extremitäten – Verbesserung der Kniegelenkfunktion in physiologischen Bewegungsmustern – Verbesserung der Gleichgewichtsfähigkeit und Haltungskontrolle, s.u.	– Entwicklung und Durchführung/Übungen, s.u. – Komplexere Bewegungsaufgaben – Verbesserung der Haltungs- und Gleichgewichtsfähigkeit – Muskeltraining s.u. – Physiologische Bewegungsmuster mit individueller Alltagsrelevanz und individueller Problematik
– Kraftfähigkeit für die Muskulatur der betroffenen Extremität (Kraftausdauer, Hypertrophie)	– Im Kraftausdauerbereich mit Übergang zum Hypertrophiebereich zur Beseitigung noch bestehender Atrophien – Geräte: Leg-press, Leg-extension (bei gutem Roll-Gleitverhalten, guter Patellabeweglichkeit, Beincurler (liegend) für Flexoren (s. Kap. 12) – Kniedips beid- und einseitig – Training für M. quadriceps, evtl. elektrodynamisch unterstützt – Aquatraining – Gezieltes Training der Hüft-, Sprunggelenk- und Fußmuskulatur – Beinachsentraining – Exzentrische Belastungsformen an freien Geräten – Isokinetik: Übungen im geschlossenen und offenen System in zunehmend endgradigen Geschwindigkeiten 30–300°/s – Übungen unter Teilbelastung mit zunehmender Vollbelastung (z.B. Sprungspinne), explosive isometrische Anspannungsübungen im Wasser
– Verbesserung der Kniegelenkfunktion in physiologischen Bewegungsmustern – Aufbrechen pathologischer Bewegungsmuster – Einüben von speziellen physiologischen Bewegungsmustern – Koordination	– Korrektur pathologischer Bewegungsabläufe nach individuellem Befund (z.B. ÜK 19, 20, 21) – Korrektur physiologischer Bewegungsmuster – Verbesserung funktioneller Bewegungsmuster nach individuellem Befund: z.B. keine Einbindung der max. möglichen Flexion in Alltagsbewegungen – Erarbeitung von alltags- und belastungsspezifischen Teilbewegungen – *Beachte:* Unterschied von Wiedererlernen von Bekanntem und Neulernen; unbedingt abstimmen auf Aktivitäts- und Belastungsniveau vor der Verletzung – Vielfältige Bewegungsaufgaben, Geländeparcours, Terraintraining
3. Verbesserung der allgemeinen und speziellen Leistungs- und Belastungsfähigkeit	
– Koordinations- und Gleichgewichtsfähigkeit sowie Haltungskontrolle	– Übungen auf instabilen Ebenen: Therapiekreisel, Matten, Trampolin, Weichbodenmatte, Fastex, Kippbrettchen, Haramed, verschiedene Koordinations- und Gleichgewichtstrainer (z.B. ÜK 16, 17, 24, 25, 26) – Vielfältige Bewegungsaufgaben, Bewegungskombinationen
– Ausdauerleistungsfähigkeit	– Evtl. noch Oberarmergometer, Fahrradergometer mit verkürzter Kurbel bis 90°, Stepper bis 90° bei kontrolliertem Hub, Laufband (langsames Gehen/Laufen bei geringer Steigung bis 5%) – Aquatraining, Schwimmen (Kraulen)
– Flexibilität	– Sportmotorische Dehnungsformen; zunehmend aktive Dehnungsformen für die Muskulatur der unteren Extremitäten unter Beachtung des erlaubten Bewegungsausmaßes

Tabelle 17.13 Fortsetzung

Ziele	Inhalte
	– Aktive und passive Dehnübungen für die Muskulatur der oberen und unteren Extremitäten und des Rumpfes
– Krafttraining für die Muskulatur der oberen Extremitäten und des Rumpfes (Kraftausdauer, Hypertrophie)	– Sequenztraining an den entsprechenden Sequenztrainingsgeräten (s. Kap. 12)
– Entwicklung von Schnellkraft und Schnelligkeit	– Zunächst unter Teilbelastung
– Alltags- und Freizeitbelastbarkeit – Bewegungsvielfalt	– Nach individuellem Befund – Verbesserung von Teil- und Komplexprogrammen aus Alltag und Sport – Sportartspezifische Teilbelastungsschulung
– Berufsfähigkeit	– Nach individuellem Befund

17.4 Literatur

Bandi, W. (1972): Chondromalacia patellae und femoropatellare Arthrose. Basel, Stuttgart: Schwabe & Co. Verlag.

Bandi, W. (1980): Die retropatellaren Knieschäden. Bern, Stuttgart, Wien: Huber Verlag.

Bös, K. (1987): Handbuch sportmotorischer Tests. Göttingen, Toronto, Zürich: Hogrefe Verlag

Brokmeier, A. (1996): Manuelle Therapie. Stuttgart: Enke Verlag.

Debrunner, H. J. (1973): Orthopädisches Diagnostikum. Stuttgart, New York: Thieme Verlag.

Fetz, F. (1986): Sensomotorisches Gleichgewicht – Erscheinungsformen und Test, Teil 1 u. 2. Leibesübung-Leibeserziehung, 40 (5): 107–115 und 132–139.

Kaltenborn, F. M. (1985): Manuelle Medizin der Extremitätengelenke. Oslo: Olaf Norlis Bokhandel.

Oehl, M. (1991): Die Beobachtungskriterien des normalen Ganges aus der Sicht der Funktionellen Bewegungslehre Klein-Vogelbach. Krankengymnastik, 43 (10): 1098–1101.

Waldeyer, A./Mayer, A. (1980): Anatomie des Menschen, 1. u. 2. Teil. Berlin: De Gruyter Verlag.

Winkel, D./Vleeming, A./Fischer, S./Meijer, O.G./Vroege, C. (1985): Nichtoperative Orthopädie. Bd. 2 Stuttgart, New York: Gustav Fischer Verlag.

Trainingstherapie bei Verletzungen/ Erkrankungen der Hüfte und des Oberschenkels*

HEIKE CREMERIUS, FRANK HORST, BURKHART ADLER UND MARZELLA STRATTHAUS

18.1 Funktionelle Anatomie

Das Hüftgelenk ist ein Kugelgelenk. Es setzt sich zusammen aus dem Gelenkkopf und der Gelenkpfanne. Der Gelenkkopf ist umgeben von der Gelenkkapsel, die am äußeren Rand der Gelenkpfanne entspringt und an der Linea intertrochanterica ansetzt. Die Gelenkkapsel ist entspannt, wenn der Oberschenkel leicht gebeugt, abduziert und außenrotiert ist. Durch die Kapselbänder wird das Gelenk stabilisiert und in seiner Bewegung eingeschränkt. Sie sind in die Gelenkkapsel eingebaut und umspannen den Hüftgelenkkopf mehr oder weniger schraubenartig.

Die Muskulatur bildet einen weiteren Mantel um das Hüftgelenk. Es wird zwischen der *inneren* (an der Innenseite des Beckens entspringende) und *äußeren* Hüftmuskulatur unterschieden.

Zu der inneren Muskelgruppe gehören der M. psoas major, M. psoas minor, M. iliacus, M. piriformis und M. obturatorius internus. Zu der äußeren Muskelgruppe gehören der M. glutaeus maximus, M. glutaeus medius und M. glutaeus minimus, die kleinen Außenrotatoren sowie der M. rectus femoris und der M. tensor fasciae latae.

Die Aufgaben der einzelnen Muskeln lassen sich in ihren Funktionen für das Hüftgelenk wie folgt zusammenfassen:
- Flexion: M. iliopsoas, M. rectus femoris, M. tensor fasciae latae, M. sartorius
- Extension: M. glutaeus maximus
- Abduktion: M. glutaeus medius, M. glutaeus minimus
- Adduktion: M. pectineus, M. adductor longus, M. adductor brevis, M. adductor magnus, M. gracilis
- Innenrotation: M. glutaeus medius, M. glutaeus minimus, M. adductor magnus
- Außenrotation: M. pectineus, M. adductor longus, M. adductor brevis, M. glutaeus medius, M. glutaeus minimus, M. glutaeus maximus, M. piriformis, M. obturatorius internus, M. obturatorius externus, M. quadriceps femoris, M. gemellus superior und M. gemellus inferior

Die Blutversorgung des Hüftgelenkes einschließlich des Oberschenkelkopfes und des medialen Schenkelhalsbereiches stammt aus der A. circumflexa femoris medialis et lateralis, dem Stamm der A. profunda femoris, der A. glutaea superior sowie der A. obturatoria. Bei Schenkelhalsfrakturen kann aufgrund mangelnder Blutversorgung eine Oberschenkelkopfnekrose entstehen.

Das normale Hüftgelenk besitzt eine hohe Toleranzbreite gegenüber mechanischen Belastungen. Andauernde Überbelastungen, wie bei angeborenen oder posttraumatischen Inkongruenzen des Gelenkes, führen zu Knorpelschäden und zur Arthrose. Durch verkleinerte Tragflächen wird der auf das Gelenk einwirkende Druck um ein Vielfaches erhöht (Stöckelabsätze). Als Folge kommt es zunächst zum Abbau von Knochengewebe (subchondrale Sklerose), bei Überschreiten einer Toleranzgrenze jedoch zum Knochenabbau (Zystenbildung).

Beim Hüftgelenk ist die Belastung des hüftgelenknahen Oberschenkels abhängig vom Winkel des Schenkelhalses. Normalerweise wirkt das

---

* Die im folgenden Kapitel beschriebenen therapeutischen Maßnahmen und Inhalte stellen nur eine Orientierung dar und sind dementsprechend nach Rücksprache mit dem verantwortlichen Arzt auf die individuellen Voraussetzungen und Ziele des einzelnen Patienten abzustimmen.

vierfache Körpergewicht auf den hüftgelenknahen Oberschenkelabschnitt. Bei Vergrößerung des Schenkelhalswinkels (Coxa valga) resultiert eine höhere Belastung, bei Verkleinerung des Schenkelhalswinkels (Coxa vara) wirkt eine geringere Belastung. Letzteres wird auch therapeutisch genutzt (Varisationsosteotomie).

18.2
Befunderhebung Hüftgelenk

Vor Beginn der therapeutischen Maßnahmen mit Hüftpatienten ist eine umfassende Befunderhebung notwendig. Die wesentlichen Aspekte der Befunderhebung sind in Kap. 7, 9 und 10 beschrieben. Hier werden nur einige Beispiele und Besonderheiten vorgestellt.

Inspektion

Bei der Inspektion ist auf die Haltung des Patienten, die Stellung der Beine bzw. Knie (Varus = O-Bein, Valgus = X-Bein), die Stellung des Beckens und die Beinlängen, mögliche Atrophien, Verfärbungen und Krampfadern zu achten.

Funktionsuntersuchungen

Die Beweglichkeitsuntersuchungen erfolgen aktiv und passiv in Flexion, Extension, Abduktion, Adduktion, Außen- und Innenrotation. Die Beweglichkeitsmessungen nach der Neutral-Null-Methode sollten immer im Seitenvergleich, d. h. rechts und links gemessen werden.

Die physiologischen Bewegungsausmaße werden von verschiedenen Autoren wie folgt angegeben: Extension: 10–15°, Flexion: 125°, Innenrotation: 45°, Außenrotation: 45°, Abduktion: 45° und Adduktion: 15° (Vorsicht bei Totalendoprothese (TEP)-Patienten).

Die Innenrotation wird nicht nur in Rückenlage, sondern auch in Bauchlage durchgeführt, da auf diese Weise eher eine nur geringe Bewegungseinschränkung aufgrund einer beginnenden Kapselerkrankung aufzuspüren ist (vgl. Frisch 1993a und b, Kolster et al. 1994).

Test der Muskulatur auf Kraft und Verkürzung

Folgende Muskelgruppen sollten mittels Muskeldehntests und der Krafttestung nach Janda untersucht werden: der M. iliopsoas, die Abduktoren, speziell die kleinen Glutealmuskeln, die Adduktoren, die Extensoren (speziell der M. glutaeus maximus) sowie die Außen- und Innenrotatoren.

Messen der Beinlängen und -umfänge

Bei Bestimmung der Beinlängen werden die „funktionelle Beinlänge" von Spina iliaca anterior superior zum Malleolus medialis und die „anatomische Beinlänge" von Trochanter major zum lateralen Kniegelenksspalt und von da zum Malleolus lateralis definiert. In der Praxis wird meist nur die funktionelle Beinlänge gemessen.

Bei den Umfangsmessungen ist der Erstbefund als Vergleichswert, z. B. bei Verdacht auf Thrombose, von Bedeutung. Zur Quantifizierung einer Muskelatrophie ist die Umfangsmessung jedoch nicht geeignet.

Spezieller Test

Als spezieller Test im Rahmen der Befundung am Hüftgelenk wird das *Pattrick-Phänomen* untersucht: Der Patient befindet sich in Rückenlage, ein Bein ist gestreckt, das andere Bein im Knie gebeugt, wobei der Fuß des gebeugten Beines innen am Knie des anderen Beines abgestützt bleibt. Das gestreckte Bein wird fixiert, um eine Mitbewegung des Beckens zu vermeiden. Das flektierte Bein wird nach außen fallen gelassen. Normalerweise sollte das Knie des abgespreizten Beines fast die Unterlage erreichen. Ist dies nicht der Fall, so sollten die Abstände Knie-Unterlage im Seitenvergleich gemessen werden. Im pathologischen Fall ist die Bewegung aufgrund von einer Hüftgelenksläsion schmerzhaft und eingeschränkt. Wenn nur Ischiasschmerz vorliegt, ist der Test negativ (vgl. Schenk 1985).

Palpation

Für die Palpation der Mm. glutaei medius und minor sei darauf hingewiesen, daß diese bei Abduktion im Gleichgewicht mit dem M. tensor fasciae latae (unterhalb des vorderen Darmbeinstachels) liegen.

Gangbild

Bezüglich des Gangbildes zeigen Hüftpatienten bei unzureichend ausgebildeter Muskulatur ein auffälliges Gangbild. Unterschieden wird zwischen dem Trendelenburg- und dem Duchenne-Hinken.

Das *Trendelenburg-Hinken (Schwächehinken)* ist dadurch gekennzeichnet, daß bei unzureichend ausgebildeter Gesäßmuskulatur (insbesondere kleine Glutaeen) der betroffenen Seite das Becken beim Gehen während Belastung des betroffenen Beines zur Spielbeinseite absinkt („Rausschieben" der Hüfte zur betroffenen Seite). Der Oberkörper neigt sich dabei gleichzeitig zur gesunden Seite. Das Trendelenburg-Hinken kann einseitig und beidseitig auftreten.

Beim *Duchenne-Hinken (Schonhinken)* zeigt sich bei Belastung des betroffenen Beines, daß sich der Rumpf zur betroffenen Seite neigt, ein Absinken des Beckens wird dadurch verhindert.

18.3
Spezielle Indikationen und ihre Therapie

18.3.1
Koxarthrose

Definition

Eine Degeneration des Knorpelgewebes mit sekundärer Knochenläsion und entzündlich bedingter Schrumpfung der Gelenkkapsel führt zur Arthrose (engl. Osteoarthritis), (s. Abb. 18.1).

Jeder Mensch entwickelt Arthrosen, vor allem in den Wirbel-, Hüft-, Knie- und Schultergelenken.

Ätiologie

Es findet sich immer ein Mißverhältnis zwischen Belastung und Belastungsfähigkeit des Gelenkes, wobei man zwischen primären und sekundären Arthrosen unterscheiden muß.

Bei der primären Koxarthrose (ca. 25%) ist die Ursache nicht bekannt. Der sekundären Koxarthrose (ca. 75%) liegt eine gestörte Biomechanik oder Gelenkbiologie zugrunde. Außerdem kann sie eine Spätfolge beispielsweise folgender Krankheitsbilder sein: Hüftdysplasie, Epiphysiolysis capitis femoris, Morbus Perthes, idiopathische Hüftkopfnekrose, Gelenkfrakturen, Infekt, rheumatische Erkrankungen, Chondrokalzinose.

Klinik

Wegen der oben erwähnten Begleitsynovialitis bekommt der Patient zunehmend Schmerzen, die allerdings häufig erst bei bereits fortgeschrittener Arthrose beginnen. Zusätzlich besteht meist eine Schwellung der entsprechenden Gelenkkapsel. Die Schmerzen bedingen eine reflektorische Muskelverspannung und damit eine Bewegungseinschränkung des Gelenkes. Bei weiterem Fortschreiten der Arthrose kommt es zu einer zunehmenden Deformität.

Wichtig ist: *Die subjektiven Beschwerden entsprechen nicht unbedingt dem röntgenologischen Bild!*

Stadieneinteilung der Arthrose nach klinischem Erscheinungsbild

- *Stadium I:* Hier klagt der Patient über belastungsabhängige Schmerzen und weist eine reflektorische Muskelverspannung in Gelenknähe auf. Radiologisch findet sich als Zeichen der Knorpelverschmälerung eine Gelenkspaltverengung.
- *Stadium II:* Jetzt klagt der Patient schon über einen Bewegungsschmerz, der als passiver Kapselschmerz interpretiert wird. Zusätzlich findet man häufig Kontrakturen sowie anamnestisch einen Einlaufschmerz, unter Gebrauch läßt der Schmerz dann nach. Ra-

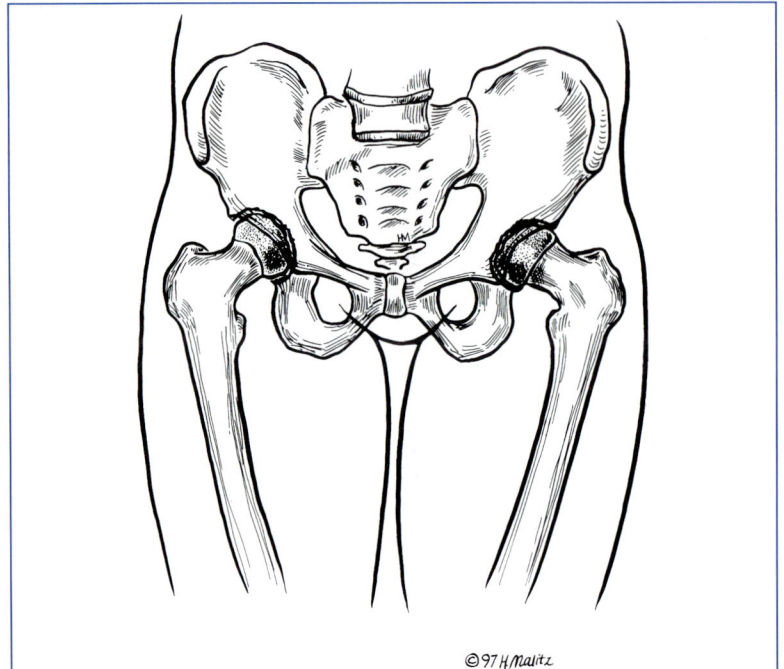

Abbildung 18.1
Hüftgelenksarthrose –
degenerative Verände-
rungen des Hüftgelenks
beidseits

©97 H.Malitz

diologisch besteht jetzt eine subchondrale Sklerose und Knorpelusur.

- *Stadium III:* In dieser Phase wird ein Ruheschmerz beklagt. Es zeigt sich eine zunehmende Gelenkeinsteifung durch funktionelle und strukturelle Kontrakturen. Die betroffenen Gelenke sind geschwollen und zunehmend deformiert. In Gelenknähe imponiert eine deutliche Muskelatrophie, das Gelenk weist eine gesteigerte Instabilität auf. Gegebenenfalls sind bereits Achsenfehlstellungen aufgetreten. Das Gelenkbefallsmuster kann manchmal einen Hinweis auf die Ursache der Arthritis oder Arthrose geben und ist daher unbedingt zu beachten.

Klinische Behandlung

Die beste Therapie besteht in der Prävention durch Bewegung und Vermeidung von Adipositas. Ansonsten ist zunächst eine symptomatische Behandlung angezeigt, die primär konservativ und u. a. auch mit orthopädisch-technischen Hilfsmitteln durchgeführt wird.

Bei Beschwerdepersistenz oder -zunahme und bei unerträglichen Schmerzen sollte dann zur Verbesserung der Gelenkmechanik eine operative Behandlung erfolgen. Hier gibt es abhängig von der individuellen Situation des einzelnen Patienten in Kombination mit seinem Alter verschiedene Möglichkeiten, z. B. Umstellungsosteotomien, Gelenkersatz, Gelenkplastik (Arthroplastik), gegebenenfalls Anbohrung, Synovialektomie sowie Gelenkversteifung (Arthrodese) und gegebenenfalls Denervierungsoperation.

Das therapeutische Procedere – ob konservativ, gelenkerhaltend, endoprothetisch oder versteifend – wird individuell auf den Patienten und seine Situation eingestellt. Eine konservative Behandlung beinhaltet die Versorgung des Patienten mit einem Handstock und einem Pufferabsatz. Unter oraler Schmerzmitteltherapie erhält er dann eine krankengymnastische Behandlung und physikalische Therapie. Gegebenenfalls können intramuskuläre oder sogar intraartikuläre Injektionen erfolgen. Wird die strenge Indikation zur Operation gestellt, ergeben sich verschiedene Möglichkeiten je nach Stadium, Beschwerden, Alter und der Situation des Patienten. Ist der Patient noch relativ jung und basiert die Arthrose beispielsweise auf einer angeborenen Fehlstellung, kann *gelenkerhaltend* operiert werden: mit einer intertrochantären Osteotomie, valgisierend oder varisierend oder mit einer Beckenosteotomie.

Rahmentrainingsplan der konservativen Therapie bei Koxarthrose

Die konservative Behandlung von Patienten mit Koxarthrose zeichnet sich einerseits durch die Schmerzsymptomatik, andererseits durch die sekundären Bewegungseinschränkungen und Muskelinsuffizienzen aus.

Die Beschwerden sind unterschiedlicher Ausprägung und je nach Schwere der Arthrose Anlauf-, Ruhe-, Belastungs- oder Dauerschmerz. Sie sind meist in der Leistengegend (Leistendruckschmerz) oder/und im LWS-/Kniebereich oder Verlauf des Tractus iliotibialis lokalisiert.

Der Rahmentrainingsplan orientiert sich im allgemeinen an den in Kap. 2 aufgezeigten Grundstrukturen.

Phase 1–2 der konservativen Therapie bei Koxarthrose

In der 1. Phase steht die Schmerzsymptomatik und ihre Bekämpfung im Vordergrund der Behandlung (s. Tab. 18.1).

Von besonderer Bedeutung für die Behandlung des Koxarthrosepatienten ist das sog. *Kapselmuster,* das entwickelt wird. Dieses das Hüftgelenk kennzeichnende Muster von Bewegungseinschränkungen ist eine frühzeitige, schmerzhafte Einschränkung insbesondere

der Innenrotation, aber in zweiter Linie auch der Flexion, Extension und Abduktion. Als Entlastungs- und Schonhaltung nimmt der Patient häufig die Stellung der Außenrotation/Abduktion/leichte Flexion ein, wodurch die Kapsel entspannt ist.

Es kommt zu Muskelverkürzungen besonders der Adduktoren, Außenrotatoren und Flexoren; Muskelinsuffizienzen finden sich hauptsächlich in den großen und kleinen Glutealmuskeln und der gesamten Oberschenkelmuskulatur.

Das Nachbehandlungsschema richtet sich bezüglich des zeitlichen Ablaufes und der Übungsintensität stark nach dem subjektiven Befinden, dem Alter und den Sekundärerkrankungen des Patienten sowie nach den Vorgaben des behandelnden Orthopäden.

Die Trainingstherapie dient durch die intermittierende Druckbelastung als Stimulation zur Regeneration der Knochensubstanz und des hyalinen Knorpels, die Knorpeldicke nimmt zu.

Der Zeitpunkt für den Einsatz der Trainingstherapie zur Funktionsverbesserung ist bei der Behandlung von Patienten mit Koxarthrose stark abhängig von der Schmerzsymptomatik des Patienten. Je nach Verlauf der Beschwerdesymptomatik kann die Trainingstherapie schon in der Phase 2 eingesetzt werden. Die Zeichen der Überlastung sollten jedoch gerade bei dieser Indikation besondere Beachtung finden und als wichtiger Parameter der Belastungssteuerung gelten: der Schmerz/die Steifigkeit nach Belastung, der Schmerz bei Beginn der Belastung, der Belastungsschmerz während der Belastung und der Ruheschmerz bei statischer Belastung (vgl. Gustavsen).

Tabelle 18.1 Rahmentrainingsplan nach Koxarthrose, Phase 1–2

Ziele	Inhalte
Anamnese/Befunderhebung/Testung	– Krankengymnastische Befundung, besonders Muskelfunktionstests, Haltungsscreening, Bewegungsbeobachtung – Schmerzanalyse – Apparativer isometrischer Test – Isokinetischer Test (wenn bereits möglich) – Evtl. Elektromyogramm (EMG)-Analyse – Palpation – Inspektion

Tabelle 18.1 Fortsetzung

Ziele	Inhalte
1. Behandlung degenerativer Störungen nach individuellem Befund	
– Schmerzlinderung – Lösen von reflektorischen Muskelverspannungen – Herabsenken des erhöhten Muskeltonus	– Lokale Wärmebehandlung (Fango, heiße Rolle) – Elektrotherapie (Hochfrequenz, Ultrareizstrom) – Medizinische Bäder, Unterwassermassage – Dauerextension im Schlingentisch – Manuelle Therapie: Schmerztraktionen (intermittierende Traktionen) – Entspannende Lagerung *Beachte:* Kälteanwendungen werden meist nicht gut toleriert.
2. Wiedererlangung der physiologischen Funktionen	
– Aktive und passive Beweglichkeit, Erreichen der physiologischen Beweglichkeit des Hüftgelenkes (siehe Kapselmuster) – Vermeidung/Behandlung von Sekundärerkrankungen (häufig im LWS-Bereich und des gesunden Beines)	– Schlingentischbehandlung (Lateral-, Distaltraktion) – Hubfreie Mobilisation im schmerzfreien Bereich (aktiv, passiv) – Aktive/passive Dehnung der Adduktoren, Flexoren, Außenrotatoren – Schmerzfreie Dehnlagerungen – Aktive und passive Dehnungsübungen besonders der Adduktoren, Flexoren, Außenrotatoren und der verkürzten Muskelgruppen nach individuellem Befund *Beachte:* Bei Dehnung der jeweiligen Muskulatur ist das Auslösen von Schmerzen zu vermeiden.
– Gelenkstabilität (dynamische und statische Balance) – Stabilisation in der erweiterten Gelenkbewegung – Synchronisierung der motorischen Einheiten – Verbesserung der neuromuskulären Steuerung/Propriozeptionsfähigkeit des Hüftgelenkes – Kräftigung der hüftumgreifenden/-stabilisierenden Muskulatur (insb. Extensoren, Abduktoren, Innenrotatoren) – Wahrnehmung	– Gelenkschonende isometrische Spannungsübungen, insbesondere der Extensoren, Abduktoren, Innenrotatoren *Beachte:* Der Patient sollte während der Übungsdurchführung in schmerzfreien Positionen gelagert werden (z.B. Bauchlage mit Kissenunterlage, flektierte Stellung der Hüfte während Extensorentraining). – Dynamische Widerstandsübungen in die Extension, Abduktion, Innenrotation (z.B. Extensionsübungen im Schlingentisch mit Expanderzug, Extensionsübungen in Bankstellung) – Techniken aus der propriozeptiven neuromuskulären Fazilitation (PNF) zurKräftigung der o.g. Muskelgruppen – Beginn der Schulung neuer Haltungs- und Bewegungsmuster – Förderung der motorischen Selbstwahrnehmung – Kräftigung der hüftumgreifenden und hüftstabilisierenden Muskulatur mit zweidimensionalen Übungsformen am Zugapparat – Kräftigung der Extensoren (z.B. methodische Übungsreihe I im ÜK) *Beachte:* Die LWS sollte dabei aktiv stabilisiert werden (Haltungskontrolle). – Kräftigung der Abduktoren (z.B. methodische Übungsreihe II im ÜK) *Beachte:* Ausweichbewegungen, wie v.a. Flexion der Hüfte und Außenrotation des Beines, vermeiden – Kräftigung der Oberschenkelmuskulatur an den Sequenztrainingsgeräten: liegende Leg-press, Knie Extension/Flexion und Glutaealtrainer – Sekundär Kräftigung der Schulter- und oberen Rückenmuskulatur, Stabilisation der gesamten Wirbelsäule durch Kraftausdauertraining an den Sequenztrainingsgeräten Dips, Pull-down, Press-back *Beachte:* Die Bewegungsamplitude sollte so gewählt werden, daß die Übungen im schmerzfreien Bereich ohne Ausweichbewegungen durchgeführt werden.

Tabelle 18.1 Fortsetzung

Ziele	Inhalte
– Auflösung/Vermeidung pathologischer Bewegungs-muster und Schonhaltungen (Ziel: aufrechte Haltung) – Verbesserung des Gangbildes	*Gangschulung:* – Ausgleich der Schrittlängendifferenz (Schrittlänge des gesunden Beines oft zu kurz) – Stabilisation in der Standbeinphase – Aufrechte Haltung – Abrollverhalten *Verhaltenstraining:* – Förderung der kognitiven und affektiven Bereiche im Sinne von Sensibilisierung des Verhaltens im Alltag, Körperwahrnehmung, Entspannungstraining – Vermittlung von Grundlagenwissen zum Thema Alltagsbewältigung, Freizeitverhalten
3. Wiederherstellung/Verbes-serung/Stabilisierung der allgemeinen und speziellen Leistungs- und Belastungs-fähigkeit	
– Propriozeption/Verbesserung der neuromuskulären Steuerung – Bewegungskoordination	– Bewegungsübungen im Wasser (Temperatur möglichst 30–33°C); Stabilisations-/Kräftigungsübungen im schmerzfreien Bereich (Differenzierung durch Veränderung der Bewegungsamplitude und -geschwindigkeit); Koordinationsübungen im Sinne von Gleichgewichtsschulung auf dem Schwimmbrett zur Propriozeption – Erlernen der Koordinations- und Gleichgewichtsfähigkeit durch Übungsformen auf stabilen Ebenen bzw. aus der horizontalen Lage auf instabilen Untergründen
– Verbesserung des Alltags-verhaltens, ADL (Activity of daily living)	– Intensive ADL-Schulung
– Selbsthilfetraining, Hausaufgabenprogramm	– Aufstellen eines Hausaufgabenprogramms zur Unterstützung der Therapieergebnisse (Dehnung, Kräftigung, Entlastung, zielgerichtete Bewegung), (z.B. ÜK 18)
– Kraftausdauerleistungsfähig-keit für die hüftumgreifende und -stabilisierende Muskulatur	– Apparatives und nichtapparatives Training der Hüftmuskulatur – Ganzkörpertraining (s. ÜK)
– Ausdauerleistungen	– Oberkörperergometer – Laufband (Einbeziehung der Aspekte der Gangschulung) – Fahrradergometer – Stepper (kleine Schrittamplitude) *Beachte:* individuelle Belastungstoleranz des Patienten (ggf. Intervall-training; Wahl des Trainingsgerätes je nach Schmerzsymptomatik)

Phase 3–4 der konservativen Therapie bei Koxarthrose

In den Phasen 3–4 erfolgt eine Fortführung und Steigerung der o.g. Therapie der Phase 2 (s. Tab. 18.2). Der zeitliche Einstieg in die Phasen 3–4 erfolgt bei der Koxarthrose individuell und kann aufgrund der sehr unterschiedlichen Belastungstoleranz der Patienten in kein einheitliches Konzept gefaßt werden. Als Parameter zum Übergang in die Phasen 3–4 gilt die wesentliche Schmerzfreiheit bei den o.g. Belastungen im noch limitierten Bewegungsausmaß.

Tabelle 18.2 Rahmentrainingsplan nach Koxarthrose, Phase 3–4

Ziele	Inhalte
Befunderhebung/Testung	– Krankengymnastische Befundung, besonders Muskelfunktionstests, Haltungsscreening, Bewegungsbeobachtung – Schmerzanalyse – Ganganalyse – Isometrischer Test – Isokinetischer Test (60 und 150°/s) – Inspektion
1. Behandlung degenerativer Störungen nach individuellem Befund (s.o.)	– Weiterführung der physiotherapeutischen Behandlung aus den Phasen 1–2 nach individuellem Befund und Schmerzsymptomatik
2. Wiedererlangung der physiologischen Funktionen	
– Aktive und passive Beweglichkeit, Erreichen der maximalen Beweglichkeit des Hüftgelenkes (s. Kapselmuster) – Vermeidung/Behandlung von Sekundärerkrankungen (häufig im LWS-Bereich und des gesunden Beines) – Freie Gelenkbeweglichkeit der umliegenden Gelenke	– Gelenkmobilisation: Manuelle Therapie – Dosierte aktive Kontrakturbehandlung – Passive und aktive Schlingentischbehandlung – Hubfreie/-arme Mobilisation – Aktive/passive Dehnung der Adduktoren, Flexoren, Außenrotatoren – Schmerzfreie Dehnlagerungen
– Gelenkstabilität (dynamische und statische Balance) – Stabilisation in der maximalen Gelenkbewegung – Steigerung der Kräftigung der hüftumgreifenden/-stabilisierenden Muskulatur (insbesondere Extensoren, Abduktoren, Innenrotatoren) – Synchronisation der motorischen Einheiten – Wahrnehmung	– Isometrische Spannungsübungen insbesondere der Extensoren, Abduktoren, Innenrotatoren mit Widerstand – Innervationsübungen für isolierte Muskeln – Dynamische Widerstandsübungen in die Extension, Abduktion, Innenrotation – Techniken aus der PNF zur Kräftigung der o.g. Muskelgruppen und Einbindung des degenerativen Gelenkes in das physiologische Bewegungsmuster – Verbesserung der Schulung neuer Haltungs- und Bewegungsmuster – Förderung der motorischen Selbstwahrnehmung – Zusätzlich zu den hüftstabilisierenden Übungsformen aus der Phase 2 werden komplexe dreidimensionale Bewegungsmuster und funktionelle Übungsformen durchgeführt. – Weiterführung der zweidimensionalen hüftstabilisierenden Übungsformen in die Extension und Abduktion am Zugapparat durch Haltungskontrolle auf instabilen Unterstützungsflächen (Therapiekreisel, Posturomed, Haramed, Weichbodenmatte) (z.B. ÜK 19, 23) – Üben komplexer dreidimensionaler Bewegungsmuster mit Hilfe der PNF-Übungsformen (z.B. ÜK 20) – Funktionelles Training der Abduktoren: Stand seitlich zum Zugapparat; das betroffene Bein steht auf einer Erhöhung, das Becken ist zur gesunden Seite abgekippt; evtl. erst Arbeiten mit Negativgewicht durch Zug von oben; Anheben des Spielbeines durch Beckenausrichtung in die Waagerechte (z.B. bei Trendelenburg-Hinken), (z.B. ÜK 14) *Beachte:* Ziel in der Phase 3–4 ist die Bewegungsausführung in der äußeren Bewegungsbahn, d.h. unter Ausnutzung des physiologischen Bewegungsausmaßes des Gelenkes.

Tabelle 18.2 Fortsetzung

Ziele	Inhalte
– Auflösung/Vermeidung pathologischer Bewegungsmuster und Schonhaltungen (aufrechte Haltung) – Verbesserung des Gangbildes – Verbesserung der neuromuskulären Steuerung, Propriozeptionsfähigkeit der gesamten unteren Extremität	*Gangschulung entsprechend der Gangbefundung:* – Ausgleich der Schrittlängendifferenz (Schrittlänge des gesunden Beines oftzu kurz) – Stabilisation in der Standbeinphase (Glutealmuskeltraining, z.B. mit Theraband, s. ÜK 18) – Aufrechte Haltung – Abrollverhalten – Ausnutzen der erweiterten Bewegungsamplitude – Intensives Üben der einzelnen Gangphasen
3. Wiederherstellung/Verbesserung/Stabilisierung der allgemeinen und speziellen Leistungs- und Belastungsfähigkeit	
– Verbesserung der Ausdauerleistungen	– Weiterführung des Ausdauertrainings und Flexibilitätstrainings aus der Phase 2 mit entsprechender Belastungssteigerung
– Kraftausdauerleistungsfähigkeit und Hypertrophietraining für die hüftumgreifende und hüftstabilisierende sowie die gesamte Extremitätenmuskulatur	– Krafttraining im Kraftausdauerbereich mit Übergang zum Maximalkraftbereich an den Sequenztrainingsgeräten liegende Leg-press (evtl. instabile Unterstützungsfläche, z.B. Pezzi-Ball wählen), Glutealmuskeltrainer, Knie Extension/Flexion
– Verbesserung der Propriozeption, Verbesserung der neuromuskulären Steuerung	– Verbesserung der Koordinations- und Gleichgewichtsfähigkeit durch Übungsformen auf instabiler Ebene wie dem Posturomed, Haramed, Weichboden, Therapiekreisel, Trampolin etc. (z.B. ÜK 16, 17, 25, 26)
– Verbesserung des Alltagsverhalten, ADL (Activity of daily living) – Bewegungsvielfalt – Selbsthilfetraining	– Üben alltags- und berufsnaher, dreidimensionaler Bewegungsmuster mit Zusatzgewichten am Zugapparat zur Steigerung der Belastungstoleranzgrenze – Erstellung eines Hausaufgabenprogrammes

18.3.2
Endoprothetische Versorgung des Hüftgelenkes

Ätiologie, Klinik und Therapie

Bei fortgeschrittener Gelenkdestruktion und unerträglichen Beschwerden des Patienten kann eine *endoprothetische* Versorgung mit einer Hüfttotalendoprothese erfolgen. Die heutzutage gebräuchlichen Hüft-TEPs bestehen aus einem Prothesenschaft mit Hals, der im Femur verankert wird, einer Pfanne, die geschraubt oder zementiert im Becken befestigt wird, und einem Kopf, der auf den Prothesenschaft aufgesetzt wird und mit der Pfanne artikuliert. Die Prothese kann entweder mit oder ohne Zement verankert werden. Trotz weit fortgeschrittener Technologie in diesem Bereich haben die Hüft-TEPs eine begrenzte Haltbarkeit und Belastbarkeit.

Bei jungen Menschen mit ausgeprägter Koxarthrose ist die Hüftgelenkarthrodese *(Hüftgelenkversteifung)* eine wichtige Alternative, da der junge Mensch eine steife Hüfte gut kompensieren kann. Dadurch kann es allerdings zu einer Überbelastung der Wirbelsäule und des Kniegelenkes kommen.

Die stationäre Nachbehandlung des mit einer Hüft-TEP versorgten Patienten gestaltet sich in verschiedenen Kliniken unterschiedlich. Ein weit verbreitetes Konzept wird im folgenden vorgestellt.

Wenn der Patient nach der Operation aus dem Aufwachraum auf die Station verlegt wird, sollte zunächst das Bettende hochgestellt werden und das operierte Bein sollte in einer Schaumstoffschiene in 15° Abduktion gelagert werden. Zur Vermeidung periartikulärer Kalzifikationen erhalten die Patienten täglich 3 · 25 mg Indomethacin für zehn Tage. Die Thromboseprophylaxe wird meist mit Clexane 40 und 20 bis zur Entlassung durchgeführt. Direkt postoperativ erfolgt eine Röntgenkontrolle der entsprechenden Hüfte anterior-posterior 20° nach kaudal. Nach zwei bis drei Tagen werden die Redons entfernt und der Patient unter krankengymnastischer Anleitung mobilisiert. Am zwölften postoperativen Tag werden die Fäden entfernt, die Beinlänge bestimmt, gegebenenfalls ausgeglichen, und die Behandlung im Bewegungsbad wird begonnen. Insgesamt sollten die Patienten wegen der Muskel- und Fasziennähte ca. sechs Wochen 20 kg teilbelasten (nicht wegen der Prothese, diese sitzt von Anfang an fest im Knochen). Nach sechs Wochen wird die Belastung dann zur Vollbelastung gesteigert. Dies geschieht meist im Rahmen einer stationären oder ambulanten Rehabilitationsmaßnahme. Drei Monate postoperativ empfiehlt sich eine klinische und radiologische Kontrolle, danach reicht eine jährliche Kontrolle. Zu Hause kann der Patient eine leichte kontrollierte körperliche Aktivität durchführen, außerdem kann er Rückenschwimmen, Spazierengehen, Fahrradfahren und Wandern. Sportarten, bei denen das Hüftgelenk massiv belastet wird, wie z. B. Tennis, Fußball, Sprungsportarten, sollte der Patient vermeiden oder nur mit technischen Modifikationen durchführen. Bei Revisionseingriffen wird die Nachbehandlung befundabhängig individuell gestaltet. Insgesamt finden sich natürlich auch wesentlich längere Nachbehandlungszeiten.

Rahmentrainingsplan der postoperativen Therapie nach Hüft-Totalendoprothese

Bei der Behandlung von Hüft-TEP-Patienten sollten die indivuelle Ausgangssituation vor der Operation (Operationsindikation Koxarthrose oder Verletzung), operationstechnische Besonderheiten (z. B. Operationszugang/ Nervenschädigung im Bereich des N. femoralis etc.), muskulärer Zustand sowie Alter und Sekundärerkrankungen des Patienten berücksichtigt werden.

Das Behandlungsschema richtet sich stark nach dem Operationszentrum. Häufig wird die Nachbehandlung der zementierten Hüft-TEP nicht von der zementfreien Hüft-TEP unterschieden. Im folgenden Rahmentrainingsplan wird ein Konzept aufgeführt, das den Patienten im Normalfall innerhalb von sechs Wochen zur Vollbelastung steigert und heute den weit verbreiteten Standard darstellt.

Ziel der Behandlung ist die Wiederherstellung einer möglichst schmerzfreien physiologischen Gelenkfunktion und die Wiedereingliederung in das Alltags- und Berufsleben. Die Sportfähigkeit ist i.d.R. keine Indikation für eine Hüft-TEP.

Der Rahmentrainingsplan orientiert sich im allgemeinen an den in Kap. 2 aufgezeigten Grundstrukturen.

Phase 1–2 der postoperativen Therapie nach Hüft-Totalendoprothese

In der Phase 1–2 (bis ca. sechste Woche postoperativ) erfolgt zunächst eine Teilbelastung der verletzten Extremität (s. Tab. 18.3). Der operierte Hüftpatient kann im Normalfall schon ab dem ersten postoperativen Tag krankengymnastisch behandelt werden. Absolut kontraindiziert sind aktive und passive Bewegungen in die Außenrotation und in die Adduktion über Null wegen der Luxationsgefahr. Aktive Bewegungen in die Abduktion sind in der Frühphase aufgrund der Gefahr des Abreißens des M. glutaeus medius zu vermeiden.

Von besonderer Bedeutung für die Behandlung des Hüft-TEP-Patienten ist die oft jahrelang eingenommene Schonhaltung, die durch die Koxarthrose entwickelt wurde. Als Entlastungs- und Schonhaltung hat der Patient häufig die Stellung der Außenrotation, der Abduktion, der leichten Flexion eingenommen, wodurch die Kapsel entspannt ist. Außerdem haben sich Bewegungseinschränkungen v. a. in der Innenrotation und in der Extension, Abduktion und Flexion ergeben (sog. Kapselmuster). Es bestehen meist Muskelverkürzungen besonders der Adduktoren, Außenrotatoren und Flexoren; Muskelinsuffizienzen finden sich hauptsächlich in den großen und kleinen Glutealmuskeln und der gesamten Oberschenkelmuskulatur.

Das Nachbehandlungsschema verläuft mit seinen Zielsetzungen somit – ausgenommen der Kontraindikationen nach der Operation – ähnlich dem der Koxarthrose (s. Kap. 17.3.1) und richtet sich bezüglich des zeitlichen Ablaufes und der Übungsintensität nach dem subjektiven Befinden, dem Alter und der Sekundärerkrankungen des Patienten sowie nach den Vorgaben des Operateurs.

Der Zeitpunkt für den Einsatz der Trainingstherapie zur Funktionsverbesserung ist bei der Behandlung von Hüft-TEP-Patienten abhängig vom muskulären Ausgangszustand, operationstechnischer Besonderheiten sowie dem Alter und den Sekundärerkrankungen des Patienten. Je nach Verlauf und Belastbarkeit des Patienten kann die Trainingstherapie dosiert schon in der Phase 2 eingesetzt werden.

Tabelle 18.3 Rahmentrainingsplan nach Hüft-Totalendoprothese, Phase 1–2

Ziele	Inhalte
Anamnese/Befunderhebung/ Testung	– Krankengymnastische Befundung, Muskelfunktionstests, Haltungsscreening, Bewegungsbeobachtung – Schmerzanalyse – Evtl. EMG-Analyse – Palpation – Inspektion
1. Behandlung postoperativ bedingter Störungen	
– Schmerzlinderung – Beeinflussung postoperativer Schwellungszustände – Kreislaufanregung – Thromboseprophylaxe	– Dämpfung der Schmerzafferenzen – Bei Schwellungszuständen Lymphdrainage, Eisbehandlung – Entspannende Lagerung – Aktive Anspannungsübungen für die Muskulatur der gesamten unteren Extremitäten – Evtl. bei Nervenläsionen Elektrotherapie
2. Wiedererlangung der physiologischen Funktionen	
– Aktive und passive Beweglichkeit, Erreichen der maximal möglichen Beweglichkeit des Hüftgelenkes in Flexion und Extension, passive Beweglichkeit der Abduktion, freie Beweglichkeit der umliegenden Gelenke – Vermeidung/Behandlung von Sekundärerkrankungen (häufig im LWS-Bereich und des gesunden Beines)	– Assistive Mobilisation (zuerst aus der Rückenlage) – Vorsichtige aktive, passive Dehntechniken – Schmerzfreie Dehnlagerungen (kontraindizierte Bewegungen beachten) – Aktive und passive Mobilisation im Schlingentisch – Dekontrakturbehandlung – Aktive und passive Dehnungsübungen besonders der Adduktoren, Flexoren und der verkürzten Muskelgruppen nach individuellem Befund *Beachte:* Bei Dehnung der jeweiligen Muskulatur ist das Auslösen von Schmerzen zu vermeiden und die kontraindizierten Bewegungen zu beachten
– Gelenkstabilität (dynamische und statische Balance) – Stabilisation in der erweiterten Gelenkbewegung	– Gelenkschonende isometrische Spannungsübungen, insbesondere der Extensoren, Abduktoren (aktive Übungsformen in die Innenrotation sind umstritten; das Üben in die Außenrotation und Adduktion (v.a. über Null) ist kontraindiziert)

Tabelle 18.3 Fortsetzung

Ziele	Inhalte
– Synchronisation der motorischen Einheiten – Verbesserung der neuro-muskulären Steuerung, Propriozeptionsfähigkeit des Hüftgelenkes – Kräftigung der hüftumgreifen-den/-stabilisierenden Muskulatur (insbesondere Extensoren und ab ca. der dritten postoperativen Woche dosiert die Abduktoren) – Wahrnehmung	*Beachte:* Der Patient sollte während der Übungsdurchführung in schmerzfreien Positionen gelagert werden (z.B. Bauchlage mit Kissen-unterlage, flektierte Stellung der Hüfte während Extensorentraining). – Dynamische Widerstandsübungen in die Extension, Abduktion (nicht in der Frühphase), z.B. Extensionsübungen im Schlingentisch mit Expanderzug, Extensionsübungen in Bankstellung – Kräftigung der hüftumgreifenden und hüftstabilisierenden Muskulatur (insb. Hüftextensoren und Aduktoren) mit zweidimensionalen Übungsformen am Zugapparat – Kräftigung der Extensoren (z.B. methodische Übungsreihe I im ÜK) *Beachte:* Die LWS sollte dabei aktiv stabilisiert werden (Haltungskontrolle). – Kräftigung der Abduktoren (z.B. methodische Übungsreihe II im ÜK) *Beachte:* Ausweichbewegungen, wie v.a. vermehrte Flexion der Hüfte und Außenrotation des Beines, vermeiden – Kräftigung der Oberschenkelmuskulatur an den Sequenztrainings-geräten liegende Leg-press (mit Teilbelastung 20 kg, z.B. mit Waage), Knie Extension/Flexion *Beachte:* Die Bewegungsamplitude sollte so gewählt werden, daß die Übungen im schmerzfreien Bereich ohne Ausweichbewegungen durchgeführt werden. – *Isokinetik:* Ab der vierten Woche postoperativ kann ein vorsichtiges isokinetisches Training in Extension/Flexion durchgeführt werden. Das Bewegungsausmaß sollte noch limitiert und die Bewegungs-geschwindigkeiten im mittleren Bereich (90–150°/s) gewählt werden. Als Belastungsformen können die assistiv-passiven und die konzentrisch/konzentrischen Belastungen durchgeführt werden (z.B. ÜK 12).
– Auflösung/Vermeidung pathologischer Bewegungs-muster und Schonhaltungen (Ziel: aufrechte Haltung) – Erarbeitung des sicheren Ganges mit Unterarmgeh-stützen (Drei-Punkte-Gang mit ca. 20 kg Teilbelastung)	*Gangschulung:* – Üben der 20 kg Teilbelastung auf der Waage, stabile Ebene – Erlernen des Drei-Punkte-Ganges an Unterarmgehstützen mit ca. 20 kg Teilbelastung – Ausgleich der Schrittlängendifferenz (Schrittlänge des gesunden Beinesoft zu kurz) – Aufrechte Haltung – Abrollverhalten *Verhaltenstraining:* – Förderung der kognitiven und affektiven Bereiche im Sinne von Sensibilisierung des Verhaltens im Alltag, Körperwahrnehmung, Entspannungstraining – Vermittlung von Grundlagenwissen zum Thema Alltagsbewältigung, Freizeitverhalten
3. Wiederherstellung/Verbes-serung/Stabilisierung der allgemeinen und speziellen Leistungs- und Belastungs-fähigkeit	

Tabelle 18.3 Fortsetzung

Ziele	Inhalte
– Propriozeption, Verbesserung der neuromuskulären Steuerung – Koordinationsschulung	– Bewegungsübungen im Wasser erst nachdem die Fäden gezogen sind (Temperatur möglichst 30–33° C); Stabilisations-/Kräftigungsübungen im schmerzfreien Bereich (Differenzierung durch Veränderung der Bewegungsamplitude und -geschwindigkeit); Koordinationsübungen im Sinne von Gleichgewichtsschulung auf dem Schwimmbrett zur Propriozeptionsschulung *Beachte:* keine Adduktion über 0° und Außenrotation. – Erlernen der Koordinations- und Gleichgewichtsfähigkeit durch Übungsformen auf stabilen Ebenen bzw. aus der horizontalen Lage auf instabilen Untergründen
– Verbesserung des Alltagsverhaltens, ADL (Activity of daily living)	– Beginn der Schulung neuer Haltungs- und Bewegungsmuster – Intensive ADL-Schulung
– Selbsthilfetraining	– Erstellung eines Hausaufgabenprogramms – Förderung der Körperwahrnehmung
– Kraftausdauerleistungsfähigkeit für die hüftumgreifende und -stabilisierende Muskulatur	– Apparatives und nichtapparatives Training der Hüftmuskulatur (z.B. ÜK 12)
– Kräftigung der Muskulatur der oberen Extremitäten und des Rumpfes	– Kräftigung der Schulter- und oberen Rückenmuskulatur, Stabilisation der gesamten Wirbelsäule durch Kraftausdauertraining an den Sequenztrainingsgeräten Dips, Pull-down, Press-back
– Ausdauerleistungen	– Fahrradergometer, evtl. Laufband (Einbeziehung der Aspekte der Gangschulung, Teilbelastung durch Abstützen am seitlichen Gehbarren), evtl. Oberkörperergometer *Beachte:* individuelle Belastungstoleranz des Patienten (ggf. Intervalltraining; Wahl des Trainingsgerätes je nach Schmerzsymptomatik)

Phase 3–4 der postoperativen Therapie nach Hüft-Totalendoprothese

In den Phasen 3–4 erfolgt eine Fortführung und Steigerung der o.g. Therapie der Phase 2 (s. Tab. 18.4). Der zeitliche Einstieg in die Phasen 3–4 erfolgt bei Hüft-TEP-Patienten in der Phase der Vollbelastung. Die aktive und passive Adduktion über Null und Außenrotation ist weiterhin kontraindiziert; die aktive Abduktion ist bei einem normalen Operationsverlauf und muskulärem Heilungsverlauf nun ohne Einschränkung erlaubt.

Tabelle 18.4 Rahmentrainingsplan nach Hüft-Totalendoprothese, Phase 3–4

Ziele	Inhalte
Befunderhebung/Testung	– Krankengymnastische Befundung, besonders Muskelfunktionstests, Haltungsscreening, Bewegungsbeobachtung – Ganganalyse – EMG-Analyse – Isometrischer Test – Isokinetischer Test (60 und 150°/s) – Inspektion
1. Behandlung operativ bedingter Störungen (s. Phase 1–2)	– Weiterführung der physiotherapeutischen Behandlung aus den Phasen 1–2 nach individuellem Befund und Schmerzsymptomatik

Tabelle 18.4 fortsetzung

Ziele	Inhalte
2. Wiedererlangung der physiologischen Funktionen	
– Aktive und passive Beweglichkeit, Erreichen der maximalen Beweglichkeit des Hüftgelenkes (aktive Abduktion ist nun ohne Einschränkung erlaubt) – Freie Gelenkbeweglichkeit der umliegenden Gelenke – Vermeidung/Behandlung von Sekundärerkrankungen (häufig im LWS-Bereich und gesunden Bein)	– Gelenkmobilisation: Manuelle Therapie – Dosierte aktive Kontrakturbehandlung – Passive und aktive Schlingentischbehandlung – Hubfreie/-arme Mobilisation – Aktive/passive Dehnung der Adduktoren, Flexoren – Schmerzfreie Dehnlagerungen
– Gelenkstabilität (dynamische und statische Balance) – Stabilisation in der maximalen Gelenkbewegung – Synchronisation der motorischen Einheiten – Verbesserung der neuromuskulären Steuerung, Propriozeptionsfähigkeit der gesamten unteren Extremitäten – Steigerung der Kräftigung der hüftumgreifenden/-stabilisierenden Muskulatur (insbesondere Extensoren, Abduktoren)	– Isometrische Spannungsübungen, insbesondere der Extensoren, Abduktoren mit Widerstand – Innervationsübungen für isolierte Muskeln – Dynamische Widerstandsübungen in die Extension, Abduktion (z.B. ÜK 13, 15) – Verbesserung der Schulung neuer Haltungs- und Bewegungsmuster – Förderung der motorischen Selbstwahrnehmung – Weiterführung der zweidimensionalen hüftstabilisierenden Übungsformen in die Extension und Abduktion am Zugapparat durch Haltungskontrolle auf instabilen Unterstützungsflächen (Therapiekreisel, Posturomed, Haramed, Weichbodenmatte), (z.B. ÜK 19, 23) – Training der Abduktoren: Stand seitlich zum Zugapparat; das betroffene Bein steht auf einer Erhöhung, das Becken ist zur gesunden Seite abgekippt; evtl. erst Arbeiten mit Negativgewicht durch Zug von oben; Anheben des Spielbeines durch Beckenaufrichtung in die Waagerechte (z.B. bei Trendelenburg-Hinken), (z.B. ÜK 14) – Kräftigung der Oberschenkelmuskulatur an den Sequenztrainingsgeräten liegende Leg-press (Vollbelastung, instabile Unterstützungsfläche), Knie Extension/Flexion (z.B. ÜK 16) – Sekundär: Kräftigung der Schulter- und oberen Rückenmuskulatur, Stabilisation der gesamten Wirbelsäule durch Kraftausdauertraining an den Sequenztrainingsgeräten Dips, Pull-down, Press-back *Beachte:* Ziel in der Phase 3–4 ist die Bewegungsausführung in der äußeren Bewegungsbahn, d.h. unter Ausnutzung des physiologischen Bewegungsausmaßes des Gelenkes. – *Isokinetik:* isokinetisches Training in Extension/Flexion und Abduktion. Das Bewegungsausmaß sollte im schmerzfreien Bereich liegen und die Bewegungsgeschwindigkeiten im langsamen und mittleren Bereich (60–150°/s) gewählt werden. Als Belastungsformen können die assistiven, passiven, die konzentrisch/konzentrischen und die konzentrisch/exzentrischen Kontraktionen durchgeführt werden.
– Auflösung/Vermeidung pathologischer Bewegungsmuster und Schonhaltungen (aufrechte Haltung) – Erlernen des Gangbildes ohne Unterarmgehstützen mit Vollbelastung	*Gangschulung in der Vollbelastung:* – Ausgleich der Schrittlängendifferenz (Schrittlänge des gesunden Beines oft zu kurz) – Stabilisation in der Standbeinphase (Glutealmuskeltraining, z.B. mit Theraband, s. ÜK 18) – Aufrechte Haltung – Abrollverhalten

Tabelle 18.4 Fortsetzung

Ziele	Inhalte
– Wahrnehmung	– Ausnutzen der erweiterten Bewegungsamplitude – Intensives Üben der einzelnen Gangphasen
3. Wiederherstellung/Verbesserung/Stabilisierung der allgemeinen und speziellen Leistungs- und Belastungsfähigkeit	
– Verbesserung der Propriozeption, Verbesserung der neuromuskulären Steuerung	– Verbesserung der Koordinations- und Gleichgewichtsfähigkeit durch Übungsformen auf instabiler Ebene wie dem Posturomed, Haramed, Weichboden, Therapiekreisel, Trampolin (z.B. ÜK 17, 25, 26)
– Verbesserung des Alltagsverhaltens, ADL (Activity of daily living) – Bewegungsschulung	– Üben alltags- und berufsnaher Bewegungsmuster in der Vollbelastung mit Zusatzgewichten am Zugapparat zur Steigerung der Belastungstoleranzgrenze
– Kraftausdauerleistungsfähigkeit und Hypertrophietraining für die hüftumgreifende und hüftstabilisierende sowie die gesamte Extremitätenmuskulatur	– Training an Sequenztrainingsgeräten für die unteren Extremitäten (s. Kap. 12) – Ganzkörpertraining
– Selbsthilfetraining	– Erstellung eines Hausaufgabenprogramms
– Verbesserung der Ausdauerleistungen	– Weiterführung des Ausdauertrainings aus Phase 2 mit entsprechender Belastungssteigerung – Der Stepper kann als Ausdauertrainingsgerät hinzugenommen werden

18.3.3
Angeborene Entwicklungsstörungen

18.3.3.1
Morbus Perthes

Definition

Bei Morbus Perthes handelt es sich um eine aseptische Osteonekrose der Femurkopfepiphyse, die sich ca. zwischen dem fünften und siebten Lebensjahr manifestiert.

Ätiologie

Durch eine Vaskularisationsstörung des Femurkopfes kommt es zu einer Retardierung der Kopfkernentwicklung *(Initialstadium)*. Radiologisch erscheint der Gelenkspalt noch weit. Mit zunehmendem Fortschreiten der Krankheit zeigt sich eine Verdichtung der Femurepiphyse *(Kondensationsstadium)*. Die dort befindlichen Knochenbälkchen werden zunehmend abgebaut und geben dem Kopf ein „zerbröseltes" Aussehen *(Fragmentationsstadium)*. Nach unterschiedlich langer Zeit (Monate bis Jahre) kann es durch eine veränderte Durchblutungssituation zu einem Wiederaufbau der Epiphyse – manchmal auch in veränderter Form – kommen *(Reparationsstadium)*, und die Krankheit kann ausheilen *(Ausheilungsstadium)*. Während der knöchernen Umbauvorgänge ist die Epiphyse vermindert belastbar, dadurch sind gewisse kleine bis massive Deformierungen möglich (Coxa plana/magna, Pilzform).

Klinik

Die Kinder haben häufig unklare Knieschmerzen und fangen an zu hinken. Bei der Untersuchung fällt eine Bewegungseinschränkung der Abduktion und Rotation in dem betreffenden Hüftgelenk (Viererzeichen) auf.

Diagnostik

Eine anterior-posterior Röntgenaufnahme der betreffenden Hüfte in Innenrotation führt meist zu einer gesicherten Diagnose.

Therapie

Das Ziel sämtlicher Therapiemaßnahmen ist eine Verhinderung der Deformierung des Hüftkopfes und die Wiederherstellung der Gelenkkongruenz im Hüftgelenk. Abhängig vom Alter kommt es zu einem abgestuften Therapiekonzept: Bis zum fünften Lebensjahr genügt die regelmäßige engmaschige Beobachtung verbunden mit einer krankengymnastischen Übungsbehandlung. Ab dem fünften Lebensjahr sollte das Kind mit einem Entlastungsapparat versorgt werden. Gegebenenfalls muß eine intertrochantäre Varisationsosteotomie oder Beckenosteotomie nach Salter durchgeführt werden.

18.3.3.2
Hüftdysplasie

Definition

Störung der Verknöcherung am Pfannenerker, gegebenenfalls mit nachfolgender Dezentrierung des Hüftkopfes aus der Gelenkpfanne (s. Abb. 18.2).

Pathogenese

Man nimmt an, daß hormonelle Faktoren sowie eine Kapselüberdehnung eine Rolle bei der Entstehung spielen.

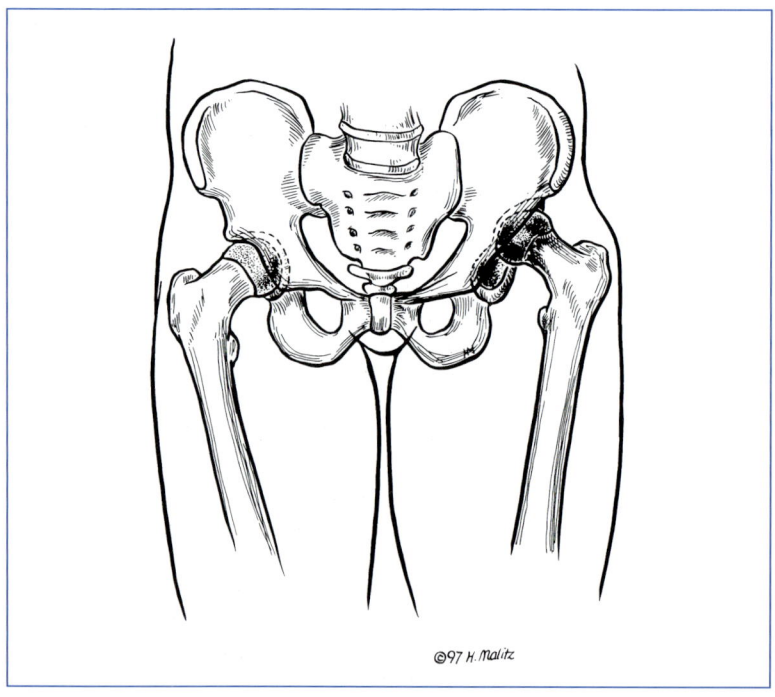

©97 H. Malitz

Abbildung 18.2
Hüftdysplasie mit
Dezentrierung des
Hüftgelenkkopfes aus
der Gelenkpfanne

Klinik

Die Neugeborenen bzw. Kinder weisen eine Instabilität des Hüftgelenkes auf. Wenn die Kinder auf dem Rücken auf dem Wickeltisch liegen, beugt man die Hüft- und Kniegelenke jeweils um 90°. Durch Druck auf das distale Femurende in der Femurachse kann man gegebenenfalls ein Hüftschnappen auslösen (Ortolani-Zeichen) oder sogar eine Luxation provozieren (Barlow-Zeichen). Liegt bereits eine Hüftluxation vor, weisen die Kinder eine Hyperlordose der LWS – bei einseitiger Luxation eine Beinlängendifferenz – auf. Besteht die Luxation bereits länger, findet sich auch eine Hüftbeugekontraktur sowie eine Insuffizienz der Hüftstrecker. Durch einen reflektorischen Hypertonus der Adduktoren haben die betroffenen Kinder häufig eine Abduktionsbehinderung. Bei der Inspektion zeigt sich eine Faltenasymmetrie an den unteren Extremitäten. Sollte eine beidseitige Luxation vorliegen, zeigen die Kinder ein watschelndes Gangbild, bei einseitiger Luxation besteht ein Trendelenburg-Hinken aufgrund der relativen Insuffizienz der Hüftabduktoren.

Diagnostik

Die wichtigste Untersuchung neben der körperlichen ist die Ultraschalluntersuchung. Sie wird routinemäßig in den ersten Lebenstagen eines Neugeborenen durchgeführt, damit dieses Krankheitsbild früh erfaßt und behandelt werden kann. Eine Röntgenuntersuchung ist, wenn überhaupt, erst ab dem dritten Lebensmonat sinnvoll. Dann geben gewisse Hilfslinien, wie z. B. die Menard-Shenton-Linie oder Hilgenreimer-Linie, einen Hinweis auf eine Luxation.

Therapie

Die Behandlung beschränkt sich in den ersten Lebensmonaten ausschließlich auf *konservative Methoden*: breites Wickeln, Spreizhose, Pavlik-Bandage, Gips.

Besteht bereits eine Luxation, sollte das Baby mit der Vojta-Therapie ein bis zwei Wochen vorher behandelt werden, gegebenenfalls muß zusätzlich mit Overhead-Traktion gearbeitet werden. Die Reposition erfolgt durch das Ortolani-Manöver oder in Narkose, gegebenenfalls offen. Unmittelbar danach wird dann eine Spreizhose etc. angelegt.

Als *operative* Methoden ergeben sich dabei die Beckenosteotomie nach Salter, eine Pfannendachplastik oder eine Triple-Osteotomie. Die derotierende, varisierende, intertrochantäre Osteotomie ist ebenfalls eine zu empfehlende Methode.

18.3.3.3
Epiphyseolysis capitis femoris

Definition

Dislokation der proximalen Femurepiphyse.

Ätiologie

Die Entstehung ist selten traumatisch und zu 50% beidseitig zu finden. Das Verhältnis der betroffenen Kinder ist männlich/weiblich 3:1. Meist tritt dieses Krankheitsbild im Alter zwischen dem neunten Lebensjahr bis zum Wachstumsabschluß, insbesondere bei deutlich übergewichtigen Kindern (Dystrophia adiposogenitalis), auf.

Pathogenese

Bei diesem Krankheitsbild zeigt sich eine komplette Lösung der Epiphysenfuge, wahrscheinlich durch eine Störung der Gefäßversorgung der Epiphyse. Sekundär kann das zu einer Hüftkopfnekrose führen. Üblicherweise rutscht dabei der Schenkelhals nach kranioventral bzw. die Epiphyse verbleibt dorsokaudal. Es wird zwischen einer acuta versus lenta Erscheinungsform unterschieden, bei der Lenta-Variante disloziert die Epiphyse langsam und verursacht auch nur latente Beschwerden.

Klinik und Diagnose

Die jugendlichen Patienten klagen häufig zunächst über Kniegelenkbeschwerden oder Schmerzen an der Oberschenkelvorderseite. Ist die Epihphyse schon weiter abgerutscht, wird das Bein in Außenrotation gehalten, daraus resultiert eine leichte Beinverkürzung sowie ein Hüfthinken. Ein wichtiges diagnostisches Zeichen bei der körperlichen Untersuchung stellt das positive Drehmann-Zeichen dar. Hierbei weicht das Kind bei Hüftgelenksflexion unwillkürlich in die Außenrotation aus.

Die radiologische Untersuchung muß unbedingt eine Lauenstein-Aufnahme (70° Hüftgelenksflexion, 50° Hüftgelenksabduktion) beinhalten, was häufig bereits zur Diagnosestellung reicht.

Therapie

Bei der Akuta-Form ist eine notfallmäßige Reposition, Fixation und Hämatomentleerung erforderlich. Die operative Fixation erfolgt entweder mit Schrauben oder Kirschner-Drähten. Im Unterschied dazu erfolgt bei der Lenta-Form eine differenzierte Therapie: Ist die Epiphyse bis 30° disloziert, reicht eine Kirschner-Draht-Fixierung, sonst ist eine valgisierende, flektierende, inter-/subtrochantäre Korrekturosteotomie erforderlich.

Rahmentrainingsplan der operativen Therapie nach Umstellungsosteotomie

Die genannten angeborenen Entwicklungsstörungen werden häufig mit einer Umstellungsosteotomie behandelt, wodurch sich im folgenden – ohne Berücksichtigung der Ursachen – ein gemeinsames Therapiekonzept ergibt.

Bei der Behandlung von Umstellungsosteotomien (s. Abb. 18.3) ist die operative Therapie von Bedeutung. Bei valgisierenden Osteotomien werden die kleinen Glutealmuskeln vorgedehnt; bei varisierenden Osteotomien werden die kleinen Glutealmuskeln angenähert

und neigen somit zur Insuffizienz. In der Ganganalyse ist ein deutliches Trendelenburg-Hinken zu erkennen.

Für die Nachbehandlung sollten die individuelle Ausgangssituation vor der Operation (s. Operationsindikationen in den vorangegangenen Abschnitten), operationstechnische Besonderheiten, muskulärer Zustand sowie Alter und Sekundärerkrankungen des Patienten berücksichtigt werden. Ziel der Behandlung ist die Wiederherstellung einer möglichst schmerzfreien, physiologischen Gelenkfunktion und die Wiedereingliederung in das Alltags- und Berufsleben.

Der Rahmentrainingsplan orientiert sich im allgemeinen an den in Kap. 2 aufgezeigten Grundstrukturen.

Phase 1–2 der postoperativen Therapie nach Umstellungsosteotomie

In den Phasen 1–2 (bis sechste Woche postoperativ) ist die komplette Entlastung der betroffenen Extremität indiziert. Der operierte Hüftpatient kann im Normalfall schon ab dem ersten postoperativen Tag krankengymnastisch einachsig (Flexion/Extension) behandelt werden. Aktive Bewegungen in die Abduktion sind in der Frühphase aufgrund der Gefahr des Abreißens des M. glutaeus medius zu vermeiden (abhängig vom Operationszugang). In den Phasen 1–2 sollte aufgrund möglicher Scher- und Zugkräfte kein aktives (in der Frühphase auch kein passives) Üben der Rotation und Adduktion erfolgen.

Von besonderer Bedeutung für die Behandlung des Patienten nach Umstellungsosteotomie ist die Vorerkrankung, die spezifische muskuläre Auffälligkeiten mit sich bringt:
- Morbus Perthes: Bewegungseinschränkungen in der Abduktion und Rotation, Varisationsosteotomie
- Hüftdysplasie: Bewegungseinschränkung in der Extension und Abduktion; Hüftbeugekontrakturen; verkürzte und hypertone Adduktoren und damit Abduktionshinderung (Trendelenburg), Varisationsosteotomie

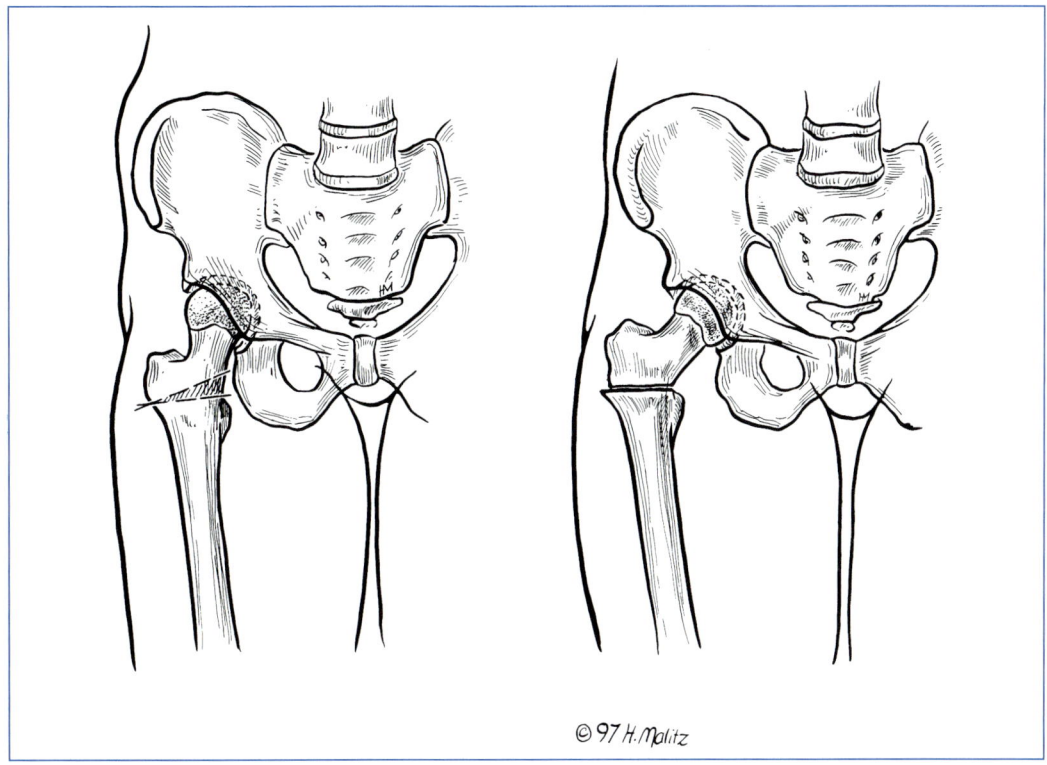

© 97 H. Malitz

Abbildung 18.3 Umstellungsosteotomie (vorher/nachher)

- Epiphyseolysis capitis femoris: Abduktions-hemmung; Insuffizienz des M. glutaeus medius, valgisierende Osteotomie

Das Nachbehandlungsschema richtet sich mit seinen Zielsetzungen bezüglich des zeitlichen Ablaufes und der Übungsintensität nach den Vorgaben des Operateurs. In der ersten Phase erfolgt meist eine völlige Entlastung des Beines für ca. sechs Wochen (s. Tab. 18.5). Anschließend wird, je nach Röntgenkontrolle, die Teilbelastung von ca. 20 kg empfohlen (Phase 2). Die Steigerung zur Vollbelastung wird, wiederum abhängig von der Röntgenkontrolle, bis zur ca. zehnten bis zwölften Woche angestrebt (Phase 3–4).

Der Zeitpunkt für den Einsatz der Trainingstherapie zur Funktionsverbesserung ist gerade bei der Behandlung von Patienten mit Umstellungsosteotomie stark abhängig von dem muskulären Ausgangszustand, operationstechnischen Besonderheiten sowie dem Alter und den Sekundärerkrankungen des Patienten. Je nach Verlauf und Belastbarkeit des Patienten kann die Trainingstherapie dosiert schon in der Phase 2 eingesetzt werden.

Phase 3–4 der postoperativen Therapie nach Umstellungsosteotomie

In den Phasen 3–4 (ab ca. zwölfter Woche postoperativ) erfolgt eine Fortführung und Steigerung der o.g. Therapie der Phase 2. Der zeitliche Einstieg in die Phasen 3–4 erfolgt bei Patienten mit Umstellungsosteotomie in der Phase der Vollbelastung nach Röntgenkontrolle. Die aktive und passive Adduktion und Rotation ist bei guter Konsolidierung (Röntgenkontrolle) nun erlaubt; die aktive Abduktion ist bei normalem Operationsverlauf und muskulärem Heilungsverlauf ebenfalls ohne Einschränkung erlaubt. Im Vordergrund steht die Kräftigung der Extensoren und Abduktoren (s. Tab. 18.6).

Tabelle 18.5 Rahmentrainingsplan nach Umstellungsosteotomie, Phase 1–2

Ziele	Inhalte
Anamnese/Befunderhebung/ Testung	– Krankengymnastische Befundung, besonders Muskelfunktionstests, Haltungsscreening, Bewegungsbeobachtung – Schmerzanalyse – Evtl. EMG-Analyse – Palpation – Inspektion
1. Behandlung operativ bedingter Störungen	
– Schmerzlinderung – Beeinflussung postoperativer Schwellungszustände – Kreislaufanregung – Thromboseprophylaxe	– Dämpfung der Schmerzafferenzen – Bei Schwellungszuständen Lymphdrainage, Eisbehandlung – Entspannende Lagerung in neutraler Rotationsstellung mit leichter Abduktion – Aktive Anspannungsübungen für die Muskulatur der gesamten unteren Extremitäten – Evtl. bei Nervenläsionen Elektrotherapie – Bei valgisierender Osteotomie evtl. detonisierende Maßnahmen
2. Wiedererlangung der physiologischen Funktionen	
– Erreichen der maximal möglichen schmerzfreien Beweglichkeit des Hüftgelenkes (Extension/Flexion), freie Beweglichkeit der umliegenden Gelenke – Vermeidung/Behandlung von Sekundärerkrankungen (häufig andere Hüfte überlastet)	– Assistive Mobilisation zuerst aus der Rückenlage (Extension/Flexion) – Vorsichtige aktive/passive Dehntechniken v.a. der Flexoren – Schmerzfreie Dehnlagerungen – Aktive und passive Mobilisation im Schlingentisch – Dekontrakturbehandlung (v.a. bei Hüftdysplasie) – Aktive und passive Dehnungsübungen besonders der Flexoren – Manuelle Therapie, Traktion *Beachte:* Bei Dehnung der jeweiligen Muskulatur ist das Auslösen von Schmerzen zu vermeiden, und die kontraindizierten Bewegungen sind zu beachten.
– Gelenkstabilität (dynamische und statische Balance) – Stabilisation in der Gelenkbewegung – Synchronisation der motorischen Einheiten – Verbesserung der neuromuskulären Steuerung, Propriozeptionsfähigkeit des Hüftgelenkes – Kräftigung der hüftumgreifenden/-stabilisierenden Muskulatur (insb. Extensoren, ab ca. der dritten Woche postoperativ dosiert die Abduktoren)	– Gelenkschonende isometrische Spannungsübungen, insbesondere der Extensoren, Abduktoren (nicht in der Frühphase), *beachte:* Der Patient sollte während der Übungsdurchführung in schmerzfreien Positionen gelagert werden (z.B. Bauchlage mit Kissenunterlage, flektierte Stellung der Hüfte während Extensorentraining) – Dynamische Widerstandsübungen in die Extension, Abduktion (nicht in der Frühphase), (z.B. Extensionsübungen im Schlingentisch mit Expanderzug, Extensionsübungen in Bankstellung) – Beginn der Schulung neuer Haltungs- und Bewegungsmuster – Förderung der motorischen Selbstwahrnehmung – Üben der 20 kg Teilbelastung auf der Waage, stabilen Ebene – Kräftigung der hüftumgreifenden und hüftstabilisierenden Muskulatur (Hüftextensoren und Abduktoren) mit zweidimensionalen Übungsformen am Zugapparat – Kräftigung der Extensoren (z.B. methodische Übungsreihe I im ÜK) *Beachte:* Die LWS sollte dabei aktiv stabilisiert werden (Haltungskontrolle). – Kräftigung der Abduktoren (z.B. methodische Übungsreihe II im ÜK) *Beachte:* Ausweichbewegungen, wie v.a. Flexion der Hüfte und Außenrotation des Beines vermeiden – Kräftigung der Oberschenkelmuskulatur an den Sequenztrainingsgeräten liegende Leg-press (mit Teilbelastung 20 kg, z.B. mit Waage), Knie Extension/Flexion

Tabelle 18.5 Fortsetzung

Ziele	Inhalte
	Beachte: Die Bewegungsamplitude sollte so gewählt werden, daß die Übungen im schmerzfreien Bereich ohne Ausweichbewegungen durchgeführt werden. Das Üben der Rotation und Adduktion ist in dieser Phase wegen Auftreten von Zug- und Scherkräften kontraindiziert.
	– *Isokinetik:* Ab der sechsten Woche postoperativ (Teilbelastung) kann ein vorsichtiges isokinetisches Training in Extension/Flexion durchgeführt werden. Das Bewegungsausmaß sollte noch limitiert und die Bewegungsgeschwindigkeiten im mittleren Bereich (90–150°/s) gewählt werden. Als Belastungsformen können die assistiven, passiven und die konzentrisch/konzentrischen Belastungen durchgeführt werden.
– Auflösung/Vermeidung pathologischer Bewegungsmuster und Schonhaltungen (Ziel: aufrechte Haltung) – Erarbeitung des sicheren Gangbildes an Unterarmgehstützen (Drei-Punkte-Gang ohne Belastung, in Phase 2 mit 20 kg Teilbelastung) – Wahrnehmung	*Gangschulung:* – Erlernen des Drei-Punkte-Ganges an Unterarmgehstützen ohne Belastung/mit ca. 20 kg Teilbelastung – Ausgleich der Schrittlängendifferenz (Schrittlänge des gesunden Beines oft zu kurz) – Aufrechte Haltung – Abrollverhalten *Verhaltenstraining:* – Förderung der kognitiven und affektiven Bereiche im Sinne von Sensibilisierung des Verhaltens im Alltag, Körperwahrnehmung, Entspannungstraining – Vermittlung von Grundlagenwissen zum Thema Alltags- und Freizeitaktivitäten
3. Wiederherstellung/Verbesserung/Stabilisierung der allgemeinen und speziellen Leistungs- und Belastungsfähigkeit	
– Propriozeption/Verbesserung der neuromuskulären Steuerung – Bewegungskoordination	– Bewegungsübungen im Wasser (Temperatur möglichst 30–33°C); Stabilisations-/ Kräftigungsübungen im schmerzfreien Bereich (Differenzierung durch Veränderung der Bewegungsamplitude und -geschwindigkeit); Koordinationsübungen im Sinne von Gleichgewichtsschulung auf dem Schwimmbrett zur Propriozeptionsförderung *Beachte:* keine Adduktions- und Rotationsübungen. – Erlernen der Koordinations- und Gleichgewichtsfähigkeit durch Übungsformen auf stabilen Ebenen bzw. in der horizontalen Lage auf instabilen Untergründen
– Kraftausdauerleistungsfähigkeit für die hüftumgreifende und -stabilisierende Muskulatur	– Apparatives und nichtapparatives Training (s. Kap. 12)
– Kräftigung der Muskulatur der oberen Extremitäten und des Rumpfes (Maximalkraft)	– Kräftigung der Schulter- und oberen Rückenmuskulatur, Stabilisation der gesamten Wirbelsäule durch Kraftausdauertraining an den Sequenztrainingsgeräten Dips, Pull-down, Press-back
– Verbesserung des Alltagsverhaltens, ADL (Activity of daily living) – Bewegungsvielfalt	– Intensive ADL-Schulung

Tabelle 18.5 Fortsetzung

Ziele	Inhalte

– Ausdauerleistungen	– Oberkörperergometer
	– Evtl. Laufband (Einbeziehung der Aspekte der Gangschulung,
	  Teilbelastung durch Abstützen am seitlichen Gehbarren, jedoch nicht
	  in Phase 1 bei voller Entlastung)
	– Fahrradergometer
	
	Beachte: individuelle Belastungstoleranz des Patienten (ggf. Intervall-
	training; Wahl des Trainingsgerätes je nach Schmerzsymptomatik)

Tabelle 18.6 Rahmentrainingsplan nach Umstellungsosteomie, Phase 3–4

Ziele	Inhalte
Befunderhebung/Testung	– Krankengymnastische Befundung, besonders Muskelfunktionstests, Haltungsscreening, Bewegungsbeobachtung – Schmerzanalyse – Apparativer isometrischer Test – Isokinetischer Test (60 und 150°/s) – Evtl. EMG-Analyse – Palpation – Ganganalyse
1. Behandlung operativ bedingter Störungen (s.o.)	– Weiterführung der physiotherapeutischen Behandlung aus den Phasen 1–2 nach indvidiuellem Befund und Schmerzsymptomatik
2. Wiedererlangung der physiologischen Funktionen	

– Erreichen der physiologischen
  Beweglichkeit des Hüft-
  gelenkes in allen Bewegungs-
  richtungen (aktive Abduktion
  ist nun ohne Einschränkung
  erlaubt), freie Beweglichkeit
  der umliegenden Gelenke
– Vermeidung/Behandlung von
  Sekundärerkrankungen
  (häufig des gesunden Beines
  durch Überlastung)
	– Gelenkmobilisation: Manuelle Therapie
	– Dosierte aktive Kontrakturbehandlung
	– Aktive und passive Mobilisation im Schlingentisch
	– Hubfreie/-arme Mobilisation
	– Aktive und passive Dehnungsübungen der verkürzten Muskulatur
	  (insbesondere Adduktoren, Flexoren)
	– Schmerzfreie Dehnlagerungen

– Gelenkstabilität (dynamische
  und statische Balance)
– Stabilisation in der maxi-
  malen Gelenkbewegung
– Synchronisation der
  motorischen Einheiten
– Verbesserung der neuro-
  muskulären Steuerung,
  Propriozeptionsfähigkeit der
  gesamten unteren Extremität
– Kräftigung der hüftum-
  greifenden/-stabilisierenden
  Muskulatur (insb. Exten-
  soren, Abduktoren)
	– Isometrische Spannungsübungen, insbesondere der Extensoren,
	  Abduktoren mit Widerstand
	– Dynamische Widerstandsübungen in die Extension, Abduktion
	  (z.B. ÜK 5, 9, 13, 18)
	– Innervationsübungen für isolierte Muskeln
	– Verbesserung neuer Haltungs- und Bewegungsmuster
	– Förderung der motorischen Selbstwahrnehmung
	– Weiterführung der zweidimensionalen hüftstabilisierenden Übungs-
	  formen in die Extension und Abduktion am Zugapparat durch
	  Haltungskontrolle auf instabilen Unterstützungsflächen (Therapie-
	  kreisel, Posturomed, Haramed, Weichbodenmatte)
	– Einführung von dreidimensionalen hüftstabilisierenden Übungsformen
	  mit Hilfe der PNF-Muster am Zugapparat bzw. mit freien Gewichten
	– Training der Abduktoren: Stand seitlich zum Zugapparat; das betrof-
	  fene Bein steht auf einer Erhöhung, das Becken ist zur gesunden Seite
	  abgekippt; evtl. erst Arbeiten mit Negativgewicht durch Zug von oben;
	  Anheben des Spielbeines durch Beckenaufrichtung in die Waagerechte
	  (z.B. bei Trendelenburg-Hinken), (z.B. ÜK 14)

Tabelle 18.6 Fortsetzung

Ziele	Inhalte
	– Kräftigung der Oberschenkelmuskulatur an den Sequenztrainings-geräten liegende Leg-press (Vollbelastung, instabile Unterstützungs-fläche (z.B. ÜK 16), Knie Extension/Flexion *Beachte:* Ziel in der Phase 3–4 ist die Bewegungsausführung in der äußeren Bewegungsbahn, d.h. unter Ausnutzung des physiologischen Bewegungsausmaßes des Gelenkes. – *Isokinetik:* isokinetisches Training in Extension/Flexion und Abduktion. Das Bewegungsausmaß sollte im schmerzfreien Bereich liegen, und die Bewegungsgeschwindigkeiten sollten im langsamen und mittleren Bereich (60–150°/s) gewählt werden. Als Belastungsformen können die assistiven, passiven, die konzentrisch/konzentrischen und die konzentrisch/exzentrischen Kontraktionen durchgeführt werden.
– Auflösung/Vermeidung pathologischer Bewegungs-muster und Schonhaltungen (Ziel: aufrechte Haltung) – Erarbeitung des sicheren Gangbildes ohne Unterarm-gehstützen mit Vollbelastung – Wahrnehmung	*Gangschulung in der Vollbelastung:* – Ausgleich der Schrittlängendifferenz (Schrittlänge des gesunden Beines oft zu kurz) – Stabilisation in der Standbeinphase (Glutealmuskeltraining, z.B. mit Theraband, s. ÜK 18) – Aufrechte Haltung – Abrollverhalten – Nutzung der erweiterten Bewegungsamplitude – Intensives Üben der einzelnen Ganphase *Beachte:* Häufig ist bei diesen Krankheitsbildern ein Trendelenburg-Zeichen zu finden, das aktiv verbessert werden sollte. *Verhaltenstraining* – Förderung der kognitiven und affektiven Bereiche im Sinne von Sensibilisierung des Verhaltens im Alltag, Körperwahrnehmung, Entspannungstraining – Vermittlung von Grundlagenwissen zum Thema Alltags- und Freizeit-aktivitäten
3. Wiederherstellung/Verbes-serung/Stabilisierung der allgemeinen und speziellen Leistungs- und Belastungs-fähigkeit	
– Propriozeption, Verbesserung der neuromuskulären Steuerung – Bewegungskoordination	– Verbesserung der Koordinations- und Gleichgewichtsfähigkeit durch Übungsformen auf instabiler Ebene wie dem Posturomed, Haramed, Weichboden, Therapiekreisel, Trampolin (z.B. ÜK 25)
– Kraftausdauerleistungsfähig-keit und Hypertrophietraining für die hüftumgreifende und -stabilisierende Muskulatur sowie der gesamten Extremi-tätenmuskulatur	– Apparatives und nichtapparatives Training (s. Kap. 12)
– Kräftigung der Muskulatur der oberen Extremitäten und des Rumpfes (Maximalkraft)	– Kräftigung der Schulter- und oberen Rückenmuskulatur, Stabilisation der gesamten Wirbelsäule durch Kraftausdauertraining an den Sequenztrainingsgeräten Dips, Pull-down, Press-back (s. Kap. 12)
– Verbesserung des Alltags-verhaltens, ADL (Activity of daily living) – Bewegungsvielfalt	– Intensive ADL-Schulung – Üben alltags- und berufsnaher Bewegungsmuster in der Vollbelastung mit Zusatzgewichten am Zugapparat zur Steigerung der Belastungs-toleranzgrenze

Tabelle 18.6 Fortsetzung

Ziele	Inhalte
– Selbsthilfetraining – Ausdauerleistungen	– Erstellung eines Hausaufgabenprogramms – Weiterführung des Ausdauertrainings aus der Phase 2 mit entsprechender Belastungssteigerung, beim Laufband wird ohne seitliches Abstützen trainiert, der Stepper kann als Ausdauertrainingsgerät hinzugenommen werden

18.3.4
Verletzungen des Oberschenkelknochens (körpernaher Anteil)

18.3.4.1
Mediale Oberschenkelhalsfraktur

Etwa 70% aller Oberschenkelbrüche betreffen den körpernah gelegenen Abschnitt des Oberschenkelknochens. Der hüftgelenknahe Oberschenkelbruch ist die typische Verletzung des alten Menschen und dadurch mit hoher Komplikationsrate behaftet. Wesentliches Therapieziel ist die Erhaltung der Mobilität bzw. eine möglichst kurze Immobilisationsdauer.

Unfallmechanismus

Beim älteren Menschen genügt ein Ereignis mit geringer Energie, wie Ausrutschen oder Sturz aus dem Stand, das den osteoporotischen Knochen zur Fraktur bringt. Bei normaler Knochenfestigkeit sind Schenkenhalsbrüche Verletzungen, die eine erhebliche Gewalteinwirkung erfordern, also Verkehrsunfälle oder Sturz aus großer Höhe.

Klinik

Instabile Verletzungen zeigen sich mit Verkürzung und Außenrotation des betroffenen Beines; dieses kann nicht von der Unterlage abgehoben werden. Passive Bewegungen bereiten entsprechend Schmerzen; hier sind die direkten Frakturzeichen zu erheben.

Bei eingestauchten Verletzungen (sog. stabile Abduktionsfrakturen) können die Frakturzeichen fehlen. Hier sind nur ein Unfallereignis sowie die Schmerzen im Hüftgelenk evtl.

mit Ziehen zum Knie zu erheben. Die Röntgendiagnostik erfolgt mit einer Beckenübersichtsaufnahme, Röntgen des Hüftgelenkes anterior-posterior und in Lauenstein-Projektion. Anhand dieser Röntgenbilder kann dann entsprechend der Garden-Einteilung (prognoseorientiert) oder der Pauwels-Einteilung klassifiziert werden (s. Abb. 18.4).

Therapie

Kinder und Jugendliche mit Schenkelhalsbrüchen stellen eine absolute Notfallindikation dar und müssen entsprechend sofort operativ versorgt werden. Die notfallmäßige operative Versorgung ist auch bei älteren Patienten gegeben, bei denen man sich für eine kopferhaltende Maßnahme entscheidet. Alle anderen Patienten sollten binnen 24 Stunden einer Operation zugeführt werden.

Bei der stabilen eingestauchten medialen Oberschenkelhalsfraktur ist der Hüftkopf in Valgusstellung verkippt und auf dem kranialen Anteil des Oberschenkelhalsfragmentes eingestaucht. Das Hüftgelenk kann aktiv bewegt werden.

Bei älteren Menschen ist die konservative frühfunktionelle Behandlung, also Mobilisierung unter schmerzabhängiger Belastung, angezeigt. Bei jüngeren Patienten, wo der Kopferhalt dringend geboten ist, erfolgt eine notfallmäßige Druckentlastung des Hüftgelenkes und Schraubenosteosynthese (prophylaktische Verschraubung): Ein Abrutschen des Bruches soll verhindert werden. Unter konservativer Behandlung ist das Auftreten von Schmerzen häufig ein Signal für ein sekundäres Abrutschen der Fraktur. Dann wird eine operative Behandlung (Endoprothetik) erforderlich.

Abbildung 18.4
Mögliche Frakturen im
Bereich des proximalen
Oberschenkelknochens

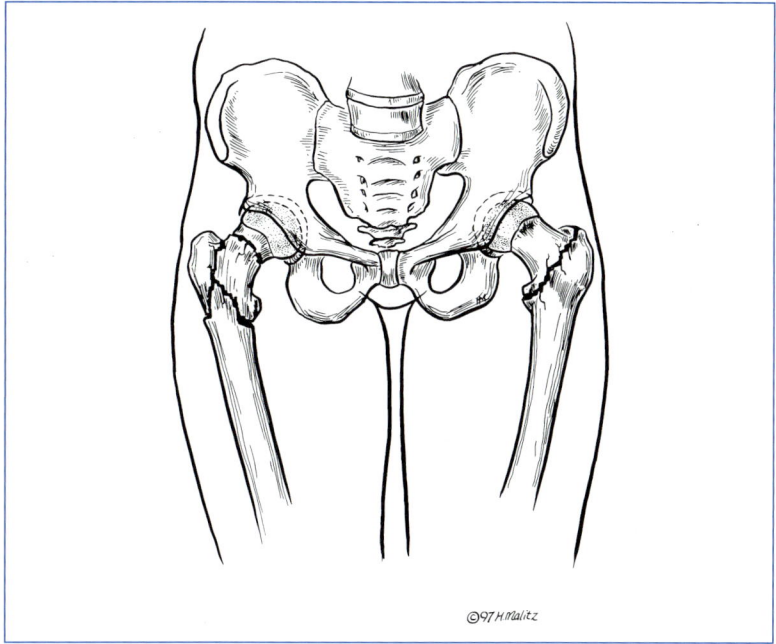

©97 H.Malitz

Die kopferhaltenden Operationen beim biologisch jüngeren Menschen bzw. jungen Erwachsenen führen zur Übungsstabilität, eine Belastbarkeit ist vor der sechsten bis achten Woche jedoch nicht gegeben.

Komplikationen der medialen Oberschenkelhalsfraktur beim Kind oder Jugendlichen sind erstens die partielle bzw. die totale Hüftkopfnekrose und zweitens die Ausbildung einer Schenkelhalspseudarthrose, das Ausbleiben der Knochenbruchheilung.

Beim alten Menschen ist, um eine möglichst zügige Mobilisierung zu erreichen, die Implantation einer Endoprothese vorzunehmen. Wie dies am besten zu geschehen hat (zementiert oder teils zementiert und zementfrei oder als bipolare Prothese), wird sehr unterschiedlich bewertet und gehandhabt. Das Therapieziel ist die frühzeitige Mobilisierung, wobei eine Vollbelastung vom Implantat aus möglich sein sollte.

18.3.4.2
Frakturen der Trochanterregion

Auch hier handelt es sich um eine häufige Fraktur des alten Menschen bei osteoporotischen Knochen. Von daher sind, wie bei der medialen Oberschenkelhalsfraktur, nur geringe äußere Gewalteinwirkungen erforderlich.

Klinik

Das klinische Bild ist ebenfalls relativ uniform mit Schmerzen am körpernahen Oberschenkel, dem verkürzten, außenrotierten Bein und der fehlenden Möglichkeit, es aktiv zu bewegen. Sinnvoll ist die Einteilung in stabile und instabile Verletzungen, wobei es sich bei den instabilen Verletzungen häufig um Mehrstückbrüche handelt.

Für die Therapie sind heute verschiedene Verfahren gängig, wie z. B. die dynamische Hüftschraube (DHS) und der Gamma-Nagel bzw. unaufgebohrter Femurmarknagel. Die früher gebräuchlichen Ender-Nägel haben mehr historisches Interesse. Das Prinzip der Osteosynthese mit DHS besteht darin, daß ein kräftiges Implantat im Oberschenkelkopf verankert wird, welches in einem Zylinder, der am Oberschenkelfragment fixiert ist, gleiten kann. Unter Vollbelastung kommt es so zu einem kontrollierten zusammensintern der Fraktur, bis unter entsprechendem interfragmentären

Kontakt eine knöcherne Abstützung erreicht ist, ohne daß das Implantat den Kopf perforieren kann. Die Operationstechnik ist einfach und mit einer geringen Komplikationsrate versehen.

Therapie

Es sollte möglichst frühzeitig eine Physiotherapie am ersten postoperativen Tag mit geführten Bewegungsübungen und Mobilisation erfolgen. Da zum größten Teil ältere Menschen betroffen sind, die kaum teilbelasten können, bedeutet Mobilisierung meist auch Vollbelastung. Wie bereits ausgeführt, hat beim alten Menschen die Sofortmobilisation mit Belastung des verletzten Beines zur Vermeidung von Komplikationen durch längere Bettlägerigkeit absolute Priorität. Eine minimale Beinverkürzung, die das Verfahren mit sich bringen kann, ist, verglichen mit anderen Komplikationen, sicher von nur geringer Bedeutung.

Rahmentrainingsplan der postoperativen Therapie nach Verletzungen des körpernahen Oberschenkelknochens

Bei der Behandlung von operativ versorgten Verletzungen des körpernahen Oberschenkelknochens ist die Stabilität der Frakturstelle von besonderer Bedeutung.

Die individuelle Ausgangssituation vor der Operation spielt im Vergleich zu den vorhergehenden Indikationen keine besondere Rolle, da das Gelenk und die Muskulatur durch ein plötzliches Einwirken beeinträchtigt wurden und somit nicht über Monate und Jahre pathologische Muster entwickelt haben. Der Rahmentrainingsplan richtet sich somit nach den operationstechnischen Besonderheiten, dem muskulären Zustand sowie Alter und Sekundärerkrankungen des Patienten. Ziel der Behandlung ist die Wiederherstellung einer möglichst schmerzfreien physiologischen Gelenkfunktion bei Stabilität der Frakturstelle.

Der Rahmentrainingsplan orientiert sich im allgemeinen an den in Kap. 2 aufgezeigten Grundstrukturen.

Phase 1–2 der postoperativen Therapie nach Verletzung des körpernahen Oberschenkelknochens

Die erste Phase dauert in der Regel bis ca. zur sechsten Woche nach der Operation und ist durch die komplette Entlastung der verletzten Struktur gekennzeichnet (s. Tab. 18.7). Nach den sechs Wochen kann in der zweiten Phase eine Teilbelastung erfolgen. (Die zeitlichen Angaben können je nach Operateur und Operationsverlauf sowie möglicher -komplikationen variieren.)

Bei komplikationslosem Verlauf kann der Patient schon ab dem ersten postoperativen Tag krankengymnastisch behandelt werden. Im Gegensatz zu den vorhergehenden Indikationen kann das Gelenk im Normalfall, je nach Vorgabe des Operateurs, in die Bewegungsrichtungen Flexion/Extension/Abduktion aktiv und passiv mobilisiert werden. Es ist postoperativ somit übungsstabil. Die aktive Adduktion sollte wegen der Scherkraftwirkung auf die Frakturstelle vermieden werden; die Rotation sollte ebenfalls nicht forciert werden.

Das Nachbehandlungsschema hinsichtlich der Belastungsstabilität richtet sich nach der chondralen Ossifikation bzw. Konsolidierung des Materials, das in regelmäßigen Abständen röntgenologisch kontrolliert wird. In der ersten Phase erfolgt meist eine völlige Entlastung des Beines für ca. sechs Wochen. Anschließend wird, je nach Röntgenkontrolle, die Teilbelastung empfohlen (Phase 2). Die Steigerung zur Vollbelastung wird, wiederum abhängig von der Röntgenkontrolle, bis zur ca. zehnten bis zwölften Woche angestrebt (Phase 3–4).

Der Zeitpunkt für den Einsatz der Trainingstherapie zur Funktionsverbesserung ist gerade bei der Behandlung von Patienten mit operativ versorgten Verletzungen stark abhängig vom muskulären Ausgangszustand, operationstechnischen Besonderheiten sowie dem Alter und den Sekundärerkrankungen des Patienten. Je nach Verlauf und Belastbarkeit des Patienten kann die Trainingstherapie dosiert schon in der Phase 2 eingesetzt werden.

Tabelle 18.7 Rahmentrainingsplan nach Verletzungen des körpernahen Oberschenkelknochens, Phase 1–2

Ziele	Inhalte
Anamnese/Befunderhebung/ Testung	– Krankengymnastische Befundung, besonders Muskelfunktionstests, Haltungsscreening, Bewegungsbeobachtung – Schmerzanalyse – Apparativer isometrischer Test – Isokineticher Test (wenn bereits möglich) – Evtl. EMG-Analyse – Palpation – Inspektion
1. Behandlung operativ bedingter Störungen	
– Schmerzlinderung – Beeinflussung postoperativer Schwellungszustände, Hämatome im Frakturbereich – Kreislaufanregung – Thromboseprophylaxe – Förderung der Durchblutung	– Dämpfung der Schmerzafferenzen – Bei Schwellungszuständen Lymphdrainage, Eisbehandlung – Entspannende, schmerzfreie Lagerung – Aktive Anspannungsübungen für die Muskulatur der gesamten unteren Extremitäten – Evtl. bei Nervenläsionen Elektrotherapie
2. Wiedererlangung der physiologischen Funktionen	
– Aktive und passive Beweglichkeit, Erreichen der maximal möglichen schmerzfreien Beweglichkeit des Hüftgelenkes, freie Beweglichkeit der umliegenden Gelenke	– Assistive Mobilisation zuerst aus der Rückenlage – Aktive/passive Dehntechniken – Schmerzfreie Dehnlagerungen – Aktive und passive Mobilisation im Schlingentisch – Aktive und passive Dehnungsübungen der nach individuellem Befund verkürzten Muskulatur *Beachte:* Bei Dehnung der jeweiligen Muskulatur ist das Auslösen von Schmerzen zu vermeiden.
– Gelenkstabilität (dynamische und statische Balance) – Stabilisation in der Gelenkbewegung – Synchronisierung der motorischen Einheiten – Verbesserung der neuromuskulären Steuerung, Propriozeptionsfähigkeit des Hüftgelenkes – Kräftigung der hüftumgreifenden/-stabilisierenden Muskulatur	– Isometrische Spannungsübungen – Dynamische Widerstandsübungen – Beginn der Schulung des Alltagsverhaltens – Förderung der motorischen Selbstwahrnehmung – Üben der 20 kg Teilbelastung auf der Waage, stabilen Ebene *Beachte:* Der individuelle Allgemeinzustand des Patienten gilt als Parameter der Übungsintensität (vorerst keine forcierte Rotation, keine aktive Adduktion). – Kräftigung der gesamten hüftumgreifenden und -stabilisierenden Muskulatur mit zweidimensionalen Übungsformen am Zugapparat – Kräftigung der Extensoren (z.B. methodische Übungsreihe I im ÜK) *Beachte:* Die LWS sollte dabei aktiv stabilisiert werden (Haltungskontrolle). – Kräftigung der Abduktoren (z.B. methodische Übungsreihe II im ÜK) *Beachte:* Ausweichbewegungen, wie v.a. vermehrte Flexion der Hüfte und Außenrotation des Beines, vermeiden. – Kräftigung der Oberschenkelmuskulatur an den Sequenztrainingsgeräten liegende Leg-press (mit Teilbelastung 20 kg, z.B. mit Waage), Knie Extension/Flexion, Glutealmuskeltrainer *Beachte:* Die Bewegungsamplitude sollte so gewählt werden, daß die Übungen im schmerzfreien Bereich ohne Ausweichbewegungen durchgeführt werden.

Tabelle 18.7 Fortsetzung

Ziele	Inhalte
	– *Isokinetik:* Da das Gelenk postoperativ übungsstabil ist, kann ein isokinetisches Training in Extension, Flexion und Abduktion (die Adduktion sollte isokinetisch noch vermieden werden) je nach Belastbarkeit des Patienten durchgeführt werden. Das Bewegungsausmaß sollte im schmerzfreien Bereich liegen und die Bewegungsgeschwindigkeiten zu Beginn im hohen bis mittleren Bereich (120–210°/s) gewählt werden. Als Belastungsformen können die assistiven, passiven und die konzentrisch/konzentrischen Belastungen durchgeführt werden.
– Erarbeitung des sicheren Gangbildes an Unterarmgehstützen (Drei-Punkte-Gang ohne Belastung, in Phase 2 mit 20 kg Teilbelastung) – Wahrnehmung	*Gangschulung:* – Erlernen des Drei-Punkte-Ganges an Unterarmgehstützen ohne Belastung/mit ca. 20 kg Teilbelastung – Ausgleich der Schrittlängendifferenz (Schrittlänge des gesunden Beines oft zu kurz) – Aufrechte Haltung – Abrollverhalten *Verhaltenstraining:* – Förderung der kognitiven und affektiven Bereiche im Sinne von Sensibilisierung des Verhaltens im Alltag, Körperwahrnehmung, Entspannungstraining
3. Wiederherstellung/Verbesserung/Stabilisierung der allgemeinen und speziellen Leistungs- und Belastungsfähigkeit	
– Propriozeption, Verbesserung der neuromuskulären Steuerung – Koordinationsschulung	– Bewegungsübungen im Wasser (Temperatur möglichst 30–33°C); Stabilisations-/ Kräftigungsübungen im schmerzfreien Bereich (Differenzierung durch Veränderung der Bewegungsamplitude und -geschwindigkeit); Koordinationsübungen im Sinne von Gleichgewichtsschulung auf dem Schwimmbrett zur Propriozeptionsförderung – Erlernen der Koordinations- und Gleichgewichtsfähigkeit durch Übungsformen auf stabilen Ebenen
– Kraftausdauerleistungsfähigkeit für die hüftumgreifende und -stabilisierende Muskulatur	– Apparatives und nichtapparatives Training der hüftstabilisierenden Muskulatur
– Kräftigung der Muskulatur der oberen Extremitäten und des Rumpfes	– Kräftigung der Schulter- und oberen Rückenmuskulatur, Stabilisation der gesamten Wirbelsäule durch Kraftausdauertraining an den Sequenztrainingsgeräten Dips, Pull-down, Press-back
– Verbesserung des Alltagsverhaltens, ADL (Activity of daily living)	– Üben von Alltagsaktivitäten
– Ausdauerleistungen	– Oberkörperergometer – Evtl. Laufband (Einbeziehung der Aspekte der Gangschulung, Teilbelastung durch Abstützen am seitlichen Gehbarren, jedoch nicht in Phase 1 bei voller Entlastung) – Fahrradergometer *Beachte:* individuelle Belastungstoleranz des Patienten (ggf. Intervalltraining; Wahl des Trainingsgerätes je nach Schmerzsymptomatik)

Phase 3–4 der postoperativen Therapie nach Verletzung des körpernahen Oberschenkelknochens

In den Phasen 3–4 (ab ca. zwölfter Woche postoperativ) erfolgt eine Fortführung und Steigerung der o.g. Therapie der Phase 2

(s. Tab. 18.8). Der zeitliche Einstieg in die Phasen 3–4 erfolgt in der Phase der Vollbelastung nach Röntgenkontrolle und Freigabe der Vollbelastung durch den behandelnden Arzt (Konsolidierung des Materials). Die aktive Adduktion und Rotation ist nun ohne Einschränkung möglich.

Tabelle 18.8 Rahmentrainingsplan nach Verletzungen des körpernahen Oberschenkelknochens, Phase 3–4

Ziele	Inhalte
Befunderhebung/Testung	– Krankengymnastische Befundung, besonders Muskelfunktionstests, Haltungsscreening, Bewegungsbeobachtung – Schmerzanalyse – Isokineticher Test (60 und 150°/s) – Evtl. EMG-Analyse – Palpation – Ganganalyse
1. Behandlung operativ bedingter Störungen (s.o.)	– Weiterführung der physiotherapeutischen Behandlung aus den Phasen 1–2 nach individuellem Befund und Schmerzsymptomatik
2. Wiedererlangung der physiologischen Funktionen	
– Aktive und passive Beweglichkeit, Erreichen der physiologischen Beweglichkeit des Hüftgelenkes in allen Bewegungsrichtungen (aktive Adduktion und Rotation ist nun ohne Einschränkung erlaubt), freie Beweglichkeit der umliegenden Gelenke – Vermeidung/Behandlung von Sekundärerkrankungen (häufig des gesunden Beines durch Überlastung)	– Gelenkmobilisation: Manuelle Therapie – Dosierte aktive Kontrakturbehandlung – Aktive und passive Mobilisation im Schlingentisch – Hubfreie/-arme Mobilisation – Aktive und passive Dehnungsübungen der verkürzten Muskulatur (insbesondere Adduktoren, Flexoren) – Schmerzfreie Dehnlagerungen
– Gelenkstabilität (dynamische und statische Balance) – Stabilisation in der maximalen – Gelenkbewegung – Synchronisation der motorischen Einheiten – Verbesserung der neuromuskulären Steuerung, Propriozeptionsfähigkeit der gesamten unteren Extremität – Kräftigung der hüftumgreifenden/-stabilisierenden Muskulatur	– Isometrische Spannungsübungen mit Widerstand – Dynamische Widerstandsübungen (PNF-Muster), (z.B. ÜK 8, 21) – Innervationsübungen für isolierte Muskeln – Verbesserung neuer Haltungs-und Bewegungsmuster – Förderung der motorischen Selbstwahrnehmung – Weiterführung der zweidimensionalen hüftstabilisierenden Übungsformen in die Extension und Abduktion am Zugapparat durch Haltungskontrolle auf instabilen Unterstützungsflächen (Therapiekreisel, Posturomed, Haramed, Weichbodenmatte) – Einführung von dreidimensionalen, hüftstabilisierenden Übungsformen mit Hilfe der PNF-Muster am Zugapparat bzw. mit freien Gewichten – Kräftigung der Abduktoren: Stand seitlich zum Zugapparat; das betroffene Bein steht auf einer Erhöhung, das Becken ist zur gesunden Seite abgekippt; evtl. erst Arbeiten mit Negativgewicht durch Zug von oben; Anheben des Spielbeines durch Beckenaufrichtung in die Waagerechte (z.B. bei Trendelenburg-Hinken), (z.B. ÜK 14)

Tabelle 18.8 Fortsetzung

Ziele	Inhalte
	– Kräftigung der Adduktoren/medialen Oberschenkelmuskulatur: a) Rückenlage auf dem Winkeltisch; das betroffene Bein ist in der Ausgangsstellung außenrotiert und abduziert; es wird (zuerst mit Negativgewicht, Eigengewicht, Positivgewicht) schräg nach oben geführt b) Stand seitlich zum Zugapparat; erst eingelenkiges, dann zweigelenkiges Arbeiten in die Adduktion
	– Kräftigung der Oberschenkelmuskulatur an den Sequenztrainingsgeräten liegende Leg-press (Vollbelastung, instabile Unterstützungsfläche (z.B. ÜK 16), Knie Extension/Flexion – Arbeiten in die Adduktion im PNF-Muster (z.B. ÜK 20, 21)
	Beachte: Ziel in der Phase 3–4 ist die Bewegungsausführung in der äußeren Bewegungsbahn, d.h. unter Ausnutzung des physiologischen Bewegungsausmaßes des Gelenkes.
	– *Isokinetik:* isokinetisches Training in Extension/Flexion und Abduktion/Adduktion; das Bewegungsausmaß sollte im schmerzfreien Bereich liegen und die Bewegungsgeschwindigkeiten im langsamen und mittleren Bereich (60–150°/s) gewählt werden. Als Belastungsformen können die assistiven, passiven, die konzentrisch/konzentrischen und die konzentrisch/exzentrischen Kontraktionen durchgeführt werden.
– Erarbeitung des sicheren Gangbildes ohne Unterarmgehstützen mit Vollbelastung – Wahrnehmung	*Gangschulung in der Vollbelastung:* – Stabilisation in der Standbeinphase (Glutealmuskeltraining, z.B. mit Theraband, s. ÜK 18) – Aufrechte Haltung – Abrollverhalten – Intensives Üben der einzelnen Gangphasen
	Verhaltenstraining: – Förderung der kognitiven und affektiven Bereiche im Sinne von Sensibilisierung des Verhaltens im Alltag, Körperwahrnehmung, Entspannungstraining – Vermittlung von Grundlagenwissen zum Thema Alltags- und Freizeitaktivitäten
3. Wiederherstellung/Verbesserung/Stabilisierung der allgemeinen und speziellen Leistungs- und Belastungsfähigkeit	
– Propriozeption, Verbesserung der neuromuskulären Steuerung – Koordinationsschulung	– Verbesserung der Koordinations- und Gleichgewichtsfähigkeit durch Übungsformen auf instabiler Ebene wie dem Posturomed, Haramed, Weichboden, Therapiekreisel, Trampolin (z.B. ÜK 25)
– Kraftausdauerleistungsfähigkeit und Hypertrophietraining für die hüftumgreifende und -stabilisierende Muskulatur sowie die gesamte Extremitätenmuskulatur	– Apparatives und nichtapparatives Training der hüftstabilisierenden Muskulatur und der gesamten Binnenmuskulatur
– Kräftigung der Muskulatur der oberen Extremitäten und des Rumpfes (Maximalkraft)	– Kräftigung der Schulter- und oberen Rückenmuskulatur, Stabilisation der gesamten Wirbelsäule durch Kraftausdauertraining an den Sequenztrainingsgeräten Dips, Pull-down, Press-back (s. Kap. 12)

Tabelle 18.8 Fortsetzung

Ziele	Inhalte
– Verbesserung des Alltags-verhaltens unter Belastung, ADL (Activity of daily living) Bewegungsschulung	– Intensive ADL-Schulung – Üben alltags- und berufsnaher Bewegungsmuster in der Vollbelastung mit Zusatzgewichten am Zugapparat zur Steigerung der Belastungs-toleranzgrenze
– Selbsthilfetraining – Ausdauerleistungen	– Erstellung eines Hausaufgabenprogramms – Weiterführung des Ausdauertrainings aus der Phase 2 mit entspre-chender Belastungssteigerung, beim Laufband wird ohne seitliches Abstützen trainiert, der Stepper kann als Ausdauertrainingsgerät hinzugenommen werden

18.4 Literatur

Frisch, H. (1993a): Programmierte Unter-suchung des Bewegungsapparates. Heidel-berg: Springer-Verlag.

Frisch, H. (1993b): Programmierte Therapie des Bewegungsapparates. Heidelberg: Springer-Verlag.

Kolster, B./Ebelt-Paprotny, G./Hirsch, M. (1994): Leitfaden Physiotherapie. Stuttgart: Jungjohann Verlagsgesellschaft.

Schenk, E. (1985): Neurologische Unter-suchungsmethoden, Stuttgart: Thieme Verlag.

KAPITEL 19

Trainingstherapie bei Verletzungen/ Erkrankungen der Wirbelsäule*

HEIKE CREMERIUS, FRANK HORST UND MARZELLA STRATTHAUS

19.1 Funktionelle Anatomie

Die Wirbelsäule hat beim aufrecht stehenden Menschen eine zentrale Bedeutung.

Sie besteht aus 24 Bewegungssegmenten (zwei Wirbelkörper bilden zusammen mit der Bandscheibe ein Bewegungssegment), die von kranial nach kaudal einer zunehmenden Belastung ausgesetzt sind. Sie ist in vier Abschnitte unterteilt (sieben Halswirbel, zwölf Brustwirbel, fünf Lendenwirbel, Os sacrum mit Os coccygis). Der ventrale Pfeiler wird durch die Wirbelkörper und Bandscheiben gebildet. Die Wirbelkörper artikulieren miteinander durch die kleinen Wirbelgelenke.

Eine Bandscheibe besteht aus Anulus fibrosus und Nucleus pulposus. Der Nucleus pulposus ist dabei umgeben von den konzentrisch angeordneten Fasern des Anulus fibrosus (Chondroitinsulfat, Hyaluronsäure). Die Blutversorgung der Bandscheibe erfolgt bis zum zweiten Lebensjahr durch Gefäße aus dem Wirbelkörper sowie von außen durch das vordere und hintere Längsband. Später wird die Bandscheibe durch Diffusion von Wasser und Glukose ernährt. An der Dorsalseite der Wirbelkörper und Bandscheiben liegt das hintere Längsband vor dem Rückenmark. Das Rückenmark endet in Höhe LWK1–2. Darunter befindet sich die Cauda equina. Zwischen den einzelnen Wirbelkörpern treten Spinalnerven mit den Spinalganglien segmental aus.

Halswirbelsäule

Die Halswirbelsäule (HWS) ist der beweglichste Abschnitt der Wirbelsäule und gleichzeitig am anfälligsten für Verletzungen. Die statische Belastung ist hier am geringsten. Die Halswirbelsäule besteht aus zwei – sowohl anatomisch als auch funktionell unterschiedlichen – Abschnitten. Zu diesen gehört zum einen die obere HWS. Sie besteht aus den Kopfgelenken C0 bis C2, wobei der erste Halswirbel auch als Atlas, der zweite Halswirbel als Axis bezeichnet wird. Zum anderen ist die untere HWS zu nennen, die von den Halswirbelgelenken C3 bis C7 verläuft. Die Besonderheit in der Anatomie der HWS liegt in der Arteria vertebralis, die durch die Proc. transversi der Wirbelkörper läuft.

Kopfgelenke (C0–C1, C1–C2) Aufgrund ihrer besonderen Anatomie (Dens am Axis) ist die Verbindung von Atlas und Axis am besten für Drehbewegungen geeignet. Auch die Seitneigung des Kopfes geht von der oberen HWS aus. Insbesondere im C0, also im Okziput-Atlas, haben wir schon bei geringer Seitneigung des Kopfes einen beträchtlichen Bewegungsausschlag. Erst dann folgen die übrigen Halswirbel von kranial nach kaudal. Auch die Extension und Flexion der Wirbelsäule wird durch die Kopfgelenke eingeleitet.

Halswirbelsäule (C3–C7) Betrachtet man die Halswirbel C3 bis C7, so sieht man, daß die Deckplatten der HWS eine konkave Form haben und die Bandscheiben seitliche Verschmälerungen aufweisen. Die Form entsteht durch den Processus uncinatus. Er bildet seit-

---

* Die im folgenden Kapitel beschriebenen therapeutischen Maßnahmen und Inhalte stellen nur eine Orientierung dar und sind dementsprechend nach Rücksprache mit dem verantwortlichen Arzt auf die individuellen Voraussetzungen und Ziele des einzelnen Patienten abzustimmen.

liche Randleisten in der HWS. Zusammen mit den Bogengelenken wirken diese wie Leitschienen für die Bewegung um eine frontale Achse, d. h. sie sind für die Extension und Flexion verantwortlich und geben der HWS Stabilität bzw. Hemmung in der Seitneigung.

Die Gelenkflächen der kleinen Wirbelgelenke haben einen schrägen Verlauf von ventrokranial nach dorsokaudal (45°). Die bevorzugte bzw. die Hauptbewegung ist hier die Vor- und Rückbeuge. Infolge der Schrägstellung (45°) der Gelenkflächen kommt es zu einer leichten Verschiebung des kranialen Wirbels auf dem kaudalen. Bei der Extension kommt es zu einer Verschiebung nach hinten, bei der Flexion nach vorne. Die Rotation geht in der HWS aufgrund der Stellung der Gelenkflächen mit einer Seitneigung einher und umgekehrt. Im täglichen Leben heißt es „den Kopf zur Seite wenden" = Seitneigung und Rotation.

In der unteren HWS besitzen wir also zwei Bewegungsmöglichkeiten, die Extension und Flexion sowie die Seitneigung mit Rotation. Beide Abschnitte der HWS ergänzen sich so, daß eine Seitneigung, Beugung, Streckung oder Drehung des Kopfes möglich wird.

Der Bereich C3–C4 bildet den Übergang zu den Kopfgelenken. Er ist bedeutsam wegen der Ansatzpunkte des M. levator scapulae und des M. trapezius. Der Schultergürtel wird hier gewissermaßen an den Dorn- und Querfortsätzen von C2–C4 aufgehängt.

Brustwirbelsäule

Die Brustwirbelsäule (BWS) ist der längste und der am wenigsten bewegliche Abschnitt der Wirbelsäule. Die Hauptursache hierfür liegt in der festen, wenn auch gelenkigen Verbindung mit dem relativ starren Brustkorb. Dieser dient als Schutzorgan für die lebenswichtigen intrathorakal gelegenen Organe. Die geringe Höhe der Bandscheiben ist morphologischer Ausdruck dieser geringen Beweglichkeit.

Die Stellung der Gelenkflächen ist ca. 60° vertikal in der Frontalebene und in dieser Ebene ca. 20° nach außen vorne gestellt. Sie würden eine erhebliche Rotation im Thorakalbereich er-

möglichen, wären sie nicht durch Rippen und Bandscheiben eingeschränkt. Die Seitneigung und z. T. auch die Vorbeugung sind ebenfalls durch den Brustkorb behindert. Die Vorbeugung wird auch durch die Anspannung der Ligg. interspinalia und supraspinalia begrenzt. Die Rückbeuge findet ihre Begrenzung hauptsächlich durch das Aufeinanderstoßen der dachziegelartig übereinanderliegenden Gelenk- und Dornfortsätze, die besonders in der mittleren BWS kaudalwärts gerichtet sind.

Trotz der Einschränkung durch den Thorax wird die Rumpfrotation fast ausschließlich von der BWS ausgeführt, und zwar überwiegend von ihren kaudalen Abschnitten, da hier die freien Rippen die Rotation nicht behindern.

Lendenwirbelsäule

Die Lendenwirbelsäule (LWS) ist insgesamt nur wenig kürzer als die BWS und besteht aus fünf Wirbeln. Sie hat ein größeres Bewegungsspiel als die BWS (Thorax) und eine weit höhere statische Belastung. Ausdruck für die vermehrte statische Belastung ist die zunehmende Größe der Wirbelkörper und ihrer knöchernen Anhangsgebilde von proximal nach distal.

Die entsprechenden Bewegungssegmente ermöglichen jedoch in Vor- und Rückbeuge sowie Seitneigung in entscheidender Weise die Beweglichkeit des Rumpfes. Die Bogengelenke bilden hier kräftige Schienen. Die Stellung der Gelenkfläche ist vertikal (senkrecht 90°) und um ca. 45° in der Sagittalebene gekippt. Nur ventral biegt ein kleiner Anteil beinahe rechtwinklig in die Frontalebene nach medial um. Diese Form läßt ein großes Bewegungsausmaß um eine frontale Achse zu (Flexion und Extension). Sie ermöglicht und begrenzt gleichzeitig die Bewegung um eine sagittale Achse (Seitneigung) und schließt praktisch jede Rotation (kraniokaudale Achse) aus. Im lumbosakralen Segment (L5/S1) haben die Gelenkflächen eine andere Form. Sie laufen in vertikaler Stellung von dorsolateral nach ventromedial. Sie können sogar annähernd in der Frontalebene liegen.

Die Bandscheiben sind in der LWS-Region am höchsten. Die Höhe der Bandscheiben ist ein Maß für die Beweglichkeit des betreffenden Bewegungssegmentes. Sie nimmt deshalb von L1 bis L4 zu und ist bei L5 geringer. Ist die Bandscheibe zwischen L5 und S1 die höchste (z. B. bei Anomalien), so ist der lumbosakrale Übergang entsprechend hypermobil.

Wirbelgelenke

Die vorher beschriebenen Wirbelgelenke (HWS, BWS, LWS) spielen eine große Rolle bei der Biomechanik der Wirbelsäule. Große Teile der axialen Kräfte, ebenso wie ein großer Teil der Rotations- und Scherkräfte, werden von den kleinen Wirbelgelenken aufgenommen und abgefangen. Es sind echte Gelenke mit hyalinem Knorpel und Kapsel. Die Behandlung dieser kleinen Gelenke ist ein Schwerpunkt in der Manuellen Therapie (s. Kap. 7).

Becken

Becken und Wirbelsäule bilden eine funktionelle Einheit. Das Becken überträgt die Bewegungen von den unteren Extremitäten und federt sie gleichzeitig ab. Auf dem Becken als feste symmetrische Basis ist die Wirbelsäule wie ein Mast verspannt. Die Ränder des Beckens bieten Ansatzflächen für mächtige Muskeln und Bänder, die zur Wirbelsäule wie Seile zu einem Mast ziehen. Iliosakralgelenk und Symphyse gewährleisten eine gewisse Beweglichkeit und damit eine Pufferfunktion des Beckens. Ihre Konstruktion ermöglicht aber auch eine ausreichende Festigkeit.

Iliosakralgelenk

Das Kreuzbein ist zwischen den Darmbeinschaufeln keilförmig eingefügt. Die Gelenkflächen sind höckrig und inkongruent. Am Ilium sind sie lang und schmal, am Sakrum kurz und breit. Strittig ist die Frage der Beweglichkeit des Iliosakralgelenkes. Es handelt sich zwar um ein echtes Gelenk mit Knorpel, Synovia und Kapsel; Besonderheiten sind jedoch die höckerige Form der Gelenkfläche und der mächtige Bandapparat, der die Kapsel verstärkt und

die Beweglichkeit weitgehend einschränkt. Es gibt keine Muskeln, die spezifisch dieses Gelenk bewegen. Vom klinischen Standpunkt ist eine möglichst geringe Beweglichkeit erwünscht.

Muskulatur/Weichteilmantel im Bereich der Wirbelsäule

Zur Beurteilung der Wirbelsäule gehört auch die Betrachtung der Muskulatur. Man unterteilt die die Wirbelsäule beeinflussende Muskulatur in zwei große Gruppen: die der sog. *tonischen Muskulatur* (sie neigt aufgrund ihrer muskelphysiologischen Eigenschaften zur Verkürzung und Tonuserhöhung) und die Gruppe der sog. *phasischen Muskulatur* (sie neigt zu niedrigem Tonus und Insuffizienz). Nur das Gleichgewicht dieser zwei Gruppen gewährleistet eine volle Funktion und eine physiologische Belastung der Wirbelsäule. Typische tonische Muskeln sind der absteigende Trapeziusanteil (M. trapecius pars descendens), der M. pectoralis major, M. iliopsoas, M. rectus femoris und der lange Rückenstrecker (M. longissimus). Sind die letzten drei Muskelgruppen verkürzt, kommt es zu einer Beckenkippung. Dieses führt zu einer Hyperlordose. Die Belastung des unteren LWS-Segmentes ist erhöht. Typische phasische Muskeln sind die Glutealmuskeln (M. glutaeus minimus, M. glutaeus medius, M. glutaeus maximus) und die schräge und gerade Bauchmuskulatur (M. obliquus externus abdominis, M. obliquus internus abdominis, M. transversus abdominis und M. rectus abdominis).

Das *transversospinale System* stellt einen langen Muskelzug dar, der die Rinne zwischen Dorn- und Querforsätzen füllt und im Bereich der LWS am kräftigsten entwickelt ist. Jeweils von den Quer- zu den Dornfortsätzen der nächsthöheren Wirbel laufen Muskelfasern. Unterteilt wird in die Drehmuskeln (Mm. rotatores), die vielgeteilten Muskeln (Mm. multifidi), die Halbdornmuskeln (Mm. semispinalis) und den dorsalen Kopfwender (M. semispinalis capitis). Eine bedeutende Rolle kommt dem transversospinalen System bei der Statik zu. Bei dynamischer Arbeit kommt es bei beidseitiger Kontraktion zu einer Betonung der

Hals- und Lendenlordose, die zu einer Streckung oder Überstreckung führt; bei einseitiger Verkürzung resultiert eine Drehbewegung (vgl. Tittel 1985).

19.2 Befunderhebung der Wirbelsäule

Vor Beginn der therapeutischen Maßnahmen mit Wirbelsäulenpatienten ist eine umfassende Befunderhebung notwendig (s. Kap. 7 und 9). Im folgenden werden nur besondere Aspekte der Befunderhebung bei Wirbelsäulenpatienten genannt.

Anamnese

Im Rahmen der Anamnese müssen beispielsweise folgende Fragen geklärt werden:
- Art der Beschwerden – Parästhesien, Kraftverlust, Gefühlsstörungen bzw. Gefühllosigkeit?
- Wie haben die Schmerzen begonnen – spontan oder traumatisch?
- Wann treten die Beschwerden auf – ständig, wechselhaft, nur tagsüber, nur nachts?
- Werden die Schmerzen durch Haltung und/oder Bewegung beeinflußt – Liegen, Sitzen, Stehen, langes Laufen, morgens weniger als abends?
- Sind Husten, Niesen, Pressen schmerzhaft?
- Inkontinenz/Impotenz/(Subsymptomatik), sensible Störungen am Perineum (Darm), (Reithosenanästhesie)?
- Nimmt der Patient Medikamente? (z. B. für Erkrankungen der inneren Organe) – sehr wichtig, da Affektionen in der BWS sehr selten sind; Schmerzen im Thorax weisen häufig auf krankhafte Veränderungen der inneren Organe hin. (Magen: Th5–Th9, Herz: B8–Th8, Gallenblase/Leber: Th6–Th10, Appendix: Th9–Th10)

Inspektion

Die Inspektion beginnt bereits beim Hereinkommen des Patienten – wie kommt er herein, wie ist seine Haltung, wie setzt er sich?

Bei der Inspektion im Stand ist auf die Haltung des Patienten (z. B. Kyphose BWS, Lordose LWS, Lordose HWS, Skoliose usw.), die Stellung des Beckens (Beckenschiefstand oder Beckendrehung), die Stellung der Füße (Symmetrie, Weite), mögliche Beinlängendifferenzen, die Belastung der Beine (symmetrisch oder asymmetrisch) sowie mögliche Abweichungen in Richtung der schmerzhaften Seite oder dieser entgegengesetzt zu achten. Auch die Konturen der Muskulatur können bereits auf mögliche Atrophien der Gesäß- oder Beinmuskulatur hinweisen.

Funktionsuntersuchungen

Die Beweglichkeit der gesamten Wirbelsäule wird aktiv und passiv gemessen. Hierzu können der Hinterhauptwandabstand (Normwert: 0) und der Fingerbodenabstand gemessen werden (vgl. Kap. 10). Zu beachten ist, daß der Fingerbodenabstand alleine keinen Rückschluß auf eine arthrogen oder muskulär bedingte Bewegungseinschränkung erlaubt (vgl. Frisch 1993a und b).

Folgende Richtwerte, die altersabhängig zu sehen sind, gelten für die *Beweglichkeit der HWS*: Flexion: 40–60°, Extension: 10–45°, Rotation links/rechts: 45–90° und Lateralflexion: 25–45°. Auf die Symmetrie der Bewegungen rechts/links ist dabei unbedingt zu achten. Außerdem gilt bei jüngeren Patienten folgende Faustregel: Bei aktiver Extensionsbewegung des Kopfes mit geöffnetem Mund sollten sich die Nasenspitze und Stirn in horizontaler Ebene befinden (mit geschlossenem Mund wird dies nicht ganz erreicht).

Insgesamt ist bei der Flexibilitätsuntersuchung der HWS zu beachten, daß das passive Bewegungsausmaß häufig größer ist als das aktive, so daß der Therapeut bei der passiven Testung sehr vorsichtig vorgehen muß, insbesondere wenn Bewegungen schmerzhaft sind (vgl. Frisch 1993a und b).

Für die *Beweglichkeit der BWS-LWS* gelten folgende (altersabhängige) Richtwerte: Bei aktiven Bewegungen in Flexion: Flexion: 65–85° (wobei die Messung schwierig ist, da die Beweglichkeit der Hüftgelenke und die Dehnfähigkeit der ischiokruralen Muskulatur besonders die Messung beeinflussen), Extension: 25–40° (die Extension und Flexion erfolgen hauptsächlich im LWS-Bereich), Lateralflexion: 20–40° (hier gilt auch der Abstand zwischen Mittelfinger und Fußboden als Maß für die Beweglichkeit), Rotation links/rechts: 35–60° (nur ca. 2–5° der Bewegung findet in der LWS statt, der überwiegende Anteil in der BWS, so daß Schmerzen und Rotationseinschränkungen fast immer auf Affektionen im Thorakalbereich hindeuten, welche insgesamt aber eher selten sind), (vgl. Frisch 1993a und b).

Widerstandstests

Widerstandstests erfolgen in allen Bewegungsrichtungen. In der HWS sollte der Therapeut langsam mit einem Widerstand in die Bewegung rein- und rausgehen und Ausweichbewegungen des Patienten unbedingt vermeiden! Die Widerstandstests im HWS-Bereich erfolgen in der Regel im Sitzen. Die Testungen des BWS- und LWS-Bereiches werden für die Flexion, Rotation sowie Seitbewegung im Sitzen und für die Extension in Bauchlage durchgeführt. Insgesamt ist die isolierte Muskelfunktionstestung (s.u.) jedoch weitaus aussagekräftiger als die beschriebenen Widerstandstests.

Test der Muskulatur auf Kraft und Verkürzung

Folgende Muskelgruppen sollten hinsichtlich des Kraftpotentials (z. B. nach Janda) und ihrer Dehnfähigkeit befundet werden (s. Kap. 9, 10): die Nacken-, Rücken- und Bauchmuskulatur sowie im speziellen der M. extensor hallucis longus (L5), die Mm. peronei (L5/S1), der M. quadriceps (L3/4) und die ischiokrurale Muskulatur (S1/S2).

Spezielle Tests

Verschiedene spezielle Tests ergänzen die Befunderhebung, bei verschiedenen Verdachtsmomenten (vgl. Jäger/Wirth 1992, Crenshow 1992, Niethard/Pfeil 1992):

- *Lasègue-Zeichen* (wichtigster Test zur Feststellung einer Ischialgie): Das gestreckte Bein wird passiv hochgehoben. Je stärker eine Kompression auf den Spinalnerven besteht, desto früher läßt sich der Dehnungsschmerz im Verlauf des Nervus ischiadicus auslösen. Der Lasègue-Test wird in Gradzahl angegeben (nach der Neutral-Null-Methode); er prüft vornehmlich die Segmente L4/L5 und S1/S2.
- *Pseudo-Lasègue:* Die Durchführung verläuft wie oben. Tritt erst bei ca. 60° ein langsam zunehmender Schmerz auf, so bestehen Zweifel, ob eine Wurzelkompression oder eine Verkürzung der ischiokruralen Muskelgruppe im Vordergrund steht. Man spricht von einem Pseudo-Lasègue, wenn bei dem anschließenden Anheben beider Beine kein Lasègue-Schmerz angegeben wird. Ursache der Schmerzsymptomatik liegt häufig in einer Iliosakralgelenkssymptomatik.
- *Gekreuzter Lasègue:* Hier tritt bei dem Anheben des schmerzfreien Beines ebenfalls ein Dehnungsschmerz auf der kontralateralen Seite auf. Der gekreuzte Lasègue weist auf einen schwerwiegenden Befund (medialer Bandscheibenprolaps oder Massenprolaps) hin.
- *Bragard-Test* (Ergänzung zum Lasègue-Test): Ist der Lasègue-Test positiv, so wird das Bein um ca. 10% gesenkt und der Fuß passiv in Dorsalextension gebracht. Bei einer Wurzelkompression entsteht ein plötzlicher Schmerz im Rücken. Ein Fehlen der Schmerzsymptomatik bei dem Bragard-Test spricht gegen eine Wurzelkompression.
- *Schober-Maß:* Das Maß gilt für die Beweglichkeit der LWS. Der Dornfortsatz von L5 (S1) wird markiert sowie 15 cm oberhalb davon. Anschließend wird der Patient zu einer maximalen Beugung vornüber (im Stand) aufgefordert. Bei einer physiologischen Beweglichkeit der LWS beträgt die Zunahme ca. 6 cm.
- *Ott-Maß:* Das Maß gilt für die Beweglichkeit der BWS. Vom Dornfortsatz C7 wird 30 cm nach kaudal eine Markierung gesetzt; bei der Rumpfvorbeuge sollte bei einer physiologischen Beweglichkeit der BWS eine Längenzunahme von etwa 8 cm erfolgen.

Palpation

Im Rahmen der Palpation werden insbesondere die Beckenkämme auf Symmetrie (Schiefstand), die Spina iliaca anterior superior, die Processi spinosi (Abstand/Stellung) sowie der Rückenstrecker (M. longissimus), der M. trapezius und der M. glutaeus untersucht.

Pathologische Befunde

Für pathologische Befunde lassen sich lokale, funktionelle und/oder neurologische Faktoren verantwortlich machen.

Lokale Faktoren
- Druckschmerzen über dem Proc. spinosus weist auf einen Bandscheibenprolaps, eine Fraktur, eine Spondylolisthesis, eine lokale Entzündung oder auf Morbus Baastrup (Kissing spine) hin

Tabelle 19.1 Kennreflexe, die bei Ausfall auf Störungen in den entsprechenden Wirbelsäulensegmenten hindeuten (vgl. Delank 1985)

Kennreflex	Segment
Diaphragma	C3/4
Bizepssehnenreflex	C5/6
Radiusperiostreflex	C6
Trizepssehnenreflex	C7/8
Patellarsehnenreflex	L3–4
Achillessehnenreflex	L5/S1

- Druckschmerzen über den Wirbelgelenken können auf Frakturen, Blockierungen oder Dislokationen hinweisen
- Eine lokale Instabilität tritt bei diskoligamentärer Zerreißung, Fraktur oder Olisthesis auf
- Manuell ertastete Blockierungen deuten auf segmentale reversible Blockierung, gegebenenfalls Blockwirbelbildung durch kongenitale Fehlbildung, hin

Funktionelle Faktoren Eine eingeschränkte Beweglichkeit der WS kann unterschiedliche Ursachen haben, z. B. Fraktur, diskoligamentäre Zerreißung (HWS), Bandscheibenprotrusion/ -prolaps, kongenitale Fehlbildung, Spondylolisthesis (meist LWS), Blockierung, Muskelhypertonus bei muskulärer Dysbalance oder Myogelosen, degenerative Schädigung, tumoröse Veränderungen, psychische, autoimmunologische und metabolische Systemerkrankungen, infektiöse Erkrankungen, neurologische (System-)Erkrankungen.

Neurologische Faktoren Neurologische Faktoren zeigen sich in einem Reflexausfall der sog. Kennreflexe (Tab. 19.1) oder in Paresen bzw. Atrophien in den sog. Kennmuskeln (Tab. 19.2).

19.3
Spezielle Indikationen und ihre Therapie

Im folgenden Abschnitt werden spezielle Indikationen und zugehörige therapeutische

Tabelle 19.2 Kennmuskeln, ihre Funktion sowie die segmentale Zuordnung (vgl. Delank 1985)

Muskel	Funktion	Segment
M. deltoideus	Schulterabduktion	C5
M. biceps brachii	Ellbogenbeugung, Supination	C5/6
M. triceps brachii	Ellbogenstreckung	C7/8
M. brachioradialis	Handgelenksstreckung	C6
M. quadriceps	Kniegelenksstreckung	L3/4
M. extensor hallucis longus	Großzehenheber	L5
M. tibialis anterior	Fußextensor	L5
M. gastrocnemius	Plantarflexion	S1

Maßnahmen besprochen. Dabei erfolgt grundsätzlich eine Unterscheidung in Verletzungen, die alle Abschnitte und Regionen der Wirbelsäule befallen können, in typische entwicklungsbedingte Erkrankungen sowie in die große Gruppe der degenerativen Erkrankungen.

Degenerative Veränderungen finden sich im Bereich von Bandscheiben, Wirbelkörpern, Wirbelgelenken, Muskulatur und/oder Bändern, sie sind altersbedingt und müssen häufig keinen Krankheitswert besitzen.

19.3.1
Bandscheibenprotrusion/-prolaps

Ätiologie

Mit zunehmendem Alter kommt es zu einer Reduktion des Wassergehaltes durch Abnahme des Wasserbindungsvermögens und von Keratansulfat (Kalzium, Phosphor, Fluor). Durch reduzierte Elastizität entstehen Risse im Anulus fibrosus, das führt zu Chondrose und Instabilität.

Pathologie

Durch einseitige Belastung und Überbelastung (Trauma) können die kollagenen Fasern geschädigt werden. Der Nucleus pulposus verlagert sich vom Zentrum in die Peripherie.

Bleiben die elastischen Fasern intakt, handelt es sich um eine *Protrusion*, sind die elastischen Fasern gerissen, ist es ein *Prolaps* (s. Abb. 19.1).

In der Computertomographie oder der Kernspintomographie sind Protrusion und Prolaps oft nicht eindeutig voneinander zu trennen. Die Protrusion erscheint häufig großflächiger und ist medial, der Prolaps ist lokalisierter mediolateral oder lateral. Auch in der Symptomatik findet sich ein fließender Übergang. Meist bestehen bei der Protrusion keine segmentale Symptomatik, Paresen oder ein Reflexausfall, sondern vorwiegend Schmerzen.

Aus der reduzierten Wasserbindungsfähigkeit resultiert eine Höhenabnahme der Bandscheibe und eine vermehrte Belastung der Abschlußplatten. Es kommt zu einer Osteochondrose mit Spondylophyten und subchondraler Sklerosierung. In der Folge entwickelt sich eine zunehmende funktionelle Versteifung der Wirbelsäule mit Blockierungen (reversible Bewegungseinschränkungen). Im fortgeschritte-

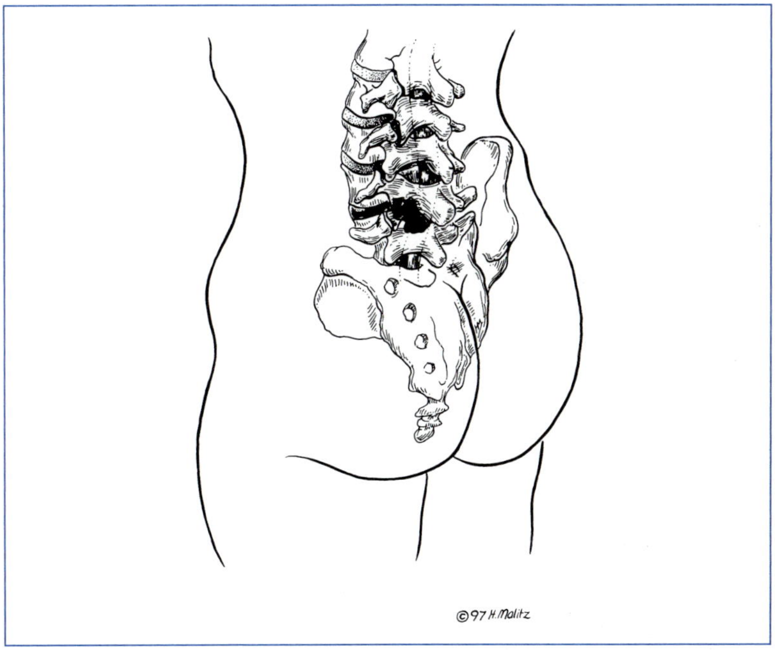

Abbildung 19.1
Bandscheibenprolaps-betroffen ist die Bandscheibe zwischen L4 und L5

©97 H.Malitz

nen Stadium entsteht eine Spondylarthrose und gegebenenfalls eine Spinalkanalstenose (degenerativ). Es werden im gesamten Verlauf immer wieder Entzündungs- und Schmerzmediatoren (Laktat und H-Ionen) ausgeschüttet, die die Schmerzen verursachen.

Für die Synthese von Kollagen sind Sauerstoff, Vitamin C und Zink wichtig. Außerdem kann durch Senkung des Sympathikotonus eine Lösung des Muskelhartspannes erreicht werden. Eine regelmäßige Belastung bzw. ein Wechsel zwischen Be- und Entlastung im schmerzfreien Bereich schafft bessere Diffusionsverhältnisse (vgl. Jäger/Wirth 1992, Crenshow 1992, Niethard/Pfeil 1992).

Symptome des lumbalen Bandscheibenprolapses (90% zwischen LWK4/5 und LWK5/S1)

Ein Patient mit Bandscheibenvorfall zeigt schon bei der Inspektion häufig eine typische Schonhaltung. Dabei hält er den Oberkörper in Seitneigung zur Gegenseite des Vorfalles, um das entsprechende Foramen intervertebrale reflektorisch bei eingeengter Wurzel zu öffnen. Bei der Palpation finden sich entweder Schmerzen lokal paravertebral (Lumbalgie), gegebenenfalls mit Ausstrahlung beispielsweise in Extremitäten (Lumboischialgie). Anamnestisch gibt der Patient eine Verstärkung beim Niesen, Husten und Pressen an. Reflektorisch ergibt sich daraus die Bewegungseinschränkung. Ist ein bestimmtes Segment isoliert und bedeutend betroffen, bestehen entsprechende Par-/Hypästhesien (Dermatome), Paresen und Reflexausfälle. Als Beispiel nehmen wir einen Bandscheibenvorfall bei L5/S1. Dieser betrifft die Wurzel S1, damit findet man im ungünstigsten Fall einen Ausfall des Achillessehnenreflexes, Abschwächung der Plantarflexion des Fußes, Hyp-/Parästhesien im Dermatom S1 (Oberschenkel-, Unterschenkelaußenseite, Fußaußenrand).

Es gibt dabei eine *orthopädische Notfallsituation,* bei der eine sofortige Operation indiziert ist: das Kaudasyndrom (= medialer Bandscheibenvorfall, der die Cauda equina komprimiert). Als Symptome finden sich eine Reit-

hosenanästhesie, Blasen- und Mastdarmstörungen.

Bei einem stummen Bandscheibenvorfall hat der Patient keine Schmerzen, gegebenenfalls aber neurologische Ausfälle.

Diagnostik (Differentialdiagnose)

Die klinische Untersuchung umfaßt die Inspektion, Palpation, Funktions- und neurologische Untersuchung sowie die manuelle Diagnostik. Ergänzend werden die radiologischen Verfahren Röntgen, Computertomographie, Kernspintomographie und Myelographie eingesetzt.

Konservative Therapie

Im Akutstadium werden Analgetika, nichtsteroidale und steroidale Antiphlogistika sowie Myotonolytika verschrieben. Therapeutische Anwendungen sind Kälte oder milde Wärme, die schmerzfreie Lagerung, (nicht unbedingt Stufenlagerung) sowie gegebenenfalls isometrisches Training.

Im chronischen Stadium sind Krankengymnastik, Sporttherapie, Massagen, Miederversorgung, Gewichtsreduktion, Verhaltenstraining, nichtsteroidale Antiphlogistika, Elektrotherapie, Chirotherapie, Akupunktur sowie Wärme indiziert.

Früher recht häufig – heute nur noch in wenigen Zentren – wurde/wird eine Chemonukleolyse mit proteolytischen Enzymen durchgeführt. Durch die damit verbundenen Risiken, wie z. B. allergische Reaktionen, eventuelle Zunahme der Beschwerden, bleibende Lähmungen, hat diese Behandlungsmethode heute nahezu vollständig an Bedeutung verloren.

Rahmentrainingsplan der konservativen Therapie nach Bandscheibenprolaps/-protrusion

Die konservative Behandlung von Patienten mit Bandscheibenprolaps/-protrusion zeichnet sich einerseits durch die Vielschichtigkeit des Krankheitsbildes mit seinen unterschiedlichen Symptomen, andererseits durch die Komplexität der anatomischen, physiologischen und biomechanischen Verhältnisse aus.

Aufgrund dessen spielt die medizinische und vor allem funktionelle Untersuchung eine wesentliche Rolle. Erst mit den Ergebnissen dieser Funktionsanalyse kann ein gezielter und individueller Trainingsplan für den Bandscheibenpatienten erstellt werden.

Der Rahmentrainingsplan orientiert sich im allgemeinen an den in Kap. 2 aufgezeigten Grundstrukturen.

Phase 1–2 der konservativen Therapie nach Bandscheibenprolaps/-protrusion

In der 1. Phase steht die Schmerzsymptomatik und ihre Bekämpfung im Vordergrund der Behandlung (s. Tab. 19.3). Bei dem Bandscheibenprolaps tritt eine akute Schmerzsymptomatik aufgrund der Schädigung der kollagenen Fasern und der Freisetzung von Entzündungs- und Schmerzmediatoren an den Ligamenten und der Dura mater auf. Sie ist zu unterscheiden von der ausstrahlenden Schmerzsymptomatik, die von der Kompression der Nervenwurzel ausgeht.

Das Nachbehandlungsschema richtet sich bezüglich des zeitlichen Ablaufes und der Übungsintensität stark nach dem subjektiven

Befinden, dem Alter des Patienten sowie nach den Vorgaben des behandelnden Orthopäden und kann somit sehr unterschiedlich ausfallen.

Im allgemeinen wird von einer Entlastung von ca. zwei bis fünf Tagen ausgegangen. Anschließend beginnt die Mobilisation in Abhängigkeit von der Belastungstoleranz des Patienten.

Zu vermeiden sind in der Frühphase Druckbelastungen auf das dorsal prolabierte Nukleusmaterial und Zugstreß auf die verletzten kollagenen Fasern durch Flexionsübungen (vgl. Laser 1997, Schneider et al. 1997).

Der Zeitpunkt für den Einsatz der Trainingstherapie zur Funktionsverbesserung ist gerade bei der Behandlung von Patienten mit Bandscheibenprotrusion/-prolaps stark abhängig von der Belastungstoleranz des Patienten (vgl. Laser 1997). Je nach Verlauf der Beschwerdesymptomatik kann die Trainingstherapie schon in der Phase 2 eingesetzt werden. Die Zeichen der Überlastung sollten jedoch gerade bei dieser Indikation besondere Beachtung finden und als wichtiger Parameter der Belastungssteuerung gelten. Auftretende Überlastungserscheinungen können sich sowohl als Schmerz zu Beginn, während oder nach der Belastung äußern als auch durch Steifigkeit nach Belastung und als Ruheschmerz bei statischer Belastung in Erscheinung treten (vgl. Gustavsen/Streek 1997).

Tabelle 19.3 Rahmentrainingsplan der konservativen Therapie nach Bandscheibenprolaps/-protrusion, Phase 1–2

Ziele	Inhalte
Anamnese/Befunderhebung/ Testung	– Krankengymnastische Befundung, besonders Muskelfunktionstests, Haltungsscreening, Bewegungsbeobachtung – Schmerzanalyse – Isometrischer Test – Isokinetischer Test (wenn bereits möglich) – Evtl. Elektromyogramm (EMG)-Analyse – Lasègue-Test etc. (s.o.) – Palpation
1. Behandlung degenerativer Störungen nach individuellem Befund	

Tabelle 19.3 Fortsetzung

Ziele	Inhalte
– Schmerzlinderung, Beseitigung der neurogenen bzw. reflektorischen Hemmung – Synthese von neuem Kollagen durch Verbesserung der Durchblutung, Wechsel von Be- und Entlastung im schmerzfreien Bereich	– Spezielle Lagerung zur Schmerzerleichterung (z.B. Stufenbettlagerung mit/ohne zusätzlicher Rotation/Lordosierung/Lateralflexion – die Stufenbettlagerung beseitigt nicht die Dorsalverlagerung des Bandscheibenkernes und sollte somit nur in der Akutphase eingesetzt werden; Ziel der Behandlung ist das Erreichen der physiologischen Lordose der LWS – Vorsichtige Traktionsbehandlung im schmerzfreien Bereich (intermittierend, um eine Verbesserung der Durchblutung zu erreichen) – Lokale Wärmebehandlung (je nach subjektiver Befindlichkeit auch Kältebehandlung) – Interferenzstrom – Stangerbäder
2. Wiedererlangung der physiologischen Funktionen	
– Aktive und passive Beweglichkeit, Erreichen der physiologischen Beweglichkeit in den betroffenen Wirbelsäulensegmenten, Vorbeugung/Beseitigung der Hypermobilität in den benachbarten Segmenten	– Schlingentischbehandlung (Becken-Bein-Aufhängung) – Hubfreie Mobilisation im schmerzfreien Bereich (Einstellung in die physiologische Lordose) – Aktive und passive Dehnung aller Muskeln, die die aufrechte Haltung behindern – Schmerzfreie Dehnlagerungen – Aktive und passive Dehnungsübungen der aus dem individuellen Befund hervorgehenden verkürzten Muskelgruppen *Beachte:* bei Dehnung der ischiokruralen Muskulatur evtl. Auslösen eines Ischiasdehnungsschmerzes bei positivem Lasègue-Test
– Segmentale und regionale Stabilität (dynamische und statische Balance), Verstärkung der neuralen Aktivierung, insbesondere in den betroffenen Segmenten, – Synchronisierung der motorischen Einheiten, – Verbesserung der neuromuskulären Steuerung – Muskelinnervation – Wahrnehmung – Auflösung/Vermeidung pathologischer Bewegungsmuster und Schonhaltungen	– Innervationsübungen für isolierte Muskeln, die durch den Prolaps geschwächt oder ausgefallen sind (z.B. Fußheber); unterstützt durch Elektrotherapie (Reizstrom) – Isometrische Anspannungsübungen (Rumpfmuskulatur), (z.B. ÜK 56, 68, 71), in der Frühphase jedoch keine Flexionsübungen! – Beginn der Schulung neuer Haltungs- und Bewegungsmuster (En-bloc-Bewegungen im Liegen, Sitzen, Stehen) – Förderung der (motorischen) Selbstwahrnehmung – Kräftigung der segmental und regional stabilisierenden Muskulatur mit zweidimensionalen Übungsformen am Zugapparat (methodisches Prinzip zur Trainingssteuerung: Verringerung der Auflagefläche, von symmetrischer Belastung zu asymmetrischer Belastung), (z.B. methodische Übungsreihe III im ÜK) *Beachte:* Einhaltung der physiologischen Lordose im LWS-Bereich. Bei evtl. Hyperlordosierung sollte eine Verringerung der Bewegungsamplitude die therapeutische Konsequenz sein. – Kräftigung der Schulter- und oberen Rückenmuskulatur, Stabilisation der gesamten Wirbelsäule durch Kraftausdauertraining an den Sequenztrainingsgeräten Dips, Pull-down, Press-back *Beachte:* Die Bewegungsamplitude sollte so gewählt werden, daß die Übungen im schmerzfreien Bereich durchgeführt werden; Ziel ist das Üben im vollen Bewegungsausmaß des Gelenkes, um so die Alltagsbelastungen zu imitieren und die Belastungstoleranzgrenze zu erhöhen. – Verhaltenstraining: Förderung der kognitiven und affektiven Bereiche im Sinne von Sensibilisierung des Wirbelsäulenverhaltens im Alltag,

Tabelle 19.3 Fortsetzung

Ziele	Inhalte
	Körperwahrnehmung, Entspannungstraining, Vermittlung von Grundlagenwissen zum Thema Wirbelsäule (rehabilitative Rückenschule)
	Beachte: Die Schmerzlinderung steht im Vordergrund und sollte gerade bei der Übungsauswahl und Belastungsdosierung in der Rückenschule (Körperwahrnehmung, Alltagsverhalten) beachtet werden.
3. Wiederherstellung/Verbesserung/Stabilisierung der allgemeinen und speziellen Leistungs- und Belastungsfähigkeit	
– Haltungskoordination (Propriozeption) – Isolierte Kraft bei neuromuskulärer Dysfunktion	– Bewegungsübungen im Wasser (Temperatur möglichst 30–33°C); Stabilisations-/Kräftigungsübungen im schmerzfreien Bereich (Differenzierung durch Veränderung der Bewegungsamplitude) – Haltungsschulung, Geh-, Sitzschule
– Kraftausdauerleistungsfähigkeit für die haltungsstabilisierende Muskulatur	– Apparatives und nichtapparatives Training der Haltemuskulatur (s. Kap. 12)
– Ausdauerleistungen	– Oberkörperergometer und Laufband (je ab zweiter Woche), Fahrradergometer (ab zweiter Woche unter Beachtung der lordosierten und schmerzfreien Sitzhaltung) *Beachte:* individuelle Belastungstoleranz des Patienten (ggf. Intervalltraining; Wahl des Trainingsgerätes je nach Schmerzsymptomatik)

Phase 3–4 der konservativen Therapie nach Bandscheibenprolaps/-protrusion

In den Phasen 3–4 erfolgt eine Fortführung und Steigerung der o.g. Therapie der Phase 2 (s. Tab. 19.4). Der zeitliche Einstieg in die Phasen 3–4 erfolgt individuell und kann aufgrund der unterschiedlichen Belastungstoleranz von Bandscheibenpatienten in kein einheitliches Konzept gefaßt werden. Als Parameter zum Übergang in die Phasen 3–4 gilt die wesentliche Schmerzfreiheit bei den o.g. Belastungen im noch limitierten Bewegungsausmaß. Nozireaktionen, die zu funktionellen Blockierungen im Segment führen, werden in dieser Phase nicht mehr ausgelöst. Dementsprechend sind in diesen Abschnitten komplexe zwei- bzw. dreidimensionale Bewegungen anzuwenden (vgl. Schneider et al. 1997).

Im Rahmen der Trainingstherapie wird das Ausdauer- und Flexibilitätstrainings aus der Phase 2 mit entsprechender Belastungssteigerung weitergeführt.

Tabelle 19.4 Rahmentrainingsplan der konservativen Therapie nach Bandscheibenprolaps/-protrusion, Phase 3–4

Ziele	Inhalte
Befunderhebung/Testung	– Krankengymnastische Befundung, Muskelfunktionstests, Haltungsscreening/-analyse, Bewegungsbeobachtung – Schmerzanalyse – Isokinetischer Test (Extension/Flexion Rumpf) – Zusätzlich – wenn möglich – weitere apparative Testung mit Bewegungs- und Belastungsbeobachtung
1. Behandlung degenerativer Störungen nach individuellem Befund	– Weiterführung der physiotherapeutischen Behandlung aus den Phasen 1–2 nach individuellem Befund und Schmerzsymptomatik

Tabelle 19.4 Fortsetzung

Ziele	Inhalte
2. Wiedererlangung der physiologischen Funktionen	
– Aktive und passive Gelenk-beweglichkeit, Erreichen der physiologischen Beweglich-keit der gesamten Wirbelsäule	– Hubfreie und hubarme Mobilisation im schmerzfreien Bereich – Aktive und passive Dehnung aller Muskeln, die nach dem individuellen Befund verkürzt sind – Üben der Automobilisation
– Segmentale und globale Stabilität, Verbesserung der neuromuskulären Steuerung der gesamten Wirbelsäule, Verstärkung der neuralen Aktivierung in den betroffenen Segmenten – Auflösung/Vermeidung pathologischer Bewegungs- – Erarbeitung von alltags- und berufsspezifischen Bewegungsabläufen – Wahrnehmung	– Isometrische und dynamische Kräftigungsübungen der Rumpf-muskulatur, der hüftumgreifenden Muskulatur sowie der Schulterblatt-muskulatur, Flexionsübungen sind nun im schmerzfreien Bereich erlaubt (z. B. ÜK 55) – Verbesserung der physiologischen Bewegungsabläufe mit stabilisierter LWS – Weiterführung der zweidimensionalen haltungsstabilisierenden Übungsformen am Zugapparat durch Haltungskontrolle auf instabilen Unterstützungsflächen (Therapiekreisel, Posturomed, Haramed, Weichbodenmatte) – Training des transversospinalen Systems: Üben komplexer dreidimensionaler Bewegungsmuster, wie z.B. der propriozeptiven neuromuskulären Fazilitationmuster (PNF)-Diagonalen im Sitzen, später im Stand, auf instabiler Unterstützungsfläche (z. B. ÜK 42, 51) – Rotationsbewegungen im Sitz, im Stand, auf instabiler Unter-stützungsfläche (z. B. ÜK 63) *Beachte:* Übungsformen in der Rotation sind in der Therapie mit Bandscheibenpatienten umstritten, da die LWS nur ca. 2–5° Rotation zuläßt und somit schnell eine Kompensation in den schon hyper-mobilen umliegenden Segmenten (z.B. thorakolumbaler Übergangsbe-reich) erfolgt. Das Training der Rotation erfordert eine exakte Übungs-ausführung und Haltungskontrolle durch den Therapeuten, um eine zielgerichtete Kraftbelastung zu entwickeln (physiologische Lordose der LWS als Ziel). – Üben alltags- und berufsnaher, dreidimensionaler Bewegungsmuster mit Zusatzgewichten am Zugapparat zur Steigerung der Belastungs-toleranzgrenze – Kräftigung der Rumpfmuskulatur (Verbesserung des physiologischen Muskelkorsetts), der hüftumgreifenden Muskulatur, insbesondere der beckenaufrichtenden Gesäßmuskulatur sowie der Extremitätenmus-kulatur (z.B. M. quadriceps femoris zur Erleichterung des stabilisierten Wirbelsäulenverhaltens in der Rückenschule) an Sequenztrainings-geräten: Dips, Pull-down, Press-back, liegende und sitzende Leg-press, Lying leg raise/Abdominaltrainer (nicht aus vorgedehnter Position – Gefahr der Nozireaktion!), (z.B. ÜK 13) *Beachte:* Ziel in der Phase 3–4 ist die Bewegungsausführung in der äußeren Bewegungsbahn, d.h. unter Ausnutzung des physiologischen Bewegungsausmaßes des Gelenkes.
3. Wiederherstellung/Verbes-serung/Stabilisierung der allgemeinen und speziellen Leistungs- und Belastungs-fähigkeit	

Tabelle 19.4 Fortsetzung

Ziele	Inhalte
– Ausgleich muskulärer Dysbalancen vor allem in der Lenden-Becken-Hüft-Region sowie im Schulter-Nacken-Arm-Bereich – Verbesserung der Haltungskoordination – Steigerung der Belastungstoleranz durch Imitation von Bewegungsabläufen in Alltag und Beruf an Krafttrainingsgeräten	– Üben dreidimensionaler Ganzkörperübungen, Rotationsbewegungen aus Alltag/Freizeit – Training berufsspezifischer Bewegungsabläufe (z.B. ÜK 66, 67) – Trainieren von Bewegungsabläufen aus Alltag/Freizeit unter erschwerten Bedingungen (z.B. mit Zusatzlasten, mit erhöhten Geschwindigkeiten, unter Präzisionsdruck etc.) – Training an Sequenzgeräten (Ganzkörpertraining)
– Ausdauerleistungen	– Zusätzlich zu den in den Phasen 1–2 eingesetzten Geräten kann der Stepper als Trainingsgerät hinzugenommen werden.

Rahmentrainingsplan der postoperativen Therapie nach Bandscheibenprolaps/ -protrusion

Eine operative Therapie ist nur nach vorheriger konservativer Therapie indiziert (ca. sechs Wochen ohne Besserungstendenz), d. h. bei therapieresistenten chronischen Lumbalgien/ -ischialgien. Bei Kaudasyndrom und zunehmenden Lähmungen kann sofort die Operation angestrebt werden. Bei der Operation wird ein eventuell bestehender Sequester entfernt und die Bandscheibe von hinten ausgeräumt, während nach sorgfältiger Präparation das Rückenmark vorsichtig zur Seite gehalten wird. Der chirurgische Zugang erfolgt über einen kleinen paravertebralen Schnitt in Segmenthöhe, Eingehen auf den entprechenden Zwischenwirbelraum unter Abschieben der Muskulatur und dann durch Entfernung des Lig. flavum.

Neben den üblichen Operationsrisiken, die bei der Indikationsstellung in Betracht gezogen werden müssen, muß man den Patienten über das Postnukleotomiesyndrom aufklären. Dabei entsteht postoperativ eine große oder sogar hypertrophe Narbe, die dieselben Beschwerden wie der präoperative Bandscheibenvorfall zeigen kann. Ein Rezidiv (= erneuter Bandscheibenvorfall im gleichen Segment bei unvollständig entferntem Bandscheibengewebe) kann selbstverständlich auch auftreten.

Die postoperative Behandlung von Patienten mit Bandscheibenprolaps richtet sich stark nach den Vorgaben des Operateurs. Es bestehen zur Zeit noch recht gegensätzliche Meinungen zur postoperativen Behandlung. Die eine Gruppe der Operateure ist der Auffassung, daß eine physiotherapeutische und rehabilitative Nachbehandlung bandscheibenoperierter Patienten oft zu Rezidiven führe und somit der Patient sich besser im normalen Alltag rehabilitiert. Die andere Gruppe der Operateure spricht für die Nachbehandlung bandscheibenoperierter Patienten durch gezielte und individuelle aktive Therapie, um gerade die Ursachen des Bandscheibenvorfalles bezüglich muskulärer Instabilität und pathologischer Bewegungsmuster zu behandeln und somit Rezidiven vorzubeugen. Zahlreiche Untersuchungen der letzten Jahre bestätigen diese Auffassung.

Der Rahmentrainingsplan orientiert sich im allgemeinen an den in Kap. 2 aufgezeigten Grundstrukturen.

Im Vergleich zu der konservativen Behandlung von Bandscheibenpatienten besteht bei bandscheibenoperierten Patienten eine Bedrängung der Nervenwurzel nicht mehr. Trotzdem auftretende Kompressionssyndrome sind auf Ödembildungen im Operationsgebiet zurückzuführen.

Phase 1 der postoperativen Therapie nach Bandscheibenprolaps/-protrusion

In der ersten Phase (erste postoperative Woche) steht die segmentale Stabilität des operierten LWS-Bereiches sowie die schmerzfreie Lagerung (möglichst in der physiologischen Lordose) im Vordergrund der physiotherapeutischen Behandlung, die in dieser Phase den Schwerpunkt der Therapie ausmacht (s. Tab. 19.5).

Inhalte der physiotherapeutischen Behandlung sind:

- Thromboseprophylaxe
- Erlernen der schmerzfreien En-bloc-Bewegungen (Umdrehen im Liegen, Aufrichten, Sitzen, Stehen)
- Stimulation der gelenknahen Muskeln durch propriozeptive Reize, isometrische Spannungsübungen
- Evtl. Iontophorese im paravertebralen Bereich des Operationsgebietes mit entzündungshemmenden Substanzen (Schmerzlinderung, Ödemrückbildung)

- Evtl. Stimulation von paretischer Muskulatur durch Elektrotherapie (Reizstrom)
- Evtl. vorsichtige intermittierende Traktionsbehandlung in schmerzfreier Schonhaltung

Phase 2 der postoperativen Therapie nach Bandscheibenprolaps/-protrusion

Das Nachbehandlungsschema in der Phase 2 (ab zweiter postoperativer Woche) richtet sich bezüglich des zeitlichen Ablaufes und der Übungsintensität stark nach dem subjektiven Befinden, dem Alter des Patienten sowie nach den Vorgaben des Operateurs und kann somit sehr unterschiedlich ausfallen.

Der Zeitpunkt für den Einsatz der Trainingstherapie zur Funktionsverbesserung ist gerade bei der postoperativen Behandlung von Bandscheibenpatienten stark abhängig von der Belastungstoleranz des Patienten. Je nach Behandlungsverlauf kann die Trainingstherapie dosiert ab der dritten postoperativen Woche eingesetzt werden.

Tabelle 19.5 Rahmentrainingsplan der postoperativen Therapie nach Bandscheibenprolaps/-protrusion, Phase 1–2

Ziele	Inhalte
Anamnese/Befunderhebung/ Testung	– Krankengymnastische Befundung, besonders Muskelfunktionstests, Haltungsscreening, Bewegungsbeobachtung – Schmerzanalyse – Isometrischer Test – Isokinetischer Test (wenn bereits möglich) – Evtl. EMG-Analyse – Lasègue-Test etc., s.o. – Palpation
1. Behandlung postoperativ bedingter Störungen nach individuellem Befund	
– Schmerzlinderung, Beseitigung der neurogenen bzw. reflektorischen Hemmung	– Spezielle Lagerung zur Schmerzerleichterung; Ziel der Behandlung ist das Erreichen der physiologischen Lordose der LWS – Vorsichtige Traktionsbehandlung im schmerzfreien Bereich (intermittierend, um eine Verbesserung der Durchblutung zu erreichen) – Lokale Wärmebehandlung außerhalb des Operationsgebietes bei Ansatzreizungen der paravertebralen Muskulatur
2. Wiedererlangung der physiologischen Funktionen	
– Aktive und passive Beweglichkeit, Erreichen der physio-	– Hubfreie Mobilisation im schmerzfreien Bereich (Einstellung in die physiologische Lordose)

Tabelle 19.5 Fortsetzung

Ziele	Inhalte
logischen Beweglichkeit in den betroffenen Wirbelsäulensegmenten, Vorbeugung/Beseitigung der Hypermobilität in den benachbarten Segmenten	– Aktive und passive Dehnung aller Muskeln, die die aufrechte Haltung behindern – Schmerzfreie Dehnlagerungen – Aktive und passive Dehnungsübungen der aus dem individuellen Befund hervorgehenden verkürzten Muskelgruppen *Beachte:* bei Dehnung der ischiokruralen Muskulatur evtl. Auslösen eines Ischiasdehnungsschmerzes bei noch bestehender Kompressionssymptomatik
– Segmentale Stabilität (dynamische und statische Balance), Verstärkung der neuralen Aktivierung, insbesondere in den betroffenen Segmenten, – Synchronisierung der motorischen Einheiten, – Verbesserung der neuromuskulären Steuerung – Erlernen der Bewegungsabläufe mit stabilisierter LWS und physiologischer Lendenlordose – Auflösung/Vermeidung pathologischer Bewegungsmuster und Schonhaltungen – Wahrnehmung	– Innervationsübungen für isolierte Muskeln, die durch die Kompressionssymptomatik noch geschwächt sind (z.B. Fußheber); unterstützt durch Elektrotherapie (Reizstrom) – Isometrische Anspannungsübungen (Rumpfmuskulatur), (z.B. ÜK 56, 68, 71) – Beginn der Schulung neuer Haltungs- und Bewegungsmuster (En-bloc-Bewegungen im Liegen, Sitzen, Stehen) – Förderung der motorischen Selbstwahrnehmung *Beachte:* Je nach Vorgabe des Operateurs wird evtl. ein Sitzverbot in den ersten zwei postoperativen Phasen (oft über sechs Wochen) ausgesprochen, um eine Entlordosierung in den betroffenen Bewegungssegmenten und damit eine Erhöhung des intradiskalen Druckes zu vermeiden. Wenn kein konkretes Sitzverbot besteht, sollte auf die lordosierte Sitzhaltung besonders hingewiesen werden. – Kräftigung der segmental und regional stabilisierenden Muskulatur mit zweidimensionalen Übungsformen am Zugapparat (methodisches Prinzip zur dimensionalen Übungsformen am Zugapparat methodisches Prinzip zur Belastung zu asymmetrischer Belastung), (z.B. methodische Übungsreihe III im ÜK) *Beachte:* Einhaltung der physiologischen Lordose im LWS-Bereich. Bei evtl. Hyperlordosierung sollte eine Verringerung der Bewegungsamplitude die therapeutische Konsequenz sein. – Kräftigung der Schulter- und oberen Rückenmuskulatur, Stabilisation der gesamten Wirbelsäule durch Kraftausdauertraining an den Sequenztrainingsgeräten Dips, Pull-down, Press-back (s. Kap. 12) *Beachte:* Die Bewegungsamplitude sollte so gewählt werden, daß die Übungen im schmerzfreien Bereich durchgeführt werden; Ziel ist das Üben im vollen Bewegungsausmaß des Gelenkes, um so die Alltagsbelastungen zu imitieren und die Belastungstoleranzgrenze zu erhöhen. – Verhaltenstraining: Förderung der kognitiven und affektiven Bereiche im Sinne von Sensibilisierung des Wirbelsäulenverhaltens im Alltag, Körperwahrnehmung, Entspannungstraining, Vermittlung von Grundlagenwissen zum Thema Wirbelsäule (rehabilitative Rückenschule) *Beachte:* Die segmentale Stabilisierung steht im Vordergrund und sollte gerade bei der Übungsauswahl und Belastungsdosierung in der Rückenschule (Körperwahrnehmung, Alltagsverhalten) beachtet werden.
3. Wiederherstellung/Verbesserung/Stabilisierung der allgemeinen und speziellen Leistungs- und Belastungsfähigkeit	

Tabelle 19.5 Fortsetzung

Ziele	Inhalte
– Haltungskoordination (Propriozeption) – Isolierte Kraft bei neuromuskulärer Dysfunktion	– Bewegungsübungen im Wasser (Temperatur möglichst 30–33°C); Stabilisations-/Kräftigungsübungen im schmerzfreien Bereich (Differenzierung durch Veränderung der Bewegungsamplitude) – Haltungsschulung, Geh-, Sitzschule
– Kraftausdauerleistungsfähigkeit für die haltungsstabilisierende Muskulatur	– Apparatives und nichtapparatives Training der Haltemuskulatur (z.B. an Sequenzgeräten)
– Ausdauerleistungen	– Oberkörperergometer und Laufband (je ab dritter Woche), Fahrradergometer (ab dritter Woche unter Beachtung der lordosierten und schmerzfreien Sitzhaltung) *Beachte:* individuelle Belastungstoleranz des Patienten (ggf. Intervalltraining; Wahl des Trainingsgerätes je nach Schmerzsymptomatik)

Phase 3–4 der postoperativen Therapie nach Bandscheibenprolaps/-protrusion

In den Phasen 3–4 (ab achter postoperativer Woche) erfolgt eine Fortführung und Steigerung der o.g. Therapie der Phase 2 (s. Tab. 19.6). Der zeitliche Einstieg in die Phasen 3–4 erfolgt sehr individuell und kann aufgrund der sehr unterschiedlichen Belastungstoleranz des Patienten in kein einheitliches Konzept gefaßt werden. Als Parameter zum Übergang in die Phasen 3–4 gilt die wesentliche Schmerzfreiheit bei den o.g. Belastungen im noch limitierten Bewegungsausmaß. Nozireaktionen, die zu funktionellen Blockierungen im Segment führen, werden in dieser Phase nicht mehr ausgelöst.

Im Rahmen der Trainingstherapie wird das Ausdauer- und Flexibilitätstraining aus der Phase 2 mit entsprechender Belastungssteigerung weitergeführt.

Tabelle 19.6 Rahmentrainingsplan der postoperativen Therapie nach Bandscheibenprolaps/-protrusion, Phase 3–4

Ziele	Inhalte
Befunderhebung/Testung	– Krankengymnastische Befundung, Muskelfunktionstests, Haltungsscreening/-analyse, Bewegungsbeobachtung – Schmerzanalyse – Isokinetischer Test (Extension/Flexion Rumpf) – Zusätzlich – wenn möglich – weitere apparative Testung mit Bewegungs- und Belastungsbeobachtung
1. Behandlung postoperativ bedingter Störungen nach individuellem Befund (s.o.)	– Weiterführung der physiotherapeutischen Behandlung aus der Phase 2 nach individuellem Befund und Schmerzsymptomatik
2. Wiedererlangung der physiologischen Funktionen	
– Aktive und passive Gelenkbeweglichkeit, Erreichen der physiologischen Beweglichkeit der gesamten Wirbelsäule	– Hubfreie und hubarme Mobilisation im schmerzfreien Bereich – Aktive und passive Dehnung aller Muskeln, die nach dem individuellen Befund verkürzt sind – Üben der Automobilisation

Tabelle 19.6 Fortsetzung

Ziele	Inhalte
– Segmentale und globale Stabilität, Verbesserung der neuromuskulären Steuerung der gesamten Wirbelsäule, Verstärkung der neuralen Aktivierung in den betroffenen Segmenten – Auflösung/Vermeidung pathologischer Bewegungsmuster – Erarbeitung von alltags- und berufsspezifischen Bewegungsabläufen – Wahrnehmung	– Isometrische und dynamische Kräftigungsübungen der Rumpfmuskulatur, der hüftumgreifenden Muskulatur sowie der schulterblattfixierenden Muskulatur – Verbesserung der physiologischen Bewegungsabläufe mit stabilisierter LWS – Physiotherapeutische Kräftigungs- und Stabilisationsübungen mit PNF, nach dem Behandlungskonzept von Klein-Vogelbach, Thue, McKenzie, Maitland oder anderen Autoren – Weiterführung der zweidimensionalen haltungsstabilisierenden Übungsformen am Zugapparat durch Haltungskontrolle auf instabilen Unterstützungsflächen (Therapiekreisel, Posturomed, Haramed, Weichbodenmatte) – Training des transversospinalen Systems: Üben komplexer dreidimensionaler Bewegungsmuster, wie z.B. der PNF-Diagonalen im Sitzen, später im Stand, auf instabiler Unterstützungsfläche (z.B. ÜK 24) – Rotationsbewegungen im Sitz, im Stand, auf instabiler Unterstützungsfläche (z.B. ÜK 63) *Beachte:* Übungsformen in der Rotation sind in der Therapie mit Bandscheibenpatienten umstritten, da die LWS nur ca. 2–5° Rotation zuläßt und somit schnell eine Kompensation in den schon hypermobilen umliegenden Segmenten (z.B. thorakolumbaler Übergangsbereich) erfolgt. Das Training der Rotation erfordert eine exakte Übungsausführung und Haltungskontrolle durch den Therapeuten, um eine zielgerichtete Kraftbelastung zu entwickeln. – Üben alltags- und berufsnaher, dreidimensionaler Bewegungsmuster mit Zusatzgewichten am Zugapparat zur Steigerung der Belastungstoleranzgrenze – Kräftigung der Rumpfmuskulatur (Verbesserung des physiologischen Muskelkorsetts), der hüftumgreifenden Muskulatur, insbesondere der beckenaufrichtenden Gesäßmuskulatur sowie der Extremitätenmuskulatur (z.B. M. quadriceps femoris zur Erleichterung des stabilisierten Wirbelsäulenverhaltens in der Rückenschule) an Sequenztrainingsgeräten: Dips, Pull-down, Press-back, liegende und sitzende Leg-press, Lying leg raise, Abdominaltrainer (nicht aus vorgedehnter Position – Gefahr der Nozireaktion!) *Beachte:* Ziel in der Phase 3–4 ist die Bewegungsausführung in der äußeren Bewegungsbahn, d.h. unter Ausnutzung des physiologischen Bewegungsausmaßes des Gelenkes.
3. Wiederherstellung/Verbesserung/Stabilisierung der allgemeinen und speziellen Leistungs- und Belastungsfähigkeit	
– Ausgleich muskulärer Dysbalancen vor allem in der Lenden-Becken-Hüft-Region sowie im Schulter-Nacken-Arm-Bereich – Verbesserung der Haltungskoordination	– Üben dreidimensionaler Ganzkörperübungen, Rotationsbewegungen aus Alltag/Freizeit – Training berufsspezifischer Bewegungsabläufe – Trainieren von Bewegungsabläufen aus Alltag/Freizeit unter erschwerten Bedingungen (z.B. mit Zusatzlasten, mit erhöhten Geschwindigkeiten, unter Präzisionsdruck etc.) – Training an Sequenzgeräten (Ganzkörpertraining)
– Steigerung der Belastungstoleranz durch Imitation von	

Tabelle 19.6 Fortsetzung

Ziele	Inhalte
Bewegungsabläufen in Alltag und Beruf an Krafttrainings-geräten	
– Ausdauerleistungen	– Zusätzlich zu den in der Phase 2 eingesetzten Geräten kann der Stepper als Trainingsgerät hinzugenommen werden

19.3.2
Spinalkanalstenose

Definition

Durch arthrotische Veränderungen der kleinen Wirbelgelenke, Spondylophyten und Hypertrophie des Ligamentum flavum hervorgerufene Enge des Rückenmarkkanals (vorwiegend zwischen L3/4 und L4/5).

Klinik

Der betroffene Patient klagt über stechende Rückenschmerzen, z. T. auch in beide Beine ausstrahlend. Dabei ist der Patient meist nach vorne geneigt, um durch Flexion der Wirbelsäule – und damit Entlordosierung – die Foramina intervertebralia zu erweitern. Der Patient berichtet über eine Claudicatio spinalis, d. h. beim längeren Gehen treten Schmerzen, Parästhesien oder sogar Paresen immer stärker auf, so daß sie schließlich den Patienten zwingen, sich zu setzen oder stehen zu bleiben.

Diagnostik

Neben der allgemeinen klinischen Untersuchung bei der WS-Problematik wird eine Röntgenuntersuchung, Myelographie (Kontrastmitteldarstellung des Rückenmarkkanals) der LWS oder Myelo-Computertomographie durchgeführt.

Therapie

In der Anfangsphase empfiehlt sich die kyphotische/entlordosierende Lagerung im Stufenbett sowie die Einnahme von Antiphlogistika und Analgetika. Mit der stabilisierenden Krankengymnastik/Physiotherapie wird sobald als möglich begonnen, danach schließt sich die Trainingstherapie an.

Bei Therapieresistenz empfiehlt sich eine *operative* Behandlung. Dabei wird eine sog. „Undercutting laminotomy" (dorsale Erweiterung des Spinalkanals durch Entfernung des Lig. flavum, gegebenenfalls auch von Teilen des Wirbelbogens), selten zusätzlich eine Spondylodese durchgeführt.

Rahmentrainingsplan der konservativen Therapie bei Spinalkanalstenose

Bei der konservativen Behandlung von Patienten mit Spinalkanalstenose sollte die Linderung der Schmerzsymptomatik sowie die Vermeidung der Schmerzursachen in den Vordergrund gestellt werden. Im Vergleich zu der Vielschichtigkeit des subjektiven Befindens des Patienten mit Bandscheibenprotrusion/-prolaps zeichnet sich das Beschwerdebild des Patienten mit Spinalkanalstenose durch die o.g. einheitliche Symptomatik aus.

Der individuelle Befund kann bei Patienten mit Spinalkanalstenose sehr unterschiedlich ausfallen und ist stark abhängig vom Zeitpunkt der Untersuchung. Wird der Patient in der Ruhephase bzw. schmerzfreien Phase und in entlordosierter Stellung der LWS untersucht, so ist in der Regel keine neurologische Symptomatik zu finden, der Lasègue-Test als Zeichen der Wurzelkompression ist negativ, und die Reflexaktivität ist unauffällig. Erfolgt die Untersuchung jedoch in der Beschwerdephase, so können durchaus eine neurologische Symptomatik, Reflexdifferenzen und -ausfall sowie ein positiver Lasègue-Test festgestellt werden.

Der Rahmentrainingsplan für Patienten mit Spinalkanalstenose sollte sich somit an den unterschiedlichen Schmerzsymptomatiken orientieren. Er lehnt sich im allgemeinen an den in Kap. 2 aufgezeigten Grundstrukturen an.

Phase 1–2 der konservativen Therapie bei Spinalkanalstenose

In der Phase 1–2 steht die Schmerzsymptomatik und ihre Bekämpfung im Vordergrund der Behandlung (s. Tab. 19.7).

Das Nachbehandlungsschema richtet sich bezüglich des zeitlichen Ablaufes und der Übungsintensität stark nach dem subjektiven Befinden, der momentanen Beschwerdesymptomatik, dem Alter des Patienten und seiner individuellen Belastungstoleranz sowie nach den Vorgaben des behandelnden Orthopäden. Ein einheitlicher zeitlicher Ablauf kann dadurch nur schwer aufgestellt werden.

Der Zeitpunkt für den Einsatz der Trainingstherapie zur Funktionsverbesserung ist gerade bei der Behandlung von Patienten mit Spinalkanalstenose stark abhängig von der Belastungstoleranz des Patienten. Je nach Verlauf der Beschwerdesymptomatik kann die Trainingstherapie schon in der Phase 2 eingesetzt werden. Die Zeichen der Überlastung sollten jedoch bei dieser Indikation besondere Beachtung finden und als wichtiger Parameter der Belastungssteuerung gelten. Auftretende Überlastungserscheinungen können sich sowohl als Schmerz zu Beginn, während oder nach der Belastung äußern als auch durch Steifigkeit nach Belastung und als Ruheschmerz bei statischer Belastung.

Tabelle 19.7 Rahmentrainingsplan der konservativen Therapie bei Spinalkanalstenose, Phase 1–2

Ziele	Inhalte
Anamnese/Befunderhebung/ Testung	– Krankengymnastische Befundung, Muskelfunktionstests, Haltungsscreening, Bewegungsbeobachtung – Schmerzanalyse – EMG-Analyse – Palpation – Evtl. apparativer isometrischer Test (wenn möglich)
1. Behandlung degenerativer Störungen nach individuellem Befund	
– Schmerzlinderung in entlordosierter Stellung der LWS, Beseitigung der neurogenen bzw. reflektorischen Hemmung, Linderung der Nozireaktion des oft hypertonen M. erector spinae	– Spezielle Lagerung zur Schmerzerleichterung (z.B. Stufenbettlagerung in entlordosierter Stellung der LWS) – Vorsichtige Traktionsbehandlung im schmerzfreien Bereich – Physikalische Therapie, z.B. Interferenzstrom, Stangerbäder – Lokale Wärmebehandlung der paravertebralen Muskulatur v.a. im LWS-Bereich
2. Wiedererlangung der physiologischen Funktionen	
– Aktive und passive Beweglichkeit, Erreichen einer limitierten, schmerzfreien Beweglichkeit in dem betroffenen Wirbelsäulenbereich, Vorbeugung/Beseitigung der Hypermobilität in den benachbarten Segmenten	– Schlingentischbehandlung (Becken-Bein-Aufhängung) – Hubfreie Mobilisation im schmerzfreien Bereich (Entlordosierung) – Aktive und passive Dehnung der Muskulatur, die die Beckenkippung unterstützen (M. iliopsoas und M. erector spinae pars lumbalis häufig verkürzt) – Schmerzfreie Dehnlagerungen – Aktive und passive Dehnungsübungen der individuell verkürzten Muskelgruppen sowie der Muskulatur, die eine Beckenkippung und da mit Hyperlordosierung unterstützt

Tabelle 19.7 Fortsetzung

Ziele	Inhalte
– Segmentale und regionale Stabilität (dynamische und statische Balance), Verstärkung der neuralen Aktivierung, insbesondere in den betroffenen Segmenten, Synchronisierung der motorischen Einheiten, Verbesserung der neuromuskulären Steuerung – Auflösung/Vermeidung pathologischer Bewegungsmuster und Schonhaltungen – Wahrnehmung	– Innervationsübungen für isolierte Muskeln, die durch die Spinalkanalstenose geschwächt oder ausgefallen sind (z.B. Fußheber); unterstützt durch Elektrotherapie (Reizstrom) – Isometrische Anspannungsübungen (Rumpfmuskulatur), (z.B. ÜK 55, 56, 68) *Beachte:* In entlordosierter Stellung der LWS arbeiten, um Schmerzfreiheit zu erreichen. – Beginn der Schulung neuer Haltungs- und Bewegungsmuster (Liegen, Sitzen, Stehen mit entlordosierter LWS) – Förderung der motorischen Selbstwahrnehmung – Kräftigung der segmental und regional stabilisierenden Muskulatur mit zweidimensionalen Übungsformen am Zugapparat (methodisches Prinzip zur Trainingssteuerung: Verringerung der Auflagefläche, von symmetrischer Belastung zu asymmetrischer Belastung), (z.B. methodische Übungsreihe III im ÜK) *Beachte:* Mit entlordosierter LWS arbeiten, um Schmerzfreiheit zu gewährleisten. – Kräftigung der Schulter- und oberen Rückenmuskulatur, Stabilisation der gesamten Wirbelsäule durch Kraftausdauertraining an den Sequenztrainingsgeräten Dips/Pull-down (s. Kap. 12) *Beachte:* Die Bewegungsamplitude sollte so gewählt werden, daß die Übungen im schmerzfreien Bereich durchgeführt werden; Ziel ist das Üben im vollen Bewegungsausmaß des Gelenkes, um so die Alltagsbelastungen zu imitieren und die Belastungstoleranzgrenze zu erhöhen. – Verhaltenstraining: Förderung der kognitiven und affektiven Bereiche im Sinne von Sensibilisierung des Wirbelsäulenverhaltens im Alltag, Körperwahrnehmung, Entspannungstraining, Vermittlung von Grundlagenwissen zum Thema Wirbelsäule (rehabilitative Rückenschule) *Beachte:* Die Schmerzlinderung steht im Vordergrund und sollte gerade bei der Übungsauswahl und Belastungsdosierung in der Rückenschule (Körperwahrnehmung, Alltagsverhalten) beachtet werden.
3. Wiederherstellung/Verbesserung/Stabilisierung der allgemeinen und speziellen Leistungs- und Belastungsfähigkeit	
– Haltungskoordination (Propriozeption)	– Bewegungsübungen im Wasser (Temperatur möglichst 30–33°C); Stabilisations-/Kräftigungsübungen im schmerzfreien Bereich (Differenzierung durch Veränderung der Bewegungsamplitude); Erlernen/Verbessern des „altdeutschen Rückenschwimmens"
– Isolierte Kraft bei neuromuskulärer Dysfunktion – Kompensation muskulärer Dysbalancen – Kraftausdauerleistungsfähigkeit und Hypertrophie für die haltungsstabilisierende Muskulatur	– Apparatives und nichtapparatives Muskeltraining der defizitären Muskelgruppen (z.B. Sequenztraining) – Training der Extremitätenmuskulatur
– Ausdauerleistungen	– Oberkörperergometer (im Sitz; später Stand) – Laufband. Beachte: Gehtraining unter mind. 3–5% Steigung, um auch hier die Entlordosierung der LWS und damit Schmerzlinderung zu erreichen

Tabelle 19.7 Fortsetzung

Ziele	Inhalte
	– Fahrradergometer (unter Beachtung der entlordosierten und schmerzfreien Sitzhaltung)
	Beachte: individuelle Belastungstoleranz des Patienten (ggf. Intervalltraining; Wahl des Trainingsgerätes je nach Schmerzsymptomatik)

Phase 3–4 der konservativen Therapie bei Spinalkanalstenose

In den Phasen 3–4 erfolgt eine Fortführung und Steigerung der o.g. Therapie der Phasen 1–2 (s. Tab. 19.8). Der zeitliche Einstieg in die Phasen 3–4 erfolgt individuell und kann aufgrund der sehr unterschiedlichen Belastungstoleranz von Patienten mit Spinalkanalstenose in kein einheitliches Konzept gefaßt werden. Als Parameter zum Übergang in die Phasen 3–4 gilt die wesentliche Schmerzfreiheit bei den o.g. Belastungen im noch limitierten Bewegungsausmaß. Nozireaktionen, die zu funktionellen Blockierungen im Segment führen, sollten in dieser Phase nicht mehr ausgelöst werden.

Im Rahmen der Trainingstherapie wird das Ausdauer- und Flexibilitätstraining aus der Phase 1–2 mit entsprechender Belastungssteigerung weitergeführt.

Tabelle 19.8 Rahmentrainingsplan der konservativen Therapie bei Spinalkanalstenose, Phase 3–4

Ziele	Inhalte
Befunderhebung/Testung	– Muskelfunktionstests – Schmerzanalyse – Haltungs- und Bewegungsbeobachtung – Isokinetischer Test – EMG-Analyse
1. Behandlung degenerativer Störungen nach individuellem Befund	
– Schmerzlinderung in entlordosierter Stellung der LWS, Beseitigung der neurogenen bzw. reflektorischen Hemmung, Linderung der Nozireaktion des oft hypertonen M. erector spinae	– Traktionsbehandlung im schmerzfreien Bereich – Lokale Wärmebehandlung im LWS-Bereich – Interferenzstrom – Stangerbäder
2. Wiedererlangung der physiologischen Funktionen	
– Aktive und passive Beweglichkeit, Erreichen einer physiologischen Beweglichkeit in der gesamten Wirbelsäule	– Schlingentischbehandlung (Becken-Bein-Aufhängung), evtl. mit Extensionsbehandlung – Weitere Mobilisation im schmerzfreien Bereich zur Verbesserung der Beweglichkeit – Aktive und passive Dehnung der Muskulatur, die die Beckenkippung unterstützt (M. iliopsoas und M. erector spinae pars lumbalis häufig verkürzt) – Schmerzfreie Dehnlagerungen – Üben der Automobilisation

Tabelle 19.8 Fortsetzung

Ziele	Inhalte
– Segmentale und globale Stabilität (dynamische und statische Balance), Verstärkung der neuralen Aktivierung, insbesondere in den betroffenen Segmenten, Synchronisierung der motorischen Einheiten, Verbesserung der neuromuskulären Steuerung/Propriozeption – Auflösung/Vermeidung pathologischer Bewegungsmuster und Schonhaltungen – Erarbeitung von alltags- und berufsspezifischen Bewegungsabläufen – Wahrnehmung	– Innervationsübungen für isolierte Muskeln, die aufgrund der Spinalkanalstenose noch geschwächt sind – Isometrische und dynamische Spannungsübungen gegen Widerstand, Stabilisationsübungen nach Meissner, Rumpfmuster aus der PNF-Behandlung (z. B. ÜK 68, 69, 71). *Beachte:* in entlordosierte Stellung der LWS arbeiten – Verbesserung der neu erlernten Haltungs- und Bewegungsmuster (Liegen, Sitzen, Stehen mit entlordosierter LWS)/Umsetzung in die Alltags- und Berufspraxis – Gezieltes Kräftigungstraining gegen Widerstand für die beckenaufrichtenden Muskelgruppen (v.a. Gluteal-, Abdominalmuskulatur) – Weiterführung der zweidimensionalen haltungsstabilisierenden Übungsformen am Zugapparat durch Haltungskontrolle auf instabilen Unterstützungsflächen (Therapiekreisel, Posturomed, Haramed, Weichbodenmatte) – Training des transversospinalen Systems: Üben komplexer dreidimensionaler Bewegungsmuster, wie z.B. der PNF-Diagonalen im Sitzen, später im Stand, auf instabiler Unterstützungsfläche (z. B. ÜK 42, 51) – Rotationsbewegungen im Sitz, im Stand, auf instabiler Unterstützungsfläche (z. B. ÜK 63) *Beachte:* Übungsformen in der Rotation sind in der Therapie umstritten, da die LWS nur ca. 2–5° Rotation zuläßt und somit schnell eine Kompensation in den schon hypermobilen umliegenden Segmenten (z.B. thorakolumbaler Übergangsbereich) erfolgt. Das Training der Rotation erfordert eine exakte Übungsausführung und Haltungskontrolle durch den Therapeuten, um eine zielgerichtete Kraftbelastung zu entwickeln. Die LWS soweit entlordosieren, wie noch Schmerzfreiheit besteht. Ziel ist die Schmerzfreiheit in physiologisch lordosierter LWS. – Kräftigung der Rumpfmuskulatur (insbesondere der *beckenaufrichtenden Muskulatur*), der Extremitätenmuskulatur (z.B. M. quadriceps femoris zur Erleichterung des stabilisierten Wirbelsäulenverhaltens in der Rückenschule) an Sequenztrainingsgeräten: Dips, Pull-down, Press-back, liegende und sitzende Leg-press, Lying leg raise, Abdominaltrainer (nicht aus lordosierter Ausgangsstellung) *Beachte:* Ziel in der Phase 3–4 ist die Bewegungsausführung in der äußeren Bewegungsbahn, d.h. unter Ausnutzung des physiologischen Bewegungsausmaßes des Gelenkes. – Verhaltenstraining: Förderung der kognitiven und affektiven Bereiche im Sinne von Sensibilisierung des Wirbelsäulenverhaltens im Alltag, Körperwahrnehmung, Entspannungstraining, Vermittlung von Grundlagenwissen zum Thema Wirbelsäule (rehabilitative Rückenschule)
3. Wiederherstellung/Verbesserung/Stabilisierung der allgemeinen und speziellen Leistungs- und Belastungsfähigkeit	
– Verbesserung der Propriozeptionsfähigkeit der gesamten Wirbelsäule	– Üben dreidimensionaler Ganzkörperübungen, Rotationsbewegungen aus Alltag/Freizeit – Training berufsspezifischer Bewegungsabläufe (z.B. ÜK 66, 67)

Tabelle 19.8 Fortsetzung

Ziele	Inhalte
– Steigerung der Belastungstoleranz – Kompensation muskulärer Dysbalancen – Kraftausdauerleistungsfähigkeit für die globale haltungsstabilisierende Muskulatur	– Trainieren von Bewegungsabläufen aus Alltag/Freizeit unter erschwerten Bedingungen (z.B. mit Zusatzlasten, mit erhöhten Geschwindigkeiten, unter Präzisionsdruck etc.) – Training an Sequenzgeräten (Ganzkörpertraining)
– Ausdauerleistungen	– Zusätzlich zu den gewählten Ausdauertrainingsgeräten kann nun ein Treppensteigtraining auf dem Stepper unter Haltungskontrolle durchgeführt werden *Beachte:* individuelle Belastungstoleranz des Patienten (ggf. Intervalltraining; Wahl des Trainingsgerätes je nach Schmerzsymptomatik)

19.3.3
Spondylolyse/Spondylolisthesis

Definition

Bei der Spondylolyse/Spondylolisthesis handelt es sich um eine angeborene Unterbrechung der Interartikularportion eines Wirbels, so daß es dann zu einer Ventralverschiebung und Verkippung des kranialen Wirbels im Bewegungssegment kommt (s. Abb. 19.2).

Klinik

Die betroffenen Patienten sind meist über viele Jahre hinweg asymptomatisch, gerade wenn es sich um eine geringgradige Spondylolisthesis handelt. Treten dann allerdings Symptome auf, sind es häufig uncharakteristische lumbalgieforme Beschwerden im Bereich LWK5.

Bei massiver Spondylolisthesis bei Kindern findet sich gegebenenfalls ein Sprungschanzenphänomen und eine Hüftlendenstrecksteife. Durch die Ventralverschiebung der Wirbelsäule oberhalb der Spondylolyse – z. B. bei L5/S1 entsteht klinisch eine Stufe am lumbosakralen Übergang, die wie eine Sprungschanze aussieht. Zur Vermeidung von Schmerzen heben die Kinder das Becken an, wenn man die Beine in der Hüfte beugt, das nennt man dann Hüftlendenstrecksteife.

Differentialdiagnostisch gibt es auch eine *degenerative Spondylolisthesis (= Pseudospondylolisthesis):* Dabei handelt es sich um eine Verschiebung eines Wirbelkörpers durch degenerative Veränderungen, aber nicht durch eine echte Spondylolyse.

Rahmentrainingsplan der konservativen Therapie bei Spondylolyse/Spondylolisthesis

Die konservative Behandlung von Patienten mit Spondylolisthesis ist ebenso wie bei Bandscheibenpatienten gekennzeichnet durch die Vielschichtigkeit der Beschwerdesymptomatik, der neurologischen Symptomatik, der Sekundärproblematiken sowie individueller muskulärer Dysbalancen. Erst mit der differenzierten Funktionsuntersuchung kann ein gezielter und individueller Rahmentrainingsplan erstellt werden.

Der Rahmentrainingsplan orientiert sich im allgemeinen an den in Kap. 2 aufgezeigten Grundstrukturen.

Phase 1 der konservativen Therapie bei Spondylolyse/Spondylolisthesis

In der Phase 1 (Akutphase) steht die akute Schmerzsymptomatik und ihre Bekämpfung im Vordergrund der Behandlung. Zur Beschwerdelinderung wird zunächst eine Lagerung mit entlordosierter Lendenwirbelsäule und vorsichtige entlordosierende Krankengymnastik durchgeführt (s. Tab. 19.9).

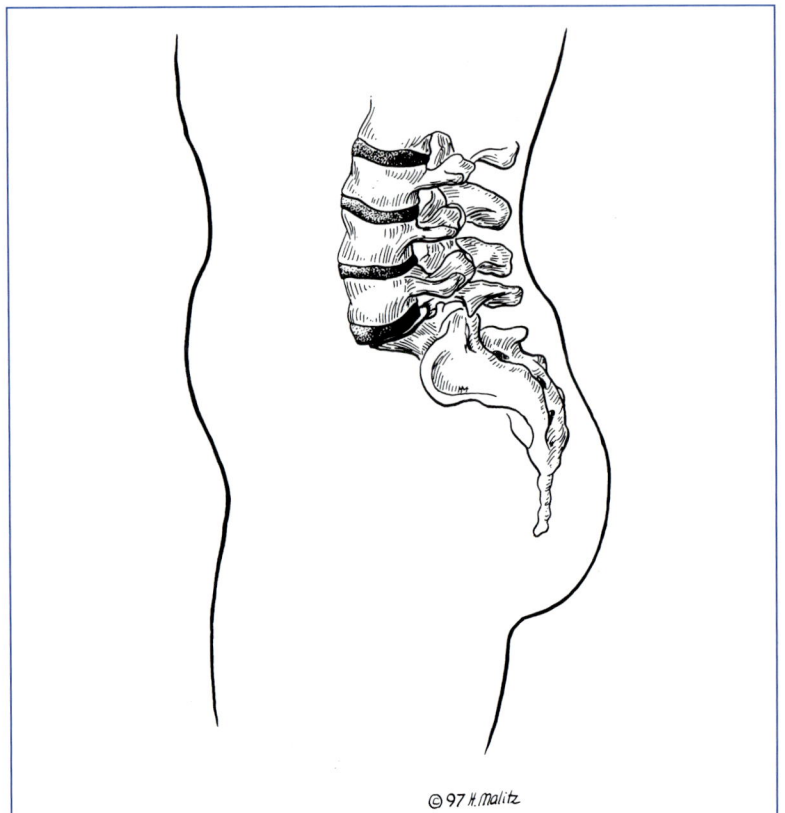

Abbildung 19.2
Spondylolisthesis –
Ventralverschiebung
des kranialen Wirbel-
körpers L5

© 97 H. Malitz

Phase 2 der konservativen Therapie bei Spondylolyse/Spondylolisthesis

Das Nachbehandlungsschema der Phase 2 (nach Linderung der akuten Schmerzsymptomatik) richtet sich bezüglich des zeitlichen Ablaufes und der Übungsintensität stark nach dem subjektiven Schmerzempfinden, dem Alter des Patienten sowie nach den Vorgaben des behandelnden Orthopäden und kann somit sehr unterschiedlich ausfallen.

Im allgemeinen wird davon ausgegangen, daß in dieser Phase aktive entlordosierende Übungsformen durch die Krafteinwirkung das Gleiten genauso weiter voran treiben können wie aktive hyperlordosierende Übungsformen. Somit ist, ähnlich wie bei der Nachbehandlung des Bandscheibenprolapses, die Erreichung der physiologischen Lendenlordose und ihre Stabilisation das Ziel der konservativen Behandlung der Spondy-

lolisthesis. Zu vermeiden ist grundsätzlich jegliche Mobilisationsbehandlung in dem betroffenen Bereich. Meist besteht bei Spondylolisthesispatienten jedoch eine Hyperlordosierung der LWS mit Verkürzung der Muskelgruppen M. iliopsoas, M. erector spinae, M. piriformis, M. rectus femoris; diese gilt es zu beseitigen.

Der Zeitpunkt für den Einsatz der Trainingstherapie zur Funktionsverbesserung ist gerade bei der konservativen Behandlung von Patienten mit Spondylolisthesis stark abhängig von der Belastungstoleranz und der Beschwerdesymptomatik des Patienten. Je nach Verlauf der Beschwerdesymptomatik kann die Trainingstherapie schon in der Phase 2 eingesetzt werden. Die bei der Besprechung der Therapie der Spinalkanalstenose angeführten Zeichen der Überlastung sollten auch bei dieser Indikation besondere Beachtung finden.

Tabelle 19.9 Rahmentrainingsplan der konservativen Therapie bei Spondylolyse/Spondylolisthesis, Phase 1–2

Ziele	Inhalte
Anamnese/Befunderhebung/ Testung	– Krankengymnastische Befundung, Muskelfunktionstests, Haltungs- screening, Bewegungsbeobachtung – Schmerzanalyse – EMG-Analyse – Palpation – Evtl. apparativer isometrischer Test (wenn möglich)
1. Behandlung degenerativer Störungen nach individuellem Befund	
– Schmerzlinderung, Beseitigung der neurogenen bzw. reflektorischen Hemmung (Nozireaktion beispielsweise des M. erector spinae pars lumbalis/trans- versospinales System)	– Spezielle Lagerung zur Schmerzerleichterung (z.B. Stufenbettlagerung mit Entlordosierung der LWS) – Dekontraktionsbehandlung – Lokale Wärmebehandlung (je nach subjektiver Befindlichkeit auch Kältebehandlung) *Beachte:* Jegliche Mobilisationsbehandlung ist kontraindiziert!
2. Wiedererlangung der physiologischen Funktionen	
– Aktive und passive Beweg- lichkeit, segmentale Beweg- lichkeit sollte im limitierten Bereich bleiben, um eine weitere Ventralverschiebung des Wirbelkörpers und damit eine Verschlimmerung der Symptomatik zu verhindern, *keine* aktive und passive Mobilisation!	– Aktive und passive Dehnung aller Muskeln, die die physiologische Lordosierung der LWS behindern (Herstellen des Muskelgleich- gewichtes in der Lenden-Becken-Hüft-Region) – Aktive und passive Dehnungsübungen der aus dem individuellen Befund hervorgehenden verkürzten Muskelgruppen (Herstellen des physiologischen Gleichgewichtes der hüftumgreifenden Muskulatur) *Beachte:* Mobilisation im betroffenen Segment ist kontraindiziert; bei Dehnung der ischiokruralen Muskulatur evtl. Auslösen eines Ischiasdehnungsschmerzes bei neurologischer Symptomatik
– Segmentale Stabilität (dynamische und statische Balance), Verstärkung der neuralen Aktivierung, ins- besondere in den betroffenen Segmenten, Synchronisierung der motorischen Einheiten, Verbesserung der neuromus- kulären Steuerung, Kräftigung der monosegmentalen Muskeln (insbesondere der kurzen Rotatoren) – Auflösung/Vermeidung pathologischer Bewegungs- muster und Schonhaltungen – Wahrnehmung	– Innervationsübungen für isolierte Muskeln, die bei einer neurologi- schen Symptomatik geschwächt oder ausgefallen sind (z.B. Groß- zehenheber), unterstützt durch Elektrotherapie (Reizstrom) – Isometrische Anspannungsübungen (Rumpfmuskulatur) in physiolo- gisch lordosierter LWS. Beachte: keine aktiven Flexionsübungen, keine reklinierenden Übungen – Beginn der Schulung neuer Haltungs- und Bewegungsmuster (En-bloc-Bewegungen im Liegen, Sitzen, Stehen) – Förderung der motorischen Selbstwahrnehmung (physiologische Lordosierung der LWS/stabilisierte Beckenstellung) – Kräftigungsübungen (z.B. nach Thue) der kurzen Rotatoren – Kräftigung der segmental und regional stabilisierenden Muskulatur mit zweidimensionalen Übungsformen am Zugapparat (methodisches Prinzip zur Trainingssteuerung: Verringerung der Auflagefläche, von symmetrischer Belastung zu asymmetrischer Belastung), (z.B. methodische Übungsreihe III im ÜK) *Beachte:* Einhaltung der physiologischen Lordose im LWS-Bereich. Bei evtl. Hyperlordosierung sollte eine Verringerung der Bewegungs- amplitude die therapeutische Konsequenz sein. – Kräftigung der Schulter- und oberen Rückenmuskulatur/Stabilisation der gesamten Wirbelsäule durch Kraftausdauertraining an den Sequenztrainingsgeräten: Dips/Pull-down, Press-back

Tabelle 19.9 Fortsetzung

Ziele	Inhalte
	Beachte: Bei allen Übungsformen ist auf die natürliche Beckenkippung zu achten, eine aktive Beckenaufrichtung sowie verstärkte Beckenkippung ist zu vermeiden. Die Bewegungsamplitude sollte so gewählt werden, daß die Übungen mit stabilisierter LWS durchgeführt werden können, jegliche Ausweichbewegungen sollten als Zeichen für eine Verkleinerung der Bewegungsamplitude gelten. Ziel ist das Üben im vollen Bewegungsausmaß des Gelenkes bei stabilisierter und physiologisch lordosierter LWS, um so die Alltagsbelastungen zu imitieren und die Belastungstoleranzgrenze zu erhöhen.
	– Verhaltenstraining: Förderung der kognitiven und affektiven Bereiche im Sinne von Sensibilisierung des Wirbelsäulenverhaltens im Alltag, Körperwahrnehmung, Entspannungstraining, Vermittlung von Grundlagenwissen zum Thema Wirbelsäule (rehabilitative Rückenschule)
	Beachte: Die stabilisierte physiologische Lordosierung der LWS (Beckenstellung) steht im Vordergrund der Behandlung und sollte gerade bei der Übungsauswahl und Belastungsdosierung in der Rückenschule (Körperwahrnehmung, Alltagsverhalten) beachtet werden.
3. Wiederherstellung/Verbesserung/Stabilisierung der allgemeinen und speziellen Leistungs- und Belastungsfähigkeit	
– Segmentale Haltungskoordinationsfähigkeit und -kontrolle (segmentale Propriozeption) – Isolierte Kraft bei neuromuskulärer Dysfunktion – Einbinden neu erlernter Bewegungsmuster in das Alltagsverhalten	– Bewegungsübungen im Wasser (Temperatur möglichst 30–33°C); Stabilisations-/Kräftigungsübungen mit geringer Bewegungsamplitude. *Beachte:* keine Mobilisation in der betroffenen Region, Differenzierung durch Veränderung der Geschwindigkeit der Übungsausführung. – Haltungsschulung, Geh-, Sitzschule
– Kompensation muskulärer Dysbalancen – Kraftausdauerleistungsfähigkeit für die segmentale haltungsstabilisierende Muskulatur	– Nichtapparative Trainingsübungen mit dem eigenen Körpergewicht – Training an Sequenztrainingsgeräten für die Halte- und die Extremitätenmuskulatur
– Ausdauerleistungen	– Oberkörperergometer (im Sitz, später im Stand) – Laufband (*Beachte:* stabilisierte LWS) – Fahrradergometer (unter Beachtung der physiologisch lordosierten und schmerzfreien Sitzhaltung) *Beachte:* individuelle Belastungstoleranz des Patienten (ggf. Intervalltraining; Wahl des Trainingsgerätes je nach Schmerzsymptomatik)

Phase 3–4 der konservativen Therapie bei Spondylolyse/Spondylolisthesis

In den Phasen 3–4 erfolgt eine Fortführung und Steigerung der o.g. Therapie der Phase 2 (s. Tab. 19.10). Der zeitliche Einstieg in die Phasen 3–4 erfolgt individuell und kann aufgrund der sehr unterschiedlichen Belastungstoleranz und Sekundärproblematik der Patienten in kein einheitliches Konzept gefaßt werden. Als Parameter zum Übergang in die Phasen 3–4 gelten die wesentliche Schmerzfreiheit bei den o.g. Belastungen im noch limitierten Bewegungsausmaß sowie die Fähigkeit zur LWS-Stabilisation in limitierten Bewegungsamplituden. Nozireaktionen, die zu funktionellen Blockierungen im Segment führen, werden in dieser Phase nicht mehr ausgelöst.

Im Rahmen der Trainingstherapie wird das Ausdauer- und Flexibilitätstraining aus der Phase 2 mit entsprechender Belastungssteigerung weitergeführt.

Tabelle 19.10 Rahmentrainingsplan der konservativen Therapie bei Spondylolyse/Spondylolisthesis, Phase 3–4

Ziele	Inhalte
Befunderhebung/Testung	– Muskelfunktionstests – Schmerzanalyse – Haltungs- und Bewegungsbeobachtung – Isokinetischer Test – EMG-Analyse
1. Behandlung degenerativer Störungen nach individuellem Befund	– Weiterführung der physiotherapeutischen Behandlung aus der Phase 2 nach individuellem Befund und Schmerzsymptomatik
2. Wiedererlangung der physiologischen Funktionen	
– Aktive und passive Gelenkbeweglichkeit, Erreichen der physiologischen Gelenkbeweglichkeit der Extremitätengelenke zur Kompensation des instabilen Bereiches in der LWS – Segmentale und globale Stabilität, Verbesserung der neuromuskulären Steuerung der gesamten Wirbelsäule, Verstärkung der neuralen Aktivierung in den betroffenen Segmenten – Auflösung/Vermeidung pathologischer Bewegungsmuster – Erarbeitung von alltags- und berufsspezifischen Bewegungsabläufen – Wahrnehmung	– Aktive und passive Dehnung aller Muskeln, die nach dem individuellen Befund verkürzt sind oder die physiologische Lordosierung der LWS verhindern *Beachte:* Mobilisation im betroffenen Gelenk ist kontraindiziert! – Isometrische und dynamische Kräftigungsübungen der Rumpfmuskulatur, der hüftumgreifenden Muskulatur sowie der Schulterblattmuskulatur (verschiedene krankengymnastische Methoden), (z.B. ÜK 66) – Verbesserung der physiologischen Bewegungsabläufe mit stabilisierter LWS – Ganzkörperstabilisationsübungen ohne/mit Setzen von manuellen Widerständen (z.B. ÜK 66, 67) – Weiterführung der zweidimensionalen haltungsstabilisierenden Übungsformen am Zugapparat durch Haltungskontrolle auf instabilen Unterstützungsflächen (Therapiekreisel, Posturomed, Haramed, Weichbodenmatte) – Training des transversospinalen Systems: Üben komplexer dreidimensionaler Bewegungsmuster, wie z.B. der PNF-Diagonalen im Sitzen, später im Stand, auf instabiler Unterstützungsfläche (z.B. ÜK 42) – Rotationsbewegungen im Sitz, im Stand, auf instabiler Unterstützungsfläche (z.B. ÜK 63) *Beachte:* Übungsformen zur Kräftigung der kurzen Rotatoren sind in der Therapie mit Spondylolisthesispatienten zur Festigung der instabilen Region von besonderer Bedeutung. Das Training der Rotation außerhalb der krankengymnastischen Einzelbehandlung erfordert jedoch eine exakte Übungsausführung und Haltungskorrektur durch den Therapeuten, um eine zielgerichtete Kraftbelastung zu entwickeln (physiologisch lordosierte LWS durch Kontrolle der Beckenkippung). – Üben alltags- und berufsnaher, dreidimensionaler Bewegungsmuster mit Zusatzgewichten am Zugapparat zur Steigerung der Belastungstoleranzgrenze

Tabelle 19.10 Fortsetzung

Ziele	Inhalte
	– Kräftigung der Rumpfmuskulatur (Verbesserung des physiologischen Muskelkorsetts), der hüftumgreifenden Muskulatur, insbesondere der beckenaufrichtenden Gesäßmuskulatur sowie der Extremitätenmuskulatur (z.B. M. quadriceps femoris zur Erleichterung des stabilisierten Wirbelsäulenverhaltens in der Rückenschule) an Sequenztrainingsgeräten: Dips, Pull-down, Press-back, liegende und sitzende Leg-press, Lying leg raise, Abdominaltrainer (nicht aus vorgedehnter Position – Gefahr der Nozireaktion!)
	Beachte: Ziel in der Phase 3–4 ist die Bewegungsausführung in der äußeren Bewegungsbahn mit gleichzeitig stabilisierter LWS, d.h. unter Ausnutzung des physiologischen Bewegungsausmaßes des Gelenkes.
3. Wiederherstellung/Verbesserung/Stabilisierung der allgemeinen und speziellen Leistungs- und Belastungsfähigkeit	
– Ausgleich muskulärer Dysbalancen vor allem in der Lenden-Becken-Hüft-Region sowie im Schulter- Nacken-Arm-Bereich – Verbesserung der segmentalen und globalen Haltungskoordination, Propriozeption – Steigerung der Belastungstoleranz durch Imitation von Bewegungsabläufen in Alltag und Beruf an Krafttrainingsgeräten	– Üben dreidimensionaler Ganzkörperübungen/Rotationsbewegungen aus Alltag/Freizeit – Training berufsspezifischer Bewegungsabläufe (z.B. ÜK 66, 67) – Trainieren von Bewegungsabläufen aus Alltag/Freizeit unter erschwerten Bedingungen (z.B. mit Zusatzlasten, mit erhöhten Geschwindigkeiten, unter Präzisionsdruck etc.) – Training an Sequenzgeräten (Ganzkörpertraining)
– Ausdauerleistungen	– Zusätzlich zu den gewählten Ausdauertrainingsgeräten kann nun ein Treppensteigtraining auf dem Stepper unter Haltungskontrolle durchgeführt werden

Rahmentrainingsplan nach operativer Behandlung der Spondylolisthesis durch Spondylodese

Eine konservative Therapie ist nach Auftreten ausgeprägter Symptome meist nicht erfolgreich. Als operative Therapie bieten sich zwei Methoden an: die Sakralplatte (nach Schöllner) oder der Fixateur interne. Bei beiden Verfahren wird versucht, die Ventralverschiebung zu beheben, der funktionslose Wirbelbogen wird entfernt und das betroffene Bewegungssegment versteift (Spondylodese), nachdem die Bandscheibe ausgeräumt wurde. Postoperativ wird der Patient flach auf den Rücken gelagert, bis nach 12–14 Tagen die Fäden entfernt

werden. Jetzt wird dem Patienten ein Rumpfgips nach Böhler angelegt, den er für insgesamt sechs Wochen tragen muß. Nach sechs Wochen erfolgt eine Röntgenaufnahme der entsprechenden Region, und bei beginnender Konsolidierung der Spondylodese kann der Gips abgenommen werden und der Patient unter krankengymnastischer Anleitung mobilisiert werden. Wenn nach einem Jahr die Spondylodese fest ist, wird die Sakralplatte wieder entfernt.

Die postoperative Behandlung von Patienten nach Spondylodese sollte individuell nach den Richtlinien des Operateurs erfolgen.

Der Rahmentrainingsplan orientiert sich im allgemeinen an den in Kap. 2 aufgezeigten Grundstrukturen.

Phase 1 der postoperativen Therapie bei Spondylolisthesis durch Spondylodese

In der ersten Phase (bis ca. achte postoperative Woche) steht die segmentale Stabilität des operierten LWS-Bereiches sowie die schmerzfreie Lagerung (möglichst in der physiologischen Lordose) im Vordergrund der physiotherapeutischen Behandlung. Die ersten zwei postoperativen Wochen hat der Patient Bettruhe; nach Entfernung der Fäden bekommt er den Rumpfgips und wird normalerweise aus dem Akutkrankenhaus entlassen.

Inhalte der physiotherapeutischen Behandlung in der Phase 1 sind:
- Thromboseprophylaxe
- Erlernen der schmerzfreien En-bloc-Bewegungen (Umdrehen im Liegen/Aufrichten/Sitzen/Stehen)
- Stimulation der gelenknahen Muskeln durch propriozeptive Reize, isometrische Spannungsübungen
- Evtl. Iontophorese im paravertebralen Bereich des Operationsgebietes mit entzündungshemmenden Substanzen (Schmerzlinderung/Ödemrückbildung)
- Evtl. Stimulation von paretischer Muskulatur durch Elektrotherapie (Reizstrom)

- Evtl. vorsichtige intermittierende Traktionsbehandlung in schmerzfreier Schonhaltung

Trainingstherapeutische Maßnahmen sind in diesem Abschnitt nur in Ausnahmefällen indiziert.

Phase 2 der postoperativen Therapie bei Spondylolisthesis/Spondylodese

Das Nachbehandlungsschema in der Phase 2 (ab ca. achter postoperativer Woche) richtet sich bezüglich des zeitlichen Ablaufes und der Übungsintensität nach der Auswertung des Röntgenbildes bezüglich Konsolidierung der Spondylodese. Das Röntgenbild erfolgt nach Abnahme des Rumpfgipses ca. acht Wochen postoperativ.

Der Zeitpunkt für den Einsatz der Trainingstherapie zur Funktionsverbesserung ist gerade bei der postoperativen Behandlung abhängig von der Durchbauung des Materials (Röntgenkontrolle). Je nach Konsolidierung kann die Trainingstherapie dosiert ab der achten bis zehnten postoperativen Woche eingesetzt werden (s. Tab 19.11).

Tabelle 19.11 Rahmentrainingsplan nach operativer Behandlung der Spondylolisthesis durch Spondylodese, Phase 2

Ziele	Inhalte
Anamnese/Befunderhebung/ Testung	– Krankengymnastische Befundung, Muskelfunktionstests, Haltungsscreening – Schmerzanalyse – EMG-Analyse – Palpation – Evtl. apparativer isometrischer Test (wenn möglich)
1. Behandlung postoperativer Störungen nach individuellem Befund	
– Schmerzlinderung, Beseitigung der neurogenen bzw. reflektorischen Hemmung	– Spezielle Lagerung zur Schmerzerleichterung; Ziel der Behandlung ist das Erreichen der physiologischen Lordose der LWS – Lokale Wärmebehandlung außerhalb des Operationsgebietes bei Ansatzreizungen der paravertebralen Muskulatur – Ultraschall *Beachte:* keine Zug- oder Druckbelastung, um eine Materiallockerung zu vermeiden (d.h. keine Traktion)
2. Wiedererlangung der physiologischen Funktionen	

Tabelle 19.11 Fortsetzung

Ziele	Inhalte
– Aktive und passive Beweglichkeit der großen Gelenke, segmentale und regionale Mobilisation ist vorerst kontraindiziert	– Aktive und passive Dehnung aller Muskeln, die die aufrechte Haltung behindern – Mobilisation der rumpfnahen großen Gelenke ohne Mitbewegung der LWS – Freies Bewegen der distalen Gelenke – Aktive und passive Dehnungsübungen der aus dem individuellem Befund hervorgehenden verkürzten Muskulatur und der Muskelgruppen, die die natürliche Lordose behindern
– Segmentale Stabilität (dynamische und statische Balance), Verstärkung der neuralen Aktivierung, insbesondere in den betroffenen Segmenten, Synchronisierung der motorischen Einheiten, Verbesserung der neuromuskulären Steuerung – Erlernen der Bewegungsabläufe mit stabilisierter LWS und physiologischer Lendenlordose – Auflösung/Vermeidung pathologischer Bewegungsmuster und Schonhaltungen – Wahrnehmung	– Innervationsübungen für isolierte Muskeln, die durch die Kompressionssymptomatik noch geschwächt sind (z.B. Fußheber); unterstützt durch Elektrotherapie (Reizstrom) – Isometrische Anspannungsübungen (Rumpfmuskulatur), (z.B. ÜK 56, 68, 71) – Beginn der Schulung neuer Haltungs- und Bewegungsmuster (En-bloc-Bewegungen im Liegen, Sitzen, Stehen) – Förderung der motorischen Selbstwahrnehmung *Beachte:* Je nach Vorgabe des Operateurs wird evtl. ein Sitzverbot aus gesprochen, um eine Entlordosierung in den betroffenen Bewegungssegmenten und damit eine erhöhte Druckbelastung (Gefahr der Materiallockerung) zu vermeiden. Diese Meinung ist jedoch umstritten, da auch in der Sitzhaltung eine physiologische Lendenlordose eingenommen werden kann (Anleitung des Patienten!). – Kräftigung der segmental und regional stabilisierenden Muskulatur mit zweidimensionalen Übungsformen am Zugapparat (methodisches Prinzip zur Trainingssteuerung: Verringerung der Auflagefläche, von symmetrischer Belastung zu asymmetrischer Belastung), (z.B. methodische Übungsreihe III im ÜK) *Beachte:* Einhaltung der physiologischen Lordose im LWS-Bereich. Bei evtl. Hyperlordosierung sollte eine Verringerung der Bewegungsamplitude die therapeutische Konsequenz sein. – Kräftigung der Schulterblattmuskulatur zur Kompensation muskulärer Dysbalancen in der Schulterregion (in Bauchlage mit stabilisierter LWS – freie Gewichte, später Verringerung der Auflagefläche – Übungsform im Stand mit kontrollierter physiologischer LWS-Lordose), (z. B. ÜK 31) – Kräftigung der Beinmuskulatur zur Kompensation muskulärer Dysbalancen im Lenden-Becken-Hüft-Bereich an dem Sequenztrainingsgerät Knie Extension/Flexion *Beachte:* Die Sequenztrainingsgeräte liegende Leg-press, Pull-down sollten in dieser Phase aufgrund der Druck- und Zugbelastung noch vermieden werden. Ebenfalls sind Rotationsbewegungen wegen der Gefahr der Materiallockerung kontraindiziert. Die Bewegungsamplitude sollte so gewählt werden, daß die Übungen ohne Mitbewegung der LWS durchgeführt werden; die Gewichtsbelastung sollte sehr gering gewählt werden, um eine segmentale Druckbelastung zu vermeiden (Gefahr der Materiallockerung).
	– Verhaltenstraining: Förderung der kognitiven und affektiven Bereiche im Sinne von Sensibilisierung des Wirbelsäulenverhaltens im Alltag, Körperwahrnehmung, Entspannungstraining, Vermittlung von Grundlagenwissen zum Thema Wirbelsäule (rehabilitative Rückenschule)

Tabelle 19.11 Fortsetzung

Ziele	Inhalte
	Beachte: Die segmentale Stabilisierung sowie die Einstellung der physiologischen Lendenlordose (Beckenstellung) stehen im Vordergrund und sollten gerade bei der Übungsauswahl und Belastungsdosierung in der Rückenschule (Körperwahrnehmung, Alltagsverhalten) beachtet werden.
3. Wiederherstellung/Verbesserung/Stabilisierung der allgemeinen und speziellen Leistungs- und Belastungsfähigkeit	
– Haltungskoordination (Propriozeption)	– Bewegungsübungen im Wasser (Temperatur möglichst 30–33°C); Stabilisations-/Kräftigungsübungen mit stabilisierter LWS (Arbeiten in geringer Bewegungsamplitude ohne Mitbewegung der LWS) – Haltungsschulung, Geh-, Sitzschule
– Kompensation muskulärer Dysbalancen zur Erhaltung der physiologischen Lenden lordose – Kraftausdauerleistungsfähigkeit und Hypertrophie für die haltungsstabilisierende Muskulatur (regional) – Neuromuskuläres Training	– Nichtapparatives Training der Haltemuskulatur – Apparatives Training der Rumpf- und Extremitätenmuskulatur an Sequenzgeräten
– Ausdauerleistungen	– Oberkörperergometer und Laufband (ab achter bis zehnter Woche) – Fahrradergometer (ab achter bis zehnter Woche unter Beachtung der lordosierten Sitzhaltung) *Beachte:* individuelle Belastungstoleranz des Patienten (ggf. Intervalltraining; Wahl des Trainingsgerätes je nach Schmerzsymptomatik), freies Bewegen der unteren und oberen Extremitätengelenke ohne Mitbewegen der LWS

Phase 3–4 der postoperativen Therapie bei Spondylolisthesis durch Spondylodese

In den Phasen 3–4 (ab ca. der zwölften postoperativen Woche) erfolgt eine Fortführung und Steigerung der o.g. Therapie der Phase 2 (s. Tab. 19.12). Der zeitliche Einstieg in die Phasen 3–4 erfolgt individuell und kann aufgrund der sehr unterschiedlichen Stabilität und Festigkeit der Spondylodese in kein einheitliches Konzept gefaßt werden. Als Parameter zum Übergang in die Phasen 3–4 gilt die Schmerzfreiheit bei den o.g. Belastungen im noch limitierten Bewegungsausmaß sowie die Röntgenkontrolle.

Tabelle 19.12 Rahmentrainingsplan nach operativer Behandlung der Spondylolisthesis durch Spondylodese, Phase 3–4

Ziele	Inhalte
Befunderhebung/Testung	– Muskelfunktionstests – Schmerzanalyse – Haltungs- und Bewegungsbeobachtung – Isokinetischer Test – EMG-Analyse
1. Behandlung postoperativer Störungen nach individuellem Befund	– Weiterführung der physiotherapeutischen Behandlung aus der Phase 2 nach individuellem Befund und Schmerzsymptomatik

Tabelle 19.12 Fortsetzung

Ziele	Inhalte
2. Wiedererlangung der physiologischen Funktionen	
– Aktive und passive Gelenkbeweglichkeit der rumpfnahen und distalen Gelenke, Erreichen der globalen physiologischen Beweglichkeit der Wirbelsäule zur Entlastung des operierten Segmentes	– Vorsichtige hubfreie und hubarme Mobilisation in den benachbarten Segmenten, die zu Hypomobilität neigen – Aktive und passive Dehnung aller Muskeln, die nach dem individuellen Befund verkürzt sind – Üben der Automobilisation der benachbarten WS-Abschnitte mit stabilisierter LWS
– Segmentale und globale Stabilität, Verbesserung der neuromuskulären Steuerung der gesamten Wirbelsäule, Verstärkung der neuralen Aktivierung in den betroffenen Segmenten – Auflösung/Vermeidung pathologischer Bewegungsmuster – Erarbeitung von alltags- und berufsspezifischen Bewegungsabläufen, bestmögliche ADL (Activity of daily living) – Wahrnehmung	– Isometrische und dynamische Kräftigungsübungen der Rumpfmuskulatur, der hüftumgreifenden Muskulatur sowie der schulterblattfixierenden Muskulatur – Verbesserung der physiologischen Bewegungsabläufe mit stabilisierter LWS – Physiotherapeutische Kräftigungs- und Stabilisationsübungen mit PNF, nach dem Behandlungskonzept von Klein-Vogelbach, Thue, McKenzie, Maitland oder anderen Autoren – Weiterführung der zweidimensionalen haltungsstabilisierenden Übungsformen am Zugapparat durch Haltungskontrolle auf instabilen Unterstützungsflächen (Therapiekreisel, Posturomed, Haramed, Weichbodenmatte) – Training des transversospinalen Systems: Üben komplexer dreidimensionaler Bewegungsmuster, wie z.B. der PNF-Diagonalen im Sitzen, später im Stand, auf instabiler Unterstützungsfläche (z. B. ÜK 42, 51) – Rotationsbewegungen im Sitz, im Stand, auf instabiler Unterstützungsfläche (z. B. ÜK 63) *Beachte:* Übungsformen, die mit Zug-, Druck- und Rotationsbelastungen auf die Wirbelsäule (segmental und global) wirken, sind nur bei Festigkeit der Spondylodese dosiert erlaubt. Das Training der Rotation erfordert eine exakte Übungsausführung und Haltungskontrolle durch den Therapeuten, um eine zielgerichtete Kraftbelastung zu entwickeln und Scherkräfte zu vermeiden. – Üben alltags- und berufsnaher, dreidimensionaler Bewegungsmuster mit Zusatzgewichten am Zugapparat zur Steigerung der Belastungstoleranzgrenze – Kräftigung der Rumpfmuskulatur (Verbesserung des physiologischen Muskelkorsetts), der hüftumgreifenden Muskulatur, insbesondere der beckenaufrichtenden Gesäßmuskulatur sowie der Extremitätenmuskulatur (z.B. M. quadriceps femoris zur Erleichterung des stabilisierten Wirbelsäulenverhaltens in der Rückenschule) an Sequenztrainingsgeräten: Dips, Pull-down, Press-back, liegende und sitzende Leg-press, Lying leg raise, Abdominaltrainer *Beachte:* Ziel in der Phase 3–4 ist die Bewegungsausführung in der äußeren Bewegungsbahn, d.h. unter Ausnutzung des physiologischen Bewegungsausmaßes des Gelenkes. Dabei sollte weiterhin auf die physiologische und stabilisierte Lendenlordose geachtet werden.
3. Wiederherstellung/Verbesserung/Stabilisierung der allgemeinen und speziellen Leistungs- und Belastungsfähigkeit	

Tabelle 19.12 Fortsetzung

Ziele	Inhalte
– Verbesserung der globalen Haltungskoordination (Propriozeption) – Verbesserung der regionalen und globalen Haltungsstabilisation – Ausgleich muskulärer Dysbalancen vor allem in der Lenden-Becken-Hüft-Region sowie im Schulter- Nacken-Arm-Bereich – Steigerung der Belastungstoleranz	– Üben dreidimensionaler Ganzkörperübungen, Rotationsbewegungen aus Alltag/Freizeit – Training berufsspezifischer Bewegungsabläufe (z.B. ÜK 66, 67) – Trainieren von Bewegungsabläufen aus Alltag/Freizeit unter erschwerten Bedingungen (z.B. mit Zusatzlasten, mit erhöhten Geschwindigkeiten, unter Präzisionsdruck etc.) – Training an Sequenzgeräten (Ganzkörpertraining)
– Ausdauerleistungen	– Zusätzlich zu den gewählten Ausdauertrainingsgeräten kann nun ein Treppensteigtraining auf dem Stepper unter Haltungskontrolle durchgeführt werden

19.3.4
Kyphose/Morbus Scheuermann

Definition/Ätiologie

Die aufrechte Haltung ist eine Leistung der Muskulatur, die die Anpassung an wechselnde mechanische Anforderungen ermöglicht. Kommt es zu einer Kraftminderung, kann diese in einer Änderung der Wirbelsäulenhaltung und langfristig auch in einer Änderung der Wirbelsäulenform resultieren. Eine dorsal konvexe Form der Wirbelsäule über 40° ist pathologisch.

Wachstumsbedingte vermehrte Kyphose (meist BWS, selten LWS) mit Wachstumsstörungen an den Deck- und Grundplatten der Wirbelkörper mit den Folgen einer Bandscheibenverschmälerung (Schmorl-Knötchen), Keilwirbel- und Rundrückenbildung wird als Morbus Scheuermann bezeichnet, die besonders bei Jungen im elften bis dreizehnten Lebensjahr auftritt.

Klinik

Die betroffenen Patienten klagen über Schmerzen bzw. haben Überlastungsbeschwerden durch die Fehlstatik der verstärkten Kyphose der BWS. Ausgleichend dazu bildet sich häufig eine kompensierende Hyperlordose der LWS aus, es entsteht der Hohlrundrücken. Besteht ein lumbaler Morbus Scheuermann, kommt es zu einer „Kyphose" bzw. Entlordosierung der LWS und damit klinisch zu einem Flachrücken.

Therapie

Die Patienten erhalten stabilisierende Krankengymnastik. Besteht eine Kyphose von mehr als 50°, wird in der Regel den Patienten ein Korsett verschrieben.

Rahmentrainingsplan bei Kyphose/Morbus Scheuermann

Die Behandlung von Patienten bei Morbus Scheuermann sollte sich nach dem Lokalisationstyp richten. Als Beispiel ist hier der thorakale Morbus Scheuermann aufgezeigt, der, wie oben beschrieben, die Symptomatik einer verstärkten thorakalen Kyphose und kompensatorisch oft eine Hyperlordose im LWS-Bereich zeigt. Aus diesem Grund und durch funktionelle Mehrbeanspruchung der Muskulatur kommt es in der LWS-Region gehäuft zu degenerativen Erkrankungen der Zwischenwirbelscheiben und der kleinen Wirbelgelenke. Nur ca. 30% der Patienten haben Beschwerden aufgrund des Morbus Scheuermann. Im Endstadium überwiegen die myostatischen Beschwerden. Aufgrund dessen steht die Kompensation der Muskeldysbalancen in der Schulterregion sowie die BWS-Aufrichtung im Vordergrund der Behandlung. Sekundär sollte das Gleichgewicht in der Lenden-Becken-Hüft-Region hergestellt werden, um Sekundärschäden vorzubeugen.

Der Rahmentrainingsplan orientiert sich im allgemeinen an den in Kap. 2 aufgezeigten Grundstrukturen.

Phase 1–2 der konservativen Therapie bei Kyphose/Morbus Scheuermann

Das Nachbehandlungsschema richtet sich bezüglich des zeitlichen Ablaufes und der Übungsintensität stark nach der individuellen Funktionsanalyse, dem Lokalisationstyp und dem Stadium der Erkrankung sowie dem Alter und der Sekundärerkrankungen des Patienten und kann somit sehr unterschiedlich ausfallen (s. Tab. 19.13).

Tabelle 19.13 Rahmentrainingsplan der konservativen Therapie bei Kyphose/Morbus Scheuermann, Phase 1–2

Ziele	Inhalte
Anamnese/Befunderhebung/ Testung	– Krankengymnastische Befundung – Muskelfunktionstests – Palpation – Inspektion – Isokinetische Testung – Bewegungsbeobachtung – Haltungsscreening
1. Behandlung degenerativer Störungen nach individuellem Befund	
– Linderung der oft sekundär auftretenden myostatischen Beschwerden, (Muskelhartspann im Bereich des M. erector spinae pars lumbalis), Durchblutungsförderung	– Wärmeanwendungen – Stangerbad, medizinische Bäder – Massagen, Unterwassermassagen – Intermittierende Traktionsbehandlung
2. Wiedererlangung der physiologischen Funktionen	
– Aktive und passive Beweglichkeit, Erreichen der regionalen physiologischen Beweglichkeit der Wirbelsäule (v.a. thorakal), Vorbeugung/Beseitigung der Hyper- und Hypomobilitäten in den benachbarten Segmenten	– Aktive und passive Dehnung aller Muskeln, die die aufrechte Haltung behindern (insbesondere Pektoralisdehnübung, evtl. mit PNF-Arm-Pattern) – Hubfreie/hubarme regionale Mobilisation im Sinne der Extension der BWS – Dehnlagerungen – Gezielte Atemübungen zur Verbesserung der Thoraxbeweglichkeit und des Lungenvolumens – Aktive und passive Dehnungsübungen der aus dem individuellen Befund hervorgehenden verkürzten Muskelgruppen (v.a. M. pectoralis)
– Segmentale und globale Stabilität (dynamische und statische Balance), gezielte regionale Stabilität (Aufrichtung im BWS-Bereich, Kompensation der oft sekundären	– Beginn der Schulung neuer Haltungs- und Bewegungsmuster (in aufrechter physiologischer Haltung der Wirbelsäule insbesondere der BWS) – Aktive Korrektur der Kyphose mit Übungsformen auf dem Therapieball in Anlehnung an Klein-Vogelbach – Förderung der motorischen Selbstwahrnehmung

Tabelle 19.13 Fortsetzung

Ziele	Inhalte
Hyperlordose im LWS-Bereich), Verstärkung der neuralen Aktivierung, insbesondere in den betroffenen Segmenten, Synchronisierung der motorischen Einheiten, Verbesserung der neuromuskulären Steuerung – Auflösung/Vermeidung pathologischer Bewegungsmuster (häufig Hohlrundrücken) und Schonhaltungen – Wahrnehmung	– Aktive BWS-Aufrichtung durch zweidimensionale Übungsformen mit stabilisierter LWS – Bauchlage über Therapieball oder Halbrolle; aktive Korrektur der Kyphose (Alternativen durch verschiedene Armhaltungen), (s. Kap. 12) – Fersensitz ohne Unterstützungsfläche am Oberkörper; aktive Korrektur der Kyphose – Stand mit leicht gebeugten Knien, aktive Korrektur der Kyphose – Kräftigung der segmental und regional stabilisierenden Muskulatur im BWS-Bereich mit zweidimensionalen Übungsformen am Zugapparat (methodisches Prinzip zur Trainingssteuerung: Verringerung der Auflagefläche, von symmetrischer Belastung zu asymmetrischer Belastung), (z.B. methodische Übungsreihe III im ÜK beginnend mit c) *Beachte:* Einhaltung der physiologischen Lordose im LWS-Bereich. Bei evtl. Hyperlordosierung sollte eine Verringerung der Bewegungsamplitude die therapeutische Konsequenz sein. – Kräftigung der Schulterblatt- und oberen Rückenmuskulatur (insbesondere der Mm. rhomboidei), z.B. Bauchlage auf dem Winkeltisch; seitliches Anheben freier Gewichte (z. B. ÜK 31) *Beachte:* In der Ausgangsstellung sollten die Schultern unten gehalten und die Schulterblätter zusammengezogen werden. – Stabilisation der gesamten Wirbelsäule durch Kraftausdauertraining an den Sequenztrainingsgeräten Pull-down, Press-back, Dips (s. Kap. 12) *Beachte:* Die Bewegungsamplitude sollte so gewählt werden, daß die Übungen im schmerzfreien Bereich durchgeführt werden; Ziel ist das Üben im vollen Bewegungsausmaß des Gelenks, um so die Alltagsbelastungen zu imitieren und die Belastungstoleranzgrenze zu erhöhen. – Verhaltenstraining: Förderung der kognitiven und affektiven Bereiche im Sinne von Sensibilisierung des Wirbelsäulenverhaltens im Alltag, Körperwahrnehmung, Entspannungstraining, Vermittlung von Grundlagenwissen zum Thema Wirbelsäule (rehabilitative Rückenschule) *Beachte:* Die BWS-Aufrichtung steht zwar im Vordergrund der Behandlung, jedoch sollten die oft sekundär auftretenden myostatischen Beschwerden als leistungslimitierende Faktoren gelten.
3. Wiederherstellung/Verbesserung/Stabilisierung der allgemeinen und speziellen Leistungs- und Belastungsfähigkeit	
– Haltungskoordination (Propriozeption) mit aufgerichteter korrigierter Wirbelsäule	– Bewegungsübungen im Wasser (Temperatur möglichst 30–33°C); Stabilisations-/Kräftigungsübungen zur BWS-Aufrichtung und Beseitigung muskulärer Dysbalancen in der Schulterregion, Lockerung- und Entspannungsübungen – Haltungsschulung, Geh-, Sitzschule
– Gezielte Kompensation der muskulären Dysfunktion in der Schulterregion sowie sekundär in der Lenden-Becken-Hüft-Region	– Sequenztraining an Geräten für die Schulter- und untere Rücken-, Gesäßmuskulatur (s. Kap. 12)

Tabelle 19.13 Fortsetzung

Ziele	Inhalte
– Kraftausdauerleistungsfähig-keit für die haltungsstabili-sierende und BWS-aufrichtende Muskulatur	
– Ausdauerleistungen	– Oberkörperergometer, Laufband, Fahrradergometer und Stepper *Beachte:* individuelle Belastungstoleranz des Patienten (ggf. Intervall-training; Wahl des Trainingsgerätes je nach Schmerzsymptomatik)

Phase 3–4 der konservativen Therapie bei Kyphose/Morbus Scheuermann

In den Phasen 3–4 erfolgt eine Fortführung und Steigerung der o.g. Therapie der Phasen 1–2.

Der zeitliche Einstieg in die Phasen 3–4 erfolgt individuell und kann aufgrund der sehr unterschiedlichen Belastungstoleranz und der Sekundärproblematik der Patienten in kein einheitliches Konzept gefaßt werden.

Im Rahmen der Trainingstherapie wird das Ausdauer- und Flexibilitätstraining aus der Phase 2 mit entsprechender Belastungssteige-rung weitergeführt (s. Tab. 19.14). Hinzu kommt das Erlernen der Automobilisation der BWS bei stabilisierter LWS.

Tabelle 19.14 Rahmentrainingsplan der konservativen Therapie bei Kyphose/Morbus Scheuermann, Phase 3–4

Ziele	Inhalte
Befunderhebung/Testung	– Krankengymnastische Befundung – Muskelfunktionstests – Isokinetische Testung – Bewegungsbeobachtung – Haltungsscreening
1. Behandlung degenerativer Störungen nach individuellem Befund	– Weiterführung der physiotherapeutischen Behandlung aus den Phasen 1–2 nach individuellem Befund und Schmerzsymptomatik
2. Wiedererlangung der physiologischen Funktionen	
– Aktive und passive Gelenk-beweglichkeit, Erreichen der physiologischen Beweglichkeit der gesamten Wirbelsäule	– Hubfreie und hubarme Mobilisation (regional und global) – Aktive und passive Dehnung aller Muskeln, die nach dem individuellen Befund verkürzt sind – Üben der Automobilisation bei stabilisierter LWS (z.B. ÜK 41)
– Segmentale und globale Stabilität, Verbesserung der neuromuskulären Steuerung der gesamten Wirbelsäule, Verstärkung der neuralen Aktivierung in den betroffenen Segmenten	– Isometrische und dynamische Kräftigungsübungen der Rumpf-muskulatur, der hüftumgreifenden Muskulatur sowie der Schulter-blattmuskulatur (s. Kap. 12) – Verbesserung der physiologischen Bewegungsabläufe mit aufgerichteter Wirbelsäule – Verbesserung der Streckungs- und Rotationsübungen auf dem Therapieball nach Klein-Vogelbach
– Auflösung/Vermeidung pathologischer Bewegungsmuster – Erarbeitung von alltags- und berufsspezifischen Bewegungsabläufen	*Aktive BWS-Aufrichtung:* – Sitz seitlich zum Zugapparat (mit Unterstützungsfläche am Ober-körper); PNF-Diagonale mit einer Hand; BWS-Aufrichtung mit leichter Rotation (z. B. ÜK 42, 51) – Fersensitz seitlich zum Zugapparat ohne Unterstützungsfläche; PNF-Diagonale mit einer Hand; BWS-Aufrichtung mit leichter Rotation

Tabelle 19.14 Fortsetzung

Ziele	Inhalte
– Wahrnehmung	– Stand seitlich zum Zugapparat ohne Unterstützungsfläche; Übung wie oben – Weiterführung der zweidimensionalen haltungsstabilisierenden Übungsformen am Zugapparat durch Haltungskontrolle auf instabilen Unterstützungsflächen (Therapiekreisel, Posturomed, Haramed, Weichbodenmatte) – Training des transversospinalen Systems: Üben komplexer dreidimensionaler Bewegungsmuster mit beiden Händen, um die Rotationskomponente zu verstärken – PNF-Diagonalen im Sitzen, später im Stand, auf instabiler Unterstützungsfläche (z.B. ÜK 44) – Üben alltags- und berufsnaher, dreidimensionaler Bewegungsmuster mit Zusatzgewichten am Zugapparat zur Steigerung der Belastungstoleranzgrenze – Kräftigung der Rumpfmuskulatur (Verbesserung des physiologischen Muskelkorsetts), der hüftumgreifenden Muskulatur, insbesondere zur Kompensation der Muskeldysbalancen in der Lenden-Becken-Hüft-Region sowie der Extremitätenmuskulatur (z.B. M. quadriceps femoris zur Erleichterung des stabilisierten Wirbelsäulenverhaltens in der Rückenschule) an Sequenztrainingsgeräten: Dips, Pull-down, Press-back, liegende und sitzende Leg-press, Lying leg raise, Abdominaltrainer (s. Kap. 12) *Beachte:* Ziel in der Phase 3–4 ist die Bewegungsausführung in der äußeren Bewegungsbahn, d.h. unter Ausnutzung des physiologischen Bewegungsausmaßes des Gelenkes.
3. Wiederherstellung/Verbesserung/Stabilisierung der allgemeinen und speziellen Leistungs- und Belastungsfähigkeit	
– Verbesserung der Haltungskoordination (global) – Steigerung der Belastungstoleranz durch Imitation von Bewegungsabläufen in Alltag und Beruf an Krafttrainingsgeräten – Ausgleich muskulärer Dysbalancen vor allem im Schulter-Nacken-Arm-Bereich sowie in der Lenden- Becken-Hüftregion – Neuromuskuläres Training	– Üben dreidimensionaler Ganzkörperübungen, Rotationsbewegungen aus Alltag/Freizeit – Training berufsspezifischer Bewegungsabläufe (z.B. ÜK 66, 67) – Trainieren von Bewegungsabläufen aus Alltag/Freizeit unter erschwerten Bedingungen (z.B. mit Zusatzlasten, mit erhöhten Geschwindigkeiten, unter Präzisionsdruck etc.) – Training an Sequenzgeräten (Ganzkörpertraining) – Sequenztraining an Geräten für die Schulter- und untere Rücken-, Gesäßmuskulatur (s. Kap. 12)
– Ausdauerleistungen	– Zusätzlich zu den gewählten Ausdauertrainingsgeräten kann nun ein Treppensteigtraining auf dem Stepper unter Haltungskontrolle durchgeführt werden

19.3.5
Wirbelsäulenverletzungen

Definition

Bei den Wirbelsäulenverletzungen handelt es sich um traumatische Schädigungen der bindegewebigen und knöchernen Strukturen der Wirbelsäule.

Verletzungsmechanismen

Wirbelsäulenverletzungen kann man sich fast bei allen Verletzungsmechanismen zuziehen, bei denen der ganze Körper involviert ist. Im Vordergrund stehen hier die Verkehrsunfälle, der Sturz/Fall und beim Sport u. a. die Verletzungen beim Reiten, Trampolinspringen und Skifahren.

Klinik

Wird ein Patient mit Verdacht auf Wirbelsäulenverletzungen gefunden, ist die korrekte Lagerung und Handhabung des Patienten entscheidend für die Prognose. An der Wirbelsäule verletzte Autofahrer haben manchmal durch die Extraktion durch unerfahrene Helfer eine Querschnittlähmung erlitten. Ein Abnehmen des Helmes eines Motorradfahrers sollte nur durch zwei Personen unter Stabilisierung der HWS erfolgen, danach muß die HWS bis zum Eintreffen im Krankenhaus mit einer starren Halskrawatte fixiert werden. Unfallopfer mit einer fraglichen Lendenwirbelfraktur sollten auf dem Rücken gelagert und flach transportiert werden. Nach dem Eintreffen im Krankenhaus sollte zuerst eine genaue Unfallanamnese erhoben werden, da diese oft wichtige Hinweise auf die Verletzung und den bisherigen Verlauf geben kann. Unter Traktion wird jetzt kurz die Halskrawatte abgenommen und die Halswirbelsäule untersucht, dann die Krawatte allerdings wieder angelegt. Nach der körperlichen Untersuchung des Patienten, bei der vor allem auf Prellmarken, Hautabschürfungen, lokale Schmerzangaben, Instabilitäten/Fehlstellungen der WS, neurologische Ausfälle und abdominelle Verletzungen geachtet werden sollte, erfolgt die Röntgenuntersuchung der gesamten WS in zwei Ebenen. Hat der Patient eine Querschnittlähmung, wird die Segmenthöhe festgelegt, ein abdominaler Ultraschall durchgeführt und ein Kortison-Behandlungsschema zur Abschwellung eingeleitet, gegebenenfalls wird der Patient sofort operiert, die Luxation reponiert oder eine Fraktur stabilisiert. Zeigen sich bei dem Patienten keine neurologischen Ausfälle, aber Beschwerden in der HWS, werden zusätzlich Funktionsröntgenaufnahmen in Extension und Flexion und eine Dens-Aufnahme durchgeführt. Bei Unklarheiten bezüglich des Ausmaßes der Schädigung oder der Lokalisation oder bei Schädelbeteiligung muß ein Computertomogramm der entsprechenden Region erstellt werden.

19.3.5.1
Halswirbelsäulenverletzungen

Ätiologie

Durch eine Anprallverletzung des Kopfes kann es zu diskoligamentären Zerreißungen kommen. Bei schweren Verletzungen, die das Rückenmark involvieren, bedeutet dies eventuell eine inkomplette oder komplette Tetraplegie (Querschnittlähmung), z. B. bei einem Kopfsprung in seichtes Wasser.

Das „Peitschenschlag-" oder „Schleudertrauma" der HWS bei einem Autoauffahrunfall wird als HWS-Distorsion bezeichnet.

Klinik

Der Patient klagt häufig über Schmerzen und eine Bewegungseinschränkung in der HWS direkt posttraumatisch oder um einige Stunden oder sogar Tage verzögert. Zusätzlich können Symptome wie Kopfschmerz, Schwindel, Schwitzen, Zittern und Schluckbeschwerden auftreten. Bei schweren Verletzungen treten Lähmungen, Muskelschwächen sowie eine Gefühllosigkeit in Teilen der oberen und unteren

Extremitäten auf. Gegebenenfalls können sogar Blasen- und Mastdarmlähmungen oder eine Zwerchfellähmung bestehen.

Therapie

Bei HWS-Distorsion reicht die Verordnung einer Halskrawatte (höchstens drei Tage) in Kombination mit Wärme und Ruhe aus. Dann muß allerdings sofort begleitend eine stabilisierende Krankengymnastik durchgeführt werden.

Bei diskoligamentären Zerreißungen mit zunehmenden Lähmungserscheinungen sollte sofort operiert werden, um das Rückenmark zu entlasten. Sofort nach Ankunft des Patienten wird ein hochdosiertes Kortisonschema eingeleitet, um die posttraumatische Schwellung des Rückenmarkes und der begleitenden Strukturen zu reduzieren. Im Operationssaal erfolgt eine Spondylodese der betroffenen Wirbelkörper mit Ausräumung der Bandscheibe. Bei komplettem Querschnitt sollte der Kreislauf des Patienten zunächst einige Tage stabilisiert werden und dann erst eine Operation durchgeführt werden. Die Behandlung erfolgt in einer dafür spezialisierten Klinik.

Rahmentrainingsplan nach Halswirbelsäulenverletzungen/-erkrankungen

Die konservative Behandlung von Patienten mit HWS-Verletzungen und HWS-Erkrankungen zeichnet sich durch die Vielfältigkeit der Krankheitsursachen und ihrer breitgefächerten klinischen Erscheinung aus. Das sog. „HWS-Syndrom" bezeichnet Beschwerden unklarer Genese an der Halswirbelsäule. Mögliche Ursachen für HWS-Erkrankungen können u. a. degenerative Veränderungen, Bandscheibenvorfälle, Blockierungen, raumfordernde Prozesse und Spondylolysen sein. Zu berücksichtigen sind außerdem die psychogenen Ursachen des HWS-Syndroms.

Eine äußerst differenzierte medizinische Untersuchung hinsichtlich der segmentalen Gelenkbeweglichkeit, der Muskelfunktionen, der neurologischen Symptomatik sowie der krankengymnastische Befund bilden die Basis für eine unterstützende gezielte und individuelle Trainingstherapie. Bei diesen Krankheitsbildern steht die physiotherapeutische Einzelbehandlung mit Krankengymnastik und Physikalischer Therapie im Vordergrund.

Der Rahmentrainingsplan orientiert sich im allgemeinen an den in Kap. 2 aufgezeigten Grundstrukturen.

Phase 1–2 der konservativen Therapie bei Halswirbelsäulenverletzungen/-erkrankungen

Basierend auf der medizinischen Untersuchung und der krankengymnastischen Befunderhebung richtet sich das Nachbehandlungsschema auf Behandlungsschwerpunkte, wie beispielsweise akute Schmerzsymptomatik, resultierende Beschwerden aus Hypomobilität oder Blockierung, Beschwerden aufgrund Instabilität bzw. Hypermobilität.

In der Phase 1 und 2 steht die Linderung der akuten Schmerzsymptomatik im Vordergrund der Behandlung (s. Tab. 19.15). Bei der HWS-Distorsion geschieht dies durch Halskrawatte und detonisierende Maßnahmen. Eine Mobilisation und Dehnung sollte in diesem Fall für ca. sechs Wochen vermieden werden.

Der zeitliche Ablauf und die Übungsintensität ist stark abhängig von den subjektiven Beschwerden und den Vorgaben des behandelnden Orthopäden. Bei der Behandlung sollten die intensive sensible Innervation des HWS-Bereiches und das zahlreiche Vorhandensein von Nozirezeptoren zur Auslösung von Nozireaktionen berücksichtigt werden.

Phase 3–4 der konservativen Therapie bei Halswirbelsäulenverletzungen/-erkrankungen

In den Phasen 3–4 erfolgt eine Fortführung und Steigerung der Inhalte der Phase 2 (s. Tab. 19.16). Der zeitliche Einstieg in die Phasen 3–4 erfolgt individuell und kann aufgrund der unterschiedlichen Beschwerdebesserung und Belastungstoleranz in kein einheitliches Konzept gefaßt werden.

Tabelle 19.15 Rahmentrainingsplan der konservativen Therapie bei Halswirbelsäulenverletzungen/
-erkrankungen, Phase 1–2

Ziele	Inhalte
Anamnese/Befunderhebung/ Testung	– Krankengymnastische Befundung (segmentale Gelenkbeweglichkeit) – Muskelfunktionstests – Schmerzanalyse – Widerstandstests – Neurologische Tests – Palpation/Inspektion
1. Behandlung degenerativer Störungen nach individuellem Befund	
– Schmerzlinderung, Beseitigung der neurogenen bzw. reflektorischen Hemmung	– Lokale Wärmebehandlung (Fango, heiße Rolle), Interferenzstrom, Ultrareizstrom – Vorsichtige intermittierende Traktion im schmerzfreien Bereich – Schulter-Arm-Aufhängung im Schlingentisch
2. Wiedererlangung der physiologischen Funktionen	
– Aktive und passive Beweglichkeit, Erreichen der physiologischen Beweglichkeit in den betroffenen Segmenten, Beseitigung der Hypo- bzw. Hypermobilität (je nach Befund)	– Vorsichtige hubfreie Mobilisation im schmerzfreien Bereich (nicht bei HWS-Verletzungen bis ca. sechs Wochen) – Aktive und passive Dehnübungen der aus dem Befund hervorgehenden verkürzten Muskeln (z.B. bei eingeschränkter Lateralflexion; M. trapezius und Mm. scaleni) – Neuromuskuläre Techniken aus der Krankengymnastik – Schlingentischbehandlung (Schulter-Arm-Aufhängung) *Beachte:* Dehnübungen nur im schmerzfreien Bereich ohne passives Nachdehnen (Nozireaktion!)
– Segmentale und regionale Stabilität (dynamische und statische Balance), Verstärkung der neuralen Aktivierung, insbesondere in den betroffenen Segmenten – Synchronisierung der motorischen Einheiten, Verbesserung der neuromuskulären Steuerung – Wahrnehmung	– Bei neurologischer Symptomatik Innervationsübungen der paretischen Muskulatur, je nach Muskelstatus unterstützt durch Elektrotherapie (Reizstrom) – V.a. bei segmentaler und globaler Hypermobilität isometrische Anspannungsübungen (z.B. der häufig insuffizienten prävertebralen Halsmuskulatur) zur Geradhaltung und Stabilisation der HWS (ebenfalls wichtig bei HWS-Distorsion) – Gezielte dynamische Kräftigung mittels PNF (diagonales Kopfmuster, Arm-und Skapulapattern) mit individuellem Widerstand *Beachte:* Bei akuten Bandscheibenprolaps Flexionsbewegungen vorerst vermeiden – Kräftigung der HWS-stabilisierenden Muskulatur durch Autostabilisation, z.B. a) Rückenlage (Kopf und Nacken auf Halbkissen); Druck der HWS gegen das Kissen bei gleichzeitiger Ventralflexion in den Kopfgelenken b) Rückenlage (Kopf liegt auf flacher Ebene); Ventralflexion in den Kopfgelenken (Anspannung der prävertebralen Halsmuskulatur und langer Nackenmuskulatur); leichtes Anheben des Kopfes vom Untergrund mit gerader, stabilisierter HWS (Kontrolle wichtig!) – Kräftigung der Schulterblatt- und BWS-aufrichtenden Muskulatur zur Kompensation der muskulären Dysbalance im Schulter-Nacken-Bereich bzw. Vermeidung der Schonhaltung (verkürzter M. trapezius pars ascendens), z.B. a) Bauchlage mit flektierter BWS auf dem Pezzi-Ball; Stabilisierung der HWS und gleichzeitige Extension in der BWS (Alternativen durch verschiedene Armhaltungen)

Tabelle 19.15 Fortsetzung

Ziele	Inhalte
	b) Bauchlage auf dem Winkeltisch; seitliches Anheben freier Gewichte – Aktive BWS-Aufrichtung im Fersensitz und Stand – Aktive BWS-Aufrichtung und Schulterblattfixation durch zweidimensionale Übungsformen am Zugapparat (erst vertikale, dann horizontale Kraftbelastung, Kraftbelastung im PNF-Muster) *Beachte:* Bei allen Übungen sollten die Schultern unten gehalten und die Schulterblätter fixiert werden. – BWS-Stabilisation und Schulterblattfixation durch Kraftausdauertraining an den Sequenztrainingsgeräten Dips, Pull-down und Press-back *Beachte:* Die Bewegungsamplitude sollte so gewählt werden, daß Ausweichbewegungen im Schulterbereich vermieden werden (Schmerzsymptomatik HWS). – Propriozeption; Förderung der motorischen Selbstwahrnehmung (Kinästhetik) – Vielfältiges Afferenzangebot zur Förderung der sensorischen Wahrnehmung
– Auflösung/Vermeidung pathologischer Bewegungsmuster und Schonhaltungen	– Förderung der kognitiven und affektiven Bereiche im Sinne von Sensibilisierung der HWS-Stabilisierung und des gesamten Wirbelsäulenverhaltens im Alltag (insbesondere Sitzhaltung) *Beachte:* Erst eine korrekte physiologische Haltung der LWS und BWS kann eine zu hohe Belastung der HWS vermeiden und lindern. – Körperwahrnehmung, Entspannungstraining – Vermittlung von Grundlagenwissen zum Thema Wirbelsäule (rehabilitative Rückenschule)
3. Wiederherstellung/Verbesserung/Stabilisierung der allgemeinen und speziellen Leistungs- und Belastungsfähigkeit	
– Gleichgewicht, Haltungskoordination	– Bewegungsübungen im Wasser (Temperatur möglichst 30–33°C); z.B. Kräftigungsübungen gegen den Wasserwiderstand für die schulterblattfixierende Muskulatur – Haltungsschule, Geh-, Sitzschule
– Kraftausdauerleistungsfähigkeit für die haltungsstabilisierende Muskulatur	– Apparatives und nichtapparatives Training der Haltemuskulatur
– Ausdauerleistungen	– Hauptsächlich Oberkörperergometer unter Beachtung der stabilisierten Schulter-Nacken-Armregion *Beachte:* individuelle Belastungstoleranz des Patienten (ggf. Intervalltraining)

Der Übergang in die Phasen 3–4 erfolgt bei Beschwerdefreiheit bei den o.g. Belastungen. Nozireaktionen werden in dieser Phase nicht mehr ausgelöst.

Im Rahmen der Trainingstherapie wird das Ausdauer- und Flexibilitätstraining aus der Phase 2 mit entsprechender Belastungssteigerung weitergeführt.

Tabelle 19.16 Rahmentrainingsplan der konservativen Therapie bei Halswirbelsäulenverletzungen/
-erkrankungen, Phase 3–4

Ziele	Inhalte
Befunderhebung/Testung	– Bewegungs- und Belastungsbeobachtung – Muskelfunktionstests – Schmerzanalyse – Widerstandstests – Neurologische Tests
1. Behandlung degenerativer Störungen nach individuellem Befund (s.o.)	– Weiterführung der physiotherapeutischen Behandlung aus den Phasen 1–2 nach individuellem Befund und Schmerzsymptomatik
2. Wiedererlangung der physiologischen Funktionen	
– Aktive und passive Beweglichkeit, Erreichen der physiologischen Beweglichkeit der gesamten HWS	– Hubfreie und hubarme Mobilisation im schmerzfreien Bereich – Aktive und passive Dehnübungen aller durch die Schonhaltung verkürzten Muskeln (M. trapezius pars descendens, Mm. scaleni, HWS-Strecker) – Neuromuskuläre Techniken aus der Krankengymnastik (Fortführung) – Erlernen der Automobilisation, -Stabilisation
– Segmentale und globale Stabilität (dynamische und statische Balance) – Verstärkung der neuralen Aktivierung, insbesondere in den betroffenen Segmenten – Synchronisierung der motorischen Einheiten, Verbesserung der neuromuskulären Steuerung – Wahrnehmung	– Weiterführung der isometrischen und dynamischen Anspannungsübungen mit Widerstand *Beachte:* Bei Bandscheibenprolaps sind Flexionsbewegungen im schmerzfreien Bereich erlaubt. – Kräftigung der HWS-stabilisierenden Muskulatur durch Autostabilisation – Weiterführung der in Phase 2 durchgeführten Übungsformen, zusätzlich werden komplexe dreidimensionale Bewegungsmuster durchgeführt – Bauchlage mit flektierter BWS auf dem Pezzi-Ball; Extension in der BWS mit gleichzeitiger Seitneigung und Rotation in beiden Bewegungsrichtungen – Aktive BWS-Aufrichtung und Schulterblattfixation durch dreidimensionale Übungsformen am Zugapparat (BWS-Aufrichtung mit leichter Rotation, PNF-Diagonale mit einer Hand/Sitz seitlich zum Zugapparat) *Beachte:* Ziel in der Phase 3–4 ist die Bewegungsausführung in der äußeren Bewegungsbahn bei Ausnutzung des physiologischen Bewegungsausmaßes. – BWS-Stabilisation und Schulterblattfixation durch Kraftausdauertraining an den Sequenztrainingsgeräten Dips, Pull-down und Press-back – Fortführung der Wahrnehmungsschulung aus der Phase 2 – Verhaltenstraining
3. Wiederherstellung/Verbesserung/Stabilisierung der allgemeinen und speziellen Leistungs- und Belastungsfähigkeit	
– Verbesserung der Haltungskoordination (global), Gleichgewicht	– Üben dreidimensionaler Ganzkörperübungen, Rotationsbewegungen aus Alltag und Freizeit
– Ausgleich muskulärer Dysbalancen im Schulter-Nacken-Bereich (Kraftausdauer, Hypertrophie, neuromuskulärer Qualität)	– Sequenztraining an Geräten für die Schulter- und obere Rückenmuskulatur

Tabelle 19.16 Fortsetzung

Ziele	Inhalte
– Ausdauerleistungen	– Fahrrad- und Oberkörperergometer unter Beachtung der Schulter-Nacken-Armregion
– Alltags- und Freizeitbelastbarkeit	– Erarbeiten/Üben vielfältiger Bewegungsmuster aus Alltag und Freizeit – Erlernen kompensatorischer Bewegungen – Entspannungsübungen

19.3.5.2
Brustwirbelsäulen- und Lendenwirbelsäulenverletzungen

Liegt eine *stabile* Kompressionsfraktur (= stabile Hinterkante) eines Wirbelkörpers vor, ist die heute etablierte Therapie die Behandlung nach *Magnus*. Dabei wird der Patient zunächst analgetisch und zusätzlich funktionell krankengymnastisch behandelt. Spezielle stabilisierende Maßnahmen sind meist nicht erforderlich, gegebenenfalls kann ein Mieder angelegt werden. Die Behandlungsmethode nach *Böhler* mit Traktion und Lordosierung der Wirbelsäule zur Reposition der Fraktur, später dann die Gipsanlage, ist heute weitgehend verlassen worden.

Bei *instabiler* Fraktur ohne Querschnittlähmung sollte die Verlegung in ein entsprechend eingerichtetes Zentrum erfolgen. Besteht nach Durchführung einer Computertomographie die Gefahr einer Verletzung des Rückenmarkes durch die Fraktur oder eine Luxation, sollte der Patient operativ behandelt werden. Die Bandscheibe wird ausgeräumt und die betroffenen Wirbel mit benachbarten gesunden Wirbeln mit Hilfe eines Fixateur internes verblockt (Spondylodese).

Die schwerste Verletzung ist sicherlich die *instabile* Fraktur mit Querschnittlähmung (Paraplegie). Hier sollte der Patient unmittelbar nach hämodynamischer Stabilisierung entweder noch vom Unfallort oder vom erstversorgenden Krankenhaus in ein entsprechend eingerichtetes Zentrum mit Querschnittstation verlegt werden. Dort kann dann nach weiterer Stabilisierung des Patienten eine indizierte Operation durchgeführt werden. Das Wichtigste in der Behandlung von Querschnittgelähmten ist die Nachsorge mit entsprechender Pflege, Schulung, Krankengymnastik, Ergotherapie und psychologischer Betreuung.

Rahmentrainingsplan der konservativen Therapie bei Brustwirbelsäulen- und Lendenwirbelsäulenverletzungen

Die konservative Behandlung von Patienten nach BWS- und LWS-Verletzungen sollte individuell nach den Richtlinien des behandelnden Arztes und den o.g. Formen der Verletzung sowie der Schmerzsymptomatik des Patienten erfolgen.

Der Rahmentrainingsplan orientiert sich bezüglich des zeitlichen Rahmens an einer instabilen Wirbelsäulenverletzung; der Rahmentrainingsplan bei der Wirbelsäulenverletzung mit stabiler Wirbelkörperhinterkante setzt dementsprechend in Phase 2 der grundlegenden Therapiestruktur ein.

Phase 1 der konservativen Therapie bei Brustwirbelsäulen- und Lendenwirbelsäulenverletzungen

In der ersten Phase (bis ca. vierte bis sechste Woche nach dem Trauma/Ruhigstellung) steht die segmentale Stabilität des verletzten WS-Bereiches sowie die schmerzfreie Lagerung (eventuell in der physiologischen Lordose) im Vordergrund der physiotherapeutischen Behandlung.

Inhalte der physiotherapeutischen Behandlung in dieser Phase sind:
- Thromboseprophylaxe
- Erlernen der schmerzfreien En-bloc-Bewegungen (Umdrehen im Liegen)
- Stimulation der gelenknahen Muskeln durch propriozeptive Reize, isometrische Spannungsübungen
- Evtl. Elektrotherapie (TENS) zur Schmerzlinderung
- Assistive Mobilisation der Extremitätengelenke ohne Mitbewegung der LWS/BWS

- Isometrische Spannungsübungen (z. B. nach Brunkow)
- PNF-Extremitäten-Pattern

Trainingstherapeutische Maßnahmen gelangen in diesem Abschnitt nur in Ausnahmefällen zur Anwendung.

Phase 2 der konservativen Therapie bei Brustwirbelsäulen- und Lendenwirbelsäulenverletzungen

Das Nachbehandlungsschema in der Phase 2 (ab ca. sechste Woche nach Trauma/Übungs-stabilität) richtet sich bezüglich des zeitlichen Ablaufes und der Übungsintensität nach der Auswertung des Röntgenbildes (Konsolidierung der Frakturstelle) und des Schmerzzustandes des Patienten.

Der Zeitpunkt für den Einsatz der Trainingstherapie zur Funktionsverbesserung ist gerade bei der konservativen Behandlung von Patienten mit WS-Verletzungen abhängig von der Konsolidierung der Frakturstelle (Röntgenkontrolle) und des Schmerzempfindens. Die medizinische Trainingstherapie kann dosiert ab der achten bis zehnten Woche nach dem Trauma eingesetzt werden (s. Tab. 19.17).

Tabelle 19.17 Rahmentrainingsplan der konservativen Therapie bei Brustwirbelsäulen- und Lendenwirbelsäulenverletzungen, Phase 1-2

Ziele	Inhalte
Anamnese/Befunderhebung/ Testung	– Krankengymnastische Befundung – Muskelfunktionstests – Schmerzanalyse – Palpation – Inspektion – Haltungsscreening – EMG-Analyse – Isometrischer Test (wenn bereits möglich)
1. Behandlung degenerativer Störungen nach individuellem Befund	
– Schmerzlinderung, Beseitigung der neurogenen bzw. reflektorischen Hemmung	– Spezielle Lagerung zur Schmerzerleichterung; Ziel der Behandlung ist das Erreichen der physiologischen Lordose der LWS – Lokale Wärmebehandlung bei Ansatzreizungen der paravertebralen Muskulatur – Ultraschall *Beachte:* keine Zug- oder Druckbelastung (d.h. keine Traktion)
2. Wiedererlangung der physiologischen Funktionen	
– Aktive und passive Beweglichkeit der großen Gelenke, segmentale und regionale Mobilisation ist kontraindiziert	– Aktive und passive Dehnung aller Muskeln, die die aufrechte Haltung behindern – Mobilisation der rumpfnahen großen Gelenke ohne Mitbewegung der LWS – Freies Bewegen der distalen Gelenke – Aktive und passive Dehnungsübungen der aus dem individuellen Befund hervorgehenden verkürzten Muskulatur und der Muskelgruppen, die die natürliche Lordose der LWS und die BWS-Aufrichtung behindern
– Segmentale Stabilität (dynamische und statische Balance), Verstärkung der neuralen Aktivierung, insbesondere in den betroffen	– Innervationsübungen für isolierte Muskeln, die durch die Kompressionssymptomatik geschwächt sind (z.B. Fußheber); unterstützt durch Elektrotherapie (Reizstrom) – Isometrische Anspannungsübungen (Rumpfmuskulatur) (z.B. ÜK 56, 68, 71)

Tabelle 19.17 Fortsetzung

Ziele	Inhalte
Segmenten, Synchronisierung der motorischen Einheiten, Verbesserung der neuro-muskulären Steuerung – Erlernen der Bewegungs-abläufe mit stabilisierter LWS – Auflösung/Vermeidung pathologischer Bewegungs-muster und Schonhaltungen – Wahrnehmung	– Beginn der Schulung neuer Haltungs- und Bewegungsmuster (En-bloc-Bewegungen im Liegen, Sitzen, Stehen) – Statische Muskelarbeit der Rumpfmuskulatur (v.a. der Extensoren) und krafterhaltende Muskelarbeit der Extremitätenmuskulatur (mit Kleingeräten, Theraband) – Erarbeiten der aufrechten Haltung, ADL-Training (Activity of daily living) – Kräftigung der segmental und regional stabilisierenden Muskulatur mit zweidimensionalen Übungsformen am Zugapparat (methodisches Prinzip zur Trainingssteuerung: Verringerung der Auflagefläche, von symmetrischer Belastung zu asymmetrischer Belastung), (z.B. methodische Übungsreihe III im ÜK) *Beachte:* Einhaltung der physiologischen Lordose im LWS-Bereich. Bei evtl. Hyperlordosierung sollte eine Verringerung der Bewegungs-amplitude die therapeutische Konsequenz sein. Kontrolle der physiologischen LWS-Lordose durch Beckenkippung bzw. -aufrichtung) – Kräftigung der Schulterblattmuskulatur zur Kompensation muskulärer Dysbalancen in der Schulterregion (in Bauchlage mit stabilisierter LWS – freie Gewichte, später Verringerung der Auflagefläche – Übungsform im Stand mit kontrollierter physiologischer LWS-Lordose) – Kräftigung der Beinmuskulatur zur Kompensation muskulärer Dysbalancen im Lenden-Becken-Hüft-Bereich an dem Sequenz-trainingsgerät Knie Extension/Flexion *Beachte:* Die Sequenztrainingsgeräte liegende Leg-Press, Pull-down sollten in dieser Phase aufgrund der Druck- und Zugbelastung noch vermieden werden. Ebenfalls sind Rotationsbewegungen kontraindiziert. Die Bewegungsamplitude sollte so gewählt werden, daß die Übungen ohne Mitbewegung der LWS durchgeführt werden; die Gewichtsbelas-tung sollte gering gewählt werden, um eine segmentale Druckbelastung zu vermeiden. Ziel ist das Üben im unteren Kraftausdauerbereich. – Verhaltenstraining: Förderung der kognitiven und affektiven Bereiche im Sinne von Sensibilisierung des Wirbelsäulenverhaltens im Alltag, Körperwahrnehmung, Entspannungstraining, Vermittlung von Grund-lagenwissen zum Thema Wirbelsäule (rehabilitative Rückenschule) *Beachte:* Die segmentale Stabilisierung sowie die Einstellung der physiologischen Lendenlordose (Beckenstellung) stehen im Vorder-grund und sollten gerade bei der Übungsauswahl und Belastungs-dosierung in der Rückenschule (Körperwahrnehmung, Alltagsverhalten) beachtet werden.
3. Wiederherstellung/Verbes-serung/Stabilisierung der allgemeinen und speziellen Leistungs- und Belastungs-fähigkeit	
– Haltungskoordination (Propriozeption)	– Bewegungsübungen im Wasser (Temperatur möglichst 30–33°C); Stabilisations-/Kräftigungsübungen mit stabilisierter LWS und aufgerichteter BWS (Arbeiten in geringer Bewegungsamplitude ohne Mitbewegung der LWS) – Haltungsschulung, Geh-, Sitzschule

Tabelle 19.17 Fortsetzung

Ziele	Inhalte
– Kompensation muskulärer Dysbalancen zur Erhaltung der physiologischen Lendenlordose – Kraftausdauerleistungsfähigkeit für die haltungsstabilisierende Muskulatur (regional)	– Sequenztraining an Geräten für die Haltemuskulatur, Extremitäten- und Gesäßmuskulatur (s. Kap. 12)
– Ausdauerleistungen	– Oberkörperergometer und Laufband (ab achter bis zehnter Woche) – Fahrradergometer (ab achter bis zehnter Woche unter Beachtung der lordosierten Sitzhaltung) *Beachte:* individuelle Belastungstoleranz des Patienten (ggf. Intervalltraining; Wahl des Trainingsgerätes je nach Schmerzsymptomatik), freies Bewegen der unteren und oberen Extremitätengelenke ohne Mitbewegen der LWS

Phase 3–4 der konservativen Therapie bei Brustwirbelsäulen- und Lendenwirbelsäulenverletzungen

In den Phasen 3–4 (ab ca. zehnter bis zwölfter Woche/Belastungsstabilität) erfolgt eine Fortführung und Steigerung der o.g. Therapie der Phase 2 (s. Tab. 19.18). Der zeitliche Einstieg in die Phasen 3–4 erfolgt individuell und kann aufgrund der sehr unterschiedlichen Stabilität in kein einheitliches Konzept gefaßt werden. Als Parameter zum Übergang in die Phasen 3–4 gilt die Schmerzfreiheit bei den o.g. Belastungen im noch limitierten Bewegungsausmaß sowie die Konsolidierung der Frakturstelle (Röntgenkontrolle).

Tabelle 19.18 Rahmentrainingsplan der konservativen Therapie bei Brustwirbelsäulen- und Lendenwirbelsäulenverletzungen, Phase 3–4

Ziele	Inhalte
Anamnese/Befunderhebung/Testung	– Krankengymnastische Befundung – Muskelfunktionstests – Schmerzanalyse – Haltungsscreening – EMG-Analyse – Isometrischer Test (wenn bereits möglich)
1. Behandlung operativ bedingter Störungen nach individuellem Befund	– Weiterführung der physiotherapeutischen Behandlung aus der Phase 2 nach individuellem Befund und Schmerzsymptomatik
2. Wiedererlangung der physiologischen Funktionen	
– Aktive und passive Gelenkbeweglichkeit der rumpfnahen und distalen Gelenke, Erreichen der globalen physiologischen Beweglichkeit der Wirbelsäule zur Entlastung des verletzten Segmentes	– Vorsichtige hubfreie und hubarme Mobilisation – Manuelle Therapie – Übungen auf dem Therapieball – Aktive und passive Dehnung aller Muskeln, die nach dem individuellen Befund verkürzt sind
– Segmentale und globale Stabilität, Verbesserung der neuromuskulären Steuerung	– Isometrische und dynamische Kräftigungsübungen der Rumpfmuskulatur, der hüftumgreifenden Muskulatur sowie der schulterblattfixierenden Muskulatur (z.B. ÜK 66)

Tabelle 19.18 Fortsetzung

Ziele	Inhalte
der gesamten Wirbelsäule, Verstärkung der neuralen Aktivierung in den betroffenen Segmenten – Auflösung/Vermeidung pathologischer Bewegungs-muster – Erarbeitung von alltags- und berufsspezifischen Bewegungsabläufen, bestmögliche ADL (Activity of daily living) – Wahrnehmung	– Verbesserung der physiologischen Bewegungsabläufe mit stabilisierter LWS (z. B. ÜK 67) – Physiotherapeutische Kräftigungs- und Stabilisationsübungen mit PNF, nach dem Behandlungskonzept von Klein-Vogelbach, Thue, McKenzie, Maitland oder anderen Autoren – Weiterführung der zweidimensionalen haltungsstabilisierenden Übungsformen am Zugapparat durch Haltungskontrolle auf instabilen Unterstützungsflächen (Therapiekreisel, Posturomed, Haramed, Weichbodenmatte) – Training des transversospinalen Systems: Üben komplexer dreidimensionaler Bewegungsmuster, wie z.B. der PNF-Diagonalen im Sitzen, später im Stand, auf instabiler Unterstützungsfläche (z. B. ÜK 42, 51) – Rotationsbewegungen im Sitz, im Stand, auf instabiler Unterstützungsfläche (z. B. ÜK 63)
	Beachte: Übungsformen, die mit Zug-/Druck- und Rotationsbelastungen auf die Wirbelsäule (segmental und global) wirken, sind nun dosiert erlaubt. Das Training der Rotation erfordert eine exakte Übungsaus-führung und Haltungskontrolle durch den Therapeuten, um eine ziel-gerichtete Kraftbelastung zu entwickeln und Scherkräfte zu vermeiden. – Üben alltags- und berufsnaher, dreidimensionaler Bewegungsmuster mit Zusatzgewichten am Zugapparat zur Steigerung der Belastungs-toleranzgrenze – Kräftigung der Rumpfmuskulatur (Verbesserung des physiologischen Muskelkorsetts), der hüftumgreifenden Muskulatur, insbesondere der beckenaufrichtenden Gesäßmuskulatur sowie der Extremitätenmusku-latur (z.B. M. quadriceps femoris zur Erleichterung des stabilisierten Wirbelsäulenverhaltens in der Rückenschule) an Sequenztrainings-geräten: Dips, Pull-down, Press-back, liegende und sitzende Leg-press, Lying leg raise, Abdominaltrainer
	Beachte: Ziel in der Phase 3–4 ist die Bewegungsausführung in der äußeren Bewegungsbahn, d.h. unter Ausnutzung des physiologischen Bewegungsausmaßes des Gelenkes. Dabei sollte weiterhin auf die physiologische und stabilisierte Lendenlordose geachtet werden.
3. Wiederherstellung/Verbes-serung/Stabilisierung der allgemeinen und speziellen Leistungs- und Belastungs-fähigkeit	
– Verbesserung der globalen Haltungskoordination (Propriozeption)	– Üben dreidimensionaler Ganzkörperübungen/Rotationsbewegungen aus Alltag/Freizeit
– Verbesserung der regionalen und globalen Haltungsstabilisation	– Training berufsspezifischer Bewegungsabläufe (z.B. ÜK 66, 67) – Trainieren von Bewegungsabläufen aus Alltag/Freizeit unter erschwerten Bedingungen (z.B. mit Zusatzlasten, mit erhöhten Geschwindigkeiten, unter Präzisionsdruck etc.)
– Ausgleich muskulärer Dysbalancen vor allem in der Lenden-Becken-Hüft-Region sowie im Schulter-Nacken-Arm-Bereich (Hypertrophie, intramuskuläre Koordination)	– Training an Sequenzgeräten (Ganzkörpertraining), (s. Kap. 12)

Tabelle 19.18 Fortsetzung

Ziele	Inhalte
– Ausdauerleistungen	– Zusätzlich zu den gewählten Ausdauertrainingsgeräten kann nun ein Treppensteigtraining auf dem Stepper unter Haltungskontrolle durchgeführt werden

19.4 Literatur

Crenshow, A. H. (1992): Campbell's operative Orthopaedics (8th edition). St Louis: Mosby Year Book.

Dahmen, G. (1994): Tiefsitzender Rückenschmerz. Wehr: Ciba-Geigy Verlag.

Delank, H. W. (1985): Neurologie. Stuttgart: Enke Verlag.

Frisch, H. (1993a): Programmierte Untersuchung des Bewegungsapparates. Heidelberg: Springer-Verlag.

Frisch, H. (1993b): Programmierte Therapie des Bewegungsapparates. Heidelberg: Springer-Verlag.

Gustavsen R./Streek, R. (1997): Trainingstherapie. Stuttgart: Thieme Verlag.

Kapandji, J. A. (1992) Funktionelle Anatomie der Gelenke. Bd. 3. Stuttgart: Enke Verlag.

Kolster, B./Ebelt-Paprotny, G./Hirsch, M. (1994): Leitfaden Physiotherapie. Stuttgart: Jungjohann Verlagsgesellschaft.

Jäger, M./Wirth, C. (1992): Praxis der Orthopädie. Stuttgart: Thieme Verlag.

Laser, T. (1997): Der lumbale Bandscheibenvorfall. Krankengymnastik, 49 (1): 53–70.

Niethard, F. U./Pfeil, J. (1992): Orthopädie. Stuttgart: Hippokrates Verlag.

Reichelt, A. (1989): Therapie orthopädischer Erkrankungen. Stuttgart: Enke Verlag.

Schneider, W./Seidenspinner, D./Stoniczek, B. (1997): Medizinische Trainingstherapie bei Erkrankungen der Lendenwirbelsäule. Krankengymnastik, 49 (1): 36–52.

Tittel, K. (1985): Beschreibende und funktionelle Anatomie des Menschen. Jena: Gustav Fischer Verlag.

KAPITEL 20

Trainingstherapie bei Verletzungen/ Erkrankungen der Schulter und des Oberarmes*

BIRGIT SCHULTE-FREI

20.1 Funktionelle Anatomie

Die funktionell-anatomische Betrachtung des „Schultergelenkes" schließt den gesamten Schultergürtel (Cingulum extremitas humeri) mit ein. Der Schultergürtel besteht aus Klavikula und Skapula und den knöchernmuskulär-gelenkigen Verbindungen zwischen Arm und Rumpf. Diese setzen sich aus dem Glenohumeralgelenk, subakromialen Gelenk, Akromio-klavikulargelenk (ACG), Sternoklavikulargelenk (SCG) und thoracoskapulären Gelenk zusammen.

Das Schultergelenk wird von einer relativ schlaffen Gelenkkapsel umgeben. Diese ist für den extrem weiten Bewegungsradius notwendig. Die Sicherung des Gelenkes erfolgt über die Bandstrukturen und die Muskulatur.

Die Ruhestellung des Gelenkes befindet sich in ca. 55° Abduktion und ca. 30° horizontaler Adduktion.

Glenohumeralgelenk Das Glenohumeralgelenk ist das Hauptgelenk und besteht aus dem Caput humeri mit einem Diaphysenwinkel von 135° und einem Torsionswinkel von 30° und der Cavitas glenoidalis. Diese ist relativ flach und nach ventral kranial leicht geöffnet. Sie wird durch das Labrum glenoidale, einer aus Faserknorpel bestehenden Gelenklippe, zu allen Seiten zur Vergrößerung der Kongruenz-bildung erweitert. Das Glenohumeralgelenk kann in drei Achsen des Raumes entsprechend einem Kugelgelenk bewegt werden. Dementsprechend sind die Bewegungen im Glenohumeralgelenk Extension/Flexion, Ab-/Adduktion und Innen-/Außenrotation.

Außerhalb des Gelenkes befinden sich zwei knöcherne Vorsprünge: lateral das Tuberculum majus, ventral das Tuberculum minus, welche der stabilisierenden und mobilisierenden Muskulatur als Insertionsstelle dienen. Zwischen Tuberculum majus und Tuberculum minus befindet sich der Sulcus intertubercularis, in welchem die lange Sehne des M. biceps brachii läuft.

M. biceps brachii Der M. biceps brachii hat entscheidende Wirkung auf das Schultergelenk: Bei Anspannung des M. biceps brachii in Supination und Flexion wird das Caput humeri gegen das Schulterdach gedrückt. Aufgrund des intraartikulären Verlaufes wirkt die lange Bizepssehne dieser Bewegung entgegen und schützt so die Rotatorenmanschette (s.u.). Bei zunehmender Außenrotation erfolgt eine zusätzliche Zentrierung des Schultergelenkkopfes in der Gelenkpfanne.

Ligamenta Gesichert wird die Kapsel im wesentlichen durch zwei Bänder: Das Lig. coracohumerale verläuft vom Proc. coracoideus zu den beiden Tuberculi, und das Lig. glenohumerale verläuft mit seinen Bandzügen superius, medius und inferius als ventrale Umrandung vom Labrum glenoidale zum Collum anatomicum. Beide Bänder spannen sich bei Außenrotation und sind bei Innenrotation entspannt. Das Lig. glenohumerale hemmt mehr die Abduktion. Das Lig. coracohumerale bremst die Retroversion, Anteversion und Adduktion und hilft den Arm tragen (vgl. Waldeyer/Mayer 1980).

Die weitere Stabilisierung des Glenohumeralgelenkes erfolgt durch die sog. „Rotatorenmanschette", eine mit der Gelenkkapsel unmittelbar verwachsene Sehnenkappe, die den

---

* Die im folgenden Kapitel beschriebenen therapeutischen Maßnahmen und Inhalte stellen nur eine Orientierung dar und sind dementsprechend nach Rücksprache mit dem verantwortlichen Arzt auf die individuellen Voraussetzungen und Ziele des einzelnen Patienten abzustimmen.

Humeruskopf umschließt und ihn in der Gelenkpfanne hält. Die Rotatorenmanschette setzt sich aus den Sehnen des M. supraspinatus, M. infraspinatus, M. teres minor und M. subscapularis zusammen.

Subakromiales Nebengelenk Das subakromiale Nebengelenk besteht lediglich aus einer Gleitschicht der Rotatorenmanschette und dem knöchernligamentären Schulterdach, gebildet aus Akromion, Proc. coracoideus und dem Lig. coracoacromiale. Ausgekleidet wird diese Verschiebeschicht durch die größten Schleimbeutel des menschlichen Körpers, der Bursa subacromialis und der Bursa subdeltoidea. Sie sind unter dem Schulterdach mit dem Akromion und mit den Ansätzen der Rotatorenmanschette fest verbunden.

Akromioklavikulargelenk Bei dem Akromioklavikulargelenk – oder auch Schultereckgelenk – handelt es sich um ein planes Gelenk, welches in der Regel mit einem Discus articularis ausgestattet ist. Die Klavikula liegt dem Akromion auf. Entsprechend findet man einen nach ventromedial und kranial schräg gerichteten Gelenkspalt. Das kräftige Lig. acromioclaviculare fixiert kranial die gelenkige Verbindung. Zwei weitere Bänder, das Lig. conoideum und das Lig. trapezoideum, fixieren das laterale Klavikulaende und den Proc. coracoideus.

Sternoklavikulargelenk Im Sternoklavikulargelenk artikulieren Sternum und mediales Klavikulaende in einem sog. Sattelgelenk miteinander. Bedingt durch Form und Stellung der Gelenkflächen sind Bewegungen nach kranial ventral sowie nach kaudal dorsal möglich. Durch den Discus articularis, welcher das Gelenk in zwei Kammern teilt, können Rotationsbewegungen der Klavikula um ca. 30° erfolgen. Die Stabilisierung des Gelenkes erfolgt durch folgende Bänder und Muskeln:

- Lig. interclaviculare: verläuft zwischen den beiden Kapseln kranial des Sternums
- Lig. costoclaviculare: bremst die horizontalen Ausschläge und die Elevation
- Lig. sternoclaviculare anterius und posterius: umspannen die Kapsel und wirken einem axialem Zug entgegen

- Lig. sternoclaviculare superius: bremst die Bewegung in Depression
- M. subclavius: wirkt analog zum Lig. costoclaviculare

Ohne eine Außenrotation der Klavikula, welche durch den M. subclavius und M. trapezius eingeleitet wird, ist eine Elevation des Humerus nicht möglich.

Thorakoskapulargelenk Bei dem Thorakoskapulargelenk handelt es sich wiederum um zwei Gleitschichten zwischen der Thoraxwand und der Skapula. Die innere Gleitschicht befindet sich zwischen dem Thorax und dem M. serratus anterior. Die äußere befindet sich zwischen dem M. serratus anterior und dem M. subscapularis. Bewegungen der Skapula korrelieren immer mit Bewegungen der Klavikula und des Akromions.

Bewegungen der Skapula Bei horizontalen Bewegungen um eine vertikale Achse gleitet die Skapula nach ventral lateral oder nach medial um insgesamt ca. 15 cm. Der laterale Ausschlag fällt dabei mit der Anteversion zusammen und erhöht den Winkel von 60° auf 70°. Das mediale Gleiten verkleinert den Winkel auf 10°. Abgebremst werden diese Bewegungen durch das Lig. trapezoideum und Lig. conoideum.

Um eine longitudinale Achse finden Rotationsbewegungen der Skapula statt. Hierbei handelt es sich um das Abheben und Andrücken des Angulus inferior von ca. 10 cm bei Innen- und Außenrotation des Armes (vgl. Brokmeier 1996).

Vertikale Bewegungen erfolgen um eine sagittale Achse, indem der Angulus superior bei Ab- und Adduktionsbewegungen nach kranial und kaudal gleitet.

Skapulohumeraler Rhythmus Alle aktiven endgradigen Bewegungen des Armes sind nur bei gleichzeitiger Bewegung der Skapula möglich. Der skapulohumerale Rhythmus bezeichnet das aktive Bewegungsverhältnis zwischen Humerus und Schultergürtel. Der Humerus bewegt sich aufgrund der Skapulabewegung in einem Verhältnis 2:1 zur Bewegung im Schultergelenk.

Die Abduktion des Armes erfolgt im Bereich 0–60° vornehmlich im Glenohumeralgelenk, wird jedoch von Beginn an mit komplexen Bewegungen der Skapula begleitet. Es wird zunächst um wenige Zentimeter angehoben, der Angulus inferior wandert nach ventral kranial, während der kraniale Anteil der Skapula nach dorsokaudal verlagert wird. Die Gelenkpfanne des Glenohumeralgelenkes stellt sich zunächst nach dorsal ein, um bei einer Abduktion von 90° wieder nach ventral zu wandern. Hierdurch wird es dem Tuberculum majus ermöglicht, dem Akromion auszuweichen und unter das Lig. coracoacromiale zu gleiten.

Bei Abduktion verstärkt sich der Druck der artikulierenden Gelenkpartner. Gehemmt wird die Bewegung durch Annäherung des Tuberculum majus an das Labrum glenoidale sowie durch Zunahme der ligamentären Spannung. Eine Entfernung des Tuberculum majus mit seinen Muskelinsertionen vom Labrum glenoidale und dem Lig. coracoacromiale wird durch Außenrotatoren ermöglicht. Das Tuberculum majus weicht unter das Akromion aus, und eine weitere Abduktion ist bis 110° möglich. Dieses Maß an Abduktion ist ohne Außenrotation aus 30° Flexion möglich. Um eine vollständige endgradige Abduktion von 180° zu erreichen, sind Bewegungen zusätzlich in den Gelenken des Schultergürtels und der Wirbelsäule notwendig (vgl. Kapandji 1984).

Muskulatur im Bereich des Schultergelenkes

Entsprechend der großen Bewegungsmöglichkeiten, die das Schultergelenk aufweist, wirken eine Vielzahl von Muskeln auf dieses ein. Tab. 20.1 gibt eine Übersicht der für die verschiedenen Bewegungen im Schultergelenk verantwortlichen Muskulatur. Hierbei wird deutlich, daß die Adduktoren und Innenrotatoren kräftiger als ihre Antagonisten sind. Dieses „physiologische Ungleichgewicht" basiert auf der Tatsache, daß diese Muskelgruppen das Schultergelenk und den Schultergürtel fixieren sowie die hauptsächlich beanspruchten Bewegungen der oberen Extremität darstellen.

Tabelle 20.1 Übersicht über die Bewegungsmöglichkeiten im Schultergelenk sowie die bewegungsausführende Muskulatur (vgl. Tittel 1985)

Bewegung	ausführende Muskulatur
Anteversion	– Pars clavicularis et acromialis m. deltoidei – Pars clavicularis m. pectoralis major – M. coracobrachialis – Caput breve m. bicipitis brachii – M. supraspinatus
Retroversion	– Pars acromialis et spinalis m. deltoidei – M. latissimus dorsi – M. teres major
Adduktion	– Pars clavicularis et spinalis m. deltoidei – M. pectoralis major – M. latissimus dorsi – M. teres major – M. coracobrachialis
Abduktion	– Pars acromialis m. deltoidei – M. supraspinatus
Innenrotation	– Pars clavicularis m. deltoidei – M. subscapularis – M. coracobrachialis – M. pectoralis major – M. latissimus dorsi – M. teres major
Außenrotation	– Pars spinalis m. deltoidei – M. infraspinatus – M. teres minor

M. trapezius Der M. trapezius entspringt an der Wirbelsäule und zieht mit seinen Fasern zum äußeren Drittel des Schlüsselbeines (Extremitas acromialis), zum Akromion und zur Spina scapulae. Dem Verlauf nach läßt er sich in drei Teile aufteilen – Pars descendens, transversa und ascendens.

Aufgrund der relativ starken Konvergenz der Muskelzüge und dem teilweise fast entgegengesetzten Verlauf ergeben sich für die einzelnen Abschnitte auch unterschiedliche Funktionen. Pars descendens hebt die Schultern an und verhindert beim Tragen einer Last, daß die Schultern zu weit herabgezogen werden. Pars transversa nähert die Schulterblätter der Dornfortsatzlinie an, während Pars ascendens gemeinsam mit dem M. pectoralis minor die Schultern senkt bzw. den Rumpf gegen die fixierten Arme (z. B. beim Stütz) hebt.

Mm. rhomboidei Der M. rhomboideus minor nimmt seinen Ursprung an den Dornfortsätzen des sechsten/siebten Halswirbels, verläuft nach kaudal und setzt am inneren Schulterblattrand (Margo medialis) an. Der M. rhomboideus major entspringt an den Dornfortsätzen der ersten vier Brustwirbel und setzt ebenfalls am inneren Schulterblattrand an. Beide Muskeln heben das Schulterblatt und somit den gesamten Schultergürtel nach oben innen an.

M. levator scapulae Der M. levator scapulae entspringt mit vier Zacken an den Querfortsätzen der ersten vier Halswirbel (Tubercula posterii der Procc. costotransversarii) und zieht abwärts bis zum oberen Schulterblattwinkel (Angulus superior scapulae). Der Muskel hebt das Schulterblatt nach vorn oben.

M. pectoralis minor Der M. pectoralis minor entspringt am vorderen Teil der zweiten bis fünften Rippe und setzt am Proc. coracoideus an. Seine Funktion ist das Heranziehen des Schulterblattes an die Rückwand des Brustkorbes sowie das Senken des Schultergürtels.

M. subclavius Der M. subclavius entspringt an der Knorpelknochengrenze der ersten Rippe und zieht zum äußeren Schlüsselbeindrittel. Er fixiert das Schlüsselbein an der ersten Rippe und wirkt somit einer Abduktion entgegen. Darüber hinaus fungiert er noch als Rippenheber bei festgestelltem Schultergelenk und kann das Schlüsselbein etwas nach unten ziehen.

M. serratus anterior Der M. serratus anterior unterteilt sich in drei Teile und entspringt mit neun Zacken von der ersten bis neunten Rippe, zieht zur Skapula und setzt am Angulus superior, Margo medialis und Angulus inferior an. Alle Teile des Muskels ziehen das Schulterblatt nach vorne. Er zählt zu den wichtigsten Hilfsmuskeln beim Heben des Armes über die Horizontale hinaus.

20.2
Allgemeine Befunderhebung

Das allgemeine Vorgehen bei der Befunderhebung ist in Kap. 7 bzw. 9 beschrieben. In diesem Abschnitt wird nur auf spezielle Aspekte eingegangen.

Die Untersuchung des Schultergelenkes schließt immer eine Untersuchung der Hals- und Brustwirbelsäule mit ein! (s. hierzu auch Kap. 19.)

Anamnese

Bei der Anamnese ist es u. a. wichtig, nach Einschränkungen im Alltag zu fragen (z. B. ob der Patient auf der betroffenen Seite liegen kann). Besonders wichtig ist auch die Frage, ob zusätzliche Beschwerden in anderen Gelenken auftreten.

Inspektion

Die Inspektion bezieht sich auf die allgemeine Haltung und speziell auf die Kopfstellung, die Stellung der BWS und den Stand der Skapula. Es sollte weiterhin darauf geachtet werden, ob Atrophien (z. B. des M. deltoideus, M. supraspinatus, M. infraspinatus) sichtbar sind. Bereits bei der Inspektion kann auch eine Subluxation im Akromioklavikulargelenk erkennbar sein.

Palpation

Alle wichtigen anatomischen Strukturen des Schultergürtels müssen palpatorisch untersucht werden.

Funktionsuntersuchung

Bei der Funktionsuntersuchung steht die aktive und passive Beweglichkeitstestung im Vordergrund. Dabei ist bei aktiver Elevation beider Arme in Anteflexion und in Abduktion auf einen *„Painful arc"* zu achten (s.u. Abschnitt „spezifische Tests").

Ein „Painful arc" bezeichnet einen schmerzhaften Bewegungsabschnitt bei einer passiv oder aktiv ausgeführten Elevation oder Abduktion, welche schmerzfrei beginnt und beendet wird. Je nach Lokalisation wird ein subakromialer „Painful arc" von einem akromioklavikulären „Painful arc" unterschieden.

Bei einem *subakromialen „Painful arc"* werden eine oder mehrere kontraktile (elastische) oder inerte (nicht kontraktile, nicht elastische) Strukturen, die sich zwischen Caput humeri und Akromion befinden, kurzfristig komprimiert. Er tritt zwischen 60° und 120° auf. (*Bemerkung:* Zu den kontraktilen Strukturen zählen: M. subscapularis (proximaler Anteil der Insertion), M. supraspinatus (oberflächlicher tendoossaler Anteil), M. infraspinatus (oberflächlicher tendoossaler Anteil) sowie M. biceps brachii caput longum (Sehne, Übergang von extra- nach intraartikulär). Zu den inerten Strukturen gehören: Bursa subdeltoidea, Bursa subacromialis, Akromioklavikulargelenk, Akromion, Lig. coracoacromiale, Tuberculum minus und Tuberculum majus.)

Ein a*kromoclaviculärer „Painful arc"* tritt zwischen 160° und 180° auf. Häufig lassen die Schmerzen in Endstellung nicht nach, es wird jedoch trotzdem von einem „Painful arc" gesprochen.

Die passive Beweglichkeit wird in Extension, Flexion, Abduktion, Adduktion, Innen- und Außenrotation überprüft. Bei der Elevation wird die Bewegung medialwärts unter Druck (Kompression) der tendoossalen Insertionen des M. supraspinatus und M. infraspinatus gegen das Labrum glenoidale weitergeführt und mit der aktiven Bewegung verglichen.

Werden bei der passiven Untersuchung Bewegungseinschränkungen diagnostiziert, ist zu klären, ob es sich um ein Kapselmuster oder um ein nichtkapsuläres Muster handelt (vgl. Kap. 7).

Ein Kapselmuster besteht beispielsweise bei: eingeschränkter Abduktion ca. 70° – Außenrotation ca. 90° – und Innenrotation ca. 30°.

Zusätzlich kann eine *manuelle Funktionsuntersuchung bei bestehender Hypomobilität* erfolgen, hierbei handelt es sich um eine spezielle manualtherapeutische Untersuchung des Glenohumeralgelenkes einschließlich der Gelenke des gesamten Schultergürtels und eventuell der Wirbelsäule.

Widerstandstests

Widerstandstests erfolgen in Ab-, Adduktion, Innen-, Außenrotation sowie in Extension und Flexion im Ellenbogengelenk.

Pathologische Befunde bei den Widerstandstests:

- Schmerzhafte Adduktion: Es kann sich um eine Affektion des M. latissimus dorsi, M. pectoralis major, M. teres major und/oder M. teres minor handeln
- Schmerzhafte Abduktion: Meistens ist der M. supraspinatus, seltener der M. deltoideus, manchmal die Bursa subdeltoidea betroffen
- Schmerzhafte Innenrotation: Affektion des M. subscapularis oder seltener des M. latissimus dorsi, M. teres major und M. pectoralis major
- Schmerzhafte Außenrotation: Der M. infraspinatus ist häufiger betroffen, seltener der M. teres major
- Schmerzhafte Flexion im Ellbogengelenk: Es kann der M. biceps brachii oder seltener der M. brachialis betroffen sein
- Schmerzhafte Extension im Ellbogengelenk: Falls schmerzhaft, kann der M. triceps brachii betroffen sein; der Test kann auch positiv ausfallen, wenn eine der zwischen Caput humeri und Akromion befindlichen Strukturen betroffen ist

Neurologische Untersuchung

Inhalte der Tests im Rahmen der neurologischen Untersuchung sind ausführlich in Kap. 21.2 beschrieben.

Spezifische Tests

Zur genaueren Diagnosestellung werden je nach Verdachtsmoment folgende Tests ergänzend durchgeführt.

- *Subluxationstest oder „Apprehension test"*: Aus einer Wurfhaltung wird Druck am Caput humeri nach ventral ausgeübt. Der Test kann auch mit oder ohne Unterstützung des Oberarmes in verschiedenen Abduktionsstellungen ausgeführt werden. Indikation: anteriore Subluxation der Schulter.

- *Supraspinatustest:* Zur Überprüfung einer vorliegenden Supraspinatusläsion/Supraspinatusschwäche hält der Patient den ausgestreckten Arm in 90° Abduktion und Anteversion sowie leichter Innenrotation. Kann der Arm unter Belastung nicht gehalten werden, oder sinkt er unter Belastung ab, kann von einer Schwäche bzw. Irritation des M. supraspinatus ausgegangen werden.

- *Impingement-Test nach Neer:* Dieser Test dient zum Nachweis eines Engpaßsyndroms. Der gestreckte, innenrotierte und adduzierte Arm wird passiv ruckartig flektiert. Bei positivem Befund gibt der Patient eine Schmerzsymptomatik an (vgl. Neer 1983).

- *Impingement-Test nach Jobe:* Der rechtwinklig abduzierte Arm wird bei 90° flektiertem Ellbogengelenk innenrotiert, bei gleichzeitiger Annäherung des Oberarmes in der Frontalebene. Im Falle eines Impingement-Syndroms gibt der Patient Schmerzen an (vgl. Jobe/Jobe 1938).

- *Impingement-Test nach Hawkins und Kennedy:* Bei diesem Test wird vorwiegend das subakromiale Impingement durch forcierte Innenrotation des flektierten und adduzierten Armes provoziert (vgl. Hawkins/Kennedy 1980).

- *Speed- oder Palm-up-Test:* Zum Nachweis einer Irritation der Sehne des M. biceps brachii hebt der Patient den ausgestreckten Arm schnell nach vorne an und gibt hierbei eine Schmerzsymptomatik an.

- *Kompressionstest:* Dieser Test kann als Ergänzung zum vorherigen Test durchgeführt werden. Hierbei wird der Arm in eine forcierte Abduktion und Außenrotation gebracht, wodurch es zu einer Kompression der langen Bizepssehne unter dem Lig. coracoacromiale kommt.

- *Horizontaladduktionstest:* Provozierung eines Kompressions- bzw. Torsionsschmerzes im ACG durch passive horizontale Adduktion.

Folgende *spezielle Stabilitätstests* werden bei der Stabilitätsprüfung im Schultergelenk in den drei Hauptrichtungen, vordere, hintere und untere (In-)Stabilität, durchgeführt.

- *Apprehension-Test (vordere Subluxation):* Der Arm wird dabei vom Untersucher in 45°, 90° und 135° Abduktion und Außenrotation geführt, während die zweite Hand von dorsal kranial das Caput humeri nach ventral in Luxationsrichtung drückt. In der 45°-Stellung wird die Stabilität des M. subscapularis und des Lig. glenohumerale medius geprüft. In der 90°-Stellung und darüber wird mehr die Stabilität des Lig. glenohumerale inferius geprüft. Um bei der Testung die stabilisierende Funktion des M. subscapularis auszuschalten, ist eine Abduktion über 90° notwendig. Bei einem positiven Apprehension-Test liegt in der Regel auch eine ossäre Veränderung oder Läsion des vorderen unteren Pfannenrandes vor. Bei Ausführung des Testes können vom Patienten plötzlich einschießende Schmerzen oder Lähmungen und Schwäche angegeben werden. Dies erklärt sich durch Druck des subluxierenden Caput humeri auf den Plexus brachialis und wird auch als „Dead arm sign" bezeichnet.

- *Apprehension-Test (hintere Schublade):* Die Durchführung erfolgt entsprechend dem Apprehension-Test zum Nachweis einer vorderen Subluxation, wobei entsprechend der Druck nach dorsal erfolgt.

- *Apprehension-Test (untere Schublade):* Der Arm des Patienten wird in 90° Abduktion vom Untersucher unterstützend gehalten. Bei positivem Befund kann durch Druck von kranial auf den proximalen Oberarm eine Subluxation nach kaudal ausgelöst werden.

- *Vorderer Schubladentest nach Gerber:* Aus der Rückenlage fixiert eine Hand des Untersuchers die Skapula, die andere Hand unterstützt den Arm des Patienten in entspannter Abduktion und Außenrotation. Der Schub nach ventral erfolgt durch Schub am proximalen Oberarm.

- *Hinterer Schubladentest nach Gerber:* Aus der Rückenlage wird bei adduziertem und innenrotiertem Arm und fixierter Skapula ein axialer Druck ausgeführt. Bei einem positiven Befund ist ein tastbares Shifting nach dorsal bemerkbar.

- *Test nach Fukuda (hintere Schublade):* Dieser Test erfolgt aus entspanntem Sitzen des Patienten bei leicht nach vorne gebeugter

Haltung und herabhängenden Armen. Die Daumen des Untersuchers liegen auf beiden Spinae scapulae. Eine Dislokation des Oberarmkopfes nach dorsal wird durch die ventral liegenden Finger provoziert (Fukuda/Neer 1984).

- *Sulkustest (hintere Schublade):* Test zur Überprüfung einer unteren Schublade im Sitzen bei entspannt herabhängenden Armen. Hierbei wird durch Zug des Untersuchers am Arm in Verlängerung der Achse bei positivem Befund unterhalb des Akromions eine sicht- und tastbare Rinnenbildung provoziert.

- *Test nach Yergason:* Bei diesem Test liegt der im Ellbogengelenk rechtwinklig flektierte und pronierte Arm des Patienten am Körper an. Gegen Widerstand erfolgt eine Anspannung in Supination. Schmerzen können im Falle einer biceps tendinitis auftreten.

20.3
Spezielle Indikationen und ihre Therapie

Im folgenden werden im Bereich der Schulter auftretende spezielle Indikationen und ihre Therapie beschrieben.

20.3.1
Luxationen und Instabilitäten des Schultergelenkes

Luxationen und Instabilitäten gehören zu den häufigsten Verletzungen/Erkrankungen im Schultergelenk. Sie werden in diesem Kapitel gemeinsam beschrieben, da die Inhalte im Rahmen der Trainingstherapie nahezu identisch sind und sich nur bei der zeitlichen Abfolge des Programms Unterschiede ergeben.

20.3.1.1
Luxationen

Das Glenohumeralgelenk ist das am häufigsten luxierende Gelenk des menschlichen Körpers (s. Abb. 20.1). Es werden traumatische Luxationen von habituellen und rezidivierenden Luxationen unterschieden.

Im Kindes- und Jugendalter kommen Schulterluxationen eher selten vor. Sehr häufig treten sie im Alter von 20–40 Jahren durch die hohe Zahl an Sportunfällen – vorwiegend bei Männern – auf. Ein zweiter Häufigkeitsgipfel tritt zwischen dem sechsten und siebten Lebensjahrzehnt – jetzt häufiger bei Frauen – auf.

Abbildung 20.1
Schulterluxation

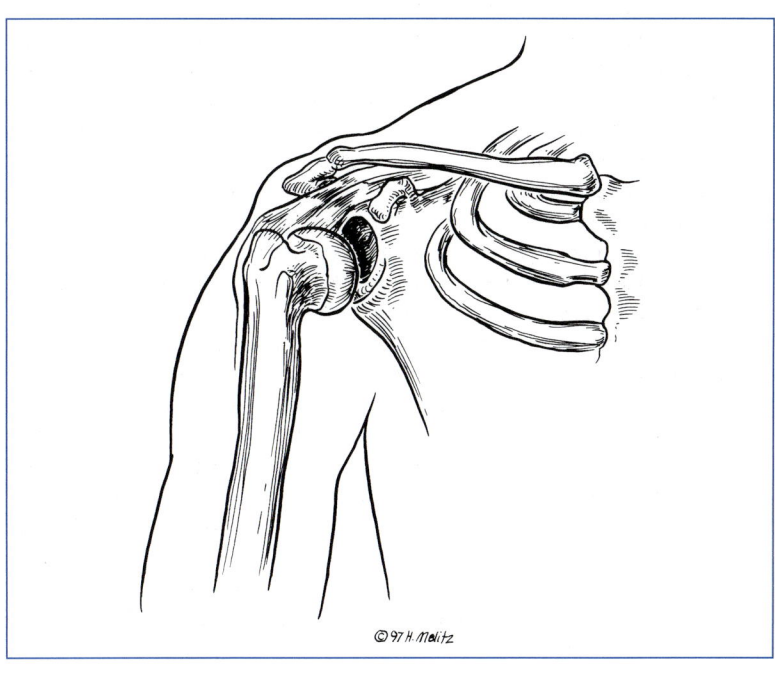

© 97 H. Molitz

Verletzungsformen

Je nach Richtung der Gewalteinwirkung findet die Luxation im Schultergelenk statt. Am häufigsten luxiert der Humeruskopf nach ventral. Luxationen nach dorsal kommen deutlich seltener vor. Luxationen nach kaudal (z. B. Luxatio ereta) und kranial stellen eine Sonderform dar.

Die *Luxatio ereta* beschreibt eine seltene Sonderform der unteren Luxation. Sie kann auftreten bei direktem axialen Stauchungstrauma auf den abduzierten Arm. Die *kraniale Luxation* ist eine Rarität und kann nach sehr schwerem Trauma mit Fraktur des Akromions auftreten.

Bei der *ventralen Luxation* verläßt das Caput humeri das Gelenk nach ventral kaudal an der muskelfreien Stelle zwischen M. subscapularis und dem Ursprung der Sehne des M. triceps brachii (lange Sehne) am unteren Pfannenrand. In der Regel kommt es hierbei immer zu einem Riß der Gelenkkapsel. Die dabei auftretende ligamentäre oder ossäre Bankart-Läsion (s.u.) läßt sich in 60–80% der Fälle nachweisen und begünstigt die Entwicklung einer rezidivierenden Luxation (vgl. Rowe 1988).

Bei ventralen Luxationen ohne knöcherne Begleitverletzungen liegt in der Regel zusätzlich ein Riß der Rotatorenmanschette vor, besonders bei über 40jährigen Patienten. Ferner wird der M. subscapularis einschließlich der Weichteile durch die luxationsbedingte Außenrotation überdehnt.

Die ventrale Luxation kann je nach Lage des Caput humeri unterteilt werden in:

- Subkorakoidale Luxation: Sie tritt am häufigsten auf. Hier liegt das Caput humeri vor dem Glenoid unter dem Proc. Coracoideus.
- Subglenoidale Luxation: Das Caput humeri liegt unter und vor dem Labrum glenoidale.
- Subklavikuläre Form: Sie tritt als Folge starker, lateraler Krafteinwirkungen ein. Das Caput humeri wird unter den Proc. coracoideus geschoben. Diese Form wird sehr selten beobachtet. Sie ist immer mit einer Ruptur der Rotatorenmanschette verbunden.

Zusätzlich zur Luxation können verschiedene *Begleitverletzungen* auftreten. Die häufigste knöcherne Begleitverletzung ist die Impressionsfraktur des Caput humeri. Sie befindet sich im posterolateralen Teil des Caput humeri, dorsal und medial des Tuberculum majus.

Weitere typische Nebenverletzungen sind Abbrüche des Tuberculum majus und Tuberculum minus.

Darüber hinaus können Pfannenrandfrakturen (Bankart-Läsion) oder begleitende Verrenkungsbrüche bei begleitender subkapitaler Humerusschaftfraktur vorliegen.

Seltener kann es auch zu Verletzungen von Nerven kommen. Hier ist der N. axillaris aufgrund seiner topographischen Lage besonders beim Austritt aus dem Fasciculus posterior und im Verlauf der Windungen um den Humerusschaft gefährdet, so daß es in Zusammenhang mit Luxationen sehr häufig zu Schädigungen durch Zug der Plexus-Nerven-Einheit kommt. In seltenen Fällen kann es sogar zu einer Armplexusschädigung kommen.

Verletzungsursachen und -mechanismen

Bei der Betrachtung der Verletzungsursache muß zwischen traumatischen, habituellen und rezidivierenden Luxationen unterschieden werden.

Traumatische Luxationen werden durch direkte bzw. indirekte Gewalteinwirkung hervorgerufen. Anlagebedingte Faktoren können diese jedoch begünstigen. Sie gehen immer mit einer Zerreißung von Kapsel-Bandstrukturen bei zuvor stabilem Schultergelenk einher. Ursachen können Stürze, Verkehrs- oder Sportunfälle sowie körperliche Auseinandersetzungen sein.

Die am häufigsten vorkommende Luxation nach ventral kann beispielsweise ausgelöst werden durch:

- Direkte Gewalteinwirkung bei abduziertem und außenrotiertem Arm und zusätzlicher direkter Gewalteinwirkung auf die Rückseite der Schulter
- Direkt durch Sturz auf den nach hinten gestreckten Ellenbogen oder die Hand
- Indirekt durch Hebelwirkung auf den Oberarm im Sinne einer Außenrotation und Abduktion

Das Caput humeri stemmt sich dabei unter Einwirkung axialer Kraft gegen den ventralen Rand des Labrum glenoidale. Die Gelenkkapsel einschließlich ihrer Verstärkungsbänder und der ventrale Bereich des Labrum glenoidale wirken als statische Stabilisatoren dieser extremen Stellung des Caput humeri entgegen. Wenn die Muskulatur, insbesondere der M. subscapularis, die Stellung des Caput humeri nicht mehr stabilisieren kann, dringt der Kopf auf die Kante der Cavitas glenoidale und verursacht hier entsprechende Schäden.

Die Luxation nach dorsal erfolgt durch extreme Abduktion und Innenrotation des betroffenen Armes. Zu dieser Form der Luxation kommt es oftmals bei Elektrounfällen oder Krampfanfällen durch den stärkeren Zug des M. latissimus dorsi und des M. teres major. Traumatisch bedingte dorsale Luxationen sind nach direktem Sturz auf die Schulter zu beobachten.

Begleitverletzungen nach traumatischen Ereignissen sind häufig (analog zur ventralen Luxation) Impressionsfrakturen an der ventralen Fläche des Caput humeri („reversed" Hill-Sachs-Delle).

Bei der *rezidivierenden Luxation* handelt es sich um wiederkehrende Verrenkungen nach traumatisch bedingter Erstluxation. Sie kann auch ohne adäquates Trauma auftreten.

Habituelle Luxationen beruhen im wesentlichen auf der Konstitution des jeweiligen Patienten, seinem Habitus und seiner körperlichen Beschaffenheit. Die Patienten vermögen in der Regel die willkürliche Schulterluxation selbst aufgrund unphysiologischer Muskelaktionen hervorzurufen und wieder zu reponieren.

Diagnose (Differentialdiagnose)

Die Diagnose einer dorsalen Luxation ist sehr schwierig und zählt zu den häufig übersehenen Verletzungen. Bei der Luxatio ereta ist das dominierende Symptom die fixierte Stellung des betroffenen Armes in Hyperabduktion.

Die Diagnosestellung einer ventralen Schulterluxation erfolgt zunächst aufgrund der klinischen Untersuchung. Sie kann bei schlanken Patienten oft rein optisch anhand des sog. Epauletten-Phänomens diagnostiziert werden: Distal des hervorstehenden Akromions ist eine Eindellung als Zeichen einer leeren Gelenkpfanne deutlich sichtbar. Folgende klinische Befunde treten auf:

- Bei der häufigsten Luxation nach subkorakoidal ist das Caput humeri als Vorsprung der vorderen Schulterkontur zu sehen
- Aufgehobene Rundung der Schulter
- Palpatorisch kann eine leere Gelenkpfanne festgestellt werden
- Veränderte Schulterkontur im Vergleich zur gesunden Seite
- Scheinbare Verlängerung des verletzten Armes
- Der betroffene Arm wird sehr häufig von der gesunden Hand in leichter Abduktion und Innenrotation gehalten

Differentialdiagnostisch muß eine Schulterzerreißung abgegrenzt werden. Intrathorakale Verrenkungen gehen meistens mit Frakturen des Caput humeri und intrathorakalen Verletzungen einher. Eine stabile Reposition kann nicht durchgeführt werden.

Weiteres diagnostisches Mittel ist die Röntgendiagnostik. Neben anterior-posterior-Röntgenaufnahmen sollte eine axiale und ausnahmsweise auch eine transthorakale Aufnahme gemacht werden.

Bei Verdacht einer Luxation sollte umgehend eine Diagnostik der Nerven- und Gefäßfunktionen des betroffenen Armes erfolgen.

Zur Testung der Nervenfunktion gehört besonders das Gebiet des N. axillaris. Sein sensibles Ausbreitungsgebiet entspricht in etwa der Kontur des M. deltoideus, wobei inkomplette Schädigungen nicht immer mit Sensibilitätsstörungen einhergehen müssen. Die motorischen Fähigkeiten sind sowohl vor als auch direkt nach der Reposition nur sehr eingeschränkt zu beurteilen. Elektromyographische Untersuchungen können sicheren Aufschluß über Art und Schwere der Schädigung geben.

Prüfung von Gefäßverletzungen als seltene Begleitverletzung können durch Erhebung des Pulsstatus erkannt und sonographisch und angiographisch objektiviert werden.

Klinische Behandlung

Eine Schulterluxation muß so schnell wie möglich reponiert werden. In der Praxis werden verschiedene Repositionstechniken angewandt (nach Hippokrates, Arlt, Kocher und Nöller).

Im Anschluß an die Reposition wird die verletzte Schulter in einem Desault- oder Gilchrist-Verband ruhiggestellt. Bei älteren Patienten (über 40 Jahre) sollte die Ruhigstellung nur wenige Tage andauern, um nachfolgenden Bewegungseinschränkungen der Schulter entgegenzuwirken. Bei jüngeren Patienten führt eine Ruhigstellung von drei Wochen zu einer deutlichen Verringerung der Rezidivquote.

20.3.1.2
Schulterinstabilität

Abhängig von Trauma und Konstitution kann sich infolge einer Luxation eine Schulterinstabilität, welche zu immer wiederkehrenden ventralen oder dorsalen Subluxationen führen kann, ausbilden. Diese können mit erheblichen Mißempfindungen und Schwächegefühlen in der Schulter einhergehen. Ursache hierfür ist eine Insuffizienz des Kapsel-Bandapparates oder auch ein Mißverhältnis von Oberarmkopf und Gelenkpfanne.

Ventrale Instabilität

Zunächst sollte die konservative Therapie durchgeführt werden. Durch gezieltes Training insbesondere des M. subscapularis wird versucht, den ventralen Weichteilmantel zu stabilisieren. Darüber hinaus sollte der Patient angeleitet werden, die luxationsauslösenden Bewegungen zu vermeiden.

Eine Indikation zur Operation ergibt sich u. a. auch aufgrund von Lebensalter und Aktivitätszustand des Patienten. Sportlich aktiven jungen Patienten sollte man eher zur Operation raten, da eine Besserung der Symptomatik ohne operative Fixierung nicht zu erwarten ist. Je nach Art und Ausmaß der Verletzung stehen unterschiedliche operative Methoden zur Wahl.

Bei vorliegender ausgedehnter Bankart-Läsion ist eine Schraubenfixation mit Limbusrekonstruktion das Operationsverfahren der Wahl.

Bei Weichteilverletzungen oder Vorliegen von kleinen knöchernen Absprengungen bietet sich das Verfahren von Putti-Platt an. Nach Beseitigung der Luxationstasche von Kapsel und Periost wird die vordere Gelenkkapsel in eine Knochennut des Glenoids eingenäht.

Eine Knochenspaneinbolzung nach Eden-Lange-Hybinette kann bei einer flachen Pfannenkrümmung indiziert sein.

Besteht eine Luxationstendenz, die ursprünglich zu einer großen Hill-Sachs-Delle geführt hat, kann eine Derotationsosteotomie nach Weber durchgeführt werden. Hierbei wird der Humeruskopf gegenüber dem Schaftanteil um 20° nach innen rotiert. Dadurch wird der Hebelmechanismus durch Einhaken der Hill-Sachs-Delle am vorderen Pfannenrand bei forcierter Außenrotation des Armes vermieden.

Das Verfahren nach Rockwood besteht in einer knöchernen Fixierung des abgerissenen Labrum glenoidale mitsamt anhängendem Periost am Skapulahals mit anschließender Dopplung der Gelenkkapsel.

Sehr anspruchsvoll ist die arthroskopische Fixierung mit Schrauben, Staples und Nahtankern. Dieses Verfahren geht mit der geringsten Gewebetraumatisierung einher.

Dorsale Instabilität

Beim Vorliegen einer dorsalen Instabilität besteht bei jüngeren Patienten in jedem Falle die Indikation zur Operation. Es kann hier eine Faszienaugmentation nach Bankart durchgeführt werden (vgl. Bankart 1938). Durch einen Fascialata-Streifen wird die dorsale Kapsel verstärkt.

Eine andere Möglichkeit besteht in der Methode nach Putti-Platt. Bei dieser Methode wird die Kapsel dorsal gerafft und transossär fixiert. Ein gleicher Effekt kann durch die Anheftung der langen Trizepssehne am hinteren Pfannenrand oder durch die Einpflanzung von Knochenblöcken über eine Osteotomie nahe am Pfannenrand erzielt werden. Eine Transposition der Sehne des M. subscapularis ist bei großen Humerusdefiziten indiziert.

Multidirektionale Instabilität

Bei multidirektionalen Instabilitäten handelt es sich um eine allgemeine Gelenklaxität im Rahmen eines Ehlers-Danlos-Syndroms oder eines Marfan-Syndroms, einhergehend mit Instabilität und Schwäche in mehreren Richtungen. Diagnostisch ist ein positiver Apprehension-Test als Zeichen der vorderen Instabilität nachweisbar. Schubladenzeichen in zusätzliche Bewegungsrichtungen erhärten den Verdacht auf eine multidirektionale Instabilität. Labrumabscherungen und Knorpelerrosionen sind pathologisch-anatomisch für die Instabilität verantwortlich.

Der konservativen Therapie wird ein relativ hoher Stellenwert mit großen Erfolgsaussichten eingeräumt. Eine operative Indikation besteht nur in extremen Fällen nach erfolgloser konservativer Therapie. Hier bietet sich die Kapselraffung nach Neer als Therapieverfahren der Wahl zur Stabilisierung der Schulter an (vgl. Neer 1990). Dabei wird die Kapsel T-förmig insiziert, die jeweiligen Schenkel werden doppelt zur Verstärkung der laxen Kapsel übereinandergelegt. Hierdurch werden neue, straffere Verstärkungsbänder geschaffen. Postoperativ wird die Schulter im Gilchrist-Verband für sechs Wochen ruhiggestellt. Krankengymnastische Behandlungen können zwei Wochen nach der Operation beginnen. Sechs Wochen postoperativ kann die Beweglichkeit langsam wieder bis zum vollen Bewegungsausmaß gesteigert werden. Schulterbelastende Sportarten sind für sechs Monate postoperativ kontraindiziert.

Rahmentrainingsplan nach ventraler Schulterluxation

Bei einer traumatisch bedingten Schulterluxation ist die Anamnese mit einer genauen Beschreibung des Verletzungsherganges ausschlaggebend für die Therapie. Des weiteren muß jeder Therapeut über eventuelle Mitverletzungen und die durchgeführte medizinische Versorgung genau informiert sein. Der hier skizzierte Therapieplan ist für die am häufigsten stattfindende ventrale Luxation konzipiert.

Therapieziel ist die Stabilisierung des Schultergelenkes bei vollständiger Gelenkbeweglichkeit in allen Gelenken der Schulter und des Schultergürtels. Um dies zu erreichen, sind Behandlungen zur Mobilisation sowie gezieltes Muskeltraining Schwerpunkte der Therapie. Der Rahmentrainingsplan orientiert sich an der in Kap. 2 dargestellten Struktur.

Phase 1–2 der konservativen Therapie nach ventraler Schulterluxation

Zu Beginn der Rehabilitation beginnt das Muskeltraining mit fazilitierenden Übungen besonders für die bei der Verletzung überdehnte Muskulatur, wie den M. infraspinatus. Die antagonistische Muskelgruppe ist jedoch hierbei nicht zu vernachlässigen (s. Tab. 20.2).

Die Mobilisation ist abhängig von eventuell bestehenden Mitverletzungen und deren medizinischer Versorgung. In der Regel kann man von einer Schonhaltung des Armes in die Adduktion und Innenrotation ausgehen. Dieses Bewegungsverhalten muß in jedem Fall aufgehoben werden.

Tabelle 20.2 Rahmentrainingsplan der konservativen Therapie nach ventraler Schulterluxation, Phase 1–2

Ziele	Inhalte
Anamnese/Befunderhebung/ Testung	– Allgemeine Eingangsbefundung – Genaue Anamnese über die Luxationsrichtung – Umfangsmessung – Erhebung der isokinetischen Kraftwerte des nichtbetroffenen Armes: Innenrotation/Außenrotation
1. Behandlung posttraumatischer Störungen	

Tabelle 20.2 Fortsetzung

Ziele	Inhalte
– Schmerzlinderung – Beeinflussung traumatisch bedingter Schwellzustände – Verbesserung der Durchblutung	– Aktive isometrische Anspannungsübungen für die gesamte Muskulatur der oberen Extremität – Evtl. Kryotherapie – Behandlung evtl. bestehender Sekundärsymptome nach individuellem Befund, z.B. zusätzliche Mitverletzungen anderer Gelenke
2. Wiedererlangung der physiologischen Funktion nach individuellem Befund	
– Aktive und passive Gelenkbeweglichkeit im Glenohumeralgelenk, Akromioklavikulargelenk (ACG), Skapulothorakalgelenk (SCG), subakromial, thorakoscapular – Freie Gelenkbeweglichkeit der umliegenden Gelenke: Ellbogen, Hand, Wirbelsäule	– Sehr vorsichtige passive Mobilisation in Innenrotation und Adduktion unter Berücksichtigung der Schmerzgrenze (z.B. ÜK 27, 28) – Sehr vorsichtige aktive Mobilisation in Außenrotation und Abduktion unter Berücksichtigung der Schmerzgrenze – Passive und aktive Mobilisation der Innenrotation, Adduktion, Extension, Flexion – Manualtherapeutische Gelenkmobilisation im SCG und ACG, soweit indiziert
– Gelenkstabilität (dynamische und statische Stabilität) – Nervale Reaktivierung der gesamten Muskulatur der betroffenen Extremität – Wiederherstellung/Erhalt/ Verbesserung der Propriozeption, insbesondere im Glenohumeralgelenk – Verbesserung der neuromuskulären Ansteuerung der Muskulatur der gesamten oberen Extremität – Erhalt/Verbesserung der Gleichgewichtsfähigkeit und Haltungskontrolle – Wahrnehmung	– Isometrische Anspannungsübungen, evtl. EMG-unterstützt, isoliert und an unterschiedlichen Geräten für M. subscapularis, M. infraspinatus, M. pectoralis major u. minor, M. biceps brachii, M. triceps brachii, M. supraspinatus, M. teres minor – Innervationsübungen für die Adduktions- und Innenrotationskette – Innervationsübungen für die Abduktions- und Außenrotationskette (z.B. ÜK 30) – Innervationsübungen für isolierte Muskeln und Muskelgruppen: M. infraspinatus, M. pectoralis major u. minor, M. biceps brachii, M. triceps brachii, M. supraspinatus, M. teres minor, M. subscapularis – Isometrische Kontraktion in verschiedenen Variationen – Armachsentraining – Anwendung spezieller Krankengymnastik (KG)-Techniken zur Stabilisation; propriozeptive neuromuskuläre Fazilitation (PNF): rhythmische und dynamische Stabilisation – Propriozeption: Förderung der motorischen Selbstwahrnehmung (Kinästhetik und Dynamik) – Vielfältiges Afferenzangebot zur Förderung der Sensorik
– Kraftfähigkeit der Muskulatur der betroffenen Extremität (Kraftausdauer, Innervation)	– Training insbesondere der Adduktions- und Innenrotationsmuskulatur, isoliert und in der Muskelkette, besonders M. subscapularis – Training für die Abduktions- und Außenrotationsmuskulatur – Übungen mit dem Theraband: isometrische Kontraktionen, zunächst geringe Belastungsstärke unter Vermeidung distaler Widerstände – Übungen am Seilzug aus gesicherter Ausgangsstellung, z.B. mit der Funktionsbank (z.B. ÜK 35, 39, 40) – Übungen gegen eigenen Widerstand – Geräte: Butterfly, Retrotrainer, Pull-down, Dips, Seilzug, Kleingeräte – Aquatraining – Übungen mit Kleingeräten, zunächst in gesicherten Ausgangsstellungen – *Isokinetik:* geschlossenes System in ventrale und laterale Bewegungsrichtungen, offenes System: Innen- und Außenrotation im begrenzten Bewegungsausmaß in langsamen Bewegungsgeschwindigkeiten; Belastungsformen: passiv, assistiv-konzentrisch, assistiv-exzentrisch, assistiv-konzentrisch-exzentrisch; 5–60°/s (z.B. ÜK 37)

Tabelle 20.2 Fortsetzung

Ziele	Inhalte
– Wiedereingliederung des Schultergelenkes in physiologische Bewegungsmuster (nach individuellem Befund) – Aufbrechen pathologischer Bewegungsmuster – Einüben von allgemeinen physiologischen Bewegungsmustern – Verbesserung der Bewegungssicherheit	– Aufbrechen von bestehenden Schonhaltungen in Adduktion und Innenrotation – Korrektur pathologischer Bewegungsabläufe nach individuellem Befund – Anwendung indirekter Techniken: PNF – PNF-Übungen mit Betonung der Schulterkomponente – Bahnung und Durchführung funktioneller Bewegungsmuster: PNF nach individuellem Befund: Einüben von Einzelmustern und Einbinden in komplexe Bewegungsmuster, D1 + D2 unter Beachtung der luxationsgefährdeten Bewegungsrichtungen – Umsetzung funktioneller, komplexer Bewegungsmuster in der Trainingstherapie, z.B. am Seilzug – Dosierte Bewegungsführung in die luxationsgefährdeten Bewegungsrichtungen: Abduktion und Außenrotation nach individuellem Befund – Wiederholte Bewegungen in die gefährdeten Bewegungsrichtungen aus sicheren Ausgangsstellungen
3. Verbesserung/Stabilisierung der allgemeinen und speziellen Leistungs- und Belastungsfähigkeit	
– Koordinations- und Gleichgewichtsfähigkeit sowie Haltungskontrolle	– Übungen mit gesicherter Gelenkführung, zunächst unter Stabilisation des Schultergelenkes (z.B. ÜK 52) – Übungen auf stabilen Flächen mit Übergang zu instabilen Ebenen
– Ausdauerleistungsfähigkeit	– Fahrradergometer, Oberarmergometer – Aquatraining sehr vorsichtig bei sicherer Gelenkführung
– Flexibilität	– Sportmotorische Dehnungsformen; bevorzugt aktive Dehnungsübungen der Schulter- und Armmuskulatur – Aktive und passive Dehnungsübungen für die Muskulatur der unteren Extremität und des Rumpfes
– Kraftfähigkeit für die Muskulatur der unteren Extremitäten und des Rumpfes (Innervation, Kraftausdauer)	– Sequenztraining an entsprechenden Trainingsgeräten nach Einweisung und Eingewöhnung – Aquatraining – Training für die ventrale und dorsale Rumpfmuskulatur
– Entwicklung von Alltags- und Freizeitbelastbarkeit – Evtl. Verhaltensmodifikationen	– Reprogrammierung von Verhaltensweisen aus Alltag und Sport bei individueller Zielsetzung – Erarbeitung von speziellen Teilbewegungen unter Entlastung – Erarbeitung von Übungen zur selbständigen Therapieunterstützung
– Berufsfähigkeit	– Reprogrammierung von berufsspezifischen Verhaltensweisen nach individuellem Befund

Phasen 3–4 der konservativen Therapie nach ventraler Schulterluxation

In den Phasen 3 und 4 sollte das Muskeltraining für die gelenksichernde Muskulatur des Schultergelenkes intensiviert werden. Hier ist besonders die gesamte Muskelkette der Abduktoren und Innenrotatoren des Schultergelenkes wichtig. Besonderer Stellenwert kommt dem M. infraspinatus zu, da er bei der Verletzung in der Regel überdehnt wurde.

In diesen Phasen muß die Mobilisation des Schultergelenkes in alle Bewegungsrichtungen zum Erhalt der vollen Gelenkbeweglichkeit intensiviert werden (s. Tab 20.3).

Zum Ende der Rehabilitation gewinnt das Verhaltenstraining insbesondere zur Vergrößerung der Bewegungssicherheit in den luxationsgefährdeten Bewegungsrichtungen zunehmend Bedeutung.

Tabelle 20.3 Rahmentrainingsplan der konservativen Therapie nach ventraler Schulterluxation, Phase 3–4

Ziele	Inhalte
Befunderhebung/Testung	– Manuelle Funktionsprüfung bei bestehender Hypomobilität – Umfangsmessung – Elektromyogramm (EMG)-Diagnostik: neuromuskuläre Ansteuerung; im bilateralen Vergleich – Erhebung der isokinetischen Kraftwerte des betroffenen Armes im Vergleich zum nichtbetroffenen Arm: Innen- und Außenrotation isometrisch, isokinetisch – Janda-Testungen
1. Behandlung noch bestehender individueller Symptome	– Weiterführung der physiotherapeutischen und krankengymnastischen Behandlung aus den Phasen 1 und 2 nach individuellem Befund, z.B. bei noch bestehender Schmerzsymptomatik – Intensive Mobilisation in noch eingeschränkte Bewegungsrichtungen
2. Verbesserung der physiologischen Funktion	
– Gelenkstabilität – Verbesserung der Propriozeption des Ellbogen- und Schultergelenkes – Verbesserung der neuromuskulären Ansteuerung der gesamten Muskulatur der oberen Extremitäten, insbesondere Adduktions- und Innenrotationsmuskulatur – Wahrnehmung	– Weiterführung der Inhalte der Phasen 1 und 2 bei entsprechender Indikation – Zunehmende Gelenkstabilisation durch gezieltes Muskeltraining, apparativ und nichtapparativ – Armachsentraining – Schulung der Sensorik über ein vielfältiges Afferenzangebot
– Kraftfähigkeit der Muskulatur der betroffenen Extremität (Kraftausdauer, Hypertrophie)	– Krafttraining im Kraftausdauerbereich für die Arm- und Schultermuskulatur mit Übergang zum Hypertrophietraining zur Beseitigung noch bestehender Atrophien, besonderes Training für M. infraspinatus, M. pectoralis major u. minor, M. biceps brachii, M. triceps brachii, M. supraspinatus, M. teres minor, M. subscapularis (z.B. ÜK 31) – Geräte: Butterfly, Dips, Pull-down, Retrotrainer, Seilzug, Kleingeräte (z.B. ÜK 42, 43, 45, 46) – Aquatraining – Gezieltes Training der Ellbogen- und Handmuskulatur – *Isokinetik:* offenes System in langsamen und mittleren Bewegungsgeschwindigkeiten; Belastungsform: assistiv konzentrisch und exzentrisch, isokinetisch, Bewegungsgeschwindigkeiten 30–90°/s für Schulter- und Ellbogengelenk (z.B. ÜK 36, 37, 38, 44)
– Verbesserung der Schultergelenksfunktion in physiologischen Bewegungsmustern – Korrektur und Verbesserung noch unsicherer pathologischer Bewegungsabläufe – Erarbeiten von physiologischen, alltagsspezifischen Teilbewegungen	– Verbesserung funktioneller Bewegungsmuster nach individuellem Befund (z.B. ÜK 47) – Aquatraining
3. Verbesserung/Stabilisierung der allgemeinen und speziellen Leistungs- und Belastungsfähigkeit	

Tabelle 20.3 Fortsetzung

Ziele	Inhalte
– Koordinations- und Gleichgewichtsfähigkeit sowie Haltungskontrolle	– Isolierte und komplexe Übungen auf stabilen Ebenen mit Übergang zu instabilen Ebenen und Unterstützungsflächen: Therapiekreisel, Matten, Trampolin, Weichbodenmatte, Fastex, Haramed, vielfältige Bewegungsaufgaben, verschiedene Kippbrettchen – Verschiedene Koordinations- und Gleichgewichtstrainer
– Ausdauerleistungsfähigkeit	– Oberarmergometer, Fahrradergometer, Stepper, Laufband (schnelles Gehen/Laufen) – Aquatraining – Schwimmen, bevorzugt Brustschwimmen, Kraulen sehr vorsichtig!
– Flexibilität	– Sportmotorische Dehnungsformen; bevorzugt aktive Dehnungsübungen – Aktive und passive Dehnungsübungen für die Muskulatur der oberen Extremitäten und des Rumpfes
– Kraftfähigkeit der Muskulatur der unteren Extremitäten und des Rumpfes (Kraftausdauer, Hypertrophie)	– Sequenztraining an den entsprechenden Sequenztrainingsgeräten – Aquatraining
– Alltags- und Freizeitbelastbarkeit	– Verbesserung von Teil- und Komplexprogrammen aus Alltag und Sport – Verbesserung der Bewegungssicherheit – Sportartspezifische Teilbelastungsschulung und Belastung – Alltagsspezifische Belastungsschulung: Erarbeitung von Teil- und Komplexbewegungen
– Berufsfähigkeit	– Nach individuellem Befund

20.3.2 Subakromiale Syndrome

Unter dem Begriff „subakromiale Syndrome" im Bereich der Schulter werden verschiedene schmerzhafte Bewegungseinschränkungen aufgrund entzündlich oder degenerativ veränderter Strukturen des Schultergürtels definiert.

Lokalisation

Schmerzhafte Veränderungen können die verschiedenen Strukturen unterhalb des Akromions betreffen. Dies sind im einzelnen:
- Sehne des M. subscapularis
- Sehne des M. infraspinatus
- Bursa subdeltoideus
- Bursa subacromialis
- Sehne des M. biceps brachii

Erkrankungsursache und -mechanismen

Die Ursachen für die einzelnen Verletzungen und Erkrankungen sind unter dem Punkt „Erkrankungsformen und -stadien" mit aufgeführt. Allgemein können subakromiale Syndrome traumatisch, degenerativ oder aufgrund einer Primärerkrankung oder Verletzung, z. B. Luxation, bedingt sein.

Erkrankungsformen

Im Bereich der subabkromialen Syndrome werden je nach Lokalisation verschiedene Symptome unterschieden.

Impingement-Syndrom Das Impingement-Syndrom beschreibt ein Engpaßsyndrom des Supraspinatus-Outlets in dem funktionell-anatomischen Engpaß zwischen Caput humeri und Proc. coracoideus. Neer (1983) unterscheidet drei histomorphologische und klinische Stadien:

- *Stadium I:* Durch Überbelastung meist sportlicher Art mit Mikrotraumenbildung kommt es am häufigsten im Bereich des M. supraspinatus zu Schmerzzuständen durch Ödembildung oder Einblutung in die Sehnen der Rotatorenmanschette. Der Verlauf ist in der Regel akut und reversibel.
- *Stadium II:* Durch exzessive sportliche Belastungen oder beruflich bedingte lange andauernde Arbeiten über Kopf kann es zur Fibrosierung der Sehnen mit chronischer Kapselverdickung der Bursa subacromialis und Bursa subdeltoidea kommen. Betroffen sind in der Regel Patienten im Alter von 25–40 Jahren.
- *Stadium III:* Bei Patienten über 40 Jahren kann es zum chronisch progressiven Verlauf durch erhebliche Degeneration der Rotatorenmanschette mit inkompletten Rupturen, besonders der Supraspinatussehne, kommen. Häufig finden sich knöcherne Veränderungen unter dem Akromion in Form von osteophytären Anbauten. Ursache können kleine Traumen oder Überlastungsschäden sein.

Tendinosis calcarea Bei der Tendinosis calcarea handelt es sich um eine Erkrankung der Sehne des M. supraspinatus, des M. subscapularis oder des M. infraspinatus. Ihnen gemeinsam ist ein in akuten Schüben intervallartiger Verlauf mit zwischenzeitlicher völliger Beschwerdefreiheit. Sehr häufig sind weibliche Patienten zwischen 40 und 50 Jahren betroffen. Die Erkrankung läuft in der Regel in einem Vier-Phasen-Zyklus ab.

1. Phase: Zelltransformation – Es kommt zu einer Metaplasie von Sehnengewebe zu Faserknorpel. Dabei bestehen noch keine klinischen oder radiologischen Veränderungen.

2. Phase: Kalzifikation – In der interzellulären Grundsubstanz finden sich zunehmend Matrixvesikel mit Kristallen. Im Ultraschall sind Kalkdepots mit typischen Schallschatten erkennbar. Radiologisch sind wolkige, scharf begrenzte Verkalkungen im Bereich der Supra-

spinatussehne oder unter dem Akromion zu sehen.

3. Phase: Resorption – In dieser Phase ist radiologisch eine Auflockerung der Struktur erkennbar. Es kann zusätzlich ein Durchbruch des Kalkdepots in die Bursa subacromialis auftreten.

4. Phase: Reparationsstadium – In dieser Phase erfolgt der Umbau zur normalen Sehnenstruktur. Radiologisch ist das Kalkdepot nur noch stark verkleinert oder gar nicht mehr erkennbar.

Rotatorenmanschettenschäden Rotatorenmanschettenschäden beschreiben unterschiedliche Einrisse im Bereich der Rotatorenmanschette, meist aufgrund degenerativer Veränderungen infolge mechanischer Überbelastung. Sie treten dementsprechend mit zunehmendem Alter gehäuft auf. Rowe (1988) unterteilt die Rotatorenmanschettenrupturen in vier Schweregrade:

- Grad I: Längsriß oder Querriß von bis zu 1 cm
- Grad II: kombinierter Quer- und Längsriß bis zu 3 cm
- Grad III: kompletter Riß der Rotatorenmanschette mit deutlichem Defekt bei 3 cm und größer
- Grad IV: Defekte von mehr als 5 cm

Degenerative Veränderungen sind die Hauptursache für Schäden im Bereich der Rotatorenmanschette. Sie können auch infolge von Luxationen oder anderen Traumen auftreten.

Traumatisch bedingte Rupturen entstehen häufig durch Sturz auf den ausgestreckten Arm. Bei degenerativer Vorschädigung kann es schon infolge leichter Überbelastungen, z. B. durch einen schweren Gegenstand, zu Einrissen kommen.

Adhäsive Kapsulitis Die adhäsive Kapsulitis ist auch als „Frozen shoulder" oder „Schultersteife" bekannt. Es handelt sich bei dieser, in der Literatur noch ätiologisch rätselhaft diskutierten Erkrankung, immer um entzündliche Reaktionen des periartikulären Bindegewebes, von dem Frauen im mittleren Lebensalter besonders betroffen sind.

Es können chronisch entzündliche Veränderungen der Gelenkkapsel mit Fibrosierung, perivaskulären Infiltraten sowie Kapselverdickung und Schrumpfung auftreten. Sie sind immer kombiniert mit degenerativen Veränderungen der Rotatorenmanschette und der langen Bizepssehne.

Der Krankheitsverlauf läuft in drei Stadien ab, wobei jede Phase ca. vier Monate andauert:

- *Stadium 1:* Charakteristisch für diese Phase sind ständige, belastungsunabhängige Schmerzen auch in Ruhe (nachts). Die passive und aktive Gelenkbeweglichkeit verringert sich, begleitet von Druckschmerzhaftigkeit der langen Bizepssehne. Die gesamte Schulter-Nackenmuskulatur verspannt sich.
- *Stadium 2:* Die Schmerzsymptomatik läßt unter Verringerung der aktiven und passiven Gelenkbeweglichkeit zunehmend nach. Es findet sich ein Kapselmuster nach Cyriax.
- *Stadium 3:* In dieser Phase bessert sich langsam die Gelenkbeweglichkeit im Schultergelenk wieder. Der gesamte Krankheitsverlauf kann auch länger als ein Jahr andauern.

Defekte der langen Bizepssehne Veränderungen der langen Bizepssehne gehen in der Regel auf degenerative Veränderungen infolge Überbelastungen, z. B. bei Überkopfarbeiten, zurück. Durch Traumen mit nur geringer Gewalteinwirkung kann es aufgrund der degenerativen Vorschädigung zu Rupturen meist im proximalen Bereich des Sulcus intertubercularis kommen. Es sind bevorzugt Patienten über 40 Jahre betroffen.

Eine Ruptur aufgrund einer Maximalbelastung wird eher am Muskel-Sehnenübergang beobachtet.

Periarthropathia humeroscapularis (PHS) Die Periarthropathia humeroscapularis ist ein veralteter, aber noch oft verwandter Oberbegriff für vier Erkrankungsformen im Bereich der Schulter.

Einfache Periarthritis: Leitsymptome sind insbesondere Bewegungsschmerzen bei Rotation und Abduktion sowie nächtlicher Spontanschmerz beim Liegen auf der betroffenen Seite. Bei mechanischer Belastung kann es zu einer Steigerung des in den Oberarm ausstrahlenden Schmerzes kommen. Im Vordergrund steht die Störung der aktiven Gelenkbeweglichkeit. Es kann die Sehne des M. biceps brachii oder die Sehne des M. supraspinatus betroffen sein.

Akute Schultersteife: Aufgrund einer akuten Entzündung in der Umgebung von Sehnenverkalkungen und/oder Schleimbeutelentzündungen kann es zu plötzlich auftretenden heftigen Schmerzen kommen. Die gesamte Schulter ist druckschmerzhaft, gerötet und überwärmt. Aufgrund der starken Schmerzsymptomatik ist eine Funktionsuntersuchung oft nicht möglich.

Pseudoparalytische Schultersteife (Ruptur der Rotatorenmanschette): Infolge größerer Kraftentwicklung oder Überbelastungen in der Schulter kann es zu einer Ruptur einer Sehne der Rotatorenmanschette kommen. Der passiv abduzierte Arm kann nicht gehalten werden. Passive Bewegungen der Schulter sind frei.

Ankylosierende Schultersteife: Zu dieser Verlaufsform kann es infolge längerer Ruhigstellung der Schulter nach Erkrankungen oder Verletzungen kommen. Es bestehen aktive und passive Bewegungseinschränkungen durch fibröse Verklebungen und Schrumpfung des periartikulären Weichteilgewebes.

20.3.2.1
Impingement-Syndrom

(s. S. 395 und Abb. 20.2.)

Klinische Diagnostik

- Schmerzen im Bereich der Schulter, besonders bei Elevation und Innenrotation
- Nächtliche Schmerzen im Liegen auf der betroffenen Schulter
- Subakromiale Provokationsschmerzen („Painful arc") bei aktiver oder passiver Abduktion zwischen 60–120°
- Positive Impingement-Zeichen, s.o.
- Druckschmerzhaftigkeit über dem Tuberculum majus, Proc. coracoideus, im Verlauf des Lig. coracoacromiale

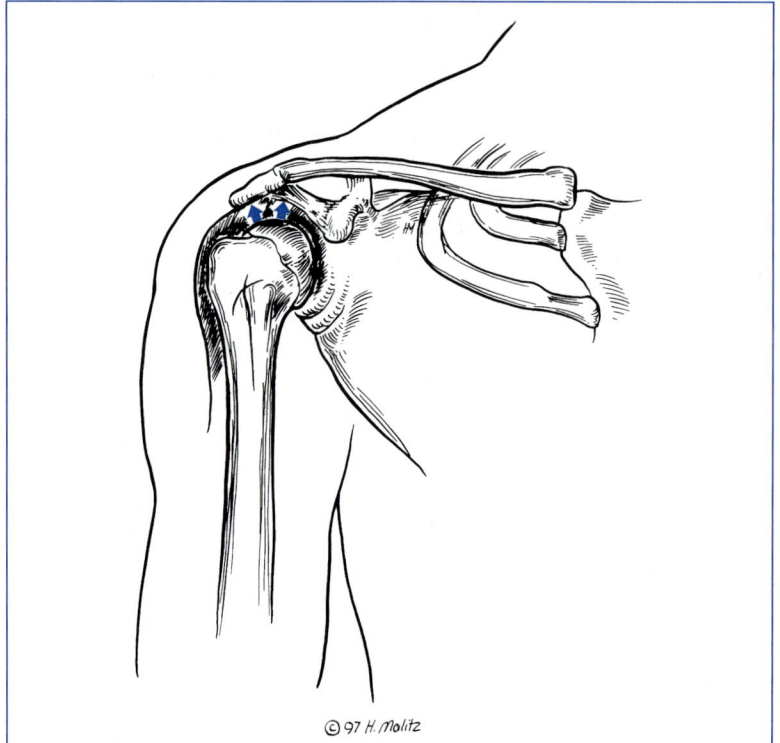

Abbildung 20.2
Impingement-Syndrom.
Die Pfeile im Gelenk-
spalt markieren den
subakromialen Raum

© 97 H. Molitz

- Zur differentialdiagnostisch abzuklärenden Rotatorenmanschettenruptur kann eine subakromiale Infiltration mit einem Lokalanästhetikum durchgeführt werden

Radiologische Untersuchung

- Kalkdepots in Projektionen auf die Supraspinatussehne sind zwar pathogenetisch, aber nur in wenigen Fällen vorhanden
- Im Stadium II weist das Tuberculum majus zystische Veränderungen auf
- An der kaudalen Fläche des Akromions finden sich sklerotische Verdichtungen und osteophytäre Anbauten, häufig in Kombination mit arthrotischen Veränderungen des Akromioklavikulargelenkes

Klinische Behandlung

- Erkrankungen im Stadium 1 und 2 werden in der Regel konservativ behandelt

- Subakromiale Infiltration als Lokalanästhesie: Hierdurch wird die Beweglichkeit aufgrund der Schmerzblockade verbessert
- Injektionen mit einem Kortikoidpräparat in Ausnahmefällen
- Medikamentöse Therapie: systemische Anwendung nichtsteroidaler Antirheumatika

Operative Behandlung

- Operative Behandlungsmethoden, bei denen der subakromiale Raum erweitert wird, sind bei Therapieresistenz indiziert
- Subakromiale Dekompression: Degenerative oder rupturierte Sehnenanteile und/oder entzündlich veränderte Bursa subacromialis werden zur Vergrößerung des Zwischenraumes entfernt. Zusätzlich wird der vordere und untere Anteil des Akromions einschließlich des Lig. coracoacromiale keilförmig reseziert. Bei der Originalbehandlung nach Neer wird eine Resektionsarthroplastik des Akromioklavikulargelenkes durchgeführt.

20.3.2.2
Tendinosis calcarea (s. auch S. 396)

Klinischer Befund

Patienten mit einer Tendinosis calcarea geben sehr starke Schmerzen im gesamten Bereich der Schulter an. Die Stelle der Kalkablagerungen ist besonders schmerzhaft. Die stärksten Schmerzen werden dabei im Stadium der Kalzifikation und Resorption angegeben.

Behandlung

- Akutphase: konservative Versorgung
- Eventuell Applikation von Kälte
- Antiphlogistika
- Infiltrationsbehandlung mit einem subakromial applizierten Lokalanästhetikum
- Needling
- Punktion des Kalkherdes mit einer kräftigen Injektionskanüle zur Förderung der Resorption und Spannungsentladung

Operative Versorgung

Eine operative Versorgung ist bei rezidivierenden Schmerzattacken indiziert. Es empfiehlt sich eine Akromionplastik nach Neer (s. Impingement-Syndrom) mit gleichzeitiger Entfernung der Kalkmasse aus der betroffenen Sehne.

20.3.2.3
Rotatorenmanschettenschäden (s. auch S. 396)

Klinische Zeichen

- Druckschmerz subakromial über dem Tuberculum majus, manchmal an der proximalen Bizepssehne und am Proc. coracoideus
- Kraftminderung in Abduktion
- Kraftminderung in Außenrotation
- Positive Impingement-Zeichen

Durch den Infiltrationstest ist differentialdiagnostisch ein Ausschluß eines Impingement-Syndroms möglich.

Radiologie

- Hochstand des Caput humeri bei kompletter Ruptur durch Ausfall der Zentrierungsfunktion der Rotatorenmanschette im Glenohumeralgelenk
- Subakromiale Exophyten und/oder arthrotische Veränderungen bzw. Deformierungen des AC-Gelenkes können mit Hilfe einer Schulterdachaufnahme (20° kraniokaudale Projektion anterior-posterior) gezielt bei einem Vorhandensein dargestellt werden
- Kontrastmittelinjektionen: arthrographischer Austritt in die Bursa subacromialis und Bursa subdeltoidea bei kompletter Ruptur; kraterförmige Kontrastmitteldepots bei Bestehen einer Ruptur an der Unterseite der Rotatorenmanschette

Magnetresonanztomographie

Dieses bildgebende Verfahren ist in seiner Aussagekraft allen anderen Verfahren überlegen. Umschriebene Signalanhebungen sind Zeichen für intratendinöse Läsionen, welche nicht mit dem Gelenkinnenraum kommunizieren. Komplette Rupturen sind durch eine erhöhte Signalintensität in der Supraspinatussehne und in einer Retraktion des Muskelbauches mit Flüssigkeitseinlagerungen in die Bursa subacromialis und Bursa subdeltoidea zu erkennen.

Klinische Behandlung

Zunächst wird eine konservative Behandlung versucht. Eine operative Versorgung ist indiziert bei:
- Traumatisch bedingten Komplettrupturen bei jungen Patienten
- Traumatisch bedingten Rupturen im Rahmen einer Schulterluxation
- Degenerativ bedingten Rupturen bei über 40jährigen, körperlich aktiven Patienten
- Therapieresistenz nach erfolgter konservativer Therapie

Operative Therapie

Im Rahmen einer Operation werden die avitalen Sehnenenden entfernt und der Defekt wieder verschlossen. Kleine Defekte im Bereich von Sehnengewebe, wie z. B. am M. supraspinatus, können in sich selbst oder durch transossäre Fixierungen am Tuberculum majus versorgt werden. Liegen größere Defekte vor, muß ein Transfer der Sehnenansätze des M. subscapularis und des M. infraspinatus vorgenommen werden. Bei älteren Patienten ist in der Regel keine Rekonstruktion mehr möglich, und es empfiehlt sich eine Akromionplastik. Ist das ACG degenerativ verändert, muß eventuell das distale Klavikulaende entfernt werden.

20.3.2.4
Adhäsive Kapsulitis (s. auch S. 396)

Klinische Befunde

Anamnese und phasenabhängige Symptomatik wurden bereits bei den bisherigen Erkrankungsformen in den verschiedenen Stadien beschrieben.

Röntgen

Das Röntgenbild zeigt eine Demineralisierung des Caput humeri.

Arthrographische Untersuchung

Schon bei der Kontrastmittelinjektion von normalerweise 30–50 ml ist aufgrund der deutlichen Kapselschrumpfung ein vermehrter Widerstand spürbar; der Recessus axillaris ist wesentlich geschrumpft; es ist ein deutliches Perlschnurphänomen durch die bestehenden Verklebungen nachzuweisen.

Klinische Behandlung

- Systemisch oder lokal intraartikulär injizierte Kortikoide

- Bei unzufriedenem Heilungsverlauf kann in der zweiten Phase eine Narkosemobilisation durchgeführt werden, wodurch es zum Einreißen der Gelenkkapsel kommen soll. Komplikationen können Frakturen oder Verletzungen der Rotatorenmanschette sein.

20.3.2.5
Defekte der langen Bizepssehne
(s. auch S. 397)

Klinische Diagnose

- Optisch verlagert sich der Muskelbauch des M. biceps brachii in Richtung Ellbogengelenk
- Druckschmerzhaftigkeit an der Ventralseite des Oberarmes im Sulcus intertubercularis
- Positiver Yergason-Test
- Ergänzung durch den Palm-up-Test

Sonographie

Magnetresonanztomographie: deutlicher Nachweis einer Ruptur und/oder Luxation

Arthrographie

Ein Austritt von Kontrastmittel in die Weichteile ist deutlich erkennbar.

Klinische Behandlung

- Zunächst erfolgt eine konservative Behandlung mit physikalischer Therapie (antiphlogistisch)
- Injektion eines Lokalanästhetikums bei starken Schmerzen

Operative Behandlung

Operative Behandlungen sind indiziert bei:
- Frischen Rupturen infolge Maximalbelastungen bei jungen Patienten
- Berufstätigen Patienten, die auf ihre Armfunktion extrem angewiesen sind

- Älteren Patienten bei erfolgloser konservativer Therapie

In der Regel wird eine Fixierung der Sehne am proximalen Oberarmschaft vorgenommen.

Rahmentrainingsplan bei Impingement-Syndrom, Zustand nach subakromialer Dekompression, Phase 1–2 der postoperativen Therapie

Im Rahmen der Befundaufnahme muß zunächst versucht werden, die Ursache für das vorher bestehende Impingement-Syndrom abzuklären. Hier ist die Prüfung der Gelenkbeweglichkeit aller Gelenke des Schultergürtels einschließlich der Wirbelsäule notwendig (Manuelle Therapie). Durch eine genaue Diagnosestellung kann gezielt therapiert werden.

Zum Beginn der Rehabilitation ist zunächst die Beeinflussung noch postoperativ bedingter Störungen, insbesondere der Schmerzlinderung, wichtig (s. Tab. 20.4). Erst bei relativer Schmerzfreiheit kann sinnvoll ein Muskeltraining und eine notwendige Gelenkmobilisation beginnen.

Die intensive Mobilisation aller an den Schulterbewegungen beteiligten Gelenke stellt den Schwerpunkt der Therapie dar. Die meisten Patienten hatten vor der Operation schon sehr lange Schmerzen, in der Regel mit Bewegungseinschränkungen einhergehend, so daß eine intensive Verbesserung der Beweglichkeit notwendig ist. Hierzu bietet sich auch sehr gut die Isokinetik-Anlage an. Die Mobilisation kann im assistiven Modus in den notwendigen Bewegungsrichtungen durchgeführt werden. Bewegungen über 90° sind dabei nicht zu vernachlässigen.

Dosiertes Muskeltraining ist notwendig, um die Stabilitätsverhältnisse im Schultergelenk nach der Operation wieder zu verbessern. Die Belastungssteuerung orientiert sich an dem aufgeführten Schema (s. Kap. 4).

Der Rahmentrainingsplan orientiert sich dabei an der im Kap. 2 dargestellten Struktur.

Tabelle 20.4 Rahmentrainingsplan bei Impingement-Syndrom, Zustand nach subakromialer Dekompression, Phase 1–2

Ziele	Inhalte
Anamnese/Befunderhebung/ Testung	− Allgemeine Eingangsbefundung − Umfangsmessung − Genaue Befunderhebung der Gelenkmechanik − Erhebung der isokinetischen Kraftwerte des nichtbetroffenen Armes: Innenrotation/Außenrotation
1. Behandlung postoperativer Störungen	
− Schmerzlinderung − Beeinflussung postoperativ bedingter Schwellzustände − Verbesserung der Durchblutung	− Aktive, isometrische Anspannungsübungen für die gesamte Muskulatur der oberen Extremitäten − Evtl. Kryotherapie − Behandlung evtl. bestehender Sekundärsymptome nach individuellem Befund, z.B. vorliegende Hypomobilitäten in angrenzenden Gelenken
2. Wiedererlangung der physiologischen Funktion nach individuellem Befund	
− Aktive und passive Gelenkbeweglichkeit im Glenohumeralgelenk, Akromioklavikulargelenk (ACG), Sternoklavikulargelenk (SCG), subakromial, thorakoskapular − Freie Gelenkbeweglichkeit der umliegenden Gelenke: Ellbogen, Hand, Wirbelsäule	− Sehr vorsichtige passive und aktive Mobilisation in alle Bewegungsrichtungen (z.B. ÜK 27, 28, 30) − Manualtherapeutische Gelenkmobilisation im SCG und ACG soweit indiziert − Mobilisation bestehender Hypomobilitäten, z.B. an der Wirbelsäule

Tabelle 20.4 Fortsetzung

Ziele	Inhalte
– Gelenkstabilität (dynamische und statische Stabilität) – Nervale Reaktivierung der gesamten Muskulatur der betroffenen Extremität – Wiederherstellung/Erhalt/ Verbesserung der Propriozeption, insbesondere im Glenohumeralgelenk – Verbesserung der neuromuskulären Ansteuerung der Muskulatur der gesamten oberen Extremität – Erhalt/Verbesserung der Gleichgewichtsfähigkeit und Haltungskontrolle – Wahrnehmung	– Isometrische Anspannungsübungen, evtl. EMG-unterstützt, isoliert und an unterschiedlichen Geräten für M. infraspinatus, M. pectoralis major u. minor, M. biceps brachii, M. triceps brachii, M. supraspinatus, M. teres minor, M. subscapularis – Innervationsübungen für die Adduktions- und Innenrotationskette – Innervationsübungen für die Abduktions- und Außenrotationskette – Innervationsübungen für isolierte Muskeln und Muskelgruppen: M. infraspinatus, M. pectoralis major u. minor, M. biceps brachii, M. triceps brachii, M. supraspinatus, M. teres minor, M. subscapularis – Isometrische Kontraktion nach Janda in allen Variationen – Armachsentraining – Anwendung spezieller KG-Techniken zur Stabilisation; PNF: rhythmische und dynamische Stabilisation – Propriozeption: Förderung der motorischen Selbstwahrnehmung (Kinästhetik und Dynamik) – Vielfältiges Afferenzangebot zur Förderung der Sensorik
– Kraftfähigkeit der Muskulatur der betroffenen Extremität (Kraftausdauer; Hypertrophie)	– Kräftigung der Abduktionsmuskulatur – Training der Adduktions- und Innenrotationsmuskulatur, isoliert und in der Muskelkette – Training für die Abduktions- und Außenrotationsmuskulatur – Übungen mit dem Theraband: isometrische Kontraktionen, zunächst geringe Belastungsstärke – Übungen am Seilzug aus gesicherter Ausgangsstellung, z.B. mit der Funktionsbank (z.B. ÜK 35) – Übungen gegen eigenen Widerstand – Geräte: Butterfly, Retro-Trainer, Pull-down, Dips – Aquatraining (sehr vorsichtig) – Übungen mit Kleingeräten, zunächst in gesicherten Ausgangsstellungen (z.B. ÜK 33) – *Isokinetik:* geschlossenes System in ventrale und laterale Bewegungsrichtungen; offenes System Innen- und Außenrotation im begrenzten Bewegungsausmaß in langsamen Bewegungsgeschwindigkeiten; Belastungsformen: passiv, assistiv-konzentrisch, assistiv-exzentrisch, assistiv-konzentrisch-exzentrisch; 30°/s (z.B. ÜK 32, 36, 37)
– Wiedereingliederung des Schultergelenkes in physiologische Bewegungsmuster (nach individuellem Befund) – Aufbrechen pathologischer Bewegungsmuster – Einüben von allgemeinen physiologischen Bewegungsmustern	– Aufbrechen von bestehenden Schonhaltungen – Korrektur pathologischer Bewegungsabläufe nach individuellem Befund – Anwendung indirekter Techniken: PNF – PNF-Übungen mit Betonung der Schulterkomponente – Bahnung und Durchführung funktioneller Bewegungsmuster: PNF nach individuellem Befund: Einüben von Einzelmustern und Einbinden in komplexe Bewegungsmuster, D1 + D2 – Umsetzung funktioneller, komplexer Bewegungsmuster in der Trainingstherapie, z.B. am Seilzug – Überprüfen von alltäglichen Bewegungen und evtl. Entwicklung von Kompensationsmechanismen
3. Verbesserung/Stabilisierung der allgemeinen und speziellen Leistungs- und Belastungsfähigkeit	
– Koordinations- und Gleichgewichtsfähigkeit sowie Haltungskontrolle	– Übungen mit gesicherter Gelenkführung, zunächst unter Stabilisation des Schultergelenkes

Tabelle 20.4 Fortsetzung

Ziele	Inhalte
– Ausdauerleistungsfähigkeit	– Fahrradergometer, Oberarmergometer – Aquatraining (vorsichtig)
– Flexibilität	– Sportmotorische Dehnungsformen; bevorzugt aktive Dehnungs- übungen der Schulter- und Armmuskulatur – Aktive und passive Dehnungsübungen für die Muskulatur der unteren Extremitäten und des Rumpfes
– Kraftfähigkeit für die Muskulatur der unteren Extremitäten und des Rumpfes (Kraftausdauer, Hypertrophie, Maximalkraft)	– Sequenztraining an entsprechenden Trainingsgeräten im Kraftaus- dauerbereich nach Einweisung und Eingewöhnung – Aquatraining – Training für die ventrale und dorsale Rumpfmuskulatur
– Entwicklung von Alltags- und Freizeitbelastbarkeit – Evtl. Verhaltensmodifikationen	– Reprogrammierung von Verhaltensweisen aus Alltag und Sport bei individueller Zielsetzung – Erarbeitung von speziellen Teilbewegungen unter Entlastung – Erarbeitung von Übungen zur selbständigen Therapieunterstützung
– Berufsfähigkeit	– Reprogrammierung von berufsspezifischen Verhaltensweisen nach individuellem Befund

Phase 3–4 der postoperativen Therapie bei Impingement-Syndrom, Zustand nach subakromialer Dekompression

In den Phasen 3 und 4 ist immer noch von bestehenden Bewegungseinschränkungen, insbesondere im Glenohumeralgelenk, auszugehen. Die Mobilisation muß in diesen Phasen auch über die Schmerzgrenze hinaus intensiviert werden, damit zum Ende der Rehabilitation die endgradige Beweglichkeit möglich ist.

Das Muskeltraining wird zur Gelenksstabilisierung entsprechend intensiviert (s. Tab. 20.5). In der vierten Phase sollte auch den Bewegungen des täglichen Lebens in Alltag und Beruf zunehmend Bedeutung zukommen. Eventuell können Bewegungskompensationen erarbeitet werden.

Tabelle 20.5 Rahmentrainingsplan bei Impingement-Syndrom, Zustand nach subakromialer Dekompression, Phase 3–4

Ziele	Inhalte
Befunderhebung/Testung	– Manuelle Funktionsprüfung bei bestehender Hypomobilität – Umfangsmessung – EMG-Diagnostik: neuromuskuläre Ansteuerung; im bilateralen Vergleich – Erhebung der isokinetischen Kraftwerte des betroffenen Armes im Vergleich zum nichtbetroffenen Arm: Innen- und Außenrotation isometrisch, isokinetisch – Janda-Testungen
1. Behandlung noch bestehender individueller Symptome	– Weiterführung der physiotherapeutischen und krankengymnastischen Behandlung aus den Phasen 1 und 2 nach individuellem Befund, z.B. bei noch bestehender Schmerzsymptomatik – Intensive Mobilisation in noch eingeschränkte Bewegungsrichtungen – Intensive Mobilisation aller Bewegungen im Glenohumeralgelenk und allen Gelenken des Schultergürtels – Intensive Mobilisation in Abduktion
2. Verbesserung der physiologischen Funktion	

Tabelle 20.5 Fortsetzung

Ziele	Inhalte
– Gelenkstabilität – Verbesserung der Proprio-zeption des Ellbogen- und Schultergelenkes – Verbesserung der neuro-muskulären Ansteuerung der gesamten Muskulatur der oberen Extremitäten, insbesondere Adduktions- und Innenrotationsmuskulatur – Verbesserung der Gleich-gewichtsfähigkeit und Haltungskontrolle – Wahrnehmung	– Weiterführung der Inhalte der Phasen 1 und 2 bei entsprechender Indikation – Zunehmende Gelenkstabilisation durch apparatives bzw. nichtapparatives Training
– Kraftfähigkeit der Muskulatur der betroffenen Extremität (Kraftausdauer, Hypertrophie)	– Kräftigung der Abduktoren und Adduktoren (z.B. ÜK 51) – Krafttraining im Kraftausdauerbereich für die Arm- und Schulter-muskulatur mit Übergang zum Hypertrophietraining zur Beseitigung noch bestehender Atrophien, besonderes Training für M. infraspinatus, M. pectoralis major u. minor, M. biceps brachii, M. triceps brachii, M. supraspinatus, M. teres minor, M. subscapularis (z.B. ÜK 39, 40) – Geräte: Butterfly, Dip, Pull-down, Retrotrainer, Seilzug, Kleingeräte – Aquatraining – Gezieltes Training der Ellbogen- und Handmuskulatur – *Isokinetik:* offenes System in langsamen und mittleren Bewegungs-geschwindigkeiten; Belastungsform: assistiv konzentrisch und exzentrisch, isokinetisch, Bewegungsgeschwindigkeiten 30–120°/s für Schulter- und Ellbogengelenk (z.B. ÜK 44)
– Verbesserung der Schulter-gelenksfunktion in physio-logischen Bewegungsmustern – Korrektur und Verbesserung noch unsicherer patholo-gischer Bewegungsabläufe – Erarbeiten von physiolo-gischen, alltagsspezifischen Teilbewegungen	– Verbesserung funktioneller Bewegungsmuster nach individuellem Befund (z.B. ÜK 42, 43, 47, 48, 49) – Aquatraining
3. Verbesserung/Stabilisierung der allgemeinen und speziellen Leistungs- und Belastungs-fähigkeit	
– Koordinations- und Gleich-gewichtsfähigkeit sowie Haltungskontrolle	– Isolierte und komplexe Übungen auf stabilen Ebenen, wenn möglich mit Übergang zu instabilen Ebenen und Unterstützungsflächen: Therapiekreisel, Matten, Trampolin, Weichbodenmatte, Fastex, Haramed, vielfältige Bewegungsaufgaben, verschiedene Kippbrettchen (z.B. ÜK 53)
– Ausdauerleistungsfähigkeit	– Oberarmergometer, Fahrradergometer, Stepper, Laufband (schnelles Gehen/Laufen) – Aquatraining – Schwimmen

Tabelle 20.5 Fortsetzung

Ziele	Inhalte
– Flexibilität	– Sportmotorische Dehnungsformen; bevorzugt aktive Dehnungs- übungen – aktive und passive Dehnungsübungen für die Muskulatur der oberen Extremität und des Rumpfes
– Kraftfähigkeit der Muskulatur der unteren Extremitäten und des Rumpfes (Kraftausdauer, Hypertrophie, Maximalkraft)	– Sequenztraining an den entsprechenden Sequenztrainingsgeräten – Aquatraining
– Alltags- und Freizeitbelastbarkeit	– Verbesserung von Teil- und Komplexprogrammen aus Alltag und Sport – Verbesserung der Bewegungssicherheit sportartspezifische Teilbelastungsschulung und Belastung alltagsspezifische Belastungsschulung: Erarbeitung von Teil- und Komplexbewegungen
– Berufsfähigkeit	– Nach individuellem Befund

Rahmentrainingsplan der konservativen Therapie bei Rotatorenmanschettenruptur

Die Rehabilitation nach Rotatorenmanschettenruptur orientiert sich an dem oben vorgestellten, allgemeinen Therapieplan. Entscheidend für die Therapie ist die Kenntnis über die genaue Lokalisation der Ruptur. Ist die Sehne des M. supraspinatus betroffen, kann von einer komplikationsreichen Rehabilitation ausgegangen werden. Verletzungen anderer Muskel- oder Sehenanteile verlaufen in der Regel komplikationsloser.

Phase 1–2 der konservativen Therapie bei Rotatorenmanschettenruptur

In den Phasen 1–2 liegt der Schwerpunkt der Therapie zum einen in der Schmerzlinderung, zum anderen in der Mobilisation der Schulter (s. Tab. 20.6). Diese Maßnahmen sollten kombiniert eingesetzt werden, damit Bewegungseinschränkungen in den Gelenken der Schulter und des Schultergürtels weitestgehend verhindert werden können. Lokale Behandlungen in den schmerzhaften Muskel- und Sehnenbereichen, wie z. B. „Deep friction" (Querfriktionen) und spezielle elektrotherapeutische Behandlungen, werden gezielt eingesetzt. Unter schmerzlosen Bedingungen sollten von Anfang an Übungen zur Innervation und Fazilitation durchgeführt werden, um die Voraussetzungen zu einem Muskeltraining zu schaffen. Hierzu empfiehlt sich u. a. die Isokinetik-Anlage. Unter günstigen Ausgangsbedingungen werden insbesondere Bewegungen in Außen- und Innenrotation durchgeführt. Es empfiehlt sich die Wahl eines assistiven Programms, in welchem zunächst passiv, dann zunehmend aktiv gearbeitet werden kann (dynamisch konzentrisch, dynamisch exzentrisch).

Tabelle 20.6 Rahmentrainingsplan der konservativen Therapie bei Rotatorenmanschettenruptur, Phase 1–2

Ziele	Inhalte
Anamnese/Befunderhebung/ Testung	– Allgemeine Eingangsbefunderhebung – Genaue Anamnese/Lokalisation – Umfangsmessung – Erhebung der isokinetischen Kraftwerte des nichtbetroffenen Armes: Innenrotation/Außenrotation
1. Behandlung bestehender Störungen	

Tabelle 20.6 Fortsetzung

Ziele	Inhalte
– Schmerzlinderung – Verbesserung der Durchblutung	– Aktive, isometrische Anspannungsübungen für die gesamte Muskulatur der oberen Extremitäten – Evtl. Kryotherapie – Behandlung evtl. bestehender Sekundärsymptome nach individuellem Befund – Evtl. „Deep friction" – Ultraschall – Elektrotherapie
2. Wiedererlangung der physiologischen Funktion nach individuellem Befund	
– Aktive und passive Gelenkbeweglichkeit – Im Glenohumeralgelenk, Akromioklavikulargelenk (ACG), Sternoklavikulargelenk (SCG), subakromial, thorakoscapular – Freie Gelenkbeweglichkeit der umliegenden Gelenke: Ellbogen, Hand, Wirbelsäule	– Vorsichtige passive Mobilisation in Außen- und Innenrotation unter Berücksichtigung der Schmerzgrenze (s. ÜK 27) – Passive und aktive Mobilisation der Abduktion, Adduktion, Extension, Flexion – Manualtherapeutische Gelenkmobilisation im SCG, ACG und der Wirbelsäule soweit indiziert – Passive Mobilisation auf der Isokinetik-Anlage, vorwiegend Rotation
– Gelenkstabilität (dynamische und statische Stabilität) – Nervale Reaktivierung der gesamten Muskulatur der betroffenen Extremität – Wiederherstellung/Erhalt/ Verbesserung der Propriozeption, insbesondere im Glenohumeralgelenk – Verbesserung der neuromuskulären Ansteuerung der Muskulatur der gesamten oberen Extremitäten – Erhalt/Verbesserung der Gleichgewichtsfähigkeit und Haltungskontrolle – Wahrnehmung	– Isometrische Anspannungsübungen, evtl. EMG-unterstützt, isoliert und an unterschiedlichen Geräten für M. infraspinatus, M. supraspinatus, M. teres minor, M. subscapularis – Isometrische Anspannungsübungen für M. biceps brachii, M. pectoralis major u. minor, M. triceps brachii – Innervationsübungen für die Innenrotationskette – Innervationsübungen für die Außenrotationskette – Innervationsübungen besonders für die betroffenen Muskeln – Isometrische Kontraktion nach Janda in allen Variationen – Armachsentraining – Anwendung spezieller KG-Techniken zur Stabilisation; PNF: rhythmische und dynamische Stabilisation – Propriozeption: Förderung der motorischen Selbstwahrnehmung (Kinästhetik und Dynamik) – Vielfältiges Afferenzangebot zur Förderung der Sensorik
– Kraftfähigkeit der Muskulatur der betroffenen Extremität (Kraftausdauer)	– Training, insbesondere der Außenrotations- und Innenrotationsmuskulatur, isoliert und in der Muskelkette – Training für die betroffenen Muskeln und für die gesamte Schultermuskulatur – Übungen mit dem Theraband: isometrische Kontraktionen, zunächst geringe Belastungsstärke – Übungen am Seilzug aus gesicherter Ausgangsstellung, z.B. mit der Funktionsbank (z.B. ÜK 39, 40) – Übungen gegen eigenen Widerstand – Geräte: Butterfly, Retrotrainer, Pull-down, Dips, Seilzug, Kleingeräte – Aquatraining (sehr vorsichtig) – Übungen mit Kleingeräten, zunächst in gesicherten Ausgangsstellungen

Tabelle 20.6 Fortsetzung

Ziele	Inhalte
	– *Isokinetik:* geschlossenes System in ventrale und laterale Bewegungs- richtungen; offenes System: Innen- und Außenrotation im begrenzten Bewegungsausmaß in langsamen Bewegungsgeschwindigkeiten; Belastungsformen: passiv, assistiv-konzentrisch, assistiv-exzentrisch, assistiv-konzentrisch-exzentrisch; 5–60°/s (z.B. ÜK 36)
– Wiedereingliederung des Schultergelenkes in physio- logische Bewegungsmuster (nach individuellem Befund) – Aufbrechen pathologischer Bewegungsmuster – Einüben von allgemeinen physiologischen Bewegungsmustern – Verbesserung der Bewegungssicherheit	– Aufbrechen von bestehenden Schonhaltungen – Korrektur pathologischer Bewegungsabläufe nach individuellem Befund – Anwendung indirekter Techniken: PNF, funktionelle Bewegungslehre (FBL) – PNF-Übungen mit Betonung der Schulterkomponente – Bahnung und Durchführung funktioneller Bewegungsmuster: PNF nach individuellem Befund: Einüben von Einzelmustern und Einbinden in komplexe Bewegungsmuster, D1 + D2 – Umsetzung funktioneller, komplexer Bewegungsmuster in der Trainingstherapie, z.B. am Seilzug – Dosierte Bewegungsführung in die schmerzhaften Bewegungsrichtun- gen Abduktion und Außenrotation sowie nach individuellem Befund
3. Verbesserung/Stabilisierung der allgemeinen und speziellen Leistungs- und Belastungs- fähigkeit	
– Koordinations- und Gleich- gewichtsfähigkeit sowie Haltungskontrolle	– Übungen mit gesicherter Gelenkführung, zunächst unter Stabilisation des Schultergelenkes – Übungen auf stabilen Flächen mit Übergang zu instabilen Ebenen
– Ausdauerleistungsfähigkeit	– Fahrrad- und Oberarmergometer – Aquatraining
– Flexibilität	– Sportmotorische Dehnungsformen; bevorzugt aktive Dehnungs- übungen der Schulter- und Armmuskulatur – Aktive und passive Dehnungsübungen für die Muskulatur der unteren Extremitäten und des Rumpfes
– Kraftfähigkeit für die Muskulatur der unteren Extremitäten und des Rumpfes (Kraftausdauer, Hypertrophie)	– Sequenztraining an entsprechenden Trainingsgeräten im Kraftaus- dauerbereich nach Einweisung und Eingewöhnung – Aquatraining – Training für die ventrale und dorsale Rumpfmuskulatur
– Entwicklung von Alltags- und Freizeitbelastbarkeit (evtl. Verhaltensmodifikationen)	– Reprogrammierung von Verhaltensweisen aus Alltag und Sport bei individueller Zielsetzung – Erarbeitung von speziellen Teilbewegungen unter Entlastung – Erarbeitung von Übungen zur selbständigen Therapieunterstützung
– Berufsfähigkeit	– Reprogrammierung von berufsspezifischen Verhaltensweisen nach individuellem Befund

Phase 3–4 der konservativen Versorgung bei Rotatorenmanschettenruptur

In den Phasen 3–4 liegt der Therapieschwer- punkt in der Verbesserung aller relevanten Be- wegungen im Schultergelenk und im gesam- ten Schultergürtel (s. Tab. 20.7). Hierunter fallen insbesondere sämtliche alltags- und be- rufsrelevanten Bewegungen. Dabei ist beson- ders auf eine koordinativ gute Bewegungsaus- führung ohne Ausweichbewegungen und Kompensation zu achten.

Defizite sind insbesondere noch in der Ge- lenkbeweglichkeit sowie in der Kraftfähigkeit zu erwarten und bedürfen einer gezielten Be- handlung. Zur Verbesserung der passiven Gelenkbeweglichkeit empfiehlt sich eine kon- sequente manualtherapeutische Behandlung.

Zur Verbesserung der aktiven Gelenkbeweglichkeit können insbesondere Übungen aus der PNF-Therapie zur Anwendung kommen. Das Muskeltraining berücksichtigt insbesondere die gesamte Muskulatur der Rotatorenmanschette sowie die übrige Arm- und Schultermuskulatur.

Weiterhin schmerzhafte Bewegungen sollten in jedem Falle vermieden werden. Bei Verletzungen der Rotatorenmanschette ist vor belastenden Bewegungen, wie z. B. beim Tennisaufschlag oder Schmetterball, zu warnen.

Tabelle 20.7 Rahmentrainingsplan der konservativen Therapie bei Rotatorenmanschettenruptur, Phase 3–4

Ziele	Inhalte
Befunderhebung/Testung	– Manuelle Funktionsprüfung bei bestehender Hypomobilität – Umfangsmessung – EMG-Diagnostik: neuromuskuläre Ansteuerung im bilateralen Vergleich – Erhebung der isokinetischen Kraftwerte des betroffenen Armes im Vergleich zum nichtbetroffenen Arm: Innen- und Außenrotation isometrisch, isokinetisch – Janda-Testungen
1. Behandlung noch bestehender individueller Symptome (nach individuellem Befund)	– Weiterführung der physiotherapeutischen und krankengymnastischen Behandlung aus den Phasen 1 und 2 nach individuellem Befund, z. B. bei noch bestehender Schmerzsymptomatik – Intensive Mobilisation in noch eingeschränkte Bewegungsrichtungen
2. Verbesserung der physiologischen Funktion	
– Gelenkstabilität – Verbesserung der Propriozeption des Ellbogen- und Schultergelenkes – Verbesserung der neuromuskulären Ansteuerung der gesamten Muskulatur der oberen Extremitäten, insbesondere Adduktions- und Innenrotationsmuskulatur – Verbesserung der Gleichgewichtsfähigkeit und Haltungskontrolle – Wahrnehmung	– Weiterführung der Inhalte der Phasen 1 und 2 bei entsprechender Indikation – Zunehmende Gelenkstabilisation durch apparatives bzw. nichtapparatives Training
– Kraftfähigkeit der Muskulatur der betroffenen Extremität (Kraftausdauer, Hypertrophie)	– Krafttraining im Kraftausdauerbereich für die Arm- und Schultermuskulatur mit Übergang zum Hypertrophietraining zur Beseitigung noch bestehender Atrophien – Besonders Training für M. infraspinatus, M. supraspinatus, M. teres minor, M. subscapularis – Geräte: Butterfly, Dip, Pull-down, Retrotrainer, Seilzug, Kleingeräte – Aquatraining – Gezieltes Training der Ellbogen- und Handmuskulatur – *Isokinetik:* offenes System in langsamen und mittleren Bewegungsgeschwindigkeiten; Belastungsform: isokinetisch, Bewegungsgeschwindigkeiten 30–90°/s für Schulter- und Ellbogengelenk (z. B. ÜK 38, 42, 44)
– Verbesserung der Schultergelenksfunktion in physiologischen Bewegungsmustern	– Verbesserung funktioneller Bewegungsmuster nach individuellem Befund (z. B. ÜK 51) – Aquatraining

Tabelle 20.7 Fortsetzung

Ziele	Inhalte
– Korrektur und Verbesserung noch unsicherer pathologischer Bewegungsabläufe – Erarbeiten von physiologischen, alltagsspezifischen Teilbewegungen	
3. Verbesserung/Stabilisierung der allgemeinen und speziellen Leistungs- und Belastungsfähigkeit	
– Koordinations- und Gleichgewichtsfähigkeit sowie Haltungskontrolle	– Isolierte und komplexe Übungen auf stabilen Ebenen mit Übergang zu instabilen Ebenen und Unterstützungsflächen: Therapiekreisel, Matten, Trampolin, Weichbodenmatte, Fastex, Haramed, vielfältige Bewegungsaufgaben, verschiedene Kippbrettchen, auch zur Mobilisation der Schulter – Verschiedene Koordinations- und Gleichgewichtstrainer
– Ausdauerleistungsfähigkeit	– Oberarmergometer, Fahrradergometer, Stepper, Laufband (schnelles Gehen/Laufen) – Aquatraining – Schwimmen soweit möglich, bevorzugt Brustschwimmen, Kraulen sehr vorsichtig!
– Flexibilität	– Sportmotorische Dehnungsformen; bevorzugt aktive Dehnungsübungen – Aktive und passive Dehnungsübungen für die Muskulatur der oberen Extremitäten und des Rumpfes
– Kraftfähigkeit der Muskulatur der unteren Extremitäten und des Rumpfes (Kraftausdauer, Hypertrophie, Maximalkraft)	– Sequenztraining an den entsprechenden Sequenztrainingsgeräten – Aquatraining
– Alltags- und Freizeitbelastbarkeit	– Verbesserung von Teil- und Komplexprogrammen aus Alltag und Sport – Verbesserung der Bewegungssicherheit – Sportartspezifische Teilbelastungsschulung und Belastung – Alltagsspezifische Belastungsschulung: Erarbeitung von Teil- und Komplexbewegungen
– Berufsfähigkeit	– Nach individuellem Befund

20.3.3 Oberarmkopffrakturen

Frakturen des proximalen Oberarmes machen etwa 5% aller Extremitätenfrakturen aus. Sehr häufig sind Jugendliche bis zum 20. Lebensjahr – hier meistens männlichen Geschlechts – betroffen oder auch ältere weibliche Menschen um das 70. Lebensjahr.

Lokalisation

Bei einer Oberarmkopffraktur können die verschiedenen Anteile des Oberarmkopfes isoliert oder kombiniert betroffen sein (s. Abb. 20.3):

- Collum chirurgicum
- Tuberculum majus
- Tuberculum minus
- Collum anatomicum

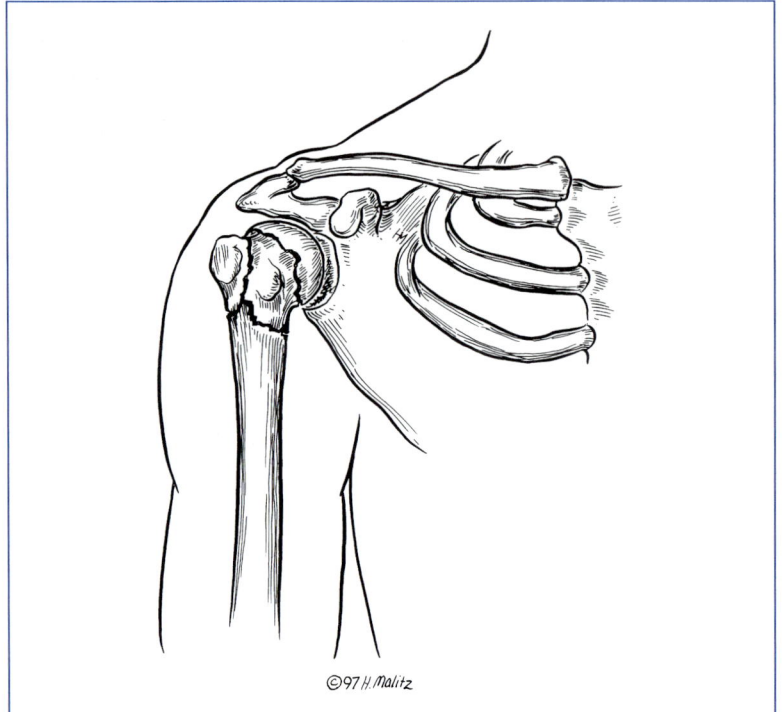

Abbildung 20.3
Oberarmkopffrakturen

©97 H. Malitz

Luxationsfrakturen können zu Schädigungen des N. axillaris mit sensiblen Ausfällen im Bereich des M. deltoideus führen. In einigen Fällen kann es auch zu Plexusschädigungen kommen.

Verletzungsursachen und -mechanismen

Verletzungsursachen sind in der Regel direkte und indirekte Gewalteinwirkungen wie Stürze auf den Ellbogen oder auf den ausgestreckten und eventuell rotierten Arm.

Verletzungsformen und -stadien

In der Literatur werden unterschiedliche Fraktureinteilungen nach Unfallmechanismus (Adduktionsfrakturen, Abduktionsfrakturen) oder röntgenologischen Veränderungen (Tuberkulumfrakturen, perituberkuläre Frakturen, Frakturen des chirurgischen Halses, z.T. mit Einstauchungen und Luxationsfrakturen) beschrieben.

Eine klinisch bewährte und gebräuchliche Einteilung wurde von Neer (1970) entwickelt. Diese Klassifikation beruht auf einer exakten Beschreibung der vier wichtigen Segmente des Humeruskopfes: das Tuberculum minus mit dem daran hängenden M. subscapularis, die Kopfkalotte, das Tuberculum majus mit den übrigen Muskeln der Rotatorenmanschette und der Schaftanteil. Maßgebend für die Einteilung ist die Dislokation der Fragmente um mehr als 1 cm und eine Achsenabweichung von mehr als 45°.

Sonderformen stellen die Gruppen der „Headsplitting" und Impressionsfrakturen dar. Hierbei ist das Kalottenfragment abgeborsten.

- *Gruppe I – minimal verschobene Frakturen:* Diese Gruppe beinhaltet alle Frakturen unabhängig von Zahl und Lokalisation der Frakturlinien. Keines der Segmente ist mehr als 1 cm verschoben oder mehr als 45° abgekippt. In diese Gruppe sind mehr als 80% der Frakturen einzuordnen.
- *Gruppe II – verschobene Frakturen des Collum anatomicum:* Bei diesem Frakturtyp ist nur die Kopfkalotte von den übrigen Teilen des

Humeruskopfes getrennt. Sie kommt meistens im Rahmen von Luxationsfrakturen vor.

- *Gruppe III – verschobene Frakturen des Collum chirurgicum:* Zu dieser Gruppe gehören alle Frakturen des chirurgischen Halses unter den o.g. Bedingungen. Das Caput humeri wird durch die intakten Muskelansätze des Tuberculum majus und minus in der Normalstellung gehalten. Durch den Zug des M. pectoralis major kann es zu einer Dislokation des distalen Schaftes nach medial kommen. Diese Gruppe schließt auch die aus anderen Klassifikationen bekannten Adduktions- und Abduktionsfrakturen mit ein.
- *Gruppe IV: Abrißfrakturen des Tuberculum majus:* Durch Zug des M. subscapularis kann es zur Dislokation des Tuberculum minus nach kranial bis hin zu Einklemmungen unter dem Akromion kommen. Hiermit verbunden sind Längseinrisse in der Rotatorenmanschette. Man spricht von einer Zwei-Segment-Fraktur, bei gleichzeitig bestehender undislozierter Fraktur des Collum chirurgicum. Sollte diese Fraktur disloziert sein, spricht man von einer Drei-Segment-Fraktur. Durch Zug des M. subscapularis wird der Humeruskopf in eine deutliche Innenrotationsstellung gezogen.
- *Gruppe V – Abrißfrakturen des Tuberculum minus:* Die isolierte Fraktur des Tuberculum minus ist eine Zwei-Segment-Fraktur. Von einer Drei-Segment-Fraktur spricht man bei zusätzlicher Fraktur am Collum chirurgicum mit Dislokation durch Zug der Außenrotatoren. Diese Verletzung tritt eher selten auf und wird meist bei Elektrounfällen oder nach epileptischen Anfällen diagnostiziert. In dieser und der vorherigen Gruppe können ebenfalls Vier-Segment-Frakturen vorkommen. Dies trifft zu, wenn zusätzlich zu einer dislozierten Fraktur am Collum chirurgicum beide Tubercula abgerissen und disloziert sind.
- *Gruppe VI – Luxationsfrakturen:* Luxationsfrakturen können als Zwei-, Drei- oder Vier-Segment-Frakturen vorkommen. Bei Luxationen nach axillär oder ventral mit Abriß des Tuberculum majus oder bei dorsalen Luxationen mit Abriß des Tuberculum minus handelt es sich um Zwei-Segment-

Frakturen. Liegt zusätzlich eine vom Oberarmhals getrennte und luxierte Kopfkalotte vor, spricht man von einer Drei-Segment-Fraktur. Bei einer Vier-Segment-Fraktur findet sich eine Dislokation beider Tubercula.

Diagnose

Die klinische Diagnostik erfolgt durch Röntgen, Prüfung der Sensibilität und Prüfung der Durchblutungsverhältnisse.

- *Gruppe I:* Frakturen, welche dieser Klassifikation zuzuordnen sind, werden im allgemeinen unabhängig von Anzahl und Höhe der Frakturlinien mit gutem Erfolg konservativ behandelt. Ebenso können nur gering dislozierte Tuberkulafrakturen oder Frakturen des Collum chirurgicum nach einer Ruhigstellung von einer Woche im Gilchrist-Verband funktionell behandelt werden. Es besteht keine Gefahr der Nekrose, da die Durchblutung über die Tuberkula noch gewährleistet ist.
- *Gruppe II:* Die medizinische Versorgung ist hier abhängig von der jeweiligen Ausprägung der Verletzung. Bei deutlicher Dislokation und Abkippung der Kalotte ist eine offene Reposition mit Schraubenfixation indiziert. Liegt eine Einstauchung der Kopfkalotte vor, ist von einer Reposition mit Lösung des Kopffragmentes abzusehen, um die Durchblutung der Kalotte nicht weiter zu verschlechtern. Bei dieser Frakturform stellen Kopfnekrosen eine sehr häufig zu beobachtende Komplikation dar, da die gesamte Frakturzone innerhalb des Kapselanteiles liegt und die Kopfkalotte durch die Fraktur von der Durchblutung abgeschnitten ist.
- *Gruppe III:* Verschobene Frakturen am Collum chirurgicum können in der Regel geschlossen reponiert werden. Eine operative Versorgung ist indiziert, wenn die Fraktur instabil bleibt bzw. im Verlauf der Behandlung wieder disloziert. Bei älteren Patienten mit osteoporotischen Knochen empfiehlt sich die perkutane Kirschner-Draht-Osteosynthese oder alternativ eine Zuggurtungsosteosynthese. Jüngere Patienten mit kräfti-

gerer Kortikalis können besser mit einer Plattenosteosynthese oder Zugschrauben-osteosynthese versorgt werden.

- *Gruppe IV:* Bei dieser Verletzungsform ist in jedem Falle (Zwei-Segment-, Drei-Segment-und Vier-Segment-Fraktur) eine operative Versorgung indiziert, da dislozierte Abrisse des Tuberculum majus zu erheblichen Einschränkungen in der Schulterbeweglichkeit führen. Kleinere Fragmente bei Ausrissen des Tuberculum majus und/oder minus werden dabei durch Zuggurtungen – durch welche die Schulterbeweglichkeit in Abduktion nicht eingeschränkt ist – und durch Zugschrauben fixiert. Bei zusätzlich bestehender Fraktur des Collum chirurgicum erfolgt eine sehr vorsichtige, offene Reposition, ohne die Durchblutung weiter zu verschlechtern.
- *Gruppe V:* Die Therapie orientiert sich an der Behandlungsmethode der Gruppe IV. Bei einer Drei-Segment-Fraktur sollte eine Plattenosteosynthese des Kopffragmentes und eine Zuggurtung oder Verschraubung des Tuberculum minus durchgeführt werden, um zu verhindern, daß durch den Zug der Rotatorenmanschette bei disloziertem Tuberculum minus eine Verdrehung des Kopfes in Außenrotation und Kippung bewirkt wird.
- *Gruppe VI:* Zwei-Segment-Frakturen werden nur bei fortbestehender Dislokation operativ versorgt. Die Drei- und Vier-Segment-Luxationsfrakturen stellen insgesamt eine sehr ungünstige Prognose dar. Beim jugendlichen Patienten sollte eine operative Versorgung angestrebt werden, um eine bessere Stellung der Fragmente durch eine Minimalosteosynthese sicherzustellen. Bei älteren Patienten empfiehlt sich eine geschlossene Reposition in Narkose. Alternativ muß ein alloplastischer Gelenkersatz überlegt werden.

Rahmentrainingsplan bei einer Oberarmkopffraktur nach erfolgter Osteosynthese mit Platten- und Schraubenfixation

Art und Schwere der Verletzung bilden die Grundlage für die Belastbarkeit im Rahmen der Rehabilitation. So ist der Zeitpunkt des Beginnes immer individuell abzustimmen. Bis zum achten postoperativen Tag sind lediglich assistive und leichte aktive Übungen für das Ellbogen- und Schultergelenk bis zur Schmerzgrenze möglich. Bei Bewegungen in Extension muß auf eine gute Fixation der Fraktur geachtet werden. Pro- und Supinationsbewegungen sollten zunächst aus 90° Flexion durchgeführt werden.

Im Rahmen der Rehabilitation steht das Erreichen einer stabilen Gelenkführung bei möglichst vollem Bewegungsausmaß im Vordergrund der Therapie. Eventuell bestehende Begleitverletzungen müssen mit behandelt werden. Der Rahmentrainingsplan orientiert sich an der in Kap. 2 vorgestellten Struktur.

Phase 1–2 der postoperativen Therapie nach Oberarmkopffraktur

Der folgende Therapieplan kann nach ca. drei Wochen postoperativ beginnen. Zunächst sollte die Belastungsintensität relativ gering gehalten werden, um die Frakturheilung nicht negativ zu beeinflussen. Kontraindiziert sind in diesen Phasen alle Übungen gegen einen peripheren Widerstand sowie Übungen, bei denen Hebelwirkungen auftreten.

Die Bewegungsmobilisation kann sehr gut im Schlingentisch unter Entlastung des Armes durchgeführt werden. Unter anderem auch als eigenständige Therapieunterstützung empfehlen sich Pendelübungen in die entsprechende transversale und sagittale Ebene.

Zusätzlich zu den genannten Maßnahmen empfehlen sich Mobilisierungen im assistiven Programm auf der Isokinetik-Anlage in alle Bewegungsrichtungen, um die Beweglichkeit des Glenohumeralgelenkes zu vergrößern. Dies sollte im Anschluß an die krankengymnastische Mobilisationsbehandlung erfolgen.

Im Bereich des Muskeltrainings sollten zunächst Übungen zur Verbesserung der Innervations- und Fazilitationsfähigkeit durchgeführt werden, um hierauf ein anschließendes Muskeltraining aufbauen zu können (Vortraining s. Kap.4).

Die Belastungssteigerung orientiert sich an den oben angegebenen Strukturen der Phaseneinteilung. Die Belastungsintensität wird individuell gesteigert.

Beim isokinetischen Training empfiehlt es sich, in assistiven Programmen zu starten und hier die unterschiedlichen Belastungsformen (dynamisch konzentrisch und exzentrisch) miteinander zu verknüpfen (s. Tab. 20.8).

Zur Schmerzlinderung sind elektrotherapeutische Maßnahmen sowie Ultraschall aufgrund der osteosynthetischen Versorgung kontraindiziert.

Tabelle 20.8 Rahmentrainingsplan bei einer Oberarmkopffraktur nach erfolgter Osteosynthese mit Platten- und Schraubenfixation, Phase 1–2

Ziele	Inhalte
Anamnese/Befunderhebung/ Testung	– Allgemeine Eingangsbefundung – Genaue Anamnese über operative Versorgung – Umfangsmessung – Erhebung der isokinetischen Kraftwerte des nichtbetroffenen Armes: Innenrotation/Außenrotation – Abklärung der Belastungssituation
1. Behandlung postoperativer Störungen	
– Schmerzlinderung – Beeinflussung traumatisch bedingter Schwellzustände – Verbesserung der Durchblutung	– Aktive, isometrische Anspannungsübungen für die gesamte Muskulatur der oberen Extremitäten – Evtl. Kryotherapie – Behandlung evtl. bestehender Sekundärsymptome nach individuellem Befund, z.B. zusätzliche Mitverletzungen anderer Gelenke
2. Wiedererlangung der physiologischen Funktion nach individuellem Befund	
– Aktive und passive Gelenkbeweglichkeit im Glenohumeralgelenk, Akromioklavikulargelenk (ACG), Sternoklavikulargelenk (SCG), subakromial, thorakoskapular – Freie Gelenkbeweglichkeit der umliegenden Gelenke: Ellbogen, Hand, Wirbelsäule	– Sehr vorsichtige passive und aktive Mobilisation in Außenrotation, Adduktion, Extension, Flexion, Abduktion und Innenrotation (z.B. ÜK 27, 28, 29) – Mobilisation im Schlingentisch – Manualtherapeutische Gelenkmobilisation im SCG und ACG soweit indiziert – Isolierte Mobilisation einzelner Bewegungsrichtungen und in Bewegungskombinationen – Pendelübungen für Extension, Flexion. Abduktion, Adduktion (z.B. ÜK 29)
– Gelenkstabilität (dynamische und statische Stabilität) – Nervale Reaktivierung der gesamten Muskulatur der betroffenen Extremität – Wiederherstellung/Erhalt/ Verbesserung der Propriozeption, insbesondere im Glenohumeralgelenk – Verbesserung der neuromuskulären Ansteuerung der Muskulatur der gesamten oberen Extremität – Erhalt/Verbesserung der Gleichgewichtsfähigkeit und Haltungskontrolle	– Isometrische Anspannungsübungen, evtl. EMG-unterstützt, isoliert und an unterschiedlichen Geräten für M. infraspinatus, M. pectoralis major u. minor, M. biceps brachii, M. triceps brachii, M. supraspinatus, M. teres minor, M. subscapularis (z.B. ÜK 30) – Innervationsübungen für die Adduktions- und Innenrotationskette – Innervationsübungen für die Abduktions- und Außenrotationskette – Innervationsübungen für isolierte Muskeln und Muskelgruppen: M. infraspinatus, M. pectoralis major u. minor, M. biceps brachii, M. triceps brachii, M. supraspinatus, M. teres minor, M. subscapularis – Isometrische Kontraktion mit vielfältigen Bewegungsaufgaben in verschiedenen Variationen – Armachsentraining – Anwendung spezieller KG-Techniken zur Stabilisation; PNF: rhythmische und dynamische Stabilisation bei gelenknahen Widerständen

Tabelle 20.8 Fortsetzung

Ziele	Inhalte
– Wahrnehmung	– Propriozeption: Förderung der motorischen Selbstwahrnehmung (Kinästhetik und Dynamik) – Vielfältiges Afferenzangebot zur Förderung der Sensorik
– Kraftfähigkeit der Muskulatur der betroffenen Extremität (Innervation, Kraftausdauer)	– Training der Adduktions- und Innenrotationsmuskulatur, isoliert und in der Muskelkette – Training für die Abduktions- und Außenrotationsmuskulatur isoliert und in der Muskelkette – Training für die Flexionsmuskulatur isoliert und in der Muskelkette – Training für die Extensionsmuskulatur isoliert und in der Muskelkette – Übungen mit dem Theraband: isometrische Kontraktionen, zunächst geringe Belastungsstärke mit proximalen Widerständen (z.B. ÜK 33) – Übungen am Seilzug aus gesicherter Ausgangsstellung, z.B. mit der Funktionsbank – Übungen gegen eigenen Widerstand – Geräte: Butterfly, Retrotrainer, Pull-down, Dips, Seilzug, Kleingeräte (z.B. ÜK 35) – Aquatraining (vorsichtig) – Übungen mit Kleingeräten, zunächst in gesicherten Ausgangsstellungen – *Isokinetik:* geschlossenes System in ventrale und laterale Bewegungsrichtungen; offenes System: Innen- und Außenrotation im begrenzten Bewegungsausmaß in langsamen Bewegungsgeschwindigkeiten; Belastungsformen: passiv, assistiv-konzentrisch, assistiv-exzentrisch, assistiv-konzentrisch-exzentrisch; 30°/s (z.B. ÜK 32, 36, 37)
– Wiedereingliederung des Schultergelenkes in physiologische Bewegungsmuster (nach individuellem Befund) – Aufbrechen pathologischer Bewegungsmuster – Einüben von allgemeinen physiologischen Bewegungsmustern – Verbesserung der Bewegungssicherheit	– Aufbrechen von bestehenden Schonhaltungen – Korrektur pathologischer Bewegungsabläufe nach individuellem Befund – Anwendung indirekter Techniken: PNF – PNF-Übungen mit Betonung der Schulterkomponente – Bahnung und Durchführung funktioneller Bewegungsmuster: PNF nach individuellem Befund: Einüben von Einzelmustern und Einbinden in komplexe Bewegungsmuster, D1 + D2 – Umsetzung funktioneller, komplexer Bewegungsmuster in der Trainingstherapie, z.B. am Seilzug – Dosierte Bewegungsführung in schmerzauslösende Bewegungsrichtungen nach individuellem Befund
3. Verbesserung/Stabilisierung der allgemeinen und speziellen Leistungs- und Belastungsfähigkeit	
– Koordinations- und Gleichgewichtsfähigkeit sowie Haltungskontrolle	– Übungen mit gesicherter Gelenkführung, zunächst unter Stabilisation des Schultergelenkes – Übungen auf stabilen Flächen mit Übergang zu instabilen Ebenen
– Ausdauerleistungsfähigkeit	– Fahrradergometer, Oberarmergometer – Aquatraining
– Flexibilität	– Sportmotorische Dehnungsformen; bevorzugt aktive Dehnungsübungen der Schulter- und Armmuskulatur – Aktive und passive Dehnungsübungen für die Muskulatur der unteren Extremität und des Rumpfes

Tabelle 20.8 Fortsetzung

Ziele	Inhalte
– Kraftfähigkeit für die Muskulatur der unteren Extremitäten und des Rumpfes (Innervation, Kraftausdauer)	– Sequenztraining an entsprechenden Trainingsgeräten im Kraftausdauerbereich nach Einweisung und Eingewöhnung – Aquatraining – Training für die ventrale und dorsale Rumpfmuskulatur
– Entwicklung von Alltags- und Freizeitbelastbarkeit – Evtl. Verhaltensmodifikationen	– Reprogrammierung von Verhaltensweisen aus Alltag und Sport bei individueller Zielsetzung – Erarbeitung von speziellen Teilbewegungen unter Entlastung – Erarbeitung von Übungen zur selbständigen Therapieunterstützung
– Berufsfähigkeit	– Reprogrammierung von berufsspezifischen Verhaltensweisen nach individuellem Befund

Phase 3–4 der postoperativen Therapie nach Oberarmkopffrakturen

In den Phasen 3–4 kann die Belastung des Schultergelenkes und des gesamten Armes ca. ab der sechsten Woche – immer unter Beachtung des individuellen Heilungsverlaufes – bis zur Vollbelastung gesteigert werden. Das bedeutet eine zunehmende Belastungsfähigkeit auch gegenüber distalen Widerständen.

Wird zum Ende der Rehabilitation die Gelenkbeweglichkeit im Glenohumeralgelenk nicht endgradig erreicht, muß abgeklärt werden, inwieweit die Osteosynthese diese eventuell behindert.

Das Muskeltraining sollte so gestaltet werden, daß zum Therapieende keine muskulären Athrophien mehr bestehen (s. Tab. 20.9). Ein Krafttraining im Hyperthrophiebereich ist jedoch erst zu einem sehr späten Zeitpunkt möglich, so daß hier eventuell im Sinne des Patienten abgewägt werden muß.

Tabelle 20.9 Rahmentrainingsplan bei einer Oberarmkopffraktur nach erfolgter Osteosynthese mit Platten- und Schraubenfixation, Phase 3–4

Ziele	Inhalte
Befunderhebung/Testung	– Manuelle Funktionsprüfung bei bestehender Hypomobilität – Umfangsmessung – EMG-Diagnostik: neuromuskuläre Ansteuerung; im bilateralen Vergleich – Erhebung der isokinetischen Kraftwerte des betroffenen Armes im Vergleich zum nichtbetroffenen Arm: Innen- und Außenrotation isometrisch, isokinetisch – Janda-Testungen
1. Behandlung noch bestehender individueller Symptome	– Weiterführung der physiotherapeutischen und krankengymnastischen Behandlung aus den Phasen 1 und 2 nach individuellem Befund, z.B. bei noch bestehender Schmerzsymptomatik – Intensive passive Mobilisation in noch eingeschränkten Bewegungsrichtungen soweit möglich
2. Verbesserung der physiologischen Funktion	
– Gelenkstabilität – Verbesserung der Propriozeption des Ellbogen- und Schultergelenkes	– Weiterführung der Inhalte der Phasen 1 und 2 bei entsprechender Indikation – Zunehmende Gelenkstabilisation durch apparatives bzw. nichtapparatives Training

Tabelle 20.9 Fortsetzung

Ziele	Inhalte
– Verbesserung der neuro-muskulären Ansteuerung der gesamten Muskulatur der oberen Extremitäten, insbesondere Adduktions- und Innenrotationsmuskulatur – Verbesserung der Gleich-gewichtsfähigkeit und Haltungskontrolle – Wahrnehmung	
– Kraftfähigkeit der Muskulatur der betroffenen Extremität (Kraftausdauer, Hypertrophie)	– Krafttraining im Kraftausdauerbereich für die Arm- und Schulter-muskulatur mit Übergang zum Hypertrophietraining zur Beseitigung noch bestehender Atrophien, besonderes Training für M. infraspinatus, M. pectoralis major u. minor, M. biceps brachii, M. triceps brachii, M. supraspinatus, M. teres minor, M. subscapularis (z.B. ÜK 39, 40, 50, 51) – Geräte: Butterfly, Dip, Pull-down, Retrotrainer, Seilzug, Kleingeräte – Aquatraining – Gezieltes Training der Ellbogen- und Handmuskulatur – *Isokinetik:* offenes System in langsamen und mittleren Bewegungsge-schwindigkeiten; Belastungsform: isokinetisch, Bewegungsgeschwin-digkeiten 30–90°/s für Schulter- und Ellbogengelenk (z.B. ÜK 38, 44)
– Verbesserung der Schulter-gelenksfunktion in physio-logischen Bewegungsmustern – Korrektur und Verbesserung noch bestehender patholo-gischer Bewegungsabläufe – Erarbeiten von physiolo-gischen, alltagsspezifischen Teilbewegungen	– Verbesserung funktioneller Bewegungsmuster nach individuellem Befund (z.B. ÜK 42, 43, 45, 47) – Aquatraining
3. Verbesserung/Stabilisierung der allgemeinen und speziellen Leistungs- und Belastungs-fähigkeit	
– Koordinations- und Gleich-gewichtsfähigkeit sowie Haltungskontrolle	– Isolierte und komplexe Übungen auf stabilen Ebenen, wenn möglich mit Übergang zu instabilen Ebenen und Unterstützungsflächen: Therapiekreisel, Matten, Trampolin, Weichbodenmatte, Fastex, Haramed, vielfältige Bewegungsaufgaben, verschiedene Kippbrettchen (auch zur Mobilisation der Schulter) – Verschiedene Koordinations- und Gleichgewichtstrainer
– Ausdauerleistungsfähigkeit	– Oberarmergometer, Fahrradergometer, Stepper, Laufband (schnelles Gehen/Laufen) – Aquatraining, soweit möglich Schwimmen
– Flexibilität	– Sportmotorische Dehnungsformen; bevorzugt aktive Dehnungsübungen – Aktive und passive Dehnungsübungen für die Muskulatur der oberen Extremitäten und des Rumpfes
– Kraftfähigkeit der Muskulatur der unteren Extremitäten und des Rumpfes (Kraftausdauer, Hypertrophie, Maximalkraft)	– Sequenztraining an den entsprechenden Sequenztrainingsgeräten – Aquatraining

Tabelle 20.9 Fortsetzung

Ziele	Inhalte
– Alltags- und Freizeitbelastbarkeit	– Verbesserung von Teil- und Komplexprogrammen aus Alltag und Sport – Verbesserung der Bewegungssicherheit – sportartspezifische Teilbelastungsschulung und Belastung – alltagsspezifische Belastungsschulung: Erarbeitung von Teil- und Komplexbewegungen
– Berufsfähigkeit	– Nach individuellem Befund

20.4 Literatur

Bankart, A. S. B. (1938): The pathology and treatment of recurrent dislocation of the shoulder joint. Brit. J. Surg., 26: 23–29.

Brokmeier, A. (1996): Manuelle Therapie. Stuttgart: Enke Verlag.

Fukuda, H. C./Neer, S. (1984): Archer's shoulder – recurrent posterior subluxation and dislocation of the shoulder in two archers. J. Bone Joint Surg., 8: 29–90.

Hawkins, R. J./Kennedy, J. C. (1980): Impingementsyndromes in athletes. Maer. J. Sports Med., 8: 151–158.

Jobe, F. W./Jobe, C. M. (1938): Painful athletic injuries of the shoulder. Clin. Orthop., 173: 117–124.

Kapandji, I. A. (1984): Funktionelle Anatomie der Gelenke. Obere Extremität, Bd. 1. Stuttgart: Enke Verlag.

Neer, C. S. (1970): Displacement proximal humeral fractures. J. Clasification and exaluation. J. Bone Joint Surg., 52A: 1070–1071.

Neer, C. S. (1983): Impingement lesions. Clin. Orthop., 173: 70–77.

Neer, C. S. (1990): Shoulder Reconstruction. Philadelphia: Saunders.

Rowe, C. R .(1988): The Shoulder. New York: Churchill Livingstone.

Waldeyer, A./Mayer, A. (1980): Anatomie des Menschen, 1. u. 2. Teil. De Gruyter Verlag.

Trainingstherapie bei Verletzungen/ Erkrankungen des Unterarmes und des Ellbogengelenkes*

BIRGIT SCHULTE-FREI

21.1
Funktionelle Anatomie des Unterarmes und des Ellbogengelenkes

Das Ellenbogengelenk, Articulatio Cubiti, setzt sich aus drei Knochen zusammen: Humerus, Radius und Ulna. Eine einheitliche Kapsel umschließt die Articulatio radioulnaris proximalis, die Articulatio humeroulnaris und Articulatio humeroradialis. Funktionell wirkt es bei den Umwendelbewegungen zusammen mit der Articulatio radioulnaris distalis. Folgende gelenkige Verbindungen am Unterarm und Ellbogengelenk ermöglichen die Bewegungen im Ellbogengelenk.

Verbindung der Unterarmknochen

Verbindungen zwischen den Unterarmknochen untereinander bestehen in den zwei Gelenken Articulatio radioulnaris proximalis und distalis sowie durch die Membrana interossea antebrachii.

Bei der *Articulatio radioulnaris proximalis* handelt es sich um ein Radgelenk, in welchem sich die Circumferentia articularis radii in der Incisura radialis ulnae und in dem starken Lig. anulare radii bewegt.

In der *Articulatio radioulnaris distalis* bewegt sich die Incisura ulnaris radii bei Supination und Pronation um die feststehende Circumferentia articularis ulnae. Zwischen Ulna und Handwurzel befindet sich der dreieckige Discus articularis, welcher mit dem Radius und mit der Spitze am Proc. styloideus ulnae verwachsen ist. Er wird bei Pronations- und Supinationsbewegungen mit dem Radius mitgeführt.

Die *Membrana interossea antebrachii* verschließt den Raum zwischen Radius nahezu vollständig und sichert diesen gegen Längsverschiebungen. Bei Supinations- und Pronationsbewegungen bleibt immer ein Teil der Fasern der Membrana gespannt. Die meisten Fasern sind in der Mittelstellung zwischen Pronation und Supination gespannt. Die Supinationsbewegung wird insbesondere durch die Chorda obliqua, ein am proximalen Ende der Membrana interossea antebrachii gelegener zusätzlicher und unterschiedlich ausgebildeter Faserzug, der in umgekehrter Richtung verläuft, gebremst (vgl. Waldeyer/Mayer 1980).

Bewegungen in den Gelenken des Unterarmes

Die Bewegungen in den Gelenken des Unterarmes sind Pronation und Supination. Sie erfolgen um eine Achse, welche von der Mitte des Radiuskopfes zum Kopf der Ulna verläuft. Bei der Supination stehen die Unterarmknochen parallel, bei der Pronation überkreuzen sie sich. Der Knochenzwischenraum ist in der Mittelstellung am größten.

Gelenkige Verbindung zwischen Unterarmknochen und Humerus

Die *Articulatio humeroulnaris* stellt die gelenkige Hauptverbindung her, wobei die Incisura trochlearis ulnae die Trochlea des Humerus umgreift. Bewegungen in diesem Gelenk sind die Extension und Flexion um die Achse der Trochlea, welche quer, dicht unterhalb der Epikondylen verläuft.

---

* Die im folgenden Kapitel beschriebenen therapeutischen Maßnahmen und Inhalte stellen nur eine Orientierung dar und sind dementsprechend nach Rücksprache mit dem verantwortlichen Arzt auf die individuellen Voraussetzungen und Ziele des einzelnen Patienten abzustimmen.

Eine weitere gelenkige Verbindung stellt die *Articulatio humeroradialis* in Form eines Kugelgelenkes dar. Das Capitulum humeri bewegt sich um zwei Freiheitsgrade in der Pfanne des Caput radii. Um eine quere Achse beteiligt sie sich an der Extension und Flexion, um die Pronations- und Supinationsachse beteiligt sie sich gemeinsam mit dem proximalen und distalen Radioulnargelenk an den Umwendelbewegungen.

Bandstrukturen im Bereich des Ellbogengelenkes

Die Kapsel wird durch kräftige Bänder verstärkt. Das „dreieckige" *Lig. collaterale ulnare* entspringt am Epicondylus medialis humeri und strahlt fächerförmig gegen die Ulna aus. Die einzelnen Züge sind je nach Bewegung abwechselnd gespannt und entspannt.

Das *Lig. collaterale radiale* entspringt am Epicondylus lateralis humeri und strahlt in zwei Schenkel aus, die vorne und hinten das Caput radii umfassen, z. T. mit dem Lig. anulare radii verschmelzen und vorne und hinten an der Ulna ansetzen. Es verstärkt seitlich die Kapsel (vgl. Brokmeier 1996).

Muskulatur im Bereich des Ellbogengelenkes

Die wichtigste Muskulatur des Ober- und Unterarmes wird im folgenden beschrieben.

Der *M. biceps brachii* entspringt mit seinem Caput longum innerhalb der Schultergelenkshöhe vom Tuberculum supraglenoidale scapulae und vom Labrum glenoidale. Er verläuft über das Caput humeri als Hypomochleon hinweg, zieht durch die Gelenkkapsel, durch den Sulcus intertubercularis und geht dann in seinen Muskelbauch über. Das Caput breve entspringt gemeinsam mit dem M. coracobrachialis am Proc. coracoideus und strahlt etwa in der gleichen Höhe in den Muskelbauch ein. Die beiden Muskelbäuche verschmelzen und setzen mit der Hauptsehne an der Tuberositas radii an. Eine platte Nebensehne, die Aponeurosis des M. biceps brachii (Lacertus fibrosus) überbrückt die A. brachialis und den N. medianus und strahlt medial in die Fascia ante-

brachii ein. Als „zweigelenkiger" Muskel wirkt er im Schultergelenk und im Ellbogengelenk einschließlich dem Radioulnargelenk. Beide Köpfe wirken bei der Anteversion. Zusätzliche Funktionen sind für das Caput longum Abduktion und Innenrotation und für das Caput breve Adduktion und Innenrotation bei Extension im Ellbogengelenk. Im Ellbogengelenk fungiert er als Beuger; im proximalen und distalen Radioulnargelenk als Supinator. Bei Ellbogenflexion ist er der stärkste Supinator.

Der *M. coracobrachialis* entspringt gemeinsam mit dem Caput breve des M. biceps brachii von der Spitze des Proc. coracoideus und setzt in der Mitte des Humerus distal von der Crista tuberculi minoris an. Seine Funktion ist die Anteversion, Adduktion sowie minimal die Innenrotation im Schultergelenk.

Der *M. brachialis* entspringt von der Vorderseite der distalen Humerushälfte, von der Septa intermuscularis brachii und von der Gelenkkapsel des Ellbogengelenkes. Er setzt mit einer kurzen Sehne an der Tuberositas ulnae an. Seine Funktion ist die Flexion im Ellbogengelenk.

Der *M. triceps brachii* (ein dreiköpfiger Muskel) ist der einzige Extensor und liegt in der dorsalen Muskelloge. Das Caput longum entspringt vom Tuberculum infraglenoidale scapulae, verläuft zwischen dem M. teres minor und dem M. teres major und trennt die mediale und laterale Achsellücke: Das Caput laterale (Caput proximale) entspringt proximal, das Caput mediale (Caput distale) distal vom Sulcus n. radialis von der Dorsalfläche des Humerus und vom Septum intermusculare brachii mediale. Die drei Köpfe setzen mit einer breiten, kräftigen Sehne am Olekranon an. Caput laterale und mediale strecken den Unterarm bis 90°. Das Caput longum bewirkt die Endstreckung, und darüber hinaus ist das Caput longum ein kräftiger Adduktor und Extensor im Schultergelenk.

Der *M. anconaeus* ist die Fortsetzung des Caput mediale des M. triceps brachii. Er entspringt vom Epicondylus lateralis humeri und von der Gelenkkapsel und setzt am Rande des Olekranon an. Er hält die Spannung der Gelenkkapsel und schützt vor Einklemmung (vgl. Waldeyer/Mayer 1980, Sobotta/Becher 1988).

21.2 Befunderhebung Unterarm und Ellbogengelenk

Das allgemeine Vorgehen bei der Befunderhebung ist in Kap. 7 bzw. 9 beschrieben; in diesem Abschnitt wird nur auf spezielle Aspekte eingegangen.

Anamnese

- Liegen Parästhesien oder Sensibilitätsstörungen vor?
- Bewegungseinschränkungen/Gelenksperre?
- Strahlen die Schmerzen aus?
- Bestehen noch andere (Gelenk-)Beschwerden?

Inspektion

Vergleich der Stellung des Ellbogens und seinen Konturen einschließlich Art und Beschaffenheit der Haut mit der gesunden Seite.

Palpation

Sorgfältige Palpation sämtlicher Strukturen, welche für die Beschwerden verantwortlich gemacht werden können.

Funktionsuntersuchung

Bei der Funktionsuntersuchung werden Extension, Flexion, Supination und Pronation überprüft.

Pathologische Befunde bei der Funktionsuntersuchung:
- Schmerzen bei passiver Extension können infolge eines Kapselmusters, eines Corpus librum oder einer Myositis ossificans bestehen
- Schmerzen und Bewegungseinschränkungen bei passiver Flexion können ebenfalls Folge eines Corpus librum oder einer Myositis ossificans sein. Besteht ein Kapselmuster, ist die Flexion am stärksten eingeschränkt
- Schmerzen und Bewegungseinschränkungen bei passiver Supination sind meistens Folge einer Fraktur oder (Sub-)Luxation des Radiusköpfchens oder einer Kontusion oder Arthrose des proximalen Radioulnargelenkes
- Schmerzen bei passiver Pronation können Folge einer Insertionstendopathie des M. biceps brachii sein
- Schmerzen in Verbindung mit Bewegungseinschränkungen bei passiver Pronation können Folge einer Fraktur des Caput radii sein
- Schmerzen bei aktiver Extension: M. triceps brachii oder M. anconaeus
- Schmerzen bei aktiver Flexion: M. biceps brachii, seltener M. brachialis, M. brachioradialis
- Schmerzen bei aktiver Supination: M. biceps brachii, manchmal bei Tennisellbogen, selten der M. supinator, gelegentlich Kompression des N. radialis in oder unter dem M. supinator
- Schmerzen bei aktiver Pronation: Golferellbogen, manchmal der M. pronator teres oder Kompression des N. medianus zwischen den Köpfen des M. pronator teres
- Schmerzen bei aktiver Dorsalextension: Tennisellbogen
- Schmerzen bei aktiver Palmarflexion: Golferellbogen

Widerstandstests

Widerstandstests erfolgen in Extension, Flexion, Supination, Pronation sowie Dorsalextension und Palmarflexion des Handgelenkes. Zusätzlich können als spezifische ergänzende Tests folgende Widerstandtests durchgeführt werden (Winkel et al. 1985):
- Widerstandstest gegen radiale Abduktion: positiv schmerzhaft bei Epicondylitis lateralis humeri
- Widerstandstest gegen ulnare Abduktion
- Widerstandstest gegen Fingerextension: empfindlich bei Epicondylitis lateralis humeri.

Neurologische Untersuchung

Getestet werden die Reflexe, die Muskelkraft im bilateralen Vergleich (Kennmuskeln) sowie die Sensibilität im bilateralen Vergleich. Zusätzlich werden Nervendehntests durchgeführt.

Die wichtigsten Kennmuskeln für die nervale Versorgung der oberen Extremität sowie eine Übersicht über die schwerpunktmäßig segmental zuzuordnende Muskelinnervation gibt Tab. 21.1. Die wichtigsten Kennreflexe der oberen Extremität gibt Tab. 21.2 wieder.

Die Durchführung der Nervendehntests wird im folgenden beschrieben.

Dehntests des Plexus brachialis Im Rahmen der Untersuchung wird jeweils nur ein Test, wenn nötig mehrere Tests durchgeführt. Die Auswahl ergibt sich aus der bisherigen Befundung.
- Rückenlage, HWS in Neutralstellung: Der Arm des Patienten wird vom Untersucher passiv in mittlerer Abduktion und Außenrotation gehalten. Es erfolgt eine passive Depression des gleichseitigen Schultergürtels. Über die obere Extremität wird Spannung auf das zervikoneuromeningeale Gewebe gebracht. Mit der Depression kommt es zur Dehnung des neurovaskulären Bündels. Die Zugwirkung pflanzt sich fort auf die Nervenwurzeln C4 bis Th1 und auf die Vena und Arteria subclavia.
- Entspannte Rückenlage: Der Arm des Patienten liegt in mittlerer Abduktion, Außenrotation und Ellbogenflexion. Der Untersucher führt eine passive Depression des Schultergürtels und zunächst eine aktive Lateralflexion der HWS zur Gegenseite durch. Es kommt zu einer vermehrten Zugbelastung auf die Nervenwurzeln C4 bis C7 (C8), die mit einer Bewegung der Nervenwurzeln korreliert.
- Rückenlage bei lateral flektierter HWS zur Gegenseite: Der Arm des Patienten liegt in mittlerer Abduktion, Außenrotation und Ellbogenflexion. Zusätzlich zur Depression des Schultergürtels wird eine passive Vergrößerung der Abduktion im Schultergelenk durchgeführt. Hierdurch kommt es zu einer Bewegung der Nervenwurzeln C5, C6, C7, C8 bis Th1 und der Arteria und Vena subclavia. Der N. medianus verschiebt sich besonders auf Schultergelenkhöhe um ca. 1 cm und der laterale Plexus brachialis im Bereich C4 und C5 um 0,5 cm.

Tabelle 21.1 Kennmuskeln der oberen Extremitäten mit ihrer Funktion (vgl. Brokmeier 1996)

Segment	innervierte Muskulatur	Funktion
C1	bei stabiler HWS mit kurzen ventralen Halsflexoren (M. longus colli, M. longus capitis, M. rectus capitis anterior und lateralis	Nicken in den Kopfgelenken
C2	M. platysma, M. sternocleidomastoideus, Nackenrosette	Rotation der HWS um die longitudinale Achse
C3	M. trapezius	Schultergürtel: Elevation
C4	M. diaphragma	Einatmung
C5	M. deltoideus, M. supraspinatus	Armabduktion
C6	M. biceps brachii, M. brachialis, M. brachioradialis M. supinator, M. extensor carpi radialis longus und brevis	Ellbogenflexion Handgelenkextension
C7	M. triceps brachii (monosegmentale Versorgung des langen Kopfes) (M. extensor digitorum communis) M. flexor carpi ulnaris und radialis	Ellbogenextension Handgelenkflexion Fingerextension
C8	M. flexor digitorum superficialis M. flexor digitorum profundus, Mm. lumbricales M. abductor digiti minimi	Fingerflexion V.-Fingerabduktion
Th1	Mm. interossei dorsales und palmares	Fingerab- und Adduktion

Tabelle 21.2 Kennreflexe im Bereich der oberen Extremitäten (vgl. Brokmeier 1996)

Segment	Kennreflex
C5/6	Bizepssehnenreflex
C6/(5)	Periostreflex des M. brachioradialis
C7	Trizepssehnenreflex

Dehntest des N. medianus Rückenlage mit zur Gegenseite flektierter HWS: Der gleichseitige Arm liegt in mittlerer Abduktion, Außenrotation und Ellbogenflexion (passiv gehalten), das Handgelenk in Extension; zunächst die passive Depression des Schultergürtels, passive Vergrößerung der Abduktion im Schultergelenk. Danach erfolgt die passive Extension im Ellbogengelenk bei fixierter Abduktion im Schultergelenk.

Dehntest des N. radialis Rückenlage mit zur Gegenseite flektierter HWS. Der Arm des Patienten liegt in endgradiger passiver Abduktion, Außenrotation und Ellbogenflexion, das Handgelenk ist in Flexion, der Unterarm in passiver Pronation. Zusätzlich zur passiven Dekompression des Schultergürtels erfolgt die passive Extension im Ellbogengelenk.

Dehntest des N. ulnaris Rückenlage mit zur Gegenseite flektierter HWS. Der Arm liegt in passiver endgradiger Abduktion und Außenrotation im Schultergelenk sowie Ellbogenextension. Das Handgelenk ist in Extension-Radialabduktion, der Unterarm in passiver Pronation. Bei zusätzlicher Depression des Schultergürtels erfolgt eine Flexion im Ellbogengelenk (vgl. Brokmeier 1996).

Pathologische Befunde bei der neurologischen Untersuchung

Läsion des N. radialis durch Supinatorengpaß *Ursache:* Beeinträchtigung des N. radialis beim Durchtritt durch den M. supinator durch Hypertonus, Verkürzung, narbige Veränderungen, schlecht erfolgte Injektionen, Überlastung. *Symptome:* periphere Läsion; Schwäche des M. extensor digiti minimi, später Schwäche aller vom N. radialis versorgten Extensoren, außer: M. extensor carpi radialis longus; keine Sensibilitätsstörungen. *Diagnose:* Test: Dehnung des M. supinator mit Ellbogenflexion, Pronation, Widerstand gegen die Supination.

Läsion des N. medianus bei M.-pronator-teres-Engpaß-Syndrom *Ursache:* Verkürzung, Hypertonus und Überbelastung des M. pronator teres. *Symptome:* Lähmung aller vom N. medianus versorgten Muskeln. *Diagnose:* Test des M. pronator teres mit Ellenbogenextension, Supination: Widerstand gegen Pronation (vgl. Brokmeier 1996).

Karpaltunnelsyndrom *Ursache:* Mechanische Beeinträchtigung des N. medianus im Karpaltunnel durch Blockierungen und Fehlbelastungen der Handwurzel, Veränderungen der Sehnen der langen Fingerflexoren bzw. des Lig. carpi transversum, Gicht. *Symptome:* Kribbelästhesien bei Belastung und nachts in Ruhe; Schwellungsgefühl der Hand; Daumenballenatrophie mit Parese des M. abductor, M. flexor digitorum und M. opponens pollicis (Atrophie unterschiedlich, da Mitinnervation des N. ulnaris). *Diagnose:* Test: herabgesetzte Nervenleitgeschwindigkeit im Elektromyogramm (EMG); Schmerzprovokation durch Stauung des venösen Rückflusses mit Blutdruckmanschette über ein bis zwei Minuten; Klopfen proximal des Lig. transversum carpi; Widerstand gegen die Finger- und Handgelenkflexion.

Sulcus-ulnaris-Syndrom *Ursache:* luxierter N. ulnaris, knöcherne Veränderungen auch nach einem Trauma; bindegewebige Veränderungen (Narben). *Symptome:* Sensibilitätsstörungen der Finger IV und V (IV. Finger nur ulnare Seite), atrophische Lähmung der Mm. interossei und des M. adductor pollicis. *Diagnose:* Test: Schmerzprovokation im Sulkusbereich; Nervendehnung durch Elevation; Innenrotation im Schultergelenk, Flexion im Ellbogengelenk, Pronation im Radioulnargelenk und Extension im Handgelenk.

Ulnarisläsion bei Syndrom „la loge de Guyon" *Ursache:* Druckläsion des N. ulnaris im Handgelenkbereich (Handwurzelknochenfehlstellung, Fahrradlähmung, Krückenlähmung).

Symptome: Sulcus-ulnaris-Syndrom, aber keine Sensibilitätsstörungen.

21.3
Spezielle Indikationen und ihre Therapie

21.3.1
Frakturen des distalen Humerus

Frakturen des distalen Humerus (s. Abb. 21.1) werden in extra- und intraartikuläre Frakturen unterteilt. Beim Erwachsenen sind insgesamt zehn verschiedene Frakturformen bekannt (s.u.).

Die Verletzungen des distalen Humerus im Kindesalter unterscheiden sich vom Erwachsenen insoweit, als daß sie entweder in unmittelbarer Nähe des Wachstumsorgans liegen oder dies sogar direkt betreffen. Die Diagnosestellung gestaltet sich insoweit schwierig, als daß die Beurteilung des Röntgenbildes aufgrund von vier Knochenkernen (Capitulum, Trochlea, Epicondylus medialis und lateralis) Schwierigkeiten bereiten kann.

Im Kindesalter kommen drei Frakturformen bzw. Lokalisationen vor (s.u.).

Lokalisation

Die Lokalisation der Fraktur bzw. Mehrfachfraktur ist abhängig von Richtung und Stärke der traumatischen Einwirkung (s. auch Frakturformen).

Verletzungsursache und -mechanismen

Verletzungsursache extraartikulärer Frakturen ist sehr häufig direkte Gewalteinwirkung, wie z. B. Sturz auf den ausgestreckten Arm bei leicht flektiertem Ellbogengelenk. Auch direkte Stürze auf das Ellbogengelenk können zu o.g. Frakturen führen. Es wird die häufiger auftretende Flexionsfraktur von der seltener auftretenden Überstreckungsfraktur unterschieden. Der Überstreckungsbruch kann ebenfalls zu einer hinteren Ellbogenluxation führen.

Intraartikuläre Frakturen, wie Y-Frakturen oder Trümmerfrakturen, entstehen durch Längsstauchung. Kondylenfrakturen bzw. Frakturen der Trochlea entstehen durch Abscherung und Frakturen der Epikondylen durch Abriß.

Extreme Zugbelastungen sind in der Regel für Olekranonfrakturen verantwortlich.

Meißelfrakturen, eine Form der Radiusköpfchenfrakturen, sind meist durch Sturz auf die ausgestreckte Hand begründet, wobei die Gewalteinwirkung über den Radius auf das Ellbogengelenk übergeleitet wird. Am Capitulum humeri kommt es dann zur Abstauchung und zur Längsfraktur am Radiusköpfchen.

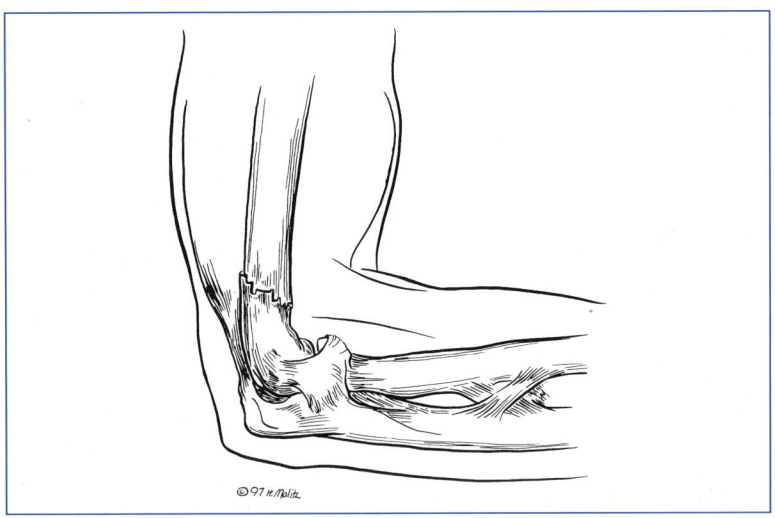

Abbildung 21.1
Fraktur des distalen Humerus

Durch zentrale Gewalteinwirkung entsteht eher eine Trümmerfraktur oder eine subkapitale Fraktur.

Eine suprakondyläre Fraktur wird durch Sturz auf die Hand bei ca. 90° flektiertem Ellbogengelenk hervorgerufen. Durch Einwirkung von Scher- und Schubkräften auf den unteren Humerusabschnitt kommt es zu einer typischen Extensionsfraktur. Seltener findet man durch einen rückwärtigen Sturz eine Fraktur des Flexionstyps.

Der Verletzungsmechanismus der Fraktur des Condylus humeri radialis ist vergleichbar mit den Verletzungsmechanismen der suprakondylären Humerusschaftfraktur. Hier kommen jedoch vermehrt Scher- und Biegekräfte hinzu.

Die Fraktura epicondyli medialis wird durch Sturz auf den gestreckten Arm hervorgerufen. Es kommt so zu einer gewaltsamen Zugwirkung der Flexoren und des Lig. collaterale ulnare sowie zum Ausriß des Epikondylus aus der Humerusmetaphyse. Hierdurch wird ebenfalls eine Luxation ermöglicht.

Verletzungsformen und -stadien

In der Pathologie werden im Erwachsenenalter folgende Frakturformen unterschieden: suprakondyläre oder perikondyläre Fraktur, Abrißfraktur des Epicondylus medialis (ulnaris) oder des Epicondylus lateralis (radialis), Fraktur des Condylus medialis, des Condylus lateralis, des Capitulum humeri (ventral) oder Trochleafraktur sowie intraartikuläre Y-Fraktur und intraartikuläre Trümmerfraktur.

Im Kindesalter findet man im wesentlichen die suprakondyläre Humerusfraktur, eine Fraktur des Condylus radialis oder eine Abrißfraktur des Epicondylus medialis (ulnaris) humeri.

Im folgenden soll speziell nur auf die Frakturform der *supracondylären Fraktur* (oder auch *Fractura supracondylica humeri* genannt) eingegangen werden. Sie ist mit ca. 60% die häufigste Verletzung im Bereich des Ellbogens bei Kindern.

Bei dieser intraartikulären Fraktur werden entsprechend dem Ausmaß der Fragmentverschiebung drei Schweregrade unterschieden, welche für die nachfolgende Therapie von Bedeutung sind:

- *Grad I:* Fissuren oder Frakturen ohne wesentliche Verschiebung.
- *Grad II:* Verschiebungen bis Schaftbreite mit Achsenknick, Verdrehung und Verkürzung. Die Bruchstücke haben untereinander Kontakt.
- *Grad III:* starke Verschiebung mit völligem Verlust des Kontaktes der Bruchstücke untereinander.

Fraktur des Condylus humeri radialis Diese Frakturform kommt in ca. 20% der Fälle vor und wird in ihren Komplikationen leicht unterschätzt.

Frakturform und Lokalisation kommen bei dieser Frakturform eine größere Bedeutung zu. Man muß davon ausgehen, daß es sich immer um einen Gelenkbruch handelt und die Wachstumsfuge durchtrennt ist. Die Bruchlänge verläuft dabei meist vom lateralen Rand der Humerusmetaphyse schräg oder fast senkrecht durch die Mitte der Trochlea, wobei sie die Fossa olecrani streift. Das Fragment umfaßt die Epiphysenzone des Capitulum humeri mit seinem Kern. Im allgemeinen ist nahezu die Hälfte des Gelenkkörpers abgebrochen. Die Dislokation kann unterschiedlich groß sein. Eine Verdrehung um 180° und gleichzeitiger Luxation ist keine Seltenheit.

Fraktur des Condylus humeri medialis Diese Frakturform tritt in ca. 10% der Fälle auf. In der Regel besteht eine zusätzliche Luxation. Ein Apophysenabriß kommt selten isoliert vor. Oft wird die Apophyse mit dem Kapsel-Bandapparat in das Gelenk hineingezogen, so daß es zu einer Verdrehung des Fragmentes um 90° oder gar 180° kommen kann.

Fraktur des Radiusköpfchens Hier werden drei Formen unterschieden: die Meißelfraktur, die Trümmerfraktur und die subkapituläre Fraktur.

Olekranonfraktur Olekranonfrakturen entstehen meistens als Abrißfraktur, seltener durch ein direktes Trauma. Die Frakturform entspricht einem glatten Quer- oder Längsbruch. Durch den Ansatz der Sehne des M. triceps brachii an der Spitze des Olekranons kommt es zu einer erheblichen Dislokation. Dies wird auch als Distraktionsbruch bezeichnet.

Diagnostik (Differentialdiagnose)

Eine erste Diagnosestellung erfolgt anhand der klinischen Untersuchung. Typische Symptome sind: Fehlstellung, Schwellung, Hämatome sowie eine schmerzhafte Bewegungseinschränkung (bei einer Fraktur des Radiusköpfchens besonders in Supination und Pronation, weniger in Extension und Flexion).

Speziell bei der Radiusköpfchenfraktur tritt eine starke Druckschmerzhaftigkeit über dem Radiusköpfchen auf.

Bei einer Olekranonfraktur kann eine Extension erhalten sein, wenn der laterale Kapsel-Bandapparat nur teilweise mitzerrissen ist.

Die Klinik der lateralen Kondylenfraktur kann gelegentlich verwirrend sein, da die Beschwerden relativ schnell abklingen können und die Ausheilung einer Verletzung dadurch vorgetäuscht wird.

Aufgrund der o.g. Klinik erfolgt die eigentliche Diagnostik mit Hilfe des Röntgenbildes in zwei Ebenen.

Zusätzlich sollte die Prüfung der peripheren Zirkulation, der Motorik und Sensibilität zur sofortigen Erkennung von Gefäß- und Nervenverletzungen (Radialispuls, Hautfarbe, Hauttemperatur, Fingerbeweglichkeit und Gefühl) nicht versäumt werden. Es kommt relativ häufig zu Mitverletzungen des N. ulnaris sowie des N. medianus. Störungen der Durchblutung treten vermehrt bei suprakondylären Frakturen auf.

Komplikationen

Die schwerste Komplikation ist die Volkmann-Kontraktur. Ursächlich verantwortlich sind hierfür schnürende Verbände oder Läsionen des N. medianus und der A. brachialis mit Irritation des periarteriellen Sympathikusgeflechtes.

Klinische Behandlung

Zur Behandlung von Frakturen im Bereich des distalen Humerus kommen konservative und operative Verfahren in Betracht. Die Behandlung der Ellbogengelenkfrakturen ist immer abhängig von der Lokalisation, dem Dislokalisationsgrad und vom Alter des Patienten.

Konservative Therapie

Sie ist indiziert bei gering verschobenen perikondylären Humerusfrakturen und nicht dislozierten intraartikulären Frakturen. Die Ruhigstellung erfolgt im aufgeschnittenen Oberarmgipsverband bei ca. 90° Ellbogenflexion für drei bis vier Wochen. Beim älteren Menschen hat sich auch die konservative Behandlung der intraartikulären Trümmerfraktur durch Vertikalextension mittels Olekranondraht bewährt. Als konservative Verfahren stehen die Vertikalextension in stabiler Gleichgewichtslage mit Gegenzug, eine Reposition in Narkose und Immobilisierung mittels Thorax-Oberarm-Abduktionsverband bzw. eine Reposition in Narkose und Beugefixation mittels Manschette und Kragen („Collar and cuff band") zur Verfügung. Durch das seitliche Röntgenbild können Aussagen bezüglich des Repositionsresultates erhoben werden.

Charakteristisch für den typischen Rotationsfehler ist die Spornbildung an der Vorderseite durch das proximale Hauptfragment. Dieser Sporn entspricht dem Condylus medialis humeri, dessen distale Fortsetzung infolge der Kontinuitätstrennung nach hinten disloziert ist.

Im anterior-posterior-Röntgenbild ist auf den sog. Baumann-Winkel zu achten. Er ergibt sich aus der Schaftachse des Humerus und einer Geraden entlang der Epiphysenfuge des Capitulum humeri und beträgt ca. 70°.

Bei stärkerer Dislokalisation ist eine Operation indiziert. Eine Reposition ist in der Regel sehr gut möglich; Schwierigkeiten entstehen jedoch bei der Fixation.

Unter den Fehlstellungen spielt auch die Varusdeformität infolge eines Repositionsfehlers eine entscheidende Rolle. Es sind zwei Komponenten für die Varusdeformität verantwortlich. Zum einen ist diese die Einwärtsdrehung des distalen Humerusfragmentes, die durch die Außenrotation des Humerus im Schultergelenk zustande kommt, zum zweiten ist dies die fehlende Pronation. Diese Fehlstellung ist gleichzeitig der Wegbereiter für eine zusätzliche Adduktion des Unterarmes, wodurch die Varusfehlstellung komplettiert wird. Ist der ventromediale Sporn stark ausgebildet, kann er ein unüberwindliches Hindernis für die endgradige Flexion sein. Eine spontane Rückbildung oder Verminderung im Zuge des Wachstums kann nicht erwartet werden.

Operative Verfahren

Sie sind indiziert bei offenen Frakturen II. und III. Grades, bei Frakturen mit zusätzlichen Gefäß- und/oder Nervenläsionen sowie bei intraartikulären Frakturen mit größerer Stufenbildung und größeren Fragmenten. Kontraindikationen für eine operative Therapie sind starke Zertrümmerung, Bohrdrahtinfektionen bei vorausgegangener konservativen Behandlung, Osteoporose, hohes Alter sowie Allgemeinerkrankungen.

Als Osteosyntheseverfahren haben sich die interfragmentäre Verschraubung und Plattenosteosynthese (meist von dorsal) bewährt. Die stabile Osteosynthese gestattet eine Aufnahme der aktiven Übungsbehandlung bereits am ersten postoperativen Tag.

Spezifische Behandlung der unterschiedlichen Frakturformen

Fraktur des Condylus humeri radialis Liegt keine Dislokalisation der Fragmente vor und kann durch eine Reposition eine exakte anatomische Stellung erreicht werden, erfolgt eine konservative Therapie. In der überwiegenden Zahl der Fälle erfolgt eine operative Versorgung – besonders bei stärkerer Dislokation durch die Extensionsmuskulatur.

Die Fixation wird mit zwei dünnen Bohrdrähten vorgenommen. Im Anschluß wird der Arm in einem Gipsverband für ca. drei Wochen ruhiggestellt.

Komplikationen in Verbindung mit der radialen Kondylenfraktur sind eine Pseudarthrose, Spätlähmung des N. ulnaris durch allmähliche Überdehnung des Nervs infolge der Ausbildung eines Cubitus valgus auf dem Boden einer Wachstumsstörung sowie die sog. Fischschwanzdeformität. Sie besteht in einer stärkeren Betonung der Taillenform der Trochlea, die in schweren Fällen gabelförmig und nicht selten mit einem Cubitus valgus verbunden ist. Ursache ist die ungenügende Reposition der Fraktur und die Kallusbildung in der Wachstumsfuge selbst, wodurch es schließlich zur Epiphyseodese kommt.

Fractura epicondyli medialis Klinisch besteht vorwiegend auf der ulnaren Seite des Ellbogengelenkes eine stärkere Schwellung mit Spontan- und Bewegungsschmerz. Das Gelenk ist aufklappbar. Eine Diagnosestellung erfolgt durch Röntgenaufnahmen in zwei Ebenen. Es können auch Vergleichsaufnahmen mit der unverletzten Seite notwendig sein. Bei geringfügiger Verschiebung kann die Fraktur konservativ im Oberarmgipsverband behandelt werden. Liegen stärkere Distraktionen vor, ist bei dieser Frakturform die Indikation zur Operation gegeben, da die Retention auf konservativem Wege nicht möglich ist.

Als Komplikation ist die primäre Schädigung des N. ulnaris durch abrupte Überdehnung bei der Luxation des Ellbogengelenkes bekannt. Durch narbige Einschneidung ist auch eine sekundäre Schädigung möglich. Eine weitere Komplikation kann die pseudarthrotische Fixation des Epikondylus sein. Im allgemeinen bereitet dies kaum nennenswerte Beschwerden, es sei denn, er liegt unter der Haut, ist beweglich und die Gelenkfunktion wird beeinträchtigt. Die Behandlung würde hier in einer Exstirpation bestehen.

Olekranonfraktur Da es sich bei dieser Fraktur sowohl um eine intraartikuläre Fraktur als auch um eine Dislokalisationsfraktur handelt, erfolgt eine operative Versorgung. Hier hat sich eine Zuggurtungsosteosynthese bewährt, welche eine frühfunktionelle Behandlung erlaubt.

Meißelfraktur Bei einer nur geringfügigen Dislokation erfolgt eine Ruhigstellung für ca. zwei bis drei Wochen. Bei einer stärkeren Dislokalisation kann das Fragment mit einer kleinen Schraube fixiert werden. Anschließend ist eine frühfunktionelle Behandlung möglich.

Trümmerfraktur Hier ist in der Regel bei Erwachsenen die Resektion des Radiusköpfchens angezeigt. Bei Kindern darf das Radiusköpfchen nicht entfernt werden, da es sonst in Folge des Wachstums durch das normale Wachstum der Ulna zu einer Fehlstellung im Bereich des Handgelenkes kommt.

Suprakondyläre Humerusfraktur Die Therapie einer suprakondylären Humerusfraktur erfolgt abhängig von dem Schweregrad der Fraktur (s.o.). Ferner werden mögliche Begleitverletzungen berücksichtigt.

In der Regel wird eine Adaptation mit zwei Kirschner-Bohrdrähten mit senkrechter Lage durch die Epiphysenfuge durchgeführt. Danach erfolgt eine zusätzliche Immobilisation im Gipsverband. Das Implantat sollte frühzeitig entfernt werden.

Rahmentrainingsplan nach einer Fraktur des distalen Humerus

Die Rehabilitation nach Frakturen des distalen Humerus orientiert sich an dem in Kap. 2 dargestellten Rahmentrainingsplan.

Verletzungsausmaß, -form und die klinische Versorgung bilden die Grundlage, auf welcher sich die Therapie aufbaut. Der Beginn der Rehabilitation muß unter Beachtung der individuellen Voraussetzungen und Gegebenheiten von Fall zu Fall abgewägt werden.

Zu Beginn sind bis ca. sechs Wochen postoperativ distale Widerstände in jedem Falle kontraindiziert. Osteosynthetische Versorgungen erlauben keine elektrotherapeutischen Maßnahmen.

Es muß beobachtet werden, inwieweit sich Fehlstellungen, z.B. in Form einer Varusdeformität, entwickeln.

Phase 1–2 der postoperativen Therapie nach Fraktur des distalen Humerus

Zu Beginn der Rehabilitation steht die Beseitigung postoperativ bedingter Störungen wie Schmerzen und Schwellungen im Vordergrund. Zu diesem Zeitpunkt ist es entscheidend, durch günstige Durchblutungsverhältnisse in jedem Fall die Entwicklung eines Sudeck-Syndroms zu verhindern. In diesem Zusammenhang ist auch die psychische Stabilisierung des Patienten nicht zu vernachlässigen.

Die operative Versorgung sowie der postoperative Zeitpunkt bestimmen vorwiegend die Belastungsfähigkeit des betroffenen Gelenkes.

Die aktive und passive Mobilisation sollte von Beginn an in allen beteiligten Gelenken so intensiv wie möglich erfolgen, um eine spätere endgradige Bewegungsfähigkeit vorzubereiten (s. Tab. 21.3). Es muß abgeklärt werden, in welcher Stellung der Unterarm steht. Bewegungen in Supination und Pronation sollten gleichermaßen mobilisiert werden. Manualtherapeutische Gelenkmobilisation ist in den osteosynthetisch versorgten Gelenken kontraindiziert. Nicht osteosynthetisch versorgte Gelenke können von der ersten Behandlungseinheit an passiv mobilisiert werden. Es bietet sich die Gelenkmobilisation auf der Isokinetik-Anlage für isolierte und komplexe Bewegungen direkt im Anschluß an die passive Mobilisation an.

Trainingstherapeutisch werden zunächst fazilitierende und innervierende Übungen für die gesamte Muskulatur der oberen Extremität durchgeführt. Die Belastungssteigerung orientiert sich an dem dargestellten Rahmentrainingsplan. Hierauf ist auch im Rahmen der Aquatherapie zu achten. Für das Muskeltraining empfiehlt sich zu Beginn die Anwendung eines isokinetischen Trainings.

Tabelle 21.3 Rahmentrainingsplan der postoperativen Therapie nach einer Fraktur des distalen Humerus, Phase 1–2

Ziele	Inhalte
Anamnese/Befunderhebung/ Testung	– Allgemeine Eingangsbefundung – Genaue Anamnese bzgl. Frakturform, -ausmaß und über die operative Versorgung – Umfangsmessung – Erhebung der isokinetischen Kraftwerte des nichtbetroffenen Armes: Extension/Flexion, Pronation/Supination – Abklärung der Belastungssituation
1. Behandlung posttraumatischer Störungen	
– Schmerzlinderung – Beeinflussung postoperativ bedingter Schmerzzustände – Verbesserung der Durchblutung	– Aktive, isometrische Anspannungsübungen für die gesamte Muskulatur der oberen Extremität – Evtl. Kryotherapie – Behandlung evtl. bestehender Sekundärsymptome nach individuellem Befund, z.B. bestehender Valgusdeformität
2. Wiedererlangung der physiologischen Funktion nach individuellem Befund	
– Aktive und passive Gelenk- beweglichkeit im Ellbogen- gelenk, proximalen und distalen Radioulnargelenk – Freie Gelenkbeweglichkeit der umliegenden Gelenke: Wirbelsäule, Schulter, Handgelenk	– Sehr vorsichtige passive und aktive Mobilisation in Extension und Flexion – Sehr vorsichtige passive und aktive Mobilisation in Supination und Pronation – Mobilisation im Schlingentisch – Manualtherapeutische Gelenkmobilisation im proximalen und distalen Radioulnargelenk, soweit die osteosynthetische Versorgung hierdurch nicht beeinträchtigt wird – Isolierte Mobilisation einzelner Bewegungsrichtungen und in Bewegungskombinationen *Beachte:* Die manualtherapeutische Mobilisation muß genau abgewägt werden.
– Gelenkstabilität (dynamische und statische Stabilität) – Nervale Reaktivierung der gesamten Muskulatur der betroffenen Extremität – Wiederherstellung/Erhalt/ Verbesserung der Proprio- zeption, insbesondere im Ellbogengelenk – Verbesserung der neuro- muskulären Ansteuerung der Muskulatur der gesamten oberen Extremität – Erhalt/Verbesserung der Gleichgewichtsfähigkeit und Haltungskontrolle – Wahrnehmung	– Isometrische Anspannungsübungen, evtl. EMG-unterstützt, isoliert und an unterschiedlichen Geräten für die gesamte Schulter- und Unterarmmuskulatur: M. biceps brachii, M. triceps brachii (z.B. ÜK 52, 53) – Innervationsübungen für die Extensorenkette – Innervationsübungen für die Flexionskette – Innervationsübungen für isolierte Muskeln und Muskelgruppen: M. biceps brachii, M. triceps brachii, M. pronator teres, M. supinator, M. brachialis, M. brachioradialis – Isometrische Kontraktion in verschiedenen Variationen – Armachsentraining – Anwendung spezieller Krankengymnastik-(KG-)Techniken zur Stabilisation; propriozeptive neuromuskuläre Fazilitation (PNF): rhythmische und dynamische Stabilisation – Propriozeption: Förderung der motorischen Selbstwahrnehmung (Kinästhetik und Dynamik) – Vielfältiges Afferenzangebot zur Förderung der Sensorik
– Kraftfähigkeit der Muskulatur der betroffenen Extremität (Innervation, Kraftausdauer, Hypertrophie)	– Intensives Training für M. supinator, M. biceps brachii, M. pronator teres (z.B. ÜK 33) – Training der Ellbogenflexoren isoliert und in der Muskelkette, beson- ders M. biceps brachii, M. brachialis, M. brachioradialis (z.B. ÜK 35) – Training für die Extensionsmuskulatur: M. triceps brachii

Tabelle 21.3 Fortsetzung

Ziele	Inhalte
	– Übungen mit dem Theraband: isometrische Kontraktionen – Zunächst geringe Belastungsstärke unter Vermeidung distaler Widerstände
	– Übungen am Seilzug aus gesicherter Ausgangsstellung, z.B. mit der Funktionsbank, unter Vermeidung distaler Widerstände – Übungen gegen eigenen Widerstand – Aquatraining (sehr vorsichtig) – Übungen mit Kleingeräten, zunächst in gesicherten Ausgangsstellungen – *Isokinetik:* geschlossenes System in Flexion, Extension, isoliert in Bewegungskombination mit Supination und Pronation; offenes System: Extension und Flexion im begrenzten Bewegungsausmaß in langsamen Bewegungsgeschwindigkeiten; Belastungsformen: passiv, assistiv-konzentrisch, assistiv-exzentrisch, assistiv-konzentrisch-exzentrisch; 30°/s (z.B. ÜK 32, 37, 38, 44) – Dreidimensionale Bewegung der Schulter aus Abduktion, Flexion, Außenrotation, (Ellbogenextension) in Adduktion, Extension, Innenrotation, (Ellbogenextension)
– Wiedereingliederung des Ellbogengelenkes in physiologische Bewegungsmuster (nach individuellem Befund) – Aufbrechen pathologischer Bewegungsmustern – Einüben von allgemeinen physiologischen Bewegungsmustern – Verbesserung der Bewegungssicherheit	– Aufbrechen von bestehenden Schonhaltungen – Korrektur pathologischer Bewegungsabläufe nach individuellem Befund (*Beachte:* achsengerechte Stellung und Haltung des Unterarmes) – Anwendung indirekter Techniken: PNF – PNF-Übungen mit Betonung der Ellbogenkomponente – Bahnung und Durchführung funktioneller Bewegungsmuster: PNF nach individuellem Befund: Einüben von Einzelmustern und Einbinden in komplexe Bewegungsmuster, D1 + D2 – Umsetzung funktioneller, komplexer Bewegungsmuster in der Trainingstherapie, z.B. am Seilzug – Bewegungskombinationen: Flexion, Supination, Extension, Pronation – Beachten der Schulterkomponente – Dosierte Bewegungsführung in schmerzauslösende Bewegungsrichtungen nach individuellem Befund
3. Verbesserung/Stabilisierung der allgemeinen und speziellen Leistungs- und Belastungsfähigkeit	
– Koordinations- und Gleichgewichtsfähigkeit sowie Haltungskontrolle	– Übungen mit gesicherter Gelenkführung, zunächst unter Stabilisation des Schultergelenkes – Übungen auf stabilen Flächen mit vorsichtigem Übergang zu instabilen Ebenen (z.B. ÜK 52) – Geräte: Matte, Therapiekreisel, Butterfly, Retrotrainer, Pull-down, Dips, Seilzug, Kleingeräte
– Ausdauerleistungsfähigkeit	– Fahrrad- und Oberarmergometer – Aquatraining
– Flexibilität	– Sportmotorische Dehnungsformen; bevorzugt aktive Dehnungsübungen der Schulter- und Armmuskulatur – Aktive und passive Dehnungsübungen für die Muskulatur der unteren Extremitäten und des Rumpfes
– Kraftfähigkeit für die Muskulatur der unteren Extremitäten und des Rumpfes (Kraftausdauer)	– Sequenztraining an entsprechenden Trainingsgeräten im Kraftausdauerbereich nach Einweisung und Eingewöhnung – Aquatraining – Training für die ventrale und dorsale Rumpfmuskulatur

Tabelle 21.3 Fortsetzung

Ziele	Inhalte
– Entwicklung von Alltags- und Freizeitbelastbarkeit – Evtl. Verhaltensmodifikationen	– Reprogrammierung von Verhaltensweisen aus Alltag und Sport bei individueller Zielsetzung – Erarbeitung von speziellen Teilbewegungen unter Entlastung – Erarbeitung von Übungen zur selbständigen Therapieunterstützung
– Berufsfähigkeit	– Reprogrammierung von berufsspezifischen Verhaltensweisen nach individuellem Befund

Phase 3–4 der postoperativen Therapie nach Fraktur des distalen Humerus

Ab der dritten Phase kann langsam und dosiert ein distalerer Ansatzpunkt gewählt werden. Die Mobilisation wird mit dem Ziel der endgradigen Beweglichkeit intensiviert (s. Tab. 21.4). Es muß abgeklärt werden, inwieweit die osteosynthetische Versorgung eine endgradige Beweglichkeit verhindert.

In diesen Phasen steht die Wiedererlangung von isolierten und komplexen Bewegungen aus Alltag, Beruf und Sport im Vordergrund. Sie werden entsprechend dem Rehabilitationsverlauf gesteigert. So erfolgen zunächst nur Teilbewegungen, welche zunehmend komplettiert werden.

Damit einem voll funktionstüchtigen Einsatz des Armes nichts mehr im Wege steht, müssen in jedem Falle auch die Bewegungssicherheit wieder verbessert und pathologische Bewegungen korrigiert werden.

Tabelle 21.4 Rahmentrainingsplan der postoperativen Therapie nach einer Fraktur des distalen Humerus, Phase 3–4

Ziele	Inhalte
Befunderhebung/Testung	– Manuelle Funktionsprüfung bei bestehender Hypomobilität – Umfangsmessung – Elektromyogramm-(EMG-)Diagnostik: neuromuskuläre Ansteuerung im bilateralen Vergleich – Erhebung der isokinetischen Kraftwerte des betroffenen Armes im Vergleich zum nichtbetroffenen Arm: Innen- und Außenrotation isometrisch, isokinetisch – Janda-Testungen
1. Behandlung noch bestehender individueller Symptome	– Weiterführung der physiotherapeutischen und krankengymnastischen Behandlung aus den Phasen 1 und 2 nach individuellem Befund, z.B. bei noch bestehender Schmerzsymptomatik – Intensive Mobilisation in noch eingeschränkten Bewegungsrichtungen soweit möglich – Intensive manualtherapeutische Mobilisation, soweit keine Kontraindikationen seitens der Osteosynthese bestehen *Beachte:* besonders proximales und distales Radioulnargelenk
2. Verbesserung der physiologischen Funktion	
– Gelenkstabilität – Verbesserung der Propriozeption des Ellbogen- und Schultergelenkes – Verbesserung der neuromuskulären Ansteuerung der gesamten Muskulatur der oberen Extremitäten, insbesondere der Extensionsmuskulatur	– Weiterführung der Inhalte der Phasen 1 und 2 bei entsprechender Indikation – Zunehmende Gelenkstabilisation durch apparatives und nichtapparatives Training

Tabelle 21.4 Fortsetzung

Ziele	Inhalte
– Verbesserung der Gleich-gewichtsfähigkeit und Haltungskontrolle – Wahrnehmung	– Ab der dritten Phase können dosiert zunehmend distale Widerstände angewendet werden (unter Beachtung der Schmerzgrenze)
– Kraftfähigkeit der Muskulatur der betroffenen Extremität (Kraftausdauer, Hypertrophie)	– Krafttraining im Kraftausdauerbereich für die Arm-, Schulter- und Handmuskulatur mit Übergang zum Hypertrophietraining zur Beseitigung noch bestehender Atrophien, besonders Training für M. biceps brachii, M. triceps brachii, Arm- und Handmuskulatur (z.B. ÜK 43, 46) – Geräte: Butterfly, Dip, Pull-down, Retrotrainer, Seilzug, Kleingeräte – Aquatraining – Gezieltes Training der Ellbogen- und Handmuskulatur – *Isokinetik:* offenes und geschlossenes System in langsamen und mittleren Bewegungsgeschwindigkeiten; Belastungsform: isokinetisch, Bewegungsgeschwindigkeiten 30–90°/s für Ellbogengelenk: Extension, Flexion, Supination, Pronation, isoliert und in Bewegungskombinationen
– Verbesserung der Ellbogen-gelenkfunktion in physio-logischen Bewegungsmustern – Korrektur und Verbesserung noch bestehender patho-logischer Bewegungsabläufe – Erarbeiten von physiolo-gischen, alltagsspezifischen Teilbewegungen	– Verbesserung funktioneller Bewegungsmuster nach individuellem Befund (z.B. ÜK 42, 47, 48, 49) – Aquatraining
3. Verbesserung/Stabilisierung der allgemeinen und speziellen Leistungs- und Belastungs-fähigkeit	
– Koordinations- und Gleich-gewichtsfähigkeit sowie Haltungskontrolle	– Isolierte und komplexe Übungen auf stabilen Ebenen, wenn möglich mit Übergang zu instabilen Ebenen und Unterstützungsflächen: Therapiekreisel, Matten, Trampolin, Weichbodenmatte, Fastex, Haramed, vielfältige Bewegungsaufgaben, verschiedene Kippbrettchen – Verschiedene Koordinations- und Gleichgewichtstrainer
– Ausdauerleistungsfähigkeit	– Oberarmergometer, Fahrradergometer, Stepper, Laufband (schnelles Gehen/Laufen) – Aquatraining, soweit möglich Schwimmen
– Flexibilität	– Sportmotorische Dehnungsformen; bevorzugt aktive Dehnungs-übungen – Aktive und passive Dehnungsübungen für die Muskulatur der oberen Extremitäten und des Rumpfes
– Kraftfähigkeit der Muskulatur der unteren Extremitäten und des Rumpfes (Kraftausdauer, Hypertrophie)	– Sequenztraining an den entsprechenden Sequenztrainingsgeräten – Aquatraining
– Alltags- und Freizeitbelastbarkeit	– Verbesserung von Teil- und Komplexprogrammen aus Alltag und Sport – Verbesserung der Bewegungssicherheit, spezifische Teilbelastungs-schulung und Belastung, alltagsspezifische Belastungsschulung
– Berufsfähigkeit	– Nach individuellem Befund

21.3.2
Distale Radiusfrakturen

Die Frakturen am distalen Unterarm gehören zu den häufigsten Frakturen überhaupt.

Lokalisation

Es kommt zu einer Fraktur am distalen Radius in zwei verschiedenen Frakturformen (s.u.).

Verletzungsformen und -stadien

Es werden im wesentlichen zwei Frakturformen unterschieden: die Fractura radii loco classico (Colles'fracture) und die sog. Smith'fracture, die wesentlich seltener auftritt. In beiden Fällen kann der Proc. styloideus ulnae mit abgebrochen sein. Gleichzeitig zur Fraktur kann zusätzlich noch eine Luxation im distalen Radioulnargelenk mit Zerreißung des kompletten Kapsel-Bandapparates auftreten. Neben den klassischen Frakturformen kommt es vor allem zu intraartikulären sowie Mehrfragment- und Trümmerfrakturen.

Verletzungsursache und -mechanismen

Colles'fracture: Ursache ist in der Regel ein Sturz auf die ausgestreckte dorsalflektierte Hand. Durch Biegungs- und Stauchungskräfte kommt es zur Fraktur.

Smith'fracture: Diese Fraktur kann bei Sturz auf die volarflektierte Hand resultieren.

Komplikationen

Als Spätfolge nach einer in Fehlstellung verheilten Radiusfraktur kann eine Schädigung des N. medianus in Zusammenhang mit einem Karpaltunnelsyndrom auftreten. Dies äußert sich zunächst durch Parästhesien in den drei radialen Fingern mit Ausstrahlung in den Unterarm und in die Schulter. Später folgen objektivierbare Ausfälle der Sensibilität (Hypästhesie) und der Motorik (Tenaratrophie).

Die Behandlung besteht nach Elektroneurodiagnostik in der Dekompression durch operative Spaltung des Retinaculum flexorum.

Diagnostik

Eine erste Diagnosestellung erfolgt durch die klinische Untersuchung. Bei der Radiusfraktur (loco classico) zeigen sich eine typische Fehlstellung in einer Dorsalabkippung und Radialverschiebung des peripheren Fragmentes (Bajonettstellung), eine schmerzhafte Schonhaltung, Hämatombildung und Weichteilschwellung sowie bei stärkerer Dislokation eventuell eine Läsion des N. medianus. Eine genaue Diagnosestellung erfolgt durch Röntgendiagnostik in zwei Ebenen.

Klinische Behandlung

Die Behandlung der typischen Radiusfraktur ist in der Regel konservativ und besteht in schmerzfreier Reposition in Narkose und anschließender Retention im Gipsverband. Die Fraktur neigt besonders beim älteren Menschen zum erneuten sekundären Abweichen, besonders wenn dorsal ein Biegungskeil besteht oder auch eine stärkere Impression durch Einstauchung vorliegt. Aus diesem Grund ist eine weitere klinische und röntgenologische Überwachung in den nächsten Tagen notwendig.

Rahmentrainingsplan nach distaler Radiusfraktur

Die Rehabilitation nach einer distalen Radiusfraktur orientiert sich an den in Kap. 2 vorgestellten Prinzipien.

Bei einer distalen Radiusfraktur kann es leicht zu Mitverletzungen besonders des N. medianus, N. radialis oder N. ulnaris kommen. Solche, wie auch andere Mitverletzungen, müssen in jedem Falle mit in die Rehabilitation einbezogen werden.

Phase 1–2 der postoperativen Therapie nach distaler Radiusfraktur (Plattenosteosynthese)

Verletzungsausmaß und klinische Behandlung bestimmen die Vorgehensweise in der Therapie. Zu Beginn der Rehabilitation muß aus diesem Grund die Belastungssituation genauestens abgewägt werden. Eventuell bestehende Mitverletzungen werden von Beginn an mitbehandelt.

Von der ersten Therapieeinheit an wird entscheidender Wert auf die Mobilisation des verletzten Handgelenkes gelegt. Dabei werden osteosynthetisch versorgte Gelenke nur aktiv und sehr vorsichtig passiv – in keinem Falle manualtherapeutisch – mobilisiert. Es bietet sich eine anschließende Bewegungsmobilisation auf der Isokinetik-Anlage in allen Bewegungsrichtungen an. Im Bereich des Muskeltrainings werden zunächst Innervations- und Fazilitationsübungen durchgeführt (s. Tab. 21.5).

Liegen zusätzliche Nervenverletzungen vor, erfolgen spezielle Innervationsübungen. Kontraindiziert sind elektrotherapeutische Behandlungen bei osteosynthetischen Versorgungen.

Tabelle 21.5 Rahmentrainingsplan der postoperativen Therapie nach distaler Radiusfraktur, Phase 1–2

Ziele	Inhalte
Anamnese/Befunderhebung/ Testung	– Allgemeine Eingangsbefundung – Genaue Anamnese über operative Versorgung – Umfangsmessung – Erhebung der isokinetischen Kraftwerte des nichtbetroffenen Handgelenkes – Abklärung evtl. Mitverletzungen: N. medianus, N. radialis, N. ulnaris, Durchblutungsstörungen etc.
1. Behandlung postoperativer Störungen	
– Schmerzlinderung – Beeinflussung postoperativ bedingter Schmerzzustände – Verbesserung der Durchblutung zur Vermeidung eines Sudeck-Syndroms	– Aktive, isometrische Anspannungsübungen für die gesamte Muskulatur der oberen Extremitäten – Evtl. Kryotherapie – Behandlung evtl. bestehender Sekundärsymptome nach individuellem Befund, z.B. zusätzliche Mitverletzungen des N. medianus, N. ulnaris oder N. radialis
2. Wiedererlangung der physiologischen Funktion nach individuellem Befund	
– Aktive und passive Gelenkbeweglichkeit im Handgelenk – Freie Gelenkbeweglichkeit der umliegenden Gelenke: Ellbogen, proximales und distales Radioulnargelenk, Schultergelenk	– Sehr vorsichtige passive und aktive Mobilisation in Extension und in Flexion – Sehr vorsichtige passive und aktive Mobilisation der Fingergelenke, der Handwurzelgelenke und der Metatarsalia I–V – Mobilisation in Radialabduktion, Ulnarabduktion – Manualtherapeutische Gelenkmobilisation der Handwurzelgelenke, soweit keine osteosynthetische Versorgung derselben vorliegt – Mobilisation an der Isokinetik-Anlage – Kontraindikation: manualtherapeutische Mobilisation osteosynthetisch versorgter Gelenke
– Gelenkstabilität (dynamische und statische Stabilität) – Nervale Reaktivierung der gesamten Muskulatur der betroffenen Extremität	– Isometrische Anspannungsübungen, evtl. EMG-unterstützt, isoliert und an unterschiedlichen Geräten für die gesamte Unterarm- und Handmuskulatur

Tabelle 21.5 Fortsetzung

Ziele	Inhalte
– Wiederherstellung/Erhalt/ Verbesserung der Propriozeption, insbesondere im Ellbogengelenk – Verbesserung der neuromuskulären Ansteuerung der Muskulatur der gesamten oberen Extremitäten – Erhalt/Verbesserung der Gleichgewichtsfähigkeit und Haltungskontrolle – Wahrnehmung	– Innervationsübungen für isolierte Muskeln und Muskelgruppen: M. brachialis, M. brachioradialis, M. anconaeus, M. triceps brachii, M. supinator, M. pronator teres – Isometrische Kontraktion in verschiedenen Variationen – Armachsentraining – Anwendung spezieller KG-Techniken zur Stabilisation; PNF: rhythmische und dynamische Stabilisation – Propriozeption: Förderung der motorischen Selbstwahrnehmung (Kinästhetik und Dynamik) – Vielfältiges Afferenzangebot zur Förderung der Sensorik
– Kraftfähigkeit der Muskulatur der betroffenen Extremität (Innervation, Kraftausdauer)	– Training der Flexions- und Extensionsmuskulatur, isoliert und in der Muskelkette (z.B. ÜK 33, 35) – Übungen mit dem Theraband: isometrische Kontraktionen – Zunächst geringe Belastungsstärke unter Vermeidung distaler Widerstände – Übungen am Seilzug aus gesicherter Ausgangsstellung, z.B. mit der Funktionsbank, proximale Widerstände – Übungen gegen eigenen Widerstand – Aquatraining – Übungen mit Kleingeräten, zunächst in gesicherten Ausgangsstellungen – *Isokinetik:* geschlossenes System in ventrale und laterale Bewegungsrichtungen; offenes System in Extension und Flexion im begrenzten Bewegungsausmaß in langsamen Bewegungsgeschwindigkeiten; Belastungsformen: passiv, assistiv-konzentrisch, assistiv-exzentrisch, assistiv-konzentrisch-exzentrisch; 5–30°/s (z.B. ÜK 32, 37, 42)
– Wiedereingliederung des Handgelenkes in physiologische Bewegungsmuster – Aufbrechen pathologischer Bewegungsmuster – Einüben von allgemeinen physiologischen Bewegungsmustern – Verbesserung der Bewegungssicherheit	– Aufbrechen von bestehenden Schonhaltungen – Korrektur pathologischer Bewegungsabläufe nach individuellem Befund – Anwendung indirekter Techniken: PNF – PNF-Übungen mit Betonung der Handkomponente – Bahnung und Durchführung funktioneller Bewegungsmuster: PNF nach individuellem Befund: Einüben von Einzelmustern und Einbinden in komplexe Bewegungsmuster, D1 + D2 – Umsetzung funktioneller, komplexer Bewegungsmuster in der Trainingstherapie, z.B. am Seilzug und mit Kleingeräten – Überprüfen von alltäglichen Bewegungen und evtl. Entwicklung von Kompensationsmechanismen – Üben bestimmter alltäglicher Funktionen – Wiederentwicklung der Stützfähigkeit
3. Verbesserung/Stabilisierung der allgemeinen und speziellen Leistungs- und Belastungsfähigkeit	
– Koordinations- und Gleichgewichtsfähigkeit sowie Haltungskontrolle – Ausdauerleistungsfähigkeit	– Übungen in gesicherter Ausgangsstellung, zunächst unter Stabilisation des Handgelenkes auf stabilen Flächen und Ebenen (z.B. ÜK 52, 53) – Fahrrad- und Oberarmergometer – Aquatraining

Tabelle 21.5 Fortsetzung

Ziele	Inhalte
– Flexibilität	– Sportmotorische Dehnungsformen; bevorzugt aktive Dehnungs-übungen der Schulter- und Armmuskulatur – Aktive und passive Dehnungsübungen für die Muskulatur der unteren Extremitäten und des Rumpfes *Beachte:* noch keine distalen Widerstände
– Kraftfähigkeit für die Muskulatur der unteren Extremitäten und des Rumpfes (Kraftausdauer, Hypertrophie)	– Sequenztraining an entsprechenden Trainingsgeräten im Kraftaus-dauerbereich – Aquatraining – Training für die ventrale und dorsale Rumpfmuskulatur
– Entwicklung von Alltags- und Freizeitbelastbarkeit – Evtl. Verhaltensmodifikationen	– Reprogrammierung von Verhaltensweisen aus Alltag und Sport bei individueller Zielsetzung – Erarbeitung von speziellen Teilbewegungen unter Entlastung – Erarbeitung von Übungen zur selbständigen Therapieunterstützung
– Berufsfähigkeit	– Reprogrammierung von berufsspezifischen Verhaltensweisen nach individuellem Befund

Phase 3–4 der postoperativen Therapie nach distaler Radiusfraktur (Plattenosteosynthese)

In den Phasen 3 und 4 wird das Trainingsprogramm entsprechend individuell gesteigert (s. Tab. 21.6). Die Mobilisation aller nicht osteosynthetisch versorgten Gelenke, wie z. B. der Handwurzelgelenke, wird deutlich gesteigert, um eine endgradige Beweglichkeit langfristig zu ermöglichen.

In diesen Phasen wird der Schwerpunkt der Behandlung auf die Wiedergewinnung der Stützfunktion des Armes gelegt. Nach einer Fraktur, welche in der Regel durch Sturz auf den ausgestreckten Arm ausgelöst wird, bestehen diesbezüglich deutliche Defizite. Die Stützfunktion sollte zunächst in der Entlastung beginnen und dann zunehmend bei immer größer werdender Belastung gesteigert werden. Es müssen in jedem Falle Ängste vor einer erneuten Verletzung dieser Art durch Vergrößerung der Bewegungssicherheit abgebaut werden.

Tabelle 21.6 Rahmentrainingsplan der postoperativen Therapie nach distaler Radiusfraktur, Phase 3–4

Ziele	Inhalte
Befunderhebung/Testung	– Manuelle Funktionsprüfung bei bestehender Hypomobilität – Umfangsmessung – Erhebung der isokinetischen Kraftwerte des betroffenen Armes im Vergleich zum nichtbetroffenen Arm: Handgelenk Extension, Flexion – Janda-Testungen
1. Behandlung noch bestehender individueller Symptome	– Weiterführung der physiotherapeutischen und krankengymnastischen Behandlung aus den Phasen 1 und 2 nach individuellem Befund, z.B. bei noch bestehender Schmerzsymptomatik – Intensive Mobilisation in noch eingeschränkte Bewegungsrichtungen soweit möglich, unter Beachtung der evtl. Bewegungslimitierung durch die osteosynthetische Versorgung – Intensive Mobilisation aller Bewegungen im proximalen und distalen Handgelenk und Handwurzelgelenk
2. Verbesserung der physiologischen Funktion	
– Gelenkstabilität	– Weiterführung der Inhalte der Phasen 1 und 2 bei entsprechender Indikation

Tabelle 21.6 Fortsetzung

Ziele	Inhalte
– Verbesserung der Propriozeption des Ellbogen- und Handgelenkes – Verbesserung der neuromuskulären Ansteuerung der gesamten Muskulatur der oberen Extremitäten, insbesondere Extensionsmuskulatur – Verbesserung der Gleichgewichtsfähigkeit und Haltungskontrolle – Verbesserung der Handgelenk- und Ellbogengelenkfunktion in physiologischen Bewegungsmustern – Wahrnehmung	– Zunehmende Gelenkstabilisation durch apparatives und nichtapparatives Training – Ab der dritten Phase können dosiert zunehmend distale Widerstände angewendet werden (unter Beachtung der Schmerzgrenze)
– Kraftfähigkeit der Muskulatur der betroffenen Extremität (Kraftausdauer, Hypertrophie)	– Kräftigung der Flexion und Extension – Krafttraining im Kraftausdauerbereich für die Arm-, Schulter- und Handmuskulatur mit Übergang zum Hypertrophietraining zur Beseitigung noch bestehender Atrophien – Geräte: Butterfly, Dip, Pull-down, Retrotrainer, Seilzug, Kleingeräte – Aquatraining – Gezieltes Training der Ellbogen- und Handmuskulatur – *Isokinetik:* offenes System in langsamen und mittleren Bewegungsgeschwindigkeiten; Belastungsform: isokinetisch, Bewegungsgeschwindigkeiten 5–30°/s für Hand- und Ellbogengelenk (z.B. ÜK 32, 37, 44)
– Korrektur und Verbesserung noch bestehender pathologischer Bewegungsabläufe – Erarbeiten von physiologischen, alltagsspezifischen Teilbewegungen	– Verbesserung funktioneller Bewegungsmuster nach individuellem Befund (z.B. ÜK 43, 46, 47, 48, 49) – Aquatraining
3. Verbesserung/Stabilisierung der allgemeinen und speziellen Leistungs- und Belastungsfähigkeit	
– Koordinations- und Gleichgewichtsfähigkeit sowie Haltungskontrolle	– Isolierte und komplexe Übungen auf stabilen Ebenen, wenn möglich mit Übergang zu instabilen Ebenen und Unterstützungsflächen: Therapiekreisel, Matten, Trampolin, Weichbodenmatte, Fastex, Haramed, vielfältige Bewegungsaufgaben, verschiedene Kippbrettchen – Verschiedene Koordinations- und Gleichgewichtstrainer
– Ausdauerleistungsfähigkeit	– Oberarmergometer, Fahrradergometer, Stepper, Laufband (schnelles Gehen/Laufen) – Aquatraining, soweit möglich Schwimmen
– Flexibilität	– Sportmotorische Dehnungsformen; bevorzugt aktive Dehnungsübungen – Aktive und passive Dehnungsübungen für die Muskulatur der oberen Extremitäten und des Rumpfes

Tabelle 21.6 Fortsetzung

Ziele	Inhalte
– Kraftfähigkeit der Muskulatur der unteren Extremitäten und des Rumpfes (Kraftausdauer, Hypertrophie)	– Sequenztraining an den entsprechenden Sequenztrainingsgeräten – Aquatraining
– Alltags- und Freizeitbelastbarkeit	– Verbesserung von Teil- und Komplexprogrammen aus Alltag und Sport – Verbesserung der Bewegungssicherheit – Sportartspezifische Teilbelastungsschulung und Belastung – Alltagsspezifische Belastungsschulung: Erarbeitung von Teil- und Komplexbewegungen
– Berufsfähigkeit	– Nach individuellem Befund

21.4
Literatur

Brokmeier, A. (1996): Manuelle Therapie. Stuttgart: Enke Verlag.

Sobotta, J./Becher, H. (1988): Atlas der Anatomie des Menschen. Bd. 1, 19. Aufl. München, Wien, Baltimore: Urban und Schwarzenberg Verlag.

Waldeyer, A./Mayer, A. (1980): Anatomie des Menschen, 1. u. 2. Teil. De Gruyter Verlag.

Winkel, D./Vleeming, A./Fischer, S./Meijer, O. G./Vroege, C. (1985): Nichtoperative Orthopädie, Bd. 2. Stuttgart, New York: Gustav Fischer Verlag.

Trainingstherapie bei Verletzungen/ Erkrankungen der Hand*

BIRGIT SCHULTE-FREI

22.1
Funktionelle Anatomie der Gelenke an der Hand

Anatomisch unterscheidet man an der Hand die Handwurzel, *Carpus;* hierbei handelt es sich um acht Knochen, welche zu je vier in einer proximalen und einer distalen Reihe angeordnet sind, die Mittelhand, *Metacarpus,* und die Finger, *Digiti manus.* Der Daumen besitzt zwei, die übrigen Finger drei Glieder (Phalanges).

Handgelenke

Anatomisch unterscheidet man ein proximales Gelenk, *Articulatio radiocarpea,* und ein distales Gelenk, *Articulatio mediocarpea.* Funktionell wirken sie allerdings wie ein Gelenk.

Articulatio radiocarpea Der Gelenkkopf wird gebildet aus der proximalen Handwurzelreihe, Os naviculare/scaphoideum, Os lunatum und Os triquetrum. Die Pfanne wird gebildet aus dem Radius und dem Discus articularis. Das Os pisiforme ist nicht an der gelenkigen Verbindung beteiligt. Es dient vielmehr als Sesambein für den M. flexor carpi ulnaris.

Die proximalen Handwurzelknochen sind untereinander durch die Ligg. intercarpea dorsalia, palmaria und interossea zu einer Articulatio intercarpea verbunden, so daß noch eine kleine Verschiebung der Knochen untereinander möglich ist.

Die Gelenkkapsel wird durch folgende Bandverbindungen verstärkt:

- Lig. radiocarpeum dorsale: Es zieht vom Radius zur Dorsalfläche des Os triquetrum
- Lig. radiocarpeum palmare: Es zieht vom Proc. styloideus radii und dem distalen Radiusende zum Os lunatum und Os triquetrum sowie weiter zum Os capitatum und Os hamatum
- Lig. ulnocarpeum palmare: Es zieht vom Proc. styloideus capitis ulnae und dem Discus articularis zum Os triquetrum und Os lunatum

Articulatio mediocarpea Das distale Handgelenk wird von der proximalen und distalen Reihe der Handwurzelknochen gebildet und zeigt einen S-förmigen Gelenkspalt. In der distalen Reihe befinden sich das Os trapezium, das Os trapezoideum, das Os capitatum und das Os hamatum. Sie bilden entsprechend ihrer Form die Gelenkpfanne (Os trapezium, Os trapezoideum) und den Gelenkkopf (Os capitatum, Os hamatum). Sie artikulieren mit der Pfanne (Os triquetrum, Os lunatum, Os naviculare/scaphoideum) und mit dem Kopf (Os naviculare/scaphoideum) der proximalen Handwurzelreihe.

Kurze kräftige Bänder, die Ligg. intercarpea interossea, dorsalia und palmaria verbinden die einzelnen Knochen der distalen Handwurzelreihe untereinander (Articulatio intercarpea), so daß keine größere Verschiebung gegeneinander möglich ist.

Folgende Ligamenta verstärken die Kapsel zusätzlich:

- Lig. arcuatum carpi dorsale: Dieses Band wird auch als Fick'sches „Bogenband" bezeichnet. Es zieht vom Os naviculare/

---

* Die im folgenden Kapitel beschriebenen therapeutischen Maßnahmen und Inhalte stellen nur eine Orientierung dar und sind dementsprechend nach Rücksprache mit dem verantwortlichen Arzt auf die individuellen Voraussetzungen und Ziele des einzelnen Patienten abzustimmen.

scaphoideum bogenförmig über den vom Os hamatum und Os capitatum gebildeten Gelenkkopf zum Os triquetrum und hält damit den Kopf in der Pfanne.

- Lig. carpi radiatum: Dieses Band zieht palmar vom Os capitatum radienförmig zu den benachbarten Knochen.

Mechanik der Handgelenke

Die distalen Handwurzelknochen sind nicht nur untereinander, sondern auch mit den Mittelhandknochen II–V verbunden. Die Knochen der proximalen Gelenkreihe sind stärker gegeneinander, gegen den Discus articularis und gegen den distalen Gelenkkörper verschiebbar. Ermöglicht wird dies durch längere Ligamenta, eine schlaffere Gelenkkapsel sowie durch einen dicken Gelenkknorpel.

Das proximale Handgelenk ist der Form nach ein Ellipsoidgelenk. Funktionell können proximales und distales Handgelenk als ein einheitliches Gelenk mit zwischengeschaltetem knöchernen Diskus aufgefaßt werden.

Bewegungen in den Handgelenken

- Dorsalextension und Palmarflexion sind um eine transversale Achse möglich
- Radialabduktion und Ulnarabduktion sind um eine dorsopalmare, durch den Kopf des Os capitatum gehende Achse möglich

Articulatio carpometacarpea pollicis Das Os metacarpale I artikuliert mit dem Os trapezium. Eine weite Gelenkkapsel ermöglicht in dem sog. Sattelgelenk einen großen Bewegungsradius ähnlich eines Kugelgelenkes. Folgende Bewegungen sind möglich: Opposition, Reposition, Extension, Flexion, Abduktion und Adduktion.

Articulationes carpometacarpeae II–V Die Ossa metacarpalia (Mittelhandknochen) sind Röhrenknochen mit einer proximalen Basis, einem dreiseitig prismatischen Mittelstück (Korpus) und einem distalen, konvexen, seitlich mit Grübchen versehenen Caput. Sie bil-

den mit der distalen Handwurzelreihe einen einheitlichen Gelenkspalt. Distale Handwurzelknochen und die Mittelhandknochen sind durch die Ligg. carpometacarpea dorsalia und palmaria miteinander verbunden. Die Ligg. metacarpea interossea, Ligg. metacarpea dorsalia und palmaria verbinden die Basen der Mittelhandknochen II–V.

Articulationes metacarpophalangeae Die Fingerknochen II–V, Ossa digitorum manus, setzen sich aus drei Phalangen zusammen (der Daumen besteht nur aus zwei Phalangen): Phalanx proximalis, media und distalis werden dabei voneinander unterschieden. Die Röhrenknochen werden von proximal nach distal dünner. Jede Phalanx besitzt eine Basis, einen Korpus und einen distalen Caput.

Bei den Grundgelenken handelt es sich um eingeschränkte Kugelgelenke. Kräftige Seitenbänder, Ligg. collateralia, verstärken seitlich die Kapseln. Die Gelenkmechanik ermöglicht die Extension und Flexion um eine transversale Achse, die Ab- und Adduktion um eine dorsopalmare Achse sowie eine geringe passive Kreiselung um eine proximal-distale Achse.

Articulationes interphalangeae manus Bei den Mittel- und Endgliedern der Finger handelt es sich um reine Scharniergelenke. Die Gelenkkapseln werden durch starke Seitenbänder, Ligg. collateralia, verstärkt. Dorsal verstärkt die Dorsalaponeurose der Extensionsmuskulatur die Kapseln, palmar werden sie durch Faserknorpel verstärkt.

Muskulatur des Unterarmes

Topographisch und funktionell werden die ulnare Muskelgruppe, die dorsale Muskelgruppe sowie die radiale Muskelgruppe voneinander unterschieden.

Radiale Gruppe

Die radiale Gruppe gehört genetisch zur dorsalen Streckergruppe und wird vom N. radialis versorgt.

Der *M. brachioradialis* entspringt an der lateralen Kante des Humerus und dem Septum intermusculare brachii laterale und setzt am Radius proximal vom Proc. styloideus an. Mit dem angrenzenden M. brachialis bildet er im Bereich der Ellbeuge einen Kanal für den N. radialis und die ihn begleitenden Gefäße. Am Unterarm ist er Leitmuskel für die A. radialis und den R. superficialis n. radialis.

Er ist ein starker Flexor im Ellbogengelenk bei proniertem Arm, und er bringt den Unterarm in Mittelstellung zwischen Pronation und Supination, d. h. er ist ein Pronator aus Supination und ein Supinator aus Pronation.

Der *M. extensor carpi radialis longus* entspringt distal vom M. brachioradialis an der lateralen Humeruskante bis herab zum Epicondylus lateralis humeri und vom Septum intermusculare brachii laterale. Seine Sehne verläuft an der Handwurzel durch das zweite Sehnenfach unter dem Retinaculum extensorum und setzt an der Basis des Metakarpus II an. Der *M. extensor carpi radialis brevis* entspringt vom Epicondylus lateralis humeri, vom Lig. anulare radii und einem Sehnenblatt. Seine platte Sehne zieht durch das zweite Sehnenfach und setzt an der Basis des Metakarpus III an.

Beide Muskeln führen eine Dorsalextension und eine Radialabduktion der Hand durch. Zusammen mit dem M. brachioradialis wirken sie im Ellbogengelenk leicht flektorisch.

Dorsale Muskelgruppe

Die dorsale Muskelgruppe unterteilt sich in eine oberflächliche und eine tiefe Schicht.

Oberflächliche Schicht: Der *M. extensor digitorum* entspringt vom Epicondylus lateralis humeri, der Fascia antebrachii und einer Sehnenplatte, die ihn vom M. extensor carpi radialis brevis trennt. Der Muskel teilt sich in vier Sehnen auf, die gemeinsam durch das vierte Sehnenfach des Retinaculum extensorum ziehen und in die Dorsalaponeurose des zweiten bis fünften Fingers übergehen. Seine Funktion besteht in der Extension des zweiten bis fünften Fingers und der ganzen Hand.

Der *M. extensor digiti minimi* entspringt an der o.g. Sehnenplatte. Seine Sehne zieht durch das fünfte Sehnenfach des Retinaculum extensorum zur Dorsalaponeurose des fünften Fingers. Seine Funktion ist die Extension des fünften Fingers, zusätzlich unterstützt er bei der Extension die Hand.

Der *M. extensor carpi ulnaris* entspringt vom Epicondylus lateralis humeri und der Fascia antebrachii, von der Gelenkkapsel und der dorsalen Kante der Ulna. Seine Sehne verläuft in einer Rinne der Ulna durch das sechste Sehnenfach des Retinaculum extensorum und setzt am Metakarpus V an. Er unterstützt die Dorsalextension und Ulnarabduktion.

Tiefe Schicht: Der *M. supinator* entspringt von der Crista m. supinatoris an der Dorsalfläche der Ulna und vom Lig. anulare radii, umfaßt schräg absteigend das proximale Radiusende dorsal, lateral und ventral und setzt zwischen Tuberositas radii und dem Ansatz des M. pronator teres an. Seine Funktion ist die Supination in allen Gelenkstellungen.

Der *M. abductor pollicis longus* entspringt von der Dorsalfläche des Radius, der Membrana interossea antebrachii und der Ulna, verläuft durch das erste Sehnenfach des Retinaculum extensorum und setzt an der Basis des Metakarpus des Daumens an.

Der *M. extensor pollicis brevis:* Sein Ursprung ist gleich dem des M. abductor pollicis longus. Er setzt an der Basis der Grundphalanx des Daumens an. Der *M. extensor pollicis longus* entspringt distal der an der Ulna angrenzenden Membrana interossea antebrachii, zieht durch das dritte Sehnenfach des Retinaculum extensorum und setzt an der Basis der Nagelphalanx des Daumens an. Entsprechend ihrer Bezeichnung ist die Funktion der drei Muskeln die Extension und Abduktion des Daumens, zusätzlich unterstützen sie die Supination. Beide Mm. extensores pollicis unterstützen die Abduktion der Hand. Aus der Abduktion heraus kann der lange Extensor adduzieren.

Der *M. extensor indicis* entspringt vom distalen Drittel der Ulna, verläuft mit dem M. extensor digitorum durch das vierte Sehnenfach und geht in die Dorsalaponeurose des Zeigefingers über. Seine Funktion ist die Extension des Zeigefingers und der Hand. Zusätzlich fungiert er als schwacher Supinator.

Ulnare Muskelgruppe

Der *M. pronator teres* entspringt mit dem humeralen Kopf vom Epicondylus medialis humeri und dem Septum intermusculare brachii, mit einem schwächeren, ulnaren, tiefen Kopf vom Proc. coronoideus ulnae. Der Muskel setzt distal vom Ansatz des M. supinator in der Mitte des Radius an. Seine Funktion ist die Pronation und Flexion des Unterarmes.

Der *M. flexor carpi radialis* entspringt vom Epicondylus medialis humeri und der Fascia antebrachii. Seine Sehne setzt an der Basis des Metakarpus II und III an. Er ist geringfügig bei der Flexion im Ellbogengelenk beteiligt. Seine weiteren Funktionen sind: Pronation, Flexion und Radialabduktion im Handgelenk.

Der *M. palmaris longus* entspringt vom Epicondylis medialis humeri und der Fascia antebrachii und verläuft als einziger Flexor auf dem Retinaculum flexorum zur Aponeurosis palmaris. Er spannt die Palmaraponeurose und wirkt bei der Flexion im Ellbogen- und Handgelenk.

Der *M. flexor carpi ulnaris* entspringt mit dem Caput humerale von Epicondylus medialis humeri, mit dem Caput ulnare vom Olekranon und den proximalen zwei Dritteln von der Ulna. Er setzt an der Basis des Metakarpus IV und V an. Seine Funktion ist die Flexion und Ulnarabduktion im Handgelenk.

Der *M. flexor digitorum superficialis* entspringt mit dem Caput ulnare vom Proc. coronoideus ulnae und mit dem Caput radiale vom Radius. Mit dem Caput humerale entspringt er vom Epicondylus medialis humeri. Aus dem breiten Muskelbauch entwickeln sich vier Sehnen, die zur Basis der Mittelphalanx der Finger II–V ziehen. Der M. flexor digitorum profundus entspringt von der Ulna und der angrenzenden Membrana interossea antebrachii. In seinem Verlauf entwickelt er vier Sehnen und verläuft mit dem vorigen Muskel gemeinsam und setzt an der Basis der Nagelphalanx der Finger II–V an.

Beide Fingerbeuger flektieren die Mittel- und Grundphalangen der Finger II-V und das Handgelenk. Der tiefe Muskel flektiert zusätzlich die Nagelphalangen. Der oberflächliche Muskel flektiert zudem leicht im Ellbogengelenk.

Der *M. flexor pollicis longus* entspringt vom Radius und von der Membrana interossea antebrachii bis hinauf zum Ansatz des M. supinator. Seine Sehne setzt an der Basis der Nagelphalanx des Daumens an. Er wirkt bei der Flexion des Daumens und der Hand.

Der *M. pronator quadratus* entspringt an der ventralen Fläche der Ulna und setzt an der vorderen Fläche des Radius an. Seine Funktion ist die Pronation (vgl. Sobotta/Becher 1980).

22.2
Befunderhebung Handgelenk

Das allgemeine Vorgehen bei der Befundung ist in Kap. 7 bzw. 9 beschrieben. In diesem Abschnitt wird nur auf spezielle Aspekte eingegangen.

Anamnese

Zu Beginn der Behandlung stehen folgende Fragen im Vordergrund:

- Krepitation? Wo?
- Blockierungen des Handgelenkes oder eines bzw. mehrerer Finger?

Inspektion

Beachtet werden die Stellungen des Handgelenkes und der gesamten oberen Extremität. Es wird besonders geachtet auf: Schwellungen, Ödeme, Atrophien, Hautbeschaffenheit.

Funktionsuntersuchung

Bei der Funktionsuntersuchung wird die passive Beweglichkeit im distalen und proximalen Radioulnargelenk (Supination, Pronation), im Handgelenk (Palmarflexion, Dorsalextension, Ulnarabduktion, Radialabduktion) und Daumengelenk (Reposition, Opposition, Extension, Flexion, Ab- und Adduktion) getestet.

Widerstandstests

Widerstandstests erfolgen im Handgelenk bei Palmarflexion, Dorsalextension, Ulnarabduktion und Radialabduktion; im Daumengelenk in Extension, Flexion, Ab- und Adduktion. In den Fingergelenken werden Widerstandstests bei Abduktion des ersten und zweiten Fingers (Mm. interossei dorsales I und II), bei Adduktion des dritten und vierten Fingers (Mm. interossei dorsales III und IV), bei Adduktion des fünften Fingers (M. abductor digiti minimi), bei Radialabduktion des fünften Fingers (M. interosseus palmaris III), bei Radialabduktion des vierten Fingers (M. interosseus palmaris II) sowie bei Ulnarabduktion des fünften Fingers (M. interosseus palmaris I) durchgeführt (vgl. Winkel et al. 1985).

Pathologische Befunde

- Schmerzen bei passiver Supination: Es kann sich um eine Affektion des distalen Radioulnargelenkes oder eine Tendovaginitis des M. extensor carpi ulnaris in der ulnaren Rinne handeln
- Schmerzen bei passiver Pronation: Diese deuten in Verbindung mit schmerzhafter passiver Supination auf eine Arthritis des distalen Radioulnargelenkes hin
- Schmerzen und Bewegungseinschränkungen bei passiver Palmarflexion: Viele artikuläre, ligamentäre und knöcherne Affektionen können hierfür verantwortlich sein
- Schmerzen und Bewegungseinschränkungen bei Dorsalextension: dito
- Schmerzen und Bewegungseinschränkungen bei passiver Ulnarabduktion: Diese können Folge artikulärer und ligamentärer Affektionen, wie z. B. des Lig. collaterale carpi radiale, sein.
- Schmerzen bei isometrischer Palmarflexion: Affektionen der Palmarflexoren; meistens ist der M. flexor digitorum profundus betroffen. Der M. flexor carpi radialis und der M. flexor carpi ulnaris können ebenfalls betroffen sein.
- Schmerzen bei isometrischer Dorsalextension: Sie treten meist infolge einer Affektion

des M. extensor carpi radialis brevis und/oder longus oder des M. extensor carpi ulnaris auf
- Schmerzen bei isometrischer Ulnarabduktion: Sie entstehen häufig infolge Affektionen des M. flexor carpi ulnaris oder einer Affektion des M. extensor carpi ulnaris
- Schmerzen bei isometrischer Radialabduktion: Sie treten infolge einer Affektion des M. flexor carpi radialis oder des M. carpi radialis longus und/oder brevis auf

22.3
Spezielle Indikationen und ihre Therapie

22.3.1
Verletzung des Os scaphoideum/Kahnbeinfraktur

Verletzungsursachen-, mechanismen und -formen

Die Fraktur des Os scaphoideum entsteht durch Sturz auf die ausgestreckte, ulnar abduzierte Hand oder durch direkte Traumatisierung des distalen Gelenkabschnittes (s. Abb. 22.1).

Im wesentlichen kommen drei Frakturformen vor: Die häufigste ist die Querfraktur im mittleren Drittel (ca. 70%), im peripheren Drittel findet man die Kahnbeinfraktur in ca. 10% der Fälle, und im proximalen Drittel findet man in ca. 20% der Fälle eine Fraktur.

Diagnose (Differentialdiagnose)

Eine erste Diagnosestellung erfolgt anhand der klinischen Untersuchung. Typische Symptome sind eine leichte Weichteilschwellung (besonders radial und in der Tabatière), eine umschriebene Druckempfindlichkeit, ein Zug- und Stauchungsschmerz am Daumen sowie die äußerst schmerzhafte passiv ruckartig durchgeführte Radialabwinklung der Hand.

Eine Sicherung der Diagnose erfolgt durch Röntgenuntersuchung. In vielen Fällen wird diese in vier Ebenen durchgeführt (sog. Navikularequartett).

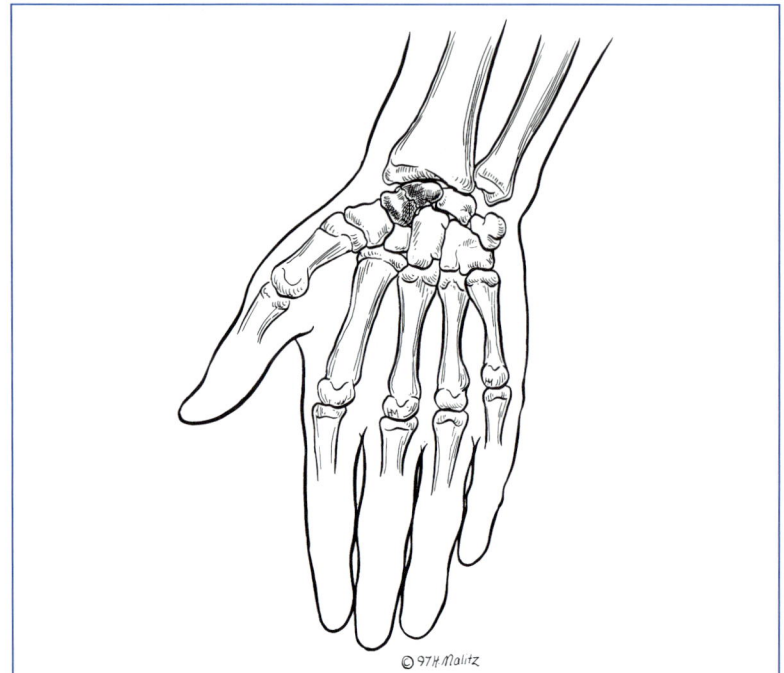

Abbildung 22.1
Fraktur des
Os scaphoideum

Komplikationen

Die Hauptkomplikationen sind eine verzögerte Frakturheilung, Pseudarthrosebildung, Nekrose des proximalen Fragmentes, Arthrose im radialen Handgelenkbereich sowie das Karpaltunnelsyndrom.

Frakturen im proximalen Drittel sind besonders komplikationsgefährdet, wobei das körpernahe Fragment relativ klein ist. Die schlechte Ernährungsversorgung spielt hierbei die entscheidende Rolle.

Insbesondere nach perilunären Luxationen kann es zu Komplikationen durch das sog. Karpaltunnelsyndrom kommen. Bei Raumforderungen im volaren Bereich des Handgelenkes kommt es zur Schädigung des N. medianus.

Rahmentrainingsplan nach einer Fraktur des Os scaphoideum

Eine Fraktur des Os scaphoideum wird in der Regel konservativ mit einer langen Gipsruhigstellung behandelt, so daß nach Gipsentfernung deutliche Defizite im Bereich der Beweglichkeit sowie der Kraftfähigkeit bestehen. Diese beiden motorischen Zielsetzungen stehen somit im Zentrum der Rehabilitation und bleiben über den gesamten Rehabilitationsverlauf aktuell.

Der Rahmentrainingsplan orientiert sich an der in Kap. 2 dargestellten Struktur.

Phase 1–2 der konservativen Therapie nach Fraktur des Os scaphoideum

Die Mobilisation kann nach Konsolidierung der Fraktur intensiv aktiv und passiv von der ersten Therapieeinheit an durchgeführt werden (s. Tab. 22.1). Manualtherapeutischen Maßnahmen zur intensiven Mobilisation aller an den Bewegungen der Hand- und Fingergelenke beteiligten, gelenkigen Verbindungen wird dabei der größte Stellenwert eingeräumt. Das Muskeltraining muß zunächst mit Innervations- und Fazilitationsübungen gestartet werden.

Der Therapieverlauf wird entsprechend dem allgemeinen Rahmentrainingsplan gesteuert, und die Belastung wird zunehmend gesteigert.

Tabelle 22.1 Rahmentrainingsplan der konservativen Therapie nach einer Fraktur des Os scaphoideum, Phase 1–2

Ziele	Inhalte
Anamnese/Befunderhebung/ Testung	– Allgemeine Eingangsbefundung – Genaue Anamnese über die operative Versorgung – Umfangsmessung – Erhebung der isokinetischen Kraftwerte des nichtbetroffenen Handgelenkes (Extension/Flexion)
1. Behandlung postoperativer Störungen	
– Schmerzlinderung – Beeinflussung traumatisch bedingter Schwellzustände – Verbesserung der Durchblutung zur Vermeidung eines Sudeck-Syndroms	– Aktive isometrische Anspannungsübungen für die gesamte Muskulatur der oberen Extremität – Evtl. Kryotherapie – Behandlung evtl. bestehender Sekundärsymptome nach individuellem Befund, z.B. zusätzliche Mitverletzungen von Nerven, Durchblutungsstörungen
2. Wiedererlangung der physiologischen Funktion nach individuellem Befund	
– Aktive und passive Gelenkbeweglichkeit im Handgelenk, freie Gelenkbeweglichkeit der umliegenden Gelenke: Ellbogengelenk, proximales und distales Radioulnargelenk, Schultergelenk	– Sehr vorsichtige passive und aktive Mobilisation in Extension und Flexion – Sehr vorsichtige passive und aktive Mobilisation der Finger-, der Handwurzelgelenke und der Ossa metacarpalia I–V – Mobilisation in Radialabduktion, Ulnarabduktion – Manualtherapeutische Gelenkmobilisation der Handwurzelgelenke ohne Mobilisation des Os scaphoideum – Mobilisation an der Isokinetik-Anlage
– Gelenkstabilität (dynamische und statische Stabilität) – Nervale Reaktivierung der gesamten Muskulatur der betroffenen Extremität – Wiederherstellung/Erhalt und Verbesserung der Propriozeption, insbesondere im Handgelenk – Verbesserung der neuromuskulären Ansteuerung der Muskulatur der gesamten oberen Extremitäten – Erhalt/Verbesserung der Gleichgewichtsfähigkeit und Haltungskontrolle	– Isometrische Anspannungsübungen, evtl. Elektromyogramm (EMG) unterstützt isoliert und an unterschiedlichen Geräten für die gesamte Unterarm- und Handmuskulatur – Innervationsübungen für isolierte Muskeln und Muskelgruppen: M. brachialis, M. brachioradialis, M. anconaeus, M. triceps brachii, M. supinator, M. pronator teres und sämtliche Handmuskeln – Isometrische Kontraktion in verschiedenen Variationen – Armachsentraining – Anwendung spezieller Krankengymnastik (KG)-Techniken zur Stabilisation; propiozeptive neuromuskuläre Fazilitation (PNF): rhythmische und dynamische Stabilisation – Propriozeption: Förderung der motorischen Selbstwahrnehmung (Kinästhetik und Dynamik) – Vielfältiges Afferenzangebot zur Förderung der Sensorik
– Kraftfähigkeit der Muskulatur der betroffenen Extremität (Innervation, Kraftausdauer)	– Training der Flexionsmuskulatur, isoliert und in der Muskelkette – Training der Extensionsmuskulatur, isoliert und in der Muskelkette – Übungen mit dem Theraband: isometrische Kontraktionen (z.B. ÜK 33, 34) – Übungen am Seilzug aus gesicherter Ausgangsstellung, z.B. mit der Funktionsbank, proximale Widerstände – Übungen gegen eigenen Widerstand – Geräte: Butterfly, Retrotrainer, Pull-down, Dips *Beachte:* zunächst geringe Belastungsstärke unter Vermeidung distaler Widerstände

Tabelle 22.1 Fortsetzung

Ziele	Inhalte
	– Aquatraining – Übungen mit Kleingeräten, zunächst in gesicherten Ausgangsstellungen – *Isokinetik:* geschlossenes System in ventrale und laterale Bewegungs- richtungen, offenes System in Extension und Flexion im begrenzten Bewegungsausmaß in langsamen Bewegungsgeschwindigkeiten; Belastungsformen: passiv, assistiv-konzentrisch, assistiv-exzentrisch, assistiv-konzentrisch-exzentrisch; 5–30°/s
– Wiedereingliederung des Handgelenkes in physiolo- gische Bewegungsmuster nach individuellem Befund – Aufbrechen pathologischer Bewegungsmuster – Einüben von allgemeinen physiologischen Bewegungsmustern – Verbesserung der Bewegungssicherheit – Wahrnehmung	– Aufbrechen von bestehenden Schonhaltungen – Korrektur pathologischer Bewegungsabläufe nach individuellem Befund – Anwendung indirekter Techniken: PNF – PNF-Übungen mit Betonung der Handkomponente – Bahnung und Durchführung funktioneller Bewegungsmuster: PNF nach individuellem Befund: Einüben von Einzelmustern und Einbinden in komplexe Bewegungsmuster, D1 + D2 – Umsetzung funktioneller, komplexer Bewegungsmuster in der Trainingstherapie, z.B. am Seilzug und mit Kleingeräten – Überprüfen von alltäglichen Bewegungen und evtl. Entwicklung von Kompensationsmechanismen – Wiederentwicklung der Stützfähigkeit
3. Verbesserung/Stabilisierung der allgemeinen und speziellen Leistungs- und Belastungs- fähigkeit	
– Koordinations- und Gleich- gewichtsfähigkeit sowie Haltungskontrolle	– Übungen in gesicherter Ausgangsstellung, zunächst unter Stabilisation des Handgelenkes auf stabilen Flächen und Ebenen
– Ausdauerleistungsfähigkeit	– Fahrradergometer, Oberarmergometer – Aquatraining
– Flexibilität	– Sportmotorische Dehnungsformen; bevorzugt aktive Dehnungs- übungen der Schulter- und Armmuskulatur – Aktive und passive Dehnungsübungen für die Muskulatur der unteren Extremität und des Rumpfes *Beachte:* noch keine distalen Widerstände
– Kraftfähigkeit für die Musku- latur der unteren Extremitäten und des Rumpfes (Kraftaus- dauer/Innervation)	– Training an entsprechenden Sequenztrainingsgeräten im Kraftaus- dauerbereich – Aquatraining – Training für die ventrale und dorsale Rumpfmuskulatur
– Entwicklung von Alltags- und Freizeitbelastbarkeit – Evtl. Verhaltensmodifikationen	– Reprogrammierung von Verhaltensweisen aus Alltag und Sport bei individueller Zielsetzung – Erarbeitung von speziellen Teilbewegungen unter Entlastung – Erarbeitung von Übungen zur selbständigen Therapieunterstützung
– Berufsfähigkeit	– Reprogrammierung von berufsspezifischen Verhaltensweisen nach individuellem Befund

Phase 3–4 der konservativen Therapie nach Fraktur des Os scaphoideum

Auch in den Phasen 3–4 erfolgt eine intensive passive Gelenkmobilisation mit manual-therapeutischen Behandlungstechniken (s. Tab. 22.2). Das Muskeltraining für die ge-samte Arm- und Handmuskulatur sowie für die Muskulatur der nichtbetroffenen Extre-mitäten und des Rumpfes wird entsprechend gesteigert. Ein deutlicher Therapieschwer-punkt wird auf die Verbesserung der Stütz-funktion gelegt (vgl. Therapie nach distaler Radiusfraktur).

Tabelle 22.2 Rahmentrainingsplan der konservativen Therapie nach einer Fraktur des Os scaphoideum, Phase 3–4

Ziele	Inhalte
Befunderhebung/Testung	– Manuelle Funktionsprüfung bei bestehender Hypomobilität – Umfangsmessung – Erhebung der isokinetischen Kraftwerte des betroffenen Armes im Vergleich zum nichtbetroffenen Arm: Handgelenk Extension, Flexion – Janda-Testungen
1. Behandlung noch bestehender individueller Symptome	– Weiterführung der physiotherapeutischen und krankengymnastischen Behandlung aus den Phasen 1 und 2 nach individuellem Befund, z.B. bei noch bestehender Schmerzsymptomatik – Intensive Mobilisation in noch eingeschränkte Bewegungsrichtungen soweit möglich – Intensive Mobilisation aller Bewegungen im proximalen und distalen Handgelenk und Handwurzelgelenk
2. Verbesserung der physiologischen Funktion	
– Gelenkstabilität – Verbesserung der Propriozeption des Hand-, Ellbogen- und Schultergelenkes – Verbesserung der neuromuskulären Ansteuerung der gesamten Muskulatur der oberen Extremitäten, insbesondere der Extensionsmuskulatur – Verbesserung der Gleichgewichtsfähigkeit und Haltungskontrolle – Wahrnehmung	– Weiterführung der Inhalte der Phasen 1 und 2 bei entsprechender Indikation – Zunehmende Gelenkstabilisation durch apparatives und nichtapparatives Training – Ab der dritten Phase können dosiert zunehmend distale Widerstände angewendet werden (unter Beachtung der Schmerzgrenze) – Armachsentraining (z.B. ÜK 52, 53)
– Kraftfähigkeit der Muskulatur der betroffenen Extremität (Kraftausdauer, Hypertrophie)	– Kräftigung der Flexion und Extension – Krafttraining im Kraftausdauerbereich für die Arm-, Schulter- und Handmuskulatur mit Übergang zum Hypertrophietraining zur Beseitigung noch bestehender Atrophien – Geräte: Butterfly, Dip, Pull-down, Retrotrainer, Seilzug, Kleingeräte – Aquatraining – Gezieltes Training der Ellbogen- und Handmuskulatur – *Isokinetik:* offenes System in langsamen und mittleren Bewegungsgeschwindigkeiten; Belastungsform: isokinetisch, Bewegungsgeschwindigkeiten 5–30°/s für Hand- und Ellbogengelenk
– Verbesserung der Handgelenkfunktion im physiologischen Bewegungsmuster – Korrektur und Verbesserung noch unsicherer pathologischer Bewegungsabläufe – Erarbeiten von physiologischen, alltagsspezifischen Teilbewegungen	– Verbesserung funktioneller Bewegungsmuster nach individuellem Befund – PNF-Übungen mit Betonung der Handkomponente (z.B. ÜK 47, 48, 49, 51) – Aquatraining

Tabelle 22.2 Fortsetzung

Ziele	Inhalte
3. Verbesserung/Stabilisierung der allgemeinen und speziellen Leistungs- und Belastungsfähigkeit	
– Koordinations- und Gleichgewichtsfähigkeit sowie Haltungskontrolle	– Isolierte und komplexe Übungen auf stabilen Ebenen, wenn möglich mit Übergang zu instabilen Ebenen und Unterstützungsflächen: Therapiekreisel, Matten, Trampolin, Weichbodenmatte, Fastex, Haramed, vielfältige Bewegungsaufgaben, verschiedene Kippbrettchen – Verschiedene Koordinations- und Gleichgewichtstrainer
– Ausdauerleistungsfähigkeit	– Oberarmergometer, Fahrradergometer, Stepper, Laufband (schnelles Gehen/Laufen) – Aquatraining, Schwimmen
– Flexibilität	– Sportmotorische Dehnungsformen; bevorzugt aktive Dehnungsübungen – Aktive und passive Dehnungsübungen für die Muskulatur der oberen Extremitäten und des Rumpfes
– Kraftfähigkeit der Muskulatur der unteren Extremitäten und des Rumpfes (Kraftausdauer, Hypertrophie)	– Training an den entsprechenden Sequenztrainingsgeräten – Aquatraining
– Alltags- und Freizeitbelastbarkeit	– Verbesserung von Teil- und Komplexprogrammen aus Alltag und Sport – Verbesserung der Bewegungssicherheit – Sportartspezifische Teilbelastungsschulung und Belastung – Alltagsspezifische Belastungsschulung: Erarbeitung von Teil- und Komplexbewegungen
– Berufsfähigkeit	– Nach individuellem Befund

22.4 Literatur

Sobotta, J./Becher, H. (1988): Atlas der Anatomie des Menschen. Bd. 1, 19. Aufl. München, Wien, Baltimore: Urban und Schwarzenberg Verlag.

Winkel, D./Vleeming, A./Fischer, S./Meijer, O. G./Vroege, C. (1985): Nichtoperative Orthopädie. Bd. 2. Stuttgart, New York: Gustav Fischer Verlag.

KAPITEL 23

Übungskatalog

INGO FROBÖSE UND GISELA NELLESSEN

In dem folgenden Übungskatalog sind eine Auswahl von Übungen sowie Übungsreihen zusammengestellt, auf welche in den indikationsspezfischen Therapieprogrammen (Kap. 16–22) verwiesen wird.

Der Katalog gliedert sich in drei Abschnitte: Übungen für die oberen bzw. unteren Extremitäten und für die Wirbelsäule. Innerhalb dieser Teile sind die Übungen im wesentlichen nach dem Zeitpunkt ihrer Anwendung in der Therapie und nach deren Zielsetzungen geordnet. So finden sich zu Beginn primär Wahrnehmungs- und Mobilisationsübungen, daran schließen sich eingelenkige und später mehrgelenkige Kräftigungsübungen mit/ohne Unterstützungsfläche und mit/ohne Autostabilisation an, und zuletzt finden sich meist Gesamtkörperübungen mit zunehmendem Schwierigkeitsgrad. Damit orientiert sich die Darstellung des Übungskataloges insgesamt an dem in Kap. 2 formulierten Rahmentrainingsplan und läßt somit eine zeitlich hierarchische Anordnung erkennen.

Die Übungen können im Sinne eines Ganzkörpertrainings bei den verschiedensten Indikationen eingesetzt werden.

Die jeweilige Belastungsdosierung (Anzahl der Wiederholungen, Belastungsintensität) und die Bewegungsamplitude muß sich an den individuellen Voraussetzungen der Patienten orientieren. Die Grundlage hierfür bietet das im Kap. 4 beschriebene Fünf-Stufen-Modell zum Muskeltraining, aus dem sich die Belastungsnormative ableiten und dem entsprechenden Therapieziel (z. B. Kraftausdauertraining, Hypertrophietraining etc.) zuordnen lassen. Auch hier gilt das Prinzip: Es ist weitaus entscheidender, „wie" der Patient etwas macht, als „was" er macht.

Neben den dargestellten Übungen, die nur eine kleine Auswahl repräsentieren, müssen natürlich noch andere Formen zur Anwendung gelangen, um der Spezifität des Organismus sowie den Bedürfnissen der Patienten gerecht zu werden.

23.1
Übungskatalog – untere Extremitäten

ÜK 1   Eversion/Inversion

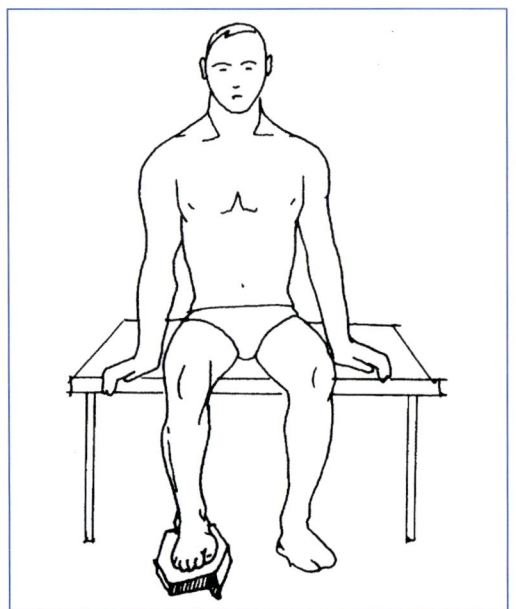 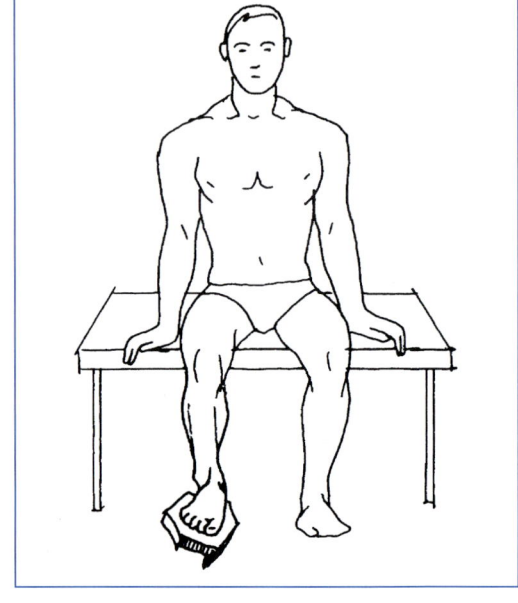

Eversion   Inversion

ÜK 2   Plantarflexion/Dorsalextension

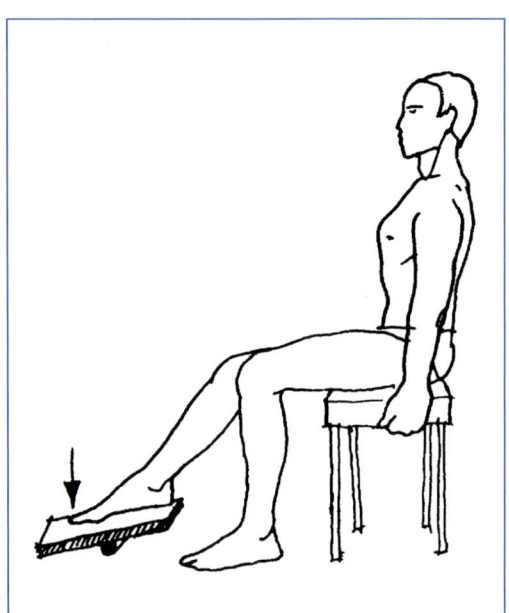 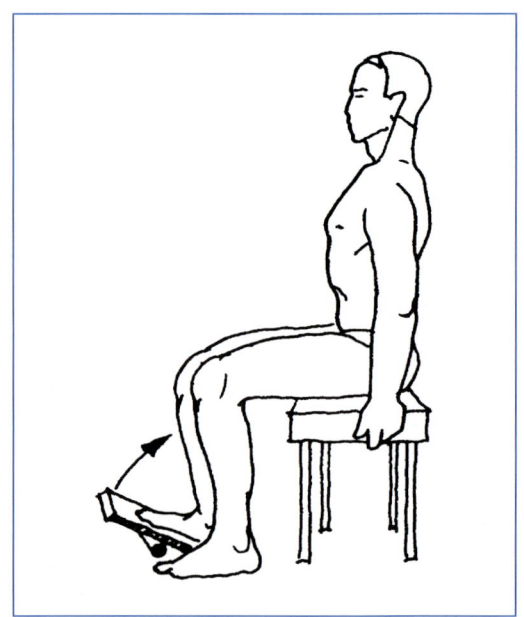

Plantarflexion   Dorsalextension

ÜK 3 Traktion im Kniegelenk durch Gewichtsbelastung

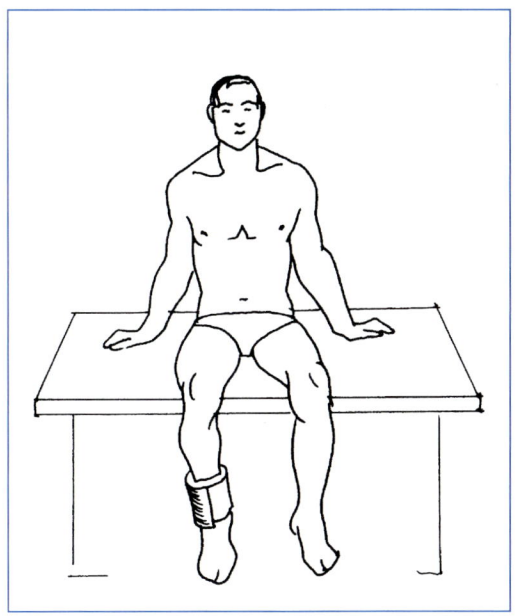

ÜK 4 Innervationsübung der unteren Extremitäten

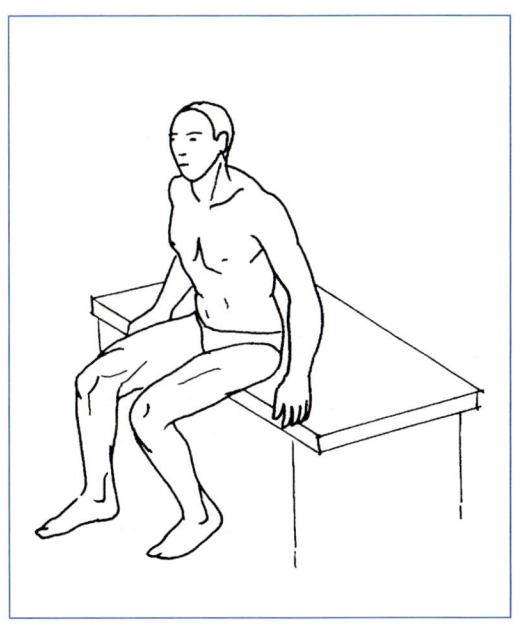

Belastungsphase

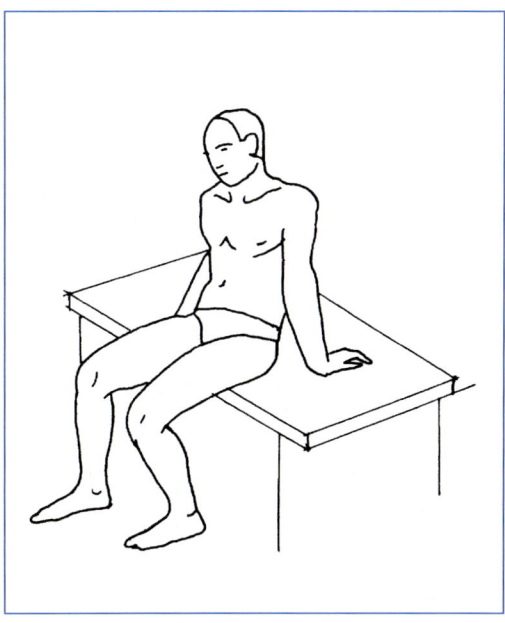

Entlastungsphase

ÜK 5   Abduktionsbewegung im Hüftgelenk

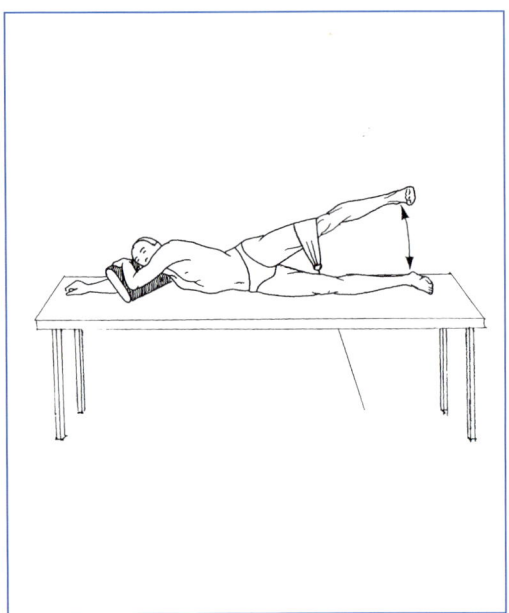

ÜK 6   Abduktionsbewegung im Hüftgelenk (mit Negativgewicht)

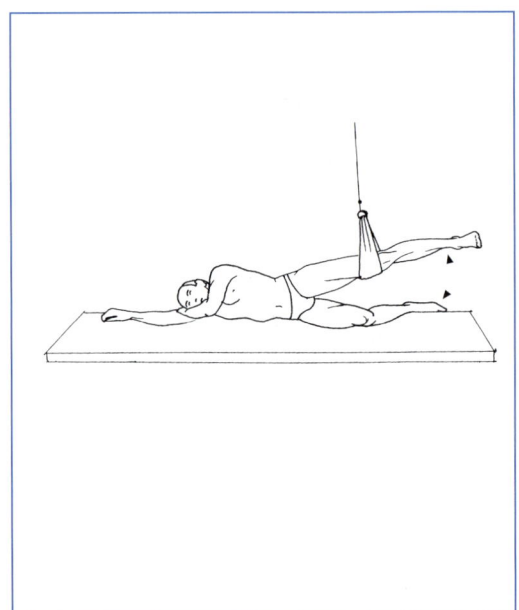

ÜK 7   Extensionsbewegung im Hüftgelenk

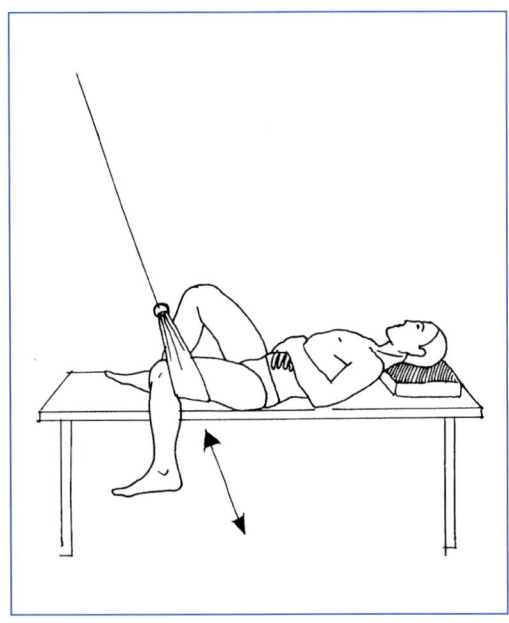

ÜK 8   Adduktionsbewegung im Hüftgelenk

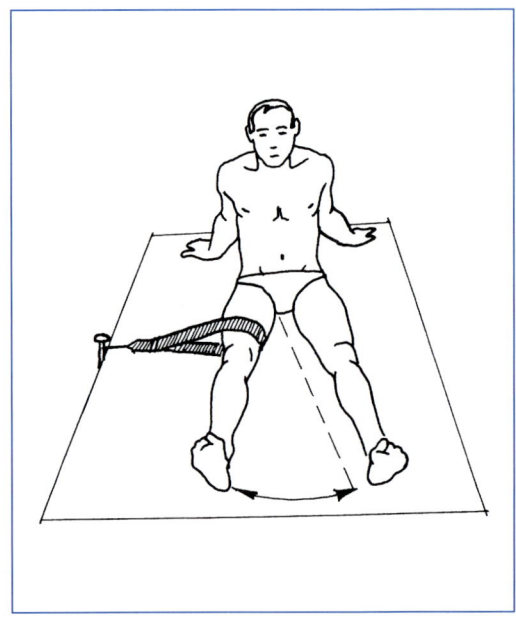

ÜK 9 Abduktionsbewegung im Hüftgelenk

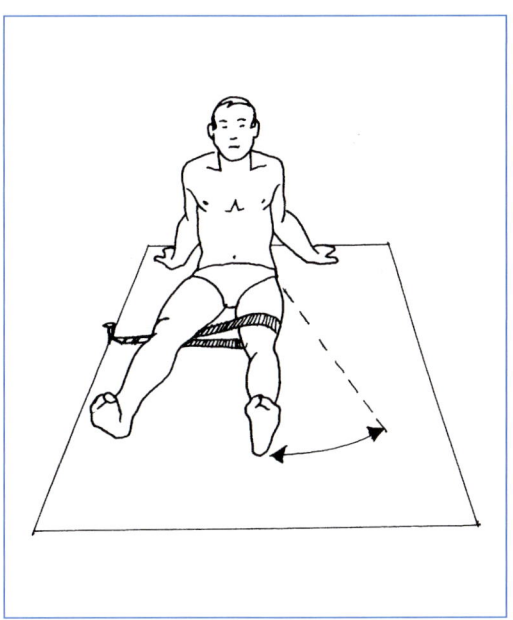

ÜK 10 Inversion/Eversion

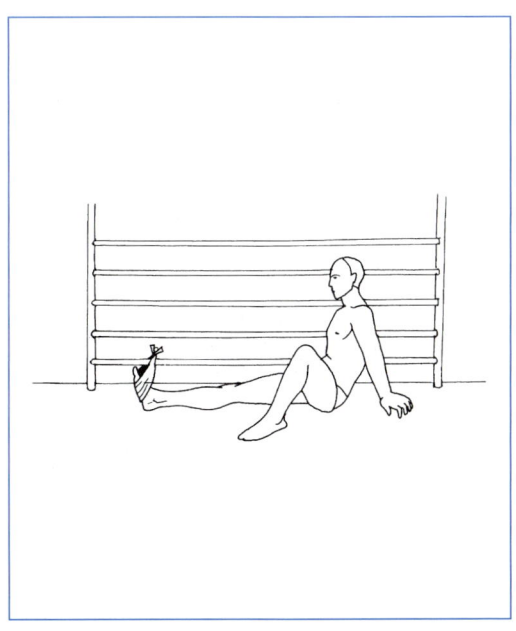

Inversion

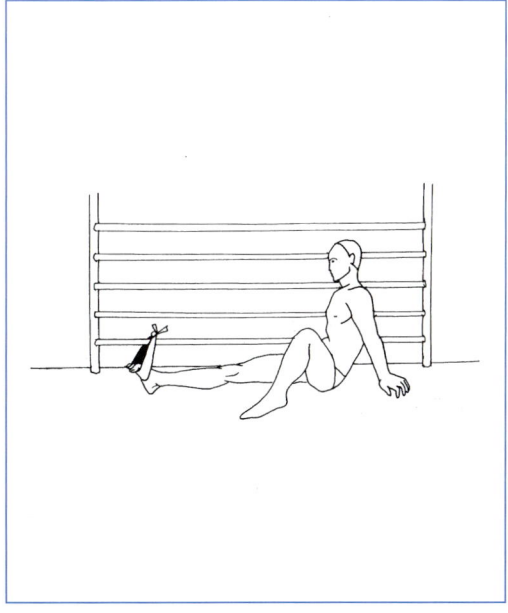

Eversion

ÜK 11   Propriozeptive neuromuskuläre Fazilitations-(PNF-)Muster der unteren Extremitäten
(Ausgangs-/Endstellung)

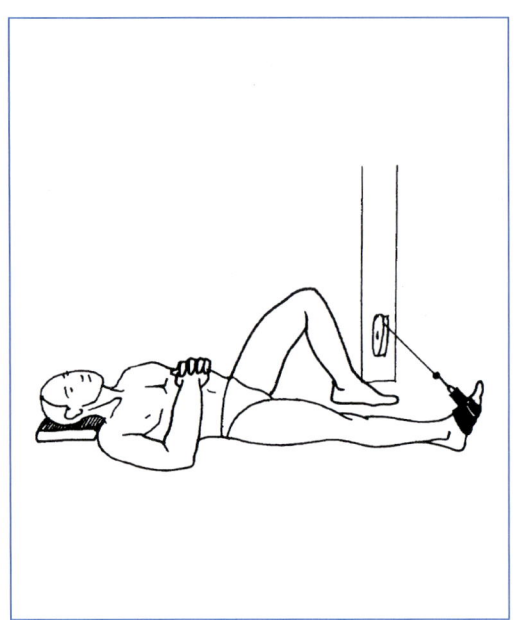

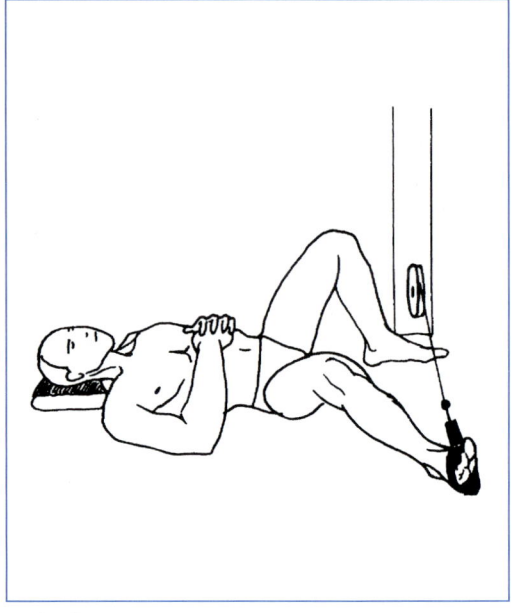

Ausgangsstellung   Endstellung

ÜK 12   Extension der gesamten unteren Extremitäten (geschlossenes System an der Isokinetik)
(Ausgangs-/Endstellung)

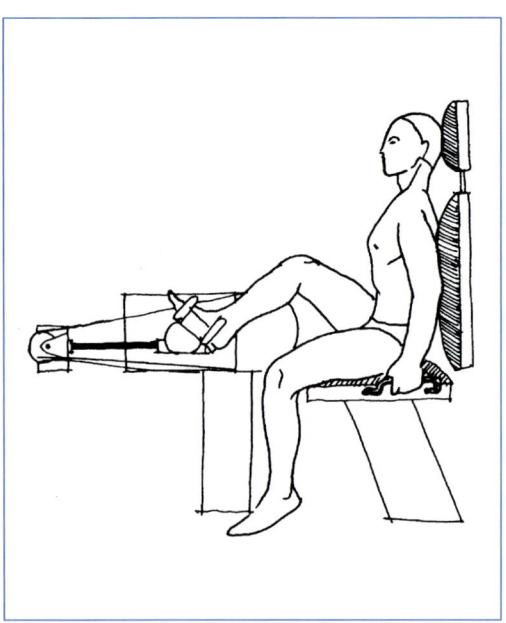

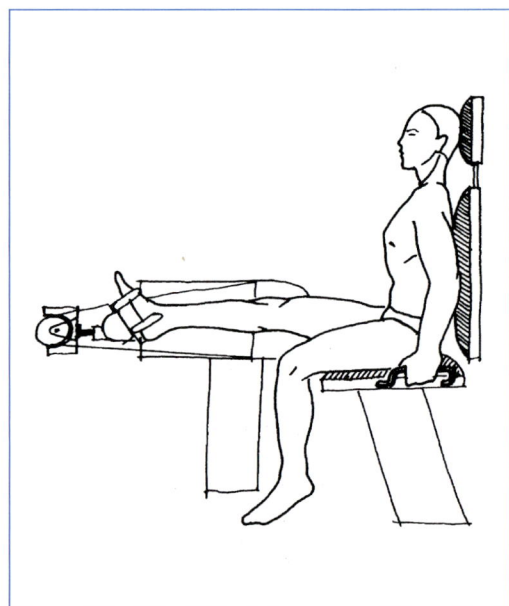

Ausgangsstellung   Endstellung

ÜK 13 Extensionsbewegung im Hüftgelenk (Ausgangs-/Endstellung)

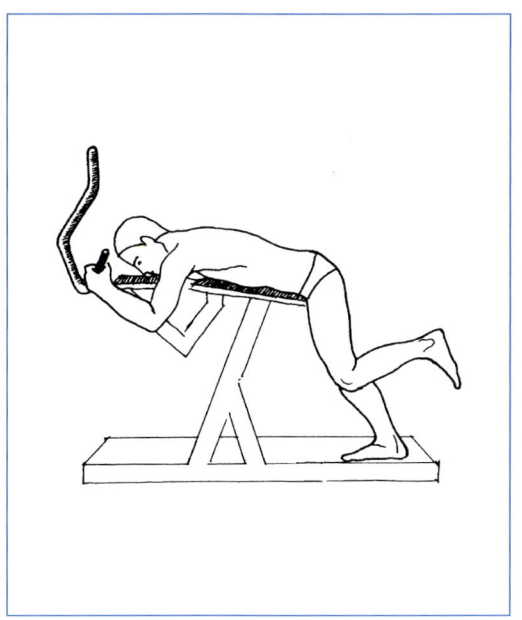 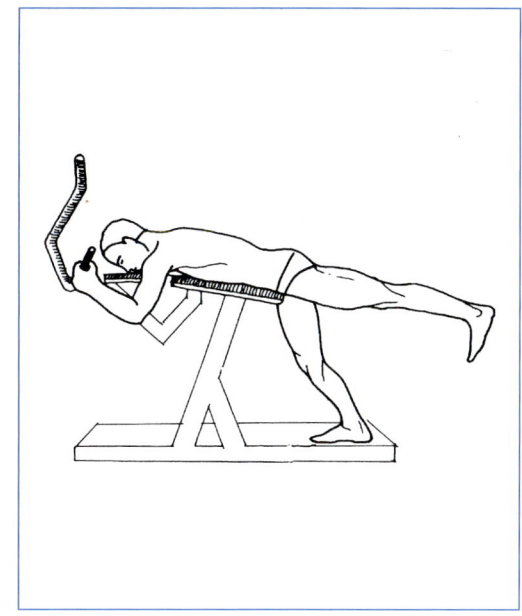

Ausgangsstellung

Endstellung

ÜK 14 Ausrichten der Beckenstellung (Heben/Senken) in der Frontalebene

ÜK 15 Ausrichten der Fußstellung Heben/ Senken des lateralen Fußrandes)

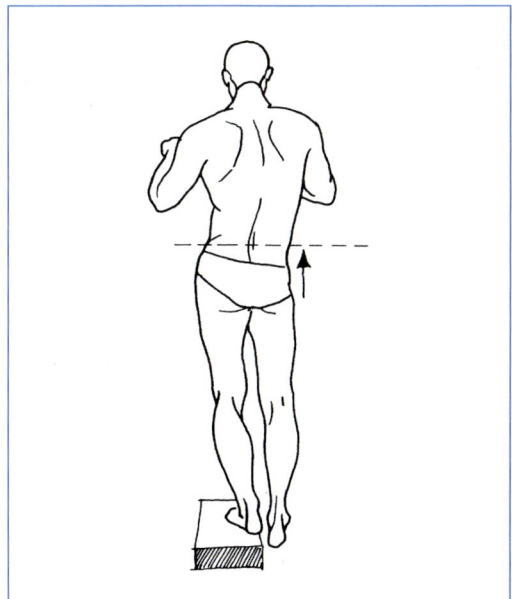 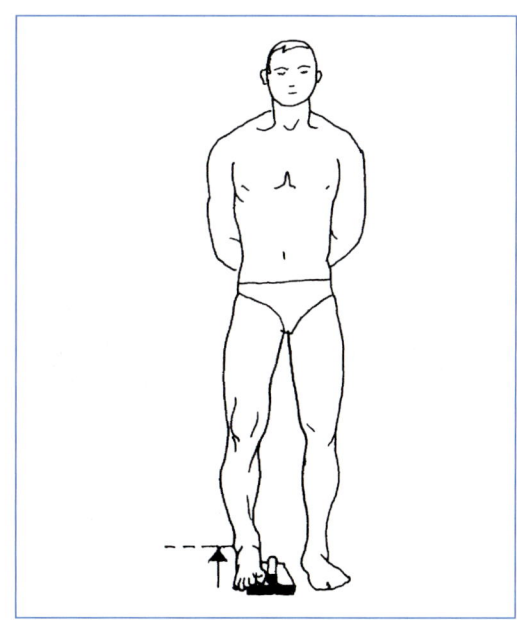

ÜK 16 Extensions-/Flexionsbewegung der unteren Extremitäten (Beinpresse mit instabiler Stützfläche)

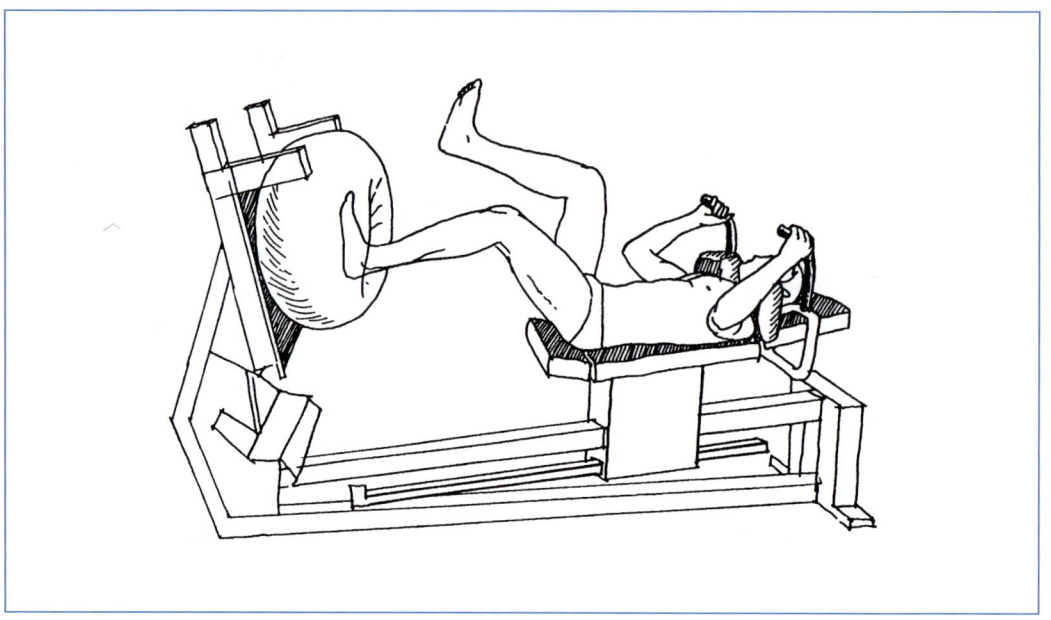

ÜK 17 Gleichgewichts- und Stabilisationsübung

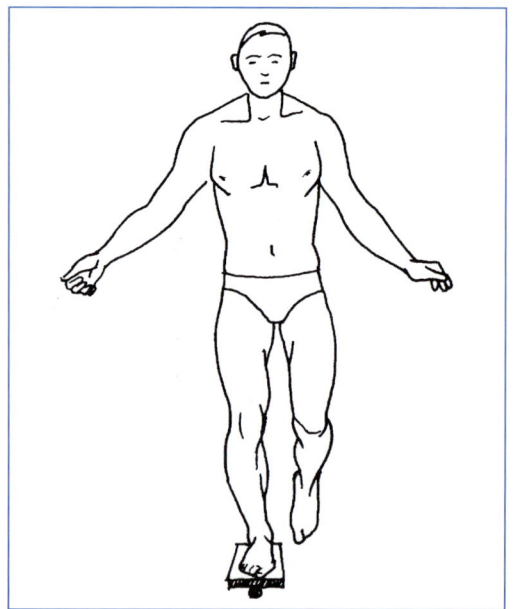

ÜK 18 Abduktionsbewegung im Hüftgelenk (Ausgangs-/Endstellung)

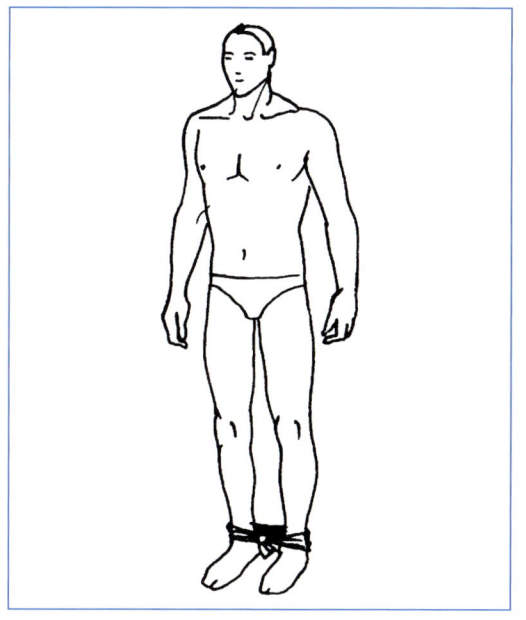 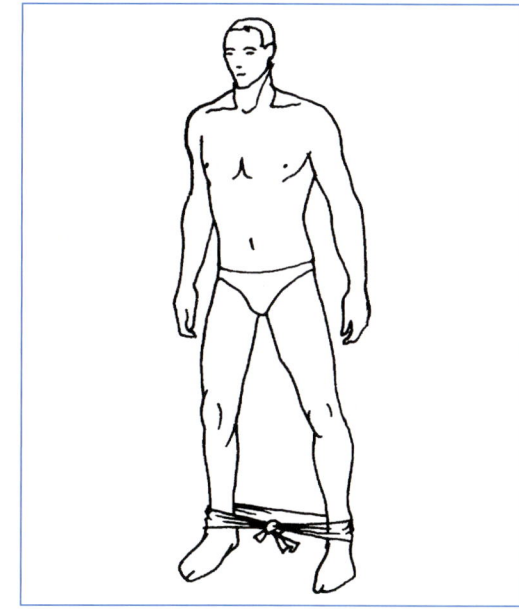

Ausgangsstellung   Endstellung

ÜK 19 Extensionsbewegung im Hüftgelenk (Ausgangs-/Endstellung)

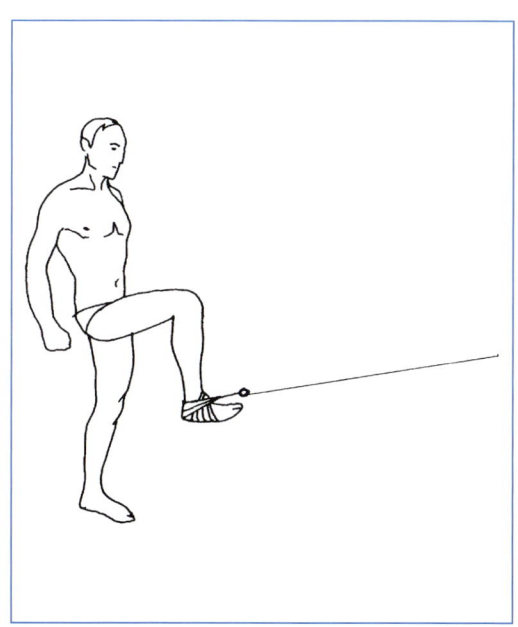 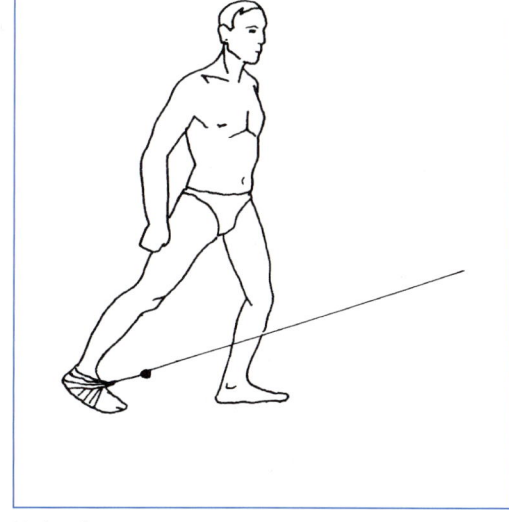

Ausgangsstellung   Endstellung

ÜK 20   Flexionsbewegung im Hüftgelenk (Ausgangs-/Endstellung)

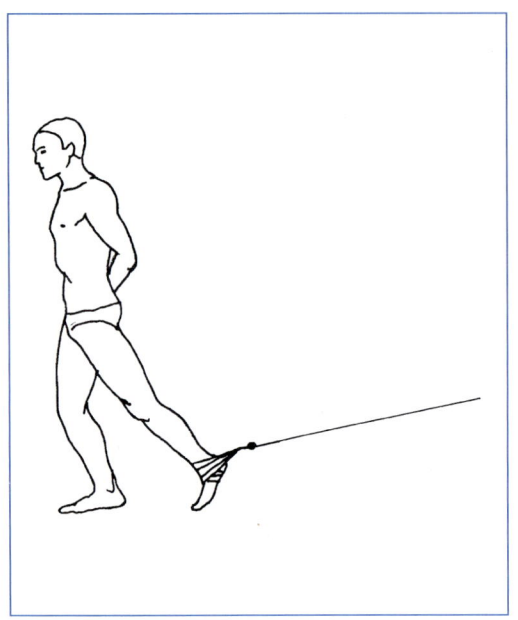
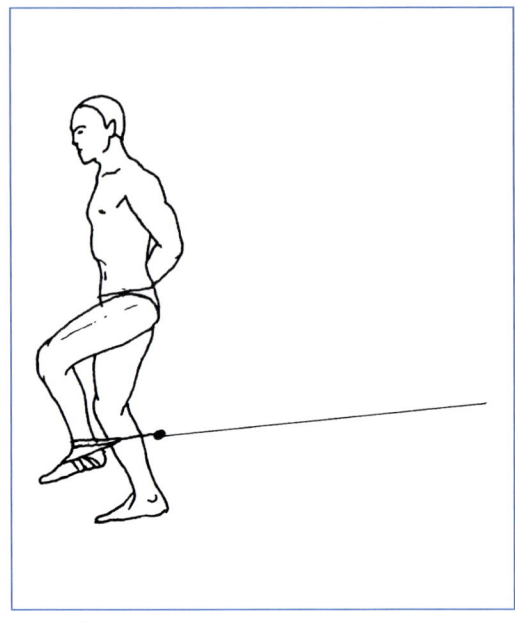

Ausgangsstellung   Endstellung

**ÜK 21   PNF-Muster der unteren Extremitäten, Zug in Flexion-Adduktion-Außenrotation
(Ausgangs-/Endstellung)**

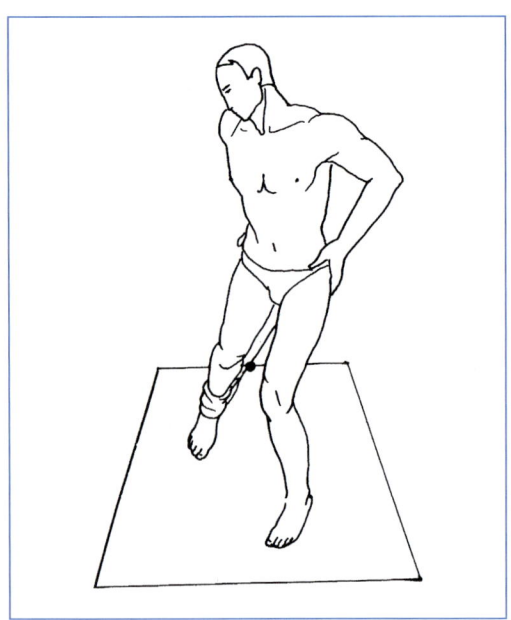
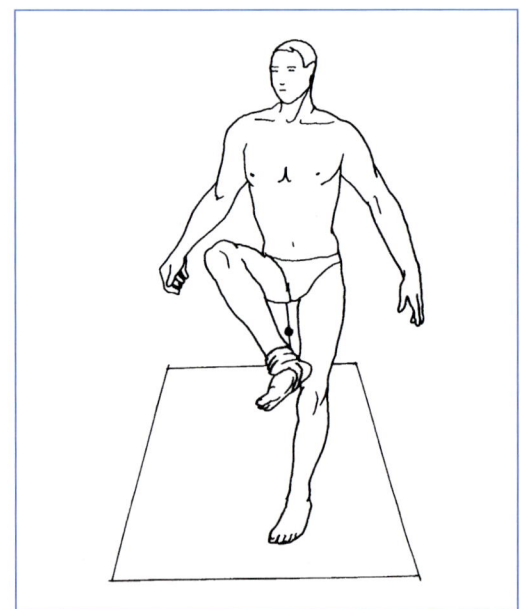

Ausgangsstellung   Endstellung

ÜK 22 Abduktionsbewegung im Hüftgelenk

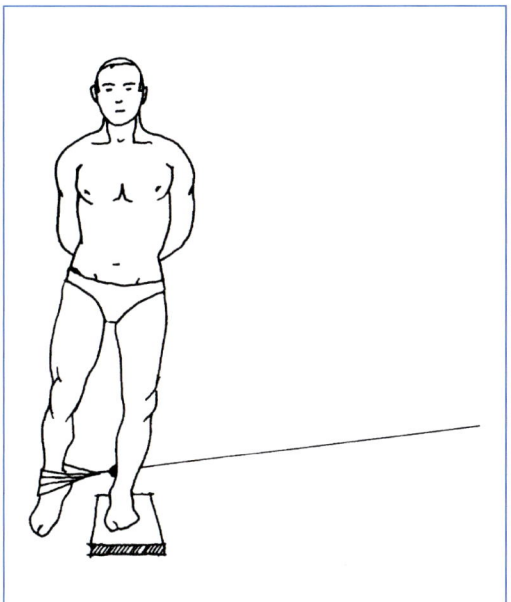

ÜK 23 Extensionsbewegung im Hüftgelenk

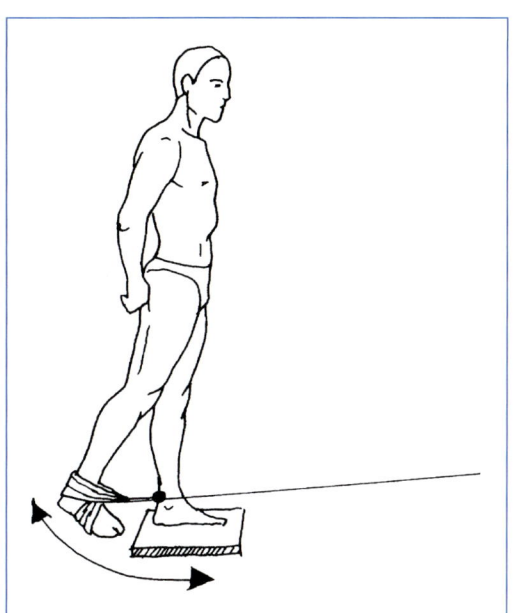

ÜK 24 Stabilisations-/Gleichgewichtsübung mit Zusatzbelastungen (Ausgangs-/Endstellung)

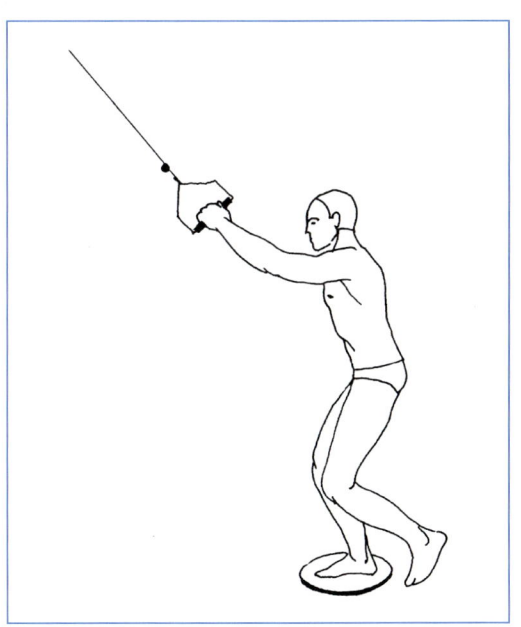

Ausgangsstellung

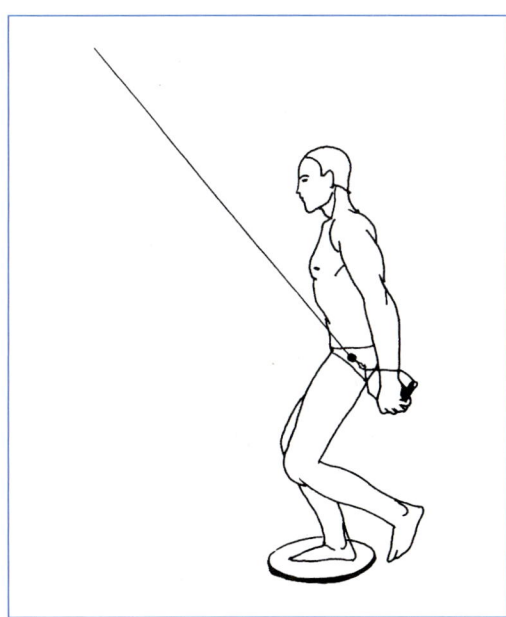

Endstellung

ÜK 25   Dynamische Stabilisationsübung auf dem Minitrampolin (Ausgangs-/Endstellung)

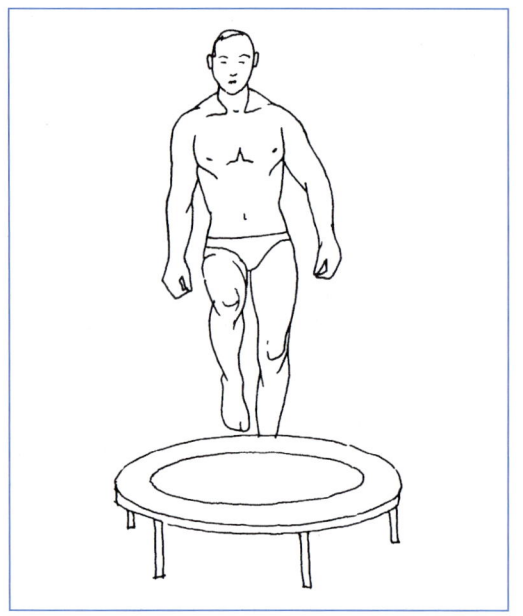

Ausgangsstellung

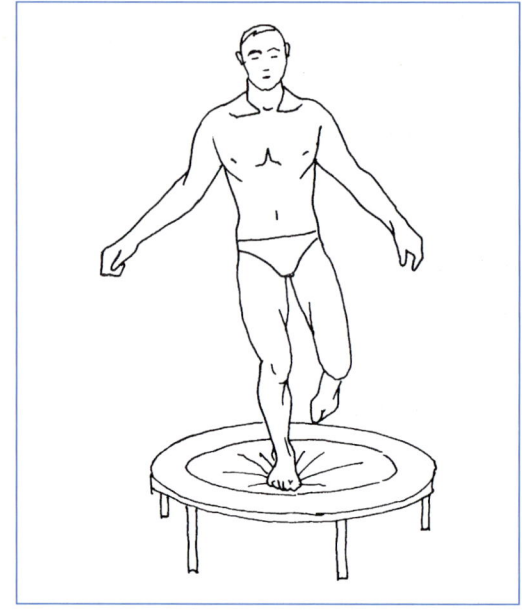

Endstellung

ÜK 26   Drehsprünge (1/4-Drehung) auf dem Minitrampolin (Ausgangs-/Endstellung)

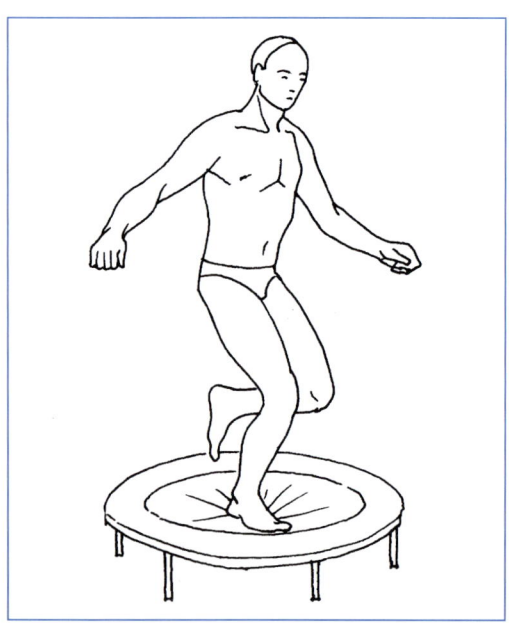

Ausgangsstellung

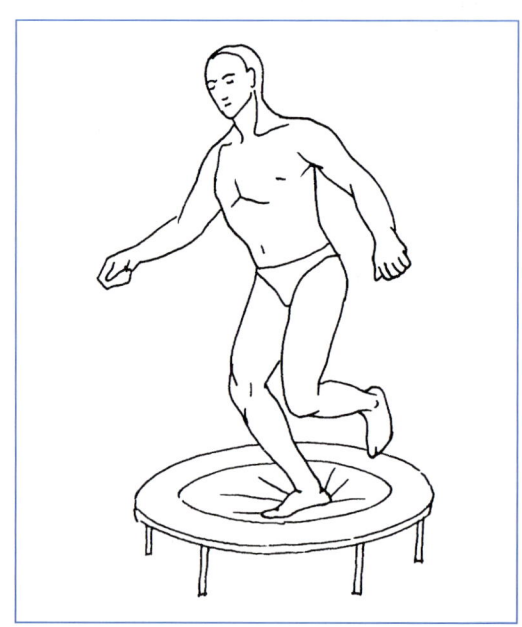

Endstellung

23.1.1
Methodische Übungsreihen I + II

Methodische Prinzipien zur Trainingssteuerung: Arbeiten mit Negativgewicht, dann Positivgewicht, Verringerung der Auflagefläche, vom eingelenkigen zum mehrgelenkigen Arbeiten (erarbeitet von Cremerius), (hierauf wurde in Kap. 18 verwiesen).

I. Kräftigung der Extensoren

a) Rückenlage auf dem Winkeltisch (Stabilisation der LWS durch Anbeugen des anderen Beines), Herabsenken des Beines gegen den Zug von oben (ÜK 7)
b) Bauchlage bis zum Becken auf dem Winkeltisch, die Beine hängen herab, Arbeiten mit Negativgewicht durch den Zug von oben, Abbau des Negativgewichtes bis zur Überwindung des Eigengewichtes des Beines (ÜK 13) und evtl. Zusatzgewicht (Manschette), (eingelenkiges Arbeiten mit dem Zug am distalen Ende des Oberschenkels)
c) Verringerung der Auflagefläche: Bankstellung (Übungsform wie oben)
d) Stand vor dem Zugapparat, Standbein auf einer leichten Erhöhung, der Zug setzt am distalen Ende des Oberschenkels an (eingelenkiges Arbeiten, später zweigelenkig mit Zug am Knöchel), Arbeiten in die Extension (z. B. ÜK 19, 23), (zur Erhöhung der Auflagefläche erst Schieben eines Tuches oder Rollbrettes nach hinten)

Beachte: Die LWS sollte dabei aktiv stabilisiert werden (Haltungskontrolle).

II. Kräftigung der Abduktoren

a) Seitlage auf dem Winkeltisch, zur Stabilisation der LWS ist das untere Bein angewinkelt, Arbeiten mit Negativgewicht durch Zug von oben (erst eingelenkig, später zweigelenkig), (ÜK 6)
b) Abbau des Negativgewichtes bis zur Überwindung des Eigengewichtes des Beines und evtl. Zusatzgewicht (ÜK 5)
c) Rückenlage auf dem Winkeltisch, seitlich zum Zugapparat, erst eingelenkiges, dann zweigelenkiges Arbeiten in die Abduktion gegen Widerstand des Zuges oder des Therabandes (ÜK 8)
d) Stand seitlich zum Zugapparat, evtl. Unterstützungsfläche am Oberkörper, erst eingelenkiges, dann zweigelenkiges Arbeiten in die Abduktion (auf Hüftstreckung achten), (ÜK 22)

Beachte: Ausweichbewegungen, wie v. a. Flexion der Hüfte und Außenrotation des Beines, vermeiden.

23.2
Übungskatalog – obere Extremitäten

ÜK 27   Hubfreie Anteversion in Seitlage (Ausgangs-/Endstellung)

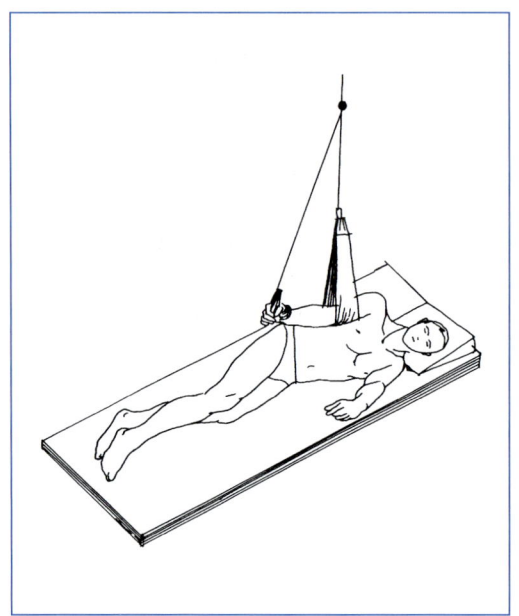
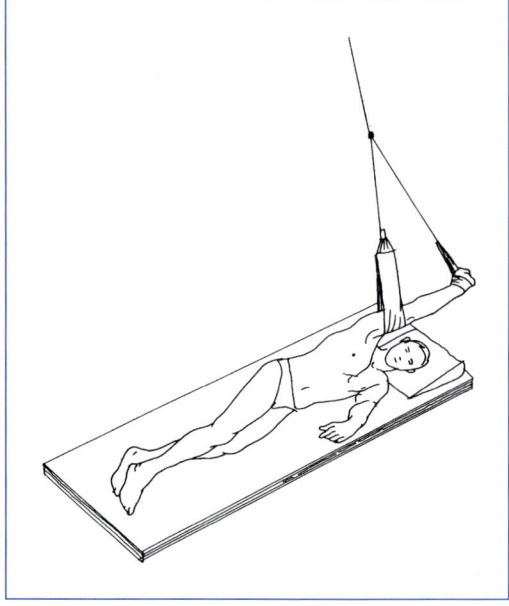

Ausgangsstellung   Endstellung

ÜK 28   Horizontale Schulterab-/adduktion

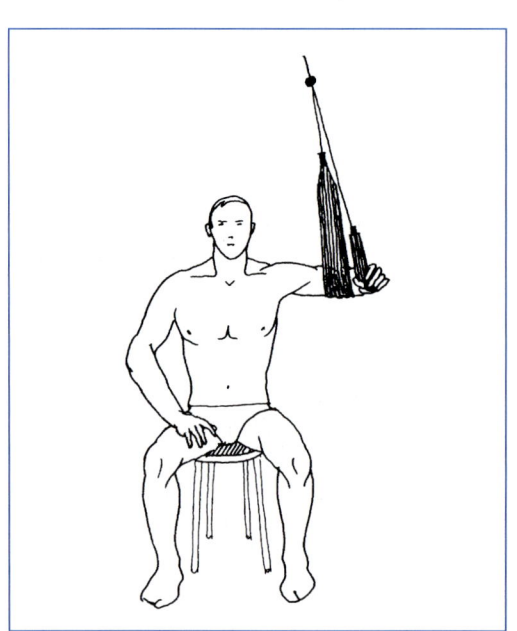
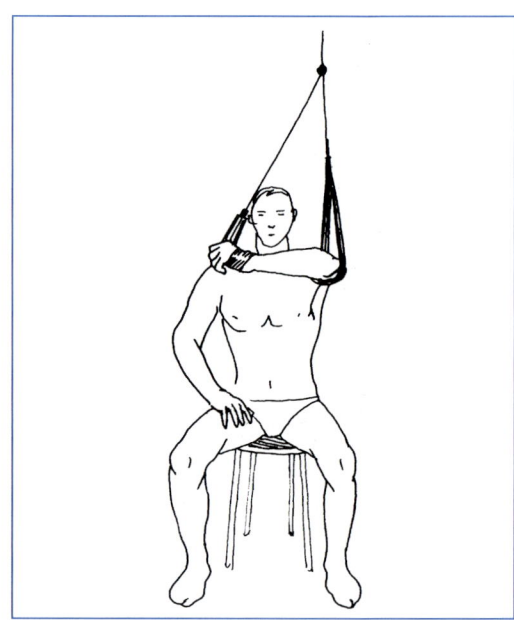

Schulterabduktion   Schulteradduktion

ÜK 29   Mobilisation/Traktion mit Gewichtsmanschette in Schultergelenk-Abduktion/-Adduktion (Ausgangs-/Endstellung)

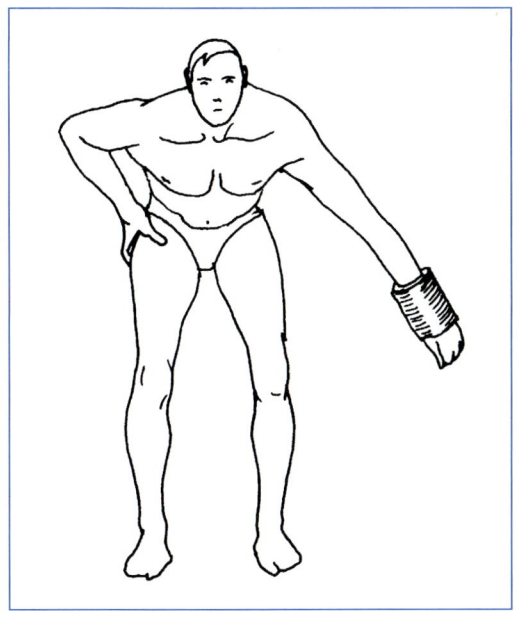
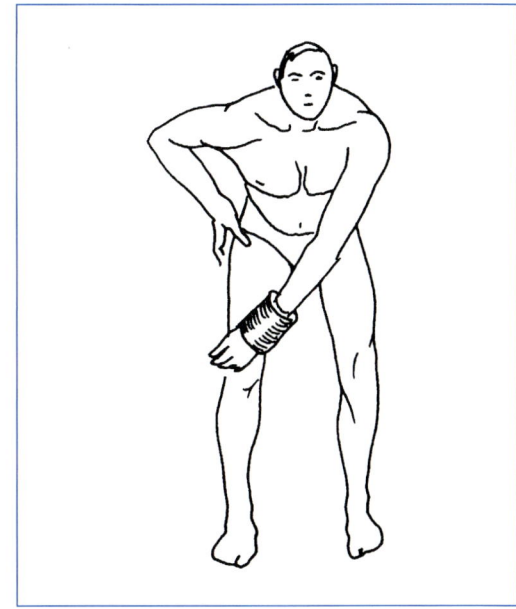

Ausgangsstellung   Endstellung

ÜK 30   Abduktionsbewegung der Arme (ohne Elevationskomponente und mit Schulterblattfixation)

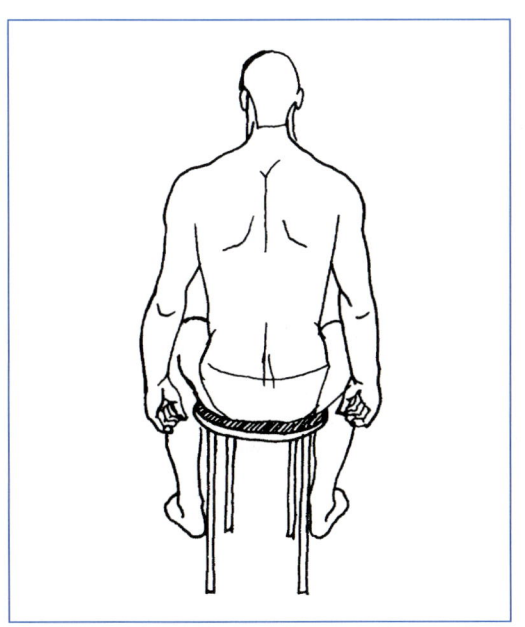
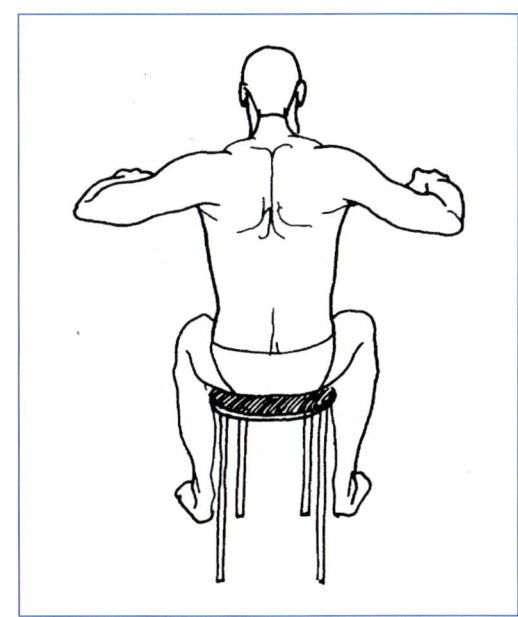

ohne Elevationskomponente   mit Schulterblattfixation

ÜK 31 Schulterblattfixation mit Zusatzbelastung

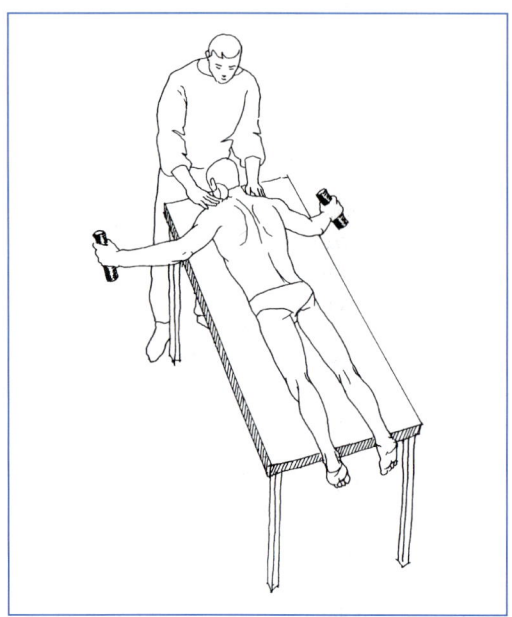

ÜK 32 Flexion/Extension im Ellbogengelenk (offenes System an der Isokinetik)

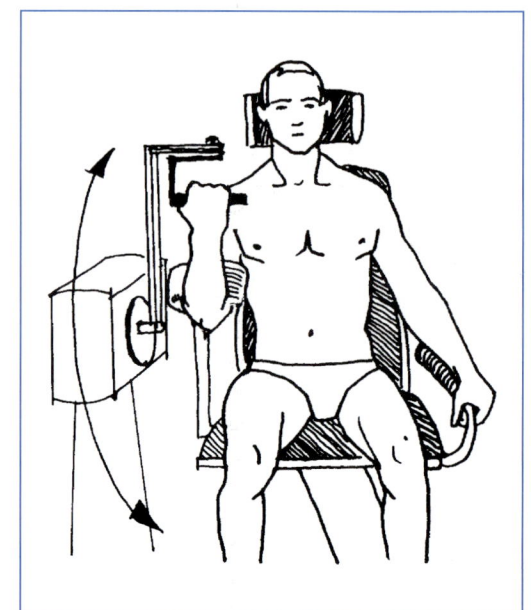

ÜK 33 Palmarflexion/-extension (Ausgangs-/Endstellung)

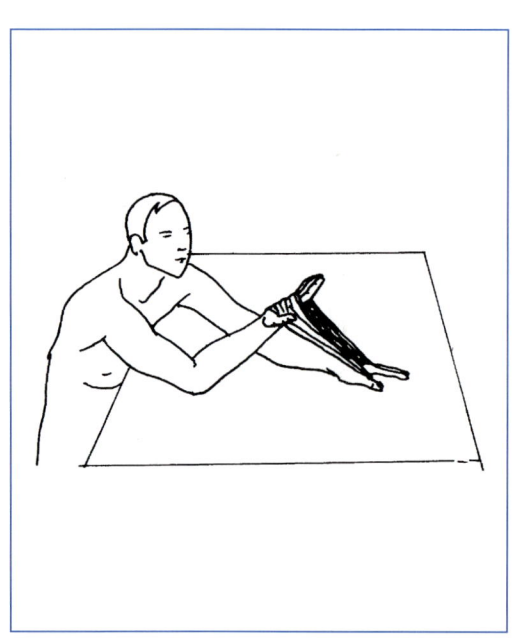

Ausgangsstellung

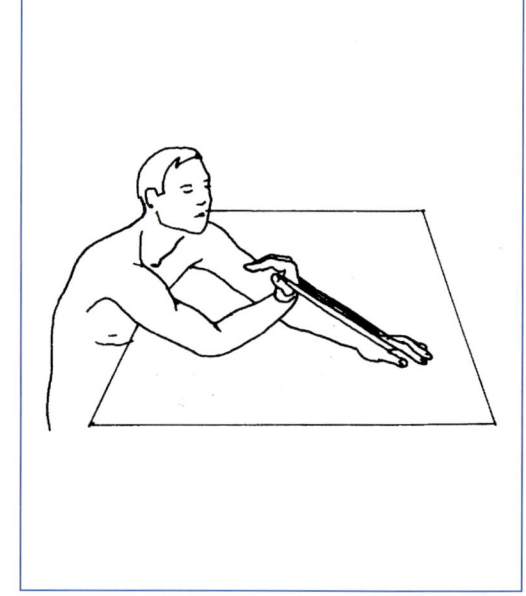

Endstellung

ÜK 34 Palmarextension (Ausgangs-/Endstellung)

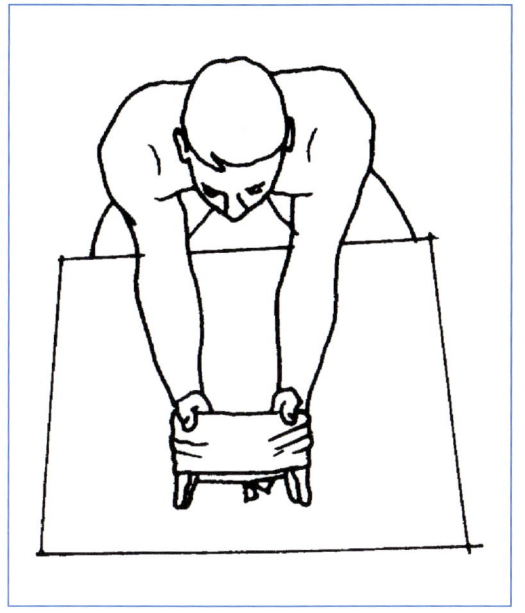

Ausgangsstellung

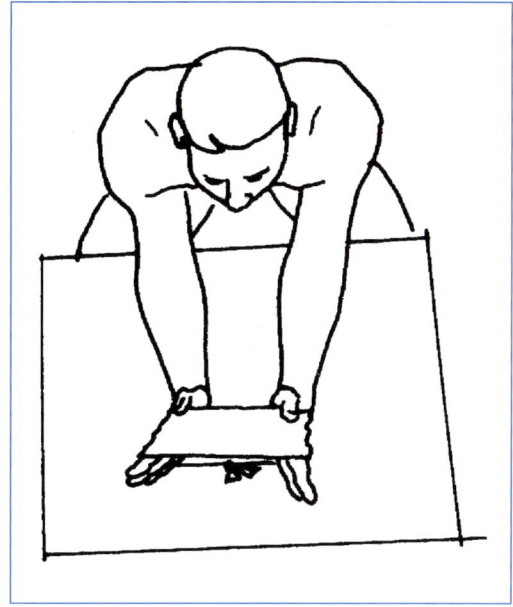

Endstellung

ÜK 35 Flexion im Ellbogengelenk

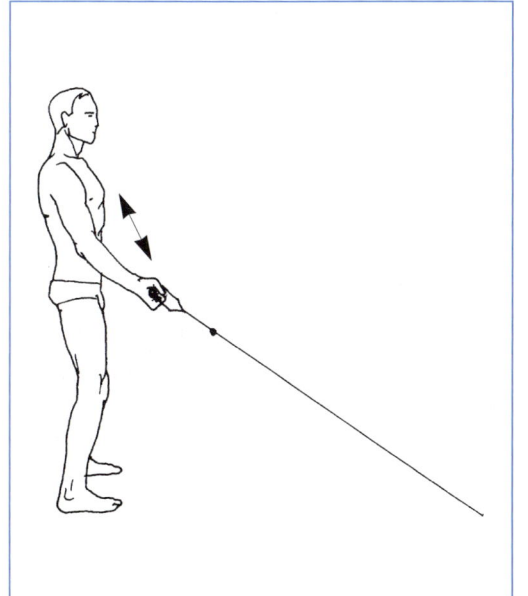

ÜK 36 Außen-/Innenrotation im Schultergelenk (offenes System an der Isokinetik)

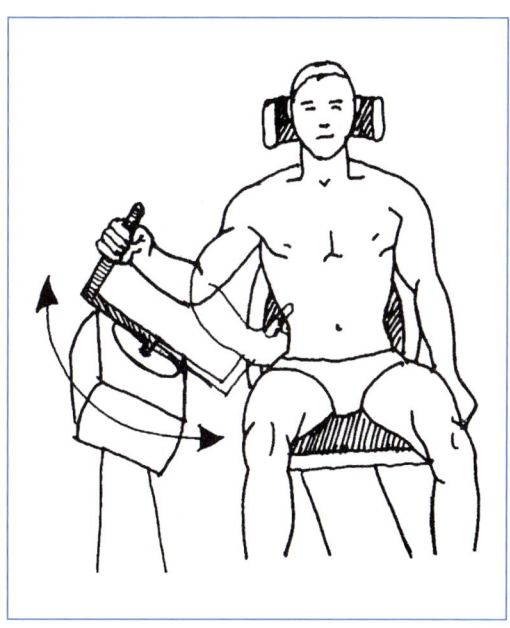

ÜK 37 Zug-/Schubbewegung der oberen Extremitäten (geschlossenes System an der Isokinetik)

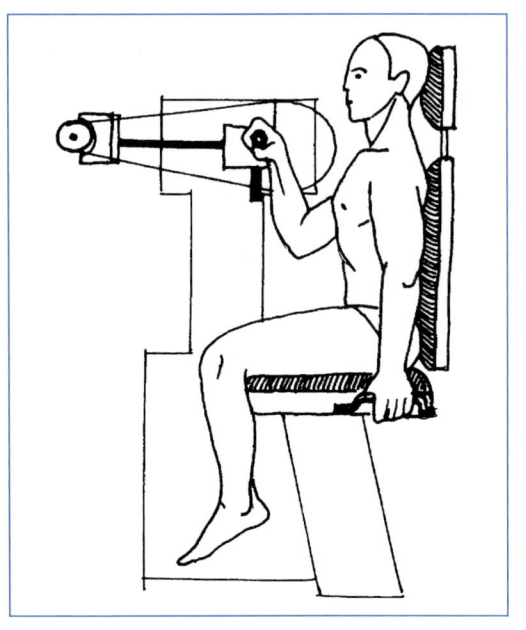 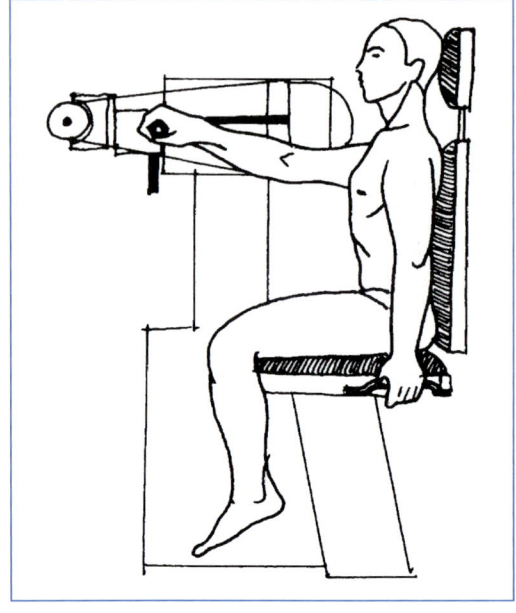

Zugbewegung   Schubbewegung

ÜK 38 PNF-Muster im Schultergelenk (Adduktion-Innenrotation-Flexion nach Abduktion-Außenrotation-Extension) an der Isokinetik

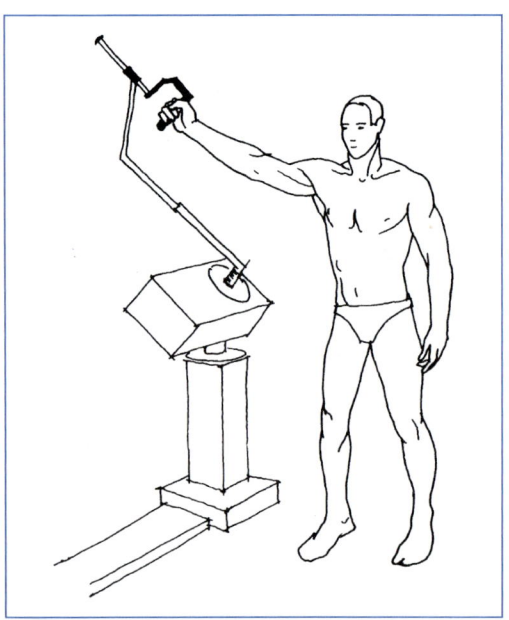 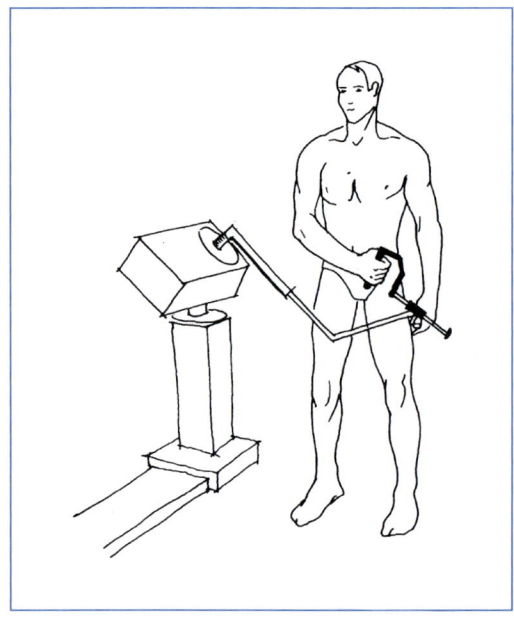

Ausgangsstellung   Endstellung

ÜK 39 Außenrotation im Schultergelenk

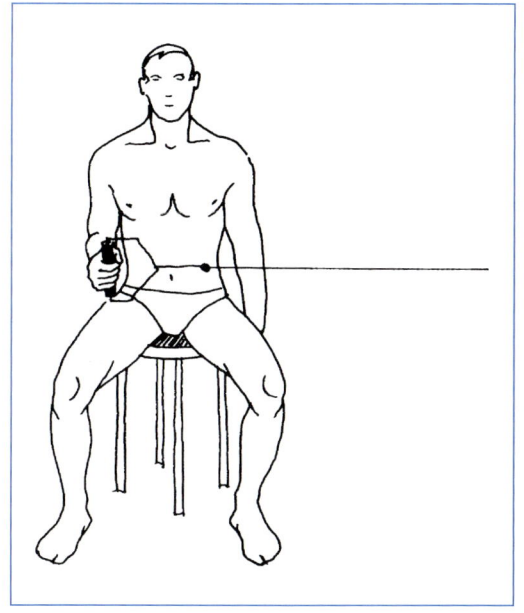

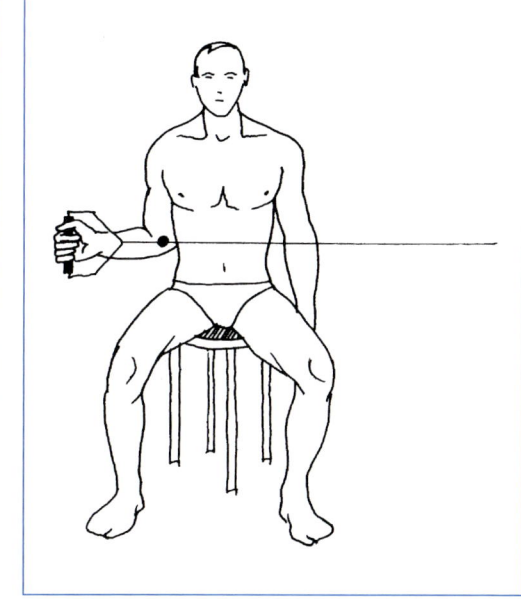

Ausgangsstellung

Endstellung

ÜK 40 Innenrotation im Schultergelenk

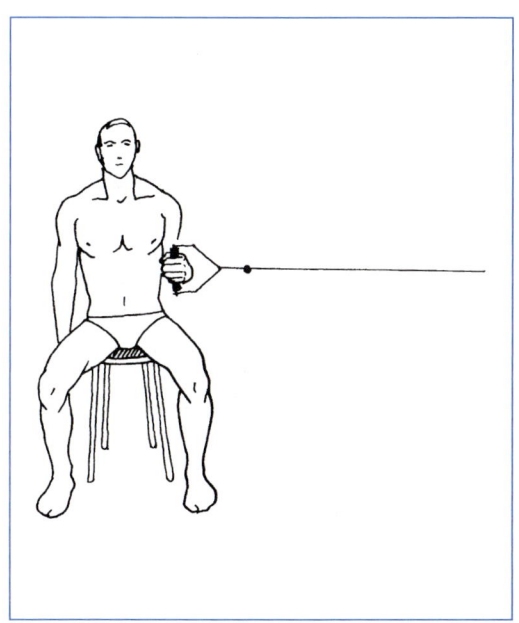

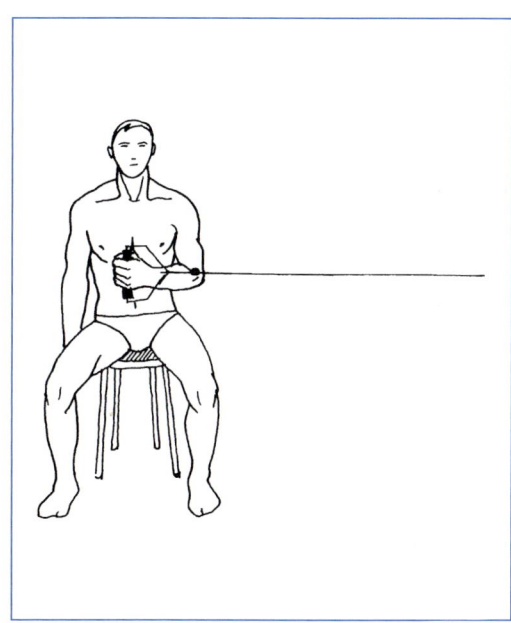

Ausgangsstellung

Endstellung

ÜK 41   Automobilisation der BWS bei stabilisierter LWS

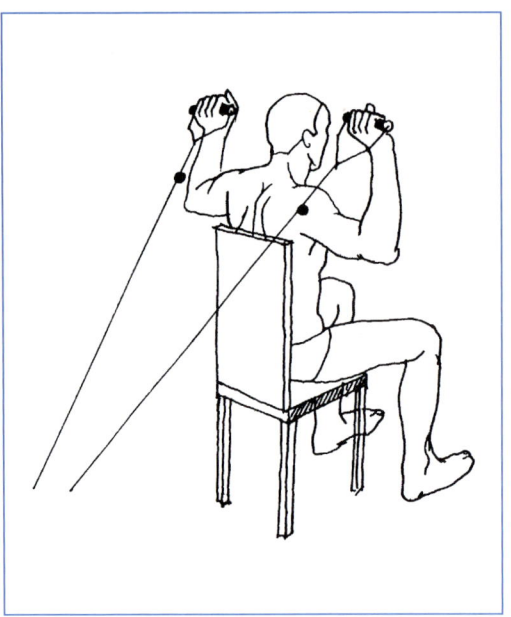

ÜK 42   PNF-Muster der oberen Extremitäten (Ausgangs-/Endstellung)

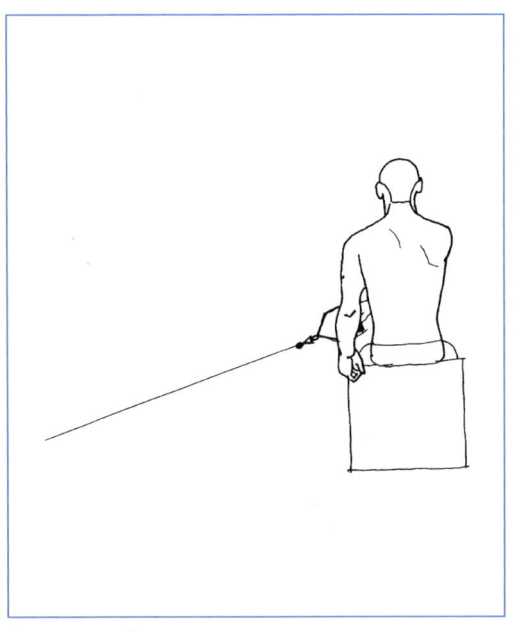
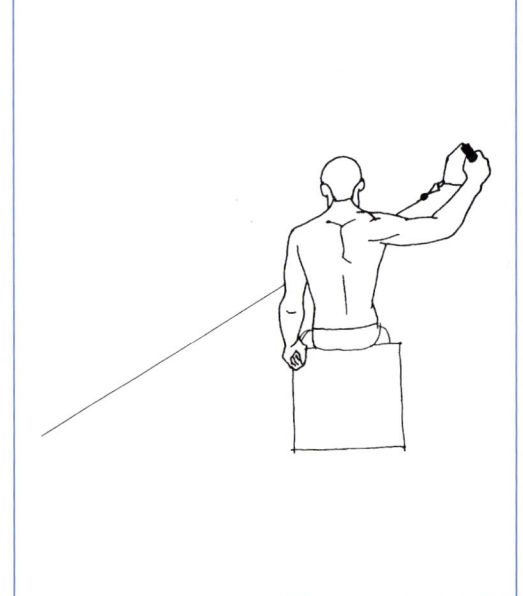

Ausgangsstellung   Endstellung

ÜK 43 PNF-Muster der oberen Extremitäten (Ausgangs-/Endstellung)

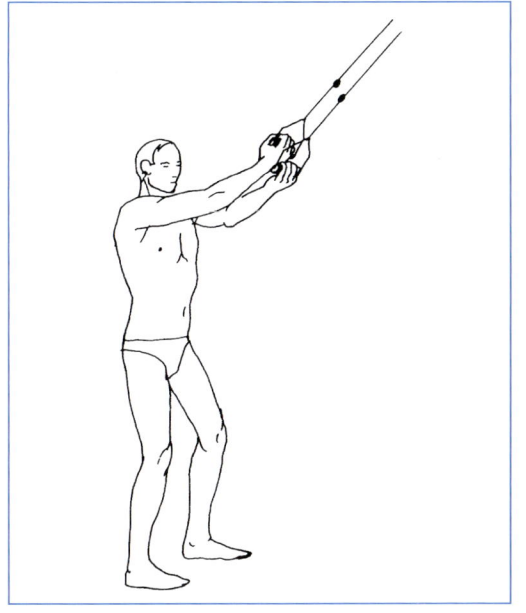 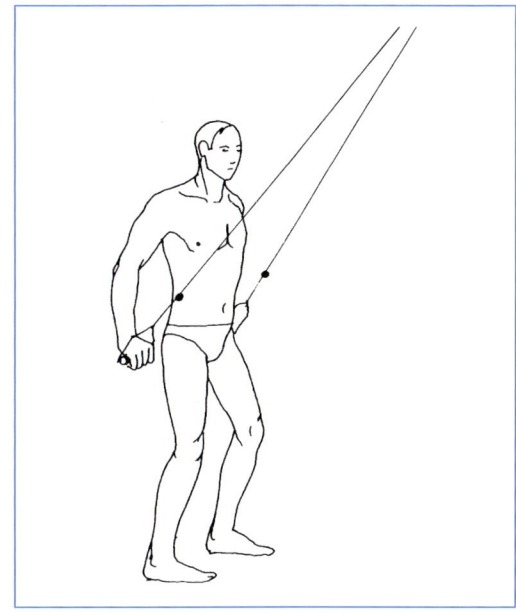

Ausgangsstellung   Endstellung

ÜK 44 Ganzkörperbewegung an der Isokinetik (Ausgangs-/Endstellung)

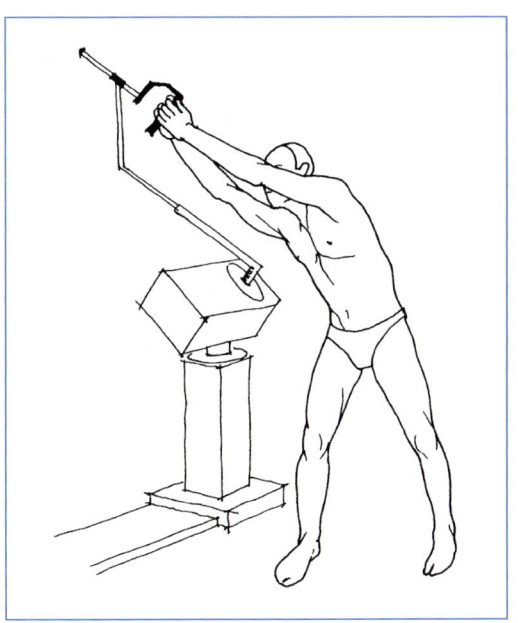 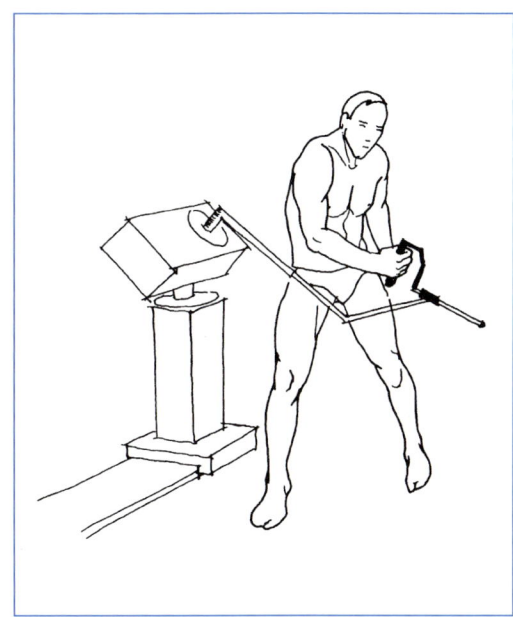

Ausgangsstellung   Endstellung

ÜK 45   PNF-Muster der oberen Extremitäten (Ausgangs-/Endstellung)

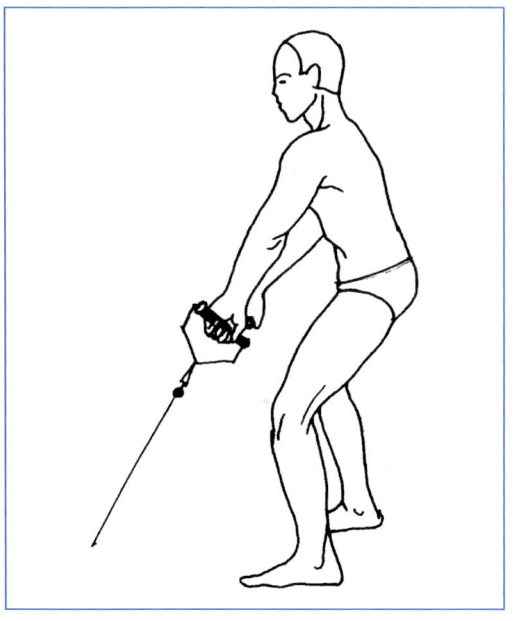
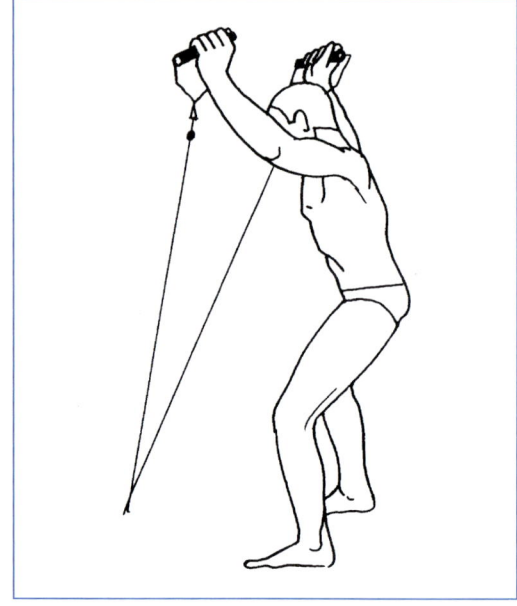

Ausgangsstellung   Endstellung

ÜK 46   Extension im Ellbogengelenk (Komplexbewegung)

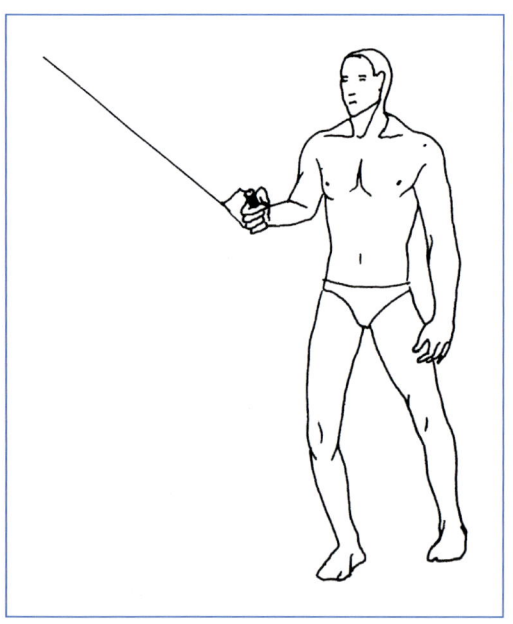
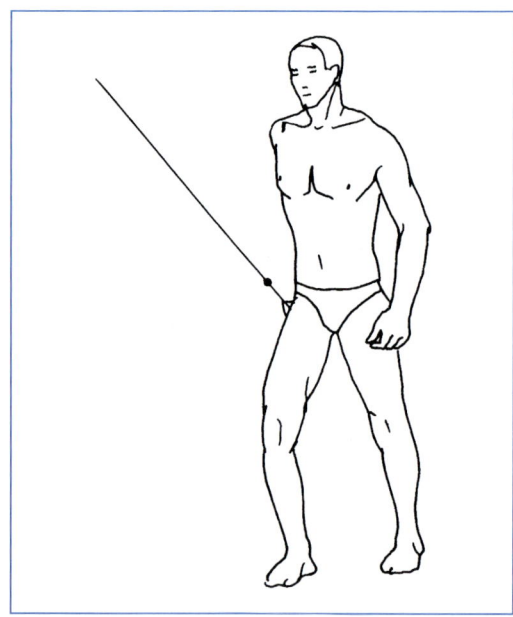

Ausgangsstellung   Endstellung

ÜK 47 PNF-Muster der oberen Extremitäten (Ausgangs-/Endstellung)

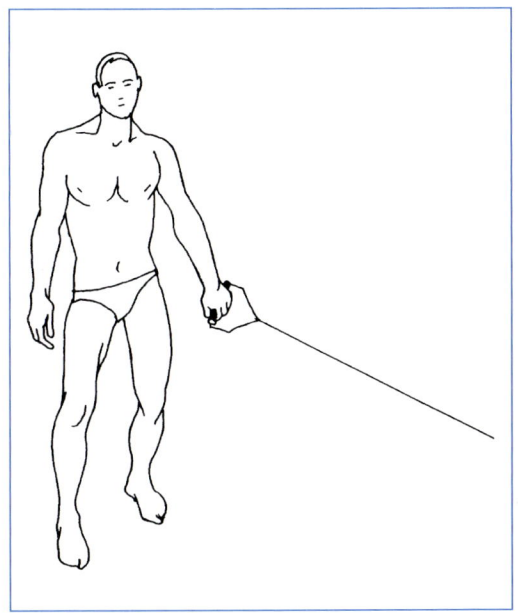 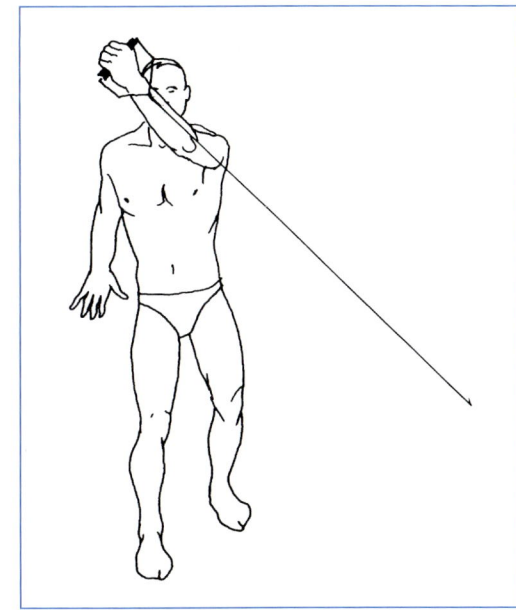

Ausgangsstellung   Endstellung

ÜK 48 PNF-Muster der oberen Extremitäten (Ausgangs-/Endstellung)

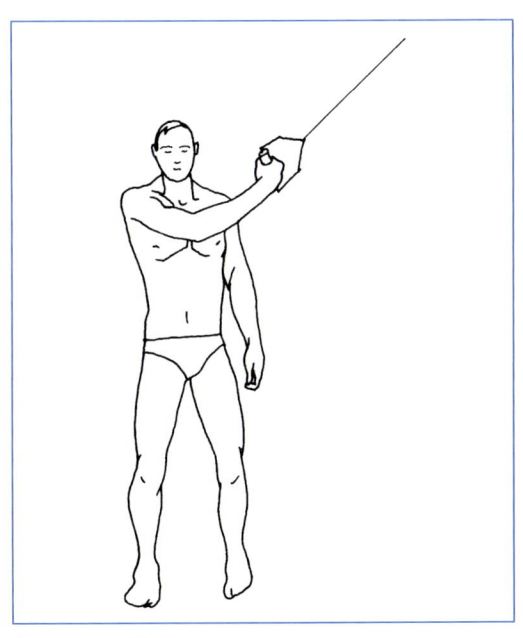 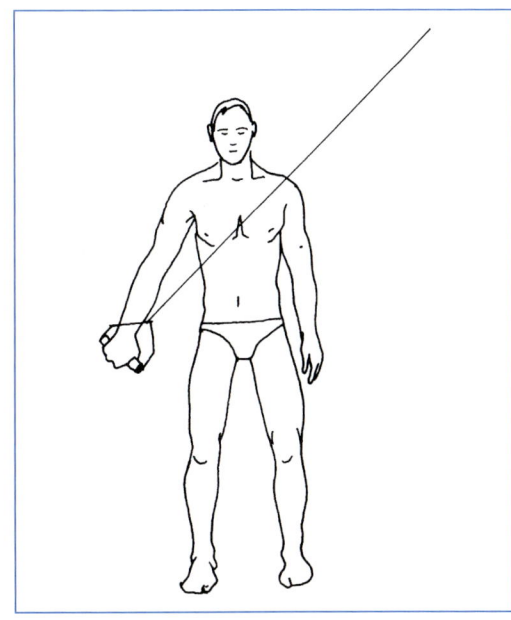

Ausgangsstellung   Endstellung

ÜK 49   PNF-Muster der oberen Extremitäten (Ausgangs-/Endstellung)

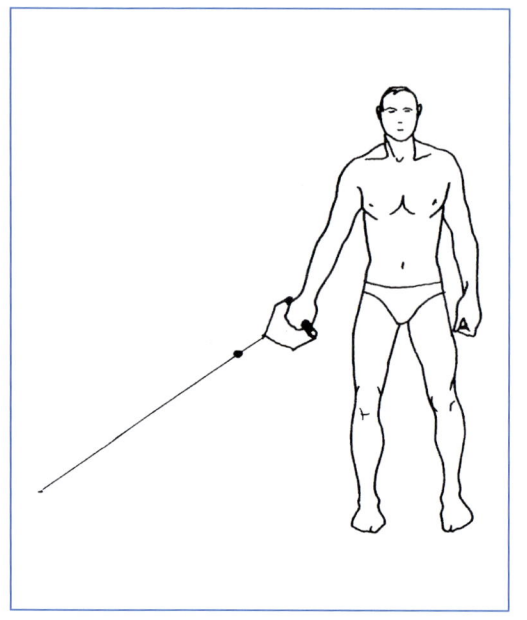 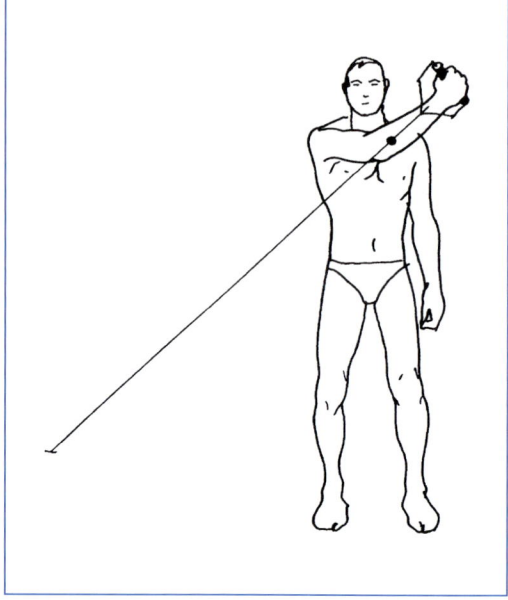

Ausgangsstellung   Endstellung

ÜK 50   Abduktions-Adduktionsbewegung im Schultergelenk (Zug in Abduktion)

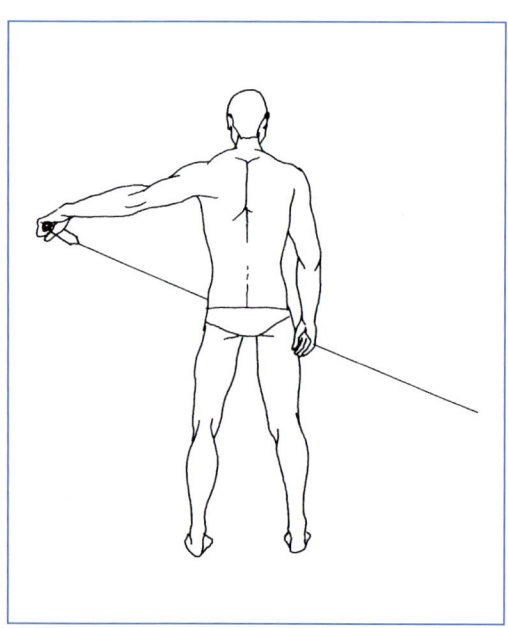

ÜK 51 PNF-Muster der oberen Extremitäten (Ausgangs-/Endstellung)

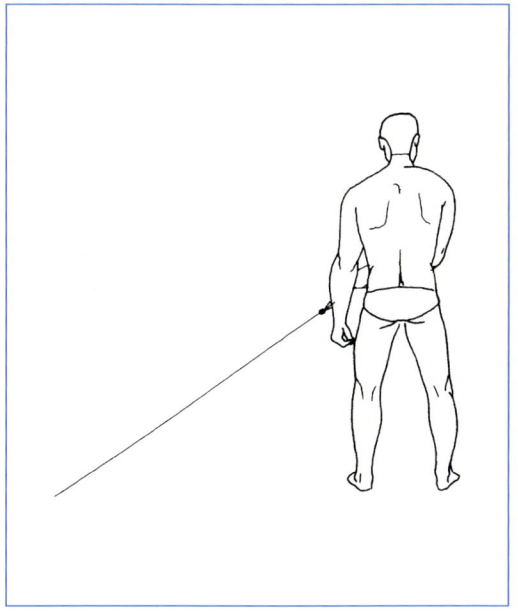

Ausgangsstellung

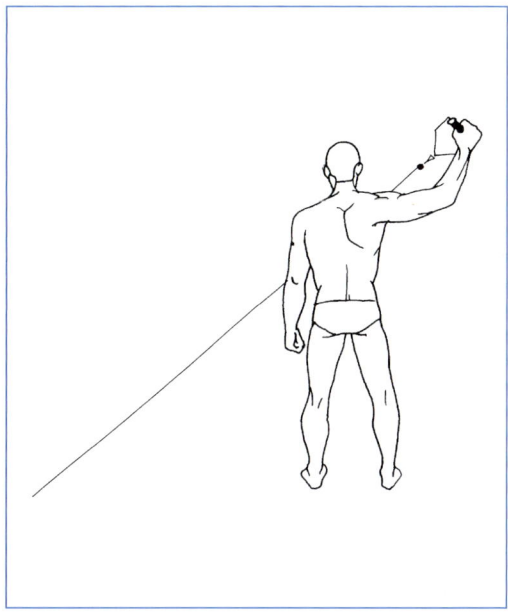

Endstellung

ÜK 52 Stabilisations- und Stützübung der oberen Extremitäten

ÜK 53 Stabilisations- und Stützübung der oberen Extremitäten

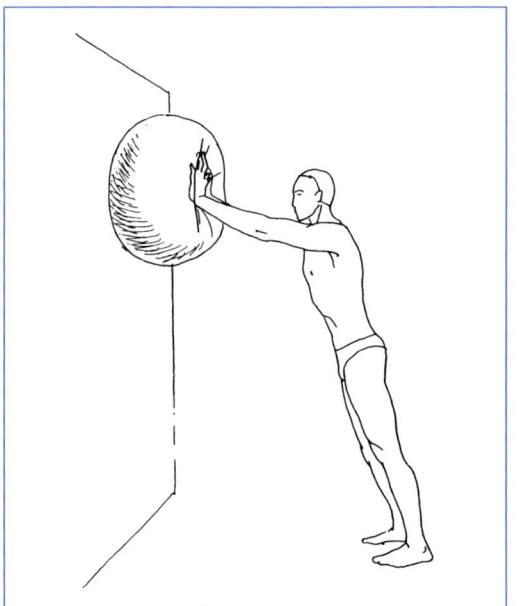

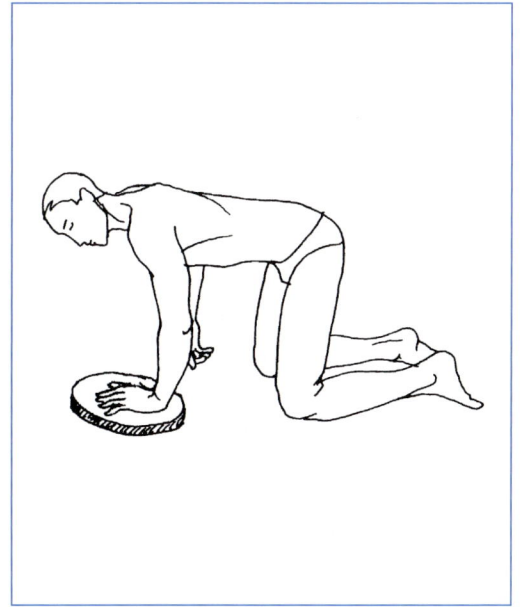

**23.3
Übungskatalog – Wirbelsäule**

**23.3.1
Methodische Übungsreihe III**

Methodisches Prinzip zur Trainingssteuerung: Verringerung der Auflagefläche, von symmetrischer Belastung zu asymmetrischer Belastung (hierauf wurde in Kap. 19 verwiesen, erarbeitet von Cremerius).

III. Kräftigung der segmental- und regionalstabilisierenden Muskulatur am Seilzug

a) Rückenlage mit angestellten Füßen (stabilisierte LWS), körpernahe Rumpfstabilisation bei Kraftbelastung mit Zug von kranial in der Frontalebene

b) Segmentale Stabilisierung der LWS im Sitz (oder Halbsitz) bei Zug von dorsal nach ventral

c) Körpernahe Rumpfstabilisation im Sitz (oder Halbsitz) mit Unterstützungsfläche am Brustkorb durch vertikale Kraftbelastung (symmetrisch); Arbeiten mit Zug von kranial (mit der Schwerkraft, z. B. Ük 59) und später gegen die Schwerkraft (Zug von kaudal, z. B. ÜK 58)

d) Stabilisation der LWS im Sitz mit (dann ohne) Unterstützungsfläche am Brustkorb bei horizontaler Kraftbelastung mit Zug von ventral (erst symmetrisch (z. B. ÜK 57), dann asymmetrisch)

e) Stabilisation der LWS im Sitz bei Kraftbelastung im PNF-Muster; Arbeiten mit und später gegen die Schwerkraft (erst symmetrisch, dann asymmetrisch)

f) wie e), Verringerung der Auflagefläche durch Übungsformen im Sitz ohne Unterstützungsfläche, dann Übungsformen im Stand (z. B. ÜK 45, 51, 60, 61)

ÜK 54 BWS-Aufrichtung und Schulterblattfixation (Ausgangs-/Endstellung)

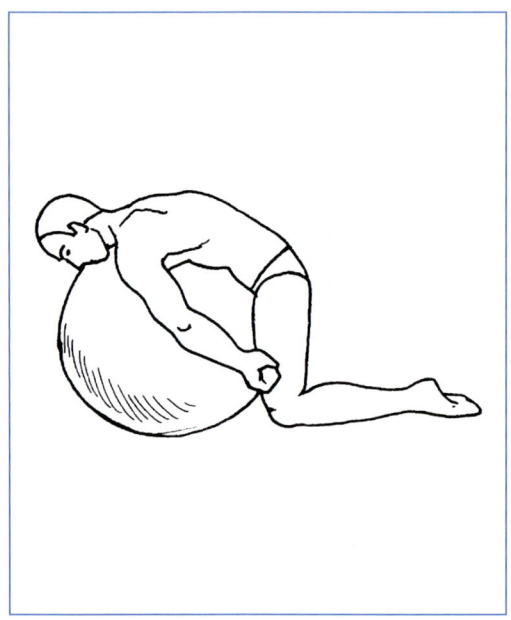

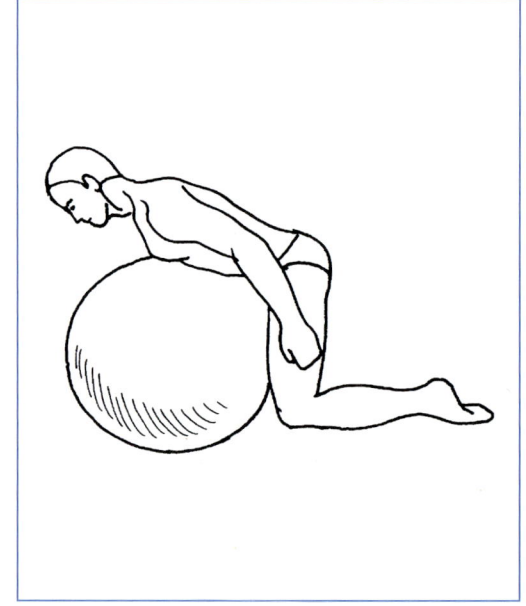

Ausgangsstellung   Endstellung

ÜK 55 Rumpfflexion

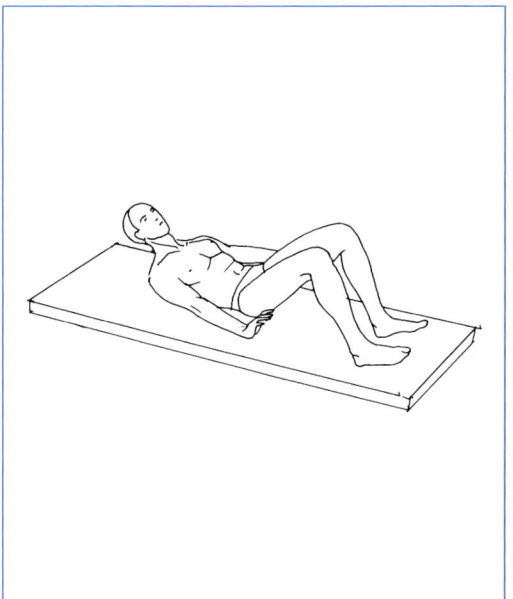

ÜK 56 Diagonale Rumpfflexion

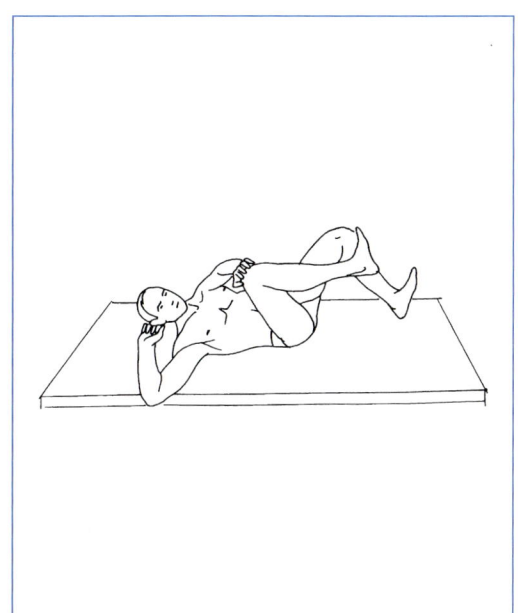

**ÜK 57 Beidseitige Zugbewegung
(mit Zug von ventral)**

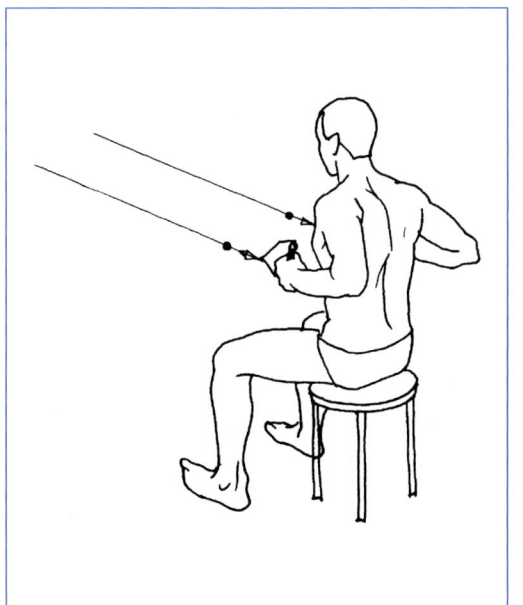

**ÜK 58 Beidseitige Zugbewegung
(mit Zug von kaudal)**

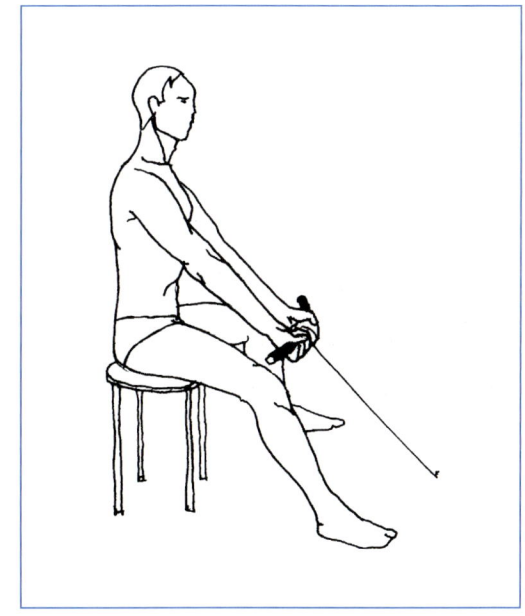

ÜK 59 Beidseitige Zugbewegung (mit Zug von kranial), Variation: mit Rotationskomponente

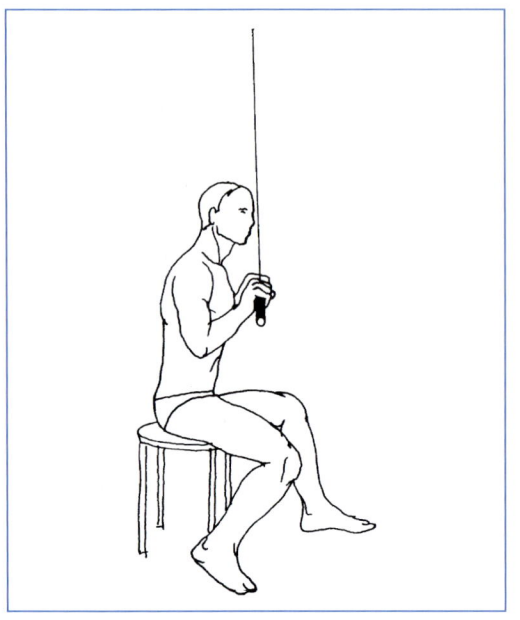

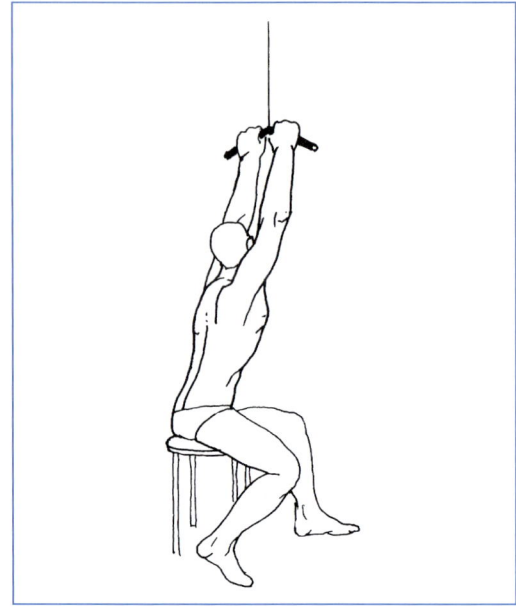

Zug von kranial   mit Rotationskomponente

ÜK 60 Rumpfstabilisation auf instabiler Sitzfläche bei asymmetrischer Armbewegung

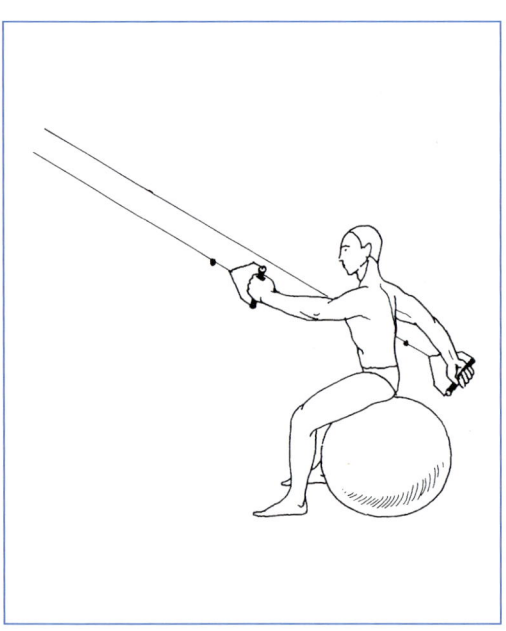

ÜK 61 Rumpfstabilisation auf instabiler Sitzfläche bei symmetrischer Armbewegung im PNF-Muster (Ausgangs-/Endstellung)

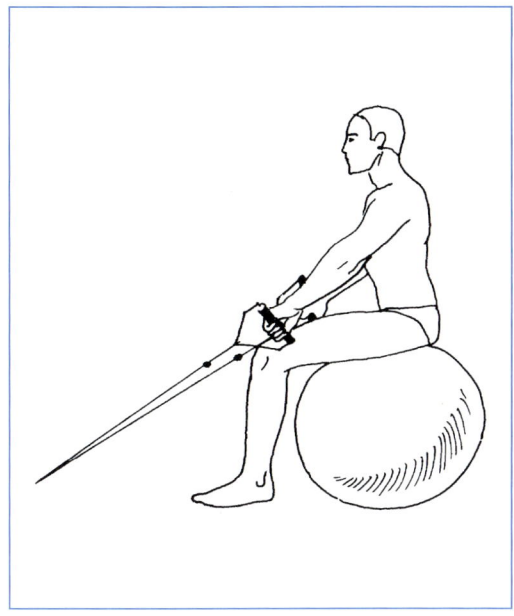
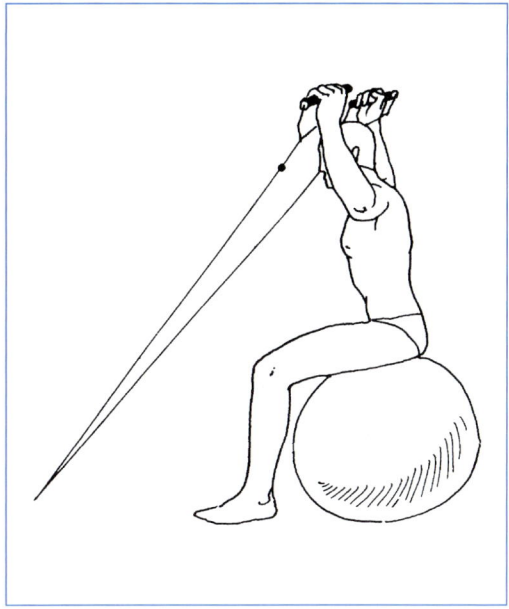

Ausgangsstellung

Endstellung

ÜK 62 Rumpfstabilisation im Vier-Füßler-Stand

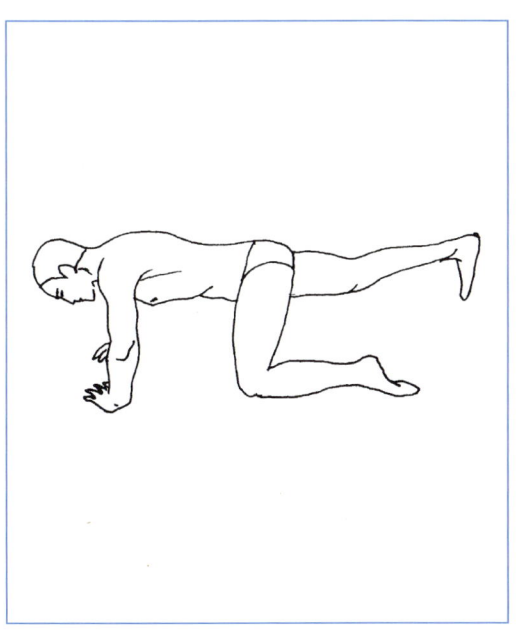
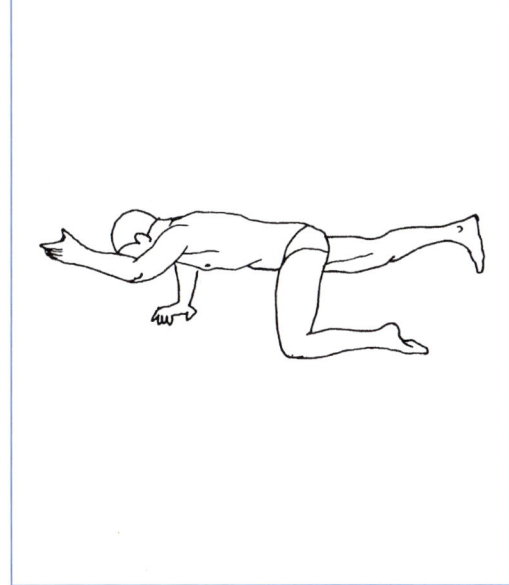

Ausgangsstellung

Endstellung

ÜK 63　Rumpfrotation

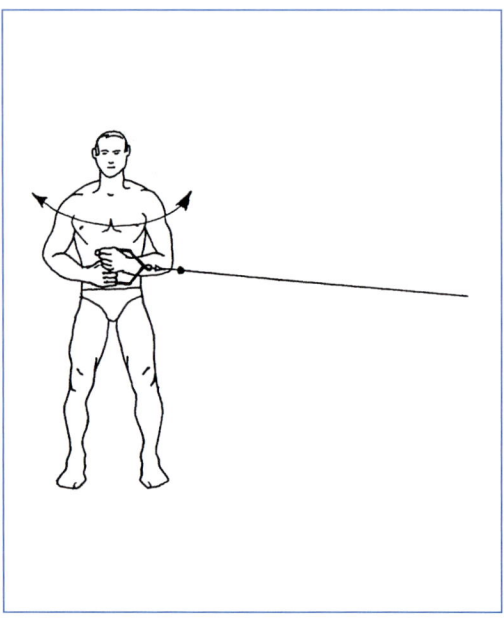

23.3.2
Ganzkörpertraining/Stabilisation/
wirbelsäulenentlastende
Übungen

Da die Wirbelsäule sowohl im Sport als auch in den meisten Berufen einer recht hohen Belastung ausgesetzt ist, sollen einige grundlegende Übungen gezeigt werden, die auf der einen Seite zur Entlastung der Wirbelsäule, auf der anderen Seite zur Stabilisation des Rumpfes dienen (erarbeitet von Groebert). Die wirbelsäulenentlastenden Übungen sind insbesondere bei sitzender Tätigkeit eine Möglichkeit, in den Pausen oder nach der Arbeit die häufig vorhandene Fehlbelastung auszugleichen. Im Sport lassen sich diese Übungen in der Vorbereitung und in der Nachbereitung gut einbauen. Das gilt ebenfalls für die Stabilisationsübungen, die dann im Warm-up nach der Dehnungsgymnastik oder im Cool-down vor oder nach der Dehnungsgymnastik durchgeführt werden. Für den „Nichtsportler" bietet es sich an, die Übungen zu Hause am Morgen oder am Abend durchzuführen.

Eine Anwendung empfiehlt sich auch bei anderen Indikationen als Erkrankungen/Verletzungen der Wirbelsäule.

23.3.2.1
Wirbelsäulenentlastende Übungen

Es ist darauf zu achten, daß das Knie des angebeugten Beines zuerst auf dem Boden fixiert wird und dann der Arm nach hinten geführt wird. Dabei kann es vorkommen, daß der Arm frei in der Luft hängt und primär eine Dehnung im M. pectoralis zu spüren ist (s. ÜK 64).

Der Arm sinkt nach einiger Zeit Mobilitätsverbesserung der BWS unter Umständen bis auf die Unterlage ab. Gleichzeitig wird eine Traktion auf den oben liegenden Teil der LWS ausgeübt.

Es ist darauf zu achten, daß die Übung schmerzfrei durchgeführt werden kann.

Die Auflösung geschieht durch einen Faustschluß und langsame Rückführung des Armes. Die Kopfposition soll nur dann – wie abgebildet – eingenommen werden, wenn dies problemlos ist!

ÜK 64　Rotationslage zur Entlastung der LWS, Mobilisation der BWS und Dehnung des M. pectoralis

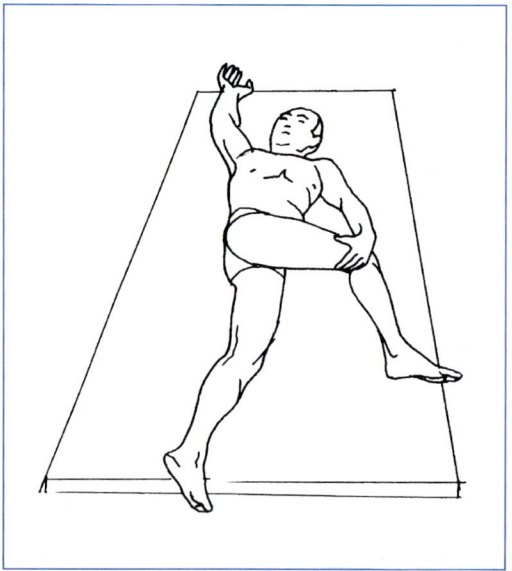

ÜK 65 Rotationslage zur Entlastung der LWS, Dehnung des M. latissimus und M. quadratus lumborum

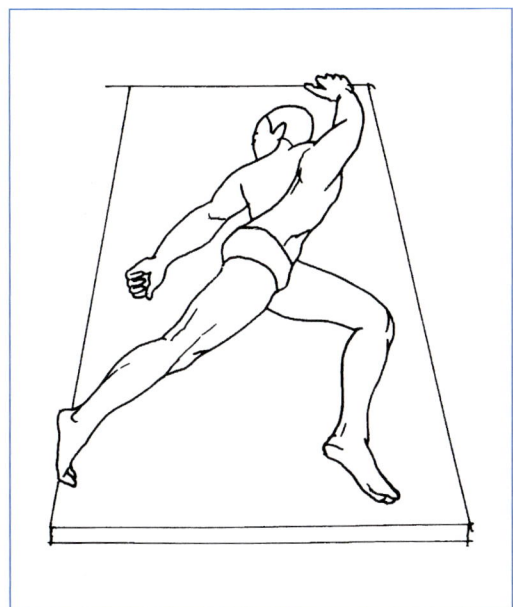

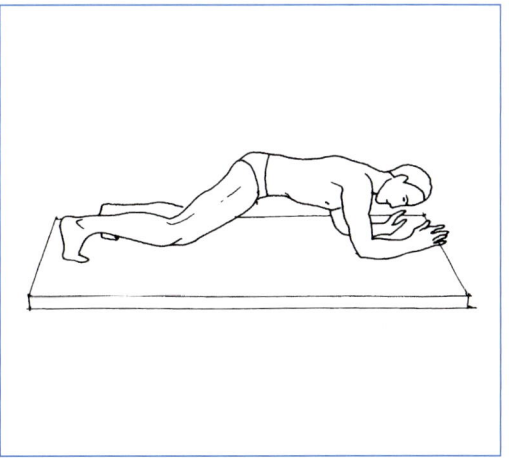

Wenn keine Matte zur Verfügung steht, kann die Dehnung über aktives Strecken verstärkt werden, sonst kann man sich mit Hand und Fuß hinter dem Mattenrand einhaken (s. ÜK 65).

23.3.2.2
Stabilisationsübungen

Ziel sollte es sein, die Stabilisationsübungen je eine Minute und ohne Pause nacheinander als statische Übung durchzuführen.

Die Übungen müssen abgebrochen werden, wenn Ausgleichsbewegungen erfolgen.

ÜK 66 Stabilisationsübung für die vordere Muskelkette

Die Anfangsposition wird auf leicht gebeugten Knie- und Hüftgelenken, angezogenen Füßen und den Ellbogen eingenommen. Das Gewicht wird gleichmäßig auf Knie und Ellbogen verteilt und die WS in ihren physiologischen Krümmungen eingestellt. Dann werden die Knie einige Millimeter angehoben, ohne daß die restliche Position des Körpers verlassen wird. Haltedauer: bis eine Minute.

ÜK 67 Stabilisationsübung für die seitliche Muskelkette

Die Ausgangsposition ist die Seitlage mit aufgestütztem Ellbogen. Das untere Knie ist 90° nach hinten abgewinkelt, dies gewährleistet eine große Stabilität. Bei besserem Trainingszustand kann das untere Bein wie das obere gestreckt werden. Dann wird das Becken und das obere Bein angehoben. Es ist darauf zu achten, daß die Beine, der Oberkörper und der Kopf eine Linie bilden. Haltedauer: bis eine Minute.

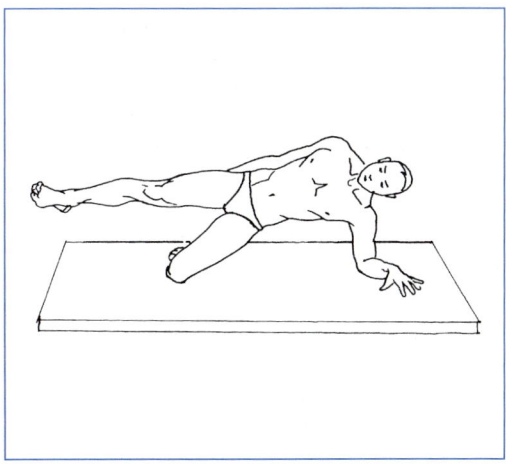

ÜK 68a   Stabilisationsübung für die hintere Muskelkette

ÜK 68b   Stabilisationsübung für die hintere Muskelkette

a) leichte Übungsform:

Aus der Rückenlage wird mit aufgestellten Beinen das Becken angehoben. Dabei sollten die Oberschenkel und der Oberkörper eine Linie bilden. Es darf jedoch keine verstärkte Lordose der LWS auftreten. Dem ist dann durch entsprechende Anspannung der Bauchmuskulatur entgegenzuwirken. Haltedauer: bis eine Minute.

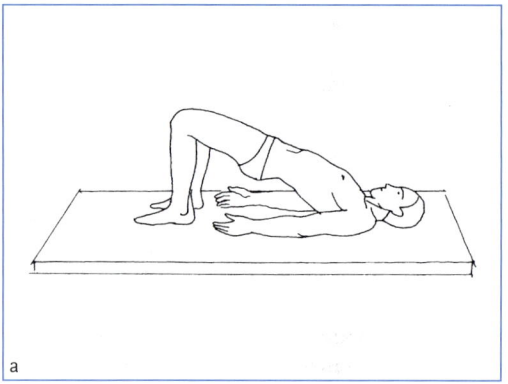

a

b) schwerere Übungsform:

Ausführung zunächst wie a), nachdem das Becken angehoben ist, wird ein Bein gestreckt. Dabei bleiben beide Oberschenkel parallel. Wichtig ist, daß das Becken auf der Seite des zu hebenden Beines nicht absinkt. Die Beine können gewechselt oder pro Seite bis zu einer Minute gehalten werden.

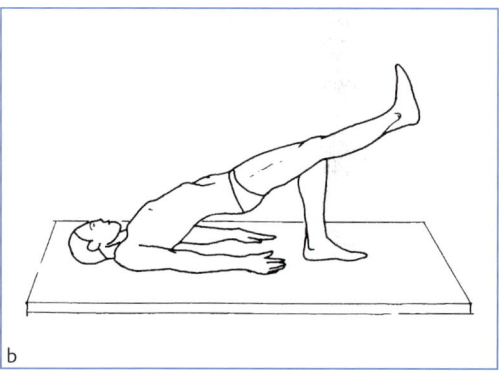

b

23.3.2.3
Kräftigungsübungen für die rumpfstabilisierende Muskulatur

Diese Übungen werden im Gegensatz zu den Stabilisationsübungen dynamisch durchgeführt. Auch hier wird angestrebt, daß die Übungen je eine Minute und ohne Pause nacheinander durchgeführt werden.

ÜK 69   Kräftigungsübung für die Mm. glutaei und die hintere Muskelkette

Die Ausgangsposition ist identisch mit jener der „Stabilisationsübung für die hintere Muskelkette". Zuerst wird dann jedoch ein Bein ungefähr 90° angebeugt. Beide Hände geben einen Druck gegen den Oberschenkel oberhalb des Knies. Dann wird das Becken angehoben, bis der Oberschenkel und der Oberkörper eine Linie bilden. Dabei muß der Druck der Hände gegen die Knie konstant bleiben. Danach das Becken wieder absenken. Bis zu drei Sätzen à 20 Wiederholungen.

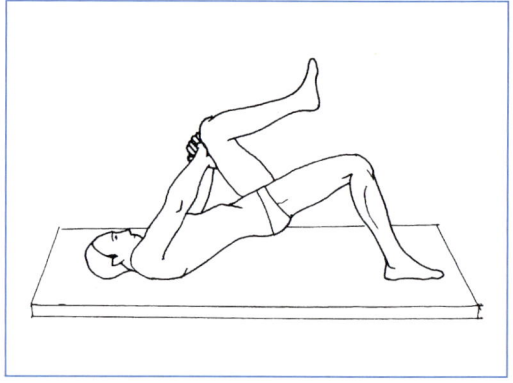

ÜK 70   Kräftigungsübung für die schrägen Bauchmuskeln (Rotation)

Als Ergänzung zu den hinlänglich bekannten Übungen für die gerade und schräge Bauchmuskulatur soll diese Übung dargestellt werden.

Die Ausgangsposition ist die Seitlage, wobei Hüfte, Knie und Fuß je ca. 90° Beugung ha-

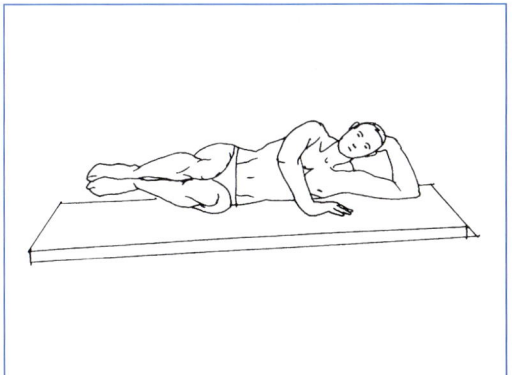

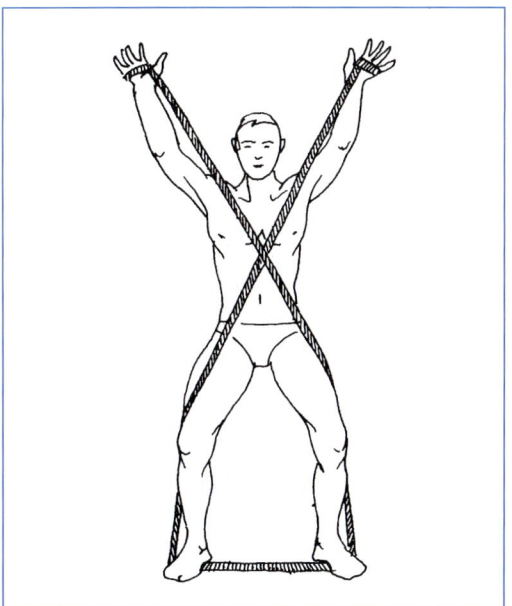

ben sollten. Der obere Arm stützt vor dem
Körper. Dann werden die Knie und die Füße
parallel bis max. 45° vom Boden angehoben.
Dabei muß der obere Arm zur Stabilisation
gegenhalten. Bis zu drei Sätzen à 20 Wiederholungen.

ÜK 71 Kräftigungsübung für die aufrichtende Muskulatur mit einem elastischen Latexband

Die abgebildete Übung ist im Stand oder im
Sitzen durchführbar. Im Sitzen ist der „Brüg-
ger-Sitz" die gewählte Ausgangsposition (s.
hierzu Kap. 7). Das Band wird um die Hände
gewickelt und – wie abgebildet – eingespannt.
Anfänglich sind die Hände vor dem Körper, so
daß das Band relativ entspannt ist. Dann werden die Hände über den Kopf gestreckt. Dabei
geht der Oberkörper in die Vorlage (Ziel: Kontakt der Mitte des Brustbeines mit dem Kreu-
zungspunkt des Bandes), und zwar soweit wie
die LWS in Lordose stabilisert werden kann.
Nach einer kurzen Haltephase werden die
Hände wieder vor den Körper geführt.

Die Übung kann auch mit einem Stab
zwischen den Händen durchgeführt werden.
Bis zu drei Sätzen à 20 Wiederholungen.

Sachwortverzeichnis

Sportanatomie des Bewegungsapparates

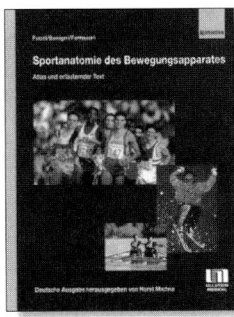

Fucci/Benigni/Fornasari
Sportanatomie des Bewegungsapparates
Atlas und erläuternder Text

1997. 112 Seiten, 249 Abb., 43 Tab.,
50 Farbtafeln
Format 36.5 cm x 28.0 cm, Softcover
DM 98.00, SFr 89.00, öS 715.00
ISBN 3-86126-140-5

Deutsche Ausgabe herausgegeben von Horst Michna, Deutsche Sporthochschule Köln

Nicht nur für Sportmediziner, sondern auch für Sportlehrer, Übungsleiter und Trainer ist die genaue Kenntnis der Anatomie des Menschen eine unerläßliche Grundlage ihrer Tätigkeit.

Der vorliegende Atlas erläutert detailliert die Anatomie des Menschen im Hinblick auf sportliches Training. Im ersten Teil stellen die Autoren anschaulich mit Hilfe von Vergleichen aus der Mechanik die Funktionen der einzelnen Gelenke, Bänder und Muskeln dar. Besonderer Wert wird auf das Zusammenwirken der Muskeln und auf die Erfassung sportlicher Bewegungen gelegt. Anschließend wird die Nerv-Muskel-Beziehung dargestellt, woraus sich Hinweise für Akupressur, Reflex- und Neuraltherapie ergeben.

Zahlreiche Abbildungen verdeutlichen eindrucksvoll die wesentlichen Inhalte. Die großformatige Ausführung erlaubt die optimale Darstellung der anatomischen Grundlagen, von Übungsbeispielen und erläuterndem Text. Durch den klaren didaktischen Aufbau, die verständliche Sprache und die zahlreichen instruktiven Abbildungen ist das Buch sowohl für Ärzte interessant, die Sportler betreuen, wie auch für Sport- und Bewegungstherapeuten, Sportlehrer, Trainer und Übungsleiter.

Die Autoren sind renommierte Fachleute von der "Scuola dello Sport" in Rom. Univ.-Prof. Dr. Dr. Horst Michna, der Herausgeber der deutschen Ausgabe, ist Leiter und Professor für Morphologie und Tumorforschung des Instituts für Experimentelle Morphologie, Deutsche Sporthochschule Köln, sowie außerplanmäßiger Professor für Anatomie an der Medizinischen Universität zu Lübeck.

Ullstein Medical
Verlagsgesellschaft mbH & Co.
Mainzer Straße 75
D-65189 Wiesbaden

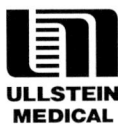

ULLSTEIN
MEDICAL

Ernährung, Fitness & Sport

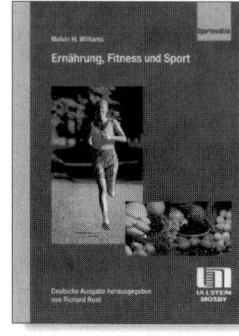

Melvin Williams
Ernährung, Fitness und Sport

1997. 512 Seiten, 101 teils farbige Abb., 110 Tab.
Format 17.0 cm x 24.0 cm, Hardcover
DM 98.00, SFr 89.00, öS 715.00
ISBN 3-86126-150-2

Deutsche Ausgabe herausgegeben von Richard Rost, Deutsche Sporthochschule Köln

Neben körperlicher Aktivität spielt angemessene Ernährung eine entscheidende Rolle für Gesundheit und Fitness. Im vorliegenden Buch vermittelt der Autor alle wichtigen Grundlagen der Ernährungslehre im Hinblick auf sportliches Training. Dabei geht er nicht nur auf ernährungswissenschaftliche Aspekte im Leistungssport, sondern auch im Breiten- und Freizeitsport ein.

Zunächst gibt der Autor einen Überblick über Richtlinien zu sportlicher Aktivität und Ernährung für Gesundheitsförderung und Optimierung der körperlichen Leistung. Danach erläutert er detailliert die einzelnen Nährstoffe, wie Kohlenhydrate, Fett, Eiweiß, Vitamine, Mineralstoffe und Wasser und ihre Bedeutung für die körperliche Aktivität. Dabei berücksichtigt er stets die neuesten Forschungsergebnisse. Anschließend werden Körpergewicht und -zusammensetzung sowie Gewichtsab- bzw. -zunahme durch richtige Ernährung und körperliche Aktivität besprochen.

Das Buch richtet sich an sportmedizinisch tätige Ärzte sowie an Sportstudenten und Sportlehrer. Der stark praxisorientierte Aufbau des Buches und der prägnant geschriebene Text machen es aber auch für Sportler interessant, die die Zusammenhänge zwischen körperlicher Aktivität und Ernährung näher kennenlernen wollen.

Professor Melvin Williams lehrt und forscht an der Old Dominion University in Norfolk, USA. Professor Dr. Richard Rost leitet das Institut für Kreislaufforschung und Sportmedizin der Deutschen Sporthochschule Köln.

Ullstein Medical
Verlagsgesellschaft mbH & Co.
Mainzer Straße 75
D-65189 Wiesbaden

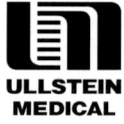

ULLSTEIN
MEDICAL